U0397964

普通外科常见病诊断与手术治疗

曹军 等主编

上海科学普及出版社

图书在版编目（CIP）数据

普通外科常见病诊断与手术治疗／曹军等主编. —上海：上海科学普及出版社，2023.8
ISBN 978-7-5427-8515-2

Ⅰ.①普… Ⅱ.①曹… Ⅲ.①外科–常见病–诊断 ②外科手术 Ⅳ.①R6

中国国家版本馆CIP数据核字（2023）第140916号

统　　筹　张善涛
责任编辑　黄　鑫
整体设计　宗　宁

普通外科常见病诊断与手术治疗
主编　曹　军　等
上海科学普及出版社出版发行
（上海中山北路832号　邮政编码200070）
http://www.pspsh.com

各地新华书店经销　　山东麦德森文化传媒有限公司印刷
开本 787×1092 1/16　印张 29.5　插页 2　字数 755 000
2023年8月第1版　2023年8月第1次印刷

ISBN 978-7-5427-8515-2　定价：198.00元
本书如有缺页、错装或坏损等严重质量问题
请向工厂联系调换
联系电话：0531-82601513

编委会

◎ **主　编**

曹　军　刘景德　高玉洁　杨瀚君

刘新军　杨春景　刘炳礼

◎ **副主编**

解广东　胡海兵　郭　威　赵　炯

魏秀艳　庄　昊　柴　懿　孙　伟

◎ **编　委**（按姓氏笔画排序）

牛庆胜（新疆生产建设兵团第五师医院）

庄　昊（河南省肿瘤医院）

刘炳礼（昌乐齐城中医院）

刘景德（菏泽市定陶区人民医院）

刘新军（荣成市人民医院）

孙　伟（邹城市峄山镇卫生院）

杨春景（巨野县人民医院）

杨瀚君（单县中心医院）

赵　炯（黔西市人民医院）

胡海兵（湖北省荆门市康复医院）

柴　懿（江山市人民医院）

高玉洁（临邑县中医院）

郭　威（锦州医科大学附属第一医院）

曹　军（日照市中医医院）

解广东（山东中医药大学附属医院）

魏秀艳（泰安市第一人民医院）

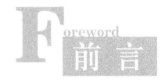

前　言

　　普外科作为外科系统最大的专科，是一门综合性临床学科，主要以手术为方法治疗肝脏、胆道系统、胰腺、胃肠、肛肠、血管、甲状腺和乳房的炎症、肿瘤及外伤等疾病。目前，随着医学科学技术的不断发展，相应的新知识、新技术不断涌现，普外科面临着难得的发展机遇，也存在着诸多需要解决的问题。在临床工作中，如何更好地治疗普外科疾病，如何为患者减轻病痛等问题已成为临床医师关注的焦点。为了临床医务工作者可以快速适应现代医学的发展，掌握先进的医学技术，提高临床诊疗水平，具有丰富临床诊疗经验的医师共同编写了《普通外科常见病诊断与手术治疗》一书。

　　本书以服务临床为导向，以突出疾病诊疗为原则，通过结合编者丰富的临床经验编写而成。首先，本书讲述了普外科常用操作技术及微创技术。而后，从临床常见病与多发病入手，重点阐述了胸部疾病、胃十二指肠疾病、肝脏疾病、胆道疾病、胰腺疾病、小肠疾病等，包括疾病的病因、病理生理、发病机制、临床表现、辅助检查方法、诊断标准、鉴别诊断方法、手术适应证与禁忌证、手术治疗的方法与技巧、手术并发症的防治、预后及预防等内容。最后，对普外科疾病的中医治疗和护理进行了描述。本书主要采用图文结合的方式进行叙述分析，内容全面，且注重临床实用性，具有科学性，适合临床普外科医师和医学院校在校师生阅读使用。

　　本书在编写过程中，编者参考了大量国内外相关文献、指南，力求为广大读者带来新的临床思维方式和启发。但限于编写经验不足，加之编写时间较为仓促，若书中存在疏漏之处，望广大读者不吝指正，以期再版时修订、完善。

《普通外科常见病诊断与手术治疗》编委会

2023 年 5 月

Contents 目 录

第一章　普外科常用操作技术

第一节　无菌技术

一、手术人员、参观人员着装要求

（1）根据身高、体型选择合适型号的刷手服。

（2）在更衣室更换刷手服，将上衣下摆放入裤子内。穿手术室专用拖鞋。

（3）戴好帽子、口罩。帽子尽量遮盖头发，特别是鬓角及发髻，以减少暴露。戴布口罩时，口罩上缘不低于鼻梁处，充分遮盖口鼻部。戴一次性口罩时，应在鼻梁处夹紧金属条，防止口罩滑落。

二、刷手的方法及要求

（1）剪短指甲，使指甲平整光滑，将袖口挽至肘上 10 cm 以上。

（2）用消毒液、流动水将双手和前臂清洗一遍。

（3）取无菌毛刷淋上消毒液，自指尖至肘上 10 cm，彻底无遗漏刷洗手指、指间、手掌和手背，双手交替用时 2 分钟，刷手臂时手保持高于手臂，用时 1 分钟，指甲及皮肤皱褶处应反复刷洗。

（4）流动水冲洗手和手臂，从指尖到肘部，向一个方向移动冲洗，注意防止肘部水反流到手部。

（5）流动水冲洗毛刷，再用此刷按步骤 3 刷洗手及手臂 2 分钟，不再冲洗，将毛刷弃入洗手池内。

（6）手及前臂呈上举姿势，保持在胸腰段回手术间，将手、手臂用无菌擦手巾擦干。

（7）刷手期间若被污染，应重新刷手。

三、穿无菌手术衣的注意事项

（1）穿无菌手术衣时，需有足够的空间，以免手术衣抖开过程中被污染。

（2）擦手完毕，双手提起衣领两端，轻轻向前上方抖开，并检查手术衣有无破洞。

（3）未戴手套的手不可拉衣袖或触及其他部位。

（4）穿好无菌手术衣、戴好无菌手套后，手臂应保持在胸前，高不过肩、低不过腰，双手不可交叉放于腋下。

四、戴无菌手套的方法及注意事项

(一)无触及戴手套法

(1)刷手护士穿无菌手术衣,手留在袖口内侧不伸出。

(2)隔衣袖取出一只手套,与同侧手掌心相对,手指朝向身体,手套开口置于袖口上。

(3)打开手套反折部,束住袖口,翻起反折,盖住袖口后,向后拽动衣袖,手指插入手套内。

(4)同法戴好另一只手套后,双手调整舒适。

(二)协助术者戴手套法

(1)刷手护士取一只手套,双手从手套反折处撑开手套,将手套的拇指侧朝向医师,注意避免触及医师的手。

(2)医师将手插入。

(3)同法戴另一只手套。

(三)注意事项

(1)未戴手套的手不可触及手套外面。

(2)已戴手套的手不可触及未戴手套的手。

(3)手套的上口要严密地套盖住手术衣袖。

(4)同时检查手套是否有破洞。

(5)如发现有水渗入手套内面,必须立即更换,以防止在手术过程中细菌进入切口而引起感染。

(6)协助术者戴手套时,刷手护士应戴好手套,并避免触及术者皮肤。

五、手术区皮肤消毒的原则

(1)消毒前检查皮肤清洁情况,如油垢较多或粘有胶布痕迹时,应用汽油擦净;备皮不净者,应重新备皮。

(2)消毒范围原则上以最终切口为中心向外 20 cm。

(3)医师应遵循刷手方法,刷手后方可实施消毒。

(4)消毒顺序以手术切口为中心,由内向外、从上到下,已接触边缘的消毒垫,不得返回中央涂擦,若为感染伤口或肛门区消毒,则应由外向内。

(5)医师按顺序消毒一遍后,应更换消毒钳及消毒垫后再消毒第二遍。

(6)使用后的消毒钳应放于指定位置,不可放回无菌台面上。

(7)若用碘酊消毒,碘酊待干后,应用 75% 乙醇彻底脱碘两遍,避免遗漏,以防化学烧伤皮肤。

六、无菌巾、无菌单铺置要求

(1)铺无菌巾由穿无菌衣、戴无菌手套完毕的刷手护士和已刷手的手术医师共同完成。

(2)刷手护士将无菌巾传递给手术医师,注意在传递过程中,手术医师避免触及刷手护士的手套。

(3)在距离切口四周 2~3 cm 处铺置无菌巾,无菌巾一旦放下,不要再移动,必须移动时,只能由内向外。

（4）严格遵循铺巾顺序,方法视手术切口而定。原则上第一层无菌巾铺置的顺序是先遮住污染区域,然后顺序铺出手术野。例如,腹部切口铺巾顺序为先铺下方,然后对侧,再铺上方,最后近侧。

（5）铺第一层治疗巾后可用巾钳固定或用皮肤保护膜覆盖。其他层次固定均用组织钳。

（6）无菌大单在展开时,刷手护士要手持单角向内翻转遮住手背,以免双手被污染。

（7）无菌大单应悬垂至手术床缘30 cm以下,无菌台面布单不少于4层。

（8）打开无菌中单时,应注意无菌单不要触及无菌衣腰以下的部位。

七、手术的无菌原则

（1）手术过程中传递器械时要在医师胸前传递,隔人传递时在主刀手臂下传递。

（2）掉落到手术台平面以下的器械、物品即视为污染。

（3）同侧手术人员调换位置时,先退后一步转身,背靠背或面对面换至另一位置。

（4）手术中如手套破损或触及有菌区,应更换手套。衣袖触及有菌区则套无菌袖套或更换手术衣。

（5）无菌区被浸湿,应加盖4层以上无菌单。

（6）切开污染脏器前,用纱垫保护周围组织,以防污染。

（7）皮肤切开及缝合前、后,要用消毒液涂擦切口皮肤一次。

（8）接触有腔器官的器械与物品均视为污染。

（9）污染与非污染的器械、敷料应分别放置。

（10）无菌台上物品一旦被污染或怀疑被污染应立即更换。

八、手术伤口的分类

按手术部位有无细菌的污染或感染,可将手术分为以下三大类。

(一)无菌手术

无菌手术是指经过消毒处理,手术部位内没有细菌的手术。但实际上,多数所谓无菌手术,并非绝对无菌,只是细菌很少或接近无菌。这类手术局部感染发生率低,一般可达到一期愈合。

(二)污染手术

经过消毒处理,手术部位内仍有细菌,但未发展成感染。如开放性损伤的清创术、择期性胃切除术、单纯性阑尾切除术等。根据手术局部原有的细菌数量不同,又可分为轻度污染和重度污染两种,后者术后感染率高于前者。

(三)感染手术

手术部位已发生感染(如痈、脓肿),伤口一般需要引流的手术。大多为二期愈合。

九、手术室一般规则

（1）严格执行无菌技术原则,除参加手术的医护人员及与手术相关的工作人员和学生,其他人员未经许可不得进入手术室。

（2）进入手术室的人员必须换上手术室的专用衣、帽、拖鞋、口罩等。

（3）手术时工作人员暂离手术室外出时,如到病房看患者、接送患者、送病理标本或取血时,必须更换外出的衣和鞋。

(4)手术室内须保持肃静,严禁吸烟。

(5)参加手术的人员必须先进行无菌手术,后进行感染手术。

(6)手术间内要保持肃静,谈话仅限于与手术有关的内容,严禁闲聊谈笑。

(7)手术间内外走廊的门要保持关闭状态,以保证手术间层流的正常运作。

十、参观手术规则

(1)院外人员须经医院有关部门批准后方能按照指定日期、时间、人数及指定的手术进行参观。

(2)每个手术间参观人数一般限于2～3人,且只限在指定的手术间内,不得随意进入其他手术间。特殊感染、夜间急症手术谢绝参观。

(3)参观者要注意减少走动,注意不能触及或跨越无菌区,参观者要与术者保持15 cm以上的距离。

十一、洁净手术间的等级标准

洁净手术间的等级标准见表1-1。

表1-1　洁净手术间的等级标准

等级	手术室名称	手术区空气洁净度级别
Ⅰ	特别洁净手术室	100级
Ⅱ	标准洁净手术室	1 000级
Ⅲ	一般洁净手术室	10 000级
Ⅳ	准洁净手术室	300 000级

十二、各等级洁净手术(间/室)适用手术

(一)Ⅰ级特别洁净手术室
适用于关节置换、器官移植及脑外科、心脏外科和眼科等手术中的无菌手术。

(二)Ⅱ级标准洁净手术室
适用于胸外科、整形外科、泌尿外科、肝胆胰外科、骨外科和普通外科中的Ⅰ类切口无菌手术。

(三)Ⅲ级一般洁净手术室
适用于普通外科、妇产科等手术。

(四)Ⅳ级准洁净手术室
适用于肛肠外科及污染类手术。

十三、洁净手术室的温度及湿度

室内应有冷暖空调,温度保持在20～25 ℃,相对湿度为50%～60%。

（刘景德）

第二节 显 露

手术视野充分显露是保证手术顺利进行的先决条件。特别是深部手术,良好的显露不仅使术野解剖清楚,而且便于手术操作,增加手术安全性。手术视野显露程度虽与患者的体位、照明、麻醉时肌肉松弛情况等诸多因素有关,但选择适当的切口和做好组织分离是显露手术视野的基本要求。

一、切口

正确选择手术切口是显露手术视野的重要步骤,理想的手术切口应符合下列要求。

(1)能充分显露手术视野,便于手术操作。原则上切口应尽量接近病变部位,同时能适应实际需要,便于延长和扩大。

(2)操作简单,组织损伤小。

(3)有利于切口愈合、减小瘢痕及功能恢复。

在实际工作中,切口的设计还应注意下列问题:①切口最好和皮肤纹理平行,尤其面部和颈部手术更为重要,此切口不仅缝合时张力低,而且愈合后瘢痕小。②较深部位切口应与局部血管、神经走行近于平行,可避免对其损伤。③要避开负重部位,如肩部和足部手术的切口设计应避开负重部位,以免劳动时引起疼痛。

组织切开要用手术刀,执刀方法主要有持弓式、指压式、执笔式和反挑式四种。

根据不同切口需要选用不同执刀方法。在切开时,手术刀需与皮肤垂直,用力适当,力求一次切开一层组织,避免偏斜或拉锯式多次切开,造成边缘不整齐而影响愈合。深部筋膜、腱鞘的切开,应先剪一小口,再用止血钳分离张开后剪开,以防损伤深部血管和神经。切开腹膜或胸膜时要防止内脏损伤,切开肌肉多采用顺肌纤维方向钝性分开。

二、分离

分离是显露深部组织、游离病变等的重要操作。分离的范围视手术的需要,按照正常组织间隙进行,这样不仅容易分离,且损伤轻,出血少。常用方法有两种。

(一)锐性分离

用锐利的刀或剪进行的分离。常用于较致密的组织,如腱鞘、瘢痕组织、恶性肿瘤手术中分离。一般用刀刃在直视下沿组织间隙做垂直的短距离的切开或用闭合的剪刀伸入组织间隙内。但不要过深,然后张开分离,仔细观察无重要组织后再剪开。此法组织损伤小,但要求在直视下进行,动作应精细准确。

(二)钝性分离

用刀柄、止血钳、剥离纱球或手指等插入组织间隙内,用适当的力量推开周围组织。常用于正常肌肉、筋膜、腹膜后、脏器间及良性肿瘤包膜外疏松组织的分离。该法分离速度快,可在非直视下进行,但力量要适当,避免粗暴动作造成不必要的组织撕裂或重要组织的损伤。在实际操作中,上述两种方法常配合使用。

(杨瀚君)

第三节 止 血

组织切开分离或病变切除等操作过程中均会导致出血,彻底止血不仅能减少失血量,保证患者安全,而且能使手术视野显露清楚,便于手术操作,有时因止血不彻底造成组织血肿、继发感染等并发症。常用的止血方法有以下几种。

一、局部压迫止血法

局部压迫止血法是常用的止血初步措施。当毛细血管渗血或小血管出血,暂时用手指或纱布压迫出血处,如凝血功能正常,出血多可自止。对较大血管出血,暂时压迫出血处,待清除手术野积血,看清出血点后再予以处理。有时对较大血管破裂出血或毛细血管的弥漫渗血,患者全身情况危急,而用其他止血方法困难或无效时,也可用纱布局部填塞压迫止血,但纱布不能长期留在体内,一般3~5天取出,取出时间过早可再次出血,过晚容易继发感染。

二、结扎止血法

结扎止血法是最常用、最可靠的止血方法。在组织切开或分离时,如血管已断裂出血,可用血管钳的尖端快速准确地夹住出血部位的血管,或用纱布暂时压迫,待看清出血点后再予以钳夹。如已看到血管或预知有血管时可先用血管钳夹住血管两端,在其中间切断,然后用丝线结扎出血血管。切忌盲目乱夹造成组织损伤或大出血。常用的结扎方法有两种。

(一)单纯结扎

用缝线绕过血管钳下面血管或组织而结扎,适用于微小血管出血。

(二)缝合结扎

用缝线通过缝针穿过血管端和组织,绕过一侧,再绕过另一侧打结。也可绕过一侧后再穿过血管和组织,于另一侧打结。适用于较大血管重要部位的止血。对较大血管的出血,上述两种方法常合并使用,先在血管的断端做一单纯结扎,再在其远端做一贯穿缝合结扎,更为安全可靠。

三、电凝止血法

电凝止血法是用电灼器通过电流使组织发生凝固的原理达到止血目的。电灼器可以直接电灼出血点,也可先用血管钳夹住出血点,再用电灼器接触血管钳止血。此法止血迅速,常用于面积较广的表浅部位的止血。应用电凝止血时须注意:①用乙醚麻醉的手术使用该法时,应先关闭麻醉机,以免发生爆炸。②患者皮肤不宜与金属物品接触,以防电伤。③凝血组织可脱落发生再次出血,所以不用于较大血管出血和深部组织出血。

四、其他止血法

用于一般方法难于止住的创面或骨髓腔等部位的渗血,可采用局部止血物品,如吸收性明胶海绵、淀粉海绵、止血纱布、骨蜡等。这些药物可以吸收或被包裹,用于体腔内止血,不必取出。

(杨瀚君)

第四节　打结和剪线

一、打结

打结是手术操作中最常用和最基本的技术之一。止血、缝合都需要结扎,结扎是否牢靠,与打结技术是否正确有密切关系。不正确的打结易发生结扎松动、滑脱、继发性出血。因此,外科医师必须熟练地掌握打结技术,做到既简单又迅速可靠。

(一)常用的打结方法
常用的打结方法见图 1-1。

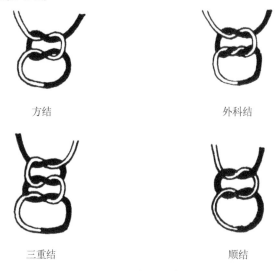

方结　　　　　　　　　　　　外科结

三重结　　　　　　　　　　　顺结

图 1-1　常用手术结扣

(1)方结:是由两个方向相反的单结组成。该结方法简单,速度快,打成后不易松动或滑脱,是手术中最常用的结。

(2)外科结:是将第一结扣线重绕两次,然后打第二结扣,该结摩擦面比较大,不易松开,但比较费时,一般不采用。

(3)三重结:打成方结后,再打一个与第一结扣方向相同的结,加强其牢固性。常用于较大血管或组织的结扎。在使用肠线、尼龙线打结时,因易出现松动、滑脱,也常使用三重结。

(4)顺结:由两个方向完全相同的结扣组成。该结扣容易松开滑脱,除浅表部位的结扎止血外,一般不宜使用。

(二)打结技术
(1)单手打结法(图 1-2):一般由左手持缝线,右手打结。单手打结速度快,简便,但如两手用力不当,易成滑结。

(2)双手打结法(图 1-3):即用双手分别打一结扣,为最可靠的打结法。但所需线较长,速度较慢。常用于深层部位的结扎。

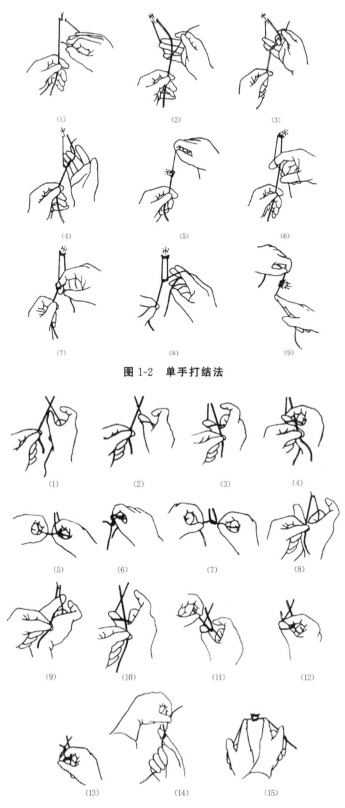

(1)   (2)   (3)

(4)   (5)   (6)

(7)   (8)   (9)

图 1-2　单手打结法

(1)   (2)   (3)   (4)

(5)   (6)   (7)   (8)

(9)   (10)   (11)   (12)

(13)   (14)   (15)

图 1-3　双手打结法

(3)持钳打结法(图1-4):用左手持线,右手持钳进行打结。常用于缝线过短或狭小手术野的中小血管的结扎。

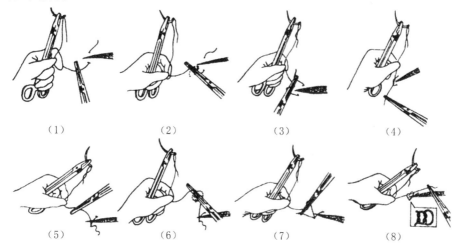

（1）　　　　　　（2）　　　　　　（3）　　　　　　（4）

（5）　　　　　　（6）　　　　　　（7）　　　　　　（8）

图1-4　持钳打结法

(三)注意事项

打结方法很多,不论采用何种方法,都应注意下列事项。

(1)拉线的方向应顺结扎方向,否则易在结扎处折断或结扎不牢。

(2)双手用力必须相等,否则易成滑结。

(3)在打第二结扣之前,注意第一结扣不要松开,必要时可用一把血管钳压住第一结扣,待第二结扣收紧时,再移去血管钳。

二、剪线

为了防止结扣松开,在剪线时需留一段线头。留线的长短决定于缝线的类型、粗细和结扣的多少。通常丝线留1～2 mm,肠线和尼龙线留3～4 mm。粗线可留长些,细线短些;深部结扎可留长些,浅部短些;结扎次数少者要留长些,结扎次数多者可短些;剪线方法是在直视下将剪刀尖端稍张开,沿拉线向下滑至结扣处,向上倾斜25°～45°,然后剪断缝线,倾斜度的大小,决定于留线头的长短。

（柴　懿）

第五节　中医操作技术

一、药捻的搓制方法

(一)外黏药物的药捻搓制方法

(1)清洁洗手。

(2)裁剪桑皮纸(图1-5):1号药捻需长×宽为28 cm×7 cm的桑皮纸;2号药捻需长×宽为

20 cm×6 cm 的桑皮纸;3 号药捻需长×宽为 14 cm×4 cm 的桑皮纸;4 号药捻需长×宽为 10 cm×3 cm 的桑皮纸;5 号药捻需 7 cm×2 cm 的桑皮纸。

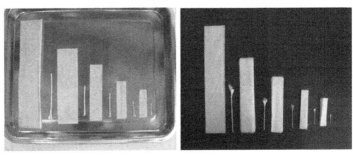

图 1-5　裁剪桑皮纸

(3)将裁剪好的桑皮纸向同一个方向搓捻,形成紧实的线状后,在中点处对折,一手捏紧对折点,另一手将纸的两端继续向同一个方向搓捻,捏紧对折点的手配合向相同方向搓捻顶端,直至形成一根螺旋状线形的药捻(图 1-6)。

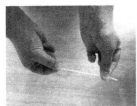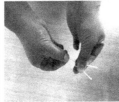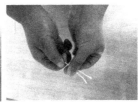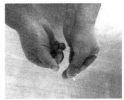

图 1-6　药捻的搓制

(4)搓制好的药捻规格:1 号药捻长度为 12 cm,2 号药捻长度为 8 cm,3 号药捻长度为 6 cm,4 号药捻长度为 4 cm,5 号药捻长度为 3 cm。

(5)高压蒸汽消毒备用。

(二)内裹药物的药捻搓制方法

(1)清洁洗手。

(2)裁剪桑皮纸:具体规格同上。

(3)将药物放入裁剪好的桑皮纸内,参照外黏药物的药捻搓制方法进行搓捻。

(4)高压蒸汽消毒备用。

(三)关键步骤

(1)裁剪出长宽符合规定的桑皮纸备用。

(2)药捻搓制过程中,双手配合,要始终向同一个方向搓捻,使线的两端呈螺旋状环绕。

(3)药捻搓制过程中,用力均匀,保持药捻的硬度。

(四)操作误区及分析

(1)搓制成的药捻,相同型号,但长短不一:在搓制药捻之前,要按照规定的长宽,裁剪桑皮纸;搓制过程中,用力均匀,避免相同型号的药捻紧实度不一致,导致长短不一。

(2)药捻过软,不能进行窦道的探查及治疗:药捻搓制过程中,注意用力均匀,双手配合,向同一个方向搓捻,使纸的两端呈紧实螺旋状环绕。

(五)操作小结

(1)药捻,俗称药线、纸捻,目前多用桑皮纸搓制而成,具有探查及治疗窦道的作用。

(2)药捻的制备有外粘药物药捻及内裹药物药捻两种,目前临床常用的是外粘药物药捻。

(3)在药捻搓制前,要按照规定尺寸,裁剪桑皮纸。

(4)在药捻搓制过程中,注意双手配合,始终向同一个方向搓捻,使线的两端呈螺旋状环绕,并且用力均匀,保持药捻的硬度。

(5)药捻搓制后,必须高压蒸汽消毒后备用。

二、疮面换药

(一)目的

(1)了解和观察疮面愈合情况,以便酌情给予相应的治疗和处理。

(2)清洁疮面,去除异物、渗液及坏死组织,减少细菌的繁殖和分泌物对局部组织的刺激。

(3)疮面局部外用药物,促使炎症局限,或加速疮面肉芽生长及上皮组织扩展,促进疮面尽早愈合。

(4)包扎固定患部,使局部得到充分休息,减少患者痛苦。

(5)保持局部温度适宜,促进局部血液循环,改善局部环境,为伤口愈合创造有利条件。

(二)疮面判断

(1)脓腐期:疮面脓栓未落,腐肉较多,或脓水淋漓,新肉未生。

(2)肉芽生长期:疮面腐肉已脱,脓水将尽,可见新鲜肉芽生长。

(3)上皮爬生期:疮面腐肉、脓水脱尽,肉芽生长良好,疮周可见白色上皮爬生。

(三)基本方法

(1)取合理体位,暴露换药部位,垫治疗巾。

(2)揭去外层敷料,用镊子取下内层敷料。

(3)观察疮面,用镊子夹取75%酒精棉球消毒疮口周围皮肤,用1∶5 000呋喃西林棉球清洁疮面。

(4)药粉均匀撒在疮面上,再将已摊涂好药膏的纱布覆盖疮面,胶布固定,酌情包扎。

(四)关键步骤

(1)药粉需均匀撒在疮面上。

(2)外敷药必须贴紧疮面,包扎固定时注意松紧适度,固定关节时注意保持功能位置。

(3)摊涂药膏宜薄,以免疮面肉芽生长过剩形成胬肉而影响疮口愈合。

(五)操作误区及分析

1.揭除干结敷料时未浸润

在揭除敷料时,如敷料干结,宜用消毒液浸润后再揭下,以免损伤肉芽组织和新生上皮。

2.清洁疮面时用力过大

用消毒液清洁疮面时,动作宜轻柔,以免损伤新生肉芽组织。

3.上丹药时,撒在疮面外正常皮肤

上丹药时须保护周围组织,勿将丹药撒于疮面外。

(六)操作小结

(1)疮面换药法是对疮疡、烧伤、痔瘘等病证的疮面进行清洗、上药、包扎等,以达到清热解毒、提脓祛腐、生肌收口等目的的一种处理方法。

(2)进行疮面换药法操作时,疮面要清洁干净,勿损伤肉芽组织,并应根据疮面的情况选用合适的药物。

(3)对汞剂过敏者禁用丹药,眼部、唇部、大血管附近的溃疡均不用腐蚀性强的丹药。

三、清创术

(一)基本方法

(1)患者平卧位,暴露患处。

(2)局部常规消毒。

(3)予1%利多卡因注射液局部浸润麻醉。

(4)用镊子或血管钳钳取已松动的坏死组织,用手术剪刀或手术刀去除已失活和已游离组织,至红色肉芽组织暴露。

(5)如深部仍有病灶,则适当扩大创口和切开筋膜,保持引流通畅。

(6)如有活动性出血,则予结扎或电凝止血。

(7)用生理盐水冲洗创口。

(8)再次检查手术区无活动性出血后,用九一丹薄撒于疮面上,金黄膏贴敷后,包扎固定。

(二)关键步骤

(1)疮面内已失去活力的组织及脓腐尽量去除干净。

(2)探明病灶范围,不遗留无效腔而造成脓液积聚。

(3)清创后,用九一丹或八二丹等撒于疮面以祛腐,并加压固定,以防止出血。

(三)操作误区及分析

(1)清创范围过小:清创后,如清创口过小,则不能起到引流的目的。

(2)遗留深部病灶:病灶较深,则必须清创到深部直至正常组织暴露,以免毒邪深窜入里而使病情加剧。

(四)操作小结

(1)清创术是用外科手术的方法,清除疮口内的异物,切除坏死、失活或严重污染的组织,使之尽量减少污染,有利于受伤部位功能和形态的恢复。

(2)清创术的目的是为了显现溃疡真正的面积,去除所有影响上皮组织从溃疡边缘生长的物理阻碍因素,引流脓液。

(3)清创治疗的关键是清除无活力的感染组织,直到出现新鲜健康的组织边缘。

(4)清创治疗后,创面保持湿润,促进创面微血管形成和结缔组织形成,促进溃疡愈合。

四、切开法

(一)基本方法

(1)患者取俯卧位,暴露患处,常规消毒铺巾。

(2)予1%利多卡因注射液局部浸润麻醉。

(3)在波动感最明显处,左手拇、示两指按在要进刀部位的两侧,三角刀刀刃向上,在脓点部位向内直刺,深入脓腔见脓液流出。

(4)再将刀口向上或向下轻轻延伸,然后将刀直出。

(5)用血管钳钝性分离脓腔,充分引流脓液。

(6)术后用纱条蘸取九一丹放置脓腔中引流,外敷金黄膏,胶布固定。

(二)关键步骤

(1)选择切口应为脓肿最低位或最薄弱处。

(2)切开深度以得脓为度。

(3)切口不超越脓腔范围。

(三)操作误区及分析

(1)切开时,进刀过浅:患部为皮肉较肥厚的臀部,进刀稍深无妨,以得脓为度。

(2)切开时,切口过小:肌肉丰厚的深部脓肿,切口宜大,以免引流不畅,脓水难出。

(3)切开后用力挤压:切开后,拔出脓栓后应由脓自流,如用力挤压,会使红肿扩散,毒邪内攻。

(四)操作小结

(1)切开法是运用手术刀把脓肿切开,以使脓液排出,从而达到疮疡毒随脓泄、肿消痛止、逐渐向愈的目的。

(2)适应证为一切外疡,不论阴证、阳证,确已成脓者。

(3)运用切开法前,应当辨清脓成熟的程度、脓肿的深浅、患部的血脉经络位置等情况,然后决定切开与否。

(4)切口选择以便于引流为原则,选择脓腔最低点或最薄处进刀,一般疮疡宜循经直切,免伤血络。一些特殊部位,如乳房部、面部、关节区等的切口选择应依据解剖结构的不同而灵活选择切口。

(5)切开的深浅应根据脓腔的范围及深度而定。

五、拖线法

(一)基本方法

(1)患者平卧位,硬膜外麻醉。

(2)局部常规消毒。

(3)以银质球头探针自上方溃口处探入,从下方溃口处穿出,贯通上下方溃口。

(4)以刮匙清除管道内的褐色坏死组织及虚浮的肉芽组织。

(5)将6～10股医用丝线(国产7号)引入管腔内,两端打结,使之呈圆环状,并保持松弛状态,以来回能自由拖动为度。

(6)检查手术区无出血点后,常规包扎固定。

(7)术后创面处理:手术次日起每天换药,1天1次;换药时拭净溃口、管腔及丝线上的腐肉组织;先用生理盐水灌注冲洗;用干燥的棉球吸干管道及疮面的分泌物;将祛腐的九一丹撒在丝线上,拖动丝线,将丹药引入管道蚀管脱腐并引流。

(8)拖线时间一般为2～3周;后根据局部管腔腐肉组织脱落状况、肉芽组织色泽及脓液性状,采用"分批撤线法"撤除丝线,配合"垫棉法",至创面愈合。

(二)关键步骤

(1)手术时,明确溃口的位置,以硬刮匙清除溃口及管道内的腐肉组织。

(2)通过银质球头探针将医用丝线(国产7号)引入主管道内,丝线两端打结,使之呈圆环状。

(3)换药时,必须注意祛除溃口及丝线上的腐肉,保持引流畅通,可配合生理盐水灌注冲洗。

(4)换药时将提脓祛腐药放在丝线上,来回拖拉丝线。

（5）待管腔腐肉已尽，局部肉芽组织红活，局部脓液纯净黏稠，可采用"分批撤线法"，每2天撤线1次。自撤线开始之日起，管腔周围配合"垫棉法"，至管腔闭合。

（三）操作误区及分析

（1）充分重视操作前检查：操作前结合超声、X线造影、CT造影三维重建等检查，明确管腔位置、形态、数量、走向、分支、与邻近组织器官的相关性等。

（2）根据管腔腔径大小确定拖线的粗细，一般采用10股医用7号丝线；管道腔径＞1 cm以上或管腔呈不规则结构，可以增加丝线股数或用纱条。

（3）探查管道时宜耐心细致，动作轻柔，切忌用暴力，以防形成假性管道。

（4）注意清除溃口及管道内的腐肉织，并配合刮匙搔刮，保持引流的通畅。

（5）拖线时丝线或纱条两端要迂折于管外打结，以防脱落，但不必拉紧，以便日后来回拖拉引流。

（6）根据局部腐肉组织脱落、肉芽组织的色泽及脓液的性状确定拖线时间。

（7）换药时注意配合生理盐水灌注冲洗，以利管腔腐肉组织的祛除及保持引流畅通。

（8）适时配合局部垫棉压迫法：拆除拖线后，需配合局部垫棉法，压迫整个管道空腔，并用阔绷带扎紧，促使管腔粘连闭合。

（9）对多层较大管腔的瘘管、窦道，应以切开法为主，配合拖线法。

（四）操作小结

拖线法是用球头银丝探针导引，到达管腔基底部，以粗丝线或纱条贯穿于瘘管、窦道管腔中，将祛腐药物掺于丝线上，通过拖拉引流，排净脓腐，从而达到治疗瘘管、窦道的一种治疗方法。主要适用于各种难愈性窦瘘类疾病，如包括各种先天性发育异常形成窦瘘、皮肤感染性疾病、糖尿病性坏疽、浆细胞性乳腺炎、复杂性肛瘘及各种手术后形成的窦道、瘘管；对邻近心、肝、脑、肺等重要脏器、颅骨、胸骨等骨骼、肌肉及血管而行手术扩创风险大的病灶尤其适用。进行拖线法操作时，应根据管腔的大小、管壁厚薄及坏死组织的多少等，采用多股丝线或纱条的拖线疗法。每天换药时，注意将祛腐药物撒在丝线上，并祛除溃口及丝线上的腐肉，保持引流畅通，必要时做辅助切口实施拖线法，或配合灌注冲洗法。拖线拆除后，注重局部垫棉法的运用。

六、捻引流法

（一）基本方法

（1）暴露换药部位，观察疮口，常规消毒。

（2）将搓成的药捻蘸取少量油膏，再蘸取九一丹，然后插入疮口。

（3）药捻末端留出一小部分在疮口之外，向疮口下方折放，用胶布固定。

（4）外敷油膏固定。

（二）关键步骤

（1）根据窦道的深度，选择合适长度及粗细的药捻。

（2）药捻插入疮口时，首先应尽量插到窦腔底部，然后再适当拔出少许固定。

（3）如疮口脓水已尽，药捻应蘸取生肌敛疮之品插入窦腔，不插药捻后，注重局部垫棉法的运用。

（三）操作误区及分析

（1）药捻过短：药捻过短，不能插到窦道底部，则药物无法作用到整个窦腔。

（2）药捻过粗：药捻过粗，则堵塞疮口，造成引流不畅。

（3）脓水已尽，流出淡黄色黏稠液体，仍插药捻：脓水已尽，流出淡黄色黏稠液体，为将愈之象，如果仍插药捻，则影响收口时间。

（四）操作小结

（1）药捻引流法是借着药物及物理作用，将药捻插入溃疡疮孔中，使脓水外流，同时利用药捻之绞形，使坏死组织附着于药捻而使之外出，腐脱新生，防止毒邪扩散，促使溃疡早日愈合的一种治法。

（2）适用于溃疡疮口过小、脓水不易排出者，或已成瘘管、窦道者。

（3）药捻法所使用的药线，有外粘药物和内裹药物两类。目前临床上多数应用外粘药物的药线。

（4）操作时应先用球头银丝探针探查窦道的走向和深浅；CT窦道造影、B超等检查了解窦道位置、形态、数量、长度、走向、分支、残腔及与邻近组织器官的关系。如窦道位置深、弯曲、管道多、有分支等，要配合灌注法，后期愈合期，可配合垫棉法。

七、灌注法

（一）基本方法

（1）暴露换药部位，常规消毒。

（2）一次性注射针筒抽取中药药液后，与一次性静脉输液针相接。

（3）用球头银丝探针探明窦道走向。

（4）剪去静脉输液针前端针头及部分输液管后，将剩余输液管缓缓插入窦道底部，将祛腐中药药液缓慢注入管腔，每天1次。

（5）灌注结束后，窦道口内置药捻引流，用橡皮膏固定，外敷油膏固定。

（二）关键步骤

（1）根据窦道的深度，留取静脉输液针合适长度的输液管。

（2）一次性输液器一端插入窦道时，手法宜轻柔，切勿用力而使输液管插入正常组织内，形成假性管道。

（3）随着窦道的渐渐变浅，应及时缩短一次性输液管长度，使窦道基底部肉芽组织充分快速生长。

（4）灌注的药液组成、剂量、时间、速度等因人、因病而异。

（三）操作误区及分析

（1）灌注时过度加压：灌注时如过度加压则会因压力过大而形成假性管道甚至造成透膜之变。

（2）灌注时输液管堵住窦口：灌注时如输液管堵住窦口，会使冲洗液及窦腔内的分泌液不能充分引流，而使窦腔加深，毒邪入里，甚至成透膜之变。

（3）灌注一段时间后，窦道内仍有脓性分泌物，而妄用生肌药物灌注：灌注的药液选择，不能仅凭灌注时间而定，必须根据患者的病情而辨证选用祛腐或生肌中药药液。

（四）操作小结

（1）灌注法是利用液体无处不到之特性，在不同时相分别将祛腐或生肌等中药药液缓慢注入管腔而达到祛腐、生肌作用的一种外治方法。

（2）适用于窦道分支较多，管道狭长或走向弯曲，管道狭长或外端狭小或内端膨大成腔的窦道，药线无法引流到位，又不宜做扩创者。

（3）操作时应用球头银丝探针探查窦道的走向和深浅；CT 窦道造影、B 超等检查了解窦道位置、形态、数量、长度、走向、分支、残腔及与邻近组织器官的关系。

（4）操作时应根据病情，在不同时相分别将相应的中药药液注入管腔，并可根据情况配合切开引流法、拖线法、药捻引流法、垫棉法等其他外治方法。

八、结扎法

（一）基本方法

（1）患者取左侧卧位，尽量暴露臀部，肛门常规消毒，盖无菌洞巾，暴露视野。

（2）予 1% 利多卡因注射液 40 mL 局部浸润麻醉。

（3）用碘伏再次消毒肛管及直肠下段，用双手示指扩肛，使痔核暴露。

（4）用右手持弯血管钳夹住痔核基底部，左手持组织钳夹住痔核向肛外同一方向牵引。

（5）用持针钳夹住已穿有 10 号丝线的缝针，将双线从痔核基底部中央稍偏上穿过。

（6）将已贯穿痔核的双线交叉放置，并用剪刀沿齿状线剪一浅表裂缝，再分段进行"8"字形结扎。

（7）结扎完毕后，用弯血管钳挤压被结扎的痔核，加速痔核坏死。

（8）将存留在肛外的线端剪去，再将痔核送回肛内，纳入痔疮栓 1 枚，红油膏适量，纱布覆盖，胶布固定。

（二）关键步骤

（1）充分暴露痔核。

（2）在痔核基底部进行结扎。

（3）结扎线必须扎紧。

（4）在结扎术后当天禁止排便，以免发生出血及水肿。

（5）在结扎后的 7～9 天，为痔核脱落阶段，嘱患者减少运动，大便时不宜用力努挣，以避免大出血。

（三）操作误区及分析

（1）内痔用缝针穿线结扎，穿过患处肌层：缝针穿过痔核基底部时，不可穿入肌层，否则结扎后可引起基层坏死或并发肛门直肠周围脓肿。

（2）结扎线未扎紧：结扎线应扎紧，否则不能达到完全脱落的目的，并易发生大出血。

（3）结扎线未脱落而提早硬拉脱：结扎线应待其自然脱落，硬拉可能造成出血。

（四）操作小结

（1）结扎法是将线缠扎于病变部位与正常皮肉分界处，通过结扎，促使病变部位经络阻塞、气血不通，结扎远端的病变组织失去营养而致逐渐坏死脱落，从而达到治疗目的的一种方法。

（2）适用于瘤、赘疣、痔、脱疽等病，以及脉络断裂引起的出血之症。

（3）凡头大蒂小的赘疣、痔核等，可在根部以双套线扣住扎紧；凡头小蒂大的痔核，可以缝针贯穿其根部，再用"8"字结扎法，或"回"字结扎法两线交叉扎紧；如截除脱疽坏死的趾、指，可在其上段预先用丝线缠绕 10 余圈，渐渐扎紧；如脉络断裂，可先找到断裂的络头，再用缝针引线贯穿出血底部，然后系紧打结。

（4）对血瘤、癌肿禁忌使用。

九、扩肛法

（一）基本方法

（1）患者取截石位，肛门直肠常规消毒，局麻或腰麻下使肛门松弛。

（2）术者戴无菌手套，涂润滑剂，先用两手示指掌面向外扩张肛管，逐渐伸入。

（3）两中指呈四指扩肛，持续 3～5 分钟，动作不可粗暴。

（4）术后每天便后坐浴，肛门换药至伤口愈合。

（二）关键步骤

先用两手示指掌面向外扩张肛管，待括约肌适应后逐渐伸入两中指呈四指扩肛，持续 3～5 分钟，做扩肛动作不可粗暴。

（三）操作误区及分析

（1）动作粗暴：扩肛动作粗暴，容易撕裂肛门括约肌，造成肛门失禁。

（2）扩肛时间不够：扩肛时间过短，括约肌尚未适应，容易造成肛门括约肌损伤。

（四）操作小结

（1）扩肛法又称肛门扩张术，是以手指扩张肛门括约肌，使括约肌松弛，减轻或解除括约肌痉挛，改善局部血运，促进裂损愈合，从而达到治愈目的。

（2）扩肛法适用于无哨兵痔等并发症的新鲜肛裂患者。

十、挂线法

（一）基本方法

（1）患者侧卧位或截石位，硬膜外麻醉。

（2）局部常规消毒。

（3）用探针自外口探入沿瘘管走行，至齿状线附近时，另一手示指进入肛内协助寻找内口穿出，贯通内外口。

（4）以刮匙清除管道内的坏死组织及虚浮的肉芽组织。

（5）在探针的头部结扎一粗丝线，粗丝线的另一端结扎橡皮筋 1 条，再缓慢地将探针由内口经过瘘道退出外口，橡皮筋也跟随拉出。

（6）用手术刀或手术剪沿探针由外向内切开瘘管处的肛管皮肤、皮下组织及外括约肌皮下部浅部。再拉紧橡皮筋于紧贴切口处用止血钳夹住，在止血钳下方用粗丝线将橡皮筋扎紧。

（7）检查手术区无活动性出血后，用凡士林纱布填塞疮面，外盖无菌敷料，胶布固定。

（8）术后疮面处理：手术次日起每天换药，1 天 1 次；换药时拭净内口、窦道上的腐坏组织。

（二）关键步骤

（1）明确内口的位置。

（2）用粗丝线将橡皮筋扎紧，使橡皮筋紧扎在外括约肌深部或肛管直肠环上，达到慢勒割作用。

（3）换药须祛除内口及窦道内的腐坏组织，保持引流通畅，可配合生理盐水灌注冲洗。

（4）7～10 天后，橡皮筋即可切开瘘管表面组织而脱落，留下一沟状肉芽疮面，逐渐愈合。

(三)操作误区及分析

(1)未能准确找到内口:未准确找到内口的确切位置,可造成假道。

(2)未能收紧橡皮筋:收紧橡皮筋前,在局麻下切开皮肤以及外括约肌皮下部,除可减轻疼痛外,并可缩短脱线日期。

(3)橡皮筋过紧或过松:结扎橡皮筋时要适当收紧,过松则往往需手术后再一次收紧,给患者增加痛苦。

(四)操作小结

(1)挂线疗法是中医学治疗肛瘘采用的传统方法之一,适用于各种肛瘘,尤其适用于高位肛瘘。

(2)肛瘘挂线治疗的原理是利用橡皮筋或药线的机械作用(药线尚有药物腐蚀作用)使结扎处组织发生血运障碍,逐渐压迫坏死;同时结扎线可作为瘘道引流物,使瘘道内渗液排出,防止急性感染发生。在表面组织切割的过程中,基底疮面同时开始逐步愈合。此种逐渐切割瘘道方法的最大优点是肛门括约肌虽被切断,但不致因收缩过多而改变位置,一般不会造成大便失禁,较好地解决了高位肛瘘手术中切断肛门括约肌造成的肛门失禁问题;显著减少了肛管及其周围组织的缺损,瘢痕小,不会造成严重的肛门畸形;引流通畅,复发率低。

(3)每天换药时,注意保持引流通畅,必要时做辅助切口实施拖线法,或配合灌注冲洗法。

(解广东)

第二章 普外科常用微创技术

第一节 腹腔镜胃十二指肠穿孔修补术

胃十二指肠溃疡急性穿孔是溃疡病的并发症之一,表现为严重急腹症,有致命危险,需要紧急处理。由于十二指肠溃疡比胃溃疡多见,因而急性穿孔大多发生在十二指肠,以十二指肠球部前壁偏小弯侧为最多见部位。胃溃疡急性穿孔大多发生在近幽门的胃前壁,也是偏小弯侧,胃溃疡的穿孔一般较十二指肠者略大。溃疡穿孔后,胃肠内容流入游离腹腔,引起急性腹膜炎症状。与前壁溃疡不同,胃十二指肠后壁的溃疡向深部发展时,容易被逐步粘连,因而,大多表现为慢性穿透性溃疡,无急性腹膜炎症状,表现为急性穿孔者少见。对胃十二指肠溃疡急性穿孔的治疗原则首先是终止胃肠内容漏入腹腔,使急性腹膜炎好转以挽救患者生命。在此基础上,当病情需要而又有条件时,可以进一步考虑溃疡病的根治问题。

一、腹腔镜穿孔缝合术原则

缝闭穿孔,终止胃肠内容物继续外漏,并较彻底地清除腹腔内的污染物及渗出液,对溃疡穿孔所引起的严重急性腹膜炎有确实疗效。此种手术创伤较轻,对患者的危险较小。穿孔缝合后经过一段时期内科治疗,约1/3患者溃疡可以愈合,症状基本消失。对病期较短的急性溃疡更是如此。穿孔缝合后,即使日后溃疡症状依然存在甚至加重,仍可较安全地进行择期性根治手术。

二、适应证

(1)穿孔时间已经超过12小时,腹腔感染严重不宜行胃大部切除术者。

(2)高龄的胃十二指肠溃疡穿孔患者,全身情况差或伴有心肺肝肾等脏器的严重疾病,不能耐受较大手术者。

(3)穿孔修补术不致产生十二指肠狭窄或通过障碍者。

三、禁忌证

(1)多次腹部手术史导致腹腔粘连过重,无法通过肠粘连松解术游离病灶肠管。

(2)有凝血机制障碍、腹型过敏性紫癜(Henoch病)、大量腹水、化脓性弥漫性腹膜炎。

(3)一般状态极差无法耐受全麻手术。

四、术前准备

(1)置鼻胃管,持续胃肠减压。

(2)输液纠正失水及电解质紊乱,抗休克治疗,必要时输血。

(3)术前应用广谱抗生素,明确诊断后适当给予止痛药或镇静药。

五、麻醉与体位

腹腔镜胃穿孔修补术采用全身麻醉,取平卧体位或术中根据病情改变体位。

六、患者体位与手术人员的位置

根据病情改变手术体位,术者位于患者的左侧,持镜者靠术者左侧站在患者左侧。

七、手术步骤

(一)切口

一般放置 3 或 4 枚 trocar:①脐右缘取 1 cm 纵切口,放置 11 mm trocar,作为观察孔。②下面三个操作孔(图 2-1)根据病情选择,一般以右中腹置入 10 mm trocar 为主操作孔。③左中腹置入 5 mm trocar 作为辅助操作孔。④如穿孔位置较高,需剑突下置入 10 mm trocar,放入三爪拉钩挡住肝脏。

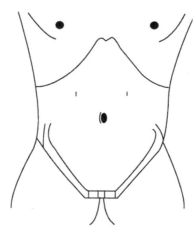

图 2-1　各切口部位(一)

以开放法建立气腹,接通气腹机,注入 CO_2 建立气腹,气腹压力为 1.3～1.9 kPa(10～14 mmHg)。

(二)镜下探查寻找病变,显露胃及十二指肠前壁

胃及十二指肠前壁的穿孔部位很容易发现,可见到穿孔处周围组织明显充血水肿、发硬并有胃或十二指肠液溢出。但有时穿孔处可能被食物或纤维蛋白渗出物所堵塞或被大网膜、肝脏、胆囊所覆盖黏着,将这些粘连物分开后即可看到穿孔部位。若前壁未发现穿孔应切开胃结肠韧带,将胃向上翻开探查胃后。

(三)缝合修补穿孔

胃壁的小穿孔其四周坚硬的范围不大者可用不吸收线做间断的浆肌层缝合,以其周围的正

常浆肌层对拢后覆盖穿孔,然后再用大网膜覆盖并与胃壁缝合固定。若为十二指肠溃疡穿孔,可用不吸收线经穿孔边缘做间断缝合。缝合口的方向应与十二指肠纵轴垂直。结扎缝线时不可用力过大,将穿孔的两侧边缘密切对合即可,以防勒断周围有水肿及炎症的组织。缝合后用大网膜覆盖于其表面,再用不吸收线缝于肠壁表面使之固定。

(四)清洗腹腔

缝合完毕后,用生理盐水冲洗腹腔。尤其注意膈下间隙、盆腔及肠襻间是否有食物残渣或渗出物存留,必须清除并冲洗干净。引流管经右下腹孔引出。

八、术后处理

(1)继续胃肠减压防止胃扩张,一般需持续减压2～3天,直至肠功能恢复。

(2)术后禁食期间给予补液、抑酸、维持营养及水电解质平衡,必要时输血。

(3)术后第2天肠功能恢复后可拔除胃管,可给予流质饮食。术后第3天复查血常规肝功能及血生化,无异常后停止补液、抗炎对症治疗。

(4)术后恢复饮食后给予奥美拉唑口服,每天1次。出院后行正规抗溃疡治疗,2～3个月复查胃镜。

九、手术要点

(1)胃十二指肠溃疡急性穿孔的治疗原则首先是终止胃肠内容漏入腹腔,使急性腹膜炎好转以挽救患者生命。在此基础上,当病情需要而又有条件时,可以进一步考虑溃疡病的根治问题。为满足以上要求,可供选用的具体治疗方法有三种,即手术缝合穿孔、连续胃肠吸引的非手术治疗以及急症胃切除或迷走神经切断术。穿孔缝合术为缝闭穿孔,终止胃肠内容物继续外漏,并较彻底地清除腹腔内的污染物及渗出液,对溃疡穿孔所引起的严重急性腹膜炎有确实疗效。此种手术创伤较轻,对患者的危险较小,因此,至今仍然是治疗溃疡急性穿孔的主要手段。穿孔缝合后经过一段时期内科治疗,约1/3患者溃疡可以愈合,症状基本消失。对病期较短的急性溃疡更是如此。穿孔缝合后,即使日后溃疡症状依然存在甚至加重,仍可较安全地进行择期性根治手术。但对于部分患者仍建议行胃大部切除术,而不采用单纯穿孔修补术:①长期溃疡病史,反复发作,症状较重。②以往曾有穿孔或出血史。③急性穿孔并发出血。④手术时见溃疡周围瘢痕多,为胼胝状溃疡。⑤已有幽门瘢痕狭窄,或穿孔大缝合后易造成幽门狭窄。⑥较大的胃溃疡穿孔,特别是疑有癌可能时。⑦多发性溃疡。患者应具备以下条件才能考虑在治疗穿孔的同时进行根治性手术:患者一般情况较好,无心肺等重要器官并存病;根据穿孔大小,胃肠内容物漏出多少,发病后就医的早晚,以及术中所见腹腔渗出液性质等因素,进行综合判断,认为腹腔内感染尚较轻者。因此,对于术式的选择,术前术者应充分斟酌。

(2)大多数胃十二指肠溃疡穿孔,单纯靠缝线缝合缺损,常常造成缝线撕破水肿变脆的组织,此时宜选择简单地用一块大网膜覆盖于缺损处,并用全层缝合法将大网膜与十二指肠壁缝合,这样可以避免缝线的张力切割所缝合组织。

(3)宜使用大量的生理盐水彻底冲洗腹腔。

(4)腹腔镜下探查腹腔内情况,清理腹腔脓性渗液,找到穿孔部位(多数在胃窦前壁,部分会在幽门管或胃体小弯侧),判断穿孔情况,如怀疑癌性穿孔则需要切片活检,避免漏诊;如果胃内容物较多,可以将吸引器经穿孔处伸入胃腔内,吸尽胃液;由于穿孔处的胃壁水肿、组织松脆,缝合线如靠近穿孔边缘,容易造成胃壁撕裂,故常将入针处选择在距孔边缘 5 mm 处的胃壁;缝合时由穿孔的两侧向中心全层缝合,大网膜覆盖固定修补穿孔处。

(刘新军)

第二节　腹腔镜小肠部分切除术

腹腔镜小肠部分切除术在胃肠微创外科应用较多,肠段切除的范围和吻合方式根据病情及术中情况选择,以保证手术效果。手术方式有全腹腔镜和腹腔镜辅助小肠切除术两种。

一、适应证

(一)小肠肿瘤

小肠良性肿瘤、恶性肿瘤。

(二)小肠损伤

小肠经分离粘连,肠壁浆肌层损伤较重,肠壁菲薄,修补困难;外伤后的小肠穿透性损伤和非穿透性损伤。

(三)小肠炎性疾病

炎性肠道溃疡、穿孔,修补不可靠;或因病变呈节段性。

(四)肠管坏死

由肠粘连、感染性肠疾病、肠系膜疾病、疝等引起的急性肠梗阻所致肠管坏死。

(五)小肠先天性疾病

肠管或肠系膜先天发育异常。

二、禁忌证

(1)腹腔粘连多次腹部手术史导致腹腔粘连过重,无法通过肠粘连松解术游离病灶肠管。

(2)有凝血机制障碍、腹型过敏性紫癜(Henoch 病)、大量腹水、化脓性弥漫性腹膜炎。

(3)一般状态极差无法耐受全麻手术。

三、术前准备

常规检查血、尿、凝血常规、肝肾功能、胸腹部透视、心电图。控制炎症,治疗伴发病,如有贫血、低蛋白血症、电解质紊乱及酸碱平衡失调应及时纠正。

除此之外还应根据患者病情及手术需要进行下列准备。

(1)有明显感染征象者除全身应用抗生素外,应于择期手术前 3~5 天进行肠道准备。

(2)术前行胃肠减压,以减小肠道内压力。

行小肠部分切除的患者其中一部分为急诊患者,如急性肠梗阻、小肠出血等可根据病情给予抗炎、抗休克、胃肠减压。

四、麻醉

腹腔镜小肠切除术采用全麻。

五、患者体位与手术人员的位置

仰卧位或截石位,根据病情改变手术体位,术者位于患者的左侧,助手站于患者的右侧,持镜者靠术者左侧站在患者左侧。

六、手术步骤

一般放置 4 枚 trocar:①脐下 2~3 cm 向左 2~3 cm 处,11 mm trocar。②腹白线脐上 2~3 cm 处,5 mm trocar。③脐与右髂前上棘连线中点处,5 mm trocar。④右锁中线肋缘下 2 cm 处,5 mm trocar。各切口部位如图 2-2。

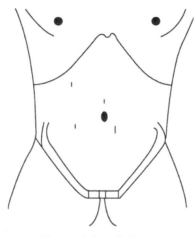

图 2-2 各切口部位(二)

(一)建立气腹

以开放法为例。术野皮肤常规碘伏消毒,铺无菌巾。取脐下 2~3 cm 处切口长约 1.0 cm,逐层切开皮肤、皮下、腹直肌前鞘、向右侧拉开腹直肌、打开腹膜,置入 11 mm trocar,接通气腹机,注入 CO_2 建立气腹,理想的气腹压力为 1.3~1.9 kPa(10~14 mmHg),置入腹腔镜。

(二)trocar 置入

镜下分别于脐上 2~3 cm 处、右肋弓下、脐与右髂前上棘连线中点处穿刺置入 5 mm 3 个 trocar,插入手术操作器械,探查。

(三)镜下探查

明确诊断,确定切除范围,阻断肠腔,将欲切除肠管远近端用布带扎紧,如为肿瘤,需切除肿瘤两侧5~10 cm正常肠管。用肠钳提起待切除肠管,保持肠管及系膜一定张力,确认肠系膜血管走行情况,用超声刀分离解剖肠系膜血管,细小血管用超声刀直接闭合,较大血管用血管夹夹闭,然后分离离断。

(四)肠管游离及吻合

1.体外吻合

游离足够的小肠系膜,在适当位置的套管处延长切口,注意小肠系膜有无扭转,同时将小肠两端牵拉出腹壁切口,按开腹手术的小肠吻合,可以手工吻合,也可以使用吻合器。

2.体内吻合

离断肠管使用 30 mm 内镜切割闭合器切割离断肠管,切除肠管置于内镜袋中防止污染腹腔。将游离断的肠管平行靠拢,缝合线固定肠管在同一水平,两侧肠管在同一水平,两侧肠管分别切开一小口,将 60 mm 内镜切割闭合器由小切口处置入相邻的远近肠管内,击发后行小肠侧侧吻合,再用 30 mm 切割闭合器闭合小肠处小切口。

(五)闭合肠系膜孔

缝合小肠系膜的裂孔。

(六)关腹

腹腔镜观察下,退出各种操作器械,消除气腹,拔除 trocar,缝合各操作孔。

七、术后处理

(1)继续持续胃肠减压,直至肠蠕动恢复,肛门排气即可拔除。胃肠减压期间按体重补充能量,确保水电解质平衡。

(2)术后第 5 天起,每晚口服液状石蜡 30 mL,共 3~4 次。

八、手术要点

(1)小肠肿瘤体积较小、周围粘连不严重的良性小肠病变实施完全腹腔镜下小肠局部切除术,手术操作简单、时间短、创伤小,微创效果显著。手术切除肿瘤肠管,同时要清扫区域淋巴结以达到根治切除的目的,腹腔镜手术亦同传统手术一样,必须彻底清扫与肿瘤转移有关的区域淋巴结,根据肿瘤所占部位采取不同的术式。需行小肠切除的患者,我们主张在腹腔镜下先用布带结扎病灶两端小肠,然后完成小肠系膜的游离结扎,根据肿瘤部位选择辅助腹壁切口 4~5 cm,塑料保护套保护好切口,再将肿瘤提出腹壁外行肠段切除和吻合术,不必强求完全腹腔镜下小肠切除。完全腹腔镜小肠切除和吻合术要求高,而切除的标本仍需经 3 cm 腹壁切口取出。腹腔镜辅助小肠切除术的创伤并不比完全腹腔镜手术创伤大。

(2)小肠探查顺序及病变的定位:小肠病变位置的术中定位是一个难点,我们体会可以遵循从上至下顺序,从上(Treitz 韧带)或从下(回盲部)开始,但须全小肠探查,且应"一个来回"。也可参照术前的初步判定病变部位,必要时将肠管翻转,这样不仅不会遗漏病变,而且可使小肠恢复原来的位置,利于肠功能恢复。探查时宜用两把无损伤肠钳交替钳持肠管,动作轻柔,而不能夹肠管。对于水肿明显的肠管更需要谨慎钳持,以免肠壁受损,一旦发现受损须立即修补。

(3)在行腹腔镜小肠切除术之前,通常是对病变及部位确诊一种探查,对于各种原因所致肠梗阻、不明原因的长期慢性腹痛、小肠出血、小肠肿瘤、克罗恩病、小肠外伤等,我们体会都可作为腹腔镜下全小肠探查适应证。当探查到梗阻部位遇肠管扩张明显时,全程操作必须轻柔、谨慎。

九、常见手术并发症及预防

(一)吻合口漏

因小肠血运丰富,所以小肠吻合口漏相对较少见。一般小的瘘口通过禁食水、胃肠减压、静脉高营养等支持治疗可以治愈,最关键的是引流管通畅,通常的保守治疗均可治愈,如引流无效,出现弥漫性腹膜炎或大瘘口需再次手术治疗,必要时需要开腹手术。

(二)吻合口狭窄

与吻合口漏相似,发生的概率较低,术后早期的吻合口狭窄一般与肠管的水肿经过 2~3 周的治疗均可得到缓解,所以术中应尽量操作轻柔以减轻肠管水肿的程度。

(刘新军)

第三节 腹腔镜肠粘连松解术

肠粘连松解为一个不定型的手术,各个套管进腹的位置不确定。它要由腹腔内粘连的部位来决定。同其他手术相比第一穿刺孔的进腹更为重要。第一个穿刺孔选择的成功与否将直接导致手术本身的成功与否。腹腔脏器粘连是腹内各种炎症、胃肠溃疡、外伤和手术的后遗症之一,有手术史的患者 100% 都会发生肠粘连。粘连不一定会引起梗阻。有腹腔粘连并引起梗阻的患者才都会引起症状。临床上,只有约 30% 的腹腔粘连患者会出现症状。常表现为慢性或急性发作性腹部疼痛、腹胀、恶心、呕吐、停止排气、排便。部分患者会发生完全性或不完全性机械性肠梗阻。过去治疗肠粘连主要靠保守治疗,无效时开腹手术治疗,手术不但不易被患者接受,而且术后常导致新的粘连。有时粘连较术前更加严重,甚至导致再次开腹手术。腹腔镜手术可以彻底松解腹腔粘连,并因损伤小、疼痛轻、具有下床活动早、胃肠功能恢复快、创伤小等优点,且术后再形成粘连比率小,并且粘连轻。

一、适应证和禁忌证

(一)适应证
(1)经非手术治疗后已经有肛门排气排便,但肠梗阻症状仍然没有完全解除者。

(2)腹部手术后曾经发作 3 次以上肠梗阻。

(3)粘连性肠梗阻伴有局限性包块,固定在腹部某一部位。

(4)腹部手术慢性腹痛,反复发作。

(5)有腹部手术史的单纯性粘连性肠梗阻,无明显腹胀或仅有轻、中度腹胀。

(6)平时无粘连症状,但剧烈活动或体位变动后,立即出现严重疼痛者。

(二)禁忌证
(1)严重出血倾向,心肺功能不能耐受手术。

(2)严重腹胀的患者,因肠壁高度水肿,肠腔高度扩张,缺乏手术空间。

(3)多次因肠粘连而开腹手术再次发生肠梗阻者,粘连广泛,镜下无法松解,需中转开腹处理。

(4)腹腔粘连局部尚有明显炎症充血征者。

(5)粘连带的一端为肠管、胆囊、膀胱等中空脏器者,应特别慎重选择。

二、术前准备

(一)前提条件
肠粘连松解术对手术者要具备使用超声刀、电刀、剪刀、分离钳进行分离、腹腔内缝合、打结技术。

(二)麻醉
最好选用气管内插管全身麻醉,估计粘连轻、腹胀轻也可选用持续硬膜外麻醉。

（三）术前准备

与一般开腹手术基本相同，常规胃肠减压减轻腹胀利于手术操作。全麻患者常规插导尿管。首先对患者肠粘连情况做一个基本估计，可根据上一次或几次手术的部位、手术的原因、术后有无腹腔感染来估计肠粘连部位。根据患者的症状、体征来估计梗阻的严重程度。

三、操作方法

大多数病例第一个切口可选择在脐上缘或下缘。如果术前估计脐下腹壁与大网膜或肠管有粘连（如脐处有手术瘢痕，则多数情况有粘连），则需改从其他部位放置第一套管针。气腹针要缓慢插入腹腔。遇落空感后立即回抽，观察有无血液或者肠内容物。如有则需拔出气腹针重新选择穿刺点。如无则按常规建立气腹，压力通常保持在 $1.3\sim1.6$ kPa（$10\sim12$ mmHg）。

如果通过脐部建立气腹失败，就要用 Veress 针在远离上次手术切口、估计无粘连处进针或者直接切开皮肤至腹膜，进腹腔镜套管。左腋前线第 9 肋间穿刺也可，这个位置很少有粘连，并且腹膜紧贴在肋骨正面，故很少引起皮下气肿。建立气腹后，在左肋缘锁骨中线置入 5 mm 或 10 mm 套管，从这个位置置入腹腔镜可以看到腹腔全景。如果脐部穿刺点有广泛粘连，可予以松解，以便利用脐部放置套管。如果前次手术在左上腹，该穿刺点可选在右上腹相应部位。也可由此直接切开皮肤至腹膜直接放置操作套管。

如果经脐部穿刺成功，建立了气腹，而脐周有粘连存在，则首先需要进行松解。如果这些粘连延伸到脐平面上方，那么可根据腹腔镜探查的情况在粘连最严重的部位上方另加切口，插入腹腔镜。

在腹腔镜直视下插入其他套管，用超声刀或电刀分离网膜粘连，此时的分离最好用超声刀，因电刀有时易伤及肠管。如果粘连累及小肠或者小肠与网膜粘连绞合在一起，需要用肠钳牵引或借助于小肠上方的牵开器使肠管形成一定张力，用分离剪或超声刀分离。小肠段分离后，如果有浆肌层破裂，可用 3-0 可吸收缝线进行横向浆肌层缝合修补，此时因肠管水肿、质脆故对打结缝合技术要求较高，初学者难以胜任。

术中即使最轻微的出血，也需要立即控制。必须进行细致止血，以便为后面的手术过程创造有利条件，确保下一步操作不被出血妨碍。如果血管损伤，应将腹腔镜适当后退，以防出血涌出涂在镜头上，不要盲目钳夹止血，电凝止血最好应用超声刀。

如果患者曾经有过肠梗阻发作，需要明确找到形成梗阻的部位，并将其粘连解除。和开放手术一样，寻找扩张与非扩张的交界处常常是肠管梗阻的部位。有时在腹腔镜手术中偶然发现肿瘤、转移癌、肠扭转、内疝、肠套叠等疾病，可根据术者的腹腔镜操作技术及仪器设备情况进行腹腔镜处理或中转开腹手术。

四、并发症及防治

（1）术中未发生损伤，术后患者肛门排气后可拔出胃管，进清淡流质饮食。早期下床活动以促进肠蠕动恢复，早期下床活动可减少术后再粘连的机会。

（2）如果术后出现腹膜炎症状，必须想到有术中损伤肠管的可能。可以再进行腹腔镜探查修补，宜早期进行，时间拖得太长易导致腹腔镜修补失败。术后有腹腔脓肿形成者，可在 B 超引导下经皮穿刺抽出脓液置管引流。

（3）小肠广泛粘连者，套管穿刺时可损伤粘连的肠管，一经发现即应用 3-0 可吸收线缝合修补。

如果技术条件限制或初学者无法完成腹腔内肠管修补也可将附近部位穿刺口扩大到 2～3 cm,拖出损伤肠管后,在体外将肠管进行修补后再放回腹腔。

(4)大肠损伤常发生于直肠、乙状结肠或陷窝深处。累及肠壁全层缺损需进行修补。可在腹腔镜下修补,或中转开腹手术修补。如果粪便广泛污染腹腔,应考虑中转开腹手术修补。必要时需行近端肠管造瘘。所以肠粘连松解术前均应进行必要的肠道准备。

(5)延迟性肠道损伤可来自术中发现的创伤性小穿孔,也可源自热损伤。极少数是由于肠道血运障碍或因肠系膜静脉血栓形成局部缺血、淤血性坏死所致。热损伤造成的肠穿孔常在术后 4～10 天出现腹膜炎症状而创伤性穿孔常在术后 24～48 小时内出现相应症状和体征。

(6)为预防术后再次粘连,除早期让患者下床活动外,术中也可置入腹腔内生物蛋白胶等防止肠粘连药物。大量腹水患者很少形成粘连,术中无肠管破裂者术后适当灌入生理盐水,3～5 天后于腹部引流管放出,以此来预防再次粘连发生。

五、临床评价

肠粘连松解术是一种比较复杂的腹腔镜手术,它不定型,千差万别,虽然腹腔镜手术效果较好,但是对术者技术要求较高,建议初学者勿施行此手术。

（刘新军）

第四节　腹腔镜胆囊切除术

一个世纪以来,胆囊结石、良恶性肿瘤以及急慢性胆囊病变最有效的治疗措施是开腹胆囊切除(open cholecystectomy,OC)。它作为一种有效的治疗胆囊疾病的手段,也给患者在治疗疾病的同时带来了一定的痛苦。使一些患者对手术产生了畏惧心理。随着科学技术的发展,使得一些新型检查设备相继问世,并使得手术技巧不断提高,腹腔镜胆囊切除作为一种微创手术应运而生。它具有创伤小、痛苦少、恢复快、安全系数大、切口小的特点,迅速被人们采纳并遍及世界各地。1987 年 3 月 15 日法国里昂一家私人诊所的 Monret 医师在做盆腔粘连分离的同时意外地切除了胆囊。时至今日,形势已经发生了巨大变化。包括腹腔镜胆囊切除(laparoscopic chole-cystectomy,LC)手术在内的腹腔镜技术,在我国已经得到了迅速发展。LC 已经成为胆囊疾病治疗的金标准,LC 作为最先开展的微创手术已经逐渐向广大基层医院扩展。

一、适应证和禁忌证

(一)适应证

开腹胆囊切除(OC)已经经历了一个多世纪,各种各样复杂手术的经验已经非常丰富。而 LC 作为一种新兴手术方式,要求开展 LC 手术的医师必须熟悉 OC 手术,必须掌握腹腔镜各种基本操作。它们二者所遵循的外科学原则是一致的。

1.各种类型有症状的胆囊结石

一百多年来对症状性胆囊结石必须外科治疗这一原则已经没有争议。但是操作者还要根据患者发病情况与次数估计胆囊病变及周围组织粘连程度。

2.静止性胆囊结石

所谓静止性胆囊结石也就是无症状性胆囊结石,这类结石一般较大,直径＞3 cm,在 OC 时代可以列为观察对象。一般不需要手术治疗,但在 LC 时代这一观念有所改变。

(1)在这一所谓无症状胆囊结石人群当中每年仍有 1％～4％出现症状。只是症状大部分较轻。

(2)无症状是因为有一部分人述说病史不可靠,把胆囊疾病症状当成胃病症状或服用胃药治疗有效。

(3)一旦出现症状有一些患者很快出现并发症。

(4)LC 手术创伤小,恢复快,危险少。这一部分人可列为相对适应证,可以根据患者自己的意愿来确定是否手术。

3.非结石性胆囊炎

(1)慢性胆囊炎、胆囊壁增厚、胆囊功能不良或无功能者。

(2)急性胆囊炎发病早期 2 天以内或炎症控制后有手术指征者。

4.胆囊隆起样病变

胆囊隆起样病变又称胆囊息肉样病变,是胆囊黏膜局限性隆起的统称。

(二)禁忌证

随着 LC 技术的普及,其适应证正在逐渐扩大,禁忌证逐渐缩小,但对于初学者禁忌证要放宽,大致包括以下几条。

(1)胆囊恶性病变。

(2)由于各种原因形成的胆肠内瘘。

(3)合并急性重症胆管炎。

(4)合并急性坏死性胰腺炎。

(5)腹腔内严重感染。

(6)严重出血倾向患者。

(7)严重肝硬化、门静脉高压。

(8)膈疝。

(9)严重器官功能障碍,不能耐受 LC 手术患者。

(10)Mirizzi 综合征,现在在一些技术与设备完整的大医院,也可将其列为相对禁忌证。

二、术前检查和术前准备

(一)术前检查

1.实验室检查

(1)血常规:了解白细胞、红细胞、血小板计数和出、凝血时间。

(2)尿常规:了解患者肾功能情况,如有异常,应抽血查肾功能。

(3)血生化检查:了解电解质及血糖、肾功能、肝功能。

(4)乙肝、丙肝检查:如果乙肝、丙肝抗原阳性,术中、术后设备应做特殊处理。

(5)年纪较大者(＞65 岁)或体质差者,应查动脉血气分析或查肺功能。

2.影像学检查及其他检查

(1)胸部 X 线片:了解肺部情况,有无肺部原发疾病。

(2)心电图检查：了解患者心脏情况，如有异常可请心内科会诊，完善术前准备。

(3)腹部B超：了解胆囊本身病变情况及与周围关系，使术者在术前对手术的难易程度、手术方式及术中、术后可能出现的一些意外情况有一个大概的估计，术中、术后预防并发症。

(4)口服法胆囊造影：如胆囊不显影或显影差，排空功能差，可能系胆囊炎症重、胆囊萎缩或结石嵌顿、周围粘连严重，手术困难度大。这种方法可受患者胃肠道吸收药物的影响，也可能诱发急性胆囊炎，目前较少应用。

(5)静脉胆管造影：了解胆系情况及胆囊周围情况。

(6)逆行胆胰管造影：为选择性检查，有创伤性，不作为常规检查。

(7)肝胆胰CT检查：胆总管下端有结石时，B超常因气体干扰难以发现，CT检查很容易发现，且可以根据CT情况判断胆囊与周围脏器的关系，对手术的难易程度有一个大概的估计。

(8)胃镜检查：对于年纪较大(>40岁），有明显消化道症状或大便潜血阳性者，应行胃镜检查，排除胃部疾病，以免术中因漏诊而中转开腹。

(二)术前准备

1.患者心理方面的准备

每一例外科手术不管其手术大小都会给患者在治疗疾病的过程当中带来一定的创伤打击，有一些患者因此惧怕手术，LC也不例外。由于其开展时间不长，患者对它有这样或那样的担心也不足为怪。因此应针对患者的具体情况而定，细致地做好思想工作，客观地介绍这一新术式的好处及术中、术后可能出现的各种情况、手术的必要性，消除患者的恐惧、紧张心理，更好地配合手术。

2.生理准备

针对患者的具体情况，调整好患者术前生理状态，使患者术前各项化验值正常或接近正常，达到能够耐受LC手术的程度，使患者能够最大限度地耐受手术。

(1)术前支持疗法：病史较长的胆囊炎症患者，由于多次炎症发作消化系统功能减弱，长期低脂饮食或伴有贫血、低蛋白血症、营养不良等，都将影响患者对手术的耐受，降低抗感染的免疫能力，因此，术前就给予支持治疗，年老体弱者更应如此。

(2)术前伴有高血压：血压过高还会使术中出血增多，且不易止血。术后血压波动幅度大，易发生心脑血管意外，是LC手术的潜在危险因素。因此，术前应请心血管内科医师会诊，协助治疗，使血压维持在正常或稍高范围，必要时术中请心内科医师监护。

(3)心电图异常或有明确心脏病史者，应请心脏内科医师会诊，术前给予纠正，尽量择期手术。

(4)肺功能障碍者：有慢性阻塞性肺疾病、哮喘病史者，肺功能测定及动脉血气分析有明显异常患者对手术及麻醉耐受差，应请呼吸内科医师会诊，给予药物治疗。完全控制呼吸道及肺部症状，改善肺功能，使血气指标接近正常范围后，再行LC手术。

(5)术前伴有糖尿病：伴有糖尿病的患者，其全身动脉硬化较常见，因患者一般年纪较大，如果控制不好可能累及全身多个脏器，在手术应激情况下易发生心脑肾的并发症，且抗感染能力减低。对糖尿病患者的术前评估包括糖尿病慢性并发症（如心血管、肾疾病）和血糖控制情况，并做相应处理。

(6)肝功能障碍者：在我国肝功能障碍目前多为肝硬化门静脉高压所致，代偿期可耐受手术，失代偿期应给予清蛋白、血浆纠正低蛋白血症，极化液保护肝脏功能，肌内注射维生素K_1，间断输入新鲜全血纠正贫血,纠正凝血机制障碍。按 Child 分级标准评定肝功能 A 级者可行 LC,B 级者纠正后择期行 LC,C 级者不予施行 LC。

(7)对水、电解质、酸碱平衡紊乱者均应在术前治疗,给予纠正。

三、操作方法

(一)体位

腹腔镜胆囊切除术患者常采取仰卧位,术者站在患者的左侧,第一助手站在患者的右侧,第二助手(持镜者)站在术者的左侧,监视器、录像系统、冷光源、气腹机、电凝器等可以放置在可移动的手术架上,置于患者头部或术者的对侧。此体位患者舒适,操作方便,很少引起患者小腿静脉压迫,目前腹腔镜胆囊切除术多取此体位。截石位:术者与第一助手的站位不变,第二助手站于患者两腿前,这种体位目前较少应用。

(二)CO_2 气腹的建立

用尖刀在脐上或下缘做一长约 10 mm 的切口,切开皮肤和皮下组织,术者与第一助手分别提起脐窝两侧的腹壁,术者右手拇指、示指夹持气腹针,垂直刺入,有突破感后,拔出针栓,滴入生理盐水。滴入的生理盐水很快消失,表示针尖已进入腹腔,接上充气管充气。建立气腹后,即行腹腔穿刺,并留置 4 个套管。术者以巾钳提起腹壁,助手右手握套管锥于手心,拇指紧靠套管,经脐部切口(SU),用腕部压力反复旋转刺入腹腔,当套管锥尖进入腹腔时有明显的突破感,拔除针芯,留置套管,接上气腹机导管,打开气阀,维持腹腔内 CO_2 压力在 1.5 kPa(12 mmHg)。进镜观察,如果能够实施 LC 手术,则可以进行以下 3 个穿刺点(图 2-3):经白线剑突下(SX)4 cm 处,纵向切开皮肤长约 10 mm,在腹腔镜的监视下,一助手的右手握大套管锥,经切口向右下方旋转刺入腹腔退出套管锥;然后分别于右腋前线(AA),右锁骨中线(MC)肋缘下 2~4 cm 处切开皮肤 5 mm,在腹腔镜监视下将直径 5 mm 的穿刺锥经切口垂直旋转穿入腹腔,拔除锥芯,留置套管。AA 鞘管可插入冲洗器、吸引器或作为牵拉器,MC 鞘管可插入无损伤的抓钳,用于牵拉胆囊,由于此三点的穿刺是在腹腔镜直视下进行,不易引起腹腔脏器的损伤。

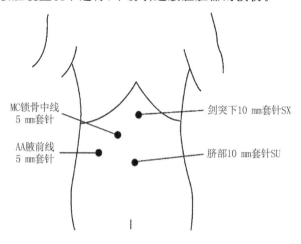

图 2-3 LC 穿刺位置

(三)胆囊切除的具体步骤

胆囊三角的处理与 OC 手术一样,LC 手术分离的关键在于 Calot 三角区的处理。

1.Calot 三角的暴露

首先依靠患者体位来显露,头高脚低,左侧倾斜,倾斜角度可根据具体情况而定。术者左手的无创伤抓钳抓住胆囊壶腹部,将胆囊向外上方拉开。助手用无创伤钳杆将十二指肠球部大网膜及部分胃体向脚侧端推开,这样就可以充分显露肝十二指肠韧带和胆囊壶腹 Calot 三角。也可用 10 号丝线将胆囊底部悬吊于前腹壁来加以显露。丝线悬吊不适用于初学者。在形体较瘦的患者,此时的显露可以清楚地显示 Calot 三角的各个结构,而在比较肥胖的患者 Calot 三角结构看不清,需进一步分离来显示。另外在手术过程当中,可根据手术需要调节各操作钳的位置。Calot 三角充分显露后,术者以抓钳提起三角前方浆膜,用电钩电灼切开直至胆囊管后方,然后用分离钳分离,向两侧分离显露胆囊管及肝总管。肥胖患者因脂肪堆积,注意勿损伤胆管系统。此时分离应紧靠胆囊壶腹部,先分出壶腹部变细的部位,然后逐渐向胆总管分离,如果电钩钩起的组织有张力,应仔细分清是否为胆囊动脉。游离胆囊管长度为 1.0 cm 左右,显露胆囊管与胆总管的关系。仔细寻找有无变异胆囊动脉及胆管系统。确信为胆囊管后,距胆总管 0.5 cm 处放置第一枚钛夹,在其内侧再放置一枚钛夹,在其外侧相距 0.2 cm 放置一枚钛夹。确信为胆囊管无误后可以在第一枚钛夹外侧剪断。否则留待最后剪断。进行钝性分离时,动作要轻柔,以免损伤胆囊动脉及其分支,引起出血影响手术视野或被迫中转手术。上钛夹时一定要看到钛夹的对端,以免关闭不全造成术后胆汁漏。两钛夹之间一般用剪刀剪断,而不用电钩烧灼,电灼时千万注意勿碰触到钛夹,以免术后胆管坏死,钛夹脱落。

2.分离钳夹切断胆囊动脉

胆囊管处理完毕后,于其上方组织当中分离找到胆囊动脉,分离过程当中,遇到小的出血点可以电凝止血。如果靠近胆总管处出血,在没有看清前切忌盲目电凝止血,电凝时钳夹组织不要过多以免损伤胆总管造成胆汁漏。有条件的地方可用超声刀止血。超声刀对周围损伤很轻。于胆囊动脉近心端置两枚钛夹,远侧端置一枚钛夹,在第二枚钛夹外侧剪断胆囊动脉。注意胆囊动脉有时分前后支,手术分离时若只钳夹了其中前支,分离胆囊床时可造成大出血,有时因此被迫中转手术,对于初学者更应特别注意。

3.剥离胆囊

当胆囊管与胆囊动脉处理完毕后,可以向前、向上牵拉胆囊,用电钩钩起,距肝床 0.3 cm 处浆膜电灼烧,电灼胆囊后方的结缔组织即可游离胆囊。术中可根据手术当中显露情况,顺逆行交替剥离;遇到小的出血可电凝或超声刀止血。注意术中勿弄破胆囊以免污染腹腔。剥离完毕后胆囊床小出血点电凝止血。然后将胆囊床电凝一遍,从而封闭可能存在的迷走胆管,避免术后胆汁漏。如创面有渗血,可于肝下置引流管引流,术后第二天拔除。

4.取出胆囊

如果胆囊结石或肿瘤较小,无须扩大切口,可直接将胆囊由 SX 鞘管取出。术者右手持大抓钳,通过 SX 鞘管进入腹腔,抓住胆囊管处,将其拉入鞘内,将胆囊连同鞘管一起向外拔出。如果胆囊连同其内容物不能拉出,可松开胆囊管,吸净其内胆汁及小结石将其取出。若结石块较大,可将止血钳伸入切口,扩大切口将其取出,或者将结石夹碎取出。如果结石或肿瘤直径>3 cm 也可适当扩大切口,将其取出。

5.冲洗腹腔置引流管

胆囊取出后,重新显露手术视野,胆囊床用生理盐水冲洗,观察有无出血、胆汁漏。腹腔镜胆囊切除一般不主张放置引流管,但放置引流管可观察腹腔内有无出血、胆汁漏。对于初学者应放置。有以下几种情况之一应予放置引流管：急性炎症胆囊及周围组织水肿充血严重或胆囊壁破裂、腹腔有污染者；腹腔内广泛粘连，分离粘连时出血较多且创面大，术后渗出液较多者；萎缩性胆囊或其他原因致切除困难，勉强切除者；胆囊动脉术中未显示清楚。引流管应根据情况放置24 小时，此后渗液逐渐减少，于 48 小时后拔除。

6.解除气腹，缝合切口

以上各操作完毕后，再一次全面检查腹腔，确认无异常。先拔除 MC、AA 两套管，最后拔除腹腔镜。拔镜前观察腹壁各切口有无出血。术后 CO_2 气体尽量放净，以免刺激膈肌引起术后背部疼痛不适，或因 CO_2 过度吸收造成高碳酸血症。两大切口可分别于腹膜、皮下组织各缝合一层，两小切口不必缝合。

(四)腹腔镜胆囊切除术中的中转开腹

LC 对手术设备具有高度依赖，它本身具有诸多优点，也有一定的不足之处。术中由于病变本身或各种设备及操作者本身技术情况而必须行开腹手术者，称为中转开腹。导致中转开腹手术的原因如下。

(1)病变本身非常复杂，术前远未估计到。

(2)术前漏诊、误诊。

(3)患者不能耐受气腹。

(4)术中发生镜下无法操作的并发症。

(5)术中机械故障短时间无法修好。

(6)术者本身技术所限(随着术者操作技术逐渐熟练，由此所发生的中转开腹手术率逐渐降低)。从中转开腹的时限上分为即刻开腹、延期开腹；从中转开腹的原因上分被迫开腹与强迫开腹。要降低中转开腹率、提高手术成功率应做到：重视腹腔镜技术基础训练，特别对初学者应加强培训，术中应由经验丰富的上级医师把关；严格控制手术适应证，不能随意扩大手术指征；努力提高 LC 术前诊断水平，患者术前检查一定要全面。

四、并发症及防治

(一)胆管损伤

1.并发症

胆管损伤是最严重的并发症，它可分为以下几种类型：胆管横断损伤；胆管节段性损伤，此类损伤最严重，也是最常见的；肝外胆管撕裂伤；胆管穿孔；胆管部分或全部被钛夹夹闭而闭锁；胆管电热伤；肝外胆管缺血性狭窄。

2.预防

(1)充分显露胆囊及周围脏器，仔细解剖 Calot 三角，注意分清胆囊管、肝总管、胆囊动脉的位置关系，注意有无变异的胆囊动脉、副肝管，注意分离胆囊管时不要进入肝外胆管所在区域。

(2)分离 Calot 三角时应靠近胆囊管，必要时从胆囊颈部开始变细处分离，对胆囊管没有十分把握，暂时不要先剪断。钛夹夹闭胆囊管时，一定要看钛夹的对侧，以防夹闭不全。

(3)采用变通的腹腔镜胆囊切除术，如果术中 Calot 三角解剖结构复杂，为避免损伤胆管，也可行次全切除或大部切除胆囊。

(4)术中胆管造影，对降低术中胆管损伤有一定作用，也可应用腹腔镜胆管超声检查。

(5)操作者应尽快熟悉胆囊切除的各种技术，冷静处理术中突发情况，把握中转开腹时机，尤其是初学者,中转开腹宜早不宜迟。

(二)胆汁漏

胆汁漏也是 LC 术后较为常见的并发症,发生率在 0.14%～0.29%。主要有胆囊管残端漏,由于钛夹关闭不全,钛夹术后脱落,胆囊管术后坏死,胆囊管损伤;副肝管或迷走肝管损伤,副肝管位置异常,迷走肝管较细,术中未充分注意。预防:剥离胆囊时尽量把胆囊后间隙疏松结缔组织保留在胆囊床上,这样可以避免损伤小胆管。处理胆囊管时近胆总管处双重夹闭钛夹,不要用电钩电凝,而要用剪刀剪断。夹闭胆囊管时,注意其后方组织内有无其他管道组织。

(三)术中、术后出血

术中、术后出血主要为胆囊动脉出血,术中仔细分离,找到胆囊动脉,钛夹夹闭其主干,术后仔细冲洗胆囊床及手术区,肝下可置引流管,便于发现与引流。术中胆囊动脉主干出血由于出血多,影响视野,一般要中转开腹手术。术后出血一般较少,可以给予适当止血药物治疗。

(四)胆总管结石

胆总管残留结石是指 LC 术后一年内发现的胆总管结石,常常是 LC 术前检查未查到的结石。术前检查技术越来越先进,其发生率越来越低,一般不需外科治疗,EST 技术应用效果令人满意。

五、临床评价

腹腔镜胆囊切除术(LC)具有创伤小、痛苦轻、恢复快和安全可靠等优点,已经作为外科治疗胆囊炎等良性疾病的首选方法并得到国内外学者的认可。手术死亡率从 0.1% 降至 0.019%,胆管损伤从 0.31% 降至 0.19%,胆漏从 0.72% 降至 0.14%,出血率从 0.15% 降至 0.11%,胃肠道损伤率 0.04%。此项数据与同期美国统计结果相似,说明我国 LC 技术已经成熟。目前国内经验较丰富的单位已将 LC 初期的手术禁忌证逐步纳入相对适应证。关于 LC 术中胆管造影及术后腹腔引流与否,目前多数意见是选择性应用。丰富的胆管外科理论知识、成熟的胆管外科临床经验加上娴熟的腹腔镜外科手术技巧是合格的 LC 手术者的理想条件。前两条是 LC 遵循胆管外科原则的基础,而娴熟的腹腔镜手术技巧是靠规范的专科培训和经验的积累逐步获得的。

(刘新军)

第五节 急性阑尾炎的腹腔镜阑尾切除术

急性阑尾炎是普外科最常见的急腹症之一,多数需急诊手术,手术不及时,可能导致阑尾穿孔、化脓,引起局限性腹膜炎,或致阑尾周围脓肿、弥漫性腹膜炎等并发症,也可能导致肝脓肿、门静脉炎等严重并发症。尤其在老年及儿童,一是年龄大,对疼痛敏感较差,易延误或掩盖病情,另一是年龄小,腹膜发育不完全,病程进展快,对这两者一旦明确诊断为急性阑尾炎时,应立即手术,以避免严重并发症的发生。

一、适应证

(1)急性单纯性阑尾炎。

（2）急性化脓性或坏疽性阑尾炎。

（3）急性阑尾炎穿孔伴弥漫性腹膜炎。

二、禁忌证

（1）明显的凝血功能障碍。

（2）年老体弱患严重的内科疾病，不能耐受手术。

（3）患烈性传染病暂不手术，待病情控制后考虑手术。

三、术前准备

常规检查血、尿、凝血常规，肝、肾功能，胸腹部透视，心电图，腹部，成年女性患者应行妇科超声，以除外宫外孕、卵巢囊肿等妇科疾病。了解并调整全身重要脏器功能，控制血压、血糖、电解质及凝血功能等指标正常或接近正常范围，如存在功能不全应给予纠正。

术前禁食水 6 小时以上。

四、麻醉

采用硬膜外麻醉或全身麻醉。

五、患者体位与手术人员的位置

患者多取头低足高 10°～20°、左侧倾斜 10°～30°卧位，术者、助手位于患者的左侧。

六、操作步骤

（一）建立气腹

以开放法为例，术野皮肤常规碘伏消毒，铺无菌巾。取脐右缘弧形切口长约 1.0 cm，逐层切开皮肤、皮下、腹直肌前鞘、向右侧拉开腹直肌、打开腹膜，置入 10 mm trocar，接通气腹机，注入 CO_2 建立气腹，理想的气腹压力为 1.3～1.6 kPa（10～12 mmHg），置入腹腔镜。

（二）trocar 置入

常规腹腔镜阑尾切除术腹壁戳孔、置入 trocar 方法，通常有 3 种。①脐缘弧形切口 10 mm trocar、左下腹腹直肌外缘 10 mm trocar、麦氏点 5 mm trocar（图 2-4）。②脐缘弧形切口 10 mm trocar，麦氏点上、下 3 cm 处各 5 mm trocar（图 2-5）。③经脐缘部右侧弧形切口 10 mm trocar，脐缘右侧各 5 mm trocar（图 2-6）。

（三）探查腹腔

观察腹腔内脏器情况，显露阑尾，进一步明确诊断，了解腹腔内渗出液、脓液分布情况，阑尾炎症程度及阑尾的位置。

（四）处理阑尾系膜

吸引器吸出阑尾周围脓性渗出液，用无损伤钳提拉阑尾，显露阑尾及系膜，以超声刀（或电凝钩）离断阑尾系膜血管，边离断边显露，如阑尾动脉较粗可用可吸收夹夹闭或圈套线套扎阑尾动脉，渐显露至阑尾根部。

（五）切除阑尾

确定阑尾根部后，明确与回肠末端及结肠关系，用圈套线或可吸收结扎夹于阑尾根部套扎或夹闭阑尾,远端切除,并用电烧或超声刀烧灼、破坏阑尾残端黏膜。

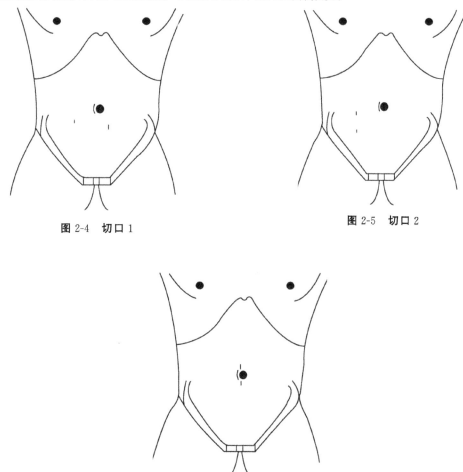

图 2-4　切口 1

图 2-5　切口 2

图 2-6　切口 3

(六)取出阑尾

用取石钳取出阑尾,如阑尾取出困难可将切除阑尾装入标本袋,自脐部穿刺孔取出。吸出渗出液或纱布条清拭腹水,根据情况决定行局部冲洗或留置腹腔引流,术区充分止血,拔除诸 trocar 缝合切口,术毕。

七、术后处理

术后 6 小时可离床活动,术后排气后可进半流食,常规应用抗生素,或根据细菌培养结果调整抗生素,术后 3 天切口处换药,术后 5～7 天可办理出院。

八、手术要点

(1)急性化脓性阑尾炎通常表现为阑尾肿胀明显,浆膜高度充血,表面覆有脓苔,阑尾周围通常有脓性渗出液,并与大网膜、肠系膜粘连,显露较困难,可用吸引器吸出阑尾周围、肠间及盆腔脓性渗出液,如阑尾被大网膜包裹可用吸引器分离,如血运丰富可用超声刀、电凝止血,并逐渐暴露阑尾,左手持无损伤钳提拉阑尾中上部,如阑尾较粗提拉困难可钳夹阑尾系膜,暴露阑尾系膜,超声刀于阑尾中上部开始离断阑尾系膜,通常应用边切边凝方式,如见阑尾动脉较粗可用可吸收夹夹闭或圈套线套扎阑尾动脉,并逐渐向阑尾根部离断。

(2)坏疽性及穿孔性阑尾炎通常表现为阑尾与结肠、小肠粘连较重,且结肠及小肠表面充血、水肿明显,应用吸引器、无损伤钳拨、推、吸法做仔细分离粘连,动作应轻柔,防止损伤肠管。吸出阑尾周围、肠间及盆腔脓性渗出液及粪便。坏疽性、穿孔性阑尾炎阑尾系膜通常显露困难,可左手持无损伤钳提拉阑尾,如阑尾较粗提拉困难可钳夹阑尾系膜,如阑尾系膜与周围组织粘连较重,可用弯钳、吸引器分离粘连,逐渐向阑尾根部离断,充分暴露阑尾根部。如阑尾未穿孔,圈套线从阑尾头部套入,左手抓钳提起阑尾头部,右手将圈套线送入阑尾根部,轻轻收紧圈套线,因阑尾根部充血、水肿明显,使阑尾根部闭合即可,反复套扎 2 次。如阑尾根部已坏疽穿孔,坏疽穿孔处提起阑尾,切断阑尾根部,剪断多余结扎线和阑尾,将阑尾放入标本袋中取出;如阑尾穿孔处距盲肠壁超过 0.5 cm,用圈套线轻轻套扎,使阑尾黏膜闭合即可;如根部坏疽穿孔距盲肠壁<0.5 cm,用细针阑尾根部行"8"字全层缝合。

九、常见并发症及处理

腹腔镜阑尾切除术时出现开腹手术时的并发症机会很少,或者说几乎不会发生,个别人可能因腹腔内脓汁过多,在脐部切开时脓汁溢出,造成脐部切口感染。预防办法:术前考虑可能有腹腔积脓时,在做脐部切口时尽量上提切口,避免腹内脓汁污染切口。一旦发生切口感染,可按开腹手术时的切口感染处理办法处理。

(刘新军)

第六节　慢性阑尾炎的腹腔镜阑尾切除术

多数慢性阑尾炎是由急性阑尾炎转变而来,只有少数患者没有急性阑尾炎的过程。大多数慢性阑尾炎患者阑尾腔内有粪石,这也是慢性阑尾炎反复腹痛发作的主要原因之一。慢性阑尾炎确立诊断即应行手术治疗,腹腔镜阑尾切除术因具有创伤小、恢复快、腹壁瘢痕小、并发症少、住院时间短等优点,成为目前慢性阑尾炎手术的首选术式,但慢性阑尾炎常有较重的腹腔粘连,手术时应谨慎、细致、轻柔操作,避免副损伤发生。

一、适应证、禁忌证、术前准备、麻醉及患者体位与手术人员的位置

均同第五节。

二、操作步骤

(1)建立气腹、trocar 置入同第五节,宜采用第一种方法置入 trocar。

(2)探查腹腔暴露阑尾慢性阑尾炎多表现为阑尾壁增生肥厚,表面灰白色,通常与周围组织粘连,慢性阑尾炎炎症较轻,通常分离粘连后较易寻找。

(3)处理阑尾系膜用无损伤钳提拉阑尾,显露阑尾及系膜,以超声刀(或电凝钩)离断阑尾系膜血管,边离断边显露,如阑尾动脉较粗可用可吸收夹夹闭或圈套线套扎阑尾动脉,渐显露至阑

尾根部。

（4）阑尾根部处理确定阑尾根部后，明确与回肠末端及结肠关系，用圈套线或可吸收结扎夹于阑尾根部（双重）套扎或夹闭阑尾，远端切除，并用电烧或超声刀烧灼、破坏阑尾残端黏膜。

（5）取出阑尾将阑尾装入标本袋，自脐部穿刺孔取出。

三、术后处理

同第五节。

四、手术要点

（一）粘连的分离

慢性阑尾炎通常与周围组织粘连，如粘连为疏松组织可用剪刀分离，如粘连处有血管可用超声刀边切边凝方法分离，分离粘连时，如为紧密粘连则应仔细辨认粘连处与周围肠管的关系，分离粘连时应小心谨慎，避免肠管损伤。如阑尾根部远端粘连重，无法分离，可于阑尾根部处先行结扎，于结扎线远端离断阑尾，于阑尾浆膜下分离剥脱阑尾，直至将阑尾完全剥出。

（二）系膜的显露、阑尾根部的处理

慢性阑尾炎阑尾系膜通常较易显露，左手持无损伤钳提拉阑尾中上部，暴露阑尾系膜。如系膜缩短变硬、阑尾扭曲则应用超声刀于阑尾中上部开始逐渐离断系膜，边离断边顺系膜，进一步显露阑尾根部，充分暴露阑尾根部时进一步了解与回肠末端、回盲部关系，圈套线从阑尾头部套入，左手抓钳提起阑尾头部，右手将圈套线送入阑尾根部，收紧圈套线，应双重套扎。

（刘新军）

第七节　腹膜后阑尾的腹腔镜切除术

阑尾通常情况下是一个腹腔内位器官，少数人的阑尾为腹膜外位或间位器官。传统开腹手术时有术者手的参与，在扩大切口充分显露阑尾的情况下，将后腹膜或侧腹膜打开，将阑尾切除。腹腔镜阑尾切除术开展以来，由于手不能进入腹腔，使这一类阑尾炎变得特殊，处理上增加了一定难度。本节主要介绍腹膜后阑尾的腹腔镜下切除术，供同行在实际工作中参考。

一、适应证、禁忌证、术前准备、麻醉及患者体位与手术人员的位置

均同第五节。

二、操作步骤

（1）建立气腹、trocar 置入同第五节，宜采用第一种方法置入 trocar。

（2）探查腹腔沿结肠带找到阑尾后，无法提起阑尾尖端，进一步将回肠向左侧拉开、充分显露即可见阑尾位于腹膜外，有时可能为根部部分，有时可能为尖端位于腹膜外。

（3）处理阑尾及阑尾系膜根据处于腹膜外阑尾部位不同，有两种处理办法：①远端位于腹膜外而腹腔内可见阑尾根部者，先以超声刀、分离钳分离阑尾根部，然后，以弯钳穿透阑尾根部系

膜,拉入丝线,做阑尾根部结扎,于结扎线远端切断阑尾,再次圈套线结扎阑尾根部,钳夹远端阑尾,超声刀或分离钳于阑尾表面或浆膜下剥离阑尾至完全剥出阑尾即可。由于腹膜后阑尾炎腹腔内渗出、脓汁多较少,如此处理较安全,但处理阑尾根部时难度较大,不熟练者不宜采用。②尖端为腹腔内者,腹腔内可能渗出或脓汁较多,周围粘连可能较重,给手术带来一定困难。钳夹阑尾尖端,以超声刀紧靠阑尾剪开侧腹膜及阑尾系膜直至阑尾根部,圈套线(双重)套扎阑尾根部、切除阑尾。

三、术后处理

同第五节。

四、手术要点

(一)显露阑尾

腹膜后阑尾通常腹腔内炎症反应较轻,当循结肠带找到阑尾根部,但不能提起远端时,应考虑是否为腹膜后阑尾,此时,不宜粗暴、强行提拉阑尾,而应将回肠向左侧拉开,完全显露阑尾,明确其确切位置。

(二)阑尾的处理

腹膜后阑尾有三种情况。

1.全部位于腹膜外的处理方法

紧靠阑尾打开外侧侧腹膜,将阑尾剥出,如粘连较重或炎症重,可于阑尾浆膜下分离剥脱阑尾,直至将阑尾完全剥出。

2.远端位于腹膜外的处理方法

(1)逆行切除:以超声刀、分离钳分离阑尾根部,然后,以弯钳穿透阑尾根部系膜,拉入丝线,做阑尾根部结扎或以带锁结扎夹夹闭阑尾根部,于结扎线远端切断阑尾,再次圈套线结扎阑尾根部,钳夹远端阑尾,超声刀或分离钳于阑尾表面或浆膜下剥离阑尾至完全剥出阑尾。

(2)紧靠阑尾打开外侧侧腹膜,将阑尾剥出。

3.近端位于腹膜外的处理方法

提拉阑尾,紧靠阑尾用超声刀、分离钳或冲洗吸引器游离阑尾至根部,然后结扎、切除阑尾。

(刘新军)

第八节　经腹腔腹腔镜腹股沟疝修补术

1992年,加拿大医师 Dion 首先报道了经腹腔腹腔镜腹股沟疝修补术(transabdominal preperitoneal approach,TAPP),应用较广泛,手术是经腹切开腹股沟区腹膜并作分离,回纳或离断疝囊,显露整个耻骨肌孔的腹膜前间隙,然后在此间隙植入网片并固定,覆盖耻骨肌孔,最后将腹膜关闭。TAPP 手术随着对植入补片尺寸的共识(必须≥15 cm×10 cm)及必要的固定,其修补效果是相当满意的,可帮助腹腔镜外科医师在腹腔镜手术的操作如切开、分离、置放补片、钉合固定及缝合等技能上得到训练和提高,但有腹腔脏器损伤及术后腹腔粘连的可能。

一、适应证及禁忌证

TAPP 手术适用于成人的Ⅰ型、Ⅱ型、Ⅲ型、Ⅳ型的腹股沟疝和股疝,对复合疝、双侧疝、非腹膜前开放修补术后的复发疝有比较明显的优点,对单纯的单侧腹股沟疝患者可根据患者意愿采用这一术式。

难复性疝、滑疝或嵌顿疝及有下腹部手术史的腹股沟疝是 TAPP 术式的相对禁忌证,对该类患者可以根据术者经验有选择性地进行。不能耐受全麻及绞窄疝是手术禁忌。

二、术前准备

常规检查血、尿、凝血常规,肝、肾功能,胸腹部透视,心电图。控制炎症,治疗伴发病,如有贫血、低蛋白血症、电解质紊乱及酸碱平衡失调应及时纠正。

手术前 1 天常规皮肤准备,术前禁食水 6 小时以上,留置尿管,熟练后也可不必导尿。

三、麻醉

采用硬膜外麻醉或气管插管全身麻醉。

四、患者体位与手术人员的位置

患者取头低脚高位,两臂缚于身体两侧以便于医师站位和操作,监视器位于患者脚侧,术者立于右侧,持镜者站在主刀医师旁后方或对侧。

五、操作步骤

TAPP 需有 3 个腹壁戳孔,置入 trocar:①脐部 11 mm trocar。②脐水平两侧腹直肌外侧各置入 5 mm trocar。

(一)建立气腹

以开放法为例。术野皮肤常规碘伏消毒,铺无菌巾。取脐下缘切口长约 1.0 cm,逐层切开皮肤、皮下、腹直肌前鞘、向右或左侧拉开腹直肌(患侧),打开腹膜,置入 11 mm trocar,接通气腹机,注入 CO_2 建立气腹,理想的气腹压力为 1.3~1.9 kPa(10~14 mmHg),置入腹腔镜。

(二)trocar 置入

镜下分别于两侧腹直肌外侧穿刺置入 5 mm、5 mm 2 个 trocar,插入手术操作器械,探查。

(三)回纳疝囊及建立腹膜前间隙

先将疝内容物拉回腹腔,注意动作轻柔,避免损伤。如回纳困难可以适当切开疝环。于内环口上方自髂前上棘处向脐内侧韧带切开腹膜,直疝和小的斜疝疝囊可以直接回纳,显露内环口,大的斜疝疝囊应该横断,远端旷置。对于滑疝,应将疝囊全部回纳,切不可离断,以避免误伤膀胱或肠管。进入腹膜前间隙,先向内侧分离腹膜前间隙,暴露耻骨结节和耻骨梳韧带,并超过 3 cm,进入耻骨后间隙,内侧过中线。腹壁下血管留于腹壁方,下缘的腹膜自精索和输精管分离,使精索腹壁化 6 cm 以上,上缘腹膜前继续扩大分离 1~2 cm,外侧适当进行分离至髂前上棘附近,以便有足够的空间置放补片。

(四)放置及固定补片

常用 10 cm×15 cm 的聚丙烯网片作为修补材料。将补片卷曲从 10 mm 穿刺套管置入后展平覆盖整个耻骨肌孔区域。内侧越过中线,下方过耻骨结节和耻骨梳韧带 3 cm 进入 Retzius 间隙,覆盖于内环精索上并延伸至外侧腹股沟间隙腰大肌表面。对于斜疝,以内环为中心来看,四周补片的搭界面已经足够。因此不需要固定,这样可有效防止因为固定引起的神经和血管的损伤。对于比较大的直疝缺损,在缺损下缘和内侧的搭界面可能不够,有可能因补片膨出而导致复发,因此需要在耻骨结节和耻骨梳韧带上及腹直肌和弓状缘上钉合固定补片。

(五)缝合或钉合腹膜

建议练习并掌握腔镜下缝合技术,这样不仅可节约钉枪费用,降低手术成本,还可掌握腔镜下缝合技能,使用 2-0 Prolene 缝线或可吸收缝线,预留 25 cm 长度,在线的头端打一个结并留出能穿过缝合针的小圈,线头留出 4 cm,以备最后打结用。自右侧向左侧缝合,缝合 2~3 针后拉紧并锁结,再依此法继续缝合,缝合完成后再回缝,并与预留的线头打结,这样可使打结简单容易。或使用门状钉钉合腹膜,但需要使用 11 mm 的主操作套管。

六、术后处理

术后常规 6 小时吸氧及平卧,阴囊内如有气肿,切勿挤压回入腹腔,以免补片移位,气体可在 24 小时内吸收。鼓励 6 小时后下床活动及进食,次日可正常生活,2 周后可进行正常运动。

七、并发症及处理

(一)术中并发症

较少见,多因腹腔镜操作不当及解剖不熟悉引起,如肠管及膀胱损伤、腹膜后大血管及腹壁下血管损伤、输精管及精索血管损伤等,通常有下腹部手术史的患者容易发生。熟练掌握腹股沟区腹膜前间隙解剖、术中仔细操作可避免发生严重并发症,仔细检查,及时发现并妥善处理,以避免严重后果的发生。

(二)术后并发症

1.血清肿

为补片与疝囊内的积液,表现为原疝囊部位的肿物,大小与疝相仿,不能回纳,需与疝复发鉴别,可行 B 超检查,为液性暗区。如为较大的血清肿或患者胀痛感明显可以穿刺抽吸。如较小可待其自行吸收。

2.血肿

为术中损伤血管或腹膜前间隙出血所致。表现为阴囊的肿胀和瘀斑,张力可较高,轻微的可自行吸收。较多的积血可等 48 小时后穿刺抽吸。

3.皮下或阴囊气肿

为腔镜手术特有并发症,气体可在 24 小时内吸收,切勿挤压,以免影响补片的位置。

4.尿潴留

常见于前列腺增生的患者,术后如有发生可留置导尿管。

5.睾丸炎和神经感觉异常

睾丸动脉受损影响睾丸血供可发生缺血性睾丸炎,较少见。神经感觉异常多数为暂时性,与腹膜前间隙分离过度、使用电凝或钉合补片时部位不恰当影响神经有关,大多数能自行恢复,必要时可局部封闭治疗。

6.肠梗阻

较少见,多数是因为腹膜撕裂后未修补,补片与小肠直接接触形成粘连有关。

7.腹膜炎

为严重并发症,较罕见,与术中损伤肠管后未及时发现及处理有关,需再次手术处理并取出补片。

8.复发

总体复发率较低,复发大多因手术开展之初,技术因素造成术后补片移位,或使用的补片不够大所致。熟悉腹股沟区的解剖和应用较大的补片后复发率可以控制在较低水平($<1\%$)。

八、评价

由于腹股沟疝是一常见病及多发病,因此,对于一个已经较熟练掌握腹腔镜胆囊切除术的医师应逐步开展经腹腔腹膜前腹股沟疝补片修补术,可以进一步训练其腹腔镜下操作技术,包括切开、分离、补片置放、钉合固定及缝合,这对一个腹腔镜外科医师来说是极好的锻炼机会。

(刘新军)

第九节 完全腹膜外腹腔镜腹股沟疝修补术

完全腹膜外腹腔镜腹股沟疝修补术(totally extraperitoneal approach,TEP)是由美国McKernan于1992年首先报道,由于不进入腹腔直接进入腹膜前间隙,保证了腹膜的完整性,最大限度地避免了腹腔脏器的损伤,修补理念上更为合理。但操作空间较小,解剖标志点不熟,手术难度较TAPP高。

一、适应证及禁忌证

TEP手术适用于成人的Ⅰ型、Ⅱ型、Ⅲ型、Ⅳ型的腹股沟疝和股疝(中华外科学会疝与腹壁外科学组2012年5月修订稿),对复合疝、双侧疝、非腹膜前开放修补术后的复发疝有比较明显的优点,对单纯的单侧腹股沟疝患者根据患者意愿可采用这一术式。

难复性疝、滑疝、嵌顿疝、绞窄疝及有下腹部手术史和不能耐受全麻是TEP术式的禁忌证。

二、术前准备

常规检查血、尿、凝血常规、肝肾功能、胸腹部透视、心电图。控制炎症,治疗伴发病,如有贫血、低蛋白血症、电解质紊乱及酸碱平衡失调应及时纠正。

手术前1天常规皮肤准备,术前禁食水6小时以上,留置尿管。

三、麻醉

采用硬膜外麻醉或气管插管全身麻醉。

四、患者体位与手术人员的位置

患者取头低脚高位,两臂缚于身体两侧以便于医师站位和操作,监视器位于患者脚侧,术者立于患侧对侧,持镜者站在主刀医师旁后方或对侧。

五、操作步骤

TEP 需有 3 个腹壁戳孔,置入 trocar:①脐部 11 mm trocar。②脐下 5～6 cm 及 10 cm 腹白线处各置入 5 mm trocar。

(一)建立气腹及 trocar 置入术

将皮肤常规碘伏消毒,铺无菌巾。在脐下偏疝一侧行一切口约 1.5 cm,双侧疝选在疝囊较大一侧。拉钩拉开皮下脂肪组织,暴露并切开腹直肌前鞘,注意勿切开腹白线进入腹腔,将腹直肌向外侧拉开,即可见腹直肌后鞘。左手示指插入腹直肌后鞘与腹直肌之间的间隙,并尽手指所长分离该间隙。于示指指尖所示的腹白线上即脐下 5～6 cm 处切开皮肤 5 mm,在示指引导下置入 5 mm trocar,注意勿穿破后鞘和腹膜以免造成漏气及内脏损伤。脐下切口置入 10 mm Harson 穿刺套管后,充入 CO_2 气体,压力为 1.3～1.6 kPa(10～12 mmHg)。插入腹腔镜,分离钳从第一个 5 mm 穿刺套管进入直视下分离腹直肌后间隙,向下达耻骨结节,并超过耻骨结节 3 cm 进入耻骨后间隙,向两侧分离显露耻骨梳韧带。再于这一 5 mm trocar 下方 5 cm 处的腹白线上,置入另一个 5 mm trocar。初学者也可借助于球囊扩张器帮助建立腹膜外空间取脐下缘切口长约 1.0 cm,逐层切开皮肤、皮下、腹直肌前鞘、向右或左侧拉开腹直肌(患侧),打开腹膜,置入 11 mm trocar,接通气腹机,注入 CO_2 建立气腹,理想的气腹压力为 1.3～1.9 kPa(10～14 mmHg),置入腹腔镜。

(二)进入腹膜前间隙

向患侧腹股沟区 Bogros 间隙分离,先找到腹壁下血管,于该血管后方进入外侧的 Bogros 间隙,即可显示内环口及其下缘的髂耻束,而精索血管、输精管和疝囊则被精索内筋膜(腹横筋膜后层)包裹呈圆锥状从内环口穿出。

(三)回纳疝囊

如果存在直疝,在腹壁下血管内侧沿脐膀胱前筋膜和前方的腹横筋膜之间分离使疝囊回纳,不管直疝疝囊多大,此层分离较为容易。不需要打开脐膀胱前筋膜,以避免伤及膀胱。斜疝则必须打开精索内筋膜才能找到疝囊,将精索内筋膜离断,辨别出疝囊,再将疝囊和精索血管及输精管分开,回纳疝囊。剥离的操作要轻柔,避免精索血管和输精管的损伤。如果精索内筋膜离断完全,可以较容易将疝囊拉回回纳。对一些较大的疝囊如果完全回纳困难可以结扎疝囊后横断,远端旷置。疝囊回纳后可以清楚地看到腹膜返折线,尽量向头侧游离腹膜边缘,给放置补片留出足够的空间,一般要求精索与腹膜分开要 6 cm 长。这一步骤被称为精索的腹壁化,对下一步放置补片很重要,而且尽量不要将腹膜拉破。剥离过程中如果腹膜撕裂可以缝合关闭,如果进入腹腔的气体较多影响操作时,可以置入气腹针放气。

(四)放置补片

有数种补片供选择,包括平片及三维补片。通常选用 10 cm×15 cm 大小的网片,将补片卷曲从 10 mm trocar 置入后展平,并覆盖整个耻骨肌孔区域。补片放置的要求是内侧越过中线,下方过耻骨结节和耻骨梳韧带 2 cm 进入 Retzius 间隙,覆盖于内环精索上并延伸至外侧腹股沟间隙腰大肌表面,如果是双侧的疝修补需要将两块补片在中线处重叠。这样就覆盖了整个耻骨肌孔区域。在腔镜的监视下将 CO_2 气体释放后,由于腹膜和腹内压的作用使补片固定于原位,无须固定,这样就有效地防止了因固定引起的神经和血管的损伤。对于斜疝,以内环为中心来看,四周补片的搭界面已经足够。对于比较大的直疝缺损,在缺损下缘和内侧的搭界面就相对不足,压力可使补片膨出而导致移位,最终导致复发,因此需要在耻骨梳韧带上及腹直肌和弓状缘上钉合固定补片。

六、术后处理

术后常规 6 小时吸氧及卧床,阴囊内如有气肿,切不可挤压回入腹腔,以免补片移位,气体可在 24 小时内吸收,鼓励 6 小时后下床活动及进食,次日可正常生活,2 周后可进行正常运动。

七、评价

全腹膜外腹股沟疝补片修补术较经腹腔腹膜前补片修补术相对来讲比较难,难在解剖标志点的认知及操作空间有限,因此,我们建议应在开展 TAPP 术熟练后,再开展 TEP 手术。

(刘新军)

第十节　腹腔镜腹壁疝补片修补术

腹壁疝是一个大的概念,包括切口疝、白线疝、半月线疝及脐疝等,而以切口疝修补手术最难。下面就以腹腔镜下切口疝补片修补术为例,介绍腹腔镜下腹壁疝修补术的技术要点。

腹壁切口疝是外科剖腹手术后的常见并发症,发生率为 3%～20%。将缺损两侧组织直接缝合修补的手术方式复发率较高,可达 20%～52%。自从人工织物补片应用于切口疝修补术后,复发率明显下降,但开放的补片修补术存在手术创伤大、术后并发症多等问题。随着腹腔镜技术的广泛应用,美国医师 KALeBlanc 于 1993 年首先报道了腹腔镜下切口疝补片修补术,由于这一手术结合了补片修补的优势及腹腔镜手术的微创优势,使得切口疝的治疗效果有了较大的提高。这种新技术相对于传统手术优势明显,在欧美已广泛开展。

一、适应证

需要手术修补的切口疝患者,均可行腹腔镜下补片修补术。

二、禁忌证

(1)患有心肺或其他疾病不能耐受全身麻醉或气腹者。
(2)疝囊皮肤有溃烂或腹腔内有感染灶的患者。
(3)广泛而致密的腹腔内粘连导致无法成功置入穿刺套管。

三、术前准备

除常规术前检查及评估,还需如下准备。

(1)以疝囊为中心的 CT 扫描可明确诊断、判断疝环的大小、部位、疝内容物的性质及有无隐匿性缺损。

(2)肺功能检查及适应性训练疝囊较大的切口疝,修补手术会导致腹腔容积明显缩小,腹内压升高,影响呼吸功能,若有潜在呼吸疾病,可能导致患者急性呼吸衰竭。因此,术前需行肺功能检查。另外可在术前 2～3 周用腹带加压包扎腹部,低流量吸氧,使患者逐步适应腹腔缩小的状态。

(3)清洁肠道准备目的是减轻肠管损伤所致的腹腔污染,方法是选择 50％的硫酸镁 60 mL 或 20％甘露醇 250 mL 或聚乙二醇电解质液口服,同时给予庆大霉素 8 万 U、甲硝唑 0.2 g,1 天 3 次口服。

(4)留置导尿管和胃管尤其是下腹部切口疝修补手术。

(5)预防性应用第一代头孢菌素。

四、麻醉

采用气管插管全身麻醉。

五、患者体位与手术人员的位置

患者取仰卧位。通常上腹部正中及右侧腹部切口疝主刀医师立于左侧(右利手),而下腹部正中及左侧腹部切口疝主刀医师立于右侧,持镜医师立于主刀医师旁,助手立于主刀医师对侧。

六、操作步骤

(一)trocar 置放及建立气腹

根据不同位置的切口疝选择合适的 trocar 放置部位,既要便于手术操作又不影响补片放置和固定。首个套管置入采用开放式入路或使用可视 trocar 进腹,通常选择在主刀医师站位侧的肋缘下 3 cm 与腋前线交汇处,建立 CO_2 气腹,压力 1.6 kPa(12 mmHg),置入腹腔镜探查有无损伤及腹腔内粘连,如无致密及广泛的粘连,直视下于这一穿刺孔下腋前线位置再置入两个 5 mm trocar,这两者之间最好有 5 cm 以上的距离,以利于操作。

(二)分离粘连及回纳疝内容物

腹腔的内容物与腹壁的粘连多较疏松且有明显间隙,血管较少。另外,气腹的作用、腹腔组织自身的重量和牵拉,使得粘连间隙更明显,锐性分离更加容易。建议使用剪刀,尽量不用电刀,避免肠管损伤。如有部分肠管与腹壁粘连致密,可使用超声刀切除粘连处腹壁组织以保全肠管。疝环周围的粘连应充分予以分离,不仅为放置、固定补片预留空间,还可发现隐匿性缺损,据统计手术中约有22.8％的患者存在2～8处隐匿性缺损,一般位于疝环旁并沿切口分布,遗漏隐匿性缺损是切口疝修补后复发的主要原因。

(三)准确测量疝环大小

补片的尺寸要在此基础上各边追加 5 cm。通常置入软尺或硬膜外导管来测量,需测量疝环的最长径和最短径,如存在隐匿性缺损,测量要将其包含在内。疝环的边界要在腹壁皮肤上做标志。然后再将选择好的防粘连补片置于腹壁标出补片需固定的位置。注意辨别补片的两面,放置时将补片中心点与腹壁上疝环中心点重合,再根据标定的方位放置好补片,就能较准确地将补片覆盖在缺损处。

(四)补片的固定

一种是腹壁全层多点悬吊缝合固定法,另一种是螺旋钉"双皇冠"钉合固定法,即在疝环边缘及补片边缘各钉合固定一圈。如果切口疝<10 cm,可仅用螺旋钉双圈钉合固定,如果切口疝>10 cm,应采用螺旋钉双圈固定加多点(通常是四点或六点)全层缝合固定。采用全层缝合固定的补片置入腹腔前,应在补片上相应部位预先用 2-0 Prolene 缝线缝合、打结,并预留缝线两端15 cm 长。将补片卷成筒状(聚丙烯面朝外)从 10 mm trocar 处放入腹腔内,展开补片将聚丙烯面朝向疝环铺平,然后固定补片,在需悬吊固定处的腹壁上以尖刀刺 2 mm 切口,以缝匠针(图 2-7)刺入腹腔,将一根缝线拉出腹壁外,于原切口处用缝匠针向其旁不同方向约 1 cm 处再刺入腹腔,将另一根缝线拉出腹壁外,并打结。依同样方法,将补片多点固定于腹壁,再以螺旋钉固定,一般螺旋钉间隔 1.0～1.5 cm,于疝环边缘和补片边缘各钉一圈。是否放置引流,依粘连分离的创面大小及渗出的多少而定。解除 CO_2 气腹,检查穿刺孔有无出血,缝合伤口。

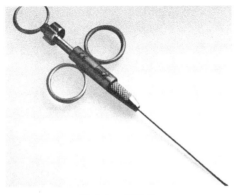

图 2-7　缝匠针

七、术后处理

术后吸氧 6 小时,6 小时后可进食,使用抗生素 3 天,2 周后可正常生活,常规使用腹带加压包扎 3 个月,3 个月后可进行体育活动。

八、常见并发症及处理

(一)血清肿

血清肿是腹腔镜补片修补术后常见的并发症,国外文献报道发生率为 43%,我们手术患者中有 17.7% 的人发生血清肿,一般于术后 2～3 天就可能出现。可在严格消毒皮肤后,穿刺抽去积液并加压包扎,一般经 2～5 次处理后可治愈。由于补片较薄,穿刺过深可能损伤肠管,因此,经验不足者应在超声引导下进行。

(二)术后修补区域腹壁疼痛

较常见,有学者报道发生率在 85.7%,多表现为锐痛,且在体位变动时更剧烈,少数患者疼痛持续时间较长,其中有一例患者 6 周后疼痛才缓解。疼痛主要与补片的固定有关,术后早期组织尚未长入补片,腹壁固定点受力较大,是疼痛发生的主要原因。单用螺旋钉固定的疼痛一般 1 周后可缓解,少数疼痛时间较长的均与腹壁全层缝合固定有关。手术结束时在伤口处注射一定量的局部麻醉剂,可显著减轻伤口疼痛。口服镇痛药或非甾体抗炎药对缓解疼痛均有帮助。

(三)呼吸功能障碍

在上述报道的患者中有 2 例术后发生呼吸功能障碍,国外有文献报道发生率在 1.49%。呼吸功能障碍多发生在切口疝较大、病程较长的患者,术后腹腔容积缩小,腹压明显增高影响了呼吸运动,加上潜在的呼吸系统疾病、手术及麻醉创伤、术后腹壁疼痛等共同作用。术前肺功能检查,并对较大切口疝患者行腹带加压包扎就显得非常必要。术后严密观察,早期发现,早期干预,在尚未进展为呼吸衰竭时就给予无创呼吸机辅助呼吸治疗,多可缓解。

(四)腹胀

在腹腔镜手术后也较常见,多在术后 2 天左右出现,表现为腹部膨隆,肛门无排气,阵发性腹痛。使用的补片越大,腹胀的发生率越高、症状就越明显,补片作为异物产生的炎症反应是影响正常肠功能的主要原因,巨大疝修补后腹腔容积的缩小也是原因之一。腹胀多在数天后缓解,必要时应胃肠减压处理。

(五)血肿或出血

在国外文献中曾报道发生率达 1.74%,多为分离粘连时止血不确切、创面渗血或钉合固定损伤血管所致。仔细辨别粘连的界面、创面充分止血、恰当地使用超声刀及钉合固定时避开血管是避免术后出血的有效办法。

(六)肠道损伤

较少见,但一旦发生就意味着腹腔镜手术的失败,而且较小的肠管损伤不易察觉,造成的后果更为严重。我们曾经有个病例,术后第 2 天出现腹膜炎症状,幸运的是经过抗生素治疗及穿刺引流,炎症很快局限,但患者出现肠瘘并形成窦道,长期不愈,最终不得不取出补片,伤口才得以愈合。造成肠管损伤多因腹腔内肠管粘连广泛、致密,粘连界面不清,电刀或超声刀的使用不当所致。故遇到粘连广泛、致密,分离应更加耐心、细致,分离过程少用电刀,分离结束仔细检查分离的肠段,不遗漏可能的损伤。如果安全分离粘连非常困难,建议中转开腹手术。

(七)术后复发

术后复发是我们最为关注的问题,国外文献报道随访 23 个月复发率是 3.4%。复发多为补片偏小、置放位置不准、固定不牢等原因造成。一些较大的切口疝补片没有多点全层缝合固定,仅用钉合固定,早期受力后极易导致钉子脱落,补片移位。因此,确切的固定补片对于避免复发是非常重要的,必要时应采取全层缝合固定结合螺旋钉钉合固定。此外术中遗漏隐匿性缺损,也可导致复发。

(八)穿刺孔疝

这是腹腔镜手术后出现的特殊类型切口疝,较少见,应认真进行 1 cm 以上穿刺孔的缝合。

同开放切口疝修补术相比,腹腔镜切口疝补片修补术是一项安全、可行、并发症较少的手术。在我国限制其开展的原因主要是材料费用较高,此外腹腔镜下切口疝修补术的技术要求较高,掌握它需要一定的学习曲线。

九、评价

腹腔镜下切口疝补片修补术其难点在于粘连的分离及补片的固定。粘连的分离应仔细,必要时及时中转手术,而补片的固定直接决定其术后是否复发。另外,一定要注意补片的两层面的朝向,切勿放置错误。

(刘新军)

第十一节 腹腔镜造口旁疝修补术

造口旁疝是腹部造口手术后常见的术后并发症之一，发病率高达 48%，大部分造口旁疝患者会出现局部钝痛、造口袋密闭性差等情况，甚至会出现肠梗阻、肠坏死，不仅降低了患者的生活质量，而且威胁了患者的生命安全。近年来，随着腹腔镜造口旁疝补片修补术逐步在临床运用，造口旁疝的治疗取得了较好的疗效，与传统的三种造口旁疝修补术相比，具有术后恢复快、并发症少、复发率低等优势。

一、适应证

通常开放可行修补的指征均适合腹腔镜下修补，包括以下四方面：①患者反复出现腹胀、腹痛等症状。②疝囊逐渐增大影响造口袋密封或影响排便。③个别患者因疝囊较大影响美观。④疝内容物回纳困难、有嵌顿风险等。

近年来，随着腹腔镜造口旁疝修补手术技术日趋完善，手术效果较传统开放术式更佳，也有学者提出造口旁疝修补手术的适应证可适当放宽，即一旦发现造口旁疝，即具有手术指征。因为造口区域本身组织的缺损及造口肠管的蠕动作用，疝囊会不断增大，进而会引起造口旁疝的各种并发症，并直接增加手术的难度以及手术治疗的经济费用。但是，多数造口患者为肿瘤患者，手术后面临复发的可能，其造口旁疝何时修补恰当，目前尚无定论。我们开展手术初期掌握的指征是：肿瘤根治术后 3 年无肿瘤复发的造口旁疝患者。但随着我们修补技术的熟练以及患者对生活质量要求的提高，目前，我们将这一时间定在了根治手术后 1 年无肿瘤复发者。

二、禁忌证

(1)心肺功能不能耐受全麻或气腹手术。
(2)凝血功能障碍。
(3)腹腔内粘连致密、广泛，难以在腹腔镜下分离。
(4)术中肠道损伤破裂者及绞窄疝、嵌顿疝为这一手术的相对禁忌证。

三、麻醉

采用气管插管全身麻醉。

四、患者体位与手术人员的位置

患者取仰卧位。造口通常位于左或右下腹部，腹腔镜设备置于造口侧，术者立于造口对侧，持镜医师站在主刀医师旁，助手立于造口侧。

五、操作步骤

腹腔镜下造口旁疝补片修补术目前主要有两大类方法，一类是不需重做造口的补片修补方法，包括 Keyhole 法、Sugarbaker 法及 Sandwich 法；一类是需要重做造口的 IPST 补片修补方法。前者可以采用各类防粘连补片,手术过程与切口疝修补类似,只是补片覆盖造口肠管与缺损区域的方法不同;而后者需要切除原造口及部分肠管,再运用特殊的 IPST 补片修补及重做造口 Lap-re-Do 技术。

(一)术野消毒

可采用分步骤术野消毒的方法,先消毒造口区域并用纱布外加皮肤粘贴纸封闭造口,再次腹部手术区域常规消毒,以消毒手术巾将腹腔镜操作区域和造口区域隔离,以避免术中造口开放导致手术野污染及补片污染的可能。

(二)穿刺孔选择

首个 trocar 置入点可以选择在造口对侧肋缘下 3 指腋前线交汇处。需经开放式或使用可视 trocar 置入,以免损伤腹腔内脏器。另外两个穿刺套管需在腔镜的直视下于第一个套管的两侧或其下方的同侧置入,两者之间需留有一定的距离。

(三)建立气腹

注入 CO_2,气腹压力通常在 1.6 kPa(12 mmHg),一般不超过 2.0 kPa(15 mmHg)。

(四)探查腹腔

了解置入套管时有无损伤肠管及血管、腹腔内的粘连情况,是否伴有切口疝或腹股沟疝,是否有肿瘤的复发,如果存在其他疝可予以一并修补。

(五)分离粘连、回纳疝内容物

在 CO_2 气腹的状态下,肠管及其他粘连组织由于重力及牵拉作用,加上气腹对腹壁的支撑作用,放大的图像能帮助分辨出粘连的界面,可用剪刀进行锐性分离。回纳疝内容物,尽量多地游离造口肠管,分离其周围的粘连组织,但勿损伤肠管及其系膜血管。当有较为致密的粘连时,应使用超声刀以牺牲部分腹壁组织来游离粘连。应用 Lap-re-Do 方法进行修补后,由于使用的补片为编织的防粘连材料,而且需要切除多余的造口肠管,因此,可以使用超声刀进行造口肠管的彻底游离,直到疝囊的边缘,而不必担心在游离造口肠管的过程中肠管的损伤。

(六)测量缺损大小

可采用软尺或硬膜外导管于腹腔内进行测量,包括缺损的最大径、最小径及造口肠管的周径。

(七)补片的选择

需要选用防粘连的补片,补片的实际尺寸需要在测量缺损的基础上,其长径先加上造口肠管的直径,其周边再各加上 3~5 cm。根据手术方式的不同,可以选择不同的补片。如 Keyhole 法有特制的中央带孔的造口旁疝补片,也可自行修剪中央带相应孔隙的补片,Sugarbaker 法和 Sandwich 法可以采用各种防粘连补片。Lap-re-Do 方法应使用专用的 DynameshIPST 补片。

(八)补片固定

根据修补方式不同,补片的固定方法略有不同。但是补片固定的原则与腹腔镜下切口疝补片修补术基本相似,主要运用 Protack 螺旋钉枪在疝环边缘及补片的边缘双圈固定,固定的间距为 1.0~1.5 cm。并根据需要用 Toy-Smoot 穿刺针行全层缝合固定。Keyhole 法需要将补片围套在造口肠管周围,补片的开口方向置放在疝环的造口肠管侧,并先钉合固定开口的一边,再根据围套肠管的松紧(可让助手将示指插入造口以协助控制),钉合固定补片的另一侧及开口的另外一边,补片开口的两边应有一定的重合,于补片边缘及疝环的边缘钉合固定各一圈,可在重合的两边补片近造口肠管处全层缝合固定。Sugarbaker 法是使用补片将造口肠管及其旁疝一起覆盖,这就需要留出造口肠管通过的大小合适的空间,钉合固定的要点在于造口肠管两侧的固定,切勿钉入肠管,以免导致手术失败。Sandwich 法是先用一略小的补片行 Keyhole 法修补,再使用一较大的补片在其表面行 Sugarbaker 法修补,修补更加牢靠。

造口重做腹腔镜造口旁疝补片修补术(Lap-re-Do 技术):①在分离造口肠管周围粘连时,应尽可能多地游离造口肠管至皮下,术中助手可将手指插入造口肠管以协助辨别。②开放游离造口肠管:于造口肠管黏膜与皮肤交界处环形切开进入,完全游离造口肠管,用无菌手套套住造口肠管并结扎封闭,再次消毒造口周围皮肤及造口肠管。③置放补片、关闭疝环及固定造口肠管:将 Dynamesh-IPST 补片套入造口肠管并于造口处置入腹腔,并展平补片,过多的造口肠管应拉出腹壁待切除。注意将补片的防粘连面朝向腹腔(缝线一侧朝向腹壁,并将其放在头侧)。用 PDS-Ⅱ 缝线全层间断缝合关闭疝环,使其仅可通过造口肠管及一指。可吸收线八针法将造口肠管与腹壁(即疝环)缝合固定。④重新建立气腹,腔镜下以螺旋钉两圈钉合固定补片,检查无明显出血及损伤后解除气腹,缝合创口。⑤重做造口:切除冗长肠管,用可吸收缝线间断缝合关闭疝囊,以消灭无效腔,于原造口处重做造口,套上人工肛门袋。腹腔内是否放置引流管视术中创面分离的大小及渗出而定,如创面较大、渗出较多则放置。

六、常见并发症及处理

腹腔镜下造口旁疝修补术的并发症主要包括血清肿(或浆液肿)、术后疼痛、出血、腹胀、肠道损伤、术后复发、术后外观不佳及重做造口的并发症等。

(一)血清肿(或浆液肿)

血清肿(或浆液肿)是腹腔镜造口旁疝补片修补手术术后发生率最高的并发症,为 5%~50%,大多数血清肿可在 30 天内自行吸收。但对于过大或伴疼痛者需行抽吸治疗。术后腹部加压包扎可减少血清肿的形成。

(二)术后疼痛

多是固定补片所用的全层缝合固定及钉合固定所致,若术后疼痛超过 6~8 周即称为顽固性疼痛,其发生率为 1%~2%,可选用甾体或非甾体类药物治疗,或局部封闭治疗,如症状仍存在,可行腹腔镜探查,于疼痛部位分离粘连、去除缝线,据报道疗效比较满意。另外,选用慢吸收缝线进行缝合固定也可减少疼痛的发生。

(三)出血

主要是分离粘连时止血不严密,或穿刺孔出血所致。术中仔细操作、严密止血、解除气腹前仔细检查都是非常重要的环节,另外,置放引流管对了解术后出血有一定的帮助。

(四)腹胀

也较常见,多在术后 2 天左右出现,表现为腹部膨隆,肛门无排气,阵发性腹痛等症状。补片的异物反应及修补后腹腔容积的缩小是其发生的主要原因。另外造口肠管流出道过紧,补片边缘的卡压,也是发生腹胀甚至肠梗阻的原因,应及时予以处理。

(五)肠道损伤

较少见,但一旦发生就意味着腹腔镜手术的失败,而且较小的肠管损伤不易察觉,造成的后果更为严重。其原因多是腹腔内肠管粘连广泛、致密,粘连界面不清,电刀或超声刀的使用不当。故操作应更耐心、细致,分离过程少用电刀,分离结束后仔细检查分离的肠段,不遗漏可能的损伤。如果分离粘连有困难,肠管不能确定其有无损伤,建议中转开腹手术。而在 Lap-re-Do 技术中,由于使用的补片是编织的防粘连材料,又需要将多余的造口肠管切除,因此,原疝囊内的造口肠管的分离就可以使用超声刀进行彻底的游离,即使有造口肠管的损伤,开放操作时也可将其去除,而使用的编织材料有一定的耐受感染的能力,因此这一修补方法的应用大大减少了腹腔镜造口旁疝修补术的中转率。

(六)术后复发

主要原因是补片固定不牢、不充分,或尺寸不合适,另外,Keyhole 法修补补片中央孔隙过大也是导致该法修补术后复发率较高的主要原因。

(七)术后外观不佳

在不需造口重做的方法中,由于担心造口肠管的损伤而不能彻底地游离造口肠管,即使有彻底的游离,由于腔镜下疝环的关闭及造口肠管与腹壁的固定均难以达到满意的效果,疝囊的闭合就更不能达到,因此,修补术后结肠的集团运动,游离的造口肠管会再次进入原疝囊,堆积在补片与原疝囊之间,使得修补手术后的外观不甚理想,甚至可以称其为"复发",更为严重的是,患者常常伴有排便不畅、腹痛等症状。

(八)重做造口的并发症

造口部分及全部坏死、出血、脱垂、感染等,这种情况仅发生在造口重做的 Lap-re-Do 术式中。

七、评价

造口旁疝的治疗一直是世界的难题,我们是在多年的手术实践中逐步摸索出来的这些经验,当然,很多还需要进一步的随访及总结。相信,这一技术会越来越成熟。

(刘新军)

第十二节　腹腔镜疝囊高位结扎术

小儿腹股沟疝是小儿外科最常见的疾病,几乎所有小儿的腹股沟疝都是斜疝,发病率为 0.8%～4.0%。小儿斜疝是发育过程遗留的疝囊,腹股沟管并无肌肉薄弱的因素,或即使腹壁有薄弱处也可以在以后的生长发育中得到加强。另外小儿腹股沟短,故不需修补,只做疝囊高位结扎就可以达到根治的目的,是目前公认的治疗小儿斜疝的典型方法。

传统疝囊经腹股沟管的高位结扎术需在患侧做 3～4 cm 切口,找到疝囊后在疝囊颈露出腹膜外脂肪处结扎疝囊,但因其操作的局限性,术中必然会破坏腹股沟的解剖结构,损伤精索血管、神经和提睾肌,在小儿生长发育过程中引起不良后果;同时,如何处理隐性疝也成为棘手的问题。

腹腔镜疝囊超高位结扎术,是在小儿腹腔镜(直径约 5.0 mm)下用形似钩针的器械,在患侧做约1.5 mm小切口,刺入腹内,在疝囊处腹膜外做环形缝合,然后,在皮下打结,完成疝囊的超高位结扎。这一术式具有明显优点:①腹腔镜下疝囊高位结扎术,由于腹腔镜的放大效应,镜下精索血管、输精管等组织清晰可见,完全可以避免或减少副损伤的发生。②疝囊能做到真正标准的超高位结扎,疗效确切,较传统手术的疗效好。③可同时处理双侧疝、复合疝和另一侧隐性疝,减少了手术创伤,而传统手术必须在隐性疝出现症状后再次手术才能解决问题。④手术对患儿损伤小,恢复快,且不留瘢痕美容效果好,患儿可于术后当天恢复正常活动,术后住院日明显缩短,对于不伴有咳嗽及合并其他疾病的患儿,术前预防性使用抗生素 1 次,术后 24 小时即可安排出院,无须再使用抗生素及液体治疗,治疗总费用与传统开放手术无明显差别。

这一手术适用于 2～12 岁小儿,在疝内容还纳回腹的情况下熟练者仅需 15～20 分钟即可完成手术,多数患儿不需全麻。吉林省前卫医院已完成了 30 余例这种手术,疗效令患儿家长非常满意。

一、适应证及禁忌证

2～12 岁斜疝儿童均可行此手术。难复性疝、滑疝、嵌顿疝、绞窄疝和不能耐受全麻者为本术式的禁忌证。

二、术前准备

常规检查血、尿、凝血常规、肝肾功能、胸腹部透视、心电图。治疗伴发病,如有贫血、低蛋白血症、电解质紊乱及酸碱平衡失调应及时纠正。

手术前 1 天常规皮肤准备,术前禁食水 6 小时以上,留置尿管。

三、麻醉

采用气管插管全身麻醉。

四、患者体位与手术人员的位置

患儿取头低脚高位,偏健侧卧位 15°～30°,监视器位于患者足侧,术者立于患侧对侧,持镜者站在主刀医师旁后方或对侧。

五、操作步骤

腹腔镜疝囊超高位结扎术需有 2 个脐部戳孔,置入 trocar:①脐部 5 mm trocar。②前一个 trocar 对侧 2.5 mm trocar。各切口部位如图 2-8。

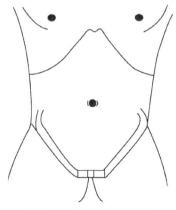

图 2-8 各切口部位(三)

(一)建立气腹及 trocar 置入

术野皮肤常规碘伏消毒,铺无菌巾。在脐缘疝一侧做一个约 0.5 cm 的切口,拉开皮下脂肪组织,暴露并切开腹直肌前鞘,将腹直肌向外侧拉开,钳夹腹直肌后鞘及腹膜,切开后鞘及腹膜,置入 5 mm trocar,充入 CO_2 气体,压力为 1.1～1.3 kPa(8～10 mmHg)。插入腹腔镜,观察腹腔及双侧内环口,镜下在对侧脐缘穿刺置入另一个 2.5 mm trocar,也可在患侧脐与髂前上棘连线中外 1/3 处附近置入。

(二)还纳疝内容

以无损伤钳将疝内容还纳回腹腔,显露患侧内环。

(三)结扎疝囊

将约 20 cm 长,不可吸收 3-0 Prolene 线置入腹腔,于患侧内环口体表投影处切开皮肤约 1 mm,将小儿用缝匠针在切口边缘刺入内环顶部腹壁,在疝囊处腹膜外做半环形潜行,接近内环底部出针,将线头夹持,拉出腹外;于拉出缝线处向内或外略移位,再次刺入缝匠针,做另半环潜行,越过前次出针点出针,夹持拉出另端线头,观察有无遗漏处,收紧缝线,皮下打结,钳夹切口皮缘,略上提,线结即埋于皮下。如对侧存在隐匿疝,同样处理,观察腹腔脏器有无损伤,排出气体,拔除诸 trocar,术毕。

六、术后处理

术后吸氧 6 小时,6 小时后可进食,使用抗生素 1～3 天,对不伴有咳嗽及合并其他疾病的患儿,预防性使用抗生素 1 次,术后 24 小时即可安排出院,无须再使用抗生素及液体治疗。

七、手术要点

腹腔镜疝囊超高位结扎术手术简单,操作方便,用时少,损伤小,但在操作时应注意以下几个问题。

(1)刺入腹壁及在腹膜外潜行时一定要使针隐约可见,确保仅在腹膜下,只有这样,才能避免伤及腹壁血管及精索和输精管。同时,尽量不要穿破腹膜,造成麻烦。

(2)第二次穿刺、潜行后,一定要越过第一针出针处再出针,可以保证形成完整结扎环,否则可能造成疝复发,手术失败。

(3)结扎线应使用不可吸收、较光滑的缝合线,易于穿过腹壁,便于操作,不宜使用手术用丝线,其不易拉出,拉出不完全可造成手术失败。

(4)不宜带线刺入腹壁,那样操作不便。

八、常见并发症及处理

本身多无并发症发生,可能出现腹腔镜手术特有的并发症。

(刘新军)

第三章

胸 部 疾 病

第一节 食 管 狭 窄

多数食管狭窄的患者为后天获得性,少数为先天性。食管良性狭窄多是由于患者误服强酸、强碱造成食管腐蚀性损伤,导致瘢痕性狭窄。这类损伤在临床中并不少见,儿童及成人均可发生。在儿童,主要是将家用化学剂误认为是饮料或药品而自服或由他人给予误服。但这种类型所致食管损伤多不甚严重。在成人常因企图自杀而吞服腐蚀剂,因而吞服量较多,治疗也很困难。我国对食管烧伤的发生率尚无精确统计,各地区均有病例报道,城市以吞服碱性腐蚀剂居多,而农村常因吞服酸性农药所致。其他原因有反流性食管炎及食管损伤合并感染。

一、病理生理

一般引起食管烧伤的腐蚀剂分为强酸和强碱两类,酸和碱浓度较高时均可造成食管及胃的严重损伤。强碱可使蛋白溶解、脂肪皂化、水分吸收而致脱水,并在溶解过程中产生大量热量,对组织也有损伤。若灼伤面积广而深,容易发生食管壁坏死及穿孔。而酸性腐蚀剂则产生蛋白凝固性坏死,通常较为浅表。较少侵蚀肌层。但酸性腐蚀剂不像碱性腐蚀剂可被胃酸中和,因而可引起胃的严重损伤。腐蚀剂被吞服后可迅速引起食管的变化。引起病变的严重程度与吞入腐蚀剂的剂量、浓度和性质密切相关,固态物质易黏附于黏膜表面,烧伤面积较小,液态物质进入食管,接触面积广,破坏也严重。轻型病例仅是食管黏膜充血、水肿,数天即可消退。较严重的病例,表层组织坏死,形成类似白喉样的假膜,食管黏膜可能发生剥脱及溃疡形成,并有纤维素渗出。如果没有其他因素影响,这类病变可以逐渐愈合,严重食管烧伤则可引起波及食管全层的深部溃疡,甚至引起穿孔,形成纵隔炎,或穿入邻近的大血管引起致命性的大出血,这种深部溃疡愈合后形成的瘢痕,可引起不同程度的食管狭窄。临床上以胸中段瘢痕狭窄为最多见,其次为胸上段和下段。服化学剂量大者,可致全食管瘢痕狭窄甚至累及口咽部。一组 1 682 例食管烧伤后瘢痕狭窄部位的统计中,上段占 36.9%,中段占 45.8%,下段占 15.1%,多发性狭窄为 20%~25%,全食管狭窄占 4%~5%。

二、诊断

根据患者有吞服腐蚀剂病史,口唇、舌、口腔及咽部有灼烧伤,主诉咽部、胸部等疼痛,吞咽痛或吞咽困难,诊断并不困难,但需要对烧灼伤的范围及严重程度进行了解。对吞服腐蚀剂的剂量、浓度、性质(酸或碱)及原因(误服或企图自杀)等的了解对诊断或治疗均有帮助,尤其应注意企图自杀的患者,吞服腐蚀剂的量较多,损伤较为广泛,病情也甚严重。应注意神志、呼吸、血压、脉搏及中毒可能出现的症状及体征,有液气胸及腹部的体征均为食管、胃烧伤最严重的表现。一般情况食管吞钡检查是安全的,检查时可见黏膜不规整、局部痉挛、充盈缺损或狭窄,如有穿孔则可见钡剂外溢。纤维食管镜检查可及早提供有价值的资料,同时尚可进行治疗。早期行食管镜检查尚有不同意见,但近来不少人认为,有经验的内镜专家进行这项检查并无多大危险,而且能早期明确损伤的严重程度,对处理做出比较正确的对策,主张 24~28 小时内,甚至在 3 小时内就可行纤维食管镜检查。

三、病史

吞服强酸、强碱后,食管黏膜出现广泛充血、水肿,继之脱落坏死,腐蚀严重区域出现溃疡、肉芽组织形成、成纤维细胞沉积。此时患者疼痛甚重,不能进食,时间为 3~4 周。由于食管组织的反复脱落、感染及肉芽组织增生,成纤维细胞变为纤维细胞,食管组织渐被纤维结缔组织所替代,管腔变窄,但患者疼痛减轻,可进流质或半流质饮食,此时为食管灼伤后 5~6 周。随着食管组织的进一步修复,肉芽组织增生,瘢痕形成,管腔失去扩张功能,而变得挛缩、僵硬,严重狭窄,患者出现严重吞咽困难,有的连唾液都难以咽下,因而引起严重营养缺乏及脱水、酸中毒。食管狭窄的程度和范围需 5~6 个月才能稳定。因此,为维持患者的营养,应及早行空肠或胃造瘘术,以防患者营养缺乏。

四、早期处理

此病一旦确诊,就应给予积极的早期处理,因早期处理的好坏可直接影响患者的预后。在食管化学灼伤的早期,首先应确定患者有无酸中毒、脱水、电解质紊乱及休克,是否合并胃或食管穿孔及纵隔炎。此时应保证正常血容量,维持体内酸碱平衡。如患者无食管及胃穿孔,应行食管灌洗,并吞服与化学剂相反的药液以中和、稀释吞服的腐蚀剂,减少其对组织的损害。服用强酸者,可用肥皂水、氧化镁等弱碱性液体冲洗;服用强碱者,可给予稀醋酸或枸橼酸等弱酸中和。服用的药液性质不定者,可给予生理盐水冲洗。能吞咽者,可给予蛋白水、色拉油口服,以保护食管及胃黏膜,减轻灼伤程度。同时,静脉除给予胶体及晶体液外,还应给予高效抗生素,以减轻食管黏膜组织的坏死及感染,减轻食管腔瘢痕狭窄程度。能进食者,应口服氢氧化铝凝胶,以保护食管及胃黏膜。同时给予高热量、高蛋白饮食,口服抗生素盐水及 0.5％丁卡因溶液,以减轻食管黏膜的刺激性疼痛。妥善的早期处理可显著减轻食管灼伤后的并发症,如食管胃穿孔、纵隔炎、败血症,减轻食管腔瘢痕狭窄,使一些患者避免食管重建术。

五、手术适应证

(1)广泛性食管狭窄:广泛而坚硬的瘢痕狭窄,考虑扩张治疗危险较大而效果不好的。

(2)食管化学灼伤后短而硬的狭窄,经反复扩张治疗效果不佳者。

(3)有的学者认为,食管化学灼伤后 2~4 周即可行手术治疗,因此时患者消耗轻微,食管已开始瘢痕狭窄,是手术的最佳时机。而大多数学者认为,化学灼伤后 2~4 周其瘢痕范围尚未完全确定,瘢痕狭窄程度尚不稳定,术后残余食管有再狭窄的可能,并有术后再狭窄的经验教训,故认为灼伤后 5~6 个月是手术的最佳时机,此时病变已较稳定,便于判定切除和吻合的部位。

六、手术方法

除个别非常短的食管狭窄可采取纵切横缝的食管成形术外,绝大多数的患者需要进行食管重建。胃、结肠、空肠,甚至肌皮瓣均可用于食管重建。常用食管良性狭窄的手术方法有胃代食管术及结肠代食管术,但必须注意,行胃代食管术要求胃基本正常,如胃长度受限,就应行结肠代食管术。

(刘炳礼)

第二节 食管烧伤

食管烧伤并不少见,儿童和成人均可发生,主要是吞服腐蚀剂如强酸或强碱引起的食管损伤及炎症,亦称为食管腐蚀伤。在丹麦食管烧伤每年的发生率为 5/10 万,而 5 岁以下的儿童达 10.8%;在美国每年大约 5 000 例 5 岁以下儿童误服清洁剂引起食管烧伤。尽管我国食管烧伤的发生率尚无确切的统计,但全国大多数地均有报道。

一、病因

食管烧伤主要是吞服强碱或强酸引起,以吞服碱性腐蚀剂最多见,是吞服酸性腐蚀剂引起食管烧伤的 11 倍。试验证实 2% 的氢氧化钠就可以引起食管的严重损伤,成年人吞服腐蚀剂的原因常是企图自杀,吞服量多,引起食管损伤严重,甚至引起食管广泛坏死及穿孔,导致患者早期死亡,儿童多为误服。欧美国家家用洗涤剂碱性较强,一般家庭放置在餐桌上,虽然 20 世纪 70 年代美国政府立法对家用洗涤剂的浓度及包装进行了严格规定,加强了警示标志,儿童仍然易当作饮料误服,但这种类型所致的食管损伤多不严重。一组 743 例吞服腐蚀剂的儿童中,85% 小于 3 岁,仅 20% 证实有食管烧伤,仅 5% 产生瘢痕狭窄,3% 需要食管扩张治疗。我国不少地区家庭备有烧碱,尤其重庆地区人们喜欢吃火锅,不少食物如毛肚、鱿鱼等食前需用碱水浸泡,常用白酒瓶或饮料瓶盛装,儿童易当饮料饮用,成人易当白酒饮用,这种碱液浓度较高,饮入一口即可造成食管严重损伤。近年来,由于电动玩具广泛使用小型高能电池,儿童可将纽扣电池取出放入口中,误咽下的纽扣电池常停滞在食管腔内,破碎后漏出浓度很高的 KOH 或 NaOH 能够在 1 小时内引起食管的严重损伤。

二、发病机制

食管烧伤的病理改变与吞服腐蚀剂的种类、浓度和性状有关。浓度较高的腐蚀剂,无论酸或碱均可引起食管的严重损伤。液体腐蚀剂可引起食管广泛的损害,而腐蚀剂常贴附于食管壁,灼伤较局限但损伤严重,甚至波及食管全层。碱性腐蚀剂对食管造成的损害比酸性腐蚀剂更为严重。强碱可使蛋白溶解,脂肪分化,水分吸收而致组织脱水,并于溶解时产生大量热量也可对组织造成损伤,而强酸则产生蛋白凝固造成坏死,通常较为浅表,但不像碱性腐蚀剂可被胃液中和,因而可引起胃的严重损伤。但如吞服强碱量多,也同样可引起胃的严重损伤。

食管烧伤的病理变化与皮肤烧伤非常类似,轻型病例表现为黏膜充血、水肿,数天即可消退,较严重的病例,表层组织坏死,形成类似白喉样的假膜,食管黏膜可发生剥脱及溃疡形成,如果没有其他因素影响,这类患者可以逐渐愈合。严重的食管烧伤可累及食管全层,并形成深度溃疡,甚至引起穿孔,形成纵隔炎及液气胸,或侵及邻近血管引起致命性的大出血。严重食管烧伤愈合后形成的瘢痕,必然引起不同程度的食管狭窄。

有人采用纤维食管镜对食管烧伤患者进行了动态观察,较严重病例完全愈合需要 4 个月左右。

吞服腐蚀剂后,口腔、咽、食管及胃均可引起损伤,特别严重的病例甚至引起十二指肠的损伤。由于吞咽后的反流,可累及声门。受损伤较严重的部位是食管的 3 个生理狭窄区,特别是食管胃连接部。由于腐蚀剂在幽门窦部停留时间较久,严重损伤后瘢痕愈合常导致幽门梗阻,因而对需要行胃造口饲食的患者,于胃造口时,应注意探查幽门部。

食管烧伤的程度按 Estrera 推荐食管化学性烧伤的临床分级与内镜所见(表 3-1)可以分为 3 度。

表 3-1 **食管和胃的腐蚀性烧伤的病理改变及内镜分度**

分度	病理改变	内镜所见
Ⅰ度	黏膜受累	黏膜充血水肿(表面黏膜脱落)
Ⅱ度	穿透黏膜下层,深达肌层,食管或胃周围组织未受累	黏膜脱落、出血、渗出、溃疡形成,假膜(伪膜)形成,组织粗糙
Ⅲ度	全层损伤,伴有食管周围器官或胃周围纵隔组织受累	组织脱落伴有深度溃疡。由于严重水肿,食管腔完全闭塞;有碳化或焦痂形成;食管壁变薄、坏死并穿孔

Ⅰ度烧伤食管黏膜和黏膜下层充血、水肿和上皮脱落,未累及肌层,一般不造成瘢痕性食管狭窄。Ⅱ度烧伤穿透黏膜下层而深达肌层,黏膜充血,出现水疱、深度溃疡,因此食管失去弹性和蠕动,大多形成食管瘢痕狭窄。Ⅲ度烧伤累及食管全层和周围组织,甚至食管穿孔,引起纵隔炎,可因大出血、败血症、休克而死亡,幸存者可产生重度狭窄。

Andreoni(1997 年)介绍米兰一医院 20 世纪 90 年代内镜分级法(表 3-2),不仅有形态学,还有功能上的观察,如食管蠕动情况和括约肌的张力等,反映了食管壁坏死的深度。

表 3-2 **米兰 20 世纪 90 年代内镜分级法**

分级	损伤程度
0	黏膜正常
1	黏膜充血、水肿
2	黏膜充血、水肿、浅表坏死(黏膜苍白)、腐烂
3	深度坏死、出血、黏膜腐脱、溃疡
4	深度坏死(黏膜变黑)、严重出血、全厚层溃疡(即将穿孔)

注:蠕动:0＝存在,1＝消失。贲门:0＝正常,1＝无张力 幽门:0＝开放,1＝痉挛,2＝无张力。

根据这种分级法,1 级、2 级患者,或介于 2～3 级的患者,可以采取保守治疗方法。3 级、4 级患者应考虑急诊切除坏死食管和胃、颈段食管外置和空肠造瘘。再择期做消化道重建。

三、临床表现

食管烧伤的临床表现与吞服腐蚀剂的浓度、剂量、性状有关。Ⅰ度食管烧伤主要表现为咽部及胸部疼痛,有吞咽痛,进食时尤为明显。大多在数天之后就可恢复经口进食,而Ⅱ度以上者除有明显的胸痛、吞咽痛外,常有吞咽困难,亦可发生呕吐,呕吐物带有血性液体。吞服量多而浓度高的病例,可以出现中毒症状,如昏迷、虚脱等。喉部损伤尚可引起呼吸困难,甚至窒息。因食管穿孔引起纵隔炎,导致一侧或两侧气胸,并出现相应的症状。穿入气管引起食管气管瘘,穿破主动脉引起大出血,这种大出血常发生在伤后 10 天左右。严重的胃烧伤常可引起胃坏死穿孔,出现腹痛、腹肌紧张、压痛及反跳痛等弥漫性胸膜炎表现。

吞咽困难是食管烧伤整个病程中突出的症状。早期由于烧伤后的炎症、水肿引起,大多数病例经治疗后随着炎症、水肿的逐渐消退,约 1 周以后吞咽困难逐渐好转。若损伤不严重,不形成瘢痕狭窄的病例,逐渐恢复正常饮食,但如食管烧伤严重,3～4 周后因纤维结缔组织增生,瘢痕挛缩而致狭窄,再度出现逐渐加重的吞咽困难,最后甚至不能咽下流质饮食,引起患者消瘦,营养不良。

四、诊断

(一)病史及体查

(1)应向患者或陪同亲友仔细询问吞服腐蚀剂的剂量、浓度、性质(酸或碱)、性状(液体或固体)及原因(误服或企图自杀),这对诊断、损伤的严重程度及治疗均有帮助。

(2)注意神态、血压、脉搏、呼吸的变化及有无全身中毒的症状及体征。

(3)观察口唇、口腔及咽部有无烧伤,但应注意大约 20％的患者没有口腔的烧伤而有食管的损伤,70％有口腔损伤而无食管损伤。

(4)胸部及腹部检查:有明显胸痛及呼吸困难患者,应检查有无气胸或液气胸的征象,腹痛患者检查腹部有无腹膜刺激症状。

(二)影像学检查

1.胸部 X 线检查

胸部 X 线检查可发现有无反流引起的肺部炎症及食管穿孔的表现。

2.食管造影检查

早期食管吞钡检查,可见钡剂通过缓慢,并可见局部痉挛。如疑有食管穿孔,可用碘油或水溶性碘剂造影,如碘剂溢出食管腔外即可明确诊断。

3.胸部 CT 和超声内镜

对食管烧伤的诊断亦有帮助,但临床应用较少。

(三)食管镜检查

对食管烧伤后食管镜检查的时间有争议,认为早期食管壁较脆弱,检查引起的穿孔危险性较大,因而多主张 1 周后进行检查。近年来大多数主张伤后 24 小时内施行,认为有经验的内镜专家进行纤维食管镜检查引起穿孔的危险性小,对早期明确损伤的严重程度,及时做出比较正确的处理对策很有帮助。

五、治疗

(一)早期处理

吞服腐蚀剂立即来院诊治的患者,应根据吞服腐蚀剂的浓度、剂量及病情严重程度进行处理。吞服量多而病情较严重的患者应禁食,给予静脉输液镇静、止痛,应用广谱抗生素防治感染。

有喉部损伤出现呼吸困难者,应立即做气管切开,给患者饮用温开水或牛奶,饮用量不超过15 mL/kg,量过多可诱发呕吐,加重食管损伤。目前多不主张吞服强碱者饮用弱酸性液体或强酸饮用弱碱性液体进行中和,认为中和可产生气体和热量,加重食管损伤。对是否灌洗亦有不同意见,虽然有人不主张灌洗,但对吞服量多、浓度高及有毒物质(如农药)等仍以灌洗为好,可反复多次洗胃,每次注入量不宜太多,以免胃有烧伤时引起穿孔。对较重的患者应放置胃管,做饲食维持营养及给予药物,尚可起到支撑,防止食管前、后壁粘连的作用。

(二)急诊手术

对吞服腐蚀剂量多、浓度高的患者,特别是对企图自杀者,可有上消化道的广泛坏死、穿孔、严重出血,及时诊断、及时手术治疗可望挽救部分患者的生命。除切除坏死食管或胃外,尚需行颈段食管外置及空肠造口,后期再行食管或胃重建。Vereezkei 等报道 24 例食管烧伤,10 例急诊手术中,4 例因损伤广泛未做进一步处理,均在 24 小时内死亡,余下 6 例中行食管胃切除或全胃切除及食管外置,3 例第一次手术后生存,择期行食管重建。

(三)食管瘢痕狭窄的预防方法

在食管烧伤的治疗中,应考虑到后期如何减轻和防止瘢痕狭窄的形成。目前研究或已用于临床的方法主要集中在药物和机械两方面。

1.采用药物控制瘢痕形成

类固醇早已用于食管烧伤后瘢痕狭窄的预防,但至目前对其疗效仍有争议,理论上类固醇可抑制炎症反应,减轻食管烧伤后瘢痕狭窄形成。动物试验研究亦证实有明显的效果,但一些临床对比研究中,未见到明显的差异,如一组 246 例经食管镜明确诊断的严重碱性腐蚀伤患者,97 例采用甲泼尼龙治疗,167 例作为对照组,结果发现两组狭窄的发生率无明显的差异($P > 0.05$)。Uarnak 等的观察亦得出了类似的结果。但多数人认为早期应用皮质激素,对中等程度的食管腐蚀伤仍有良好效果,不少人仍认为抗生素、皮质激素和食管扩张仍是目前治疗食管烧伤的基本模式之一。

2.食管扩张治疗

食管扩张在预防和减轻食管烧伤后瘢痕狭窄的疗效已得到公认,对瘢痕组织形成早期行食管扩张的效果较好,但严重、多发及广泛狭窄则效果不佳。目前何时开始施行扩张治疗仍有不同的看法,一些人认为过早施行扩张对有炎症、糜烂的食管创面会加重损伤,因而主张在食管再度上皮化后,开始进行扩张。有人用狗进行试验,长 10 cm 的食管黏膜剥脱后需要 8 周才能再次上皮化。一般情况多在食管烧伤后10 天开始进行扩张,但近一些年来,不少人主张早期扩张,其效果更为显著,甚至有在烧伤后 24~48 小时开始扩张,扩张时应注意。扩张器探查由细而粗逐步扩大。每次扩张更换探子不得超过 3 条,探子应在狭窄部位停留数分钟后再更换下一型号探子,开始扩张间隔时间每周 1 次,逐步延长至每月 1 次,扩张至直径1.5 cm 而不再缩小才算成功。一般扩张时间需要半年至 1 年,为增强扩张治疗的效果。有学者于扩张时在病灶内注射皮质激素,经临床病例对比观察,可减少扩张的次数,提高治疗的效果。食管扩张的技术操作并不复杂,但要仔细操作,预防食管穿孔的并发症。食管扩张在欧美国家效果甚佳,大多数患者避免了复杂的重建手术,但国内常受多方面原因影响未能按时扩张,因而扩张治疗的效果并不理想。

除采用扩张器进行食管扩张外,亦可采用循环扩张法,这种方法是先做胃造口及放入牵拉用的丝线,食管扩张可在表面麻醉下进行,扩张时将口端之丝线缚于橄榄形之金属探头或梭形塑料探子,涂上或吞服少许液状石蜡,探头另一端再缚上丝线,将探子从口腔经狭窄区拉入胃内,再由胃内拉出(图 3-1)。扩张后将口端及胃端的丝线妥为固定,以免拖出,待下次扩张时使用。这种方法虽然早已用于临床,但最近国外仍有人采用,认为这种方法较为简单、方便、穿孔危险性较小、效果可靠,特别在我国一些经济不发达地区更为适用。

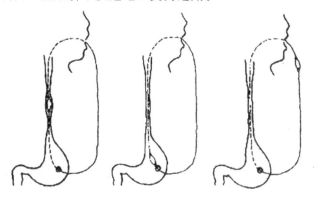

图 3-1 循环扩张法

3.食管腔内置管

Rey 及 Mills 首先报道采用食管腔内置管预防食管烧伤后瘢痕狭窄。方法是在食管腔内置入长约40 cm、内径 0.95 cm 的医用硅胶管,下方有一抗反流活瓣,上端缚一小管,经口置入食管后,从鼻部引出,做固定导管用。一般置管 3 周后拔出,同时应用抗生素和类固醇治疗,Mils 报道 4 例均获成功,但Bremer治疗 6 例,3 例仍然发生狭窄,失败原因认为与严重食管烧伤深达肌层及置管时间较短有关。最近 Mutaf 报道长时间的食管腔内置管 69 例,68％治愈,而对照用传统的方法,如食管扩张和激素等治疗172 例,治愈率为 33％,两组治疗效果有非常显著的差异。食管腔内置管组失败主要是由于患者不能耐受长时间的置管和食管瘢痕形成短食管导致胃食管反流。

(四)食管瘢痕狭窄的外科治疗

严重食管烧伤瘢痕愈合后必然引起狭窄。狭窄部位可以在咽部、食管各段甚至全食管,以食管下段最为多见,可能与食物通过食管上段较快,下段较慢,接触腐蚀剂时间长,造成食管损伤也较严重有关。吞服酸性腐蚀剂除引起食管灼伤产生狭窄外,尚可引起胃烧灼伤,产生胃挛缩或幽门梗阻。腐蚀剂在幽门窦部停留时间较长,可无胃体的严重损伤而引起幽门梗阻。除酸性腐蚀剂容易引起胃的烧灼伤外,如吞服浓度高、剂量多的碱性腐蚀剂亦可引起胃的烧灼伤。

最近研究表明由于末端食管括约肌受到损伤或食管瘫痪形成造成的短食管而致末端食管功能不全,可以产生胃食管反流,是加重已产生的狭窄或狭窄经扩张后很快复发的原因。因此,对食管烧伤的患者进行食管功能学检查及 24 小时 pH 监测,对末端食管括约肌了解是有意义的。亦有报道伤后 5 天进行食管测压,对损伤严重程度判定亦有帮助。

已形成瘢痕狭窄的病例,除部分可采用扩张治愈外,对扩张或其他方法治疗失败的食管狭窄病例,需要行外科手术治疗以解决患者的经口进食。

1.手术适应证

(1)广泛性食管狭窄:广泛而坚硬的瘢痕狭窄,企图扩张治疗是危险而无效的,常因扩张而导致食管穿孔。

(2)短而硬的狭窄:经扩张治疗效果不佳者。

(3)其他部位的狭窄,如幽门梗阻等。

2.手术方法

除个别非常短的食管狭窄可采取纵切横缝的食管成形术外,绝大多数的患者需要行食管重建。胃、结肠、空肠,甚至肌皮瓣均可用于食管重建,但以结肠应用最多。除急性期有食管或胃坏死、穿孔、大出血等需要急诊手术外,已进入慢性狭窄期的病例多主张 6 个月后再行重建手术,此时病变已较稳定,便于判定切除和吻合的部位。食管瘢痕狭窄行食管重建是否切除瘢痕狭窄的食管仍有争议,主张切除认为旷置的瘢痕食管,其食管癌的发生率比普通人群高 1 000 倍,并认为切除的危险性不如人们想象的大。多数人认为切除瘢痕狭窄甚为困难,出血较多,也容易损伤邻近的脏器,发生癌变的概率并不高,多在 13～71 年后,而且恶变病例远处转移较少,预后较通常的食管癌好,因而主张旷置狭窄的病变行旁路手术。亦有人对病变波及中上段者行旁路手术,而对中下段者,则行病变食管切除,认为中下段食管解剖位置较松动,切除病变食管较容易,进行食管重建也较方便。

3.常用的食管重建方法

(1)胃代食管术:食管狭窄位于主动脉弓以下,可经左胸后外侧切口进胸,切开膈肌,游离胃,如旷置瘢痕食管,游离胃时,已将贲门离断者则将胃上提,在狭窄上方行食管胃侧侧吻合。如狭窄位置较低,胃足够大,未离断贲门者,最好在狭窄段食管上端切断,远端缝合关闭,近端与胃行端侧吻合。如切除病变食管,手术方法与食管癌切除的食管胃吻合方法相同。对中上段食管狭窄,如切除瘢痕食管,可经右胸前外侧切口进胸,再经腹将胃游离;将胃经食管床上拉到胸部(或颈部吻合)。虽然用胃重建食管具有操作简便,较安全的优点,但有时胃或幽门均遭受腐蚀损伤,难以用胃重建食管。

(2)倒置胃管或顺行胃管代食管术:切取胃大弯做成长管状代替食管,其优点是胃有丰富的血供,做成的胃管有足够的长度,可以与颈部食管,甚至咽部进行吻合,而且无需恐惧酸性胃液反流。但国内开展这一术式甚少。

(3)结肠代食管术:由于结肠系膜宽长,边缘血管较粗,其血液供应丰富,对酸有一定耐受力,口径与食管相仿,能切取的长度可以满足高位吻合的需要,采用结肠重建能较好地维持正常的胃肠功能。因而在广泛性食管狭窄的病例,只要既往未做过结肠手术,无广泛结肠病变或因炎症或手术造成腹腔广泛粘连,均可采用结肠重建食管。对计划切除瘢痕食管者,可采用右胸前外侧切口进胸,将整个胸段食管游离后,于膈肌上方 2～3 cm 处切断食管,用丝线贯穿缝合后,并通过颈部切口将其拉出。如不切除病变食管行旷置手术则不开胸,上腹正中切口进入腹腔后,必要时可将剑突切除,检查结肠边缘动脉的分布情况。选定使用的结肠段后,用无创伤血管钳阻断预计切断的血管,并用套有胶皮管的肠钳钳夹预计切断结肠段的两端,观察边缘动脉的搏动及肠管的色泽 15 分钟。如边缘动脉搏动良好,肠管色泽红润,说明血供良好;若无动脉搏动,色泽转为暗紫,说明该段血运不佳,应另选其他肠段或改行其他术式。

若用升结肠和回肠末端移植,则切断结肠右动脉,保留结肠中动脉供血,重建后为顺蠕动。若用横结肠顺蠕动方向移植,则保留结肠左动脉,切断结肠中动脉;若用横结肠逆蠕动方向移植则切断左结肠动脉,以结肠中动脉供血;若用升结肠代食管,则以结肠中动脉供血。上述各段结肠均可用于食管重建,具体应用可结合自己的经验和患者的具体情况,采用升结肠和回肠末端重建术,有利于促进蠕动,在最近几年报道的文献中采用最多。左半结肠少有血管变异,肠腔口径大,肠壁较厚,容易吻合,在术后早期因逆蠕动部分患者进食可出现少量反吐。

如患者全身情况较差,移植段结肠可不经胸骨后隧道而由前胸皮下提至颈部,分别在颈部切口下缘和腹部切口上缘皮下正中分离,上下贯通,形成宽约 5 cm 的皮下隧道。这种经皮下结肠重建的方法,进食不如胸骨后通畅,而且也不太美观。

结肠代食管术在多个解剖部位施行,创伤较大,并发症较多,除一般常见的并发症外,主要有以下几方面:①颈部吻合口瘘。发生原因多为移植结肠血供不良,吻合技术欠佳,局部感染和吻合有张力等。多发生在术后 4~10 天,主要表现为局部红肿,有硬块压痛,此时需要将缝线拆除数针,分开切口,可有泡沫状分泌物流出,口服亚甲蓝可有蓝色液体流出。只要不是移植肠段大块坏死,预后大都良好,经更换敷料很快治愈。②声带麻痹。患者表现有声嘶,进食呛咳,特别在进流质食物时更为明显,可嘱患者进食较黏稠食物,经过一段时间,大多能代偿而恢复正常饮食。③颈部吻合口狭窄。多发生在术后数周甚至数月,患者有吞咽困难,甚至反吐,严重病例流质饮食亦难咽下。吞钡造影可明确狭窄的严重程度及长度,治疗可采用食管扩张,对扩张治疗无明显效果的患者应行手术治疗。对较短的吻合口狭窄,可行纵切横缝的成形手术,也可将狭窄切除重新吻合;对较长的吻合口狭窄,虽然可以将狭窄段切除采用游离空肠间置,但需开腹及颈部手术操作及显微外科技术,尚有吻合血管形成栓塞之虞。有学者采用颈阔肌皮瓣修复结肠重建食管后颈部吻合口狭窄,效果甚佳。④结肠代食管空肠代胃术。少数严重病例,除食管瘢痕狭窄外,胃亦受到严重烧伤而挛缩。这类病例可按上述方法行结肠代食管术,移植结肠下端与距屈氏韧带 10 cm 空肠做端侧吻合,再在吻合口下方空肠做 5 cm 长的侧侧吻合。这种手术吻合口多,创伤较大,术前应做好肠道准备及营养支持等,严防吻合口瘘的发生。⑤带蒂空肠间置术。空肠受系膜血管弓的影响,有时难以达到足够的长度,而且对胃液反流的耐受较差,因而临床上很少用于食管烧伤后瘢痕狭窄的重建。但对过去曾做过结肠切除手术或结肠本身有较广泛病变的病例,亦可采用空肠代食管术。

(刘炳礼)

第三节 胃食管反流病

上消化道有两种常见的反流性疾病,一为胃食管反流,一为十二指肠胃反流。两种反流同属消化道动力学障碍,在病理生理及临床上有同异。相似之处:①两种反流均可在生理情况下发生;②食管下端括约肌(lower esophageal sphincter,LES)和幽门均可因张力低下,手术或病理改变影响其解剖和功能,并改变了食管、胃及十二指肠的 pH 环境,构成病理性反流;③一定浓度和数量反流物,及其滞留在上述器官达一定时间,均可导致反流性食管炎及胃炎;④反流性食管炎及碱性反流性胃炎的疼痛症状分别用酸和碱的灌注所激发。

胃食管反流病(gastroesophageal reflux disease,GERD)是胃、十二指肠内容物反流入食管引起不适症状和/或食管黏膜病理改变的一类临床状态,为常见的消化道疾病。根据是否导致食管黏膜糜烂溃疡,分为反流性食管炎(reflux esophagitis,RE)及非糜烂性反流病(nonerosive reflux disease,NERD)。胃食管反流既为一种生理现象,又是病理表现。两者的区别在于病理性胃食管反流产生症状且有食管组织学改变,生理性食管反流则否。

GERD 在全球总体人群的发病率达 20%,在我国发病率为 5%~10%,在西方国家发病率较高,在美国此病每年新发患者为 $6.4×10^5$,约占全部食管疾病的 3/4。据 2000 年出版的 Adam 所著《实用食管疾病的处理》一书介绍,西方国家每天体验到烧心症状者为 5%~10%,40%的人每月有过烧心症状。我国王其彰对胃食管反流症状的人口调查,根据 1 727 例的总结 7.05%的人每天至少受到一次烧心症状的困扰,31.9%每月至少有一次烧心症状。北京协和医院 1986 年对 3 000 名接受胃镜检查患者调查发现,反流性食管炎占 5.8%。上海地区对成人 GERD 流行病学调查显示症状发生率为 7.68%。可见我国胃食管反流症状的发生与西方国家极为相似,但中国人群 GERD 病情较轻,非糜烂性反流病较多见。近些年来,各地食管功能检查工作的普遍开展,GERD 的发病率不断增加,该病发病率随年龄上升而增加,50 岁以上多见。GERD 男女比例接近;但男性发展成反流性食管炎高于女性,比例为(2~3)∶1;男性更易发展成食管下端黏膜鳞状上皮化生柱状上皮(Barrett 食管),与女性的比例为 10∶1。

GERD 大多数患者症状轻微,可以通过改变生活方式及药物治疗得到控制,而其中的 10%~30%会出现严重的食管炎等并发症而需要考虑外科治疗。

由于胃食管反流作为一种病理生理基础可累及多个领域和学科,例如呼吸科、心血管科、儿科、口腔科、耳鼻喉科、加强病房的危重患者及需要接受手术治疗的腹/胸外科。因此,对 GERD 的研究逐渐成为国际上研究的热点,在国内业已引起密切关注。

一、病因及病理生理

食管抗反流功能的机制主要是:①膈肌脚纤维(右脚为主)环绕下端食管收缩时的钳夹作用;②食管与胃底成锐角(His 角);③食管进入胃的入口处,其纵行皱襞形成的瓣膜作用;④腹腔内段食管受腹内压的挤压作用;⑤食管下端括约肌的作用,食管下端括约肌张力为最重要的食管抗反流因素,食管下端括约肌出现功能障碍时,则出现两种病理现象——贲门失弛缓症和胃食管反流。

GERD 是由多种因素造成的以食管下端括约肌功能障碍为主的胃食管动力障碍性疾病,直接损伤因素是胃酸、胃蛋白酶及胆汁(非结合胆盐和胰酶)等反流物。

如胃食管连接部抗反流机制中的一种或数种发生障碍(抗反流屏障结构与功能异常、食管清除作用降低、食管黏膜屏障功能降低)即可发生胃食管反流。在酸性胃内容物反流食管时,患者感觉"烧心"。由于炎症使食管壁变僵硬,导致食管清除酸的时间延缓,使食管下端括约肌压力下降。如此恶性循环,其结果使更多的酸易于进入食管,引起消化性食管炎,使食管应激性增强,造成继发性痉挛,该过程就是:刺激、痉挛、炎症,逐渐形成瘢痕、狭窄、出血、穿孔,假憩室,Barrett 食管,或许发生食管裂孔疝。

胃食管反流患者食管以外可造成损害。过多反流,夜间刺激咽喉黏膜,引起气道吸入,发生哮喘、肺炎,婴儿及儿童则继发呼吸道感染,并发缺铁性贫血及发育障碍。

也应该指出,食管的反流液中有胆汁比无胆汁的食管炎症更为严重。Kranendonk 研究十二指肠液对鼠食管的作用,发现单独胃液不产生黏膜损害,单独胆汁或胰液能产生食管溃疡,若两者同时存在,损害更大。胃内胆盐的浓度对胃食管反流和食管炎症状的发生很重要。

二、临床表现

临床上 GERD 表现多样,轻重不一。

(一)烧心和反流是本病最常见的典型症状

烧心是指胸骨后或剑突下烧灼感;反流是指胃内容物向咽部或口腔方向流动的感觉。烧心和反流常在餐后 1 小时出现,姿势性或反流性烧心,由于扭曲弯腰、咳嗽、妊娠、腹水、用力排便、穿紧身外衣和围腰、头低位、仰卧等姿势均可诱发或加重烧心。由于进食过量或摄入茶、酒、咖啡、果汁、阿司匹林等物质而诱发。部分患者烧心和反流症状可在夜间入睡时发生。

(二)非典型症状

胸痛、上腹痛、上腹部烧灼感、嗳气等为 GERD 的不典型症状。胸痛由反流物刺激食管引起,发生在胸骨后或心窝部,严重时可为剧烈刺痛,放射到后背、胸部、肩部甚至耳后,如同心绞痛或心肌炎,可伴有或不伴有烧心和反流。这种由 GERD 引起的非心源性胸痛占 80%。病程初期由于炎症造成食管局限性痉挛,可发生间歇性咽下困难和呕吐;少数患者吞咽困难是由食管狭窄引起,呈持续或进行性加重。

(三)食管外症状

包括咳嗽、咽喉症状、哮喘和牙蚀症等,无论患儿或成人均可出现吸入性肺炎甚至窒息,即食管外综合征。2006 年蒙特利尔共识意见提出,尽管以上症状已确认与 GERD 存在关联,但这些症状的发生为多因素作用的结果,GERD 并不一定是唯一的因素。另外,有 59% 的低通气睡眠呼吸暂停患者由明显的胃食管反流引起。

(四)早产儿、婴幼儿发育障碍

婴幼儿特别是早产儿的食管下端括约肌发育不成熟,极易发生胃食管反流,临床上常表现为厌食、拒奶、体重不增或消瘦明显、哭闹、呼吸暂停;稍大儿童主要表现为呕吐、甚至可出现反复的喷射性呕吐、生长发育迟缓、营养不良。北京协和医院对 15 例胎龄 29～32 周的早产儿进行24 小时食管 pH 监测发现73.3% 的患儿存在病理性 GERD,给予胃动力药西沙比利后患儿症状迅速缓解,体重增加。天津医科大学第二医院郑军在 1999 年报告观察 40 例早产儿发生 GERD发生率 82.5%,80% 的 GERD 为无症状型。

(五)并发症

1.上消化道出血

浅表糜烂性食管炎常为少量持久性出血,伴有不同程度的缺铁性贫血。如发生边界性溃疡甚至穿孔或大出血。

2.食管狭窄

长期反复胃食管反流可引起食管炎,食管黏膜充血、水肿、糜烂、溃疡,纤维组织增生,瘢痕形成,食管壁的顺应性降低,食管狭窄,痉挛引起吞咽困难。

3.Barrett 食管

反复的食管炎使食管下段鳞状上皮被化生的柱状上皮替代,称之为 Barrett 食管。其腺癌的发生率较正常人高 10～20 倍。

三、诊断

腹部外科医师必须加强对 GERD 的认识,GERD 的常用诊断方法主要包括症状评估、内镜检查和食管 pH 检测等,但主要还是基于临床症状。典型症状为烧心及反流,典型症状者占88%,有典型症状者,不管其是否存在食管炎症均可用抗酸药物试验治疗,如治疗有效,则可进一步证实本病诊断;对症状不典型或有典型症状而抗酸药物治疗无效者,应作胃镜检查、24 小时食管 pH 监测进行综合分析来作出诊断。

（一）质子泵抑制剂（PPI）试验

PPI 试验作为 GERD 的诊断试验方法简便、有效,敏感度可达 78%,但特异度较低。具体方法为:对于有烧心、反流症状且内镜检查阴性疑似 GERD 的患者,可给予标准剂量 PPI 口服 2 次/天,治疗 1～2 周,如症状减轻 50% 以上,则可判断为 PPI 试验阳性。

（二）内镜

与欧美国家建议初诊患者先行 PPI 试验相比,我国共识意见对内镜检查的推荐更为积极。我国共识意见建议具有反流症状的患者在初诊时即行内镜检查。

上消化道内镜(又称食管胃十二指肠镜,EGD 镜)检查时常可发现胆汁带着泡沫自幽门反喷入胃内,将黏液池染黄;可因内镜刺激导致胃肠痉挛、恶心、呕吐,并非真正 GERD,故有一定假阳性和假阴性。另则胃镜为有刺激检查,症状较轻的患者有时不能耐受,依从性差,影响检查的次数和观察的时间有限,其应用价值有一定局限性,但对食管黏膜已发生病理改变者,则可以判断反流性食管炎的严重程度和有无并发症,结合活检可与其他原因引起的食管炎和其他食管病变作鉴别。胃镜下反流性食管炎分级(Savary-Miller 4 期分级法)。Ⅰ期:贲门上方一处或多处非融合性的黏膜损害,红斑伴或不伴有渗出或浅表糜烂。Ⅱ期:融合性糜烂,渗出病变,但未完全累及食管环形皱襞。Ⅲ期:融合性糜烂,渗出病变,已完全累及食管环形皱襞,导致食管壁炎性浸润,但未引起狭窄。Ⅳ期:慢性黏膜病变,如溃疡,壁纤维化,狭窄,短缩,瘢痕化,Barrett 食管。

食管黏膜活检诊断反流性食管炎的标准:①鳞状上皮基底细胞层增厚;②乳突向上皮表面延长,超过正常厚度的 2/3;③固有膜内中性粒细胞浸润。

（三）食管反流监测

食管反流监测是 GERD 的有效检查方法,是 GERD 诊断的客观依据,包括食管 pH 检测、食管阻抗-pH 监测和无线胶囊监测等方法。24 小时食管 pH 监测能记录白天和夜间及 24 小时食管内的 pH<4 的百分比、pH<4 的次数、持续 5 分钟以上的次数、最长持续时间等观察指标。这些参数能帮助确定在生理活动状态下有无过多的反流,并有助于阐明胸痛和酸反流的关系。未使用 PPI 的患者可选择单纯 pH 监测;若正在使用 PPI 治疗则需加阻抗监测以检测包括弱酸和弱碱反流在内的所有非酸反流,Meta 分析提示服用 PPI 后行反流监测,弱酸反流是最常见的反流形式,为 PPI 疗效欠佳的重要原因。无线胶囊监测可使监测延长至 48 小时甚至 96 小时。

（四）食管 X 线钡餐

传统的食管钡餐检查将胃食管影像学和动力学结合起来,可发现食管下段黏膜皱襞增粗、不光滑,可见龛影、狭窄,食管蠕动减弱;并可显示有无钡剂从胃反流至食管,因此对诊断有互补的作用,但其敏感性较低。2014 年中国胃食管反流病专家共识首次提出,如患者不存在吞咽困难等症状,不推荐行食管钡剂造影。

（五）食管测压

食管测压可了解食管动力状态,用于术前评估,但不能作为 GERD 的诊断手段。由于食管下端括约肌压力低下以及食管蠕动障碍等动力学异常并非 GERD 的特异性表现,因此食管测压诊断 GERD 的价值有限。但通过食管测压可对食管下端括约肌进行定位,有利于置放食管反流监测导管;而且在行抗反流手术前可排除其他食管动力障碍性疾病,如贲门失弛缓症、硬皮病引起的严重食管动力低下等。因此,食管测压在临床上有利于评估食管功能。

(六)核素胃食管反流检查

用同位素标记液体,显示在平卧位及腹部加压时有过多的核素胃食管反流。如肺内显示核素增强时,表明有过多的反流,常是肺部病变的原因。由于操作繁琐,且有放射性污染,目前临床已很少使用。

四、治疗

目的在于控制症状、治愈食管炎、减少复发和防治并发症。

(一)改变生活方式

改变生活方式是 GERD 治疗的一部分,可以减轻症状、防止复发、且无须花钱。体位方法包括餐后保持直立位,避免用力提物、弯腰低头;避免睡前小吃或饱餐,少进水,应用促动力药;睡觉时垫高上半身15~20 cm。防止食管下括约肌基础压力降低的措施,包括尽量减少饮食中脂肪、巧克力、酒精和咖啡的摄入以减少反流和加重烧心症状。吸烟增加胃食管反流和促使十二指肠胃反流,因此需戒烟。减少引起腹压增高的因素,肥胖者需减肥,有证明体重下降 4.5~6.8 kg 可明显减轻症状;不穿紧身衣服。避免服促进反流药物,如抗胆碱能药物、钙通道阻滞剂及硝酸甘油等使食管收缩力减弱及引起胃排空延迟。

(二)药物治疗

目的是减低胃内容物的酸度,减少胃食管反流,保护食管黏膜。常用药物有抗分泌剂、抗酸剂、促动力药、黏膜覆盖药,临床上常联合用药。

(1)抗分泌剂包括 PPI 和 H_2 受体阻滞剂。多项 Meta 分析显示,PPI 对食管炎愈合率、愈合速度和反流症状的缓解率均优于 H_2 受体阻滞剂,是治疗 GERD 的首选药物,70%~80%的反流性食管炎患者和 60%的非糜烂性反流病患者经 8 周 PPI 治疗后可获得完全缓解。2014 年中国胃食管反流病专家共识建议,如单剂量 PPI 治疗无效可换用双倍剂量;如一种 PPI 治疗无效,可选其他 PPI 进行治疗。研究显示,GERD 治疗中最优胃酸抑制需要在 24 小时中使胃内 pH ＞4 的时间达到 16 小时,在疗程方面,共识意见认为 PPI 治疗 GERD 使用疗程至少 8 周。与治疗 4 周相比,治疗 8 周可将症状缓解率和食管炎愈合率提高 10%以上。合并食管裂孔疝的 GERD 患者以及 Savary-Miller 分级Ⅲ期、Ⅳ期的患者,PPI 剂量应加倍。PPI 包括埃索美拉唑、奥美拉唑、泮托拉唑、兰索拉唑等;H_2 受体阻滞剂有西咪替丁、雷尼替丁、法莫替丁、尼沙替丁等。

(2)促动力药包括多潘立酮(吗丁啉)、莫沙必利、依托比利等,这类药物可能通过改变食管下端括约肌压力、改善食管蠕动功能、促进胃排空,从而达到减少胃内容物向食管反流及减少其在食管的滞留时间。但此类药物疗效不确定,因此只适用于轻症患者,或作为联合用药。

(3)抗酸剂包括氢氧化铝、氧化镁、三硅酸镁、碳酸钙等。目前认为,长期服用含铝镁的抗酸剂应慎重,短期应用是安全的。

(4)黏膜覆盖有硫糖铝、藻酸盐制剂、枸橼酸铋钾、蒙脱石散(思密达)等,起到一定的黏膜保护作用,可作为辅助用药。

(三)维持治疗

GERD 具有慢性复发倾向,为减少症状复发,防止食管炎复发引起的并发症,可给予维持治疗。

维持治疗方法主要包括以下几种。①持续维持:指当症状缓解后维持原剂量或半量 PPI 每天 1 次,长期使用。②间歇治疗:指 PPI 剂量保持不变,但延长用药周期,最常应用的是隔天疗法;在维持治疗中,若症状反复出现,应增至足量 PPI 维持。③按需治疗:是指经初始治疗成功后停药观察,一旦出现烧心、反流症状,随即再用药至症状消失。2014 年中国胃食管反流病专家共识指出,非糜烂性反流病和轻度食管炎(Savary-Miller 分级Ⅰ期和Ⅱ期)患者可采用按需治疗和间歇治疗,PPI 为首选药物,抗酸剂是可选药物;重度食管炎(Savary-Miller 分级Ⅲ期、Ⅳ期)及 Barrett 食管患者通常需要 PPI 持续维持。但西方国家认为长期使用 PPI 有造成难辨梭状芽孢杆菌感染的可能,我国尚无此类研究证实。

(四)手术治疗

大多数患者症状轻微,可以通过改变生活方式及药物治疗得到控制、其中的 10%～30%会出现严重的食管炎及其并发症而需要接受手术治疗。治疗病例数目虽然明显低于保守治疗,然而手术治疗却是胃食管反流治疗方法中最重要的一部分。过去认为重度反流性食管炎、出血、狭窄及部分 Barrett 食管病例,均是外科治疗的适应证。《胃食管反流病诊治指南》指出"对 PPI 治疗有效但需长期服药的患者,抗反流手术是另一种治疗选择"。

外科手术方法不下数十种,但不外把食管末端的一部分缝合到胃上,以便在腹内压力升高时,经胃传导压力,使缝合部起一抗反流活瓣作用,另一作用是提高食管末端压力。抗反流手术的术式,基本上有三大类:全胃底折叠术、部分胃底折叠术和贲门固定术。

1956 年 Nissen 报告了他设计的全胃底折叠术(360°胃底折叠术),以后屡经改进,1977 年发表了最后一篇报道。"Nissen 胃底折叠术"实际泛指传统和改良的 Nissen 手术许多式式。其目的明显减少了咽下困难和胃膨胀综合征(亦即气顶综合征,gas bloat syndrome,GBS)的发生。短松 Nissen 手术这种手术被认为是应用最广、疗效最佳的手术方式。

河北医科大学第四医院王其彰自 20 世纪 80 年代就开始研究 GERD,根据胃食管结合部的解剖结构设计了贲门斜行套叠术,临床应用已上百例,全部病例术后反流症状消失,经食管 pH 监测未见食管异常反流,食管下括约肌压力亦显回升。此手术有效地建立了抗反流屏障,效果确实,易于掌握,有推广价值。

近年随着微创外科蓬勃发展,腹腔镜抗反流手术[食管裂孔疝修补和/或胃底折叠术]以其只需重建(不需切除且无须取标本)、图像放大、光照良好、可在狭小间隙内操作的突出优势而迅速成为 GERD 的首选手术方式。用腹腔镜治疗 GERD 首先由加拿大医师 Gegeal 于 1991 年开始,不久 Dallemagne 等于 1991 年在比利时开会报道 12 例治疗效果。腹腔镜下施行的手术以 Nissen 手术为主,此项技术以其创伤小、恢复快、近远期疗效与开放式 Nissen 手术相当等优点,因此,临床上愿意接受此项手术的患者数量急剧上升,在美国等国家,每年施行此项手术患者 5 万～7 万例。已迅速成为治疗食管裂孔疝的首选术式。在欧美国家已成为除腹腔镜胆囊切除术以外的另一标准手术。国内也已开展了此项技术。微创技术的发展,使手术治疗更为安全、简便、有效。中国对于 GERD 诊治的专家共识演变过程是:2007 年多数倾向为手术治疗应综合考虑,由有经验的外科医师慎重决定;2009 年认为抗反流手术与药物治疗相当,但手术并发症和病死率与外科医师经验相关;2014 年趋于一致的意见是抗反流手术在缓解症状和愈合食管炎方面的疗效在一定程度上优于药物治疗,应得到更多的认可和推广。

(五)内镜治疗

目前 GERD 内镜下治疗手段主要分为射频治疗、注射或植入技术和内镜腔内胃食管成形术。其中射频治疗和经口不切开胃底折叠术(transoral incisionless fundoplication,TIF)是近年研究的热点。

射频治疗技术是近几年才出现的治疗 GERD 的新方法。该技术具有操作简单、微创、安全、有效、不良反应少、恢复快等特点,易于被患者接受,为临床上药物疗效不理想的患者提供了新的微创治疗方法。术后 2 小时即可进流质,活动无限制,术后 2 天内可出院。关于射频治疗目前已有 4 项随机对照试验(RCT),随访 3~6 个月,结果显示手术组症状改善和生活质量评分均优于假手术组,但上述研究均缺乏长期随访的结果。此外,大部分患者术后虽然症状改善,但仍有反流症状,术后仍需使用 PPI,而 pH 监测参数和食管炎愈合率等客观指标改善不明显。因此,射频治疗的长期有效性仍需进一步研究证实。

TIF 是近年新兴的内镜下抗反流手术,近期一项随机多中心交叉对照研究纳入了 63 例 GERD 患者,结果显示术后 6 个月手术组症状缓解率和食管炎愈合率均优于高剂量 PPI 组。但其长期疗效仍需进一步研究证实。

(六)并发症的治疗

1.食管狭窄

食管慢性溃疡性炎性反应改变可导致瘢痕形成和食管狭窄,临床上尤以食管下段多见。GERD 相关食管狭窄的主要治疗方法为气囊扩张,但术后复发率较高,故合并食管狭窄的患者经扩张后需 PPI 维持治疗,以改善吞咽困难的症状和减少再次扩张的需要,对年轻患者亦可考虑抗反流手术。

2.Barrett 食管

Barrett 食管是常见的 GERD 相关并发症,也是与食管腺癌发病密切相关的癌前病变之一,有 64% 的食管腺癌患者伴有 Barrett 食管,故应使用 PPI 及长程维持治疗,定期随访是目前预防 Barrett 食管癌变的唯一方法。早期识别不典型增生或早期食管癌应及时手术切除。

(刘炳礼)

第四节　支气管扩张

一、概述

1919 年,Laennec 首次描述了支气管扩张这一种疾病,并叙述了其特征为支气管永久性的损害,形态学表现为管壁结构的破坏及管腔的扩张。1929 年,Brunn 提出可以手术切除支气管扩张的病变部位,从此手术治疗逐渐成为支气管扩张的重要的治疗方法。1937 年后,Churchill、Belsey 发展了肺的手术技术,采用肺叶切除及肺段切除的方法治疗支气管扩张。随着对疾病认识的进展及手术技术的逐渐成熟,外科手术成为治疗支气管扩张的重要方式。

支气管扩张通常被定义为含有软骨的支气管分支结构的不可逆的永久性扩张,病变可以是局限或是广泛的。近年来,临床表现常为持续的咳嗽,每天大量排痰,反复肺内及胸腔内感染,症状长期存在,迁延不愈。感染反复发作,每天均有气道分泌物排出,气流的梗阻使呼吸做功增加,呼吸不畅,从而降低了生活质量。另一显著临床表现为不同程度的咯血,严重者可危及生命。病变可在任何年龄发生,年轻的患者存在支气管扩张,可能会合并先天性的疾病或免疫缺陷,在成人,相当多的患者具有支气管扩张的病理改变,但无自主症状。有症状的支气管扩张如果不进行处理的话,可引起持续性的气道损害,肺功能的不断丧失。对于支气管扩张的处理均以针对病因,减轻症状,延缓病变进展为目的,外科治疗以消除引起症状的不可逆支气管扩张病变为主。肺囊性纤维化所致支气管扩张,病变广泛,以内科治疗为主,不在本篇讨论之列。

二、流行病学

支气管扩张总的发病率较难统计,多数数据来自各级医疗中心、保健中心或保险公司。许多患者CT 显示有支气管扩张,但无明显自觉症状,多数的统计结果未包括这部分人群的数据。在一项 HRCT 用于人口普查并作为诊断证据的研究当中,支气管扩张而无症状的患者占支气管扩张患者总数的比例可高达 46%。估计实际的发病率要高于从医疗保健机构得到的统计数字。疾病疫苗对于呼吸道疾病防治具有较大作用。随着疾病疫苗的不断开发,越来越多的呼吸道疾病得到及早预防,百日咳等对呼吸道产生破坏的疾病发病率逐渐降低,这一点对儿童有显著帮助,根据统计,儿童的支气管扩张在逐年下降。在发达国家,支气管扩张的发病率及患病率是比较低的。在新西兰,每年发病率达到 3.7/100 000。在美国,在成人当中,每年发病者可达5.4/10 000。在18~34 岁的年龄段,每年发病率为 4.2/100 000,在 75 岁或以上的人群中,每年可达 272/100 000。对比欧美国家,亚洲国家的患病率是比较高的,根据 1990 年我国香港政府的统计,每年住院率为16.4/100 000。我国其他地区并无确切的统计数字,但从临床经验来看,近十年来,后天性支气管扩张患者数量在逐渐减少,这与人民生活水平提高,医疗卫生条件改善密不可分。

三、病因与发病机制

除少部分发病早的患者是先天性或遗传缺陷导致,绝大部分支气管扩张为获得性病变。无论自身机体有何种易患因素,大多数支气管扩张的形成都需经历肺部感染的阶段。这一点亦为文献上论及最多的病因,即大多数支气管扩张的形成是微生物与机体互相作用的结果。Angrill 等研究证实 60%~80% 的稳定期患者气道内有潜在致病微生物定植,其中最常见的是流感嗜血杆菌、铜绿假单胞菌。有文献报道称一个急性的感染期可使肺内支气管结构受到严重破坏,从而产生支气管扩张。目前多数学者认为,支气管扩张为多个因素互相作用的结果。支气管扩张存在的遗传性易感因素包括先天性的纤毛运动障碍使气道清除能力下降;缺少 IgG、IgM、IgA,使支气管管腔内杀菌能力降低;α-1 抗胰蛋白酶缺乏、营养不良等。有学者总结支气管扩张病变形成的直接原因主要由于 3 个因素的互相影响,即支气管壁的损伤、支气管管腔的阻塞、周围的纤维瘢痕形成的牵拉作用。另有假说综合了遗传因素与环境因素的影响,提出由于基因易感性,引起宿主的纤毛运动障碍,支气管清除分泌物及脓液的功能减弱,残存的细菌及坏死物无法被清除,细菌更易定植在管壁上,气道炎症反应加重,造成支气管壁薄弱,由于慢性炎症的迁延不愈,管腔反复被阻塞,形成恶性循环。阻塞的管腔远端分泌物潴留,管壁即存在一定的张力,如遇到薄弱的支气管壁,即可形成扩张。儿童时期正在发育过程当中的支气管壁更易受到破坏,支气管扩张发病越早,肺支气管破坏可能越严重。在感染的慢性期,纤维瘢痕的收缩在支气管扩张的发展中占有重要的作用。随着症状的发展,慢性咳嗽使支气管内气体压力增加,亦可占一定因素。

患者具有某些基础疾病时,支气管扩张是基础疾病发展过程中肺部病变的一个表现。在这种情况下,更要注意潜在疾病的处理。这类疾病包括免疫缺陷、肺囊性纤维化、真菌病、结核、淋巴结肿大、异物、肿瘤、肺棘球蚴病等。其致病机制多与支气管部分阻塞相关。但单纯支气管阻塞不会引起支气管扩张,如伴发感染,引流不畅,则为形成支气管扩张制造条件。右肺中叶支气管有其独特的解剖学特点,管径较小,相对走行较长、分叉晚,与中间段支气管及下叶支气管夹角相对较垂直,周边环绕淋巴结,而较易阻塞管腔,引流不畅。当中叶感染,支气管周淋巴结肿大,支气管腔狭窄时,易形成远端的支气管扩张。右肺中叶支气管扩张可为"中叶综合征"的一种表现。上肺叶的支气管扩张通常继发于结核。结核愈合过程中纤维瘢痕收缩,可牵拉已破坏的支气管壁。支气管扩张与以前是否患过肺结核病显著相关,在结核病流行的泰国,结核病是支气管扩张发病最重要的因素。

四、病理及病理生理

支气管扩张病变主要位于中等大小的支气管。病变支气管腔内常无纤毛及柱状上皮等细胞特征,可有鳞状上皮化生,正在受侵及的支气管壁可见溃疡形成,管腔扩大,管腔可充满黏液或脓液,管壁增厚,纤维组织增生,仅残留少量平滑肌及软骨组织,从而失去弹性,远端细小支气管可见堵塞或消失。中性粒细胞等炎症细胞侵犯支气管壁是支气管扩张较为常见的一种表现。病变区域可见炎症反应表现,支气管管腔内中性粒细胞聚集及肺组织内中性粒细胞、单核细胞、$CD4^+$ T 淋巴细胞浸润。支气管扩张部位病肺常有肺感染、肺不张及支气管周围纤维化,可见病肺实变、萎缩,部分出血的支气管扩张患者肺部可散有出血斑。在反复感染时期,肺泡毛细血管受破坏,动脉壁增厚,支气管动脉扩张。支气管动脉直径 >2 mm 即可被认为异常,支气管动脉增粗、迂曲扩张,支气管动脉瘤样扩张,或动脉瘤形成,或支气管动脉与肺动脉吻合形成血管网,动脉内血流丰富,一旦支气管动脉壁受感染侵蚀,易出现呼吸道出血。局限性的痰中带血主要来源于气管黏膜供血小血管的损伤,而大咯血主要来源于较大血管分支的侵蚀。随着病变进展,支气管动脉及肺动脉间的吻合支增多,形成广泛的侧支循环,体-肺分流严重,肺动脉阻力增加,从而加重心脏负担,导致右心衰竭及左心衰竭。

从解剖学角度来看,左主支气管较长,与气管角度较大,排痰相对困难,特别是左肺下叶基底段易存在引流不畅,左肺上叶舌段与下叶开口相距较近,易受感染。右肺下叶基底段支气管病变亦较多。但双下叶背段病变常较少,可能与体位相关,患者站立时有助于引流双下叶背段支气管。结核性病变常发生于上叶,故结核相关支气管扩张常在上叶。

有 3 种不同的支气管扩张形态,即柱状、曲张状、囊状。柱状的支气管扩张标志为单独扩大的气道,囊状的支气管扩张为持续扩大的气道形成像串珠样的结构,曲张状支气管扩张为扩大的气道当中存在缩窄的结构。柱状病变主要位于肺段、肺亚段及其分支,囊状病变多侵犯小支气管,包括终末细支气管及呼吸性细支气管。支气管扩张很少侵及叶支气管。较大的支气管扩张,更可能由于周围纤维瘢痕牵拉所致,而细小的支气管扩张,引流不畅是重要因素。

有学者根据病变肺组织的血流灌注情况将支气管扩张分为非灌注型支气管扩张及灌注型支气管扩张。前者的主要特点为受累病肺的肺动脉缺少血流灌注,肺动脉通过体循环逆行充盈,支气管多呈囊状扩张。因此病肺毛细血管床遭到破坏,肺毛细血管的阻力增加,迫使体肺循环之间形成旁路,血液经肺动脉流向肺门。在肺血管造影时,患侧肺动脉表现为假性排空的征象。非灌注型的肺组织无呼吸功能和气体交换功能,并由于肺体循环旁路,有可能引起肺源性心脏病。支气管动脉充盈扩张,压力增高时,变薄的支气管血管可发生破裂,患者出现咯血症状。灌注型肺为柱状支气管扩张,仍有呼吸功能和气体交换功能。肺动脉造影时,病肺的肺动脉可见有充足的血流灌注。此型相对病情较轻,多见肺部感染症状。此种分型对支气管扩张病变的供血特点进行了阐述,有助于病情的评估及手术方式的决定。

五、临床表现

支气管扩张患者男性比例高,各年龄段均有发病病例。病程常较长,可迁延数年或数十年。患者可存在幼年呼吸道疾病史,或反复肺部感染病史。根据病情轻重,肺部感染加重及减轻,支气管管腔分泌物的多少、有无,治疗而不同。呼吸系统的所有症状都可作为支气管扩张的临床表现,而部分患者可仅仅存在影像学表现而无症状。

慢性咳嗽、咳痰为一常见的症状。患者可有刺激性咳嗽,为长期慢性炎症刺激的后果,亦与气道的高反应性有关。仅咳嗽而无痰,称为"干性支气管扩张"。咳痰在晨起时最多,为夜间呼吸道潴留痰液。其次以晚间较多。痰量多者每天可达 400 mL。如痰液较多,咳痰无力,排痰困难,阻塞小支气管,则感胸闷气急。典型患者多为黄绿色脓样痰,如痰液有臭味则考虑存在厌氧菌感染。大量痰液集于玻璃瓶中,数小时后可分为 3 层:上层为泡沫,中层为黄绿色黏液,下层为脓块状物。咳痰的多少与感染程度、范围、机体抵抗力、病变支气管是否通畅、药物治疗是否有效等有密切关系。目前由于各类高效抗生素的普遍应用,大量脓痰的情况相对少见,但耐药病菌的存在相对增加。支气管扩张患者如抗生素有效,痰液引流通畅,症状可得到缓解,仅存在咳嗽或存在少量痰液,但因支气管结构发生改变,容易反复感染,症状可重复出现。

咯血为另一常见的症状,可从痰中带血至短时间内咯血数百毫升,程度不等,症状可反复发生。咯血量与病情轻重及病变范围不一定相关。有些患者的首发症状可能仅为咯血。对咯血程度的判定目前尚不统一。一般认为,24 小时内咯血量在 200 mL 以下者为少量咯血,200～600 mL 称为中量咯血,超过 600 mL 则称为大咯血。也有人认为大咯血是指一次咯血 300～500 mL,大咯血常常来势凶猛,病死率极高,可达 60％～80％,故常引起医务人员的重视。De Gregorio 等提供的一组在医院微创中心进行的统计,以咯血为主要症状的患者中,患支气管扩张的人数占首位,可以从侧面反映在发达国家的疾病现状。影响大咯血患者病死率的最主要因素为出血阻塞气管及支气管,影响正常肺组织的通气而导致窒息,部分患者可见血氧饱和度进行性下降,常低于 90％,病情急重。结核性支气管扩张病变逐渐发展可发生咯血,病变多在上叶支气管。

因病肺组织长期慢性感染,常出现全身毒血症状,患者可有发热、乏力、食欲缺乏、消瘦、贫血等。症状重,病程长的患者常有营养不良,儿童患支气管扩张可影响生长发育。Kartagener 综合征患者可具有支气管扩张的症状,同时具有内脏逆位及鼻窦炎。如感染侵及胸膜腔,患者常常发生胸痛、胸闷等胸膜炎、脓胸的表现。当出现代偿性或阻塞性肺气肿时,患者可有呼吸困难、发绀、活动耐力下降等表现。随病情进展,可出现肺源性心脏病的症状。

支气管扩张体征无特征性。早期支气管扩张患者仅有影像学改变,并无阳性体征。一般患者可发现肺部任何部位的持续性湿啰音,局部痰液排出后湿啰音可发生变化。湿啰音的范围随病变范围而不同。也可发现管状呼吸音或哮鸣音部分患者可有杵状指(趾),但目前,支气管扩张患者具有杵状指(趾)的比例明显变低。并发肺气肿、肺源性心脏病、全身营养不良时,可具有相应的体征。

六、诊断

(一)症状及体征

如果患者具有下列症状,可怀疑其有支气管扩张。

(1)反复肺部感染,迁延不愈,发作次数频繁,存在少量或大量脓痰,痰液可分层,病程可持续数年;可具有胸痛或呼吸困难。

(2)非老年患者,反复咯血病史,可伴有或无支气管反复感染,有时咯血量偏大。

(3)结核病史产生较大量的咯血。

(4)局限的肺湿啰音,可有缓解期及持久存在,可伴管状呼吸音或哮鸣音。

支气管扩张的症状及体征相对具有非特异性,仅为临床进一步诊疗参考依据。怀疑具有支气管扩张的患者可进一步行其他检查。

(二)胸部影像学检查

胸部 X 线片为肺部疾病初步筛选的影像学方法,但对于支气管扩张诊断价值有限。X 线片表现不典型,大部分见到的是肺纹理增多、紊乱,不能确定病变的程度和范围,病变轻微则表现无特殊。在过去,支气管造影是确诊支气管扩张较好的方法,但其为一创伤性的检查,操作复杂,有一定的并发症发生率,目前已基本被大部分医疗单位淘汰。普通螺旋 CT 对于支气管扩张的诊断具有一定作用,但敏感性仍不高。在普通螺旋 CT 扫描检查中,可表现为局部支气管血管束增粗、肺纹理紊乱、条索状影和局限性肺气肿等,经 HRCT 证实这些部位的异常影像为支气管扩张的不同表现。因支气管扩张的患者往往在急性期出现肺内炎症、咯血引起肺泡内积血等,螺旋 CT 仅表现为肺组织急性渗出性病变,容易掩盖支气管扩张形态学影像表现而不能确诊,HRCT (高分辨 CT)具有准确、便捷、无创的特点,逐渐成为支气管扩张诊断的金标准。一般认为,HRCT 诊断支气管扩张的假阳性及假阴性分别为 2% 及 1%。主要的诊断依据包括:支气管的内径比相邻的动脉粗,支气管的走行没有逐渐变细,在肺外侧带靠近胸膜的 1~2 cm 内,可见到支气管。在几项研究当中,HRCT 上肺及支气管的形态学改变与肺功能的变化及肺动脉收缩压的改变是相近的。有条件的单位可做 CT 三维重建,从不同的角度证实支气管扩张,更具有形象性。

柱状扩张的支气管如平行于扫描方向,可显示支气管壁及管腔含气影,呈分支状"轨道征";在横断面 CT 扫描上,扩张的支气管壁即支气管内气体。与伴行的肺动脉的横断面组合形似印戒,称为"印戒征";扩张的支气管走行和扫描平面垂直或斜行时则呈壁较厚的圆形或卵圆形透亮影。囊状扩张表现为大小不等的囊状,多聚集成簇,囊内可见气液平面。混合型扩张兼有柱状扩张和囊状扩张的部分特点,形态蜿蜒多变,可呈静脉曲张样改变。

随着 CT 的广泛应用,我们可以随访支气管扩张的不可逆现象。Eastham 等人提出了一种新的支气管扩张的分级方式,共分 3 个级别:①支气管扩张前期。由于长期反复感染,HRCT 可以显示出非特异性的支气管管壁增厚的表现,但无管腔扩张。②HRCT 支气管扩张期。HRCT 可显示支气管扩张,但无囊状或柱状的典型改变。在这一期间进行随访。如果 2 年后仍然显示支气管扩张,则病变视为不可逆。③成熟支气管扩张。如 HRCT 影像在长时间没有缓解,则为成熟的支气管扩张。这时影像学显示典型的支气管扩张的改变。此分级关注了支气管扩张在发病初期的表现,具有一定价值。

随着应用增加,MRI 也获得了与 CT 相近的结果。但限于对比性不如 CT、MRI 在支气管扩张诊断中的应用较少。

(三)纤维支气管镜检查

纤维支气管镜为比较重要的一项检查,在支气管管腔阻塞的成因及病变定位方面具有较大的作用。具体包括下面几点。

(1)支气管镜可了解支气管管壁的损害程度,为手术方案提供参考依据。如支气管管壁明显受累、溃疡、瘢痕形成,则应选择较为正常的支气管作为手术切除及缝合的部位。

（2）如患者咳痰较多，引流欠佳，支气管镜可了解具体咳痰部位，确定合适的引流部位，并吸除痰液或痰痂，使肺通气好转。同时可留取痰液及分泌物标本，由于从深处采集样本，避免了口腔菌群污染，得到的细菌培养结果更加准确。

（3）可明确支气管阻塞原因。支气管镜可明确支气管内有无肿瘤、息肉、异物、肉芽肿形成、外压性狭窄。部分异物在 CT 上难以显影，通过支气管镜可直接发现。CT 显示部分支气管狭窄改变，应进一步进行纤维支气管镜检查。

（4）部分支气管腔内病变可通过支气管镜治疗。肉芽肿形成可通过支气管镜烧灼使管腔通畅，异物可通过支气管镜取出。可通过支气管镜注入药物，使药物在局部发挥更大作用。

（5）部分咯血的患者可明确出血部位，为支气管动脉栓塞术或肺部手术提供依据，便于栓塞出血血管或切除病变肺组织。支气管镜检可见管腔开口血迹，部分可见活动性出血。大咯血的患者可在咯血间歇期进行检查。栓塞术后或手术后行支气管镜可检验治疗的效果。

（四）其他检查

支气管扩张的肺功能通常表现为阻塞性通气功能障碍，并可能有气道高反应性的证据。在术前，行肺功能可了解是否耐受手术，为手术方案提供依据。术后行肺功能可评估治疗的效果。部分咯血患者行肺功能时会使症状加重，不能或不敢尽力听从指令，致使检查不能进行或数据不真实。这部分患者可进一步应用血气分析辅助评估肺功能情况。

在咳痰较多的患者中，痰培养为应用抗生素提供了重要的依据。在脓性的痰中可能难以找到细菌。流感嗜血杆菌及铜绿假单胞菌是最常培养出的细菌。细菌的菌种变化可能与疾病的严重程度相关。在病情轻的患者，痰培养经常无细菌。在病情较重的患者痰液培养出流感嗜血杆菌，在病情最严重者则为铜绿假单胞菌。其他常见的菌属包括肺炎链球菌、金黄色葡萄球菌、副流感嗜血杆菌等。值得注意的是有时会培养出结核菌，以及真菌。针对病原菌应用有效的抗生素显得尤为重要。

肺通气/灌注检查有助于了解病肺血流灌注情况，对手术切除范围的评估有帮助，无血流灌注的病变肺组织切除有助于改善肺功能。

七、治疗

支气管扩张患者病因、症状各不相同，病情有轻有重，病变部位多变，部分患者亦可合并其他疾病。故支气管扩张患者的治疗需因人而异，充分考虑患者个体病情的前提下，制订合理的治疗计划。

（一）一般治疗

支气管扩张的患者因咳嗽咳痰症状较多，可影响饮食及睡眠，通常营养条件较差，积极改善营养可为内科及外科治疗创造自身条件。有吸烟习惯的患者必须戒烟。适量运动，呼吸功能锻炼对于支气管扩张患者延缓肺功能损失也具有一定的作用。居住及工作环境空气清新能够减少呼吸道刺激，可能会减轻症状，避免感染发生或加重。

（二）内科治疗

多数情况下内科治疗为支气管扩张患者首先进行的治疗方式。在支气管扩张的内科治疗中，总的目标是阻断感染-炎症反应的循环，阻止气道的进行性损伤，改善症状，阻止恶化，从而提高生活质量。除此之外，寻求并去除支气管扩张的病因也是非常重要的。部分病因如免疫缺陷、遗传病所致支气管扩张只能够保守治疗。

有效清除气道的分泌物是支气管扩张治疗的关键环节之一,可避免痰液滞留于气道,使黏液栓形成,从而引起细菌定植,反复感染和炎症。多年来发明了许多使分泌物排出的物理疗法,包括体位引流,震荡的正压呼气装置,高频率的胸廓敲击,在一定程度上对于气道分泌物清除有效。呼吸肌的锻炼能够改善患者运动耐量及排痰能力,从而改善生活质量。有研究证明利用生理盐水进行雾化对于稀化痰液、清除气道分泌物是有效的,虽然比较药物来说,作用相对较小。

许多患者具有气道阻塞、气道高反应性,并对支气管扩张剂具有较好的反应,临床上支气管扩张剂如β受体激动药,短时效的抗胆碱药经常用于支气管扩张的处理当中。大部分能够达到预期的效果,进一步需要相应的随机对照的临床试验支持。目前尚没有明确的证据证明应用类固醇激素抗炎对于支气管扩张有显著的疗效。最近的小样本的临床试验证明,在支气管扩张的患者中应用抗胆碱酯酶药,可有效改善咳嗽、脓痰及呼吸急促的症状。

抗生素不仅用于感染加重的时期,而且也用于抗感染后的维持治疗,我们应该了解不同的患者具有不同的细菌定植谱,同一患者在不同时期可感染不同的细菌,有的患者还具有多重感染,故根据情况需要应用不同类型的抗生素。痰培养及细菌药敏试验,对于抗生素的应用具有指导意义。应当指出让患者咳出深部的痰,并且重复培养结果,对于治疗的指导意义更大。在经验性治疗当中,应用针对铜绿假单胞菌、金黄色葡萄球菌、流感嗜血杆菌敏感的药物通常对于患者具有较好的疗效。研究证明一个14天疗程的静脉抗生素治疗改善了患者的症状,咳痰量,炎性指标,虽然没有改善一秒率及用力肺活量,但对生活质量改善帮助较大。有学者研究了应用雾化吸入抗生素的作用,证明在抗感染方面有一定的疗效,但是支气管痉挛也有一定的发生率。一般情况下,如痰为脓性且较黏稠,可应用针对致病菌的广谱抗生素联合稀释痰液的药物,最少1～2周,至痰液性状发生改变。痰呈黄绿色的考虑可能存在铜绿假单胞菌感染,抗生素需选择覆盖假单胞菌的药物。支气管扩张如未去除病变部位为终身疾病,易反复感染,一般主张治疗至痰液转清,症状基本消失,病变稳定即可,不必长期用药。

(三)外科治疗

循证医学方面的研究显示关于支气管扩张的外科治疗尚无随机对照临床研究证据。随着对疾病认识的不断加深及支气管扩张治疗内科疾病的规范化,支气管扩张的疗效不断提高。从西方国家的统计数据可看出这种趋势。来自Ruhrlandklinik医院的统计,需要手术治疗的支气管扩张占总数的18.3%,只占支气管扩张的一小部分;在Mayo Clinic医院,需手术治疗的比例为3.9%。但从数十年的外科实践经验来看,手术能够明确消除病变部位,从而改善症状,控制病变进展,解除由于支气管扩张病变引起的生命威胁。因此,手术是支气管扩张的重要治疗方法。支气管扩张的病因不同,病变严重程度及部位各异,手术方式也不尽相同。以病变为导向,支气管扩张的手术治疗涵盖了肺外科手术的多种手术方式,包括各种肺段切除、肺叶切除乃至联合肺段切除、肺叶切除及肺移植。根据症状、病变部位、影像学表现而采取的外科治疗手段不尽相同。

1.手术适应证及禁忌证

外科手术的目的为消除病变,改善患者的生活质量,防治支气管病变可能导致的并发症。文献统计的手术适应证包括反复而局限的支气管扩张合并呼吸道感染,持续脓痰排出,长期慢性咳嗽,上述症状对于内科保守治疗无效,故通过外科途径消除病变。我们认为根据支气管扩张手术的目的分为以下3类手术。

(1)为了消除症状进行的手术:支气管扩张常常合并呼吸系统的症状,如长期反复干性咳嗽,反复呼吸道感染,持续脓痰排出,对于内科治疗效果不佳或不愿长期服用药物的患者来说,如病变部位局限,外科手术是一个比较好的选择。手术可切除病变部位,达到根治的目的。

(2)为了处理合并病变进行的手术:如存在明确的由支气管扩张引起的并发症,可判断合并疾病是否能通过手术解决。可见于下列情况:如支气管扩张合并局限性肺脓肿;支气管扩张产生反复肺部感染,可合并脓胸;长期慢性感染者,肺组织破坏明显,局部存在肺不张、肺纤维化、肺通气减少,肺内分流增加,通气血流比改变,甚至形成毁损肺;支气管异物阻塞及肿瘤阻塞支气管可造成支气管扩张,支气管扩张患者肺内存在结核球、曲霉球。上述情况手术可通过消除病变达到治疗支气管扩张及合并病变的目的。

(3)为了解除生命威胁进行的手术:支气管扩张重要的症状包括咯血。咯血量的多少与影像学或其他症状的病情并不平行。少量咯血后,血块阻塞较大的气道或出血弥散分布于各支气管,严重影响肺换气,有生命危险。一次性咯血量达 1 500～2 000 mL 可发生失血性休克。支气管的咯血常反复发生,常常引起患者的重视。手术可通过切除出血部位,解除生命威胁。有时咯血症状较重,其他治疗无效,需急诊切除病变部位。

手术禁忌证主要包括一般状况差,肺、肝、肾功能不全,合并疾病多,不能耐受手术;病变比较广泛,切除病肺后严重影响呼吸功能;合并肺气肿、严重哮喘、肺源性心脏病者。手术后病变仍有残留,考虑症状缓解不明显者,需慎重考虑是否行手术切除。

2.手术切除部位的设计

支气管扩张的外科治疗目的为尽量切除不可逆的支气管扩张病变,而尽量减少肺功能的损失。术前病变区域可见肺实变、损毁,对肺功能有影响,而健侧肺叶存在代偿作用,故切除病变肺组织,肺功能损失不大,并不影响患者术后日常活动。手术方式比较灵活,可根据病变决定手术部位,尽量切净病变。可按下列情况选择不同手术方式。

(1)有明显症状,肺部反复感染,肺组织不可逆损害,病变局限于一叶可行肺叶切除,局限于肺段者可行肺段切除。

(2)病变若位于一侧多叶或全肺,对侧的肺功能可满足机体需要,病肺呈明显萎缩、纤维化,肺功能丧失者,可做多叶甚至一侧全肺切除术。

(3)双侧病变者,在不损伤基本肺功能的前提下可切除所有或主要病灶。双侧多段病变者,两侧受累总肺容量不超过 50%,余肺无明显病变,一般情况好,考虑能够耐受手术,则可根据心肺功能一期或分期切除。先行病变较重的一侧,待症状缓解及全身情况改善后行二期手术。分期手术者中间间隔时间应不少于半年,为肺组织功能代偿提供时间。一般认为术后 10 个肺段应当被保留。亦有文献报道支气管扩张分期手术后双侧肺仅剩余 8 个肺段也能维持生活。非局限者手术后可能症状缓解不明显,双侧手术指征宜从严掌握。

(4)大咯血患者如咯血部位明确,为挽救生命,即使其他部位仍有病变,可行咯血部位的切除。术前应尽量明确手术的范围。因急诊手术的并发症及病死率较高,有条件尽量在咯血间歇期做手术或止血后行择期手术。

(5)双侧病变广泛,肺功能恶化较快,内科治疗无效,估计存活时间不超过 2 年,年龄在 55 岁以下者,可以考虑行双侧肺移植手术。

3.手术时机

因支气管扩张是一种渐进性疾病,只要诊断确立,考虑肺组织病变已不可逆,患者未出现严重症状时即可进行手术,而不要等到出现大咯血、肺部毁损时再进行手术治疗。早期的手术治疗收效明显,并发症也相对较少。近年来对疾病认识加深,针对病原菌的抗生素逐渐增加,痰液引流充分,支气管扩张患者病变进展较慢,症状不重,对日常生活影响小,患者手术需求减少。因此根据患者自身情况,对症状的耐受性,影像学所示病变部位进行评估,确定手术时机。

4.术前准备

(1)术前常规检查包括血常规、生化、凝血功能等,行肺功能检查,血气分析。对于咳痰的支气管扩张患者,行痰培养及药敏试验。有选择性地行支气管镜检查明确病因、病变范围、支气管病变程度。

(2)进行呼吸训练及物理治疗,以增强活动耐力,改善肺功能。根据病变位置进行体位引流,应用物理震荡方法促进痰排出。

(3)营养支持对于促进术后恢复有重要意义。病程长,反复感染或咯血的贫血患者应给予输血及止血治疗。行支持疗法可增强机体对于手术的耐受性,促进术后恢复。

(4)在手术进行之前,应该有充分的内科药物治疗。术前有脓性分泌物者,选用适当抗生素控制感染,尽可能使痰转为稀薄黏液性。雾化吸入支气管扩张药物及口服化痰药物对痰液排出具有一定效果。指导患者体位引流,使痰量控制在每天 50 mL 之内。考虑有结核存在,术前需规律抗结核治疗。患者病情平稳,可考虑手术。

5.麻醉及手术的注意事项

麻醉时应尽量采用双腔气管插管,以隔离对侧肺组织,使其免受病侧肺脓性分泌物的污染或防止术中病肺出血引起健侧肺支气管堵塞窒息。双腔气管插管也可帮助咯血者定位。有条件者可行术中支气管镜,明确出血部位。部分患者右支气管已变形,如何双腔管插到位是一个考验。对于术中分泌物较多的患者,挤压病肺会在气管中涌出大量脓痰。术中可准备两套吸引器,一套用于手术台上,另一套用于麻醉师随时吸净气道分泌物。麻醉师与手术者配合,必要时停止手术步骤,先清理气道。手术可尽量先暴露钳夹或缝闭支气管,以免血或脓液内灌,然后处理各支血管。病变支气管钳夹后,气管中分泌物及出血大幅度减少,如持续分泌物或血排出,需注意其他部位病变。有时痰液比较黏稠不易吸除,术中气道堵塞,血氧饱和度下降幅度较大,手术风险加大。

由于存在肺部感染,病变常常累及胸膜,粘连紧密,存在体-肺血管交通支,分离粘连后胸壁上可见搏动性小血管出血,应注意止血彻底。术后可能渗血较多,应密切观察引流量。注意肺血管的解剖部位常发生异常,术中支气管动脉周淋巴结钙化,血管及支气管不易暴露。支气管扩张患者的支气管动脉一般都变得粗大甚至发生扭曲,直径可达 5~6 mm,所以应将其分离出来单独处理,或支气管旁的软组织全部缝扎。支气管扩张常有增生血管和异常血管,注意辨认。在剥离肺与胸腔粘连时,应尽量靠胸腔侧分离,以避免肺损伤,造成肺内脓性分泌物污染胸腔。导致胸腔感染和脓胸少见的肝顶棘球蚴囊肿破入支气管,引起胆道支气管瘘,而导致的支气管扩张,因胸腔广泛粘连,肺组织炎症反应重,手术难度大、出血多,可选择肝顶棘球蚴残腔引流术。

6.支气管扩张合并大咯血的手术处理

支气管扩张合并大咯血的出血来源动脉主要为支气管动脉。病变的血供比较复杂。解剖学研究表明右支气管动脉主要起源于右肋间动脉(48.85%)及降主动脉(47.48%),左支气管动脉主要起源于降主动脉(97.84%)。左右支气管动脉主干起源于降主动脉,以前壁最多(74.03%)。支气管动脉起源亦存在较大变异,异位起源包括锁骨下动脉、膈下动脉、甲状颈干、胸廓内动脉等。其中异常起源的胸廓内动脉,可发出迷走支气管动脉及交通支向支气管供血。异常支气管动脉归纳为:①主干型。支气管动脉主干及分支均扩张增粗,周围分支稀少。可见造影剂注入后呈云雾状外溢,出血量大,支气管壁可附着造影剂而显影。②网状型。支气管动脉主干及分支均扩张增粗,有双支或多支支气管动脉向同一病灶供血,构成血管网,造影剂经不同的血管注入均有外渗现象。③多种动脉交通吻合型。肺外体循环参与病变区供血,并与肺内支气管动脉沟通。多见于病变时间长,胸膜粘连明显者。

支气管动脉来源于体循环,血流压力高,出血后不容易止血。大咯血的准确定位主要依靠术前的 HRCT 及支气管镜,HRCT 可见出血病肺广泛渗出,支气管镜可见出血痕迹,有时可直接看到血液自支气管某分支引出。如患者出血量大,各级支气管可能被血液掩盖,无法判断出血部位,虽在术中可见病肺存在出血斑、病肺淤血等情况,定位仍然欠准确。Baue 等认为:单侧肺支气管扩张病变超过 1 个肺叶时,如术中切除病变明显的 1 个或 2 个肺叶后,开放支气管残端检查该肺叶仍有出血来源,术前检查及术中探查不能判断出血来源于哪一具体肺叶时,可以做一侧全肺切除以挽救生命。有条件者尝试行术中支气管镜或可找出出血的部位。

大咯血时手术病死率及并发症明显提高,故越来越多的学者达成一致即手术应该在大咯血的间歇期进行,在咯血停止或病情稳定时手术。但若大咯血危及生命时应急诊手术。双腔气管插管能够隔离病变肺,保护正常肺组织,为下一步处理争取时间。但因隔离气囊压力偏低,出血量大时仍可进入对侧支气管,气道分泌物及出血潴留,对侧肺的通气仍受影响。有研究证据表明咯血时行支气管动脉栓塞为有效的治疗方法,施行快,并发症低。但在非活动性出血的时期出血血管被血凝块堵塞,有时造影无法明确具体的出血血管,影响栓塞的成功率。血管内栓塞术者的操作水平、介入诊疗设备的好坏、栓塞材料的选择、血管栓塞的程度、病变的病理生理特点及栓塞术后的治疗对手术效果均存在不同程度的影响。结合我国国情,有条件且有经验开展支气管动脉栓塞的单位有限,主要集中在大中型城市的三甲医院,介入治疗的经验及水平不等,所以在咯血期间行手术治疗成为可选择的一种方案。

根据经验,当支气管扩张患者出现危及生命的大咯血,非手术治疗手段无法应用或无效时,可考虑急诊手术。行双腔气管插管,轮替行单肺通气,分别经开放侧气道吸除出血,仔细观察,如一侧刚吸净积血后仍然持续有血自气道涌出或可持续吸引出血液,而对侧吸净残血后不再有血吸出,则可确定该侧为出血侧,选择该侧进行开胸手术探查。进入胸腔后分别依次阻断各叶支气管,该侧气道持续吸引,如不再出血,可确定出血来自阻断支气管所在肺叶,由此可控制出血并进行肺叶切除。总之,支气管扩张合并大咯血病情凶猛,需要判断准确,迅速决策,如决定手术,需手术医师及麻醉师密切配合,才能提高抢救的成功率。

7.支气管剔除术治疗支气管扩张

20 世纪 90 年代中期,有学者开始进行支气管剔除术治疗支气管扩张,并取得了良好的效果。有研究表明,组织解剖学上,相邻肺泡隔上有 1~6 个肺泡孔(Cohn 孔),当年龄增大或支气管阻塞时,肺泡孔数目增多,借此肺泡孔建立旁路通气,此外,细支气管肺泡间 Lambert 通道和细支气管间的侧支通道也参与旁路通气的建立。所以。单纯剔除肺段支气管支而保留所属肺组织,只要有旁路通气来源,就可以部分地保存这部分肺组织的气体交换功能。支气管剔除术有以下优点:切除了病变不可逆的病理支气管,消除了产生症状的根源,保存了病变支气管区域的健康肺组织,通气功能损失少,最大限度地保存了肺功能。肺组织膨胀后基本无残腔,减少术后健肺代偿性肺气肿。术中首要的问题是准确定位病变支气管。首先探查肺表面着色情况,着色差异不明显时应将肺充气膨胀后摆至正常解剖位置,可用手轻触摸,了解支气管走行,在拟定切除的肺段支气管的肺表面沿支气管走行方向切开肺胸膜,然后固定该支气管,钝性分离该支气管表面的肺组织,暴露该支气管。支气管暴露后,应予以探查以进一步证实,如果为柱状扩张,该支气管呈不均匀纤维化,触摸时支气管壁增厚,硬度增加,弹性下降,且不均匀呈节段性;如果为囊性扩张,则可见多个串状分布的支气管囊壁柔软呈葡萄状,囊腔内可见脓痰溢出,囊腔可与肺组织紧密粘连。对于囊性支气管扩张,注意术中吸引,保持术野清晰。可选择从肺段支气管中间部分开始,更利于定位的操作。遇较大的血管和神经跨越支气管时,可在中点处切断肺段支气管,将支气管由血管或神经后方穿出后继续钝性剥离。剥离至远端时,支气管自然离断,断缘不必处理。必要时可嘱麻醉师加压通气,见余肺段膨胀良好,切断病变肺段支气管,残端全层间断缝合。远端肺段支气管管腔内可置入细导尿管接吸引器吸净腔内分泌物,行管腔内消毒,然后用组织钳夹住并提起远侧支气管断端。沿支气管外壁钝性加锐性剥离,将支气管从肺组织内逐步剔除,当剥离到其分支无软骨成分的小支气管处时,钳夹切断小支气管。更远的细小支气管结扎后留于肺组织内。注意剔除支气管时应剥离至近端见正常支气管为止。整个剔除过程中注意保护好肺段肺动脉、肺静脉。手术完成后请麻醉师加压使肺复张,可见已剔除支气管的肺段膨胀。如部分肺段无法膨胀,应寻找原因,必要时进一步处理。最后缝合支气管残端,闭合切开的肺创缘。从理论上考虑,缺少支气管的肺组织仍可能引流不畅,根据实践经验,保留下来的肺组织仍有扩张和回缩的能力,无感染、化脓,具有肺的通气换气不受影响的优点。我们认为柱状支气管扩张较为适用于支气管剔除术,但这种手术在保证支气管附近的肺组织无病变的情况下,如肺组织纤维增生,损毁明显,不宜行支气管剔除术。

8.胸腔镜支气管扩张的治疗

电视辅助胸腔镜手术应用广泛、进展迅速,已有部分研究证明胸腔镜应用于支气管扩张会带来益处,其创伤小、恢复快、疼痛轻、并发症少及心肺肝肾功能影响小等明显优点得到一致的认可。目前,胸腔镜肺叶/肺段切除作为治疗支气管扩张的方法之一是安全的,由于粘连严重或肺门结构不清,解剖困难,部分患者不得已中转开胸进行手术治疗。如考虑感染不重,胸腔内粘连局限或无肺门淋巴结的粘连钙化,胸腔镜手术可作为一个选择。

如非广泛、致密的粘连,可耐心应用胸腔镜辅助,电凝或超声刀松解胸膜粘连。胸腔镜有放大作用,可以更细致地显示手术部位的解剖细节,通过吸引器的配合,较易发现在松解粘连后的胸壁出血或肺表面持续出血,从而及时处理;另外,胸腔镜的镜头在胸腔内可自由变动角度,视野覆盖全胸膜腔,对于胸膜顶或肋膈角等开胸手术不易分离的粘连松解有较大的帮助。如探查发现胸膜腔广泛粘连,肺与胸壁间血供交通支形成,或肺表面覆有明显的纤维板,各切口之间均无良好的空间供器械操作,或可能分离后出现肺的广泛漏气及出血,此时选择常规开胸手术较为合适。

慢性炎症反应导致肺门部淋巴结肿大,支气管动脉扩张增粗,肺门结构周围间隙不清,这些都会增加全胸腔镜手术的难度。此时要求术者了解支气管及动静脉所在方位,正确进行解剖。对增粗的支气管动脉或变异增生的血管要及时处理,避免不必要的出血和视野由于出血而模糊。处理时可使用钛夹或超声刀,对于细小的血管可直接电凝。对于操作路径上的淋巴结,尤其是血管、支气管闭合部位的淋巴结必须去除,否则影响下一步操作,这些淋巴结或由于急性炎症反应,质地脆,易破损,并导致出血。或由于慢性反应机化,与血管、支气管粘连致密。可在肺根部从近心端游离淋巴结,并将淋巴结推向要切除的病肺。对周围有间隙的淋巴结采用电钩游离。对粘连致密的淋巴结从主操作孔伸入普通剥离剪进行锐性解剖。如遇到腔镜不易解决的困难应及时中转开胸,暴露充分,在直视下处理。

9.肺移植治疗支气管扩张

对于严重的支气管扩张,肺移植是一个可以考虑的选择。这种方法更适合肺囊状纤维化的患者,在非肺囊状纤维化的患者中,相关的研究资料较少。在一个描述性的研究当中,患有肺囊状纤维化及非囊状纤维化的患者的生存率及肺功能是相似的。对于咳痰较少的患者,病变不对称的非囊状纤维化的患者当中,行单肺移植预期结果较佳。

八、预后

支气管扩张病情波动大,部分患者症状重,围术期的病死率是比较高的。根据大组研究的统计,围术期的病死率为1%～9%。在有低氧血症、高碳酸血症、范围较广病变的老年患者当中,对于手术的耐受性较差,病死率也相应增高。

在无抗生素的时代,支气管扩张的自然病死率大于25%。在目前有了较好的抗生素治疗后,支气管扩张的预后有了明显改善。只有小部分患者的病情迅速进展。结核引起的支气管扩张预后稍好,而遗传的囊性纤维化,病死率最高。儿童时期所患支气管扩张,在目前的治疗条件下,能够存活很长时间。手术的效果各家报道不一,在无手术并发症的前提下,大部分患者能够从手术中获益。在一个病例对照研究当中,在随访期间,71%的人无症状。术后1年肺功能与术前相比,FVC、FEV_1无显著差异,尽管切除部分正常肺,因切除部分对肺功能影响很小,术后余肺易代偿,从而保证生活质量。在另一项回顾性的分析中,85.2%的患者接受了病变的完全切除,67%的患者症状完全缓解,25.7%的患者症状有改善。即92.7%的患者从手术中获益。作者得出结论,外科治疗支气管扩张具有较好疗效。

外科治疗对于有选择的患者,通过充分的术前准备,详细地制定手术方案,可得到较好的收益。进一步改善预后需要对发病机制的深入了解,以及早期预防疾病的发生。

(刘炳礼)

第五节 肺 脓 肿

一、概述

肺脓肿是肺组织因化脓菌感染引起组织炎症坏死,化脓性物质在坏死的空腔内积聚。这一定义需除外肺大疱或肺囊肿继发感染,但肺大疱或肺囊肿继发感染在诊断和处理上与真正的肺脓肿有共性。虽然,肺脓肿多数为单一的,但也可以见到在原发细菌感染和继发免疫缺陷的患者发生多发性脓肿。肺脓肿可以在任何年龄段发病,多发生于青壮年,男性多于女性。婴幼儿时期的肺脓肿大都继发于化脓性肺炎之后,特别是在耐药性金黄色葡萄球菌肺炎病程中最易发生,成为该病的特征之一。近年来,由于广谱抗生素的广泛应用,急性期肺脓肿逐渐减少,需要外科治疗的病例,也在逐年减少。但起病隐匿、临床症状不典型的肺脓肿发病者仍不少见。

临床上将1.5个月以内的肺脓肿划归为急性期肺脓肿,病程超过1.5个月而短于3个月为亚急性期肺脓肿,病程在3个月以上的为慢性肺脓肿。

1942年Brock及其同事详细描述了肺脓肿的临床特征,并假设其病原是由于吸入咽喉部感染性分泌物所致,他们观察到大多数肺脓肿发生在右肺上叶后段、右肺下叶背段和左下肺叶。1936年Neuhoff等就报道了采用外科引流方法治疗肺脓肿的临床经验,认为绝大多数肺脓肿需要外科手术处理。随着1938年磺胺和1941年青霉素的问世,彻底改变了临床医师治疗肺脓肿的思路。由于抗生素的应用,许多肺炎得到有效控制,肺部感染很少会发展到肺脓肿阶段,需要外科手术治疗的肺脓肿很少。近年来,癌症化学治疗(简称化疗)、器官移植后应用免疫抑制剂、自身免疫性疾病、HIV感染等使非寻常的条件致病菌引起的肺脓肿的发生有所增加。

二、病因及发病机制

急性期肺脓肿的病因常来自上呼吸道、口腔细菌或分泌物的感染。致病菌以厌氧菌为主,占85%～94%,而单纯厌氧菌感染者约58%,同时合并需氧及兼性厌氧菌者约42%,需氧菌中又以革兰阴性杆菌最多见。

根据感染途径肺脓肿分以下四种类型。

(一)吸入性肺脓肿

吸入性肺脓肿是最常见的类型,约占60%,病原体经口腔、上呼吸道吸入致病,误吸是常见病因。正常情况下,约50%健康成年人在睡眠时可将口咽部的分泌物吸入下呼吸道,但因咳嗽反射和其他呼吸道防御机制如支气管黏膜纤毛运动、肺泡巨噬细胞对细菌的吞噬作用而不致引起肺部感染。但在意识障碍、咽部神经功能障碍和吞咽障碍的患者,正常机械性屏障受破坏(气管切开或鼻饲等)易发生误吸。通常是由于扁桃体炎、鼻窦炎、齿槽溢脓等;口腔、鼻、咽部手术后的血块;齿垢或呕吐物等,在神志不清、全身麻醉等情况下,经气管被吸入肺内,造成细支气管阻塞,致病细菌繁殖形成化脓性炎症,小血管炎性栓塞,中心部位缺血,炎性坏死,液化后排出,脓腔形成。此外,有一些患者未能发现明显诱因,国内和国外报道的病例分别为29.3%和23%。可能由于受寒、极度疲劳等诱因的影响,全身免疫状态与呼吸道防御功能减低,在深睡眠时吸入口腔的污染分泌物而发病。

本型常为单发型。其发生与解剖结构及体位有关。由于右总支气管走行较陡直,且管径较粗,吸入性分泌物易吸入右肺,故右肺发病多于左肺。在仰卧时,好发于上叶后段或下叶背段;在坐位时,好发于下叶后基底段。右侧位时,好发于右上叶前段和后段。

(二)继发性肺脓肿

(1)细菌性肺炎、支气管扩张症、支气管囊肿、支气管肺癌、肺结核空洞等,常见细菌为克雷伯杆菌属、星形诺卡菌、结核分枝杆菌等。

(2)邻近部位化脓性病变穿破至肺,如膈下脓肿、肾周围脓肿、脊柱脓肿或食管病变穿破至肺,常见细菌为大肠埃希菌、粪链球菌等。

(3)支气管异物气道阻塞,是引起肺脓肿特别是小儿肺脓肿的重要因素。

(三)血源性肺脓肿

肺外部位感染病灶的细菌或脓毒性栓子经血行途径播散至肺部,导致小血管栓塞,肺组织化脓性炎症坏死而形成肺脓肿。病原菌以金黄色葡萄球菌多见,其肺外病灶多为皮肤创伤感染、疖肿、化脓性骨髓炎等。泌尿系统、腹腔或盆腔感染产生败血症所致肺脓肿的病原菌常为革兰阴性杆菌或少数为厌氧菌。病变常为多发性,无一定分布,常发生于两肺的外周边缘部。

(四)阿米巴肺脓肿

多继发于阿米巴肝脓肿。由于肝脓肿好发于肝右叶的顶部,易穿破膈肌至右肺下叶,形成阿米巴肺脓肿。

三、病理改变

早期细支气管阻塞,肺组织发炎,小血管栓塞,肺组织化脓、坏死,终至形成脓肿。急性期肺脓肿镜检示有大量中性粒细胞浸润,伴有不同程度的大单核细胞。病变可向周围扩展,甚至超越叶间裂侵犯邻接的肺段。菌栓使局部组织缺血,助长厌氧菌感染,加重组织坏死。液化的脓液,积累在脓腔内引起张力增高,最后破溃到支气管内,咳出大量脓痰。若空气进入脓腔,脓肿内出现液平面。有时炎症向周围肺组织扩展,可形成一个至数个脓腔。若脓肿靠近胸膜,可发生局限性纤维蛋白性胸膜炎,引起胸膜粘连。位于肺脏边缘部的张力性脓肿,若破溃到胸膜腔,则可形成脓气胸。若支气管引流不畅,坏死组织残留在脓腔内,炎症持续存在,则转为慢性肺脓肿。脓腔周围纤维组织增生,脓腔壁增厚,周围的细支气管受累,致变形或扩张。

四、临床表现

(一)急性期肺脓肿

急性期肺脓肿占 70%～90%,临床表现为高热、寒战、咳嗽、胸痛、气短、心跳加快、出汗、食欲缺乏。在脓肿破入支气管后,则有大量脓痰,每天可达数百毫升,咳出脓痰静置后分层,有时为血性痰,如为厌氧菌感染,则痰有臭味。

此时如支气管引流通畅,脓液顺利排出,加上药物治疗,病变可逐渐愈合,留下少量纤维组织。如细菌毒力强,治疗不适当,支气管引流不畅,则病变扩大,病变可侵及邻近肺段或肺叶,甚至侵及全肺。支气管内如有活瓣性堵塞,则可形成张力性空洞,且易破入胸膜腔。

体征:体征与病变大小有关,病变小,部位深,多无异常体征;病变较大,可有叩诊浊音、呼吸音减弱或湿啰音,如空洞较大、接近胸壁,则可闻及支气管呼吸音。因胸膜表面多有纤维渗出,常可听到胸膜摩擦音。如出现突发的气急、胸痛,提示脓肿破溃至胸腔,可查到液气胸体征。

(二)慢性肺脓肿

急性期肺脓肿未能及时控制,病程在 6～12 周后,则成为慢性肺脓肿。反复发热、咳嗽、咳脓血痰,常有中、大量咯血,甚至是致命性咯血;可伴贫血、消瘦、营养不良与水肿。有时发热、感染中毒性症状加重,排痰量却明显减少,提示引流支气管阻塞。

体检可见胸膜肥厚体征,杵状指(趾)较急性期者常见。一些患者可在患侧胸壁闻及血管杂音。

(三)血源性肺脓肿

多有原发病灶引起的畏寒、高热等全身脓毒血症症状明显,呼吸道症状相对较轻,极少咯血,肺一般无异常体征。多能查到皮肤创伤感染、疖痈等原发灶。

五、实验室和其他检查

(一)血常规

急性期肺脓肿白细胞总数达(20～30)×10^9/L,中性粒细胞达 90% 以上。核左移明显,常见中毒颗粒;慢性者血白细胞数可稍升高或正常,红细胞和血红蛋白减少。

(二)X 线及 CT 检查

肺脓肿的 X 线及 CT 表现因病变类型时期不同而有所不同。

吸入性肺脓肿早期、急性期肺脓肿早期 X 线及 CT 表现为大片状实变,中心密度较浓,边缘模糊。坏死组织从支气管排出后,则在致密实变中出现含有液气平面的厚壁空洞,是急性期肺脓肿较为特征性的 X 线表现。病情严重者可侵犯胸膜导致脓胸或脓气胸。

慢性肺脓肿在急性期肺脓肿的基础上,为周围炎性浸润吸收、纤维组织增生所致 X 线表现为不规则厚壁空洞,伴有索条或片索状阴影,脓腔壁增厚内壁不整齐,常有周围纤维组织广泛增生和程度不同的支气管扩张,可有局部胸膜增厚和纵隔向患侧移位;病变范围较广泛者可形成多个脓腔,邻近健康肺易有代偿性肺气肿。

血源性肺脓肿,早期多表现为两侧肺周围散在多发性周边模糊的炎症性云团样阴影或边缘较清楚的球形阴影,进而可见小脓腔及液平面,其特点为易形成张力性薄壁气囊肿,短期内阴影变化大,发展快和多变、易变。炎症吸收后可见局灶性纤维化或小气囊形成阴影。

继发性肺脓肿可见原发疾病的表现,如支气管扩张、支气管肺癌等阴影的基础上伴发肺脓肿的阴影。并发脓胸时,患侧胸部呈大片状密度增高的阴影,其上缘呈倒抛物线状的胸腔积液征象。

(三)细菌检查

有助于合理选择有效的抗生素。

行痰培养时,为避免痰受口腔常存菌污染,应采合格痰标本送检,且可做痰细菌定量培养或经环甲膜穿刺,经纤支镜双塞保护法采痰进行检查。并发脓胸时,抽取胸液培养,血源性肺脓肿采血培养意义较大。

(四)纤支镜检查

有助于病因、病原学诊断和治疗。

如为异物,可取出异物;疑为肿瘤阻塞,可做病理活检诊断;并可吸引脓液、解除阻塞、局部注药,提高疗效缩短疗程。

六、诊断与鉴别诊断

(一)诊断

1.急性期肺脓肿

在鼻咽、口腔手术,醉酒、昏迷、呕吐后,突发畏寒、高热、咳嗽、咳大量脓臭痰,白细胞总数和中性粒细胞数显著增高者即应考虑,X 线检查示炎性阴影中见伴有液平的空洞,即可确定。

2.血源性肺脓肿

有皮肤创口感染,疖、痈等化脓性病灶者,出现持续发热、咳嗽、咳痰,X 线见两肺有多发片影及空洞,即可诊断。

(二)鉴别诊断

1.细菌性肺炎

早期肺脓肿与细菌性肺炎在症状和胸部 X 线片上表现很相似,但常见肺炎球菌肺炎多伴有口唇疱疹、咳铁锈色痰、唇周疱疹,而无大量脓痰,大剂量抗生素治疗迅速出现良好反应,无空洞形成。胸部 X 线片上显示肺叶或段性病变,呈薄片状密度增高影,边缘不清,当应用抗生素治疗高热不退、咳嗽、咳痰加剧,并咳出大量脓痰时,应考虑为肺脓肿。

2.空洞型肺结核继发感染

当空洞型肺结核合并急性肺部感染时出现咳脓痰,痰中不易查见结核菌时极似肺脓肿。但空洞型肺结核通常伴有午后低热、乏力、盗汗等结核中毒症状,大部分患者有结核病史,胸部X线片可见在空洞周围有纤维化、硬结病变，或播散病灶；如一时难以分辨，则按肺脓肿积极抗感染治疗，待感染控制后，不但痰结核菌阳转，且 X 线重现结核原有特点，不难鉴别。

3.支气管肺癌

两种情况需要鉴别：一是肺癌阻塞引起远端肺化脓性感染，亦有脓痰与空洞形成；但若发病年龄在 40 岁以上，起病缓慢、渐进、脓痰量较少，抗生素规则治疗效果不佳，即应疑诊肺癌致阻塞性肺炎；二是肺鳞癌当病灶较大时，中心部可因缺血坏死液化形成空洞，极似肺脓肿，但若注意病灶特点：空洞偏心、壁厚薄不均、内壁凹凸不平，空洞周围亦少炎性浸润，并伴有经常咯血、缺少脓痰与明显发热等症状，应疑肺癌，注意肺门淋巴结肿大情况，痰细胞学检查与 CT 检查，进而纤支镜检查可确诊。

4.肺囊肿继发感染

两者 X 线均见伴有液平面的空腔病变，但肺囊肿的囊壁较薄，并伴有液平面，囊肿周围无炎性病变或较轻，如与既往胸部 X 线片对比更容易分辨；如经抗生素抗感染治疗后，复现光洁整齐的囊肿壁，即可明确诊断。

临床表现上肺囊肿一般症状轻，中毒症状不明显。

七、治疗

(一)内科保守治疗

1.抗感染治疗

当高度怀疑肺脓肿时，早期选用广谱抗生素，待有痰培养结果时，可以根据培养结果选用敏感抗生素。

停药指征：体温正常、脓痰消失、X 线和 CT 显示空洞和炎症消失或仅留少许纤维条索影。

2.纤维支气管镜局部冲洗治疗

由于血支气管屏障、组织包裹、脓液的理化性质及局部解剖结构的改变，黏膜水肿及脓性分泌物增加，脓腔外纤维组织形成，抗生素不易进入脓腔。同时由于炎症刺激肺脓肿所在支气管开口均有不同程度狭窄，脓栓阻塞支气管，使大量脓性分泌物引流不畅，即使体位引流，排脓效果仍差，再者由于耐药菌株的增加造成肺脓肿的治疗效果不满意，所以肺脓肿的局部治疗受到临床医师的重视，在纤维支气管镜直视下吸痰，可以起到非常有效而彻底的排痰，促进支气管内脓液分泌物排出，同时应用有效抗生素冲洗局部支气管内病灶，直接起到杀菌作用，取得了满意的疗效。

3.支持治疗

支持治疗包括营养支持、胸部物理治疗等。

(二)外科治疗

1.脓腔引流

外科施行的脓腔引流包括经皮穿刺置管引流和胸腔造口脓腔引流。其指征是患者持续发热超过 10 天至 2 周，经内科保守治疗 6～8 周胸部 X 线片上无改善的征象，或在治疗中出现某些合并症，如咯血、脓胸或支气管胸膜瘘，则需要外科引流处理。

经皮穿刺引流是一种微创的外科治疗方法，包括 CT 和超声引导下的穿刺引流，引流管为专用的胸腔引流管，前端呈弧状，不易发生堵塞，置管后可以彻底冲洗脓腔，还可向脓腔内注入敏感的抗生素。冲洗过程中注意注入量小于抽出量，注入生理盐水或抗生素时压力不宜过大，否则容易造成脓腔破裂引起感染扩散。临床经验显示：经皮穿刺引流一般不会造成脓胸，即便是在正压通气的情况下,经皮穿刺引流也可获得成功,而无并发症。

在 7 岁以下儿童患者对保守治疗反应很差,经皮穿刺引流应及早进行。巨大肺脓肿亦应进行早期引流。

外科胸壁造口直接进行肺脓肿引流,是治疗急性期肺脓肿的有效方法。在操作过程中要注意定位准确,可以采用正侧位胸部 X 线片、胸部 CT 和 B 超定位脓肿,找到胸壁距脓肿最近的部位;另外,需要确定脓肿近胸壁的肺组织与胸壁产生粘连,以免在造口引流过程中,造成脓液的胸膜腔播散。胸壁造口肺脓肿引流一般需在全麻下进行,双腔气管插管,在胸壁造口前,应先在预切开部位再次注射针穿刺抽出脓液,确定肺脓肿的位置和深度,并经脓液送检细菌培养和药物敏感试验,去除局部 4～5 cm 肋骨,经粘连的肺组织切入脓腔,用吸引器将脓液吸净,并置入粗口径引流管。引流后患者的感染中毒症状会迅速好转,胸管可能漏气,随着引流后脓腔的逐渐缩小,一般在数天至 2 周内漏气会停止,很少出现支气管胸膜瘘。出血、脓气胸和脑脓肿是胸壁造口肺脓肿引流的并发症。近年来,由于介入穿刺技术的提高,经胸壁造口直接肺脓肿引流已经很少采用。

2.手术治疗

(1)手术适应证:①慢性肺脓肿,经内科积极治疗,症状及 X 线表现未见明显改善者,则需手术治疗。需要注意的是有部分患者经内科治疗,症状改善或消失,X 线片表现为一些纤维条状影,但 CT 检查仍可发现脓腔存在,须严密观察,如严格保守治疗 2～5 周后,脓腔继续存在、直径大于 2 cm、壁厚,或间断出现症状,则仍需手术治疗。②慢性脓肿空洞形成不能除外癌性空洞者。③有大咯血史,为防止再次咯血窒息。④并发脓胸、支气管胸膜瘘或食管瘘反复出现气胸或脓气胸。

(2)术前准备:肺脓肿术前只有经过充分的术前准备才能保证手术的成功,降低术后并发症的发生。①术前应根据痰培养结果选用有效的抗生素控制肺部炎症;②手术前应积极体位排痰,使每天排痰量在 50 mL 左右,但不能过分强求,以免失去手术时机;③纠正贫血、低蛋白血症,最理想的术前状态应为中毒症状消失,体温基本恢复正常;④心、肺、肝、肾功能检查,全面了解患者重要脏器的状况,对凝血机制不正常者应予以治疗纠正;⑤对于张力较大的肺脓肿,可以在 CT 引导下穿刺置管,张力减小后再行手术治疗,可以降低手术中脓肿破裂污染胸腔的机会。

(3)术中注意事项:①肺脓肿患者一般病程长,术中多见肺、胸膜粘连严重,肺裂界限不清,一般均需行肺叶或全肺切除;外科肺叶切除一般来说有一定难度,由于反复炎症使血管和肺门淋巴结周围反应较重,控制肺门不易。手术中,对于水肿较重、肺门结构不清者,不要盲目游离肺门,从相对容易入手的部位游离,如叶间裂。②肺门粘连严重,支气管动脉增多、增粗,解剖结构常有改变,出血较多。手术中应先处理较容易游离的肺动脉分支,然后游离肺叶支气管予以切断缝合,再沿肺裂游离其余肺动脉分支并予以处理,即非规范性肺叶切除;肺门无法分离时,可切开心包,在心包内游离肺动、静脉干,套线,必要时用血管阻断钳控制血管,防止意外出血;这样即便在手术中损伤肺动脉,也可以阻断心包内的血管主干,从容地用 5-0 Prolene 线修补、缝合损伤的肺动脉;也可行"逆行切除",相对于肺动脉来说,肺静脉的游离可能会容易一些,故可先处理肺静脉,然后处理支气管,最后处理粘连较重、结构不清的肺动脉,从而提高手术的安全系数。③术中最重要的是考虑保护对侧肺,麻醉应用双腔气管插管、支气管堵塞器或将气管插管插入对侧主支气管,减少术中脓液进入健侧肺。特别是在大咯血的患者,需要快速、紧急控制气道。对无法行双腔气管内插管者,术中要注意吸痰,术中防止过度挤压肺组织,如有可能先夹闭支气管,术毕仰卧位,进一步充分吸尽气管内分泌物,防止并发症发生。

(三)结果

在前抗生素时代,肺脓肿的病死率为30%～50%,在现代,其病死率降至5%～20%,其中75%～88%单纯应用抗生素治疗就能治愈。外科治疗的成功率为90%左右,病死率为1%～13%。经皮穿刺肺脓肿引流的成功率在73%～100%,尚无死亡报道。近年来,由于免疫抑制而出现肺脓肿的患者增多,文献报道的这类人群患肺脓肿的病死率为28%。

与肺脓肿病死率相关的因素:多器官功能衰竭、COPD、肺炎、肿瘤、意识障碍、免疫抑制、全身运动障碍。肺的大脓肿会增加住院时间,也有较高的病死率。

(刘炳礼)

第六节　自发性气胸

胸膜腔为脏层胸膜与壁层胸膜之间不含空气,且呈现负压的密闭腔隙。当空气进入胸膜腔造成胸腔积气状态称为气胸。气胸可分为自发性气胸、外伤性气胸和医源性气胸。

由诊断或治疗引起的气胸称医源性气胸;由胸壁直接或间接外伤引起的气胸为外伤性气胸;在没有创伤或人为的因素下出现的气胸为自发性气胸。自发性气胸可分为原发性和继发性,前者发生在无基础疾病的健康人,后者发生在有基础疾病的患者,如COPD、肺结核等。现讨论自发性气胸。

一、病因与发病机制

原发性气胸多数为脏层胸膜下肺泡先天发育缺陷或炎症瘢痕形成的肺大疱引起肺表面细小气肿疱破裂所致。多见于<40岁的瘦高体型男性、吸烟青壮年。继发性气胸常继发于肺或胸膜疾病,如慢性阻塞性肺疾病、肺结核、肺尘埃沉着症(尘肺)、肺癌、肺脓肿等疾病形成肺大疱或直接损伤胸膜所致。金黄色葡萄球菌、厌氧菌、革兰阴性杆菌等引起的肺化脓性炎症破溃入胸腔,形成脓气胸。

有时胸膜上具有异位的子宫内膜,在月经期可以破裂而发生气胸,称为月经性气胸。航空、潜水作业而无适当防护措施,从高压环境忽然进入低压环境,或正压机械通气加压过高等,均可发生气胸,气压骤变、剧烈咳嗽、喷嚏、屏气或高喊大笑、举手欢呼、抬举重物等用力过度常为气胸的诱因。

二、临床类型

根据胸膜破口的情况及发生气胸后对胸膜腔内压力的影响,将自发性气胸分为以下几种类型。

(一)闭合性(单纯性)气胸

随着呼气时肺回缩及浆液渗出物的作用,脏层胸膜破口自行封闭,不再有空气进入胸膜腔。抽气后胸腔压力下降并不再回升,残余气体可自行吸收,肺逐渐完全复张。

（二）交通性（开放性）气胸

胸膜破口较大或脏、壁胸膜间因粘连而形成牵拉，使破口持续开放，空气在吸气和呼气时自由进出胸膜腔，使患侧胸腔压保持在零上下。此型气胸在呼吸周期中产生纵隔摆动，严重影响呼吸循环生理。

（三）张力性（高压性）气胸

其为内科急症。胸膜破口形成活瓣，吸气时开放，呼气时破口关闭，使胸腔内气体越积越多，形成高压。由于胸腔内高压可使肺明显萎陷、纵隔移位、纵隔气肿、静脉回流受阻等而引起急性心肺衰竭，甚至休克。

上述三种类型气胸在病程中可以相互转变。

三、临床表现

（一）症状

自发性气胸与病情的轻重与气胸发生的缓急、肺萎缩程度、肺部基础病变及有无并发症有关。

1.胸痛

常在持重物、屏气、咳嗽、剧烈运动时发生，呈尖锐、持续性刺痛或刀割样痛，吸气时加剧。

2.呼吸困难

呼吸困难为气胸的典型症状，呼吸困难程度与气胸的类型、肺萎陷程度及气胸发生前基础肺功能有密切关系。如基础肺功能良好，肺萎陷20％，患者可无明显症状；而张力性气胸或原有阻塞性肺气肿的老年人，即使肺萎陷仅10％，患者亦有明显的呼吸困难。张力性气胸者，表现出烦躁不安，因呼吸困难被迫坐起，发绀、四肢厥冷、大汗、脉搏细速、心律失常、意识不清等呼吸循环障碍的表现；血气胸患者如失血过多会出现血压下降，甚至休克。出血与发生气胸时脏层胸膜或胸膜粘连中的血管撕裂有关。

3.刺激性干咳

由气体刺激胸膜产生。

（二）体征

呼吸增快、发绀多见于张力性气胸。主要的胸部体征包括气管健侧移位，患侧呼吸运动和语颤减弱、肋间隙饱满、叩诊呈鼓音，左侧气胸可使心脏浊音界消失，右侧气胸时肝浊音界下移，听诊呼吸音明显减弱或消失，有液气胸时可闻胸内振水音。并发纵隔气肿可在左胸骨缘闻及与心跳一致的咔嗒音或高调金属音（Hamman征）；皮下气肿时有皮下握雪感。

气胸常见的并发症为脓气胸、血气胸、纵隔气肿、皮下气肿及呼吸衰竭等。

四、辅助检查

（一）X线检查

X线检查是诊断气胸的重要方法，能显示组织萎陷的程度、肺内病变的情况。气胸部分透亮度增加，无肺纹理，肺脏向肺门收缩，其边缘可见发线状阴影，如并发胸腔积液，可见液平面。根据X线检查还可判断肺压缩面积的大小。

（二）血气分析

显示PaO_2降低；$PaCO_2$多为正常。呼吸加快可使$PaCO_2$升高或降低。

(三)肺功能检查

急性气胸者肺萎缩＞20％时,肺容量和肺活量减低,出现限制性通气功能障碍。慢性气胸主要表现为肺容量和肺活量减低,肺顺应性下降。

五、诊断

(1)突然发生的胸痛、呼吸困难和刺激性干咳。

(2)有气胸的体征。

(3)X线检查显示胸腔积气和肺萎陷。

六、治疗

治疗原则在于排除气体、缓解症状、促使肺复张、防止复发。

(一)一般治疗

气胸患者应绝对卧床休息,少讲话,减少肺活动,有利于破裂口愈合和气体吸收;气急、发绀者可吸氧;支气管痉挛者使用支气管扩张剂;剧烈咳嗽且痰量少者可给予可待因糖浆口服。

(二)排气治疗

排气治疗是否抽气及怎样抽气主要取决于气胸的类型和积气的多少。单纯性气胸,少量积气(肺萎陷＜20％)可继续观察,不必抽气,一般空气可自行吸收。肺萎陷＞20％或症状明显者需进行排气治疗。

1.紧急排气

张力性气胸病情严重可危及生命,必须尽快排气。张力性气胸在没有任何准备的情况下,可用小刀或粗针(以硅胶管与插入胸膜腔的针头连接)刺破胸壁,胸腔内高压气体排出体外,以挽救生命。也可用50 mL或100 mL注射器进行抽气。胸腔抽气常用的穿刺部位在患侧锁骨中线外侧第2肋间或腋前线第4~5肋间。

2.胸腔闭式引流术或连续负压吸引

胸腔闭式引流术适用于经反复抽气疗效不佳的气胸或张力性气胸。肺复张不满意时采用连续负压吸引。

胸腔置管部位一般与穿刺部位相同。置管应维持至肺完全复张、无气体溢出后24小时,再夹管24小时,若X线检查未发现气胸复发方可拔管。

(三)胸膜粘连术

适用于反复发作的气胸。将化学粘连剂(如滑石粉、红霉素、四环素粉针剂)、生物刺激剂(如支气管炎菌苗、卡介苗)或50％葡萄糖等注入或喷洒在胸膜腔,引起无菌性变态反应性胸膜炎症,局部炎症渗出,使脏层和壁层胸膜增厚、粘连,减少其破裂的可能,从而达到防治气胸的目的。

(四)手术治疗

慢性气胸(病程＞3个月);反复发作的气胸;张力性气胸闭式引流失败者;双侧性气胸,尤其是同时发生者;大量血气胸;胸膜肥厚所致肺膨胀不全者;特殊类型气胸,如月经伴随气胸等;支气管胸膜瘘伴胸膜增厚者,均应考虑手术治疗。

(五)原发病及并发症的处理

治疗原发病及诱因,积极预防或处理继发的细菌感染(如脓气胸);严重血气胸除进行抽气排液和适当输血外,应考虑开胸结扎出血的血管;严重纵隔气肿应做胸骨上窝穿刺或切开排气。

(刘炳礼)

第四章 胃十二指肠疾病

第一节 胃 扭 转

胃扭转是由于胃固定机制发生障碍,或因胃本身及其周围系膜(器官)的异常,使胃沿不同轴向发生部分或完全的扭转。胃扭转最早于 1866 年由 Berti 在尸检中发现。

本病可发生于任何年龄,多见于 30～60 岁,男女性别无差异。15％～20％胃扭转发生于儿童,多见于 1 岁以前,常同先天性膈缺损有关。2/3 的胃扭转病例为继发性,最常见的是食管旁疝的并发症,也可能同其他先天性或获得性腹部异常有关。

一、分类

(一)按病因分类

1.原发性胃扭转

致病因素主要是胃的支持韧带有先天性松弛或过长,再加上胃运动功能异常,如饱餐后胃的重量增加,容易导致胃扭转。除解剖学因素外,急性胃扩张、剧烈呕吐、横结肠胀气等亦是胃扭转的诱因。

2.继发性胃扭转

为胃本身或周围脏器的病变造成,如食管裂孔疝、先天及后天性膈肌缺损、胃穿透性溃疡、胃肿瘤、脾大等疾病,亦可由胆囊炎、肝脓肿等造成胃粘连牵拉引起胃扭转。

(二)以胃扭转的轴心分类

1.器官轴(纵轴)型胃扭转

此类型较少见。胃沿贲门至幽门的连线为轴心向上旋转。造成胃大弯向上、向左移位,位于胃小弯上方,贲门和胃底的位置基本无变化,幽门则指向下。横结肠也可随胃大弯向上移位。这种类型的旋转可以在胃的前方或胃的后方,但以前方多见。

2.系膜轴型(横轴)胃扭转

此类型最常见。胃沿着从大、小弯中点的连线为轴发生旋转。又可分为两个亚型:一个亚型是幽门由右向上向左旋转,胃窦转至胃体之前,有时幽门可达到贲门水平,右侧横结肠也可随胃幽门窦部移至左上腹;另一亚型是胃底由左向下向右旋转,胃体移至胃窦之前。系膜轴型扭转造成胃前后对折,使胃形成两个小腔。这类扭转中膈肌异常不常见,多为胃部手术并发症或为特发性,典型的为慢性不完全扭转,食管胃连接部并无梗阻,胃管或内镜多可通过。

3.混合型胃扭转

较常见,兼有器官轴型扭转及系膜轴型扭转两者的特点。

(三)按扭转范围分为完全型和部分型胃扭转

1.完全型扭转

整个胃除与横膈相附着的部分以外都发生扭转。

2.部分型扭转

仅胃的一部分发生扭转,通常是胃幽门终末部发生扭转。

(四)按扭转的性质分为急性胃扭转和慢性胃扭转

1.急性胃扭转

发病急,呈急腹症表现。常与胃解剖学异常有密切关系,在不同的诱因激发下起病。如食管裂孔疝、膈疝、胃下垂、胃的韧带松弛或过长。剧烈呕吐、急性胃扩张、胃巨大肿瘤、横结肠显著胀气等可成为胃的位置突然改变而发生扭转的诱因。

2.慢性胃扭转

有上腹部不适,偶有呕吐等临床表现,可以反复发作。多为继发性,除膈肌的病变外,胃本身或上腹部邻近器官的疾病,如穿透性溃疡、肝脓肿、胆道感染、膈创伤等亦可成为慢性胃扭转的诱因。

二、临床表现

胃扭转的临床表现与扭转范围、程度及发病的快慢有关。

(一)急性胃扭转

表现为上腹部突然剧烈疼痛,可放射至背部及左胸部。有时甚至放射到肩部、颈部并伴随呼吸困难,有时可有心电图改变,有可能被误诊为心肌梗死。急性胃扭转常伴有持续性呕吐,呕吐物量不多,不含胆汁,以后有难以消除的干呕,进食后可立即呕出,这是因为胃扭转使贲门口完全闭塞的结果。上腹部进行性膨胀,下腹部平坦柔软。大多数患者不能经食管插入胃管。急性胃扭转晚期可发生血管闭塞和胃壁缺血坏死,以致发生休克。

查体可发现上腹膨隆及局限性压痛,下腹平坦,全身情况无大变化,若伴有全身情况改变,提示胃部有血液循环障碍。反复干呕、上腹局限压痛、胃管不能插入胃内,这是急性胃扭转的三大特征,称为"急性胃扭转三联征"(Borchardt 三联征)。但这三联征在扭转程度较轻时,不一定存在。

(二)慢性胃扭转

较急性胃扭转多见,临床表现不典型,多为间断性烧心感、嗳气、腹胀、腹鸣、腹痛,进食后尤甚。主要临床症状是间断发作的上腹部疼痛,有的病史可长达数年。亦可无临床症状,仅在钡餐检查时才被发现。对于食管旁疝患者发生间断性上腹痛,特别是伴有呕吐或干呕者应考虑慢性间断性胃扭转。

三、辅助检查

(一)X 线检查

1.立位胸腹部 X 线平片

可见两个液气平面,若出现气腹则提示并发胃穿孔。

2.上消化道钡餐

上消化道 X 线钡餐不仅能明确有无扭转,且能了解扭转的轴向、范围和方向,有时还可了解扭转的病因。器官轴型表现为胃大弯、胃底向前、从左侧转向右侧,胃大弯朝向膈面,胃小弯向下,后壁向前呈倒置胃,食管远端梗阻呈尖削影,腹食管段延长,胃底与膈分离,食管与胃黏膜呈十字形交叉。系膜轴型表现为食管胃连接处位于膈下的异常低位,而远端位于头侧,胃体、胃窦重叠,贲门和幽门可在同一水平面上。

（二）内镜检查

内镜检查有一定难度,进镜时需慎重。胃镜进入贲门口时可见到齿状线扭曲现象,贲门充血、水肿,胃腔正常解剖位置改变,胃前后壁或大、小弯位置改变,有些患者可发现食管炎、肿瘤或溃疡。

四、诊断与鉴别诊断

（一）诊断

诊断标准:①临床表现以间歇性腹胀、间断发作的上腹痛、恶心、轻度呕吐为主要临床症状,病程短者数天,长者达数年,进食可诱发。②胃镜检查时,内镜通过贲门后,盘滞于胃底或胃体腔,并见远端黏膜皱襞呈螺旋或折叠状,镜端难通过到达胃窦,见不到幽门。③胃镜下复位后,患者即感临床症状减轻,尤以腹胀减轻为主。④上消化道 X 线钡剂检查示:胃囊部有两个液平;胃倒转,大弯在小弯之上;贲门幽门在同一水平面,幽门和十二指肠面向下;胃黏膜皱襞可见扭曲或交叉,腹腔段食管比正常增长等。符合上述①～③或①～④条可诊断胃扭转。

（二）鉴别诊断

1.食管裂孔疝

主要临床症状为胸骨后灼痛或烧灼感,伴有嗳气或呃逆。常于餐后 1 小时内出现,可产生压迫临床症状如气促、心悸、咳嗽等。有时胃扭转可合并有疝,X 线钡餐检查有助于鉴别。

2.急性胃扩张

本病腹痛不严重,以上腹胀为主,有频繁的呕吐,呕吐量大且常含有胆汁。可插入胃管抽出大量气体及胃液。患者常有脱水及碱中毒征象。

3.粘连性肠梗阻

常有腹部手术史,表现为突然阵发性腹痛,排气排便停止,呕吐物有粪臭味,X 线检查可见肠腔呈梯形的液平面。

4.胃癌

多见于中老年,腹部疼痛较轻,查体于上腹部可触及节结形包块,多伴有消瘦、贫血等慢性消耗性表现。通过 X 线征象或内镜检查可与胃扭转相鉴别。

5.幽门梗阻

都有消化性溃疡病史,可呕吐宿食,呕吐物量较多。X 线检查发现幽门梗阻,内镜检查可见溃疡及幽门梗阻。

6.慢性胆囊炎

非急性发作时,表现为上腹部隐痛及消化不良的临床症状,进油腻食物诱发。可向右肩部放射,Murphy 征阳性,但无剧烈腹痛、干呕。可以顺利插入胃管,胆囊 B 超、胆囊造影、十二指肠引流可有阳性发现。

7.心肌梗死

多发生于中老年患者,常有基础病史,发作前有心悸、心绞痛等先兆,伴有严重的心律失常,特征性心电图、心肌酶学检查可协助鉴别。

五、治疗

急性胃扭转多以急腹症入外科治疗,手术通常是必需的。术前可先试行放置胃管行胃肠减压,可提高手术的成功率;在插入胃管时也有损伤食管下段的危险,操作时应注意。急性绞窄性胃扭转致胃缺血、坏疽或胃肠减压失败时需要尽早应用广谱抗生素和补液。如胃管不能插入,应尽早手术。在解除胃扭转后根据患者情况可进一步行胃固定或胃造瘘术,必要时须行胃大部切除术。术后需持续胃肠减压直至胃肠道功能恢复正常。近年来有人报道内镜下胃造瘘术,但主要适用于无须纠正解剖异常的系膜扭转型患者或少数手术指征不明显的慢性器官轴型扭转。

对于慢性胃扭转,医师和患者应权衡手术利弊。如果患者不愿意接受手术时,应使患者清楚病情有发展为急性胃扭转及其并发症的可能性。如果全胃位于胸腔或存在于食管旁疝,应施行手术预防急性发作。目前手术治疗慢性复发性胃扭转建议行胃扭转的复位术、胃固定术。对因膈向腹腔突出造成的胃扭转行膈下结肠移位术。合并有食管裂孔疝或膈疝者应做胃固定术及膈疝修补术。对有胸腹裂孔疝的儿童,应经腹关闭缺陷。伴有胃溃疡或胃肿瘤者可做胃大部切除。

另有一些急性和慢性胃扭转患者可通过内镜扭转复位。对可耐受手术的患者,行内镜减压可作为暂时性的处理,但不推荐用于治疗急性胃扭转。

六、预后

由于诊断和治疗措施的不断改进,急性胃扭转的死亡率已下降至 15%～20%,急性胃扭转的急症手术死亡率约为 40%,若发生绞榨则死亡率可达 60%。已明确诊断的慢性胃扭转患者的死亡率为0～13%。

(赵　炯)

第二节　消化性溃疡

消化性溃疡主要是指胃、十二指肠的溃疡,是最常见的疾病之一。主要病变是黏膜的局限性组织缺损、炎症与坏死性病变,深达黏膜肌层。溃疡的形成有多种因素,但酸性胃液对黏膜的消化作用是溃疡形成的基本因素,故称为消化性溃疡。十二指肠溃疡占消化性溃疡的 80%。最近30 年来,国内外十二指肠溃疡的发病率和需要住院率逐步减少,但溃疡病的急性并发症,如穿孔、大出血、幽门梗阻,需入院急诊手术的病例并没有减少,因而外科治疗在溃疡病的治疗中仍有重要地位。

一、十二指肠溃疡

胃酸在十二指肠溃疡的发病机制中起重要的作用,早在 1910 年,Schwartz 就提出"无酸就无溃疡"。此外,十二指肠黏膜防御机制减弱和幽门螺杆菌也在十二指肠溃疡的发生发展中发挥重要作用。

典型的十二指肠溃疡发生在十二指肠第一部(95％),最常见在距幽门 3 cm 以内(90％),发生在前后壁机会均等,偶可见两者均有。十二指肠溃疡一般不发生恶变。未经治疗的十二指肠溃疡自然史为自发性愈合和复发交替,至少 60％的愈合的十二指肠溃疡在 1 年内复发,80％～90％的在 2 年内复发。

(一)临床表现

1.症状

(1)节律性、周期性上腹疼痛,10％以上患者可无症状。

(2)春、秋季节多发,夏季和冬季缓解。

(3)一般发生在餐后 90 分钟至 3 小时,常可夜间痛醒,进食和服抗酸药后缓解。

(4)疼痛性质的改变提示可能产生并发症,如溃疡疼痛变成持续性,不再为食物或抗酸药缓解,或放射至背部,提示溃疡可能穿透。

2.体征

(1)常规体检一般无异常发现。

(2)急性溃疡发作期,可出现上腹部轻压痛。

(二)辅助检查

1.上消化道内镜检查

可见溃疡面。内镜检查是十二指肠溃疡诊断的最重要方法,不仅可做出十二指肠溃疡的诊断,亦可检查其他病变,如胃溃疡、十二指肠炎、胃炎或食管炎。

2.上消化道钡餐检查

典型可见龛影,可作为十二指肠溃疡初步诊断依据。钡餐检查亦可用作其他病变的鉴别诊断,如钡餐检查有龛影,一般不再做内镜检查。

3.胃酸测定和血清促胃液素测定

主要用于胃泌素瘤的排除。胃酸对十二指肠的诊断作用不大,但术前、术后测定胃酸,对评估患者行迷走神经切断术后迷走神经是否完整切断有帮助。成功的迷走神经切断后单胺氧化酶下降70％。

(三)鉴别诊断

1.慢性胆囊炎

右上腹痛多为餐后发作,常向右肩和背部放射,可伴发热。多伴有厌油腻食物,超声检查多可确诊。

2.慢性胰腺炎

反复发作性腹痛,多在饭后或酗酒后发作,呈持续性,患者常采取一些体位来减轻疼痛。伴有消瘦和营养不良,晚期出现腹泻、糖尿病等症状。B 超可见胰腺肿大,内部回声不均匀,胆管、胰管扩张等,CT 检查可见胰腺不规则,内有钙化灶及结石表现。

3.功能性消化不良

症状无特异性。其 X 线检查是正常的。

4.胃泌素瘤

来源于胰腺 G 细胞的肿瘤,肿瘤往往<1 cm,生长缓慢,大量分泌促胃液素,刺激壁细胞增生,分泌大量胃酸,导致胃、十二指肠壶腹部和不典型部位发生多发性溃疡。多发生于不典型部

位,具有难治性特点,高胃酸分泌,空腹血清促胃液素>200 pg/mL。

(四)治疗

治疗目的:疼痛缓解、促进溃疡愈合、防止复发、减少并发症。

1.非手术治疗

(1)避免致溃疡因素:烟草、刺激性调味品、精神过度紧张等,鼓励正常有规律的一天三餐。

(2)降低胃酸药物:包括抗酸药如氢氧化铝、组胺 H_2 受体阻滞剂如西咪替丁、质子泵抑制剂(PPI)如奥美拉唑,其中,质子泵抑制剂是目前最强有力的胃酸抑制剂。

(3)胃黏膜保护药物:硫糖铝、枸橼酸铋钾等。

(4)根治幽门螺杆菌方案:一般采用三联方案及两种抗生素合并胶态次枸橼酸铋,或抗分泌药,推荐方案为PPI(标准剂量)+阿莫西林(1.0 g)+克拉霉素(0.5 g),一天2次,共7天。

2.手术治疗

(1)适应证:①合并有穿孔、出血、梗阻的十二指肠溃疡患者。②无并发症的十二指肠溃疡出现以下情况者:穿透性溃疡、复合溃疡、球后溃疡患者;难治性溃疡,经严格的内科治疗,仍发作频繁,影响生活质量者;有穿孔或出血病史者,溃疡复发。

(2)手术禁忌证:①单纯性溃疡无严重并发症者;②年龄在30岁以下或60岁以上又无绝对适应证;③患者有严重的内科疾病,致手术有严重的危险者。

(3)经典手术方式:①胃大部切除术;②胃迷走神经切断术。

(4)微创手术:腹腔镜下迷走神经切断术具有创伤小、疼痛轻微、住院时间短等优点,而腹腔镜胃大部切除术、胃空肠吻合术经实践证明安全可行。

(5)术后恢复:①术后继续给予抑酸治疗。②术后饮食由流质饮食向半流质、软食、普食过渡。

二、胃溃疡

胃溃疡患者平均胃酸分泌比正常人低,胃排空延缓、十二指肠液反流是导致胃黏膜屏障破坏形成溃疡的重要原因。幽门螺杆菌感染和非甾体抗炎药(NSAID)是影响胃黏膜防御机制的外源性因素。根据溃疡位置可分为4型。①Ⅰ型:最常见,占57%,位于小弯侧胃切迹附近,发生在胃窦和胃体黏膜交界处临床症状不典型,胃酸分泌正常或偏低。②Ⅱ型:复合溃疡,占22%,呈高胃酸分泌。内科治疗往往无效,易合并出血,常需手术治疗。③Ⅲ型:占20%,幽门管溃疡或距幽门2 cm以内的胃溃疡,临床症状与十二指肠溃疡相似,常呈高胃酸分泌。内科治疗容易复发。④Ⅳ型:高位溃疡,多位于胃近端,距食管胃连接处4 cm以内,较少见。患者多为O型血,常为穿透性溃疡,易并发出血和穿孔,梗阻少见。

(一)临床表现

胃溃疡发病年龄多为40~59岁,较十二指肠溃疡晚了15~20年。腹痛节律性不如十二指肠溃疡明显,进食加重,且发生在进餐后0.5~1.0小时,进食不能缓解。疼痛性质多为深在性痛,常有恶心、呕吐。体检通常是正常的,发作或穿透性溃疡上腹部剑突下或稍偏左侧可有压痛。

(二)辅助检查

1.上消化道内镜检查

内镜检查可正确评估溃疡的范围和程度,胃溃疡有一定的恶性可能,因此所有胃溃疡必须做活检,胃窦和胃体黏膜活检用尿素酶试验或组织学检查评估幽门螺杆菌感染。

2.钡餐检查

良性胃溃疡的 X 线特征包括突出胃轮廓外的龛影,放射形黏膜皱襞至溃疡边缘,周围黏膜完整,无充盈缺损。

(三)鉴别诊断

1.胃癌

癌性溃疡常较大(直径>2.5 cm),边缘隆起不规则,呈"火山口"样,溃疡底部不平整、质硬、污秽。必要时多次活检以排除恶性胃溃疡。

2.功能性疾病

不完全的食管裂孔、萎缩性胃炎、肠易激综合征等功能性疾病的非特异的症状常与胃溃疡的症状混淆。相应的放射学检查或胃镜检查是鉴别的必要手段。

(四)治疗

1.非手术治疗

主要应用组胺 H_2 受体阻滞剂和质子泵抑制剂治疗,溃疡的愈合更重要的是依靠治疗的持续时间,而不是抑酸剂的程度。质子泵抑制剂是针对难治性溃疡最有效的制剂。治疗 6~8 周检查无充分愈合的证据,须重做活检,即使是恶性胃溃疡也可能暂时愈合,若第 3 次复发或怀疑为恶性肿瘤,是手术指征。

2.手术治疗

良性溃疡选择性手术的两个主要目的是切除溃疡灶及受损的黏膜组织和减少胃酸和蛋白酶的分泌,其次是减少胆汁反流和胃潴留。

(1)手术适应证:①经严格的内科治疗 4~6 周,溃疡未愈合或愈合后又复发者。②年龄在 45 岁以上的患者。③巨大溃疡(>3 cm),穿透性溃疡或高位溃疡者。④出现出血、穿孔、梗阻等并发症或可疑恶性肿瘤。

由于胃溃疡有一定的恶性可能,因此手术指征可适当放宽。

(2)经典手术方式。①胃大部切除术:Billroth I 式胃切除术是 I 型和Ⅲ型胃溃疡最常用的术式,因这类胃溃疡大多数十二指肠正常,易于 Billroth I 式重建,而术后并发症较 Billroth Ⅱ式胃切除为少。②高位溃疡可行溃疡局部切除加远端的胃部分切除术,也可行局部切除加近段选择性迷走神经切断术。③复合溃疡,手术方式同十二指肠溃疡。

三、术后并发症

(一)术后梗阻

1.吻合口梗阻

一般胃切除患者在术后 3~6 天可开始耐受口服进食,若食后引起腹胀、呕吐,可继续给予禁食、胃肠减压、肠外营养等治疗措施,最早可在术后第 7 天进行钡餐检查,早期吻合口梗阻的主要原因为吻合口水肿,通过保守治疗可缓解,若梗阻继续延长,不能解除,则考虑为手术技术不当,需再次手术。

2.输入襻梗阻

输入襻梗阻一般是由于胃空肠吻合时输入襻过长,粘连、扭曲、内疝等形成梗阻。输入襻梗阻为闭襻性梗阻,胆汁和胰液潴积导致肠内压增高,急性完全性梗阻时患者突发上腹部剧烈疼痛,呕吐频繁,呕吐物不含胆汁,查体上腹部压痛,偶可扪及包块,上消化道造影或 CT 有助于明确诊断。诊断明确或高度可疑时应及时手术,手术根据梗阻原因选择术式,如扭转复位,肠段坏死切除等。

当输入襻黏膜内翻过多、输入襻过短或过长、输入襻粘连成角时可发生慢性不全性梗阻,患者间歇性大量呕吐胆汁,多于餐后不久出现,呕吐前出现腹痛,早期考虑为吻合口处黏膜水肿,应予禁食、胃肠减压、肠外营养等保守治疗,持续不缓解时可行上消化道造影或 CT 检查予以诊断。

3.输出襻梗阻

输出襻梗阻与输出襻肠段粘连、大网膜水肿或横结肠系膜压迫有关,主要表现为腹痛、腹胀、恶心、呕吐,呕吐物含胆汁和食物,呕吐后腹胀缓解。上消化道造影可提示输出襻梗阻。经保守治疗如禁食、胃肠减压、肠外营养等无效后可考虑手术进行吻合口重建。

(二)术后胃出血

(1)术后胃管引流出的暗红色或咖啡色液体通常在 24 小时终止,极少引起明显循环容量减少,若术后引流新鲜血液,24 小时后仍未停止,则为术后出血,术后 2~3 天发生严重和持续的出血必须考虑再次手术,可在吻合口上方几厘米的胃壁另做一横切口,清除积血,予以止血。

(2)若术后 5~6 天发生出血,见于吻合口黏膜坏死、脱落,可在内镜下检查止血或再次手术。

(三)瘘

1.吻合口瘘

多见于患者一般情况较差、缝合技术不当、组织血供不足的情况下,患者可发生发热、腹痛、腹膜炎的表现,若症状较轻,可先予充分引流,禁食、胃肠减压、肠外营养,抗感染、抑酸、抑制胰酶等保守治疗,感染情况及腹膜炎持续进展时需及时手术治疗。

2.十二指肠残端瘘

十二指肠残端瘘为 BillrothⅡ式胃切除严重并发症,多发生于十二指肠球部周围广泛炎症、血供不足或患者营养状态不良的情况下。患者可于术后 2~5 天突发右上腹剧痛,有腹膜炎体征,体温、白细胞计数升高,可发生休克。病变局限、腹膜炎较轻的情况下可行穿刺引流,加强营养保守治疗。若腹膜炎明显,发生脓毒血症等严重并发症需及时手术治疗。

手术一般均需残端造瘘,并放置引流管及空肠饲养管,术后持续抗生素治疗,控制脓毒血症,应用生长抑素或其类似物减少漏出量。

(四)功能性胃排空障碍

发病原因不明,通常出现于术后最初两周,常在流质饮食改为半流质时发生,表现为上腹饱胀、呕吐,呕吐物为含胆汁的胃液,肠鸣音减弱。胃管引流量>800 mL/d。无明显水电解质和酸碱平衡紊乱,造影可见胃无张力,稍扩大,造影剂滞留于胃内 24 小时以上,无机械性梗阻。可给予胃肠减压,静脉营养支持,多数患者可在 3~4 周后缓解。

(五)溃疡复发

复发原因多为迷走神经切除不完全或胃窦切除不够,大多数复发性溃疡可通过药物治疗获得理想的效果。反复复发的溃疡提示有胃泌素瘤或胃排空障碍。

(六)倾倒综合征

主要由于胃容积缩小和幽门括约肌功能丧失,食物过快由胃进入肠道所致的一系列症状,表现为胃肠道症状,如上腹胀满、恶心、腹部绞痛、腹泻等,和神经循环系统如心慌、出汗、眩晕、无力等。

此类患者应以高蛋白、高脂肪、低糖食物为宜,避免过甜、过咸、过浓饮食和乳制品,固体食物较流质食物为好,少食多餐,应用抗组胺药、抗胆碱药、抗痉挛药和镇静药。

预防倾倒综合征主要是术中避免残胃过小和吻合口过大。

(七)碱性反流性胃炎

碱性反流性胃炎多见于 Billroth Ⅱ 式吻合术后,由于丧失了幽门括约肌,导致胆汁反流入胃,少数患者表现为上腹或胸骨后持续性烧灼痛,伴恶心、呕吐,进食后加重,胃镜可见胆汁反流入胃,胃黏膜充血、水肿、易出血,轻度糜烂。

诊断应排除其他上腹部疾病,尤其胃排空障碍。治疗方法为手术将 Billroth Ⅱ 式吻合改为 Roux-en-Y 胃空肠吻合,同时行胃迷走神经切断术。

(八)吻合口空肠溃疡

吻合口空肠溃疡多发于胃空肠吻合口对侧的空肠壁上,为胃酸作用于空肠黏膜所致,多见于以下情况。

(1)胃切除范围不够。

(2)胃窦部黏膜残留。

(3)空肠输入襻过长。

(4)空肠输入输出襻侧-侧吻合。

(5)胃迷走神经切断不完全。

(6)胃泌素瘤患者。表现为腹痛,常合并出血或慢性穿孔。

针对此并发症可采用制酸治疗,如穿孔形成腹腔脓肿或内瘘则需手术治疗。

(九)残胃癌

残胃癌指因良性疾病行胃部分切除术后 5 年以上残胃内发生的癌。多发生在 Billroth Ⅱ 式胃大部切除术后,与胃酸降低,胆汁反流有关。

(赵 炯)

第三节　应激性溃疡

应激性溃疡又称应激性黏膜病变,是指机体在各种严重创伤、危重疾病等严重应激状态下继发的急性消化道黏膜糜烂、溃疡,乃至大出血、穿孔等病变,因其表现不同于常见的消化性溃疡,故命名为应激性溃疡。应激性溃疡也被称为急性出血性胃炎、急性糜烂性胃炎等。由不同应激因素引起的又有不同的命名,如继发于严重烧伤者称之为 Curling 溃疡,由中枢神经系统病损引起者称之为 Cushing 溃疡。

一、病因与发病机制

引发应激性溃疡的病因多而复杂,各种机体创伤、精神创伤、严重感染时人体都会出现应激反应,但是否出现应激性溃疡与病因(应激源)的强度及伤病者对应激的反应强弱有关。

常见应激性溃疡的病因:①严重颅脑外伤;②重度大面积烧伤;③严重创伤及各种大手术后;④全身严重感染;⑤多脏器功能障碍综合征或多脏器功能衰竭;⑥休克或心肺复苏术后;⑦心脑血管意外;⑧严重心理应激,如精神创伤、过度紧张等。应激性溃疡的发生是上述应激源使机体神经内分泌功能失调、对胃黏膜的损伤作用相对增强和胃黏膜自身保护功能削弱等因素综合作用的结果。

(一)神经内分泌功能失调

已有的研究证实在严重应激状态下中枢神经系统及其分泌的各种神经肽主要通过自主神经系统及下丘脑-垂体-肾上腺轴作用于胃肠靶器官，引起胃肠黏膜的一系列病理改变，导致发生应激性溃疡。其中下丘脑是应激时神经内分泌的整合中枢，下丘脑分泌的促甲状腺素释放激素(TRH)参与应激性溃疡的发生，其机制可能是通过副交感神经介导促进胃酸与胃蛋白酶原分泌以及增强胃平滑肌收缩造成黏膜缺血。此外，中枢神经系统内的5-羟色胺也参与调节应激反应，其作用的强度与甲状腺激素水平和血浆皮质激素水平有关。应激状态下，交感神经-肾上腺髓质系统强烈兴奋，儿茶酚胺释放增多，糖皮质激素分泌增加，两者共同持续作用下胃黏膜发生微循环障碍，最终导致应激性溃疡的形成。

(二)胃黏膜损伤作用相对增强

应激状态使胃黏膜局部许多炎性介质含量明显增加，其中脂氧化物含量随应激时间的延长而升高，具有保护作用的巯基化合物含量反见降低，氧自由基随之产生增加，这些炎性介质和自由基均可加重黏膜的损害。

应激状态使胃十二指肠蠕动出现障碍，平滑肌可发生痉挛，加重黏膜缺血。十二指肠胃反流更使胆汁中的卵磷脂在胃腔内积聚使黏膜屏障受到破坏。在多数应激状态下，胃酸分泌受抑，但由于黏膜屏障功能削弱和局部损害作用增强，实际反流入黏膜内的 H^+ 总量增加，使黏膜内 pH 明显降低，其降低程度与胃黏膜损害程度呈正相关。H^+ 不断逆行扩散至细胞内，黏膜细胞呈现酸中毒状态，细胞内溶酶体裂解，释出溶酶，细胞自溶、破坏而死亡，加上能量不足，DNA 合成受损，细胞无法增殖修复，形成溃疡。

(三)胃黏膜防御功能削弱

正常的胃黏膜防御功能由两方面组成。

1.胃黏液-碳酸氢盐屏障

主要由胃黏膜细胞分泌附于胃黏膜表面的一层含大量 HCO_3^- 不溶性黏液凝胶构成，它可减缓 H^+ 和胃蛋白酶的逆向弥散，其中的 HCO_3^- 可与反渗的 H^+ 发生中和，以维持胃壁-腔间恒定的 pH 梯度。

2.胃黏膜屏障

胃黏膜上皮细胞的腔面细胞膜由磷脂双分子层结构及上皮细胞间的紧密连接构成，可防止胃腔内的胃酸、胃蛋白酶对胃黏膜的损伤作用。胃黏膜上皮迁移、增殖修复功能更是胃黏膜的重要保护机制。

应激状态下黏膜屏障障碍表现为黏液分泌量降低，黏液氨基己糖及保护性巯基物质减少，对胃腔内各种氧化物等有害物质的缓冲能力由此降低，黏膜电位差下降，胃腔内反流增加，黏膜内微环境改变，促进黏膜上皮的破坏。应激时肥大细胞释出的肝素和组胺可抑制上皮细胞的 DNA 聚合酶并降低其有丝分裂活性，使得上皮细胞增殖受抑。

在低血压、低灌流情况下，胃缺血、微循环障碍是应激性溃疡的主要诱因。缺血可影响胃黏膜的能量代谢，削弱其屏障功能。血流量不足也可导致 H^+ 在细胞内积聚，加重黏膜内酸中毒造成细胞死亡。

二、病理

根据诱发病因的不同,应激性溃疡可分为 3 类。

(一)Curling 溃疡

Curling 溃疡见于大面积深度烧伤后,多发生在烧伤后数天内,溃疡多位于胃底,多发而表浅;少数可发生在烧伤康复期,溃疡多位于十二指肠。

(二)Cushing 溃疡

发生颅脑外伤、脑血管意外时,颅内压增高,直接刺激中枢迷走神经核而致胃酸分泌亢进,导致 Cushing 溃疡的发生。溃疡常呈弥漫性,位于胃上部和食管,一般较深或呈穿透性,可造成穿孔。

(三)常见性应激性溃疡

该类型多见于严重创伤、大手术、感染和休克后,也可发生在器官衰竭、心脏病、肝硬化和恶性肿瘤等危重患者。溃疡可散在于胃底、胃体含壁细胞泌酸部位。革兰阴性菌脓毒血症常引起胃黏膜广泛糜烂、出血和食管、胃、十二指肠或空肠溃疡。

病理肉眼所见胃黏膜均呈苍白,有散在红色淤点,严重的有糜烂、溃疡形成。镜检可见多处上皮细胞破坏或整片脱落,溃疡深度可至黏膜下、固有肌层及浆膜层,一般在应激情况发生 4～48 小时后整个胃黏膜有直径 1～2 mm 的糜烂,伴局限性出血和凝固性坏死。如病情继续恶化,糜烂灶相互融合扩大,全层黏膜脱落形成溃疡,深浅不一,如侵及血管,破裂后即引起大出血,深达全层可造成穿孔。

三、诊断要点

应激性溃疡多发生于严重原发病、应激产生后的 3～5 天内,一般不超过 2 周,不同于消化性溃疡,其往往无特征性前驱症状,抑或症状被严重的原发病所掩盖。

主要的临床表现为上腹痛和反酸,可有呕血或黑便,甚至上消化道大出血,出现失血性休克,后者预后凶险。在危重患者发现胃液或粪便隐血试验呈阳性、不明原因短时间内血红蛋白的浓度降低 20 g/L 以上,应考虑有应激性溃疡出血可能。

纤维胃镜检查可明确诊断并了解应激性溃疡发生的部位以及严重程度。如应激性溃疡发生上消化道穿孔,视穿孔程度可有局限性或弥漫性腹膜炎的症状和体征。

Cushing 溃疡是由中枢神经病变引起的以消化道出血为主要临床表现的应激性溃疡,与一般应激性溃疡相比有以下特点:溃疡好发于食管和胃,呈多发性,形态不规则,直径 0.5～1.0 cm,部分溃疡较深易引起穿孔。

Curling 溃疡为发生于严重大面积烧伤后的应激性溃疡,溃疡多在胃、十二指肠,常为单个较深的溃疡,易发生出血,如发生大出血,病死率高。

四、防治措施

(一)预防

应激性溃疡重在预防发生。预防措施的核心是减轻应激反应,其中包括损伤控制、微创技术利用、快速康复和药物干预等现代医学理念和手段的综合应用。高危患者应作重点预防。发生应激性溃疡的高危人群为:①高龄(年龄＞65 岁);②严重创伤(颅脑外伤、大面积烧伤、各种大型手术等)；③各类休克或持续低血压；④严重全身感染；⑤多脏器功能衰竭、机械通气＞2天；⑥重度黄疸；⑦凝血功能障碍；⑧脏器移植术后；⑨长期用免疫抑制剂与胃肠外营养；⑩一年内有溃疡病史。

另外，美国学者 Herzig 等提出的应激性溃疡致消化道出血的临床风险评分系统(表 4-1)也可供临床参考。

表 4-1　应激性溃疡致消化道出血的临床风险评分系统

危险因素	评分
年龄＞60 岁	2
男性	2
急性肾功能不全	2
肝脏疾病	2
脓毒症	2
预防性抗凝药物	2
凝血障碍	3
合并内科疾病	3

注：低危＜7分，低中危 8~9 分，中高危 10~11 分，高危＞12 分。

应激性溃疡不仅是胃肠功能障碍的一种表现，同时也提示存在全身微循环灌注不良和氧供不足现象。预防措施应从全身和局部两方面同时着手。

1.全身性措施

积极去除应激因素，治疗原发病，纠正供氧不足，改善血流灌注，维持水、电解质和酸碱平衡。鼓励进食，早期进食可促进胃黏液分泌，中和胃酸，促进胃肠道黏膜上皮增殖和修复，防止细菌易位。不能口服进食者可予管饲。注意营养支持的实施与监测。

2.局部措施

对胃肠功能障碍伴胃潴留者应予鼻胃管减压。抑酸剂或抗酸剂的应用有一定的预防应激性溃疡发生的作用。推荐应用胃黏膜保护剂硫糖铝，硫糖铝有促进胃黏膜前列腺素释放、增加胃黏膜血流量和刺激黏液分泌的作用，同时能与胃蛋白酶络合，抑制该酶分解蛋白质，与胃黏膜的蛋白质络合形成保护膜，阻止胃酸、胃蛋白酶和胆汁的渗透和侵蚀，同时不影响胃液的 pH，不会有细菌过度繁殖和易位导致医院获得性肺炎发生率增加的危险。可给硫糖铝 6 g，分次口服或自胃管内灌入，用药时间不少于 2 周。此外，使用谷氨酰胺奥磺酸钠颗粒亦有一定预防作用。

(二)治疗

1.胃管引流和冲洗

放置鼻胃管，抽吸胃液，清除胃内潴留的胃液和胆汁，改善胃壁血液循环，减轻胃酸对黏膜溃疡的侵蚀作用。可用冷生理盐水做胃腔冲洗，清除积血和胃液后灌入 6~12 g 硫糖铝，可根据情况多次使用。反复长时间应用去甲肾上腺素加冰盐水灌注是有害的，因可加重黏膜缺血使溃疡不能愈合。口服或胃管中灌注凝血酶、巴曲酶有局部止血作用。

2.药物治疗

使用质子泵抑制剂(PPI)可迅速提高胃内 pH，以促进血小板聚集和防止凝血块溶解，达到使溃疡止血的目的。可予奥美拉唑或埃索美拉唑 80 mg 静脉推注，以后以 8 mg/h 的剂量维持。

出血停止后应继续使用直至溃疡愈合,病程一般为 4～6 周。因奥美拉唑有损害中性粒细胞趋化性及吞噬细胞活性使其杀菌功能降低,故危重患者使用奥美拉唑有加重感染可能,应引起重视。生长抑素可抑制胃酸分泌,减少门静脉和胃肠血流量,如有应激性溃疡大出血可选用八肽生长抑素 0.1 mg,每 8 小时皮下注射 1 次,或生长抑素 14 肽 6 mg 24 小时持续静脉注射。

3.内镜及放射介入治疗

药物止血无效时,可经胃镜局部喷洒凝血酶、高价铁溶液等止血,或选择电凝、激光凝固止血。如果内镜治疗失败也可行放射介入定位、止血治疗,选择性血管栓塞止血尤其适合手术高风险的患者。

4.手术治疗

如出血量大无法控制,或反复多次大量出血应考虑手术治疗。手术术式以切除所有出血病灶为原则。全胃切除止血效果好,但创伤大病死率高。一般选用迷走神经切断加部分胃切除术或胃大部切除术。如患者不能耐受较大手术时,可对明显出血的部位行简单的缝扎术,或选择保留胃短血管的胃周血管断流术。

(赵　炯)

第四节　胃十二指肠溃疡大出血

胃十二指肠溃疡患者有大量呕血、柏油样黑便,引起红细胞、血红蛋白和血细胞比容明显下降,脉率加快,血压下降,出现为休克前期症状或休克状态,称为溃疡大出血,不包括小量出血或仅有大便隐血阳性的患者。胃十二指肠溃疡出血,是上消化道大出血中最常见的原因,占 50% 以上。

一、流行病学

十二指肠溃疡并发症住院患者中,出血多于穿孔 4 倍。约 20% 的十二指肠溃疡患者在其病程中会发生出血,十二指肠溃疡患者出血较胃溃疡出血为多见。估计消化性溃疡患者约占全部上消化道出血住院患者的 50%。虽然 H_2 受体拮抗药和奥美拉唑药物治疗已减少难治性溃疡择期手术的病例数,但因合并出血患者的手术例数并无减少。

二、病因和发病机制

(一)非甾体类抗炎药(NSAIDs)

应用 NSAIDs 是溃疡出血的一个重要因素,具有这部分危险因素的患者在增加。在西方国家多于 50% 以上消化道出血患者有新近应用 NSAIDs 史。在老年人口中,以前有胃肠道症状,并有短期 NSAIDs 治疗,这一危险因素正在增高。使用大剂量的阿司匹林(300 mg/d)预防一过性脑缺血发作的患者,其相对上消化道出血的危险性比用安慰剂治疗的高 7.7 倍,其他 NSAIDs 亦增加溃疡上消化道出血的危险性。

(二)甾体类皮质类固醇

皮质类固醇在是否引起消化性溃疡合并出血中的作用仍有争议。最近回顾性研究提示,同时应用 NSAIDs 是更重要的危险因素。合并应用皮质类固醇和 NSAIDs,上消化道出血的危险性升高 10 倍。

(三)危重疾病

危重患者是消化性溃疡大出血的危险人群,尤其是需要在重病监护病房治疗的。例如心脏手术后,这种并发症的发生率为 0.4%,这些患者大多数被证实为十二指肠溃疡,且这些溃疡常是大的或多发性的。加拿大一个大宗的多个医院联合研究发现,ICU 患者上消化道出血的发生率为 1.5%,病死率达 48%,这些患者常需用抗溃疡药预防。

(四)幽门螺杆菌

出血性溃疡患者的幽门螺杆菌感染为 15%～20%,低于非出血溃疡患者,因此幽门螺杆菌根治对于减少溃疡复发和再出血的长期危险是十分重要的。

三、病理生理学

溃疡基底的血管壁被侵蚀而导致破裂出血,大多数为动脉出血。引起大出血的十二指肠溃疡通常位于球部后壁,可侵蚀胃十二指肠动脉或胰十二指肠上动脉及其分支引起大出血。胃溃疡大出血多数发生在胃小弯,出血源自胃左、右动脉及其分支。十二指肠前壁附近无大血管,故此处的溃疡常无大出血。溃疡基底部的血管侧壁破裂出血不易自行停止,可引发致命的动脉性出血。大出血后血容量减少、血压降低、血流变缓,可在血管破裂处形成血凝块而暂时止血。由于胃肠的蠕动和胃十二指肠内容物与溃疡病灶的接触,暂时停止的出血有可能再次活动出血,应予高度重视。

溃疡大出血所引起的病理生理变化与其他原因所造成的失血相同,与失血量的多少及失血的速度有密切的关系。据试验证明,出血 50～80 mL 即可引起柏油样黑便,如此少量失血不致发生其他显著症状,但持续性大量失血可以导致血容量减低、贫血、组织低氧、循环衰竭和死亡。

大量血液在胃肠道内可以引起血液化学上的变化,最显著的变化为血非蛋白氮增高,其主要原因是血红蛋白在胃肠内被消化吸收。有休克症状的患者,由于肾脏血液供应不足,肾功能受损,也是可能的原因。胃肠道大出血所致的血非蛋白氮增高在出血后 24～48 小时内即出现,如肾脏功能未受损害,增高的程度与失血量成正比,出血停止后 3～4 天内恢复至正常。

四、临床表现

胃十二指肠溃疡大出血的临床表现主要取决于出血的量及出血速度。

(一)症状

呕血和柏油样黑便是胃十二指肠溃疡大出血的常见症状,多数患者只有黑便而无呕血症状,迅猛的出血则为大量呕血与紫黑血便。呕血前常有恶心症状,便血前后可有心悸、眼前发黑、乏力、全身疲软,甚至晕厥症状。患者过去多有典型溃疡病史,近期可有服用阿司匹林或 NSAIDs 药物等情况。

(二)体征

一般失血量在 400 mL 以上时,有循环系统代偿的现象,如苍白、脉搏增速但仍强有力,血压正常或稍增高。继续失血达 800 mL 后即可出现明显休克的体征,如出汗、皮肤凉湿、脉搏快弱、血压降低、呼吸急促等。患者意识清醒,表情焦虑或恐惧。腹部检查常无阳性体征,也可能有腹胀、上腹压痛、肠鸣音亢进等。约半数的患者体温增高。

五、辅助检查

大量出血早期,由于血液浓缩,血常规变化不大,以后红细胞计数、血红蛋白值、血细胞比容均呈进行性下降。

依据症状和体检不能准确确定出血的原因。约75%患者过去有消化性溃疡病史以证明溃疡是其出血的病因;干呕或呕吐发作后突然发生出血提示食管黏膜撕裂症;病史及体检有肝硬化证据提示可能食管静脉曲张出血。为了正确诊断出血的来源,必须施行上消化道内镜检查。

内镜检查在上消化道出血患者中有各种作用。除可明确出血的来源,如来源于弥漫性出血性胃炎、静脉曲张、贲门黏膜撕裂症,或胃十二指肠溃疡出血外,内镜所见的胃十二指肠溃疡的外貌有估计的预后意义,在有小出血的患者,见到清洁的溃疡基底或着色的斑点预示复发出血率低,约为2%,这些患者适合早期进食和出院治疗。相反,发现于溃疡基底可见血管或新鲜凝血块预示有较高的再出血率。大的溃疡(直径>1 cm)同样有高的复发再出血率。由于内镜下治疗技术的发展,非手术治疗的成功率已明显提高,手术的需要和病死率显著下降。

内镜下胃十二指肠溃疡出血病灶特征现多采用 Forrest 分级:FⅠa,可见溃疡病灶处喷血;FⅠb,可见病灶处渗血;FⅡa,病灶处可见裸露血管;FⅡb,病灶处有血凝块附着;FⅢ,溃疡病灶基底仅有白苔而无上述活动性出血征象。根据上述内镜表现除FⅢ外,只要有其中一种表现均可确定为此次出血的病因及出血部位。

选择性腹腔动脉或肠系膜上动脉造影也可用于血流动力学稳定的活动性出血患者,可明确病因与出血部位,指导治疗,并可采取栓塞治疗或动脉内注射垂体加压素等介入性止血措施。

六、诊断和鉴别诊断

(一)诊断

有溃疡病史者,发生呕血与黑便,诊断并不困难。10%～15%的患者出血无溃疡病史,鉴别出血的来源较为困难。大出血时不宜行上消化道钡剂检查,因此,急诊纤维胃镜检查在胃十二指肠溃疡出血的诊断中有重要作用,可迅速明确出血部位和病因,出血24小时内胃镜检查检出率可达70%～80%,超过48小时则检出率下降。

(二)鉴别诊断

胃十二指肠溃疡出血应与应激性溃疡出血、胃癌出血、食管静脉曲张破裂出血、贲门黏膜撕裂综合征和胆管出血相鉴别。上述疾病,除内镜下表现与胃十二指肠溃疡出血不同外,应结合其他临床表现相鉴别。如应激性溃疡出血多出现在重大手术或创伤后;食管静脉曲张破裂出血体检可发现蜘蛛痣、肝掌、腹壁静脉曲张、肝大、腹水、巩膜黄染等肝硬化的表现;贲门黏膜撕裂综合征多发生在剧烈呕吐或干呕之后;胆管大量出血常由肝内疾病(化脓性感染、胆石、肿瘤)所致,其典型表现为胆绞痛、便血或呕血、黄疸之三联征。

七、治疗

治疗原则是补充血容量,防止失血性休克,尽快明确出血部位,并采取有效的止血措施,防止再出血。总体上,治疗方式包括非手术及手术治疗。

(一)非手术治疗

主要是针对休克的治疗,主要措施如下:①补充血容量,建立可靠畅通的静脉通道,快速滴注平衡盐液,做输血配型试验。同时严密观察血压、脉搏、尿量和周围循环状况,并判断失血量,指导补液。失血量达全身总血量的20%时,应输注羟乙基淀粉、右旋糖酐或其他血浆代用品,用量在1 000 mL左右。出血量较大时可输注浓缩红细胞,也可输全血,并维持血细胞比容不低于30%。输注液体中晶体与胶体之比以3∶1为宜。监测生命体征,测定中心静脉压、尿量,维持循环功能稳定和良好呼吸、肾功能十分重要。②留置鼻胃管,用生理盐水冲洗胃腔,清除血凝块,直至胃液变清,持续低负压吸引,动态观察出血情况。可经胃管注入200 mL含8 mg去甲肾上腺素的生理盐水溶液,每4~6小时1次。③急诊纤维胃镜检查可明确出血病灶,还可同时施行内镜下电凝、激光灼凝、注射或喷洒药物等局部止血措施。检查前必须纠正患者的低血容量状态。④止血、制酸、生长抑素等药物的应用经静脉或肌内注射巴曲酶;静脉给予H_2受体拮抗药(西咪替丁等)或质子泵抑制药(奥美拉唑等);静脉应用生长抑素(善宁、奥曲肽等)。

(二)手术治疗

内镜止血的成功率可达90%,使急诊手术大为减少,且具有创伤小、极少并发穿孔和可重复实施的优点,适用于绝大多数溃疡病出血,特别是高危老年患者。即使不能止血的病例,内镜检查也明确了出血部位、原因,使后续的手术更有的放矢,成功率升高。内镜处理后发生再出血时仍建议首选内镜治疗,仅在以下患者考虑手术处理:①难以控制的大出血,出血速度快,短期内发生休克,或较短时间内(6~8小时)需要输注较大量血液(>800 mL)方能维持血压和血细胞比容者。②纤维胃镜检查发现动脉搏动性出血,或溃疡底部血管显露再出血危险很大。③年龄在60岁以上,有心血管疾病、十二指肠球后溃疡以及有过相应并发症者。④近期发生过类似的大出血或合并穿孔或幽门梗阻。⑤正在进行药物治疗的胃十二指肠溃疡患者发生大出血,表明溃疡侵蚀性大,非手术治疗难以止血。

手术治疗的目的在于止血抢救患者生命,而不在于治疗溃疡本身和术后的溃疡复发问题。手术介入的方式,经常采用的有:①单纯止血手术,即(胃)十二指肠切开+腔内血管缝扎,加或不加腔外血管结扎。结合术前胃镜和术中扪摸检查,一般可快速确定出血溃疡部位,即在溃疡对应的前壁切开,显露溃疡后稳妥缝扎止血。如是在幽门部切开,止血后要做幽门成形术(Heineke-Mikulicz法)。②部分胃切除术。③(选择性)迷走神经切断+胃窦切除或幽门成形术。④介入血管栓塞术。胃部分切除术是前一段时间国内较常采用的一种手术,认为切除了出血灶本身止血可靠,同时切除了溃疡,也避免了术后溃疡的复发。但手术创伤大,在发生了大出血的患者施行,病死率及并发症发生率均高。由于内科治疗的进步和考虑到胃切除后可能的并发症和病死率,近年来更多地采用仅以止血为目的的较保守的一类手术,通过结扎溃疡出血点和/或阻断局部血管以达到止血目的,术后再辅以正规的内科治疗。因创伤较小,尤其适合老年和高危患者。血管栓塞术止血成功率也较高,但要求特殊设备和娴熟的血管介入技术。

(杨瀚君)

第五节　胃十二指肠溃疡急性穿孔

急性穿孔是胃十二指肠溃疡的严重并发症,也是外科常见的急腹症之一。起病急、病情重、变化快是其特点,常需紧急处理,若诊治不当,可危及患者生命。

一、流行病学调查

近30年来,胃十二指肠溃疡的发生率下降,住院治疗的胃十二指肠溃疡患者数量明显减少,特别是胃十二指肠溃疡的选择性手术治疗数量尤为减少,但溃疡的急性并发症(穿孔、出血和梗阻)的发生率和需要手术率近20年并无明显改变。

溃疡穿孔每年的发病率为0.7/万~1/万;穿孔病住院患者占溃疡病住院患者的7%;穿孔多发生在30~60岁人群,占75%。约2%十二指肠溃疡患者中穿孔为首发症状。估计在诊断十二指肠溃疡后,在第1个10年中,每年约0.3%患者发生穿孔。十二指肠溃疡穿孔多位于前壁,"前壁溃疡穿孔,后壁溃疡出血"。胃溃疡急性穿孔大多发生在近幽门的胃前壁,偏小弯侧,胃溃疡的穿孔一般较十二指肠溃疡略大。

二、病因及发病机制

胃十二指肠溃疡穿孔发生在慢性溃疡的基础上,患者有长期溃疡病史,但在少数情况下,急性溃疡也可以发生穿孔。下列因素可促进穿孔的发生。

(1)精神过度紧张或劳累,增加迷走神经兴奋程度,溃疡加重而穿孔。

(2)饮食过量,胃内压力增加,使溃疡穿孔。

(3)应用非甾体抗炎药(nonsteroidal anti-inflammtary durgs,NSAIDs)和十二指肠溃疡、胃溃疡的穿孔密切相关,现在研究显示,治疗患者时应用这类药物是主要的促进因素。

(4)免疫抑制,尤其在器官移植患者中应用激素治疗。

(5)其他因素包括患者年龄增加、慢性阻塞性肺疾病、创伤、大面积烧伤和多器官功能障碍。

三、病理生理

急性穿孔后,有强烈刺激性的胃酸、胆汁、胰液等消化液和食物溢入腹腔,引起化学性腹膜炎,导致剧烈的腹痛和大量腹腔渗出液,甚至可致血容量下降,低血容量性休克。6~8小时后,细菌开始繁殖,并逐渐转变为化脓性腹膜炎,病原菌以大肠埃希菌及链球菌多见。在强烈的化学刺激,细胞外液丢失的基础上,大量毒素被吸收,可导致感染中毒性休克的发生。胃十二指肠后壁溃疡可穿透全层,并与周围组织包裹,形成慢性穿透性溃疡。

四、临床表现

(一)症状

患者以往多有溃疡病症状或肯定溃疡病史,而且近期常有溃疡病活动的症状。可在饮食不当后或在清晨空腹时发作。典型的溃疡急性穿孔表现为骤发腹痛,十分剧烈,如刀割或烧灼样,为持续性,但也可有阵发加重。由于腹痛发作突然而猛烈,患者甚至有一时性昏厥感。疼痛初起部位多在上腹或心窝部,迅即延及全腹面,以上腹为重。由于腹后壁及膈肌腹膜受到刺激,有时可引起肩部或肩胛部牵涉性疼痛,可有恶心感及反射性呕吐,但一般不重。

(二)体征

患者仰卧拒动,急性痛苦病容,由于腹痛严重而致面色苍白、四肢凉、出冷汗、脉率快、呼吸浅。腹式呼吸因腹肌紧张而消失。在发病初期,血压仍正常,腹部有明显腹膜炎体征,全腹压痛明显,上腹更重,腹肌高度强直,即所谓板样强直。肠鸣音消失。如腹腔内有较多游离气体,则叩诊时肝浊音界不清楚或消失。随着腹腔内细菌感染的发展,患者的体温、脉搏、血压、血常规等周身感染中毒症状以及肠麻痹、腹胀、腹水等腹膜炎症也越来越重。

溃疡穿孔后,临床表现的轻重与漏出至游离腹腔内的胃肠内容物的量有直接关系,亦即与穿孔的大小,穿孔时胃内容物的多少(空腹或饱餐后)及孔洞是否很快被邻近器官或组织粘连堵塞等因素有关。穿孔小或漏出的胃肠内容物少或孔洞很快即被堵塞,则漏出的胃肠液可限于上腹,或顺小肠系膜根部及升结肠旁沟流至右下腹,腹痛程度可以较轻,腹膜刺激征也限于上腹及右侧腹部。

五、辅助检查

如考虑为穿孔,应做必要的实验室检查,检查项目包括血常规、血清电解质和淀粉酶,穿孔时间较长的需检查肾功能、血清肌酐、肺功能并进行动脉血气分析、监测酸碱平衡。常见白细胞计数升高及核左移,但在免疫抑制和老年患者中有时没有。血清淀粉酶一般是正常的,但有时升高,通常小于正常的3倍。肝功能一般是正常的。除非就诊延迟,血清电解质和肾功能是正常的。

胸部X线检查和立位及卧位腹部X线检查是必需的。约70%的患者有腹腔游离气体,因此无游离气体的不能排除穿孔。当疑为穿孔但无气腹者,可做水溶性造影剂上消化道造影检查,确立诊断腹膜炎体征者,这种X线造影是不需要的。

诊断性腹腔穿刺在部分患者是有意义的,若抽出液中含有胆汁或食物残渣常提示有消化道穿孔。

六、诊断和鉴别诊断

(一)诊断标准

胃十二指肠溃疡急性穿孔后表现为急剧上腹痛,并迅速扩展为全腹痛,伴有显著的腹膜刺激征,结合X线检查发现腹部膈下游离气体,诊断性腹腔穿刺抽出液含有胆汁或食物残渣等特点,正确诊断一般不困难。在既往无典型溃疡病者,位于十二指肠及幽门后壁的溃疡小穿孔,胃后壁溃疡向小网膜腔内穿孔,老年体弱反应性差者的溃疡穿孔及空腹时发生的小穿孔等情况下,症状、体征不太典型,较难诊断。另需注意的是,X线检查未发现膈下游离气体并不能排除溃疡穿孔的可能,因约有20%患者穿孔后可以无气腹表现。

(二)鉴别诊断

1.急性胰腺炎

溃疡急性穿孔和急性胰腺炎都是上腹部突然受到强烈化学性刺激而引起的急腹症,因而在临床表现上有很多相似之处,在鉴别诊断上可能造成困难。急性胰腺炎的腹痛发作虽然也较突然,但多不如溃疡穿孔者急骤,腹痛开始时有由轻而重的过程,疼痛部位趋向于上腹偏左及背部,腹肌紧张程度也略轻。血清及腹腔渗液的淀粉酶含量在溃疡穿孔时可以有所增高,但其增高的数值尚不足以诊断。急性胰腺炎X线检查无膈下游离气体,B超及CT检查提示胰腺肿胀。

2.胆石症、急性胆囊炎

胆绞痛发作以阵发性为主,压痛较局限于右上腹,而且压痛程度也较轻,腹肌紧张远不如溃疡穿孔者显著。腹膜炎体征多局限在右上腹,有时可触及肿大的胆囊,Murphy征阳性,X线检查无膈下游离气体,B超提示有胆囊结石、胆囊炎,如血清胆红素有增高,则可明确诊断。

3.急性阑尾炎

溃疡穿孔后胃十二指肠内容物可顺升结肠旁沟或小肠系膜根部流至右下腹,引起右下腹腹膜炎症状和体征,易被误诊为急性阑尾炎穿孔。仔细询问病史当能发现急性阑尾炎开始发病时的上腹痛一般不十分剧烈,阑尾穿孔时腹痛的加重也不以上腹为主,腹膜炎体征则右下腹较上腹明显。

4.胃癌穿孔

胃癌急性穿孔所引起的腹内病理变化与溃疡穿孔相同,因而症状和体征也相似,术前难以鉴别。老年患者,特别是无溃疡病既往史而近期内有胃部不适或消化不良及消瘦、体力差等症状者,当出现溃疡急性穿孔的症状和体征时,应考虑到胃肠穿孔的可能。

七、治疗

胃、十二指肠溃疡急性穿孔的治疗原则:终止胃肠内容物继续漏入腹腔,使急性腹膜炎好转,以挽救患者的生命。经常述及的三个高危因素:①术前存在休克;②穿孔时间超过24小时;③伴随严重内科疾病。这三类患者病死率高,可达5%~20%;而无上述高危因素者病死率<1%。故对此三类患者的处理更要积极、慎重。具体治疗方法有三种,即非手术治疗、手术修补穿孔及急症胃部分切除和迷走神经切断术,现在认为后者(胃部分切除术和迷走神经切断术)不是溃疡病的合理手术方式,已很少采用。术式选择主要依赖于患者一般状况、术中所见、局部解剖和穿孔损伤的严重程度。

(一)非手术治疗

近年来,特别是在我国,对溃疡急性穿孔采用非手术治疗累积了丰富经验,大量临床实践经验表明,连续胃肠吸引减压可以防止胃肠内容物继续漏向腹腔,有利于穿孔自行闭合及急性腹膜炎好转,从而使患者免遭手术痛苦。其病死率与手术缝合穿孔者无显著差别。为了能够得到满意的吸引减压,鼻胃管在胃内的位置要恰当,应处于最低位。非手术疗法的缺点是不能去除已漏入腹腔内的污染物,因此只适用于腹腔污染较轻的患者。其适应证:①患者无明显中毒症状,急性腹膜炎体征较轻,或范围较局限,或已趋向好转,表明漏出的胃肠内容物较少,穿孔已趋于自行闭合。②穿孔是在空腹情况下发生的,估计漏至腹腔内的胃肠内容物有限。③溃疡病本身不是根治性治疗的适应证。④有较重的心肺等重要脏器并存病,致使麻醉及手术有较大风险。但在70岁以上、诊断不能肯定、应用类固醇激素和正在进行溃疡治疗的患者,不能采取非手术治疗方法。

因为手术治疗的效果确切,非手术治疗的风险并不低(腹内感染、脓毒症等),一般认为非手术治疗要极慎重。在非手术治疗期间,需动态观察患者的全身情况和腹部体征,若病情无好转或有所加重,即需及时改用手术治疗。

(二)手术治疗

手术治疗包括单纯穿孔缝合术和确定性溃疡手术。

1.单纯穿孔缝合术

单纯穿孔缝合术是目前治疗溃疡病穿孔主要的手术方式.只要闭合穿孔不至引起胃出口梗阻,就应首先考虑。缝闭瘘口、中止胃肠内容物继续外漏后,彻底清除腹腔内的污染物及渗出液。术后须经过一时期内科治疗,溃疡可以愈合。缝合术的优点是操作简便,手术时间短,安全性高。一般认为,以下为单纯穿孔缝合术的适应证:穿孔时间超过8小时,腹腔内感染及炎症水肿较重,有大量脓性渗出液;以往无溃疡病史或有溃疡病史未经正规内科治疗,无出血、梗阻并发症,特别是十二指肠溃疡;有其他系统器质性疾病而不能耐受彻底性溃疡手术。单纯穿孔缝合术通常采用经腹手术,穿孔以丝线间断横向缝合,再用大网膜覆盖,或以网膜补片修补;也可经腹腔镜行穿孔缝合大网膜覆盖修补。一定吸净腹腔内渗液,特别是膈下及盆腔内。吸除干净后,腹腔引流并非必须。对所有的胃溃疡穿孔患者,需做活检或术中快速病理学检查,若为恶性,应行根治性手术。单纯溃疡穿孔缝合术后仍需内科治疗,幽门螺杆菌感染者需根除幽门螺杆菌,以减少复发的机会,部分患者因溃疡未愈合仍需行彻底性溃疡手术。

利用腹腔镜技术缝合十二指肠溃疡穿孔为 Nathanson 等于 1990 年首先报道。后来 Mouret 等描述一种无缝合穿孔修补技术:以大网膜片和纤维蛋白胶封闭穿孔。以后相继报道了明胶海绵填塞、胃镜引导下肝圆韧带填塞等技术。无缝合技术效果不确切,其术后再漏的机会很大(10％左右),尤其在穿孔＞5 mm者,因此应用要慎重。缝合技术有单纯穿孔缝合、缝合加大网膜补片加强和以大网膜补片缝合修补等。虽然腔镜手术具有微创特点,而且据报道术后切口的感染发生率较开腹手术低,但并未被广大外科医师普遍接受,原因是手术效果与开腹手术比较仍有争议,术后发生再漏需要手术处理者不少见,手术时间较长和花费高。以下情况不宜选择腹腔镜手术:①存在前述高危因素(术前存在休克、穿孔时间＞24 小时和伴随内科疾病);②有其他溃疡并发症如出血和梗阻;③较大的穿孔(＞10 mm);④腹腔镜实施技术上有困难(上腹部手术史等)。

2.部分胃切除和迷走神经切断术

随着对溃疡病病因学的深入理解和内科治疗的良好效果,以往所谓的"确定"性手术方法——部分胃切除和迷走神经切断手术已经很少采用。尤其在急性穿孔有腹膜炎的情况下进行手术,其风险显然较穿孔修补术为大,因此需要严格掌握适应证。仅在以下情况时考虑所谓"确定性"手术:①需切除溃疡本身以治愈疾病,如急性穿孔并发出血;已有幽门瘢痕性狭窄等,在切除溃疡时可根据情况考虑做胃部分切除手术。②较大的胃溃疡穿孔,有癌可能,做胃部分切除。③幽门螺杆菌感染阴性、联合药物治疗无效或胃溃疡复发时,仍有做迷走神经切断术的报道。

(杨瀚君)

第六节　溃疡性幽门梗阻

一、概述

溃疡发生于幽门部或十二指肠球部,容易造成幽门梗阻。有暂时性和永久性两种同时存在。约有10％的溃疡患者并发幽门梗阻。梗阻初期,胃内容物排出发生困难,引起反射性胃蠕动增强,到了晚期,代偿功能不足,肌肉萎缩,蠕动极度微弱,胃形成扩张状态。

二、病理分型及病理生理

(一)溃疡病并发幽门梗阻分型

(1)痉挛性梗阻:幽门附近溃疡,刺激幽门括约肌反射性痉挛所致。

(2)炎症水肿性梗阻:幽门区溃疡本身炎症水肿。

(3)瘢痕性梗阻:瘢痕胼胝硬结,溃疡愈后瘢痕挛缩。

(4)粘连性梗阻:溃疡炎症或穿孔后引起粘连或牵拉。

前两种梗阻是暂时性或是反复发作,后两种梗阻是永久性,必须施手术治疗。

(二)病理生理

梗阻初期,为了克服梗阻,胃蠕动加强,胃壁肌肉呈相对地肥厚,胃轻度扩张。到梗阻晚期代偿功能减退,胃蠕动减弱,胃壁松弛。因而胃扩张明显。长期有大量胃内容物潴留,黏膜受到刺激,而发生慢性炎症,又将加重梗阻,因而形成恶性循环。由于长期不能进食,反而经常发生呕吐,造成水电解质失调和严重的营养不良。大量氢离子和氯离子随胃液吐出,血液中氯离子降低;碳酸氢根离子增加,造成代谢性碱中毒。钾除呕吐丢失外,随尿大量排出,可以出现低血钾。因此,低钾低氯性碱中毒是幽门梗阻患者中较为多见。

三、临床表现

(1)呕吐:呕吐是幽门梗阻的突出症状,其特点是多发生在下午或晚上,呕吐量大,一次可达1 L以上,呕吐物为郁积的食物,伴有酸臭味,不含胆汁。呕吐后感觉腹部舒服,因此患者常自己诱发呕吐,以缓解症状。

(2)胃蠕动波:腹部可隆起的胃型,有时见到胃蠕动波,蠕动起自左肋弓下,行向右腹,甚至向相反方向蠕动。

(3)振水音:扩张内容物多,用手叩击上腹时,可闻及振水音。

(4)其他:尿少、便秘、脱水、消瘦,严重时呈现恶病质。口服钡剂后,钡剂难以通过幽门。胃扩张、蠕动弱、有大量空腹潴留液,钡剂下沉,出现气、液、钡三层现象。

四、诊断

有长期溃疡病史的患者和典型的胃潴留及呕吐症状,必要时进行X线或胃镜检查,诊断不致困难。需要与下列疾病相鉴别。

(1)活动期溃疡所致幽门痉挛和水肿有溃疡病疼痛症状,梗阻为间歇性,呕吐虽然很剧烈,但胃无扩张现象,呕吐物不含宿食。经内科治疗梗阻和疼痛症状可缓解或减轻。

(2)胃癌所致的幽门梗阻病程较短,胃扩张程度较轻,胃蠕动波少见。晚期上腹可触及包块。X线钡剂检查可见胃窦部充盈缺损,胃镜取活检能确诊。

(3)十二指肠球部以下的梗阻性病变如十二指肠肿瘤、环状胰腺、十二指肠淤滞症均可引起十二指肠梗阻,伴呕吐,胃扩张和潴留,但其呕吐物多含有胆汁。X线钡剂或内镜检查可确定梗阻性质和部位。

五、治疗

(一)非手术疗法

幽门痉挛或炎症水肿所致梗阻,应以非手术治疗。方法是胃肠减压,保持水电解质平衡及全身支持治疗。

(二)手术疗法

幽门梗阻和非手术治疗无效的幽门梗阻应视为手术适应证。手术的目的是解除梗阻,使食物和胃液能进入小肠,从而改善全身状况。常用的手术方法如下。

1.胃空肠吻合术

方法简单,近期效果好,病死率低,但由于术后吻合溃疡发生率很高,故现在很少采用。对于老年体弱,低胃酸及全身情况极差的患者仍可考虑选用。

2.胃大部切除术

患者一般情况好,在我国为最常用的术式。

3.迷走神经切断术

迷走神经切断加胃窦部切除术或迷走神经切断加胃引流术,对青年患者较适宜。

4.高选择性迷走神经切断术

近年有报道高选择性迷走神经切除及幽门扩张术,取得满意效果。

幽门梗阻患者术前要做好充分准备。术前2～3天行胃肠减压,每天用温盐水洗胃,减少胃组织水肿。输血、输液及改善营养,纠正水电解质紊乱。

（杨瀚君）

第七节　肥厚性幽门狭窄

肥厚性幽门狭窄是常见疾病,占消化道畸形的第3位。早在1888年丹麦医师Hirchsprung首先描述本病的病理特点和临床表现,但未找到有效治疗方法。1912年Ramstedt在前人研究基础上创用幽门肌切开术,从而使病死率明显降低,成为标准术式推行至今。目前手术病死率已降至1%以下。

依据地理、时令和种族,有不同的发病率。欧美国家较高,在美国每400个活产儿中1例患此病,非洲、亚洲地区发病率较低,我国发病率为1/3 000。男性居多,占90%,男女之比为(4～5)∶1。多为足月产正常婴儿,未成熟儿较少见;第一胎多见,占总病例数的40%～60%。有家族聚集倾向,母患病,则子女患病可能性增加3倍。

一、病理解剖

主要病理改变是幽门肌层显著增厚和水肿,尤以环肌为著,纤维肥厚但数量没有增加。幽门部呈橄榄形,质硬有弹性。当肌肉痉挛时则更为坚硬。一般测量长2.0～2.5 cm,直径0.5～1.0 cm,肌层厚0.4～0.6 cm,在年长儿肿块还要大些。但肿块大小与症状严重程度和病程长短无关。肿块表面覆有腹膜且甚光滑,由于血供受压力影响,色泽显得苍白。肥厚的肌层挤压黏膜呈纵形皱襞,使管腔狭小,加上黏膜水肿,以后出现炎症,使管腔更显细小,在尸解标本上幽门仅能通过1 mm的探针。细窄的幽门管向胃窦部移行时腔隙呈锥形逐渐变宽,肥厚的肌层逐渐变薄,二者之间无精确的分界。但在十二指肠侧则界限明显,胃壁肌层与十二指肠肌层不相连续,肥厚的幽门肿块类似子宫颈样突入十二指肠。组织学检查见肌层肥厚,肌纤维排列紊乱,黏膜水肿、充血。由于幽门梗阻,近侧胃扩张,胃壁增厚,黏膜皱襞增多且水肿,并因胃内容物滞留,常导致黏膜炎症和糜烂,甚至有溃疡。

肥厚性幽门狭窄病例合并先天畸形相当少见,7%左右。食管裂孔疝、胃食管反流和腹股沟疝是最常见的畸形,但未见有大量的病例报道。

二、病因

对幽门狭窄的病因和发病机制至今尚无定论,多年来进行大量研究,主要有以下几种观点。

(一)遗传因素

在病因学上起着很重要的作用。发病有明显的家族性,甚至一家中母亲和 7 个儿子同病,且在单卵双胎比双卵双胎多见。双亲中有一人患此病,子女发病率可高达 6.9%。若母亲患病,其子发病率为 19%,其女为 7%;如父亲患病,则分别为 5.5%和 2.4%。经过研究指出幽门狭窄的遗传机制是多基因性,既非隐性遗传亦非伴性遗传,而是由一个显性基因和一个性修饰多因子构成的定向遗传基因。这种遗传倾向受一定的环境因素而起作用,如社会阶层、饮食种类、季节等。发病以春秋季为高,但其相关因素不明。常见于高体重的男婴,但与胎龄的长短无关。

(二)神经功能

从事幽门肠肌层神经丛研究的学者发现,神经节细胞直至生后 2～4 周才发育成熟。因此,许多学者认为神经节细胞发育不良是引起幽门肌肉肥厚的机制,否定了过去幽门神经节细胞变性导致病变的学说。但也有持不同意见者,其观察到幽门狭窄的神经节细胞数目减少不明显,但有神经节细胞分离、空化等改变,这些改变可能造成幽门肌肥厚。如神经节细胞发育不良是原因,则早产儿发病应多于足月儿,然而二者并无差异。近年研究认为肽能神经的结构改变和功能不全可能是主要病因之一,通过免疫荧光技术观察到环肌中含脑啡肽和血管活性肠肽神经纤维数量明显减少,应用放射免疫法测定组织中 P 物质含量减少,由此推测这些肽类神经的变化与发病有关。

(三)胃肠激素

幽门狭窄患儿术前血清促胃液素升高曾被认为是发病原因之一,经反复试验,目前并不能推断是幽门狭窄的原因还是后果。近年研究发现血清和胃液中前列腺素(PGS)浓度增高,由此提示发病机制是幽门肌层局部激素浓度增高使肌肉处于持续紧张状态,而致发病。亦有人对血清胆囊收缩素进行研究,结果无异常变化。近年来,研究认为一氧化氮合成酶的减少也与其病因相关。幽门环肌中还原性辅酶 II(NADPHd)阳性纤维消失或减少,NO 合酶明显减少,致 NO 产生减少,使幽门括约肌失松弛,导致胃输出道梗阻。

(四)肌肉功能性肥厚

有学者通过细致观察,发现有些出生 7～10 天的婴儿将凝乳块强行通过狭窄幽门管的征象。由此认为这种机械性刺激可造成黏膜水肿增厚。另一方面也导致大脑皮层对内脏的功能失调,使幽门发生痉挛。两种因素促使幽门狭窄形成严重梗阻而出现症状。但亦有持否定意见,认为幽门痉挛首先应引起某些先期症状,如呕吐,而在某些呕吐发作很早进行手术的病例中却发现肿块已经形成,且肥厚的肌肉主要是环肌,这与痉挛引起幽门肌肉的功能性肥厚是不相符的。

(五)环境因素

发病率有明显的季节性高峰,以春秋季为主,在活检组织切片中发现神经节细胞周围有白细胞浸润。推测可能与病毒感染有关,但检测患儿及其母亲的血、粪和咽部均未能分离出柯萨奇病毒,检测血清抗体亦无变化,用柯萨奇病毒感染动物亦未见相关病理改变。

三、临床表现

症状出现于生后 3～6 周,亦有更早的,极少数发生在 4 个月之后。呕吐是主要症状,最初仅是回奶,接着为喷射性呕吐。开始时偶有呕吐,随着梗阻加重,几乎每次喂奶后都要呕吐。呕吐物为黏液或乳汁,在胃内滞留时间较长则吐出凝乳,不含胆汁。少数病例由于刺激性胃炎,呕吐物含有新鲜或变性的血液。有报道幽门狭窄病例在新生儿高胃酸期发生胃溃疡及大量呕血者,亦有报告发生十二指肠溃疡者。在呕吐之后婴儿仍有很强的觅食欲,如再喂奶仍能用力吸吮。未成熟儿的症状常不典型,喷射性呕吐并不显著。

随呕吐加剧,由于奶和水摄入不足,体重起初不增,继之迅速下降,尿量明显减少,数天排便1次,量少且质硬,偶有排出棕绿色便,被称为饥饿性粪便。由于营养不良、脱水,婴儿明显消瘦,皮肤松弛有皱纹,皮下脂肪减少,精神抑郁呈苦恼面容。发病初期呕吐丧失大量胃酸,可引起碱中毒,呼吸变浅而慢,并可有喉痉挛及手足抽搐等症状,以后脱水严重,肾功能低下,酸性代谢产物滞留体内,部分碱性物质被中和,故很少有严重碱中毒者。如今,因就诊及时,严重营养不良的晚期病例已难以见到。

幽门狭窄伴有黄疸,发生率约2%。多数以非结合胆红素升高为主。一旦外科手术解除幽门梗阻后,黄疸就很快消退。因此,这种黄疸最初被认为是幽门肿块压迫肝外胆管引起,现代研究认为是肝酶不足的关系。高位胃肠梗阻伴黄疸婴儿的肝葡糖醛酸转移酶活性降低,但其不足的确切原因尚不明确。有人认为酶的抑制与碱中毒有关,但失水和碱中毒在幽门梗阻伴黄疸的病例中并不很严重。热能供给不足亦是一种可能原因,与Gilbert综合征的黄疸病例相似,在供给足够热量后患儿胆红素能很快降至正常水平。一般术后5～7天黄疸自然消退,无须特殊治疗。

腹部检查时将患儿置于舒适体位,腹部充分暴露,在明亮光线下,喂糖水时进行观察,可见胃型及蠕动波。检查者位于婴儿左侧,手法必须温柔,左手置于右肋缘下腹直肌外缘处,以示指和环指按压腹直肌,用中指指端轻轻向深部按摸,可触到橄榄形、光滑质硬的幽门肿块,1～2 cm大小。在呕吐之后胃空瘪且腹肌暂时松弛时易于扪及。当腹肌不松弛或胃扩张明显时肿块可能扪不到,可先置胃管排空胃,再喂给糖水边吸吮边检查,要耐心反复检查,据经验多数病例均可扪到肿块。

实验室检查发现临床上有失水的婴儿,均有不同程度的低氯性碱中毒,血液PCO_2升高,pH升高和低氯血症。必须认识到代谢性碱中毒时常伴有低钾现象,其机制尚不清楚。小量的钾随胃液丢失外,在碱中毒时钾离子向细胞内移动,引起细胞内高钾,而细胞外低钾,同时肾远曲小管上皮细胞排钾增多,从而造成血钾降低。

四、诊断

依据典型的临床表现,见到胃蠕动波、扪及幽门肿块和喷射性呕吐等3项主要征象,诊断即可确定。其中最可靠的诊断依据是触及幽门肿块。同时可进行超声检查或钡餐检查以助明确。

(一)超声检查

诊断标准包括反映幽门肿块的3项指标:幽门肌层厚度≥4 mm,幽门管长度≥18 mm,幽门管直径≥15 mm。有人提出以狭窄指数(幽门厚度×2÷幽门管直径×100%)>50%作为诊断标准。超声下可注意观察幽门管的开闭和食物通过情况。

(二)钡餐检查

诊断的主要依据是幽门管腔增长(>1 cm)和管径狭窄(<0.2 cm),"线样征"。另可见胃扩张,胃蠕动增强,幽门口关闭呈"鸟喙状",胃排空延迟等征象。有报道随访复查幽门环肌切开术

后的病例,这种征象尚可持续数天,以后幽门管逐渐变短而宽,然而有部分病例不能恢复至正常状态。术前患儿钡餐检查后须经胃管洗出钡剂,用温盐水洗胃以免呕吐而发生吸入性肺炎。

五、鉴别诊断

婴儿呕吐有各种病因,应与下列各种疾病相鉴别,如喂养不当、全身性或局部性感染、肺炎和先天性心脏病、颅内压增加的中枢神经系统疾病、进展性肾脏疾病、感染性胃肠炎、各种肠梗阻、内分泌疾病以及胃食管反流和食管裂孔疝等。

六、治疗

(一)外科治疗

采用幽门环肌切开术是最好的治疗方法,疗程短,效果好。术前必须经过24~48小时的准备,纠正脱水和电解质紊乱,补充钾盐。营养不良者给静脉营养,改善全身情况。手术是在幽门前上方无血管区切开浆膜及部分肌层,切口远端不超过十二指肠端,以免切破黏膜,近端则应超过胃端以确保疗效,然后以钝器向深层划开肌层,暴露黏膜,撑开切口至5 mm以上宽度,使黏膜自由膨出,局部压迫止血即可。目前采用脐环内弧形切口和腹腔镜完成此项手术已被广泛接受和采纳。患儿术后进食在次日早晨开始恢复,先进糖水,由少到多,24小时渐进奶,2~3天加至足量。术后呕吐大多是饮食增加太快的结果,应减量后再逐渐增加。

长期随访报道患儿术后胃肠功能正常,溃疡病的发病率并不增加;而X线复查见成功的幽门肌切开术后有时显示狭窄幽门存在7~10年之久。

(二)内科治疗

内科疗法包括细心喂养的饮食疗法,每隔2~3小时1次饮食,定时温盐水洗胃,每次进食前15~30分钟服用阿托品类解痉剂等3方面结合进行治疗。这种疗法需要长期护理,住院2~3个月,很易遭受感染,效果进展甚慢且不可靠。目前美国、日本有少数学者主张采用内科治疗,尤其对不能耐受手术的特殊患儿,保守治疗相对更安全。近年提倡硫酸阿托品静脉注射疗法,部分病例有效。

(胡海兵)

第八节　胃轻瘫

胃轻瘫不是一种独立的疾病,而是各种原因引起的胃运动功能低下。主要表现为胃排空障碍,这种排空障碍是功能性的,诊断主要基于临床症状、无胃出口梗阻或溃疡及胃排空延迟证据。按病因学可分为两类:原发性胃轻瘫及继发性胃轻瘫。前者又称特发性胃轻瘫,二者的发病机制尚不十分清楚。

一、流行病学

胃轻瘫目前的确切患病率尚不清楚,因为部分胃排空障碍患者并不存在临床症状。我国亦缺乏流行病学调查数据。在美国超过4%的成年人口存在胃轻瘫相关的临床症状。明尼苏达州的大规模调查显示,1996-2006 年,年龄校正的胃轻瘫确诊病例发病率:女性为 9.8/10 万,男性为 2.5/10 万。患病率:女性为 37.8/10 万,男性为 9.6/10 万。女性与男性患病率之比接近 4∶1,且随着年龄增长发病率显著升高。超过 65 岁人群达到 10.5/10 万。在上述调查的确诊病例中,原发性胃轻瘫占 49.4%,继发性因素中,糖尿病占 25.3%,药物性占 22.9%,结缔组织病占 10.8%,恶性肿瘤占 8.4%,胃切除术后占 7.2%,终末期肾病占 4.8%,甲状腺功能减退占 1.2%。

二、病因学

胃轻瘫的病因繁杂,可分为急性和慢性两类。

(一)急性病因

急性病因多由药物、病毒感染及电解质代谢紊乱引起。常见导致胃轻瘫的药物有麻醉镇静剂、抗胆碱能药物、胰高血糖素样肽-1(GLP-1)和糊精类似物。此外,β 受体阻滞剂、钙通道阻滞剂、左旋多巴、生长抑素类药物也可引起胃轻瘫临床症状。需要注意的是,在进行胃排空检查时需停用类似药物,避免影响检查结果。

前期病毒感染可以导致胃轻瘫,称为病毒感染后胃轻瘫。常见可导致胃轻瘫的病毒包括轮状病毒、诺如病毒、EB 病毒、巨细胞病毒等。沙门菌、肠贾第鞭毛虫等其他病原体可能也参与了胃轻瘫的发病。部分病毒感染后胃轻瘫的临床症状可随时间推移得到改善。

(二)慢性病因

慢性病因诸多,包括糖尿病、胃食管反流病、胃部手术/减肥手术/迷走神经切断手术史、贲门失弛缓症、结缔组织病、甲状腺功能减退、慢性肝衰竭或肾衰竭、假性肠梗阻、神经肌肉病变、肿瘤和神经性厌食等。

糖尿病性胃轻瘫在近年受到最多的关注。临床试验表明,血糖控制水平不佳(血糖>11.10 mmol/L)会明显加重胃轻瘫临床症状,延迟胃排空。对糖尿病性胃轻瘫而言,控制合适的血糖作为治疗的目标,合适血糖情况下胃排空可明显改善,且临床症状可得到缓解。除糖尿病之外,垂体功能减退症、艾迪生病、甲状腺功能异常、甲状旁腺功能减退等多种内分泌代谢疾病也可引起胃轻瘫。

胃食管反流病和胃轻瘫的发病相关,且胃轻瘫可能加重胃食管反流病临床症状。因而对抑酸治疗存在抵抗的 GERD 患者,有必要评估是否存在胃轻瘫诊断。

三、病理生理学

胃动力障碍是胃轻瘫病理生理的最关键因素。胃肠运动不协调、胃顺应性降低及胃电节律异常均与胃轻瘫的发病关系密切。胃动力障碍可有以下表现:近端胃张力性收缩减弱,容受性舒张功能下降;胃窦收缩幅度减低、频率减少;胃推进性蠕动减慢或消失;胃固相和液相排空延迟;移行性运动复合波Ⅲ相(MMCⅢ)缺如或幅度明显低;幽门功能失调,紧张性和时相性收缩频率增加;胃电节律紊乱;胃扩张感觉阈值降低。

此外,能够影响胃动力及感觉功能的激素分泌异常均可能导致胃轻瘫的发病,包括胃肠动素、生长抑素、生长素、食欲素-A 和食欲素-B、黑色素聚集激素、胆囊收缩素、酪氨酰酪氨酸肽、胰高血糖素样肽-1、胰多肽、胃泌素、瘦素、肠肽、载脂蛋白 AIV、淀粉素等。

而目前研究较为深入的是糖尿病性胃轻瘫。病理生理改变主要认为与副交感神经功能失调、高血糖、神经元型一氧化氮合酶的表达缺失、肠神经元的表达缺失、平滑肌异常、Cajal 肠间质细胞病变、激素、微血管病变等因素有关。

四、临床表现

胃轻瘫的临床表现多样,主要为上腹部饱胀与恶心呕吐。多数患者有早饱、食欲减退表现,晨起明显。部分患者伴上腹部胀痛,少数患者可有腹泻或便秘表现。发作性干呕常见,可伴反复呃逆,进餐时或进餐后加重。也有部分患者空腹存在恶心表现。严重的胃轻瘫可出现呕吐,呕吐物多为 4 小时内进食的胃内容物,也可出现隔夜食物。部分患者呕吐后腹胀可稍减轻,但通常无法完全缓解。

若患者长期食欲减退或反复恶心、呕吐,可出现明显消瘦、体重减轻、疲乏无力等临床症状,严重者出现营养不良、贫血。

部分患者伴有神经精神临床症状。

五、辅助检查

(一)推荐检查

1.核素扫描技术

其是通过核素标记的固体或液体食物从胃中的排空速率来反映胃排空功能的一种检测方法。目前核素扫描的闪烁法固体胃排空是评估胃排空和诊断胃轻瘫的"金标准"技术。诊断胃轻瘫最可靠的方法和参数即是 4 小时闪烁法固体胃潴留评估。固体试餐用 ^{99m}Tc 标记,由 λ-闪烁仪扫描计数,测定不同时间的胃排空率及胃半排空时间。试验持续时间短或基于液体的排空试验可能会降低诊断的敏感性。液体试餐一般由 ^{111}Mo 标记,其敏感性略差,是受倾倒综合征等因素影响。本试验为金标准,但费用昂贵且有放射暴露,所以广泛开展受一定限制。

2.无线胶囊动力检测

吞服内置微型传感器的胶囊,当胶囊在消化道运动时可检测 pH、压力、温度。根据胃内酸性环境到十二指肠碱性环境的 pH 骤变来判断胃排空。胶囊同时也可检测小肠和结肠的数据。该检查历史较短,目前受到临床极大重视,但其替代闪烁显像法还需要进一步确证。

3.^{13}C 呼吸试验

应用 ^{13}C 标记的八碳饱和脂肪酸、辛酸、青绿藻或者螺旋藻试餐,^{13}C 进入小肠后迅速被吸收,并在肝脏中氧化分解,从呼吸中排出 ^{13}CO$_2$。通过质谱分析仪检测 ^{13}C 含量从而间接检测胃排空功能。该检查同样在临床迅速推广,但其替代闪烁显像法同样需要确证。

(二)其他检查

1.X 线检测

通过服用不透 X 线标志物装置如钡条,可以了解胃排空情况。此法简便易行、敏感性高,但其为半定量检查,测定的准确性受到一定限制。

2.超声检查

经腹部超声检查是一种相对简单、无创、经济的检查技术。它可以评价胃结构功能异常,被用于研究胃扩张和胃潴留、胃窦收缩力、机械性受损、反流、胃排空等。二维超声是通过测量试餐后不同时间胃窦部胃容积的变化反映胃排空,其局限性在于仅能测定对液体的排空。三维超声能够对胃内食物的分布、胃窦部容积及近端胃容积和总容积的比率进行检测,但该技术耗时,测量结果的准确性与操作者技术密切相关,且操作设备昂贵。

3.磁共振成像(MRI)

近年来发展迅速,已成为临床评价胃肠功能较普及的检测工具。它可以提供精确的解剖扫描图像,并实时收集相关胃容积排空信息。有更好的时间及空间分辨率,可辨别胃内气体还是液体,从而同步评估胃排空和胃分泌功能。该检查依从性高,无创,安全,可以获得动态参数。但数据处理缺乏标准化,且费用昂贵。

4.单光子发射CT(SPECT)

此技术是应用静脉内注射^{99m}Tc使其在胃壁积聚来构建胃的三维成像,测量实时胃容积,评价胃底潴留和胃内分布情况。缺点是存在射线暴露。

5.上消化道压力及阻抗测定

测定胃内压的方法有导管法、无线电遥测法等。通过导管测压最常用,需将测压导管插至胃、十二指肠,通过多导联压力测定进行评估。该方法可区分肌源性和神经源性小肠运动功能障碍。但因其有创性和技术操作要求高,主要用于难治性胃轻瘫的评估。

6.胃电监测

包括体表胃电监测和黏膜下胃电监测。临床常采用体表EGG间接反映胃肌电活动,可作为胃轻瘫的筛查试验。

此外需要注意的是,影响胃排空的药物在诊断试验前至少停用48小时,具体停用时间主要依赖药物的药代动力学。此外,糖尿病患者在进行胃排空试验前需检测血糖,血糖控制在15.26 mmol/L以下时才推荐进行胃排空测定,避免因血糖过高影响试验结果的准确性。

六、诊断与鉴别诊断

胃轻瘫的诊断基于临床症状及以上胃排空的测定的结果,同时需排除胃出口梗阻或溃疡等器质性疾病。急性胃轻瘫的诊断需结合若患者近期较明确的感染、电解质代谢紊乱的病史或用药史。慢性胃轻瘫中的继发性胃轻瘫诊断主要依据患者明确的糖尿病、系统性硬化或迷走神经切断术等病史作出诊断,若患者无此类疾病病史,可考虑原发性胃轻瘫。

鉴别诊断需重点考虑反刍综合征和进食障碍类疾病,如厌食症和贪食症。这些疾病可能与胃排空异常有关。同时也应考虑周期性呕吐综合征,其有反复周期性发作的恶心和呕吐表现。长期慢性使用大麻素的患者可能会出现类似周期性呕吐综合征的表现。以上患者的治疗策略与胃轻瘫并不相同,如建议患者停用大麻素、替代治疗等,在诊断时需重点鉴别以上疾病的可能。

七、治疗

胃轻瘫的治疗包括饮食及营养支持治疗、糖尿病患者的血糖控制、药物治疗、内镜治疗、胃电刺激、手术治疗、其他补充替代治疗、前瞻性治疗。胃轻瘫患者一线治疗包括液体和电解质恢复、营养支持、糖尿病患者优化血糖控制。

(一)饮食及营养支持治疗

营养和水的补充最好经口摄入。患者胃窦研磨能力下降,脂肪排空速度减慢,因而应当接受营养师的建议,少量多次进餐,进食低脂肪、可溶性纤维营养餐。建议患者充分咀嚼食物,饭后保持直立和行走,以缓解临床症状。

如果不能耐受固体食物,推荐使用匀浆或液体营养餐。如果口服摄入不够,需考虑肠内营养支持,因胃传输功能障碍,幽门下营养优于胃内营养。首先需考虑经鼻空肠管进行肠内营养,此后可能需要考虑经空肠造瘘管进行肠内营养。肠内营养的指征包括 3～6 个月内体重下降 10% 和/或临床症状顽固反复住院。肠内营养优于肠外营养。

(二)糖尿病胃轻瘫患者的血糖控制

良好的血糖控制是目标,急性血糖升高可能影响胃排空,可以推测控制血糖可能会改善胃排空和减轻临床症状。糖尿病患者应用普兰林肽和 GLP-1 类似物可能会延迟胃排空,在开始胃轻瘫治疗前应考虑停止以上药物应用,并选择其他替代治疗。

(三)药物治疗

在已开始饮食治疗后,充分考虑治疗利弊,可应用促动力药物以改善胃轻瘫临床症状及胃排空。

1.甲氧氯普胺

甲氧氯普胺是中枢及外周神经多巴胺受体拮抗剂,具有促胃动力和止吐作用。通过拮抗多巴胺受体增加肠肌神经丛释放乙酸胆碱发挥促胃动力作用,止吐效应是作用于延脑催吐化学感应区。甲氧氯普胺的中枢神经系统不良反应相对常见,如嗜睡、头晕及锥体外系反应。为一线促动力药物,推荐以最低剂量液体形式给药,最大剂量不应超过 0.5 mg/(kg·d)。出现锥体外系不良反应后需要停药。

2.多潘立酮

多潘立酮为周围神经多巴胺受体拮抗剂,也具有促胃动力和止吐作用,能增进胃窦部蠕动、十二指肠收缩力。此药不影响胃酸的分泌,不透过血-脑屏障,不良反应相对较少。对不能使用甲氧氯普胺的患者推荐使用多潘立酮。考虑到多潘立酮可能会延长心电图矫正的 Q-T 间期,故推荐做基线心电图。若存在 Q-T 间期延长表现,则不建议应用该药物。应用多潘立酮同时随诊心电图变化。

3.红霉素

除作为抗生素外,还作用于胃及十二指肠的胆碱能神经元和平滑肌,激动胃动素受体,是最有效的静脉促胃动力药物。主要不良反应是胃肠道反应,长期应用易致菌群失调,偶见转氨酶轻度升高。口服红霉素也可以改善胃排空,但长期疗效会因快速抗药反应而受限。

4.米坦西诺

米坦西诺是一种新的大环内酯类胃动素激动剂,具有促胃动力作用而没有抗生素活性。

5.莫沙必利

莫沙必利为苯甲酸胺的衍生物,是新一代选择性 5-羟色胺 4 受体激动剂,主要作用于胃肠肌间神经丛末梢的 5-羟色胺受体,促进节后神经纤维释放乙酰胆碱,从而促进胃排空。

6.止吐药

可以改善伴随的恶心呕吐临床症状,但不能改善胃排空。

7.三环类抗抑郁药

可用于胃轻瘫伴顽固恶心呕吐的患者,但药物本身不能促进胃排空,同时有潜在的延迟胃排空的风险。

(四)内镜治疗

曾有通过幽门内注射肉毒杆菌毒素及幽门扩张治疗以缓解幽门痉挛促进胃排空的方法。但目前基于随机对照研究,不推荐该治疗。

(五)胃电起搏治疗

基本原理是在腹壁埋藏胃电起搏装置,利用外源性电流驱动胃体起搏点的电活动,使其恢复正常的节律和波幅,从而改善胃动力。其临床疗效已在临床试验中得到肯定,可考虑用于顽固性恶心呕吐的患者。与特发性胃轻瘫和术后胃轻瘫相比,糖尿病胃轻瘫患者从胃电起搏治疗获益的可能性更大。

(六)手术治疗

保守治疗无效的严重病例可考虑手术治疗。可行胃造口术、空肠造口术、幽门成形术、胃切除术。胃造口术主要为了引流胃内潴留物,空肠造口术主要为了行肠内营养,均为减轻临床症状的方案。对术后胃轻瘫临床症状严重持续存在、药物治疗失败的患者可考虑行全胃切除。外科幽门成形术或胃空肠造口术已经用于顽固性胃轻瘫的治疗,但需要进一步研究证实手术效果。胃部分切除术和幽门成形术临床很少应用,需慎重评估。

(七)其他补充替代治疗

针灸作为胃轻瘫的替代治疗方案,与胃排空的改善和临床症状减轻有关。许多中医的理气药或方剂具有促进胃排空作用。部分胃轻瘫患者存在焦虑、抑郁等心理障碍,应进行必要的心理支持治疗。

(八)前瞻性治疗

如肠神经和ICCs的干细胞移植。已有研究显示,神经元型一氧化氮合成酶被敲除的大鼠,在其幽门壁进行神经干细胞移植,可以改善胃排空。目前仅限于动物试验阶段,其治疗前景值得期待。

八、预防与预后

该疾病属于胃肠动力障碍相关的疾病,病情容易反复发作、迁延不愈。大部分患者需要长期应用药物治疗。目前大部分患者可以通过现有的治疗方式取得较满意的效果,但对于重度胃轻瘫的患者,尚缺乏有效的治疗方法。

(胡海兵)

第九节　胃肠道异物

胃肠道异物主要见于误食,进食不当或经肛门塞入。美国消化内镜学会2011年《消化道异物和食物嵌塞处理指南》指出,异物摄入和食物团嵌塞在临床上并非少见,80%以上的异物可以自行排出,无须治疗。但故意摄入的异物63%~76%需要行内镜治疗,12%~16%需要外科手术取出。经肛途径异物常见于借助器具的经肛门性行为,医源性(纱布、体温计等)遗留,外伤或遭恶意攻击塞入,绝大多数可通过手法取出,少数需外科手术治疗。下文按两种途径分别阐述。

一、经口吞入异物

(一)病因

1.发病对象

多数异物误食发生在儿童,好发年龄段在6个月至6岁之间;成年人误食异物多发生于精神障碍,发育延迟,酒精中毒以及在押人员等,可一次吞入多种异物,也可有多次吞入异物病史;牙齿缺如的老年人易吞入没有咀嚼大块食物或义齿。

2.异物种类

报道种类相当多,多为动物骨刺、牙签、果核、别针、鱼钩、食品药品包装、义齿、硬币、纽扣电池等,也有磁铁、刀片、缝针、毒品袋及各种易于拆卸吞食的物品,以及订书机、门扣、钢笔等。在押人员吞食的尖锐物品较多,常用纸片、塑料等包裹后再吞下,但仍存在风险。

(二)诊断

1.临床表现

多数病例并无明显症状。完全清醒、有沟通能力的儿童和成人,一般都能确定吞食的异物,指出不适部位。一些患者并不知道他们吞食了异物,而在数小时、数天甚至数年后出现并发症。幼儿及精神病患者可能对病史陈述不清,如果突然出现呛咳、拒绝进食、呕吐、流涎、哮鸣、血性唾液或呼吸困难等症状时,应考虑到吞食异物的可能。颈部出现肿胀、红斑、触痛或捻发音提示口咽部损伤或上段食管穿孔。腹痛、腹胀、肛门停止排气应考虑肠梗阻。发热、剧烈腹痛,腹膜炎体征提示消化道穿孔可能。在极少数情况下可出现脸色苍白、四肢湿冷、心悸、口渴、焦虑不安或淡漠以至昏迷,可能为异物刺破血管,造成失血性休克。

2.体格检查

对于消化道异物病例,病史、辅助检查远较体格检查重要。多数患者无明显体征。当出现穿孔、梗阻及出血时,相应出现腹膜炎、腹胀或休克等体征。

3.辅助检查

(1)胸腹正侧位 X 线检查:可诊断大多数消化道异物及位置,了解有无纵隔和腹腔游离气体,然而鱼刺、木块、塑料、大多数玻璃和细金属不容易被发现。不推荐常规钡餐检查,因有误吸危险,且造影剂裹覆异物和食管黏膜,可能会给内镜检查造成困难。

(2)CT 检查:可提高异物检出的阳性率,且更好的显示异物位置和与周围脏器的关系,但是对透 X 线的异物为阴性。

(3)手持式金属探测仪:可检测多数吞咽的金属异物,对儿童可能是非常有用的筛查工具。

(4)内镜检查:结肠镜和胃镜是消化道异物诊疗的最常用方法,且可以直接取出部分小异物。

需特别指出的是,一些在押人员为逃避关押,常用乳胶避孕套或透明薄膜包裹尖锐金属异物后吞食,或将金属异物贴于后背造成 X 线检查假象,应当予以鉴别。

(三)治疗

首先了解通气情况,保持呼吸道通畅。

1.非手术治疗

包括等待或促进异物自行排出和内镜治疗。

(1)处理原则:消化道异物一旦确诊,必须决定是否需要治疗、紧急程度和治疗方法。影响处理方法的因素包括患者年龄,临床状况,异物大小、形状和种类,存留部位,内镜医师技术水平等。内镜介入的时机,取决于发生误吸或穿孔的可能性。锋利物体或纽扣电池停留在食管内,需紧急进行内镜治疗。异物梗阻食管,为防止误吸,也需紧急内镜处理。圆滑无害的小型异物则很少需要紧急处理,大多可经消化道自发排出。任何情况下异物或食团在食管内的停留时间都不能超过 24 小时。儿童患者异物存留于食管的时间可能难以确定,因此可发生透壁性糜烂、瘘管形成等并发症。喉咽部和环咽肌水平的尖锐异物,可用直接喉镜取出。而环咽肌水平以下的异物,则应用纤维胃镜。胃镜诊治可以在患者清醒状态下或是在静脉基础麻醉下进行,取决于患者年龄、配合能力、异物类型和数量。

(2)器械:取异物必须准备的器械包括鼠齿钳、鳄嘴钳、息肉圈套器、息肉抓持器、Dormier篮、取物网、异物保护帽等。有时可先用类似异物在体外进行模拟操作,以设计适当的方案。在取异物时使用外套管可以保护气道,防止异物掉入,取多个异物或食物嵌塞时允许内镜反复通过,取尖锐异物时可保护食管黏膜免受损伤。对于儿童外套管则并不常用。异物保护帽用于取锋利的或尖锐的物体。为确保气道通畅,气管插管是一备选方法。

(3)钝性异物的处理:使用异物钳、鳄嘴钳、圈套器或者取物网,可较容易地取出硬币。光滑的球形物体最好用取物网或取物篮。在食管内不易抓取的物体,可以推入胃中以更易于抓取。有报道在透视引导下使用 Foley 导管取出不透 X 线的钝性物体的方法,但取出异物时 Foley 导管不能控制异物,不能保护气道,亦不能评估食管损伤状况,故价值有限。如果异物进入胃中,大多在 4~6 天内排出,有些异物可能需要长达 4 周。在等待异物自行排出的过程中,要指导患者日常饮食,可以增服一些富有纤维素的食物(如韭菜),以利异物排出,并注意观察粪便以发现排出的异物。小的钝性异物,如果未自行排出,但无症状,可每周进行一次 X 线检查,以跟踪其进程。在成人,直径>2.5 cm 的圆形异物不易通过幽门,如果 3 周后异物仍在胃内,就应进行内镜处理。异物一旦通过胃,停留在某一部位超过 1 周,也应考虑手术治疗。发热、呕吐、腹痛是紧急手术探查的指征(图 4-1)。

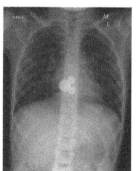

图 4-1　X 线检查见钝性异物

(4)长形异物的处理:长度超过 6~10 cm 的异物,诸如牙刷、汤勺,很难通过十二指肠。可用长型外套管(>45 cm)通过贲门,用圈套器或取物篮抓住异物拉入外套管中,再将整个装置(包括异物、外套管和内镜)一起拉出(图 4-2)。

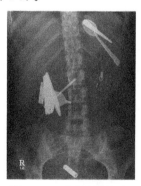

图 4-2　X 线见长形异物

(5)尖锐异物的处理:因为许多尖锐和尖细异物在 X 线下不易显示,所以,X 线检查阴性的患者必须行内镜检查。停留在食管内的尖锐异物应急诊治疗。环咽肌水平或以上的异物也可用直接喉镜取出。尖锐异物虽然大多数能够顺利通过胃肠道而不发生意外,但其并发症率仍高达35％。故尖锐异物如果已抵达胃或近端十二指肠,应尽量用内镜取出,否则应每天行 X 线检查确定其位置,并告诉患者在出现腹痛、呕吐、持续体温升高、呕血、黑便时立即就诊。对于连续3 天不前行的尖锐异物,应考虑手术治疗。使用内镜取出尖锐异物时,为防黏膜损伤,可使用外套管或在内镜端部装上保护兜。

(6)纽扣电池的处理:对吞入纽扣电池的患者要特别关注,因纽扣电池可能在被消化液破坏外壳后有碱性物质外泄,直接腐蚀消化道黏膜,很快发生坏死和穿孔,导致致命性并发症(图 4-3),故应急诊处理。通常用内镜取石篮或取物网都能成功。另一种方法是使用气囊,空气囊可通过内镜工作通道,到达异物远端,将气囊充气后向外拉,固定住电池一起取出。操作过程中应使用外套管或气管插管保护气道。如果电池不能从食管中直接取出,可推入胃中用取物篮取出。若电池在食管以下,除非有胃肠道受损的症状和体征,或反复 X 线检查显示较大的电池(直径>20 mm)停留在胃中超过 48 小时,否则没有必要取出。电池一旦通过十二指肠,85％会在 72 小时内排出。这种情况下每 3～4 天进行一次 X 线检查是适当的。使用催吐药处理吞入的纽扣电池并无益处,还会使胃中的电池退入食管。胃肠道灌洗可能会加快电池排出,泻药和抑酸剂并未证明对吞入的电池有任何作用。

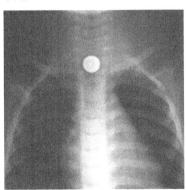

图 4-3　食管内纽扣电池的 X 线表现

(7)毒品袋的处理:"人体藏毒"是现代毒品犯罪的常见运送方法,运送人常将毒品包裹在塑料中或乳胶避孕套中吞入。这种毒品包装小袋在 X 线下通常可以看到,CT 检查也可帮助发现。毒品袋破损会致命,用内镜取出时有破裂危险,所以禁用内镜处理。毒品袋在体内若不能向前运动,出现肠梗阻症状,或怀疑毒品袋有破损可能时,应行外科手术取出。

(8)磁铁的处理:吞入磁铁可引起严重的胃肠道损伤和坏死。磁铁之间或与金属物体之间的引力,会压迫肠壁,导致坏死、穿孔、肠梗阻或肠扭转,因此应及时去除所有吞入的磁铁。

(9)硬币的处理:最常见于幼儿吞食。如果硬币进入食管内,可观察 12～24 小时,复查 X 线检查,通常可自行排出且无明显症状。若出现流涎、胸痛、喘鸣等症状,应积极处理取出硬币。若吞入大量硬币,还需警惕并发锌中毒。

(10)误食所致直肠肛管异物的处理:多因小骨片、鱼刺、小竹签等混在食物中,随进食时大口吞咽而进入消化道,随粪便进入直肠,到达狭窄的肛管上口时,因位置未与直肠肛管纵轴平行而嵌顿,可刺伤或压迫肠壁过久,导致直肠肛管损伤。小骨片等直肠异物经肛门钳夹取出一般不难,但有时异物大部分刺入肠壁,肛窥直视下不易寻找,需用手指仔细触摸确定部位,取出异物后还需仔细检查防止遗漏。

2.手术治疗

(1)手术指征:①尖锐异物停留在食管内,或已抵达胃或近端十二指肠,内镜无法安全取出者,或已通过近端十二指肠,每天行 X 线检查连续 3 天不前行。②钝性异物停留胃内 3 周以上,内镜无法取出,或已通过胃,但停留在某一部位超过 1 周。③长形异物很难通过十二指肠,内镜也无法取出。④出现梗阻、穿孔、出血等症状及腹膜炎体征。

(2)手术方式:进入消化道的异物可停留在食管、幽门、回盲瓣等生理性狭窄处,需根据不同部位采取不同手术方式。①开胸异物取出术:尖锐物体停留在食管内,内镜无法取出,或已造成胸段食管穿孔,甚至气管割伤,形成气管-食管瘘,继发纵隔气肿、脓肿、肺脓肿等,均应行开胸探查术,酌情可采用食管镜下取出异物加一期食管修补术、食管壁切开取出异物、或加空肠造瘘术。②胃前壁切开异物取出术:适用于胃内尖锐异物,或钝性异物停留胃内 3 周以上,内镜无法取出者,术中全层切开胃体前壁,取出异物后再间断全层缝合胃壁切口,并作浆肌层缝合加固。③幽门切开异物取出术:适用于近端十二指肠内尖锐异物,或钝性异物停留近端十二指肠 1 周以上,或长形异物无法通过十二指肠,内镜无法取出者。沿胃纵轴全层切开幽门,使用卵圆钳探及近端十二指肠内的异物并钳夹取出,过程中注意避免损伤肠壁,不可强行拉出,取出异物后沿垂直胃纵轴方向横行全层缝合幽门切口,并作浆肌层缝合加固,行幽门成形术。④小肠切开异物取出术:适用于尖锐异物位于小肠内,连续 3 天不前行,或钝性异物停留小肠内 1 周以上时。术中于异物所在部位沿小肠纵轴全层切开小肠壁,取出异物后,垂直小肠纵轴全层缝合切口,并作浆肌层缝合加固。⑤结肠异物取出术:适用于尖锐异物位于结肠内连续 3 天不前行,或钝性异物停留结肠内 1 周以上,肠镜无法取出者。绝大多数结肠钝性异物可推动,对于降结肠、乙状结肠的钝性异物多可开腹后顺肠管由肛门推出,对于升结肠、横结肠的钝性异物可挤压回小肠,再行小肠切开异物取出术。对于结肠内尖锐异物,可在其所处部位切开肠壁取出,根据肠道准备情况决定是否一期缝合,也可将缝合处外置,若未愈合则打开成为结肠造瘘,留待以后行还瘘手术,若顺利愈合则可避免结肠造瘘,3 个月后再将外置肠管还纳腹腔。⑥特殊情况:对于梗阻、穿孔、出血等并发症,如梗阻严重术中可行肠减压术、肠造瘘术等;穿孔至腹腔者,需行肠修补术(小肠)或肠造瘘术(结肠),并彻底清洗腹腔,放置引流;肠坏死较多者需切除坏死肠段,酌情一期吻合(小肠)或肠造瘘(结肠);尖锐异物刺破血管者予相应止血处理。

二、经肛门置入异物

(一)病因

1.发病对象

多由非正常性行为引起,患者多见为 30~50 岁的男性。偶有外伤造成异物插入,体内藏毒,或因排便困难用条状物抠挖过深难以取出等,极少数为医疗操作遗留。

2.异物种类

多为条状物和瓶状物,种类繁多,曾见于临床的有按摩棒、假阳具、黄瓜、衣架、茄子、苹果、雪茄、灯泡、圣诞饰品、啤酒瓶、扫帚、钢笔、木条等,也有因外伤插入的钢条,极少数情况为医源性纱布、体温计等(图 4-4)。

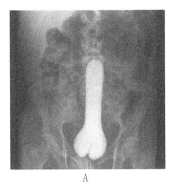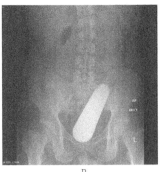

A   B

图 4-4　经肛塞入直肠的异物(腹部 X 线检查)

(二)诊断

1.临床表现

异物部分或全部进入直肠,造成肛门疼痛,腹胀,直肠黏膜和肛门括约肌损伤者有疼痛及出血,若导致穿孔可出现剧烈腹痛、会阴坠胀、发热等症状,合并膀胱损伤者有血尿、腹痛、排尿困难等症状。一部分自行取出异物的患者,仍有可能出现出血和穿孔,此类患者往往羞于讲述病因,可能为医师诊断带来困难。较轻的异物性肛管直肠损伤,由于就诊时间晚,多数发生局部感染症状。

2.体格检查

由于患者多羞于就医,就医前多自行反复试图取出异物,就医后也可能隐瞒部分病史,因此体格检查尤为重要。腹部体检有腹膜炎体征者,应怀疑穿孔和腹腔脏器损伤,肛门指诊为必需项目,可触及异物,探知直肠和括约肌损伤情况。

3.辅助检查

体格检查怀疑穿孔可能时,血常规检查白细胞计数和中性粒细胞比值升高有助于帮助判断。放射学检查尤为重要,腹部立卧位 X 线检查可显示异物形状、位置,CT 检查有助于判断是否穿孔及发现其他脏器损伤。

(三)治疗

1.处理原则

(1)对直肠异物病例首先需明确是否发生直肠穿孔,向腹腔穿孔将造成急性腹膜炎,腹膜返折以下穿孔将引起直肠周围间隙严重感染。腹部 X 线检查可显示异物位置和游离气体,可帮助诊断穿孔。若患者出现低血压,心动过速,严重腹痛或会阴部红肿疼痛,发热,体查发现腹膜炎体征,腹部 X 线检查存在游离气体,可诊断为直肠穿孔。应立即抗休克和抗生素治疗,尽快完善术前准备,放置尿管,急诊手术。若病情稳定,生命体征正常,但不能排除穿孔,可行 CT 检查以协助诊断。此类穿孔通常发生于腹膜返折以下,CT 检查可发现直肠系膜含气、积液,周围脂肪模糊。当异物被取出或进入乙状结肠,行肛门镜或肠镜检查可明确乙状结肠直肠损伤或异物位置。

(2)对于没有穿孔和腹膜炎,生命体征稳定的患者,大多数异物可在急诊室或手术室内取出。近肛门处异物可直接或在骶麻下取出。对远离肛门进入直肠上段或乙状结肠的异物不可使用泻剂和灌肠,这可能造成直肠损伤,甚至可能将异物推至更近端的结肠,可尝试在肛门镜或肠镜下取出,否则只能手术取出异物。

（3）取出异物后，应再次检查直肠，以排除缺血坏死或肠壁穿孔。

（4）应当指出的是，直肠异物患者中同性恋者较多，为 HIV 感染高危人群，在处理直肠异物尤其是尖锐异物时，医务人员应注意自身防护。

2.经肛异物取出

多采用截石位，有利于暴露肛门，而且便于下压腹部，以助取出异物。

使直肠和肛门括约肌放松是经肛异物取出的关键，可以用腰麻、骶麻或静脉麻醉，配合充分扩肛，以利于暴露和观察。如果异物容易被手指触到，可在扩肛后使用 Kocher 钳或卵环钳夹持住异物，将其拉至肛缘取出。之后需用乙状结肠镜或肠镜检查远端结肠和直肠有无损伤。直肠异物种类很多，需根据具体情况设计不同方式取出。

（1）钝器：如前所述，在患者充分镇静、扩肛、异物靠近肛管的情况下，使用器械钳夹或手指可较为容易地取出异物。在操作过程中可要求患者协助作用力排便动作，使异物下降靠近肛管，以便取出（图 4-5）。

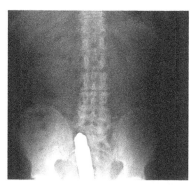

图 4-5　直肠内钝器的 X 线表现

（2）光滑物体：光滑物体如酒瓶、水果等不易抓取，水果等破碎后无伤害的物体可以破碎后取出，但酒瓶、灯泡等破裂后可造成损伤的物体应小心避免其破碎。光滑异物与直肠黏膜紧密贴合，将异物向下拉扯时可形成真空吸力妨碍取出，此时可尝试放置 Foley 尿管在异物与直肠壁之间，扩张尿管球囊，使空气进入，去除真空状态，取出异物（图 4-6）。

（3）尖锐物体：尖锐物体的取出比较困难，而且存在黏膜撕裂、出血、穿孔等风险，需要外科医师在直视或内镜下仔细、耐心操作。异物取出后应再次检查直肠以排除损伤（图 4-7）。

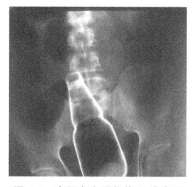

图 4-6　直肠内光滑物体 X 线表现

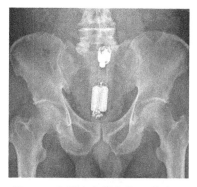

图 4-7　直肠内尖锐物体 X 线表现

3.肠镜下异物取出

适用于上段直肠或中下段乙状结肠,肠镜可提供清晰的画面,可观察到细小的直肠黏膜损伤。有报道使用肠镜可顺利取出45%的乙状结肠异物和76%的直肠异物,而避免了外科手术。常用方法是用息肉圈套套住异物取出。使用肠镜还可起到去除真空状态的作用,适用于光滑异物的取出。成功取出异物后应在肠镜下再次评估结直肠损伤情况。

4.手术治疗

经肛门或内镜多次努力仍无法取出异物时需手术取出。有穿孔、腹膜炎等情况也是明确的手术适应证。在开腹或腹腔镜手术中,可尝试将异物向远端推动,以尝试经肛门取出。不能成功则须开腹切开结肠取出异物,之后可根据结肠清洁程度一期缝合,或将缝合处外置。若异物已导致结直肠穿孔,则按结直肠损伤处理。还应注意勿遗漏多个异物,或已破碎断裂的异物部分。

(四)并发症及术后处理

直肠异物最危险的并发症是直肠或乙状结肠穿孔,接诊医师应作三方面的判断:①患者全身情况。②是否存在穿孔,穿孔部位位于腹腔还是腹膜返折以下。③腹腔穿刺是否存粪样液体。治疗的原则是粪便转流、清创、冲洗远端和引流。

若发现直肠黏膜撕裂,最重要的是确认有否肠壁全层裂伤,若排除后,较小的撕裂出血一般为自限性,无须特殊处理,而撕裂较大时需在麻醉下缝合止血,或用肾上腺素生理盐水纱布填塞。术后3天内应调整饮食或经肛门营养支持,尽量减少大便。

开腹取异物术后易发切口感染,对切口的处理可采用甲硝唑冲洗、切口内引流,或采用全层减张缝合关腹,并预防性使用抗生素。

若因肛门括约肌损伤或断裂导致不同程度大便失禁,需进行结肠造瘘术、括约肌修补或成形术和造瘘还纳术的多阶段治疗。

(胡海兵)

第十节 胃 憩 室

胃憩室可分类为真性和假性两类。对外科医师而言,在手术时区分这两类是非常明显的,但X线检查却会引起诊断困难。

假性胃憩室通常是由于良性溃疡造成深度穿透或局限性穿孔。其他因素包括坏死性肿瘤和粘连向外牵张等。这些胃憩室的壁可能不包含任何可辨认的胃壁。

真性的胃憩室较假性少见。可能会有多发性的,通常憩室壁由胃壁的所有层次组成。病因不确定,可能是先天性的。在所有的胃肠憩室病例报告中,真性胃憩室约占3%。

一、发生率

有文献报道412例真性胃憩室,其中的165例是380 000例常规钡餐检查中发现,发生率为0.04%。然而在Meerhof系列报道中,在7 500例常规X线钡餐检查中,发现30例憩室,发生率为0.4%。尽管两组发生率相差10倍,但不可能代表胃憩室发生率的真正差异,可能与小的病灶易被疏漏及检查者经验等因素有关。

二、病理

胃憩室以发生在右侧贲门的后壁为多见。在 meorof 的报道中,80％的患者是属于近贲门的胃憩室,其余的多为近幽门的胃憩室。Patmer 报道所收集的 342 例胃憩室中,259 例在胃远端的后壁(73％),31 例在胃窦,29 例在胃体,15 例在幽门,8 例在胃底。

胃憩室大小差异很大,通常为直径 1～6 cm,呈囊状或管状。胃腔和憩室间孔大的可容纳 2 个指尖,最小的只能用极细的探针探及。多数孔径为 2～4 cm。开口的大小与并发症有关,宽颈开口憩室内容物不滞留,并发症发生率较低;腔颈较小者,食物残渣易滞留和细菌过度繁殖,可能引发炎症。另外,憩室开口小者钡剂难以进入憩室腔内,X 线钡餐检查不易发现。

三、临床表现与并发症

憩室可能发生在任何年龄,但最常发生在 20～60 岁的成年人。Palmer 组,成年人占 80％。儿童通常是真性憩室,且易发生并发症。大部分胃憩室是无症状的,有时在一些患者中,充满食物残渣的胃大憩室会引起上腹部胀感及不适,但在缺乏特殊的并发症者,手术切除憩室后很少能减缓症状。

胃憩室并发症罕见。由于内容物滞留和细菌过度繁殖可导致急性憩室炎,严重时会发生穿孔。炎症致局部憩室壁黏膜和血管糜烂,可引起出血和便血。穿孔伴出血则导致血腹。有个案报告成年人胃憩室造成幽门梗阻。罕见的是,憩室内出现恶性肿瘤、异物和胃石。

四、诊断

除发生并发症外,大部分胃憩室无任何症状,故多系在上消化道疾病检查时偶然发现的。在没有其他病理情况时发现憩室较困难。

憩室在上部胃肠道钡餐检查中表现为胃腔的突出物,周围平整圆滑,对照剂有时聚集在囊袋底部,当患者站立时,囊内上部有空气。发生于胃前壁或胃后壁的憩室很容易被忽视,除非使用气钡双重对比造影技术,并取患者头低位或站立位进行检查。小憩室可被误认为穿透性胃溃疡,反之亦然。两者的区分取决于病变的部位,由于近贲门溃疡是少见的。其他运用钡餐进行鉴别诊断的包括:贲门癌、贲门裂隙疝、食管末端憩室和皮革样胃。

患者口服对照造影剂 CT 扫描通常能显示憩室。若不给予对照剂,或憩室没有对照物填充,CT 结果会与肾上腺肿瘤相似。

内镜对鉴别诊断是最有价值的。

五、治疗

仅显示有憩室存在并非手术切除的指征。经常显现模糊的消化不良症状,而无其他异常或憩室的并发症,则手术治疗不会减轻患者的症状。

手术仅适应于有并发症时,如发生憩室炎或出血,或合并其他病灶出现者。当诊断不能确定,剖腹探查是最后手段。

六、手术方法

手术由憩室部位和有无合并病灶而定。

若憩室近贲门,游离胃左侧大网膜,以显露近胃食管孔的后方,小心分离粘连、胃壁和胰腺,显露分离憩室,需要时可牵引憩室以利显露,切除憩室、残端双层缝合。

若剖腹探查时不易发现憩室时,可钳闭胃窦,经鼻胃管注入盐水充盈胃,可能易于发现。

胃小弯和大弯侧憩室做 V 形切除,缝合裂口。幽门窦的憩室可施行部分胃切除术治疗,若合并胃部病灶时尤其适合。

(杨瀚君)

第十一节 十二指肠憩室

消化道憩室最常见的部位是结肠,其次为小肠,而小肠憩室最常发生于十二指肠,即十二指肠憩室(图 4-8)。最早在 1710 年由法国病理学家 Chome 报道,1913 年 Case 首先用 X 线钡剂造影发现十二指肠憩室,1914 年 Bauer 对 1 例产生梗阻症状的十二指肠憩室行胃-空肠吻合术,1915 年 Forsell 和 Key 首次切除 1 例经 X 线检查出的十二指肠憩室。根据目前的文献统计,十二指肠憩室的钡剂造影检出率为 $1\%\sim6\%$,内镜检出率为 $12\%\sim27\%$,尸检检出率更高,为 $15\%\sim22\%$。

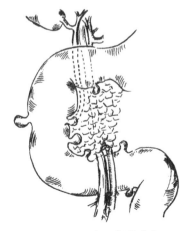

图 4-8 十二指肠憩室

一、病因

憩室产生的确切原因尚不清楚,多认为因先天性肠壁局限性肌层发育不全或薄弱,在肠内突然高压,或长期持续、或反复压力增高时,肠壁薄弱处黏膜及黏膜下层突出形成憩室。肠壁外炎症组织形成的粘连瘢痕牵拉亦可导致憩室发生。故不同类型的憩室,其产生原因也有所不同。

(一)先天性憩室

非常少见,为先天性发育异常,出生时即存在。憩室壁的结构包括肠黏膜、黏膜下层及肌层,与正常肠壁完全相同,又称为真性憩室。

(二)原发性憩室

部分肠壁存在先天性解剖缺陷,因肠内压增高而使该处肠黏膜及黏膜下层向外突出形成憩室。罕见的黏膜和黏膜下层向内突出形成十二指肠腔内憩室，多位于乳头附近，呈息肉样囊袋状。此种憩室壁的肌层组织多缺如或薄弱。

（三）继发性憩室

多由十二指肠溃疡瘢痕收缩或慢性胆囊炎粘连牵拉所致，故均发生在十二指肠球部，又称为假性憩室。

二、病理生理

十二指肠憩室多数可终身没有症状，也没有病理改变，仅在并发憩室炎症或出血时出现相应病理变化和临床症状。

（一）好发部位

十二指肠憩室以单发性多见，多发罕见。原发性憩室70％位于十二指肠降部，20％位于水平部，10％位于升部。继发性憩室则多在十二指肠球部。文献统计60％～95％的憩室位于十二指肠降部内侧壁，并且多位于以十二指肠乳头为中心的2.5 cm直径范围内，称为乳头旁憩室（peri-ampullary diverticula，PAD）。好发于此处的原因是该处为胚胎发育时前肠和后肠的结合部，为先天性薄弱区，加上胆胰管穿行致结缔组织支撑缺乏，使该处肠壁缺陷或薄弱。

PAD在解剖上与胰腺关系密切，与胰管和胆管邻近，多数伸向胰腺后方，甚至穿入胰腺组织内。此外，PAD中还有一种特殊情况，即胆总管和胰管直接开口于憩室，故PAD常可引起梗阻、胆管炎、胰腺炎等并发症。

（二）病理改变

憩室大小形态各异，与其解剖位置、肠内压力及产生的时间长短有关。一般为0.5～10.0 cm大小，形状可呈圆形、椭圆形或管状等。憩室颈部大小与症状的产生密切相关，颈部开口较宽者憩室内容物容易引流，可长时间无症状发生；如开口狭小，或因炎症反应导致开口狭小、憩室扩张，则肠内容物或食物进入憩室后容易潴留其中，发生细菌感染而致憩室炎和其他并发症。

（三）病理分型

根据憩室突出方向与十二指肠腔的关系，可分为腔内型憩室和腔外型憩室。临床常见为腔外型憩室，腔内型罕见。

1.腔内型憩室

憩室壁由两层肠黏膜和其间少许黏膜下结缔组织构成，呈息肉状或囊袋状附着于十二指肠乳头附近，肠腔外触之似肠腔内息肉。部分病例十二指肠乳头位于憩室内，故易引起胆道、胰腺疾病及十二指肠腔内堵塞，并发胃十二指肠溃疡，此类病例也常伴有其他器官先天畸形。

2.腔外型憩室

多为圆形或呈分叶状，颈部可宽可窄。多为单发，约10％的患者可有两个以上腔外憩室或并存其他消化道憩室。70％位于十二指肠降部，与胰腺解剖关系密切，30％在水平部或升部。

三、临床表现

十二指肠憩室很少发现于30岁以下患者，82％的患者在60岁以上才出现症状，大多数在58～65岁时做出诊断，男女发生率几乎相等。多数十二指肠憩室无症状，只有在发生并发症后才引起不适。憩室的大小形状各不相同，但多数颈部口径比较狭小，一旦肠内容物进入又不易排出时，可引起各种并发症。常见的十二指肠憩室并发症可分为憩室炎和憩室压迫邻近结构两类情况。前者是由于憩室内食糜潴留引发急、慢性憩室炎和憩室周围炎,可有右上腹疼痛及压痛,并可向背部放射,并伴有上腹饱胀不适,恶心、呕吐。严重的憩室炎可继发溃疡、出血或穿孔,出现黑便和剧烈腹痛等症状。后者是因憩室内食糜潴留膨胀,或较大的十二指肠腔内、外憩室扩张,引起十二指肠部分梗阻,或者憩室内虽无肠内容物潴留,但也可能压迫邻近器官而产生并发症。临床表现为上消化道梗阻症状,呕吐物初为胃内容物,其后为胆汁,甚至可混有血液,呕吐后症状可缓解。十二指肠乳头附近的憩室,特别是憩室在乳头内者,可因炎症、压迫胆管和胰管而引发胆道感染、梗阻性黄疸和急、慢性胰腺炎,出现相应症状和体征。

十二指肠憩室的并发症较多,如十二指肠部分梗阻、憩室炎、憩室周围炎、憩室内结石、急性或慢性胰腺炎、胃十二指肠溃疡恶变、大出血、穿孔、胆管炎、憩室胆总管瘘、十二指肠结肠瘘、梗阻性黄疸等。

(一)憩室炎与憩室出血

由于十二指肠憩室内容物潴留,细菌繁殖,发生感染,引起憩室炎。继之憩室黏膜糜烂出血,亦有憩室内为异位胰腺组织,并发胰腺炎引起出血,或憩室炎症侵蚀穿破附近血管发生大出血。尚有少见的憩室内黏膜恶变出血。

(二)憩室穿孔

由于憩室内容物潴留,黏膜炎性糜烂并发溃疡,最终穿孔。穿孔多位于腹膜后,穿孔后症状不典型,甚至剖腹探查仍不能发现。通常出现腹膜后脓肿,胰腺坏死,胰瘘。若剖腹探查时发现十二指肠旁蜂窝织炎,或有胆汁、胰液渗出,应考虑憩室穿孔可能,需切开侧腹膜仔细探查。

(三)十二指肠梗阻

多见于腔内型憩室,形成息肉样囊袋堵塞肠腔。也可因较大的腔外型憩室内容物潴留,压迫十二指肠导致梗阻,但大多数是不全性梗阻。

(四)胆、胰管梗阻

多见于 PAD,腔内型或腔外型均可发生。因胆总管、胰管开口于憩室下方或两侧,甚至于憩室边缘或憩室内,致使 Oddi 括约肌功能障碍,发生梗阻。憩室机械性压迫胆总管和胰管,可致胆汁、胰液潴留,腔内压力增高,十二指肠乳头水肿,胆总管末端水肿,增加逆行感染机会,并发胆管感染或急慢性胰腺炎。十二指肠憩室合并肝胆、胰腺疾病时所表现的症状群可称为 Lemmel综合征,亦有人称之为十二指肠憩室综合征。

(五)伴发病

十二指肠憩室常伴有胆道疾病、胃炎、消化性溃疡、胰腺炎、结石、寄生虫等,之间互相影响,互为因果,两者同时存在的可能性为 10%～50%。其中伴发胆道疾病者应属首位,常是"胆道术后综合征"的原因之一。因此在处理十二指肠憩室的同时,要注意不要遗漏这些伴发病,反之亦然。

十二指肠憩室反复引起逆行性胆总管感染,可造成胆总管下段结石。部分世界文献统计显示,十二指肠憩室合并胆石的发病率为 6.8%～64.2%,并发现日本人的发病率比英国人、美国人高。有人指出在处理胆石症时(事先未发现十二指肠憩室)同时处理憩室的情况日益多见。遇到十二指肠乳头开口正好在憩室内和/或合并胆石症者,处理较为困难,术前应有所估计。

四、辅助检查

无症状的十二指肠憩室多于行上消化道钡餐检查时被发现,如果发现应做正、斜位摄片,重点了解憩室大小、部位、颈部口径和排空情况。十二指肠镜检查为诊断此病的"金标准",其优点是可以直视十二指肠憩室,并重点了解憩室颈与乳头的关系,有助于正确选择手术方式。对伴有胆胰病变者可同时行 ERCP,以了解胆胰管情况。有观点认为 MRI 检查在十二指肠憩室诊断中具有较高准确性,且认为其临床意义不止于诊断憩室本身,更在于对胆道炎症和结石的病因诊断,以及对 ERCP 及内镜下治疗的指导作用。

(一)X 线钡餐检查

可发现十二指肠憩室,表现为突出肠壁的袋状龛影,轮廓整齐清晰,边缘光滑,加压后可见龛影中有黏膜纹理延续到十二指肠。有的龛影在钡剂排空后,显示为腔内残留钡剂阴影的较大憩室,颈部较宽,在憩室内有时可见气液平面。如憩室周围肠黏膜皱襞增粗,轮廓不整齐,局部有激惹征象,或憩室排空延长,或有限局性压痛,为憩室炎表现,如憩室固定不能移动,为憩室周围炎表现。

继发性十二指肠憩室常伴有十二指肠球部不规则变形,并有肠管增宽阴影。当憩室较小或颈部狭窄,其开口部常被肠黏膜皱襞掩盖,或因憩室内充满大量食物残渣,而不易发现其存在。如有少量钡剂进入憩室,或可见一完整或不完整的环影。用低张十二指肠 X 线钡剂造影可增加憩室的发现率。

(二)纤维十二指肠镜检查

除可发现憩室的开口外,尚可了解憩室与十二指肠乳头的关系,为决定手术方案提供依据。

(三)胆道造影

有静脉胆道造影、经皮经肝穿刺胆道造影(PTC)或 ERCP 等方法。可了解憩室与胆管胰管之间的关系,对外科治疗方法的选择有参考意义。憩室与胆胰管的关系有胆胰管开口于憩室底部,或胆胰管开口于憩室侧壁或颈部等。这些胆胰管异常开口常伴有 Oddi 括约肌功能异常,因而容易引起憩室内容物的逆流或梗阻,而导致胆管炎或胰腺炎。

五、诊断

临床中十二指肠憩室的延误诊断率很高,原因是其临床表现没有特异性,难以与常见病如急、慢性胆囊炎、胆石症、慢性胃炎、胃溃疡、胰腺炎、非溃疡性消化不良等相区别,或有时与这些疾病并存,加上十二指肠憩室的发现率较低,临床医师缺乏警惕性,出现相关症状时首先想到的是常见病,对合并有常见病而症状反复发作的患者,也只满足于原有诊断,而忽略追查原因。因此,凡有前述临床表现而按常见病治疗效果不佳时,除考虑治疗措施得当与否外,还要考虑到存在十二指肠憩室的可能性,以下几点尤应引起注意:①无法用溃疡病解释的消化道症状和黑便史。②胆囊切除术后症状仍存在,反复发作胆管炎而无结石残留或复发者。③反复发作的慢性胰腺炎。④无明确原因的胆道感染。若怀疑憩室是引起症状的原因,也必须排查其他疾病。诊断十二指肠憩室时应先行上消化道钡餐检查,诊断依据为 X 线检查显示的狭颈憩室,钡剂潴留其内超过 6 小时,有条件时可以加做纤维十二指肠镜检查进一步确诊,并明确其与十二指肠乳头的关系。

六、治疗

治疗原则:没有症状的十二指肠憩室无须治疗。有一定临床症状而无其他病变存在时,应先采用内科治疗,包括饮食调节,使用制酸药、解痉药等,并可采取侧卧位或调整各种不同姿势,以帮助憩室内积食排空。由于憩室多位于十二指肠降部内侧壁,甚或埋藏在胰腺组织内,手术切除比较困难,故仅在内科治疗无效并屡次并发憩室炎、出血或压迫邻近脏器时才考虑手术治疗。

手术切除憩室为理想的治疗,但十二指肠憩室壁较薄弱,粘连紧密,剥离时易撕破,憩室位于胰腺头部者分离时出血多,并容易损伤胰腺及胆胰管等,故手术方式必须慎重选择。手术原则是切除憩室和治疗憩室并发症。

(一)手术适应证

十二指肠憩室有下列情况可考虑手术:①憩室颈部狭小,内容物潴留,排空障碍,有憩室炎的明显症状,反复进行内科治疗无效。②憩室出血、穿孔或形成脓肿。③憩室巨大、胀满,使胆总管或胰管受压梗阻,以及胆胰管异常开口于憩室内,引起胆胰系统病变。④憩室内有息肉、肿瘤、寄生虫或性质不明病变等。

(二)术前准备

除按一般胃肠手术前准备外,应尽量了解憩室的部位及与周围器官的关系。准确定位有利于术中探查和术式选择。上消化道 X 线钡餐造影应摄左前斜位和右前斜位片,以判断憩室在十二指肠内前侧或内后侧,与胰腺实质和胆道走行的关系及憩室开口与十二指肠乳头的关系。位于降部内侧的憩室,最好在术前行内镜及胆道造影检查,了解憩室与十二指肠乳头及胆管的关系。必须留置胃管,必要时术中可经胃管注入空气,使憩室充气以显示其位置。

(三)常用手术方法

因十二指肠憩室的手术比较复杂,风险较大,目前国内外均没有腹腔镜十二指肠憩室手术的相关报道,手术仍局限于开放术式。术中显露憩室有不同途径,依其部位而定。位于十二指肠水平部和升部的憩室应将横结肠系膜切开显露;位于降部内前侧的憩室,应解剖降部内前缘;在降部内后侧的憩室,应切开十二指肠外侧腹膜(Kocher 切口),将十二指肠向左前方翻转以显露(图 4-9)。

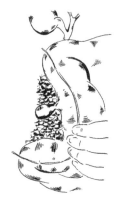

图 4-9　Kocher 切口显露降部内后侧憩室

1.憩室切除术

对容易分离或位于十二指肠水平部和升部的憩室,以切除为好。找到憩室后将其与周围粘连组织剥离干净,在憩室颈部钳夹切除。钳夹部位需离开十二指肠约 1 cm,做纵行(或斜行)切除,切除时避免用力牵拉,以防切除黏膜过多,导致肠腔狭窄。切除后进行全层间断内翻缝合,外加浆肌层间断缝合。

憩室位于十二指肠降部内侧时,可在十二指肠降段前壁中段做一小切口,将憩室内翻入十二指肠腔切除,再缝合十二指肠切口。

若憩室位于十二指肠乳头附近或胆总管、胰管的开口处,切除憩室后须行胆囊切除术、胆总管置 T 形管引流及十二指肠乳头成形术。也可考虑将憩室纳入十二指肠腔,在十二指肠内施行切除,然后做十二指肠乳头成形术。

2.憩室内翻缝闭术

切除憩室会损伤胆总管开口时,不宜强行切除,可做憩室内翻缝闭术,此种手术只适用于无出血、穿孔等并发症的较小憩室。方法是于憩室颈部做一荷包缝合,用血管钳将憩室内翻入肠腔内,然后结扎荷包缝线,或使憩室内翻后以细丝线缝合颈部,使其不再脱出即可。

3.转流术(捷径术)

适用于无法切除或不宜内翻或缝闭的憩室,可行胃部分切除毕Ⅱ式吻合术,使食物改道,将憩室旷置,以避免炎症出血等并发症。对于巨大憩室也有人主张用 DeNicola 法做 Y 形憩室空肠吻合术。

(四)十二指肠憩室急性并发症治疗

1.出血

当憩室入口较小引流不畅时,易使憩室及其周围反复发生炎症,导致局部溃疡、糜烂,可使血管裸露破裂。憩室内如有异位的胰、胃及其他腺组织,或憩室内有异物存留、肿瘤、静脉破裂等,亦可导致憩室出血。临床上以黑便多见,若出血量较大,则可引起呕血。

对十二指肠憩室出血患者,若血压等生命体征稳定,首选抗炎、抑酸、止血等保守治疗,多数有效。随着内镜技术的普及与提高,各种内镜下止血法已广泛开展。只要全身情况许可,急诊内镜检查配合相应治疗已成为诊断和治疗十二指肠憩室出血的首选方法。目前用于内镜下止血的方法主要为无水乙醇、高渗钠-肾上腺素、吸收性明胶海绵等局部注射,以及凝血酶喷洒、金属止血夹等单独或联合应用。对动脉喷射样出血往往需用止血夹止血法,但要求组织具有一定的弹性,或为裸露血管出血。如上述几种内镜止血法治疗无效,就应及时开腹手术治疗。

手术治疗首选憩室切除术,既可切除病灶,又可达到有效止血目的。但有的憩室向胰腺内长入,或距十二指肠乳头太近,若切除易误伤胆胰管,十二指肠多发憩室亦较难切除。遇到这些情况,必须切开十二指肠壁,在直视下缝扎出血点,止血可靠后行十二指肠旷置、毕Ⅱ式胃大部切除术。此外,经保守治疗出血停止后,可择期行保留幽门的十二指肠旷置胃空肠吻合术,此术式可避免残留憩室和十二指肠排空障碍,以及反流性胃炎,有利于防止残胃癌的发生。

2.穿孔

因十二指肠憩室通常位于腹膜后,所以其穿孔症状的发展常呈隐匿性,早期体征亦不明显,为避免误漏诊,需注意上腹部剧烈疼痛伴腰背部疼痛要想到十二指肠憩室穿孔的可能。早期症状不明显的患者,会逐渐出现腹膜刺激征,故反复检查腹部体征并前后对比有重要意义,另外诊断性腹腔穿刺和腹部 X 线检查亦对本病诊断有意义。CT 检查可见腹膜后十二指肠周围积液、积气。在手术探查中发现横结肠系膜右侧或小肠系膜根部有胆汁染色和捻发感时,提示十二指肠穿孔存在。

穿孔诊断明确后多需手术治疗,术式选择应根据十二指肠憩室穿孔的部位、大小、发病时间长短、腹腔污染情况决定。对伤口小,边缘血运好,穿孔时间较短的患者,行单纯修补加局部引流,同时将胃管放至修补处远端肠腔内即可;对破口虽小,但病程长,破口周围污染较重者,行修补加十二指肠造口术;对十二指肠破口大,肠壁有缺损不能直接缝合者,可行带蒂肠片修补术;对十二指肠降段、水平段憩室穿孔应考虑行十二指肠憩室化手术(图 4-10)。术后禁食,应用抗生素,并早期应用静脉营养支持,以保证穿孔处愈合。

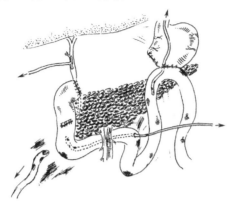

图 4-10 十二指肠憩室化手术

七、术后并发症及处理

由于憩室缺乏肌层组织、壁薄及与周围组织粘连,分离时易撕破,或损伤周围器官,又或因缝合欠佳,常见手术并发症有以下几种。

(一)十二指肠漏

十二指肠漏为严重并发症,死亡率高,多在切除乳头旁憩室时发生。防止的关键在于分离憩室时要操作轻柔,缝合要严密。一旦发生十二指肠漏必须及时引流,给予胃肠减压,抗感染治疗和营养支持,维持水、电解质平衡,漏口多可逐渐愈合。

(二)梗阻性黄疸与胰腺炎

多因切除憩室时误伤胆管或胰管,或憩室内翻缝闭时致胆总管远端或壶腹部局限性狭窄引起。临床表现为上腹部疼痛、发热及黄疸,需再次手术解除梗阻。为避免此并发症发生,手术时应仔细辨认胆、胰管,切除憩室时勿将十二指肠黏膜切除过多,以免影响胆道开口的通畅。切除距乳头近的憩室前一般应先行胆总管切开,插入导管至壶腹部以标志胆道开口位置,然后再分离憩室,缝合时防止误将胆道开口缝合。

十二指肠手术是高风险手术,术后处理十分重要,主要措施有:①生命体征监测。②持续十二指肠减压(将胃管远端送至十二指肠降部)3～5 天。③施行十二指肠造瘘者必须妥善固定造瘘管,术后 15 天以后方能酌情拔除。④其他应严格按照胃肠道手术后常规处理。

(杨瀚君)

第十二节 胃 淋 巴 瘤

原发性胃淋巴瘤是最常见的胃非上皮性恶性肿瘤,占胃恶性肿瘤的 4.5%～8%、胃肉瘤的 60%～70%,但近年来在胃恶性肿瘤中所占比例有逐渐上升趋势。

一、组织发生与病理

原发性胃淋巴瘤是淋巴结外最常见的淋巴瘤,好发于胃窦、幽门前区及胃小弯。病变源于胃黏膜下层淋巴组织,可向周围浸润扩展而累及胃壁全层,病灶部浆膜或黏膜常完整。病灶浸润黏膜时,40%～80%患者发生大小不等、深浅不一的溃疡。

胃淋巴瘤可单发或弥漫浸润性生长,大体形态如下。①肿块型:肿块扁平、突入胃腔,黏膜多完整;②溃疡型:溃疡可大可小,也可为大小不等、深浅不一的多发性溃疡;③浸润型:局限浸润型黏膜皱襞隆起、增厚、折叠呈脑回状,弥漫浸润型与皮革样胃癌相似;④结节型:黏膜表面呈多发性息肉样结节隆起,可伴有黏膜浅表糜烂;⑤混合型:临床上以混合出现的类型更为多见。

绝大多数原发性胃淋巴瘤为非霍奇金淋巴瘤,霍奇金病罕见。多数为 B 细胞来源,呈高分化或低分化,瘤细胞排列呈弥漫型或结节型,以前者多见。目前认为它们属结外黏膜相关淋巴组织型淋巴瘤,组织学上可分为低度恶性 MALT 型淋巴瘤和高度恶性 MALT 型淋巴瘤两大类。低度恶性 MALT 型淋巴瘤占胃淋巴瘤的 40% 以上,大体上常呈弥漫浸润,致胃黏膜增厚呈脑回状,少数病例呈多中心性生长。组织学特点是瘤细胞弥漫性生长,以小或中等大细胞为主,出现淋巴上皮性病变是特征性改变之一,部分病例瘤细胞呈滤泡型生长。病变常限于黏膜和黏膜下层,但可穿破肌层,常累及周围淋巴结。幽门螺杆菌感染与胃低度恶性 MALT 型淋巴瘤的发生密切相关。高度恶性 MALT 型淋巴瘤发病年龄与低度恶性型相近,大体上以结节型为主,伴有浅或深溃疡,与胃癌难以区别。组织学特点是瘤细胞较大。部分病例由低度恶性瘤细胞转化而来,瘤体内常可见低度恶性型区。

二、临床表现

男性多于女性,平均发病年龄较胃癌年轻。缺乏特征性临床表现,早期症状常不明显或类似溃疡病,病程进展时可出现上腹部疼痛不适、厌食、恶心呕吐、黑便和呕血,晚期可出现不规则低热、肝脾大、血行转移等。上腹部疼痛、饱胀是最常见的症状,见于 80% 以上的患者,疼痛能为 H_2 受体阻滞剂缓解,乙醇常可诱发胃淋巴瘤患者发生腹痛。食欲减退、体重减轻也较常见,但较少出现恶病质。50% 以上的患者有黑便,但胃肠明显出血少见。上腹压痛、肿块和贫血是主要体征,约 50% 的病例表现为上腹部包块。病程进展时与进展期胃癌不易区别,但总的说来,胃淋巴瘤的发病年龄较胃癌年轻,病程较长,但全身情况相对较好;腹部肿块较多见,但因胃淋巴瘤多呈弥漫浸润生长,发生梗阻机会较少;由于肿瘤纤维组织较少,发生穿孔机会较多,为 10% 左右。

三、转移途径

胃淋巴瘤可直接浸润邻近脏器,也常发生胃周局部淋巴结转移,少数患者可经血行播散。

四、诊断

胃淋巴瘤临床表现无特异性,主要病变不在胃黏膜表面而影响各项检查的阳性率,术前诊断常较困难。

(一)X 线钡餐检查

X 线气钡双重造影病灶的发现率可达 93%～100%,但能确诊为胃淋巴瘤者仅 10% 左右。具特征性的 X 线改变有:①胃壁受肿块广泛浸润,但仍有蠕动,不引起胃腔狭窄;②弥漫性胃黏膜皱襞不规则增厚,呈脑回样改变;③不规则多发性浅表溃疡,溃疡边缘黏膜隆起增厚形成粗大皱襞;④由多发性不规则息肉样结节构成的充盈缺损,呈"鹅卵石样"改变。

(二)CT检查

主要表现为胃壁弥漫性增厚及胃周淋巴结肿大。CT检查胃壁厚度超过2 cm时提示有胃淋巴瘤可能,并有助于估计病变范围、浸润深度、有无腹部及纵隔淋巴结转移和肝、脾等邻近脏器受侵以及临床分期。与胃癌CT表现鉴别见表4-2。

表 4-2　胃癌与胃淋巴瘤CT表现比较

胃癌	胃淋巴结
全胃癌:	弥漫性胃淋巴瘤:
胃壁增厚不及淋巴瘤,但胃壁僵硬,胃腔的形态固定不变	胃壁明显增厚,但尚有一定柔软度
肿块型及溃疡型胃癌:	结节型胃癌:
溃疡较深	溃疡浅而大,范围较广
局部黏膜破坏中断	未形成溃疡者病变区胃黏膜粗大、扭曲或被撑开
胃壁局限性僵硬	局部胃壁有一定柔软度
中晚期胃癌多伴壁外侵犯征象	胃外壁轮廓清晰,很少侵犯胃周脂肪及脏器
胃周淋巴结转移有一定规律性	弥漫性腹膜后淋巴结肿大,尤其是肾静脉以下的腹膜后淋巴结肿大及肝大、脾大

(三)纤维胃镜检查

是目前最主要的诊断方法。早期肿瘤位于黏膜下,黏膜完整,可与胃癌鉴别,但易漏诊。如病变已向黏膜溃破,则肉眼所见和胃癌难以鉴别。如胃镜检查见如下征象时应首先考虑为胃淋巴瘤,但只有活检组织学检查才能明确诊断:①单发或多发的息肉样结节伴肿瘤表面黏膜有糜烂或溃疡;②单发或多发不规则溃疡呈地图状或放射状,边缘呈结节状或堤样隆起;③粗大的胃黏膜皱襞。由于病变在黏膜下层,常规内镜活检难以做出诊断,应作多点、深层次取材。

(四)胃镜超声检查

不仅可以判断原发性胃淋巴瘤的浸润深度,还可了解胃周淋巴结的转移情况,并有助于同其他胃肿瘤相鉴别。

原发性胃淋巴瘤患者的病灶局限或原发于胃,临床症状单一或主要地表现在胃肠道,临床上无全身性淋巴系统病变,通过适当检查如胸部X线片、腹部CT、骨髓检查和淋巴造影等排除继发于全身恶性淋巴瘤的可能性。与继发性胃淋巴瘤的鉴别标准:①早期没有可触及的浅表淋巴结肿大;②胸部X线检查无纵隔淋巴结肿大,纵隔CT扫描正常;③血白细胞计数及分类正常;④剖腹探查以胃病变为主,或仅有直接相关的区域淋巴结病变;⑤肝脾无明显肿瘤;⑥骨髓细胞学检查正常。

五、治疗

应根据个体不同情况,如肿瘤的组织学类型、分期、全身和局部条件,有计划地安排手术、化疗、放射治疗(简称放疗)等综合治疗。

外科手术是首选的治疗方法。对临床确诊为胃淋巴瘤或不能排除胃恶性肿瘤者,只要全身情况允许、无远处转移,均应积极进行手术探查,以明确诊断和了解病变范围。手术原则基本上和胃癌类似,争取做包括原发病灶、区域淋巴结和邻近受侵脏器的根治性切除。胃窦的淋巴瘤可做根治性远端胃次全切除,胃体部、近端的淋巴瘤宜行全胃切除。脾常规切除,肝穿刺活检,腹主动脉旁淋巴结切除活检。由于胃淋巴瘤常在黏膜下沿其长轴浸润扩散,周围界限不如胃癌明显,多中心病变多见,术中应打开胃腔检查有无多发病变,两端切线距肿瘤边缘应不少于 5 cm,对于多中心病变及弥漫性胃淋巴瘤,切缘应做冰冻切片检查以免肿瘤残留。精细的淋巴清扫是手术的重要组成部分,不仅提供胃周淋巴结转移的组织病理学资料,而且手术本身也是一种良好的分期方法,能正确地区分 ⅠE 和 ⅡE 期。未行胃切除手术的患者进行化、放疗可以并发高的出血或穿孔率,因此对无法根治者应尽可能行原发病灶的姑息切除,以减少化、放疗有关并发症和提高生存率。

术后均应进行辅助治疗。部分学者认为所有病例都应接受放疗,不论肿瘤是否残留或胃区域淋巴结有否转移,但多数认为有区域淋巴结转移者行术后放疗具有最大生存率改善效果。因此,放疗常用作切除术后切缘有肿瘤残留、区域淋巴结转移或邻近器官受侵犯者的辅助治疗,或用于晚期不能切除以及复发的淋巴瘤,可以改善肿瘤的局部控制,提高生存率,剂量为 40～50 Gy/(5～6)周。术前是否进行放疗目前仍有争论。

联合化疗已被有效地应用于胃淋巴瘤手术切除后的辅助治疗或复发病变的治疗,联合化疗可选择以下方案。①MOPP 方案:氮芥(HN$_2$)6 mg/m^2 静脉注射,第 1、8 天;长春新碱(VCR)1.4 mg/m^2 静脉注射,第 1、8 天;丙卡巴肼(PCB)100 mg/m^2 口服,第 1～14 天;泼尼松(PRED)40 mg/m^2 口服,第 1～14 天;4 周为 1 周期,至少 6 个周期;②COP 方案:CTX 750 mg/m^2 静脉注射,第 1 天;VCR 1.4 mg/m^2 静脉注射,第 1 天;PRED 100 mg/m^2 口服,第 1～5 天;3 周为 1 周期,至少 6 个周期;③CHOP 方案:在 COP 方案的基础上加入 ADM 50 mg/m^2 静脉注射,第 1 天。

胃低度恶性 MALT 型淋巴瘤的发生与幽门螺杆菌感染密切相关,文献报道在正规抗幽门螺杆菌治疗后,有 50%～70% 的患者肿瘤可完全消退,可作为综合治疗的手段之一。

六、预后

胃淋巴瘤的早期发现率和手术切除率较胃癌为高,对放疗、化疗有一定敏感性,治疗效果及预后较胃癌为好,切除后 5 年生存率可达 50%,如切除后合并化疗或放疗则 5 年生存率在 60%以上。接受手术治疗者,无论采用单一手术治疗,还是作为综合治疗的一部分,其生存率均高于非手术治疗者。胃淋巴瘤的预后与肿瘤的病理类型、临床分期、浸润深度、淋巴结转移、患者年龄、肿瘤大小与部位和治疗方式等多种因素有关,病理及免疫组化分型是较关键因素,浸润深度和淋巴结转移也为重要的预后因素。

(胡海兵)

第十三节 胃 癌

胃癌是来源于胃黏膜上皮的恶性肿瘤,占胃恶性肿瘤的 90%～95%。我国是胃癌的高发地,发病率居全身各种恶性肿瘤的第 2 位,消化道肿瘤的首位,年死亡率居各种恶性肿瘤的首位,而且目前仍呈上升趋势。

一、病因

(一)癌前期疾病与病变

胃癌的发生与胃的良性慢性疾病和胃黏膜上皮异型增生有关。

1.慢性萎缩性胃炎

慢性萎缩性胃炎由于胃酸低下或缺乏,有利于胃内细菌的繁殖,增加了胃内致癌物质的浓度。常伴有肠上皮化生,并可出现非典型增生,继而发生癌变。

2.胃息肉

腺瘤性息肉的癌变率为9%～59%,特别是直径超过2 cm者。增生性息肉是以胃黏膜上皮增生为主的炎性病变,很少恶变。

3.胃溃疡

虽可癌变,但恶变率并不高。以往不少被诊断为胃溃疡癌变的患者,其实是癌性溃疡,经药物治疗后症状暂时消失,甚至溃疡也能缩小、愈合,以致被误认为良性胃溃疡。

4.胃大部切除术后残胃

因良性病变行胃切除15～20年后残胃发生胃癌的危险性增加2～6倍;间隔时间越长,发病率越高。大多数病例发生在Billroth Ⅱ式吻合术后。

5.胃巨皱襞症

癌变率约为10%。

6.恶性贫血

有恶性贫血者发生胃癌的风险较正常人高4倍。

7.胃黏膜上皮异型增生

胃黏膜上皮异型增生是主要的癌前病变。分轻度、中度和重度3级,重度异型增生易与高分化腺癌混淆。有重度异型增生者70%～80%的患者可能发展成胃癌。

(二)流行病学因素

1.幽门螺杆菌感染

幽门螺杆菌是慢性活动性胃炎的病原菌和消化性溃疡的重要致病因子,还可能是胃癌的协同致癌因子,胃癌发病率与幽门螺杆菌感染率有平行关系。目前认为幽门螺杆菌感染是胃癌发病危险增加的标志,尤与肠型胃癌发病关系密切。幽门螺杆菌感染→慢性浅表性胃炎→慢性萎缩性胃炎→肠上皮化生及异型增生→肠型胃癌,此演变过程已经明确。

2.化学致癌物质

亚硝胺类化合物(N-亚硝基化合物)及多环芳香烃类化合物是强烈的致癌物质。

3.遗传因素

胃癌有家族集聚性。

4.饮食和环境因素

饮食习惯在胃癌发生中有重要影响。高盐饮食可损伤胃黏膜,对胃癌的发生与发展起促进作用,新鲜水果、蔬菜和牛奶富含维生素C和β胡萝卜素,可抑制胃内致癌物质形成、保护胃黏膜。外界环境因素如土壤、水质主要通过食物链进入人体对胃癌的发生产生影响。

5.微量元素

饮食中镍、铅含量增高与胃癌的发病率呈正相关;硒则能抑制某些致癌物质的致癌作用,血清硒的降低与胃癌的发病率呈正相关。

6.社会经济状况

流行病学调查发现,胃癌的发生和发展与社会经济状况有关,社会经济状况低的阶层胃癌发病率高、死亡率高。

(三)癌基因与抑癌基因

胃癌的发生和发展是化学、物理和生物等多种因素参与的多阶段、多步骤的演变过程,涉及多种癌基因与抑癌基因的异常改变,是多基因变异积累的结果。癌基因的激活和/或抑癌基因的失活使细胞生长发育失控、功能紊乱,最终导致细胞增殖和分化的失衡而形成肿瘤。

二、病理

(一)大体类型

1.早期胃癌

癌变局限于黏膜或黏膜下层者,不论病灶大小、有无淋巴结转移均为早期胃癌,近年又称为Borrmann 0型。早期胃癌主要见于胃的远端,肉眼形态分3型。①Ⅰ型:隆起型,癌灶隆起高度大于正常黏膜2倍,约突出胃黏膜表面5 mm以上。②Ⅱ型:浅表型,癌灶微隆与低陷在5 mm以内,有3个亚型:Ⅱa型浅表隆起型,癌灶隆起高度小于正常黏膜2倍,Ⅱb型浅表平坦型,Ⅱc浅表凹陷型,其中Ⅱc型最为常见。③Ⅲ型:凹陷型,病变从胃黏膜表面凹陷深度超过5 mm。此外还有混合型,即单个癌灶有1个以上的基本类型,如Ⅱa+Ⅱc、Ⅱa+Ⅱc+Ⅲ等。癌灶直径0.6～1.0 cm和<0.5 cm的早期胃癌分别称为小胃癌和微小胃癌。早期胃癌多中心性病灶不少见,占早期胃癌的6%～10%,这些病灶常是小胃癌或微小胃癌。早期胃癌的5年生存率在70%～95%,主要影响因素是淋巴结是否转移。

2.进展期胃癌

癌变超过黏膜下层,浸润达肌层或浆膜,又称中、晚期胃癌。一般把癌组织浸润肌层称为中期胃癌,超出肌层称为晚期胃癌。依据肿瘤在黏膜面的形态和胃壁内浸润方式,Borrmann分型法将其分为4型。①Borrmann Ⅰ型(结节蕈伞型):肿瘤呈结节、息肉状,表面可有浅溃疡,主要向胃腔内生长,切面边界清楚,生长慢,向深部组织浸润和转移较晚,此型最少见,预后佳;②Borrmann Ⅱ型(溃疡限局型):溃疡较深,边缘略隆起呈环堤样改变,肿块较限局,周围浸润不明显,切面边界清楚,易发生穿孔、出血,易向深部侵入淋巴管,此型最常见;③Borrmann Ⅲ型(溃疡浸润型):溃疡底较大,边缘不整齐,癌组织向周围及深部浸润明显,切面边界不清楚,此型较常见;④Borrmann Ⅳ型(弥漫浸润型):癌组织沿胃壁各层弥漫性浸润生长,胃壁增厚变硬,黏膜皱襞消失,有时伴浅溃疡,累及全胃时整个胃壁僵硬,胃腔狭窄,如皮革状,称皮革胃;恶性程度最高,发生淋巴转移早。全国胃癌协作组提出分为9型:结节蕈伞型、盘状蕈伞型、局部溃疡型、浸润溃疡型、局部浸润型、弥漫浸润型、表面扩散型、混合型和多发癌。进展期胃癌常有淋巴、远处转移或邻近组织器官的播散。

(二)组织学类型

1.WHO分型法

依据肿瘤的组织结构、细胞性状和分化程度分为如下类型。①乳头状腺癌:癌细胞常呈高柱状,形成大型腺管,表面有明显的乳头状突起,多数为早期癌;②管状腺癌:癌细胞呈低柱状或立方状,形成小型或较大腺管;③低分化腺癌:可呈髓样癌、单纯癌、硬癌和索状癌等结构,癌细胞以立方形为主,呈单层或多层排列,有形成不规则腺管或腺泡的倾向;④黏液细胞(印戒细胞)癌:癌细胞呈圆形,胞质内含不等量黏液,有些黏液量较多将核挤压于一侧,形成新月状或印戒状;⑤黏液腺癌:癌细胞产生大量黏液,排出细胞外在间质中聚集成黏液池,癌细胞可漂浮于大片黏液之中;⑥未分化癌:癌细胞呈卵圆形或多边形,弥漫成片,与恶性淋巴瘤相似,但有成巢或条索状排列的倾向;⑦特殊型癌,包括腺鳞癌、鳞状细胞癌、类癌、小细胞癌(神经内分泌癌)等。

2.芬兰 Lauren 分型法

将胃癌分为 2 型:肠型和弥漫型,这种分类法具有流行病学特点,有助于判断预后。①肠型胃癌:为胃癌高发地区主要的组织形态,多见于老年,往往有较长期的癌前病变过程,以胃窦和贲门居多,局限生长,边界清楚,分化好,恶性程度较低,预后较好;②弥漫型胃癌:为胃癌低发病率地区主要的组织形态,多见于青中年,以胃体居多,浸润生长,边界不清,分化差,恶性程度较高,淋巴结侵犯和腹腔内转移更常见,预后不良。

3.Ming 生长方式分型

(1)膨胀型:癌细胞聚集成团块状,膨胀式生长,与周围组织界限比较清楚,多为分化高的腺癌。

(2)浸润型:癌细胞散在生长或呈条索状向周围浸润,与周围组织分界不清,以分化差的癌多见。

(3)中间型:难以划分膨胀型或浸润型,或两种类型并存于同一肿瘤。膨胀型预后最佳,中间型次之,浸润型最差。

(三)癌肿部位

胃癌好发于胃窦和幽门部,约占50%。发生在贲门部和胃食管连接部者近年来呈明显上升趋势。10%~15%的胃癌呈弥漫型(皮革胃),小弯部较大弯部常见。

三、临床表现

(一)症状

早期胃癌多无明显症状,随病情发展可出现一些非特异性上消化道症状,类似胃炎或胃溃疡,包括上腹部饱胀不适或隐痛、消化不良、返酸、嗳气、恶心,偶有呕吐、黑便等。进展期胃癌除上述症状外,还可发生梗阻及上消化道出血。病灶位于贲门部可发生进行性吞咽困难。病灶位于幽门部可出现幽门梗阻症状,表现为食后上腹部饱胀、呕吐宿食。上消化道出血的发生率为30%,表现为黑便或呕血,多数为慢性小量出血,可自行停止,但多有反复出血,大出血的发生率为 7%~9%,但有大出血并不意味着肿瘤已属晚期。胃癌常伴有胃酸低下或缺乏,约有 10%患者出现腹泻,多为稀便,每天 2~4 次。多数进展期胃癌有厌食、消瘦、乏力等全身症状,严重者常伴有贫血、下肢水肿、发热、恶病质等。上腹部疼痛和体重下降是最常见的症状,发生率可达95%和62%,肿瘤侵及胰腺或后腹壁腹腔神经丛时出现上腹部持续性剧痛并可放射至腰背部,贲门或食管胃连接部肿瘤可有胸骨后或心前区疼痛。约10%的患者就诊时已有转移性症状,包括锁骨上或盆腔淋巴结肿大、腹水、黄疸或肝大。

(二)体征

早期胃癌多无明显体征,大多数体征是中、晚期胃癌的表现。部分患者上腹部有轻度压痛,位于幽门窦或胃体的进展期胃癌有时可扪及肿块,常呈结节状,质地硬。肿瘤浸润邻近脏器或组织时,肿块常固定,不能推动,提示手术切除可能性小。女性患者于中下腹部扪及可推动的肿块常提示为 Krukenberg 瘤可能。发生肝转移时,有时能在肿大的肝脏中触及结节状肿块。肝十二指肠韧带、胰十二指肠后淋巴结转移或原发灶直接浸润压迫胆总管时,可出现梗阻性黄疸。有幽门梗阻者上腹部可见胃蠕动波并可闻及震水音。胃癌经肝圆韧带转移至脐部时在脐孔处可触及质硬结节,经胸导管转移可出现左锁骨上淋巴结肿大。晚期胃癌有盆腔种植时直肠指检于膀胱(子宫)直肠窝内可触及结节,有腹膜转移时出现腹水。小肠或系膜转移使肠腔缩窄、胃癌腹膜腔播散造成肠道粘连可导致部分或完全性肠梗阻,溃疡型癌穿孔可导致弥漫性腹膜炎,亦可浸润邻近空腔脏器形成内瘘。以上各种体征大多提示肿瘤已属晚期,往往已丧失治愈机会。

(三)发展与转归

胃癌一经发生,癌细胞即不断增殖并向周围组织浸润扩展或向远处播散转移,引起全身组织器官的衰竭而导致死亡。进展期胃癌的自然病程为 3~6 年,其发展的快慢主要取决于肿瘤的生物学行为及患者的免疫状态。一般来说,肿瘤呈团块状浸润或膨胀性生长者,淋巴结转移率较低,机体的免疫功能较强;而肿瘤呈浸润性生长者,淋巴结转移率较高,癌周免疫活性细胞反应不明显。因此,胃癌的转归与其类型、生物学行为、机体的免疫功能以及治疗方法等因素密切相关。

四、转移途径

(一)直接浸润

指肿瘤细胞沿组织间隙向四周的扩散,是胃癌扩散的主要方式之一。

(1)癌细胞最初局限于黏膜层,逐渐向纵深浸润发展,穿破浆膜后,直接侵犯大小网膜、肝、胰、横结肠、脾、腹壁等邻近组织脏器,是肿瘤切除困难和不能切除的主要原因。胃癌的浸润深度与预后关系密切。

(2)癌组织突破黏膜肌层侵入黏膜下层后,可沿黏膜下淋巴网和组织间隙向周围直接蔓延,直接蔓延部位与胃癌部位有关。由于胃贲门和食管的黏膜下淋巴管相通,贲门胃底癌常向上侵及食管引起吞咽困难,浸润距离可达 6 cm。胃窦部癌向十二指肠蔓延主要是经由肌肉层直接浸润或经由浆膜下层淋巴管,因此胃癌浸润至十二指肠的病例较少见,而且大多不超过幽门下 3 cm。

(3)胃癌向胃壁浸润时,可侵入血管、淋巴管,形成癌栓。淋巴管有癌栓形成易有淋巴结转移,血管有癌栓形成易引起器官转移。

(二)淋巴转移

是指肿瘤细胞通过淋巴管向外播散的过程,是胃癌的主要转移途径。胃癌的浸润深度与淋巴结转移频度有明显的正相关关系,早期胃癌的淋巴结转移率为 3.3%~34%,多在 10% 左右;进展期胃癌的淋巴结转移率达 48%~89%,其中第 1 站淋巴结转移占 74%~88%,有第 2 站以上淋巴结转移的为 10%~20%。淋巴结转移的部位和程度与胃癌的部位、大小及组织学类别都有关系。

胃癌的淋巴结转移是以淋巴引流方向、动脉分支次序为分站的原则,并在此基础上根据原发肿瘤的不同部位,从胃壁开始由近及远将胃的区域淋巴结进行分组分站。胃癌细胞一般由原发部位经淋巴管网向紧贴胃壁的局部第 1 站淋巴结转移;进一步可伴随支配胃的血管,沿血管周围淋巴结向心性转移,为第 2 站转移;然后再向更远的第 3 站、第 4 站转移。转移率由近至远依次递减,最后汇集至腹主动脉周围,习惯上用 N_1、N_2、N_3、N_4 表示。淋巴转移既可是如上述的逐步转移,亦可有跳跃式转移,即第 1 站无转移而第 2 站有转移或未经过第 2 站就直接转移到了第 3、第 4 站。恶性程度较高或较晚期的胃癌可经胸导管转移到左锁骨上淋巴结(Virchow 淋巴结),或经肝圆韧带转移到脐周淋巴结(Sister MaryJoseph 淋巴结)。进展期胃癌的胃周淋巴结转移与预后显著相关。

将胃大、小弯各 3 等分,连接其相应点,可将胃分成 3 区,即上区(胃底贲门,C 或 U)、中区(胃体,M)和下区(胃窦,A 或 L),食管和十二指肠分别以 E、D 表示。胃癌浸润仅限于 1 区者分别以 C、M、A 表示,如癌浸润 2 个分区或 2 个分区以上则以主要部位在前,次要部位在后表示,如 AM、MC 或 MAC;贲门癌累及食管下端时以 CE 表示,胃窦癌累及十二指肠则以 AD 表示。

(三)血行转移

血行转移是指癌组织浸润破坏局部血管,癌细胞进入血流向远处播散形成新的肿瘤病灶的过程。胃癌晚期常发生血行转移。以肝转移最多见,主要是通过门静脉转移。其他依次为肺、胰、肾上腺、骨、肾、脑、脾、皮肤、甲状腺、扁桃体及乳腺。

(四)腹膜种植性转移

癌细胞穿破浆膜后,游离的癌细胞可脱落、种植于腹膜及其他脏器的浆膜面形成种植性转移,广泛播散可形成血性腹水。累及器官依次为卵巢、膈肌、肠、腹膜壁层、胆道,盆腔种植为 8.6%。癌细胞腹膜种植或血行转移至卵巢称为 Krukenberg 瘤,可为黏液细胞癌、低分化腺癌或管状腺癌,往往为双侧性。癌细胞脱落至直肠前窝(Douglas 窝),直肠指检可触及肿块。

五、诊断

早期发现、早期诊断、早期治疗是提高胃癌治疗效果的关键。但胃癌的早期诊断困难,85%~90%的病例一经确诊即属中、晚期胃癌。

(一)X 线钡餐检查

是胃癌早期诊断的主要手段之一,具有重要的定位和定性诊断价值,可以确定病灶的位置、形态、浸润范围,有助于术前评估手术切除的范围和式式。

1.早期胃癌

X 线气钡双重对比造影可观察胃黏膜微细改变,包括局限性隆起、胃小区和胃小凹的破坏消失、浅在龛影、周围黏膜中断和纠集等。早期胃癌的 X 线表现可分 4 型。①隆起型(Ⅰ型):肿瘤向腔内凸起形成充盈缺损,外形不整齐;②浅表型(Ⅱ型):X 线表现为不规则的轻微隆起或凹陷,包括浅表隆起型(Ⅱa)、浅表平坦型(Ⅱb)、浅表凹陷型(Ⅱc)3 个亚型;③凹陷型(Ⅲ型):肿瘤呈浅溃疡改变,X 线表现为大小不等的不规则龛影,边缘呈锯齿状;④混合型。

2.进展期胃癌

可表现为不规则充盈缺损或腔内龛影、黏膜中断、破坏、胃腔狭窄、胃壁僵硬、蠕动消失。进展期胃癌的 X 线表现与大体病理分型有密切关系,大致可分为 4 种类型。①增生型:肿瘤呈巨块状,向腔内生长为主,X 线表现为不规则充盈缺损、病灶边缘多清楚、胃壁僵硬蠕动差;②浸润型:肿瘤沿胃壁浸润生长,X 线表现为黏膜紊乱、破坏,胃腔狭窄、胃壁僵硬蠕动消失,严重者呈皮革胃改变;③溃疡型:肿瘤向胃壁生长,中心坏死形成溃疡,X 线表现为不规则腔内龛影;④混合型。

(二)纤维胃镜检查

纤维胃镜检查是目前胃癌定性诊断最准确有效的方法,可直接观察黏膜色泽改变,局部黏膜隆起、凹陷和糜烂,肿块或溃疡的部位、范围和大体形态,胃的扩张度等。多点取材与组织学检查联合应用,可使诊断准确率达95%。对病变的定位不如X线钡餐精确。

(三)超声诊断

1.腹部B超检查

随着饮水充盈胃腔方法及胃超声显像液的应用,B超用于胃癌的诊断日益受到重视。B超将胃壁结构分为5层,可显示胃壁增厚、隆起、蠕动减缓甚至消失,肿瘤低回声或等回声,局部黏膜中断,并判断肿瘤对胃壁浸润的深度和广度;对胃外肿块可在其表面见到增厚的胃壁,对黏膜下肿块则在其表面见到1～3层胃壁结构,可鉴别胃平滑肌肿瘤;可判断胃癌的胃外侵犯及肝、淋巴结的转移情况。

2.胃镜超声检查

在观察内镜原有图像的同时,又能观察到胃壁各层次和胃邻近脏器的超声图像,判断胃壁浸润的深度以及邻近器官受侵和淋巴结转移情况。同时也能在超声引导下通过胃镜进行深层组织和胃外脏器穿刺,达到组织细胞学诊断及明确胃周围肿大淋巴结有无转移的目的,有助于胃癌的术前临床分期(cTNM)。胃镜超声对胃癌T分期的准确率为80%～90%,N分期为65%～70%,与分子生物学、免疫组化、胃癌组织血管计数等技术相结合,对胃癌的分期诊断及恶性度可进行综合判断。

(四)CT检查

CT诊断胃癌的最常见征象是胃壁增厚、肿块,并可显示肿瘤累及胃壁的范围和浸润深度、邻近组织器官侵犯以及有无转移等。胃壁增厚的范围从0.5～4.0 cm,超过2 cm可确定为恶性。CT检查能准确分辨直径大于1 cm的淋巴结、直径大于2 cm的肝脏病变和受侵的邻近组织器官。几乎所有的胃癌患者都可以进行此项检查,对术前判断肿瘤能否切除有重要价值。根据CT所见可将胃癌分为4期:Ⅰ期,腔内肿块,无胃壁增厚;Ⅱ期,胃壁增厚超过1 cm,无直接扩散和转移征象;Ⅲ期,胃壁增厚,伴有直接扩散至胃周围脂肪层或邻近脏器,局部有或无淋巴结肿大,无远处转移;Ⅳ期,有远处转移。CT所见胃癌淋巴结可分为3组:1组为贲门旁、胃大小弯、幽门上下;2组为脾门、脾动脉、肝总动脉、胃左动脉;3组为腹腔动脉旁、腹主动脉和肠系膜血管根部。第3组淋巴结累及时,手术不能根治。

六、治疗

治疗原则:①根治性手术切除是目前唯一有可能治愈胃癌的方法,诊断一旦确立,只要患者全身及局部解剖条件许可,应争取及早手术治疗。②中晚期胃癌由于存在亚临床转移灶而有较高的复发及转移率,必须积极地辅以术前、后的化疗、放疗及生物治疗等综合治疗以提高疗效;综合治疗方法应根据病期、肿瘤的生物学特性及患者的全身状况综合考虑,选择应用。③如病期较晚或心、肺、肾等主要脏器有严重并发症而不能根治性切除,应视具体情况争取作原发灶的姑息性切除,以利进行综合治疗。④对无法切除的晚期胃癌,应积极采用综合治疗,多能取得改善症状、延长生命的效果。⑤应根据局部病灶特点及全身状况,按照胃癌的分期及个体化原则制定治疗方案。

综合治疗方案选择原则。①早期胃癌:无淋巴结转移的早期胃癌(Ⅰa期),原发病灶切除后一般不需辅助治疗;有淋巴结转移者须行辅助化疗。②进展期胃癌:争取做根治性切除手术;对临床估计为Ⅲ期,尤其肿瘤较大、细胞分化较差者可行术前化疗或放疗,以提高手术切除率和术后疗效;所有进展期胃癌,尤其是浆膜面有明显浸润者应行术中腹腔内化疗;所有进展期胃癌,无论根治性切除或姑息性切除,术后均应进行辅助化疗;有条件者可对已做根治切除的Ⅱ、Ⅲ期胃癌行术中放疗;行姑息性切除者可于残留癌灶处以银夹标记定位,术后局部放疗。

(一)外科治疗

外科手术是治疗胃癌的主要手段,根据切除肿瘤的程度分为根治性手术和姑息性手术。根据病灶的位置、大小、大体形态选择合理的手术方式,施行彻底的淋巴结清除是提高疗效的重要环节。手术范围包括整块切除原发肿瘤和超越已有转移站别的淋巴结清除,根治程度取决于胃及其周围淋巴结的切除范围。胃切除和淋巴结清除范围以 D(dissection)表示,可分为 $D_0 \sim D_4$ 共 5 级;D_0 指姑息性手术,未能完全切除胃周淋巴结;D_1 表示完全切除胃周第 1 站淋巴结;D_2 表示完全切除第 2 站淋巴结;D_3 表示完全切除第 3 站淋巴结;D_4 是在 D_3 的基础上切除腹主动脉旁淋巴结;D_n 切除表示根据原发肿瘤的部位切除相应站别的淋巴结。

1.手术指征、术式选择

(1)手术指征:凡临床检查无明显转移征象,各重要脏器无明显器质性病变,估计全身营养状态、免疫功能能耐受麻醉和手术者,均应考虑根治性手术。即使有远处转移,但患者伴有梗阻、出血、穿孔等严重并发症而一般情况尚能耐受手术者,亦应进行姑息性切除,以缓解症状、减轻痛苦。但对于无梗阻、出血而有锁骨上和腹股沟淋巴结肿大、广泛的肝转移、脐周淋巴结肿大、盆腔包块等患者不应手术探查。

(2)早期胃癌的术式选择。①胃切除范围:早期胃癌手术治疗的复发率为 $2.7\% \sim 9\%$,其中切缘有癌残留为失败原因之一。由于早期胃癌在开腹探查时胃浆膜面无病灶可见,而且病灶微小或浅表,术者常无法扪摸清楚病灶的部位及范围,因此需手术前用胃镜行色素涂布或于胃壁内注射色素加以标记,或胃镜检查仔细描述病灶大小以及病灶上、下缘距贲门、幽门的距离,以供术者作为确定切除线的依据。一般对分化型癌要求切缘距病灶至少 3 cm,未分化癌 5 cm。如疑有多发癌或浅表扩散型早期胃癌可能者,应做冰冻切片检查,以确保切缘无癌残留。②淋巴结清除范围:由于术时较难确定有无局部淋巴结转移,多数学者认为早期胃癌应作 D_2 根治术,但亦可根据病灶情况做恰当的改良,对仅浸润黏膜层早期胃窦部癌,做以胃左动脉干淋巴结清除为中心的选择性 D_2 根治术已足够。

(3)进展期胃癌的术式选择。①胃切除范围:贲门癌行近端胃次全切除时,下切缘距肿瘤边缘至少5 cm处断胃,上切缘切除 $4 \sim 5$ cm 食管下段,如癌累及食管下端,则应在肿瘤上缘 5 cm处切断食管。幽门部癌行远端胃次全切除时,上切缘距肿瘤上方至少 5 cm 处断胃,下切缘应切除 $3 \sim 4$ cm 十二指肠。病灶浸润范围超过 2 个分区、皮革胃、贲门癌累及胃体或有远隔部位淋巴结转移者,如贲门癌有幽门上淋巴结转移、幽门部癌有贲门旁淋巴结转移均为全胃切除指征。②淋巴结清除范围:进展期胃癌至少应做 D_2 根治术。凡有 N_3 转移者应做 D_3 以上根治术,包括结扎切断腹腔动脉以彻底清除其周围淋巴结的 Appleby 式手术。

2.根治性手术

根治性手术是指将原发肿瘤连同转移淋巴结及受浸润的周围组织一并切除,从而有可能治愈的切除手术。根治的标准包括 3 个方面:远近切缘无肿瘤残留;淋巴结清除超越已有转移的淋巴结站别(D>N);邻近组织器官无肿瘤残留。

(1)远端胃次全切除术:胃下区及部分病灶较小的胃体远端癌适于做远端胃次全切除术。上腹正中切口,进入腹腔后先探查肝脏、盆腔有无转移或种植灶,最后探查原发灶及区域淋巴结情况。手术步骤：自横结肠缘分离大网膜、结肠系膜前叶及胰腺包膜至胰腺上缘，探查、清除 No15、14 组淋巴结；根部切断结扎胃网膜右动、静脉，清除 No6 幽门下淋巴结、No4d 胃大弯淋巴结；分离结肠肝曲，Kocher 切口切开十二指肠降部外侧腹膜，将十二指肠、胰头内翻，显露下腔静脉，清除 No13 胰头后淋巴结；切开脾结肠韧带，切断结扎胃网膜左动、静脉，分离脾胃韧带，切断结扎最后 2~3 支胃短动脉，清除 No4s 胃大弯淋巴结；显露脾门，沿胰尾上缘探查脾动脉周围，如有 No10 脾门淋巴结、No11 脾动脉干淋巴结肿大则一并清除；于幽门下 3~4 cm 切断十二指肠，近肝缘切开肝十二指肠韧带前叶及小网膜，清除肝固有动脉及胆总管旁脂肪、淋巴结 No12，根部切断结扎胃右动、静脉，清除 No5 幽门上淋巴结，沿肝固有动脉表面显露肝总动脉，清除 No8 肝总动脉旁淋巴结向左直达腹腔动脉周围；自贲门右侧向下沿胃小弯清除脂肪及 No1、3 组淋巴结至肿瘤上方 5 cm 处；根部结扎切断胃左动、静脉，清除 No7 胃左动脉干淋巴结，No9 腹腔干周围淋巴结；于肿瘤上方 5 cm 处切断胃，以 28 mm 管状吻合器做胃十二指肠端侧吻合，如肿瘤巨大胃切除范围广做 Billroth Ⅰ 式有困难时则宜行 Roux-en-Y 吻合。

（2）近端胃次全切除术：胃底贲门部癌病灶大小未超过 1 个分区者，小弯侧上 1/3 癌适于做近端胃次全切除术。一般以胸腹联合切口为首选手术径路，优点：①先在腹部做小切口探查腹部情况，如腹腔内已有广泛转移而不适于手术，可免除开胸；②手术野暴露良好，有利于病灶及淋巴结的彻底清除；③可切除足够的食管下段，减少切缘阳性的危险性。对病灶较小、未累及食管下段或因年迈伴有心肺功能不全者可考虑经腹手术，暴露不满意时可切除剑突甚或劈开胸骨。手术步骤：切开膈肌，游离食管下段，切断迷走神经前、后干，清除 No110 食管旁淋巴结；分离大网膜及结肠系膜前叶，探查、清除 No15、14 组淋巴结，显露胃网膜右动、静脉，沿大弯向左切开大网膜至肿瘤下缘 5 cm 处；近肝缘切开小网膜、右胃膈韧带及部分膈脚，清除 No1 贲门右淋巴结及 No3 胃小弯淋巴结，胃右动脉旁如无肿大淋巴结可予保留，沿小弯远端向近端分离小网膜至肿瘤下缘 5 cm 处；提起食管下段，切开左侧胃膈韧带、部分膈脚及脾胃韧带，切断结扎胃短动脉、胃网膜左动、静脉，游离胃上部大弯侧，清除 No2 贲门左淋巴结及 No4 胃大弯淋巴结；将已游离的胃、大网膜及结肠系膜前叶上翻，分离胰包膜至胰腺上缘，结扎切断胃后动脉，清除 No10 脾门淋巴结、No11 脾动脉周围淋巴结；于肿瘤上方 5 cm 切断食管，将近端胃向下翻，根部结扎切断胃左动、静脉，清除 No7 胃左动脉干淋巴结、No8 肝总动脉旁淋巴结及 No9 腹腔干周围淋巴结；于肿瘤下方 5 cm 切断胃，以 28 mm 管状吻合器做食管胃端侧吻合。近端胃大部切除的操作程序基本上同远端胃大部切除术，但保留远端胃及胃网膜右动、静脉，清除贲门左、脾门及脾动脉旁淋巴结。由于贲门癌浸润食管下端远远超过幽门部癌浸润至十二指肠，故宜于肿瘤上方 5 cm 处切断食管做胃食管端侧吻合术。

（3）全胃切除术：胃体部癌、癌侵及两个分区、皮革胃或下区癌有贲门旁淋巴结转移、上区癌有幽门上下淋巴结转移者均适于做全胃切除术。手术径路以胸腹联合切口暴露较好，操作方便。手术步骤：胃中、下部游离与淋巴结清除的步骤及方法同远端胃次全切除术，十二指肠于幽门下 3~4 cm 切断关闭；游离食管下段、贲门小弯侧、胃上部大弯侧及淋巴结清除同近端胃次全切除术；食管空肠端侧吻合完成消化道重建。当病灶直接侵及脾、胰实质或胰上淋巴结、脾动脉干淋巴结与胰实质融合成团而无法彻底清除时，则做全胃合并脾、胰体尾切除。

全胃切除后消化道重建的种类繁多，理想的消化道重建方式应达到以下功能：①代胃有较好的储存功能，使食糜不过早地排入空肠；②重建消化道尽量接近正常的生理通道；③防止十二指肠液的返流，减少返流性食管炎的发生；④保持较好的营养状况和生活质量；⑤手术安全、简便，手术死亡率低。各种重建的术式各有利弊。Roux-en-Y吻合减少了十二指肠液返流,但储存功能较差;食管空肠襻式吻合操作简单,但十二指肠液返流发生率较高;双腔、三腔肠管代胃改善了食物的储存功能,但操作复杂、手术时间长。术者宜根据患者的具体情况,在术时选择合适的重建方法。

(4)Appleby手术:是将腹腔动脉根部结扎后清除全部第2站淋巴结,连同全胃、脾、胰体尾部整块切除的根治性手术。手术操作与全胃切除合并脾、胰体尾切除术相似,所不同的是根部切断结扎腹腔动脉后可更彻底地清除腹腔动脉周围的淋巴结,并连同原发灶做整块切除。切断腹腔动脉后肝脏的血供全靠来自肠系膜上动脉的胰十二指肠前下动脉和后上动脉与胃十二指肠动脉吻合后的动脉弓供应肝固有动脉血液,因此在手术时必须确认胃十二指肠动脉并仔细保护免受损伤,肝总动脉必须在胃十二指肠动脉的左侧切断结扎。上述侧支循环的供血量常低于肝总动脉,术后易导致胆囊坏死,故行此术时常规做胆囊切除术。切除后的消化道重建同全胃切除术。肝硬化肝功能明显不全者不宜做此手术。

(5)胃癌合并受累脏器联合切除术:适用于肿瘤直接浸润邻近脏器或为了彻底清除转移淋巴结而需将邻近脏器合并切除者。60%以上是为清除脾动脉周围及脾门淋巴结而合并胰体、尾及脾切除的扩大根治术。由于脾的免疫功能因而丧失,对无明确脾门淋巴结转移者,做合并胰体、尾及脾切除的扩大根治术应持慎重态度。对胃癌直接浸润食管下端、横结肠、肝、胰等邻近脏器但无远处转移征象者,一般均主张积极将受累脏器合并切除。

(6)腹主动脉旁淋巴结清除术:癌肿已浸润至浆膜外或浸润至周围脏器伴第2、第3站淋巴结明显转移者适于做此手术。手术步骤:切除大网膜及结肠系膜前叶至胰腺下缘,清除No15结肠中动脉周围淋巴结、No14肠系膜上动静脉根部淋巴结;切断结扎胃网膜右动、静脉,清除No4d胃大弯淋巴结、No6幽门下淋巴结;十二指肠降部外侧做Kocher切口,将十二指肠、胰头内翻,清除No13胰头后淋巴结,显露下腔静脉、腹主动脉,将结肠肝曲牵向左下,显露肠系膜下动脉,向上清除No16b$_1$淋巴结;切除小网膜,清除No12、5、7、8、9、1、3淋巴结;游离食管下段,切开左侧胃膈韧带,切断腹段食管,清除No2贲门左淋巴结,切开脾胃韧带,切断结扎胃短动脉及胃网膜左动、静脉,清除No4s、No19、No20和No16a$_1$淋巴结;将结肠系膜前叶及胰包膜分离至胰腺上缘,显露脾动脉,由脾门向右沿脾动脉清除No10、No11淋巴结至腹腔动脉根部;沿脾动脉根部下缘向右分离显露肝总动脉根部下缘,游离胰腺背侧,自脾动脉及肝总动脉根部下缘沿腹主动脉前向下分离至肠系膜上动脉及左肾静脉上缘,清除No16a$_2$淋巴结;切断十二指肠,将全胃及4站淋巴结全部切除,消化道重建同全胃切除术。本术式称D$_4$手术,日本学者报告伴有腹主动脉周围淋巴结转移者行D$_4$手术后的5年生存率可达10%~20%。但D$_4$手术创伤大、手术时间长、术后并发症多,而且临床实践证明有第4站淋巴结转移者其5年生存率难以达到20%的良好效果,因此选择D$_4$手术应持慎重态度。

3.姑息性手术

主要指姑息性切除,是仅切除原发病灶和部分转移病灶,尚有肿瘤残留的切除手术。

胃癌可因局部浸润、腹膜播散、远处淋巴结转移或血道播散而失去根治性手术的机会,只能做姑息性切除手术以缓解症状,防止或减少出血、穿孔、梗阻等严重并发症的发生。姑息性切除能减轻机体的肿瘤负荷,有利于提高术后化疗、生物治疗等综合治疗的疗效,有助于改善生活质量、延长生存时间。因此,除患者一般情况差不能耐受手术探查外,只要原发病灶局部解剖条件许可,应尽量做姑息性切除术。姑息性切除的原则:对患者的手术创伤愈小愈好;胃切除线不强求距肿瘤边缘 5 cm 以上,但也不可在切缘有明显的癌残留;淋巴结一般只清除胃周的 N_1 淋巴结,对明显肿大而切除又无困难的 N_2 淋巴结亦可予以摘除;切除后的消化道重建尽量采取简便易行的吻合方法,切忌手术时间冗长、复杂的重建方法;对姑息性全胃切除术应持慎重态度。对癌灶位于幽门部引起幽门梗阻者,如不能姑息性切除,可行胃-空肠吻合术缓解梗阻症状,可适当延长患者的生存时间。对梗阻性胃上部癌伴有转移者,可采用放置食管内支架或内镜激光治疗,也可采用空肠造瘘术,食管-空肠短路手术很少采用。

4.内镜手术

主要适用于无淋巴结转移的早期胃癌,手术方式包括内镜高频电切术、内镜剥离活检术、内镜双套息肉样切除术、局部注射加高频电切术等。由于癌组织的浸润深度和有无局部淋巴结转移难以估计,必须严格掌握指征:①隆起型、浅表隆起型、浅表平坦型,病灶未侵及黏膜肌层、直径<2 cm 的高分化黏膜内早期胃癌;②浅表凹陷型,病灶未侵及黏膜肌层、<1 cm 的中分化黏膜内早期胃癌;③浅表凹陷型,病灶未侵及黏膜肌层、<0.5 cm 的低分化早期胃癌;④因年老体弱不愿意接受手术或伴有心、肺、肝、肾严重的器质性疾病不能耐受手术者。

5.腹腔镜手术

(1)腹腔镜胃局部切除术:适用于位于胃前壁<2 cm 的早期胃癌。经胃镜将癌灶部胃悬吊后,插入腹腔镜自动切割缝合器切除病灶及其周围部分正常胃壁。优点为手术创伤小、失血少、恢复快、并发症少、术后生活质量高,但其远期疗效有待进一步证实。

(2)腹腔镜胃癌根治术:腹腔镜消化道肿瘤根治是目前腹腔镜技术领域中的热点问题,许多外科学者进行了腹腔镜手术治疗恶性胃肠道肿瘤的探索。腹腔镜胃癌根治术操作复杂,无论是游离胃体、清扫淋巴结、切除标本还是消化道重建,操作步骤及操作平面都较多,整个手术操作没有单一的间隙,需要多层面跳跃进行,使手术难度增加。而且目前有关腹腔镜胃癌根治术的研究均为小样本、非随机的短期试验,有待开展大宗病例的随机临床试验。

(二)化疗

化疗作为综合治疗的重要组成部分,是胃癌治疗的重要手段之一。

1.术前化疗(新辅助化疗)

对病期较晚的进展期胃癌,术前化疗可使肿瘤缩小,癌灶局限,消灭亚临床转移灶,增加手术切除率,减少术中播散和术后复发,提高手术治疗效果,延长生存期。

2.术中化疗

手术操作可能使癌细胞逸入血液循环而导致血道播散,浸润至浆膜或浆膜外的癌细胞易脱落而引起种植性播散,手术过程中被切断脉管内的癌栓随淋巴液和血液溢入腹腔内可造成腹膜种植,术中化疗为防止医源性播散的重要措施之一。常用药物为 MMC 20 mg 静脉注射,次日再静脉注射 MMC 10 mg。

消灭腹腔内脱落的癌细胞已成为进展期胃癌外科治疗的重要环节,为达此目的术中应进行腹腔内化疗。术中持续高温腹腔灌注化疗是近 10 余年来开展的新方法,利用腹腔灌洗、热效应及化疗药物作用杀灭腹腔内残存癌细胞,以预防或减少腹膜转移,具有控制腹水、减少局部复发和延长生存期的作用。CHPP 的主要作用机制为:①与正常细胞相比,肿瘤细胞的热耐受性差;②腹腔化疗造成腹腔及门静脉药物高浓度,药物浓度越高,抗癌作用越强;③热疗与化疗药物有协同作用,可以增加肿瘤细胞对化疗药物的敏感性;④腹腔灌洗对腹腔内游离癌细胞具有机械性清除作用。CHPP 的适应证:癌肿浸润至浆膜或浆膜外和/或伴有腹膜播散;术后腹膜复发,或伴有癌性腹水。CHPP 的灌洗液温度：输入温度 44～45 ℃，腹腔内温度 42～43 ℃，输出温度40～42 ℃。持续灌洗时间为 60～90 分钟。常用化疗药物：MMC 20 mg/m^2，DDP 200 mg/m^2。

3.术后化疗

术后辅助化疗是胃癌最常采用的综合治疗方法，有淋巴结转移的早期胃癌和所有进展期胃癌术后均应做辅助化疗。一般于手术后 4 周开始，2 年内给 3～4 个疗程化疗。术后化疗多采用联合化疗，联合化疗方案的种类繁多，常用的有 FAM、EAP 及 FLP 方案。FAM 方案：5-Fu 500 mg/m^{2}静脉滴注，第 1、第 8、第 29、第 36 天；ADM 30 mg/m^2 静脉注射，第 1、第 29 天；MMC 10 mg/m^2 静脉注射，第 1 天；6 周为 1 个疗程，ADM 总量不超过 550 mg。EAP 方案：ADM 20 mg/m^{2}静脉注射，第 1、第 7 天；Vp-16 100 mg/m^{2}静脉滴注，第 4～6 天；DDP 40 mg/m^{2}水化静脉滴注，第 2、第 8 天；3 周为 1 周期，3 周期为 1 个疗程；EPA 方案疗效较好，但毒性反应明显。FLP 方案：CF 200 mg/m^{2}静脉注射，第 1～5 天；5-Fu 500 mg/m^{2}静脉滴注，第 1～5 天；DDP 30 mg/m^{2}水化静脉滴注，第 3～5 天；3 周为 1 周期，3 周期为 1 个疗程。联合化疗既可用于术后辅助治疗，亦可用于不能切除及术后复发转移胃癌的姑息性化疗。

4.晚期胃癌化疗

对无法切除的晚期胃癌采用以化疗为主的综合治疗，可以缓解或减轻症状、改善生活质量、延长生存期。

（三）放疗

放疗是进展期胃癌的治疗手段之一，目的在于减少术后局部复发。

1.适应证及禁忌证

未分化癌、低分化癌、管状腺癌、乳头状腺癌均对放疗有一定敏感性；癌灶小而浅在、无溃疡者效果最好，可使肿瘤完全消退；有溃疡者亦可放疗，但肿瘤完全消退者少见。黏液腺癌及印戒细胞癌对放疗耐受，为放疗禁忌证。

2.术前放疗

进展期胃癌病灶直径＜6 cm 者适宜术前放疗，＞10 cm 者则不宜。术前放疗剂量以 4 周 40 Gy 为宜，可使 60% 以上患者原发肿瘤有不同程度的缩小，手术切除率、生存率提高，局部复发率降低。术前放疗与手术的间隔以 2 周为宜，最迟不超过 3 周。

3.术中放疗

术中放疗的适应证：①Ⅱ、Ⅲ期胃癌原发灶已切除；②无腹膜及肝转移；③淋巴结转移在 2 站以内；④原发灶侵及浆膜面或累及胰腺。剂量以一次性照射 20～30 Gy 为宜，能减少术后局部复发和远处转移，提高生存率。

4.术后放疗

术后放疗一般不作为胃癌的常规辅助治疗手段，但对姑息性切除者，应在癌残留处以银夹标记定位，术后经病理证实其组织学类型非黏液腺癌或印戒细胞癌者可行局部补充放疗。剂量一般为 5 周 50 Gy，因应用较少，疗效无法肯定。

（四）生物治疗

生物治疗的适应证包括：①胃癌根治术后适合全身应用免疫刺激剂；②不能切除或姑息切除的病例可在残留癌内直接注射免疫刺激剂；③晚期患者伴有腹水者腹腔内注射免疫增强药物。目前主要有 2 类。

1.过继性免疫治疗

主要原理是给患者输注大量具有抗肿瘤效应的免疫活性细胞,以淋巴因子激活的杀伤细胞(LAK细胞)和肿瘤浸润淋巴细胞为代表。

2.非特异性生物反应调节剂

通过增强机体总体免疫功能达到治疗目的。目前可能有疗效的有:①BCG(卡介苗);②OK-432;③PS-K;④香菇多糖;⑤N-CWS(奴卡菌壁架)。

七、预后

胃癌是威胁生命健康最严重的恶性肿瘤之一,由于病情发展较快,如出现症状后不进行手术治疗,90%以上的患者在1年内死亡。近年来随着早期胃癌发现率的提高、手术方法的改进和综合治疗的应用,胃癌的治愈率有所提高,但总的5年生存率仍徘徊于20%～30%。

在影响预后的诸多因素中,病灶的浸润深度与淋巴结转移情况是最重要的因素。淋巴结转移与否对预后的影响极大,淋巴结转移的数量与预后的关系尤为密切,淋巴结转移数越多预后越差。其次是治疗方法包括手术类型、淋巴结清除范围、综合治疗措施等,其他如肿瘤的病理类型及生物学行为、患者的年龄性别等对预后亦有一定影响。

提高早期胃癌的诊断率和早期胃癌在治疗患者中的构成比,是改善胃癌预后最为有效的措施之一。合理选择手术方式及淋巴结清除范围,加强手术、化疗、放疗及生物治疗的综合治疗措施,亦是改善预后的方法之一。

(刘景德)

第十四节　十二指肠肿瘤

一、十二指肠良性肿瘤

十二指肠良性肿瘤少见,良、恶性比例为1:2.6～1:6.8。据国内1 747例与国外2 469例十二指肠良恶性肿瘤综合统计,十二指肠良性肿瘤分别占21%与33%。十二指肠良性肿瘤本身虽属良性,但部分肿瘤有较高的恶变倾向,有的本身就介于良、恶性之间,甚至在镜下均难于鉴别。尤其肿瘤生长的位置常与胆、胰引流系统有密切关系,位置固定,十二指肠的肠腔又相对较窄,因此常常引起各种症状,甚至发生严重并发症而危及生命。由于十二指肠位置特殊,在这些肿瘤的手术处理上十分棘手。

(一)十二指肠腺瘤

十二指肠腺瘤是常见的十二指肠良性肿瘤,约占小肠良性肿瘤的25%。从其发源可分为Brunner腺瘤和息肉样腺瘤两种。

1.Brunner腺瘤

Brunner腺瘤由十二指肠黏液腺(Brunner腺)腺体增生所致,故有人认为它并非真正的肿瘤。该腺体位于十二指肠黏膜下层,可延伸至黏膜固有层,其导管通过Lieberkuhn腺陷窝开口于十二指肠腔,分泌含粘蛋白的黏液和碳酸氢盐。此腺体绝大多数位于十二指肠球部,降部和水平部依次减少。

Brunner 腺瘤有三种类型:①腺瘤样增生最多见,为单个瘤样物突出肠腔内,有蒂或无蒂,质较硬,呈分叶状。国外报道其直径多不超过 1 cm,国内报道肿瘤均较大,最大达 8 cm。②局限性增生,表面呈结节状,多位于十二指肠乳头上部。③弥漫性结节增生:呈不规则的多发性小结节,分布于十二指肠的大部分。

Brunner 腺瘤显微镜下所见无明显包膜,由纤维组织、平滑肌分隔成大小不等的小叶结构,可见腺泡、腺管和潘氏细胞,故认为属错构瘤,极少恶变。

(1)临床表现:十二指肠 Brunner 腺瘤常无明显临床症状,当肿瘤生长到一定程度可出现上腹部不适、饱胀、疼痛或梗阻,约 45% 病例有上消化道出血,以黑便为主,伴贫血,少有呕血。

(2)诊断:十二指肠 Brunner 腺瘤常由上消化道辅助检查发现十二指肠黏膜下隆起性病变,而获得临床诊断,最后确诊常依赖病理组织检查。

常用辅助检查手段为钡餐或气钡双重造影和十二指肠镜。前者见球后有圆形充盈缺损或呈光滑的"空泡征",若为弥漫性结节样增生,则呈多个小充盈缺损,如鹅卵石样改变。十二指肠镜则可见肿瘤位于黏膜下,向肠腔内突出,质较硬,黏膜表面有炎症、糜烂,偶见溃疡,行活体组织病理检查时必须取材较深方能诊断。

(3)治疗:理论上 Brunner 腺瘤属错构瘤性质,很少恶变,加之有学者认为 Brunner 腺瘤是胃酸分泌过多的反应。因而认为可经药物治疗消退,或长期追踪,但因于术前很难对 Brunner 腺病定性,而且腺瘤发展到一定大小常致出血、贫血等,因此绝大多数学者认为仍应手术治疗,特别是对单个或乳头旁局限性增生的腺瘤应予切除。处理方法:①肿瘤小且蒂细长者可经内镜切除。②肿瘤较大,基底较宽应经十二指肠切除。③球部肿瘤直径>3 cm,基底宽,切除后十二指肠壁难以修复者,可行胃大部切除。④肿瘤位于乳头周围,引起胆、胰管梗阻或疑有恶变经快速病理检查证实者,应做胰头十二指肠切除。

2.十二指肠腺瘤性息肉

十二指肠腺瘤多属此类。源于十二指肠黏膜腺上皮,有别于 Brunner 腺瘤。由于腺瘤的结构形态不同,表现各异,预后亦有较大的差异。目前按腺瘤不同结构和形态将其分为 3 类。①绒毛状腺瘤:腺瘤内有大量上皮从管腔黏膜表面突起,呈绒毛状或乳头状,表面如菜花样,基底部、质软、易出血,恶变率高达 63%,临床较少见。②管状腺瘤:较多见,肿瘤多数较小、有蒂、质较硬,肿瘤内以管腔为主,少见绒毛状上皮,恶变率较低,约 14%。③管状绒毛状腺瘤:其形状结构和恶变率居前两者之间。

(1)临床表现:早期多无症状,肿瘤发展到一定大小则可有上腹部不适、隐痛等胃十二指肠炎表现。较长病史者可出现贫血,大便隐血阳性,其中尤以绒毛状腺瘤表现突出。位于乳头部腺瘤可因阻塞胆总管而致黄疸,或诱发胰腺炎。较大的肿瘤可致十二指肠梗阻,但较罕见。

(2)诊断:同其他十二指肠肿瘤诊断方法一样,依赖于十二指肠低张造影和十二指肠镜检查,前者表现为充盈缺损;后者则可见向肠腔突起的肿块、呈息肉样或乳头状,病理学检查常可明确诊断。B超及 CT 等检查对诊断较大的腺瘤也有一定参考价值。

值得注意的是:十二指肠腺瘤可伴发于家族性息肉、Gardner 综合征等,因而对十二指肠腺瘤做出诊断的同时,应了解结肠等其他消化道有无腺瘤存在。

(3)治疗:十二指肠腺瘤被认为是十二指肠腺癌的癌前期病变,恶变率高。因此,一旦诊断确定应争取手术治疗。具体方法如下。

1）经内镜切除：适用于单发、较小、蒂细长、无恶变可能的腺瘤。蒂较宽、肿瘤较大则不宜采用。应注意电灼或圈套切除易发生出血和穿孔。切除后复发率为 28%～43%，故应每隔半年行内镜复查，1～2 年后每年复查 1 次。

2）经十二指肠切除：适用于基底较宽、肿瘤较大经内镜切除困难者。乳头附近的肿瘤亦可采用此法。切除后同样有较高的复发率，要求术后内镜定期随访。

手术方法是切开十二指肠侧腹膜（Kocher 切口），游离十二指肠，用双合诊方法判断肿瘤部位和大小，选定十二指肠切开的部位，纵行切开相应部位侧壁至少 4 cm，显露肿瘤并切取部分肿瘤行术中快速病理切片检查。如肿瘤位于乳头附近，则经乳头逆行插管以判断肿瘤与乳头和胆管的关系，如有黄疸则应切开胆总管，经胆管内置管以显露十二指肠乳头。注意切除肿瘤时距瘤体外周 0.3～0.5 cm 切开黏膜，于肌层表面游离肿瘤。乳头附近肿瘤常要求连同瘤和乳头一并切除，因而应同时重做胆胰管开口。其方法是：在胆管开口前壁切断 Oddi 括约肌，用两把蚊式钳夹住胆管和胰管开口相邻处，在两钳之间切开约 0.5 cm，分别结扎缝合，使胆、胰管出口形成一共同通道，细丝线间断缝合十二指肠黏膜缘与胆、胰管共同开口处的管壁，分别于胆管和胰管内插入相应大小的导管，以保证胆汁、胰液引流通畅，亦可切开胆总管，内置 T 管，下壁穿过胆管十二指肠吻合口达十二指肠，胰管内置管，经 T 形管引出体外，缝合十二指肠切口，肝下置引流，将胃肠减压管前端置入十二指肠。本法虽然术后胆胰管开口狭窄、术后胰腺炎、十二指肠瘘等并发症较少，但切除范围有限。

3）胃大部切除：适用于球部腺瘤，蒂较宽，周围有炎症，局部切除后肠壁难以修复者。

4）胰头十二指肠切除：适用于十二指肠乳头周围单个或多发腺瘤，或疑有恶变者。十二指肠良性肿瘤是否应行胰头十二指肠切除术尚有争议。

（二）其他十二指肠良性肿瘤

十二指肠良性肿瘤有的前面已经提到（如平滑肌瘤、脂肪瘤等），有的十分罕见（如神经源性肿瘤、错构瘤、纤维瘤、内分泌肿瘤等），以及一些组织的异位等在本节中不再阐述。

1.十二指肠血管瘤（肉瘤）

血管瘤 90% 以上见于空肠与回肠，十二指肠少见，通常来自黏膜下血管丛。多数为很小的息肉状肿瘤，呈红色或紫血色，向肠腔内突出，可单发，也可多发，可呈局限性生长，也可弥漫性分布。可分为三型：①毛细血管瘤。无包膜，呈浸润性生长，在肠黏膜内呈蕈状突起的鲜红色或仅呈暗红色或紫红色斑。②海绵状血管瘤。由扩张的血窦构成，肿瘤切面呈海绵状。③混合型血管瘤。常并发出血，在诊断与治疗上均感棘手。极少数血管瘤可恶变为血管肉瘤。

血管肉瘤亦来自十二指肠的血管组织，除了能转移外，临床表现与血管瘤相似，但血管肉瘤的血管丰富，易向黏膜生长而形成溃疡与出血。

2.十二指肠纤维瘤（肉瘤）

纤维瘤（fibroma）好发于回肠黏膜，十二指肠纤维瘤很少见，常为单发，也可多发。由肠黏膜纤维组织发生的良性肿瘤，也可发生在黏膜下、肌层、浆膜下。外观呈结节状，有包膜、界限清楚的肿瘤，切面呈灰白色，可见编织状的条纹，质地韧。镜下由胶原纤维和纤维细胞构成，其间是血管和其周围少量疏松的结缔组织。瘤组织内纤维排列成索状，纤维间含有血管的细胞，一般不见核分裂象。纤维肉瘤镜下瘤细胞大小不一，呈梭形或圆形，分化程度差异很大，瘤细胞核大深染，核分裂象多见，生长快，预后不佳。术后易复发。

临床表现：主要症状为腹痛、恶心、呕吐、食欲缺乏、消瘦等，偶可发生梗阻与出血。

十二指肠肿瘤可引起严重并发症,少数可发生恶变,故一旦确诊,应以手术治疗为主。切除率一般可达 98% 以上,切除方案应根据病灶所在十二指肠的部位,大小、形态、肿瘤的类型而定,一般肿瘤较小,且距十二指肠乳头有一定的距离时,可行局部肠壁楔形切除,或局部摘除,有学者主张经十二指肠将肿瘤做黏膜下切除;肿瘤较大或多发性者,可行部分肠段切除术;肿瘤累及壶腹部或有恶变倾向时,应行部分十二指肠切除术。术中一定要注意将切除的肿瘤标本送冰冻切片检查,才能根据病理结果确定切除的范围。对十二指肠小的、单发的、带蒂的良性肿瘤可在内镜下用圈套器切除,或用微波、激光凝固摘除。

二、十二指肠恶性肿瘤

本文主要讨论的十二指肠恶性肿瘤指原发于十二指肠组织结构的恶性肿瘤,即原发性十二指肠恶性肿瘤,较少见,国外报道尸检发现率为 0.02%~0.05%,约占胃肠道恶性肿瘤的 0.35%,但小肠肿瘤以十二指肠发生率最高,约占全部小肠肿瘤的 41%。其中恶性肿瘤多于良性肿瘤,前后两者比例约为 6.8:1。

(一)十二指肠腺癌

十二指肠腺癌是指起源于十二指肠黏膜的腺癌。其发病率国外文献报道占十二指肠恶性肿瘤的 80%,占全消化道恶性肿瘤的 1% 偏低。国内报道占十二指肠恶性肿瘤的 65% 左右,占全消化道肿瘤的 0.3%,占小肠恶性肿瘤的 25%~45%。好发于 50~70 岁,男性稍多于女性。中南大学湘雅二医院病历资料显示,近 10 年来仅发现十二指肠腺癌 18 例,占同期内十二指肠恶性肿瘤的 70% 左右。

1.病因病理

目前对十二指肠腺癌的病因不甚清楚。胆汁和胰腺中分泌出来的可能是致癌原的一些物质如石胆酸等二级胆酸对肿瘤的形成起促进作用。十二指肠腺癌与下列疾病有关:家族性息肉病、Gardner 和 Turcot 综合征、Von Reeklinghausen 综合征、Lynch 综合征、良性上皮肿瘤如绒毛状腺瘤等。另有报道与溃疡或憩室的恶变以及遗传等因素也有一定关系。

根据癌瘤发生的部位可将十二指肠腺癌分为壶腹上段、壶腹段(不包括发生于胰头、壶腹本身及胆总管下段的癌)及壶腹下段。以发生于壶腹周围者最多,约占 50%。其次为壶腹下段,壶腹上段最少。

十二指肠癌大体形态分为息肉型、溃疡型、环状溃疡型和弥漫浸润型,以息肉型多见,约占 60%,溃疡型次之。镜下所见多属乳头状腺癌或管状腺癌,位于十二指肠乳头附近以息肉型乳头状腺癌居多,其他部位多为管状腺癌,呈溃疡型或环状溃疡型,溃疡病灶横向扩展可致十二指肠环形狭窄。

2.分期

国内对十二指肠腺癌尚未进行详细分期,其分期方法多沿引美国癌症联合会制订的分期法。

临床分期为第 I 期,肿瘤局限于十二指肠壁;第 II 期,肿瘤已穿透十二指肠壁;第 III 期,肿瘤有区域淋巴结转移;第 IV 期,肿瘤有远处转移。

TNM 分期如下。

T:原发肿瘤。

T_0:没有原发肿瘤证据。

T_{is}:原位癌。

T_1：肿瘤侵犯固有层或黏膜下层。

T_2：肿瘤侵犯肌层。

T_3：肿瘤穿破肌层浸润浆膜或穿过无腹膜覆盖的肌层处（如系膜或后腹膜处）并向外浸润$\leqslant 2$ cm。

T_4：肿瘤侵犯毗邻器官和结构，包括胰腺。

N：局部淋巴结。

N_0：无局部淋巴结转移。

N_1：局部淋巴结有转移。

M：远处转移。

M_0：无远处转移。

M_1：有远处转移。

3.临床表现

早期症状一般不明显，或仅有上腹不适、疼痛、无力、贫血等。其症状、体征与病程的早晚及肿瘤部位有关。根据文献统计现将常见症状、体征分别如下。

（1）疼痛：多类似溃疡病，表现为上腹不适或钝痛，进食后疼痛并不缓解，有时疼痛可向背部放射。

（2）厌食、恶心、呕吐：此类消化道非特异性症状在十二指肠腺癌的发生率为30％～40％，如呕吐频繁，呕吐内容物多，大多是由于肿瘤逐渐增大堵塞肠腔，引起十二指肠部分或完全梗阻所致。呕吐内容物是否含有胆汁可判别梗阻部位。

（3）贫血、出血：贫血、出血为最常见症状，其出血主要表现为慢性失血，如大便隐血、黑便；大量失血则可呕血。

（4）黄疸：黄疸由肿瘤阻塞壶腹所致，此种肿瘤引起黄疸常因肿瘤的坏死、脱落而使黄疸波动，常见于大便隐血阳性后黄疸也随之减轻；另外黄疸常伴有腹痛。以上两点有别于胰头癌常见的进行性加重的无痛性黄疸。

（5）体重减轻：此种症状亦较常见，但进行性体重下降常预示治疗效果不佳。

（6）腹部包块：肿瘤增长较大或侵犯周围组织时，部分病例可扪及右上腹包块。

4.诊断、鉴别诊断

由于本病早期无特殊症状、体征，故诊断主要依赖于临床辅助检查，其中以十二指肠低张造影和纤维十二指肠镜是术前确诊十二指肠肿瘤的主要手段。

十二指肠低张造影是首选的检查方法，如行气钡双重造影可提高诊断率。因癌肿形态不同，其X线影像有不同特征，一般可见部分黏膜粗、紊乱或皱襞消失，肠壁僵硬。亦可见息肉样充盈缺损、龛影、十二指肠腔狭窄。壶腹部腺癌与溃疡引起的壶腹部变形相似，易误诊。十二指肠纤维内镜检查因难窥视第3、第4段，故可能遗漏诊断。临床可采用超长内镜或钡餐弥补其不足。镜下见病变部位黏膜破溃，表面附有坏死组织。如见腺瘤顶部黏膜粗糙、糜烂，应考虑癌变，对可疑部位需取多块组织行病理检查，以免漏诊。

B超、超声内镜和CT检查可见局部肠壁增厚，并可了解肿瘤浸润范围、深度、周围区域淋巴结有无转移，以及肝脏等腹内脏器情况。

对上述检查仍未能确诊者，行选择性腹腔动脉和肠系膜上动脉造影，有助于诊断。

由于发生在壶腹部癌可原发于十二指肠壁黏膜、胰管或胆管，而来源部位不同其预后可能不同,因此,Dauson 和 Connolly 对肿瘤产生的粘蛋白进行分析来提示肿瘤组织来源,唾液黏蛋白来自真正的壶腹的肿瘤是胆管上皮和十二指肠黏膜的特征,中性黏蛋白是 Bruner 腺特征性分泌蛋白;硫酸粘蛋白则主要由胰管产生。

需与十二指肠腺癌相鉴别的疾病繁多,但根据主要临床征象不同,考虑不同疾病的鉴别:①表现为梗阻性黄疸者,需与其鉴别的常见疾病有胰头癌、胆管癌、胆管结石、十二指肠降部憩室等。②表现为呕吐或梗阻者,则需与十二指肠结核、溃疡病幽门梗阻、环状胰腺、肠系膜上动脉综合征相鉴别。③消化道出血者,需与胃、肝胆系、结肠、胰腺、右肾和腹膜后等肿瘤相鉴别。④上腹隐痛者,需与溃疡病、胆石症等相鉴别。

5.治疗

十二指肠腺癌原则上应行根治切除术,其术式可根据癌肿的部位和病期选用十二指肠节段切除或胰头十二指肠切除等术式。对于不能切除的肿瘤可采用姑息性胆肠引流或胃肠引流等术式。据文献报道,20 世纪 90 年代以后,十二指肠腺癌而行胰头十二指肠切除率上升至 62%～90%,使术后 5 年生存率达到 25%～60%。由于胰头十二指肠切除符合肿瘤手术治疗、整块切除和达到淋巴清除的原则,同时有良好的治疗效果,目前已基本被公认为治疗十二指肠癌的标准术式。现对几种常用术式及注意事项介绍如下。

(1)胰头十二指肠切除术:十二指肠腺癌手术时,淋巴结转移率为 50%～65%,尽管很多医者认为淋巴结阳性并不影响术后生存率,但胰头十二指肠切除因其能广泛清除区域淋巴结而倍受推崇。随着手术技巧的提高和围术期管理的加强,胰头十二指肠切除术后死亡率降至 10%以下。胰头十二指肠切除术包括保留幽门和不保留幽门两种基本术式,应根据肿瘤所在部位和生长情况加以选择。但应注意的是:十二指肠腺癌行胰头十二指肠切除术后较之胰腺或胆管病变行胰头十二指肠切除有更高的并发症发生率,如胰漏等,其机制可能与软胰结构即胰腺质地正常、胰管通畅有关。一般认为,原发十二指肠癌行胰头十二指肠切除术应注意下列各点:①采用套入式法的胰空肠端端吻合为好,特别是胰管不扩张者更为适宜。②十二指肠肿瘤侵及胰腺钩突部机会较少。因此,处理钩突部时在不影响根治的原则下,可残留薄片胰腺组织贴附于门静脉,较有利于手术操作;另外,分离其与门静脉和肠系膜上静脉间细小血管支时,不可过度牵拉,避免撕破血管或将肠系膜上动脉拉入术野将其损伤。门静脉保留侧的血管支需结扎牢固,采用缝合结扎更加妥善。③不伴梗阻性黄疸者,胆胰管常不扩张。因此,经胆管放置细 T 形管引流,其横臂一端可经胆肠吻合口放入旷置的空肠襻内,另一端放在近侧胆管,有助于减少胆肠、胰肠吻合口瘘的发生。④伴有营养不良、贫血、低蛋白血症者,除考虑短期 TPN 治疗外,术中宜于空肠内放置饲食管(经鼻或行空肠造瘘置管)备术后行肠内营养,灌注营养液和/或回收的消化液如胆、胰液等,颇有助于术后患者的恢复。⑤对高龄或伴呼吸系统疾病者,应行胃造瘘术。⑥术后应加强防治呼吸系统并发症,尤其是肺炎、肺不张等,采用有效的抗生素,鼓励咳嗽和床上活动等措施。

(2)节段性十二指肠管切除术:本术式选择适当,能达到根治性切除的目的,其 5 年生存率不低于胰头十二指肠切除术的效果,且创面小,并发症少,手术死亡率低。此术式主要适用于水平部、升部早期癌,术前及术中仔细探查,必须确定肠壁浆膜无浸润,未累及胰腺,区域淋巴结无转移。充分游离十二指肠外侧缘,切断十二指肠悬韧带,游离十二指肠水平部和升部,切除包括肿瘤在内的十二指肠段及淋巴引流区域组织,在肠系膜上血管后方将空肠远侧端拉至右侧,与十二指肠降部行端端吻合。若切除较广泛,不可能将十二指肠行端端吻合时,也可行 Roux-en-Y,即空肠、十二指肠和空肠、空肠吻合术。

（3）乳头部肿瘤局部切除术：对肿瘤位于乳头部的高龄患者或全身情况欠佳不宜行胰头十二指肠切除术者，可行乳头部肿瘤局部切除术。手术要点为：①纵行切开胆总管下段，探查并明确乳头及肿瘤的部位。通过胆总管切口送入乳头部的探条顶向十二指肠前壁做标志，在其上方1 cm处切开做一长5 cm的纵行切口，也可做横行切口，在肠腔内进一步辨认乳头和肿瘤的关系。②在十二指肠后壁乳头肿瘤上方，可见到胆总管的位置，在牵引线支持下，距肿瘤约1 cm处切开十二指肠后壁和胆总管前壁，并用细纯丝线将两者的近侧切端缝合，其远侧切端亦予以缝合作牵引乳头部肿瘤。用相同的方法，距肿瘤1 cm的周边行边切开边缝合十二指肠后壁和胆总管，直至将肿瘤完整切除。大约在12点至3点方向可见胰管开口，分别将其与胆总管和十二指肠后壁缝合，在切除肿瘤的过程中，小出血点可缝扎或用电凝止血。切除肿瘤后，创面需彻底止血。③经胰管十二指肠吻合口置一口径适宜、4～5 cm长的细硅胶管，纳入胰管内支撑吻合口，并用可吸收缝线将其与胰管缝合一针固定。经胆总管切口置T管，其横壁一端置入近侧肝管，另一端伸向并通过胆总管十二指肠吻合口，入十二指肠腔内，起支撑作用。横行缝合十二指肠前壁切口和胆总管切口，T管从后者引出。④切除胆囊，放置腹腔引流管关腹。⑤乳头部肿瘤局部切除，不仅要求完整切除肿瘤，而且边缘不残留肿瘤组织，应行冰冻切片检查协助诊断。⑥在完成胆总管、胰管与十二指肠后壁吻合之后，如果已放置T管，可不必再行胆总管十二指肠侧侧吻合术。但应保留T管3～6个月以上。⑦术后应加强预防胰瘘、胆瘘、胰腺炎和出血等并发症。使用生长抑素、H_2受体阻滞剂等。

（4）胃大部分切除术：对十二指肠球部的早期癌，病灶靠近幽门可采用本术式。注意切缘必须距肿瘤2 cm以上，不要误伤周围重要结构。

放疗、化疗对十二指肠腺癌无显著疗效，个别报道化疗能延长存活时间，可在术中或术后配合使用。

6.预后

十二指肠腺癌总的预后较胰头癌与胆总管下段癌等好。其手术切除率70%以上，根治性切除后5年生存率为25%～60%。但不能切除的十二指肠癌预后差，生存时间一般为4～6个月，几乎无长期生存病例。而十二指肠癌根据发生的部位不同其预后亦有差异，一般认为发生于十二指肠第3、第4段的腺癌预后比发生于第1、第2段者预后好，其原因认为有如下3点：①生物学特征不同，第3、第4段肿瘤生物学特征表现为中肠特性而第1、第2段表现为前肠特性。②第3、第4段肿瘤临床发现常相对较早，即使肿瘤虽已突破固有肌层，但常不侵犯周围器官而仅侵及周围脂肪组织。③第3、第4段腺癌由于可行肠段切除而手术死亡率低。有很多资料显示，十二指肠腺癌预后与淋巴结阳性与否、肿瘤浸润的深度、组织学分化程度及性别等无关。但有胰腺等侵犯，被认为是导致局部复发和致死的原因。

（二）十二指肠类癌

类癌是消化道低发性肿瘤，仅占消化道肿瘤的0.4%～1.8%，而十二指肠类癌发病率更低，仅占全胃肠类癌的1.3%，占小肠类癌的5%。十二指肠第2段多见，第1段次之。

1.病理

十二指肠类癌是起源于肠道Kultschitzsky细胞（肠嗜铬细胞），能产生多种胺类激素肽，是胺前体摄取和脱羧肿瘤（APUD肿瘤），属神经内分泌肿瘤范畴。肿瘤一般较小，单发或多发。随肿瘤增长可出现恶性肿瘤浸润生长的特征，诸如浸润和破坏黏膜、肌层，继而侵及浆膜和周围脂肪结缔组织、淋巴管和血管。十二指肠类癌一般属于低度恶性肿瘤,生长缓慢。转移较少,最常见的转移部位是肝脏,其次是肺。判断类癌的良、恶性不全取决于细胞形态,主要取决于有无转移。一般认为肿瘤的转移与其大小有关,肿瘤<1 cm者转移率为2%,1~2 cm者转移率为50%,>2 cm者则80%~90%有转移。

十二指肠类癌多发生于降部黏膜下,质硬、表面平滑,易发生黏膜浅表溃疡。肿瘤切面呈灰白色,置于甲醛溶液固定后转为鲜黄色。如肿瘤呈环形浸润可引起十二指肠肠腔狭窄;位于十二指肠乳头附近者可压迫胆管出现黄疸;若向浆膜外生长,则可浸润周围脏器。

2.临床表现

十二指肠类癌一方面有十二指肠肿瘤的共同表现,如黑便、贫血、消瘦、黄疸或十二指肠梗阻症状;另一方面由于类癌细胞分泌多种具有生物活性的物质,如5-羟色胺、血管舒张素、组胺、前列腺素、生长抑素、胰高糖素、胃泌素等,当这些生物活性物质进入血循环时,尤其是类癌肝转移时这些生物活性物质直接进入体循环,可出现类癌综合征,表现为发作性面、颈、上肢和躯干上部皮肤潮红和腹泻等。腹泻严重时有脱水、营养不良、哮喘,甚至出现水肿、右心衰竭等。

但应注意的是:个别绒毛管状腺瘤患者也可分泌5-羟色胺,使5-HIAA(5-hyaroxyindoleaceticacid,5-羟基吲哚乙酸)升高,从而产生中肠型类癌症。

3.诊断

胃肠钡剂造影和纤维十二指肠镜检查有助于诊断,但X线和镜检所见有时难以与腺癌鉴别,需行活体组织病理检查。

测定24小时尿5-HIAA排出量是目前诊断类癌和判定术后复发的重要依据之一。类癌患者排出量超过正常1~2倍,类癌综合征患者排出量更高。

B超和CT检查主要用于诊断有无肝脏或腹腔淋巴转移灶。

4.治疗

以手术治疗为主。局部切除适用于<1 cm、远离十二指肠乳头的肿瘤,如肿瘤较大呈浸润性发生,或位于十二指肠乳头周围,应行胰头十二指肠切除术。

对类癌肝转移,可在切除原发灶同时切除转移灶。肝内广泛转移者可行肝动脉结扎或栓塞治疗。

类癌综合征病例可用二甲麦角新碱和磷酸可待因控制症状,前者易引起腹膜后纤维化。腹泻难以控制可用对氯苯丙氨酸,每天4.0 g,但可能引起肌肉痛和情绪低落。

广泛转移病例可用多柔比星、5-FU、长春碱、甲氨蝶呤、环磷酰胺等可有一定疗效。最近研究表面链佐星疗效最好,单独用赛庚啶亦有疗效。放疗可缓解骨转移所引起的疼痛,但不能使肿瘤消退。

(三)十二指肠恶性淋巴瘤

原发性十二指肠恶性淋巴瘤是指原发于十二指肠肠壁淋巴组织的恶性肿瘤,这有别于全身恶性淋巴瘤侵及肠道的继发性病变。Dawson提出原发性小肠恶性淋巴瘤的5项诊断标准:①未发现体表淋巴结肿大。②白细胞计数及分类正常。③胸部X线片无纵隔淋巴结肿大。④手术时未发现受累小肠及肠系膜区域淋巴结以外的病灶。⑤肝、脾无侵犯。

原发性小肠恶性淋巴瘤发病率的地区差异很大,中东国家的发生率甚高,但美国仅占小肠恶性肿瘤的1%,而我国的小肠恶性淋巴瘤大约占小肠恶性肿瘤的20%~30%。据国内1 389例小肠恶性淋巴瘤统计,发生于十二指肠者有218例,占15.7%,国外908例中有102例,占

11.2%。虽然恶性淋巴瘤占全部小肠恶性肿瘤的一半以上，但其主要发生于回肠，约占47%，其次为空肠，十二指肠少见。

1.病理

原发性十二指肠恶性淋巴瘤起源于十二指肠黏膜下淋巴组织，可向黏膜层和肌层侵犯，表现为息肉状或为黏膜下肿块或小肠管纵轴在黏膜下弥漫性浸润，常伴有溃疡。肿瘤常为单发，少有多发。按组织学形态可分为淋巴细胞型、淋巴母细胞型、网织细胞型、巨滤泡型及Hodgkin病。按大体病理形态可分为：①肿块型或息肉型；②溃疡型；③浸润型；④结节型。按组织学类型可分为霍奇金病与非霍奇金淋巴瘤两大类，以后者最多见。转移途径可经淋巴道、血运及直接蔓延，淋巴结转移较腺癌为早。

2.临床表现

原发性十二指肠恶性淋巴瘤好发于40岁左右，比其他恶性肿瘤发病年龄较轻，男女发病率比例为1：1～3：1。该病在临床上表现无特异性，可因肿瘤的类型和部位而异。Noqvi(1969)提出临床病理分期标准：Ⅰ期，病灶局限，未侵犯淋巴结；Ⅱ期，病灶局限，已侵犯淋巴结；Ⅲ期，邻近器官组织受累；Ⅳ期，有远处转移。

（1）腹痛：腹痛大多由于肠梗阻；肿瘤的膨胀、牵拉；肠管蠕动失调；肿瘤本身的坏死而继发感染，溃疡、穿孔等因素所致。腹痛为该病的最常见症状，据国内资料统计，发生率约为65%以上。出现较早，轻重不一，隐匿无规律，呈慢性过程。初起为隐痛或钝痛，随病情的发展逐渐加重，转为阵发性痉挛性绞痛，晚期疼痛呈持续性，药物不能缓解。腹痛多数位于中腹部、脐周及下腹部，有时可出现在左上腹或剑突下。一旦肿瘤穿孔而引起急性腹膜炎时，可出现全腹剧痛。

（2）肠梗阻：肿瘤阻塞肠腔或肠壁浸润狭窄均可引起肠梗阻。临床常见的症状，出现较早。多为慢性、部分性梗阻，反复发作的恶心、呕吐、进餐后加重。乳头部以上梗阻者，呕吐物中不含胆汁；乳头部以下梗阻者，呕吐物中含大量胆汁。腹胀不明显。

（3）腹部肿块：因有60%～70%的肿瘤直径超过5cm，大者有10cm以上，故临床上据国内资料统计约25.5%的患者可扪及腹部包块，有的以该病为主诉。

（4）黄疸：因恶性肿瘤侵犯或阻塞胆总管开口部或因转移淋巴结压迫胆总管而引起梗阻性黄疸。黄疸发生率远远低于腺癌，大约为2%。

（5）肠穿孔与腹膜炎：因肿瘤侵犯肠壁发生溃疡，坏死、感染而致穿孔，急性穿孔引起弥漫性腹膜炎，慢性穿孔可以引起炎性包块、脓肿、肠瘘。在十二指肠恶性淋巴瘤中的发生率为15%～20%。北京协和医院统计发生率为19.4%，比其他恶性肿瘤发生率高。

（6）其他：十二指肠恶性淋巴瘤尚可出现上消化道出血、消瘦、贫血、腹泻、乏力、食欲下降、发热等一些非特异性临床表现。

3.诊断与鉴别诊断

该病的早期诊断十分困难，往往被误诊为胃十二指肠炎、消化性溃疡、慢性胰腺炎、胆管疾病等。经常延误诊断超过数月之久。误诊率可高达70%～90%。具体原因分析：①缺乏特异性临床表现。②医师对该病的认识不足，甚至缺乏这方面的知识，故警惕性不高。③该病往往以急症就诊，常被急腹症的临床表现所掩盖。④该病的诊断方法，尤其在基层医院常常没有有效的诊断手段。出现未能查明原因的发热、恶心、呕吐、食欲下降、消瘦、贫血、肠道出血、上腹部疼痛、慢性肠梗阻等临床表现时，应警惕有该病的可能性。而进行各项检查。

（1）实验室检查：缺乏特异性，可能出现红细胞数与血红蛋白量下降，呕吐物与大便隐血试验阳性。

(2)X 线检查:X 线平片可能显示十二指肠梗阻的 X 线表现,或软组织块影。胃肠道钡餐双重对比造影对十二指肠肿瘤的诊断准确率达 42%～75%,主要表现为十二指肠黏膜皱襞变形、破坏、消失、肠壁僵硬,充盈缺损、龛影或环状狭窄。十二指肠恶性淋巴瘤 X 线表现更具有一定特征。因该病破坏肌层中肠肌神经丛,故肠管可能出现局限性囊样扩张,呈动脉瘤样改变,肠壁增厚,肠管变小,呈多发性结节状狭窄。十二指肠低张造影,更有利于观察黏膜皱襞的细微改变,使其诊断准确率提高到 93%左右。

(3)内腔镜检查:十二指肠镜对该病可以直接进行观察病灶的大小、部位、范围、形态等,同时可进行摄像、照相、刷检脱落细胞和活检以获病理确诊。

(4)其他:B 超、CT 和 DSA 等对该病的诊断有一定作用,但价值不大。

4.治疗

该病应以手术治疗为主,手术有诊断与治疗的双重作用。国内报告原发性十二指肠恶性肿瘤的手术率约为 60%。手术方案根据该肿瘤所在部位、病变的范围而决定。可以考虑局部切除,但应行胰十二指肠根治性切除为妥。

该病对化疗和化疗有不同程度的敏感性。故术前和术后可以配合进行。疗效优于单纯手术治疗。一般放疗的剂量为 40 Gy(4 000 rad)左右为宜。化疗一般采用 CTX、VCR、ADM、MTX、PCB 及泼尼松等药组成的各种联合化疗方案。

(四)十二指肠平滑肌肉瘤

十二指肠平滑肌肉瘤是起源于十二指肠黏膜肌层或固有肌层或肠壁血管壁的肌层肿瘤,根据其组织学特征,分为平滑肌瘤、平滑肌肉瘤和上皮样平滑肌瘤(或称平滑肌母细胞肌瘤),后者罕见。平滑肌瘤和平滑肌肉瘤分别居十二指肠良、恶性肿瘤发病率的第二位,但也有统计认为淋巴瘤发生率稍高于平滑肌肉瘤者。由于临床上平滑肌瘤和平滑肌肉瘤表现无明显差异,大体观难以区别其性质,因而列入一并讨论。

1.病理

十二指肠平滑肌肉瘤根据其生长方式可分为腔外型、腔内型、腔内外型和壁间型等四型。平滑肌肉瘤主要见于腔外型、腔内外型。平滑肌肉瘤的特点是肿瘤较大,瘤内易发生出血、坏死、囊变,形成多个内含黄色液体的囊腔,若囊内继发感染,破溃后与肠腔相通形成假性憩室,若向腹腔破溃、穿孔则形成局限性脓肿。区分良恶性肿瘤缺乏统一标准。一般认为肿瘤直径大于 10 cm或已有转移者,可诊断为肉瘤;直径大于 8 cm、质脆、血供丰富者,肉瘤可能性大。

术中快速切片病理检查有时难以正确判定其良、恶性,应以石蜡切片观察核分裂象的数目作为诊断的主要依据,判定标准有如下几种:①每个高倍镜视野下核分裂象多于 2 个则为恶性。②每10 个高倍镜视野下核分裂象超过 5 个为肉瘤。③每 25 个高倍镜视野下核分裂象为 1～5 个为低度恶性,多于 5 个为肉瘤。④镜下有不典型核分裂象,核的多形性和染色深是肉瘤的基本特征。⑤每 25 个高倍镜视野下核分裂象数≥4 个,圆形核超过 20%为肉瘤。平滑肌瘤能否恶变尚不清楚。上皮样平滑肌瘤的大多数瘤细胞呈圆形或多边形,胞质内有空泡或核周有透明区,以此可与平滑肌瘤和平滑肌肉瘤鉴别。以往认为上皮样平滑肌瘤属良性肿瘤,有恶性趋向,现认为此型肿瘤存在良性和恶性两种,恶性较少,后者多向肝转移或腹膜种植。平滑肌肉瘤多向肝转移或腹腔瘤床种植。少有淋巴转移。

2.临床表现

十二指肠平滑肌肿瘤所产生的症状、体征与其他十二指肠良、恶性肿瘤相似,但以出血、腹部肿块较为突出。有统计肉瘤的出血发生率约为80%,肌瘤约为50%,可为少量、持续或间歇大出血,出血与否和出血程度与肿瘤大小无直接关系。肿块多在右上腹,表面较光滑,硬或囊性感,活动度差,个别肿块可在右下腹触及。

3.诊断

十二指肠平滑肌肿瘤首选的检查方法:①胃肠道钡剂造影,其X线特征视肿瘤生长方式和大小而异。腔内型肿瘤可表现为表面光滑、边界清楚的充盈缺损,如形成溃疡则于充盈缺损部有龛影;腔外型肿瘤见十二指肠受压,黏膜皱襞紊乱;如肿瘤破溃与肠腔相通时,有巨大憩室征。②十二指肠内镜检查可见肠壁外压性改变或黏膜下隆起病变,黏膜糜烂。十二指肠降部以下病变易被漏诊,活检亦因取材受限难,以明确诊断。③CT检查在十二指肠部位有边界限清楚的实质性肿块影,若肿瘤内有对比造影剂和气体,更有助于诊断。增强扫描为中等血供或血供较丰富的肿瘤,应与胰头部肿瘤鉴别。

4.治疗

该病一旦确诊,即使肿瘤局部复发,或转移病灶,均应积极手术探查,不应轻易放弃手术机会。力争根治性切除,对于晚期的或复发的病例,只要全身情况和局部解剖条件许可即积极做姑息性切除或其他手术,这样可以延长生存期,有时甚至可以达到意想不到的效果。其手术方案应根据肿瘤大小、生长部位和生长方式决定。局部切除仅适用于十二指肠外侧壁腔外型肌瘤。由于肉瘤术后复发主要是瘤床和腹腔内肿瘤种植,因此,术中避免瘤体包膜破裂是预防复发的关键之一。术毕于瘤床部位可用蒸馏水浸泡和冲洗。胰头十二指肠切除术适用于较大或位于十二指肠乳头周围的肿瘤。

平滑肌肉瘤肝转移病灶的边界较清楚可沿肿块边缘切除。若有多个转移灶局限于一叶,宜于肝叶切除。对不能切除的肝转移灶,可行肝动脉插管和门静脉插管化疗。

(五)十二指肠脂肪瘤和脂肪肉瘤

临床上十二指肠脂肪瘤(lipoma)与脂肪肉瘤(liposarcoma)表现无明显差异,大体观乃至镜下均难以区别其性质,因而列入一并讨论。脂肪肉瘤来自原始间叶组织,多发生于腹膜后。小肠脂肪瘤占整过消化道脂肪瘤的50%以上,占小肠良性肿瘤的20%,发病率次于平滑肌瘤,60%发生于回肠,十二指肠与空肠各占20%左右,多见于老年人,男性略多于女性。

脂肪瘤外观呈黄色,质软,有一层极薄的外膜,有油脂样光泽,瘤组织分叶规则,并有纤维组织间隔存在。其镜下结构与正常脂肪组织基本一样,有包膜。脂肪肉瘤极少数由脂肪瘤恶变而来,而且一开始即具有恶性特征。肉眼观大体标本差异较大,有的似一般脂肪瘤,有的呈鱼肉样外观或黏液样外观。镜下组织学分类:①分化良好型;②黏液样型;③圆形细胞型;④多形性脂肪瘤等四型。

十二指肠脂肪肉瘤早期无特异性临床表现,根据肿瘤的大小、部位、范围而异,有肠梗阻、腹痛、黄疸、呕吐、食欲下降,乏力、消瘦等不同表现,少有肠套叠与出血的发生。绝大多数患者是通过消化道钡餐检查或十二指肠镜发现肿瘤的。

(刘景德)

第五章　肝 脏 疾 病

第一节　门静脉高压症

一、临床表现

门静脉高压症可发生于任何年龄,见于 30～60 岁的中年男性。病因中以慢性肝炎为最常见,在我国占 80% 以上,其他病因有血吸虫病、长期酗酒、药物中毒、自身免疫性疾病和先天异常等。其临床表现包括两方面:一是原发疾病本身如慢性肝炎、肝硬化或血吸虫病引起的虚弱乏力、食欲缺乏、嗜睡等。另一类是门静脉高压症所引起的,如脾大和脾功能亢进、呕血黑便及腹水等。

(一)症状

1.脾大和脾功能亢进

所有门静脉高压症患者都有不同程度的脾大。体检时,多数可在肋缘下扪及脾脏,严重者脾下极可达脐水平以下。随着病情进展,患者均伴有脾功能亢进症状,出现反复感染、牙龈及鼻出血、皮下瘀点、瘀斑、女性月经过多和头晕乏力等症状。

2.黑便和/或呕血

所有患者均有食管-胃底静脉曲张,其中 50%～60% 可在一定诱因下发生曲张静脉破裂出血。诱因有胃酸反流、机械性损伤和腹压增加。出血的表现形式可以是黑便、柏油样便,也可以是呕血伴黑便,这与出血量和出血速度相关。如出血量大、速度快,大量血液来不及从胃排空,即可发生呕血伴黑便,出血量特大时,可呕吐鲜血伴血块,稀血便也呈暗红色。少量的出血可以通过胃肠道排出而仅表现为黑便。由于食管-胃底交通支特殊的位置和组织结构,以及肝功能损害使凝血酶原合成障碍,脾功能亢进使血小板计数减少,因此出血自止困难。

出血早期可出现脉搏加快、血压下降等血容量不足的表现,如不采取措施或者出血速度极快,患者很快就进入休克状态。组织灌注不足、缺氧等可使肝功能进一步损害,最终导致肝性脑病。据冷希圣统计,上消化道大出血是门静脉高压症死亡的主要原因之一,占 42%。首次大出血的死亡率为 19.3%,再次出血的死亡率为 58%。而一旦发生出血,1 年内再出血率可达 70%,2 年内接近 100%。

3.腹水

1/3 患者有腹水。腹水的产生往往提示肝功能失代偿,出血、感染和手术创伤可以加重腹水。少量腹水时患者可以没有症状,大量腹水时患者出现腹胀、气急、下肢水肿和尿少等症状,合并感染时会出现腹膜炎征象。如果通过保肝、利尿和休养等措施使腹水得以消退,说明肝功能有部分代偿能力。有些患者的腹水治疗后亦难消退,即所谓难治性腹水,提示预后不佳。

(二)体征

患者一般营养不良,可有慢性肝病的征象如面色晦暗、巩膜黄染、肝掌、蜘蛛痣、男性乳房发育和睾丸萎缩。腹部检查可见前腹壁曲张静脉,程度不一,严重者呈蚯蚓样,俗称"水蛇头"。肝右叶不肿大,肝左叶可在剑突下扪及,质地硬,边缘锐利,形态不规则。脾大超过左肋缘,严重者可达脐下。肝浊音界缩小,移动性浊音阳性。部分患者下肢有指压性水肿。

二、检查

(一)实验室检查

1.血常规

脾功能亢进时全血细胞计数均减少,其中白细胞和血小板计数下降最早,程度重。前者可降至 $3×10^9$/L 以下,后者可降至 $30×10^9$/L 以下。红细胞计数减少往往出现较晚,程度较轻。

2.肝功能

门静脉高压症患者的肝功能均有不同程度异常,表现为总胆红素升高,清蛋白降低,球蛋白升高,清蛋白/球蛋白比例倒置,凝血酶原时间延长,转氨酶升高等。肝炎后和酒精性肝硬化的肝功能异常往往比血吸虫性肝硬化严重。

3.免疫学检查

肝硬化时血清 IgG、IgA、IgM 均可升高,一般以 IgG 升高为最显著,可有非特异性自身抗体,如抗核抗体、抗平滑肌抗体等。乙肝患者的乙肝病毒标记可阳性,同时应检测 HBsAg、HbcAb IgM 和 IgG、HbeAg、HbeAb 和 HBV-DNA,了解有无病毒复制。丙肝患者的抗 HCV 抗体阳性。乙肝合并丁肝患者抗 HDV 阳性。

肝活检虽然可以明确肝硬化的病因和程度,肝炎的活动性,但是无法了解门静脉高压症的严重程度,而且可能引起出血、胆漏,存在一定的风险,应该慎用。

(二)特殊检查

1.食管吞钡 X 线检查

钡剂充盈时,曲张静脉使食管轮廓呈虫蚀状改变;排空时,曲张静脉表现为蚯蚓样或串珠样负影。此项检查简便而安全,容易被患者接受。但是它仅能显示曲张静脉的部位和程度,无法判断出血的部位,对上消化道出血的鉴别诊断有一定的局限性。

2.内镜检查

内镜已经广泛应用于食管静脉曲张检查,基本取代吞钡 X 线检查,成为首选。过去认为内镜检查容易引起机械性损伤,诱发曲张静脉破裂出血。随着内镜器械的更新换代和操作技术的熟练,对有经验的内镜医师而言这种风险已经很小。内镜检查可观察食管-胃底静脉曲张的范围、大小和数目,观察曲张静脉表面黏膜有无红色条纹、樱红色斑或血泡样斑,这些改变统称为红色征,红色征往往预示着患者出血的风险明显加大。急症情况下内镜可清楚、直观地观察出血部位,有条件时,可对曲张静脉进行硬化剂注射或者套扎。同时,内镜可深入胃十二指肠,了解有无出血病灶,有很好的鉴别诊断价值。

3.腹部超声检查

B超可以显示肝的大小、密度、质地及有无占位,脾脏大小,腹水量。彩色多普勒超声可以显示门静脉系统血管的直径、血流量、血流方向、有无血栓及侧支血管开放程度。

4.磁共振门静脉系统成像(MRA)检查

可以整体地三维显示肝血管系统、门静脉系统、侧支血管分布位置、肾血管及肾功能状态,具有无创、快捷、准确和直观等优点,对门静脉高压症的手术决策有重要的指导作用。MRA结合多普勒超声已经成为门静脉高压症的术前常规检查项目。

5.CT检查

CT结合超声检查可以了解肝体积、密度及质地,腹水量,有助于判断患者对手术的耐受力和预后,但更重要的是排除可能同时存在的原发性肝癌。

三、诊断

详细询问病史以了解病因。例如有无血吸虫病、病毒性肝炎、酗酒或者药物中毒等引起肝硬化的病史;有无腹部外伤、手术、感染或者晚期肿瘤等可能引起门静脉炎症、栓塞或外在压迫的因素。询问上消化道出血的情况,主要是出血的时间、程度、次数、频度和治疗措施。有无输血史。了解有无脾功能亢进的表现,如贫血、经常感冒、牙龈和皮下出血、月经量多等。了解是否有过腹水的表现,如腹胀、食欲缺乏、乏力和下肢水肿等。

体检时注意营养状况,有无贫血貌、黄疸、肝掌、蜘蛛痣、腹壁脐周静脉曲张、肝大、脾大及腹水等。

对于血常规变化不完全符合脾功能亢进者,必要时需行骨髓穿刺涂片检查,以除外骨髓造血功能障碍。按照Child标准或者国内标准对肝功能检查指标进行分级,以评价患者的肝功能储备。病原学检查时应同时检测甲胎蛋白以除外伴发肝癌的可能。

影像学检查可显示肝、脾、门静脉系统的改变,内镜检查可显示食管-胃底曲张静脉的情况,两者结合可为门静脉高压症提供一幅三维图像。这既有助于明确诊断,又可为制订治疗方案提供参考。

如有典型的病史,结合实验室检查、影像学检查和内镜检查,门静脉高压症的诊断均可确立。

四、鉴别诊断

(一)上消化道出血

凡遇急性上消化道出血患者,首先要鉴别出血的原因及部位,除了曲张静脉破裂出血以外,常见原因还有胃癌和胃十二指肠溃疡。

从病史上分析,胃癌好发于老年患者,多数有较长时间的中上腹隐痛不适、食欲缺乏、呕吐和消瘦。门静脉高压症好发于中年患者,有较长的肝炎、血吸虫病或者酗酒病史,表现为面色晦暗、肝掌、蜘蛛痣、腹壁静脉曲张、脾大和腹水。溃疡病好发于青年患者,季节变化易发,多数有空腹痛、嗳气和反酸等典型症状。从出血方式和量上分析,溃疡病和胃癌的出血量少,速度慢,以黑便为主,药物治疗有效。曲张静脉破裂的出血量大,速度快,以呕吐鲜血为主,同时伴有暗红色血便,药物治疗往往无效。

内镜检查对于急性上消化道出血的鉴别诊断很有价值,它既能及时地查明出血部位,进而明确出血原因,也能做应急止血治疗。值得注意的是,在门静脉高压症伴上消化道出血的患者中,有 25% 不是因为曲张静脉破裂,而是门静脉高压性胃黏膜病变(PHG)或者胃溃疡。这些患者常合并有反流性胃炎,同时胃黏膜淤血、缺氧,从而导致胃黏膜糜烂出血。

如果情况不允许做内镜检查,可采用双气囊三腔管压迫法来帮助鉴别诊断。如经气囊填塞压迫后出血停止,胃管吸引液中不再有新鲜血液,可确定为食管-胃底曲张静脉破裂出血。三腔管压迫同时也可用来暂时止血,避免患者失血过多,为下一步治疗争取时间。

(二)脾大和脾功能亢进

许多血液系统疾病也可能有脾大、周围血全血细胞减少等情况,但这些患者无肝炎病史,肝功能正常,内镜和影像学检查也没有门静脉压力增高的征象,一般容易鉴别。鉴别困难时可行骨髓穿刺涂片或活检。

(三)腹水

肝硬化腹水需要与肝静脉阻塞综合征、缩窄性心包炎、恶性肿瘤及腹腔炎症(特别是结核性腹膜炎)引起的腹水做鉴别。除了典型的病史和体征以外,影像学检查是很好的鉴别方法。绝大多数可借此得到明确的诊断。如果怀疑是恶性肿瘤和炎症引起的腹水,还可通过腹腔穿刺抽液来获得直接证据。

五、治疗

肝硬化的病理过程是难以逆转的,由肝硬化引起的门静脉高压症也是无法彻底治愈的。外科治疗只是针对其所引起的继发症状,如食管-胃底静脉曲张、脾大和脾功能亢进、腹水而进行。其中又以防治食管-胃底曲张静脉破裂出血为最主要的任务,目的是为了暂时挽救患者的生命,延缓肝功能的衰竭。

根据食管-胃底曲张静脉破裂出血的自然病程,预防和控制上消化道出血的治疗包括 3 个层次:①预防首次出血,即初级预防;②控制活动性急性出血;③预防再出血,后两项称为次级预防。

(一)预防首次出血

药物是预防曲张静脉出血的重要方法。首选非选择性 β 受体阻滞剂,如普萘洛尔、纳多洛尔及噻吗洛尔等,这类药物的作用机制:①通过 $β_1$ 受体阻滞减少心排血量,反射性引起脾动脉收缩,减少门静脉血流量;②通过 $β_2$ 受体阻滞,促进内脏动脉收缩,减少门静脉血流量;③直接作用于门静脉侧支循环,降低食管、胃区域的血流量。研究证实给予足量非选择性 β 受体阻滞剂后门静脉压力可降低 20%～30%,奇静脉压力可降低 30%,首次出血的相对风险降低 45%～50%,绝对风险降低 10%。目前临床常用的是普萘洛尔(心得安),10～20 mg,1 天 2 次,每隔 1～3 天增加原剂量的 50% 使之达到有效浓度。目标是使静息时心率下降到基础心率的 75% 或达 50～60 次/分,然后维持治疗至少 1 个月。可长期用药,根据心率调整剂量。普萘洛尔的禁忌证包括窦性心动过缓、支气管哮喘、慢性阻塞性肺疾病、心力衰竭、低血压、房室传导阻滞及 1 型糖尿病等。

扩血管药物如硝酸酯类也能降低门静脉和侧支循环的阻力,从而降低门静脉压力。但没有证据表明其在降低首次出血发生率和死亡率方面的优势。所以,目前不主张单独或联合使用硝酸酯类药物来预防首次出血。

内镜治疗也可以用于预防首次出血。相比硬化剂治疗,套扎治疗根除曲张静脉快,并发症少,疗效优于药物治疗,因此可推荐使用。

是否需要行手术以预防首次出血,目前还存在争议。大量统计数据表明,肝硬化患者中约有

40％存在食管-胃底静脉曲张,而其中50％～60％可能并发大出血。这说明有食管-胃底静脉曲张的患者不一定会发生大出血。临床上还看到,部分从未出血的患者在预防性手术后反而发生出血。另外,肝炎后肝硬化患者的肝功能损害都比较严重,手术也会给他们带来额外负担,因此一般不主张做预防性手术。

(二)控制活动性急性出血

食管-胃底曲张静脉破裂出血的特点是来势迅猛,出血量大,如不及时治疗很快就会危及生命。因此,处理一定要争分夺秒,不一定非要等待诊断明确。

1.初步处理

初步处理包括维持循环、呼吸功能和护肝疗法3个方面。在严密监测血压、脉搏和呼吸的同时,应立即补液、输血,防止休克。如果收缩压低于10.7 kPa(80 mmHg),估计失血量已达800 mL以上,应快速输血。补液、输血时应该注意:①切忌过量输血,由于肝硬化患者均存在水钠潴留,血浆容量比正常人高,过多的输注反而会导致门静脉压力增高而再出血。因此,在补充丧失量时只需维持有效循环或使血细胞比容维持在30％即可。②以输注24小时内新鲜血为宜,由于肝硬化患者缺乏凝血因子并伴有纤溶系统异常,血小板计数也明显减少,大量输注库存血会加重凝血功能障碍。另外,肝硬化患者红细胞内缺乏具有将氧转运到组织能力的2,3-双磷酸甘油酸,而库存血中此物质也呈进行性降低,因此新鲜血不但能纠正凝血功能障碍,而且还能改善组织的氧供。如果无条件输注新鲜血,可在输血的同时加输适量新鲜血浆及血小板。③避免或少用含盐溶液,因为肝硬化患者存在高醛固酮血症,水钠潴留,含盐溶液会促进腹水的形成。

出血时应维持呼吸道的通畅,给氧。有大量呕血时应让患者头侧转,防止误吸导致窒息。年老体弱、病情危重者可考虑呼吸机维持呼吸。

出血时应给予护肝药物,改善肝功能。忌用任何对肝肾有损害的药物,如镇静药、氨基糖苷类抗生素。出血时容易并发肝性脑病,原因有血氨升高、脑缺氧、低钾血症和过量使用镇静药等,而血氨升高是主要原因。因此,预防肝性脑病除了积极改善肝血供以外,可给予高浓度葡萄糖液和大量维生素,必要时还可加用脱氨药物如乙酰谷氨酰胺与谷氨酸盐,以及左旋多巴(对抗假性神经递质制剂)。支链氨基酸对维持营养和防治肝性脑病有重要价值。同时清除肠道内积血。为抑制肠道细菌繁殖以减少氨的形成和吸收,可经胃管或三腔管用低温盐水灌洗胃肠内积血。然后用50％硫酸镁60 mL加新霉素4 g由胃管内注入,亦可口服10％甘露醇溶液导泻或盐水溶液灌肠。忌用肥皂水灌肠,因碱性环境有利于氨的吸收,易诱发肝性脑病。半乳糖苷-果糖口服或灌肠也可减少氨的吸收,还可以促进肠蠕动,加快肠道积血的排出。

由于呕吐(吐血)、胃肠减压及冲洗,患者容易出现低钾血症和代谢性碱中毒。使用利尿剂也可增加尿钾的丢失,加重碱中毒。两者共同作用既可以阻碍氧向组织中释放,又可增加氨通过血-脑屏障的能力,加重肝功能的损害,诱发肝性脑病。因此,应密切监测血气分析和电解质,及时纠正低钾血症和代谢性碱中毒。

2.止血治疗

(1)药物止血:门静脉压力的高低取决于门静脉血流量的多少,以及肝内和门体间侧支循环的压力高低这两个因素。门静脉血流量取决于心排血量和内脏小动脉的张力。血管收缩剂和血管扩张剂是经常使用的两类止血药物,前者选择性作用于内脏血管床,通过减少门静脉血流量直接降低门静脉压力,而后者是通过减小门静脉和肝血窦的阻力来降低门静脉压力,两类药物联合应用可以最大限度地达到降压的目的。

1)特利升压素是人工合成的赖氨酸血管升压素,具有双重效应:即刻发挥缩血管作用,然后其末端甘氨酰基脱落,转化为血管升压素继续发挥晚发的缩血管效应。因此它的生物活性更持久,且因为对平滑肌无作用而使全身反应轻,临床推荐为一线使用。特利升压素的标准给药方式为最初 24 小时用 2 mg,每 4 小时静脉注射 1 次,随后 24 小时用 1 mg,每 4 小时静脉注射 1 次。

2)血管升压素:为半衰期很短的肽类,具有强烈的收缩内脏血管、减少心排血量、减慢心率、减少门静脉血流量及降低肝静脉楔压的作用。常用剂量:以 5% 葡萄糖将药物稀释成 0.1～0.3 U/mL,用 0.4 U/min 速度进行外周静脉滴注,并维持 24 小时。若有效,第 2 天减半用量,第 3 天用 1/4 剂量。此药最严重的并发症为脑血管意外、下肢及心肌缺血,因此不作为一线治疗。使用时应同时静脉滴注硝酸甘油(10～50 μg/min),这样不仅可抵消对心肌的不良反应,而且可使门静脉压力下降更明显。另外,血管升压素还具有抗利尿激素作用,可导致稀释性低钠血症、尿少及腹绞痛,使用时应注意。

3)生长抑素:天然的生长抑素为 14 肽,由下丘脑的正中隆起和胰岛的 α 细胞合成和分泌。除了具有调节内分泌激素的作用外,还具有血管活性作用,故可用于急性出血的治疗。生长抑素可选择性地减少内脏尤其是肝的血流量,因此具有降低门静脉压力和减少侧支循环血流量的作用。同时对全身其他部位血管没有影响,心搏出量和血压不会改变。生长抑素在肝代谢,其半衰期非常短,正常人仅 2～3 分钟,肝硬化者为 3.0～4.8 分钟。所以需要不间断静脉滴注。用法为首剂 250 μg 静脉推注,继以 250 μg/h 持续静脉滴注,必要时可将剂量加倍。有证据表明双倍剂量的效果优于标准剂量。人工合成的 8 肽生长抑素类似物——奥曲肽,其半衰期可达 70～90 分钟,作用更强,持续时间更长。用法为首剂 100 μg 静脉推注,继以 25～50 μg/h 持续静脉滴注。生长抑素应该在出血后尽早使用,一般维持 3～5 天,短期内无效应考虑其他止血措施。

(2)三腔管止血:由于患者出血程度的减轻和药物控制出血的效率提高,真正需要使用三腔管来止血的患者明显减少,占 5%～10%。这项措施是过渡性的,目的就是暂时止血或减少出血量,为后续治疗赢得时间。它操作简便,不需要特殊设备,止血疗效确切,可以在大多数医院开展。现在最常用的是双气囊三腔管,胃气囊呈球形,容积 200 mL,用于压迫胃底及贲门以减少自胃向食管曲张静脉的血流,也能直接压迫胃底的曲张静脉。食管气囊呈椭圆形,容积 150 mL,用于直接压迫食管下段的曲张静脉。三腔管还有一腔通胃腔,经此腔可以行吸引、冲洗和注入药物、营养等治疗。三腔管主要用于下列情况:①药物治疗无效且无内镜治疗条件;②内镜治疗无效且无手术条件;③作为术前准备以减少失血量,改善患者情况的措施。首次使用三腔管止血的有效率达 80%,但拔管后再出血率为 21%～46%,且与肝功能代偿情况直接有关。再出血后再压迫的止血率仅 60%,而第 2 次止血后再出血率为 40%。

应用三腔管的患者应安置在监护室里。放置前应做好解释工作,减轻患者的心理负担。放置时应该迅速、准确。放置后应让患者侧卧或头部侧转,便于吐出唾液。定时吸尽咽喉部分泌物,以防发生吸入性肺炎。三腔管放置后应做标记,严密观察,慎防气囊上滑堵塞咽喉引起窒息。注水及牵引力量要适度,一般牵引力为 250 g。放置期间应每隔 12 小时将气囊放空 10～20 分钟,以免压迫过久使食管-胃底黏膜糜烂、坏死,甚至破裂。三腔管一般先放置 24 小时,如出血停止,可先排空食管气囊,再排空胃气囊,观察 12～24 小时。如又有出血可再向胃、食管气囊注水并牵引,如确已止血,可将管慢慢拉出,拔管前宜让患者口服适量液状石蜡。放置三腔管的时间不宜超过 3 天,如果仍有出血则三腔管压迫治疗无效,应考虑采取其他方法。三腔管的并发症发生率为 10%～20%,主要有鼻孔区压迫性坏死、吸入性肺炎、纵隔填塞、窒息、食管破裂等。已有致死性并发症的报道。

（3）内镜止血：急症内镜既可以明确或证实出血的部位，又可以进行止血治疗，是非手术止血中必不可少的、首选的方法。

1）硬化剂注射治疗（EST）：经内镜将硬化剂注射到食管-胃底的曲张静脉周围或血管腔内，既可栓塞或压迫曲张静脉而控制出血，又可保留其他高压的门静脉属支以维持肝的血供。常用硬化剂为1%乙氧硬化醇，每次注射3～4个点，每点4～5 mL，快速推注。注射后局部变白，24小时形成静脉血栓、局部坏死。7天左右形成溃疡，1个月左右纤维化。出血患者经药物或三腔管压迫初步奏效后6～24小时或止血后1～5天就可行EST。初步止血成功后，需在3天或1周后重复注射。如经注射治疗后未再出血，亦应在半年及一年时再注射一次，以防血管再通而再次出血。EST的急症止血率可达90%以上，但近期再出血率为25%～30%。说明EST适用于急症止血，待出血停止后还应采用其他措施以防止再出血。EST的并发症发生率为9%，主要有胸痛、食管黏膜脱落、食管漏、食管狭窄、一过性菌血症、门静脉栓塞及肺栓塞等。

2）食管曲张静脉套扎治疗（EBL）：在内镜下用橡皮圈套扎曲张静脉以达到止血的目的。其方法是在贲门上5 cm范围内套扎6～8个部位的曲张静脉。EBL的急症止血率为70%～96%，并发症发生率低于EST，但再出血率高于EST。

EST和EBL不适合用于胃底曲张静脉破裂出血，因为胃底组织较薄，易致穿孔。

3）组织黏合剂注射治疗：组织黏合剂是一种合成胶，常用的是氰丙烯酸盐黏合剂。黏合剂一旦与弱碱性物质如水或者血液接触则迅速发生聚合反应，有使血管闭塞的效果。方法是将1：1的碘油和黏合剂混合液1～2 mL快速注入曲张静脉腔内，每次注射1～2点。注射后黏合剂立即闭塞血管，使血管发生炎症反应，最终纤维化，而黏合剂团块作为异物被自然排入胃腔，这一过程需1～12个月。此方法的急症止血率为97%，近期再出血率仅5%。并发症发生率为5.1%，主要有咳嗽、脾梗死、小支气管动脉栓塞、脓毒症、短暂偏瘫等。此方法可用于胃底曲张静脉破裂出血的治疗。

（4）介入治疗止血：介入治疗包括脾动脉部分栓塞术（PSE）、经皮肝食管-胃底曲张静脉栓塞术（PTVE）和经颈静脉肝内门腔静脉分流术（TIPSS）。后两者可用于急症止血治疗。

PTVE：1974年由瑞典人Landerquist和Vang首先应用于临床。在局麻下经皮穿刺肝内门静脉，插入导管选择性地送入胃冠状静脉，注入栓塞剂堵塞曲张静脉可达到止血目的。常用栓塞剂有无水乙醇、吸收性明胶海绵和不锈钢圈等。这种方法适用于药物、三腔管和内镜治疗无效而肝功能严重失代偿的患者。PTVE的急症止血率为70%～95%，与内镜治疗相当。技术失败率为5%～30%。早期再出血率为20%～50%。并发症有腹腔内出血、血气胸和动脉栓塞（肺、脑、门静脉）等。由于PTVE不能降低门静脉压力，再出血率较高，故它只是一种暂时性的止血措施。待患者病情稳定、肝功能部分恢复后，还应该采取其他的治疗预防再出血。

TIPSS：1988年由德国人Richter首先应用于临床。它是利用特殊的器械，通过颈静脉在肝内的肝静脉和门静脉之间建立起一个有效的分流通道，使一部分门静脉血不通过肝而直接进入体循环，从而降低门静脉压力，达到止血的目的。常用的金属内支架有Wallstent、Palmaz、Strecker-stent及国产内支架等。适应证：①肝移植患者在等待肝供体期间发生大出血；②非手术治疗无效而外科手术风险极大的出血患者；③外科手术后或内镜治疗后再出血的患者。如肝内外门静脉系统有血栓或闭塞则不适用。据资料报道，TIPSS术后门静脉主干压力可由3.9 kPa（29.3 mmHg）±0.3 kPa（2.4 mmHg）降至2.2 kPa（16.5 mmHg）±0.2 kPa（1.5 mmHg）。血流量可由 13.5 cm/s±4.8 cm/s 增至 52.0 cm/s±14.5 cm/s。曲张静脉消失率为 75%,急症止血率为 88%,技术成功率为 85%～96%。并发症有腹腔内出血、胆道损伤、肝功能损害、感染和肝性脑病等。TIPSS 术后支架的高狭窄率和闭塞率是影响其中远期疗效的主要因素。6 个月、12 个月的严重狭窄或闭塞发生率分别为 17%～50%、23%～87%。若能解决好这一问题,则 TIPSS 可能得到更广泛的应用。

(5)手术止血:如果选择适当,前述的几种治疗方法可使大多数患者出血停止或者减轻,顺利地度过出血的危险期,为下一步预防再出血治疗创造全身和局部条件。所以,目前多不主张在出血时行急诊手术。当然,如果经过 24～48 小时非手术治疗,出血仍未被控制,或虽一度停止又复发出血,此时过多的等待只会导致休克、肝功能恶化,丧失手术时机。因此,在这种情况下,只要患者肝功能尚可,如没有明显黄疸和肝性脑病,转氨酶正常,少量腹水,就应该积极地施行急症手术以挽救生命,手术方式以创伤小、时间短、止血效果确切的断流术为主。据资料报道断流术的急症止血率为 94.9%。

(三)预防再出血

如前所述,门静脉高压症患者一旦发生出血,1 年内再出血率可达 70%,2 年内接近 100%。每次出血都可加重肝功能损害,最终导致肝衰竭。所以,预防再出血不仅能及时挽救患者的生命,而且能阻止或延缓肝功能的恶化,所以是治疗过程中的重要举措。

1.内镜治疗

由于技术和器械的进步,内镜已经成为预防再出血的重要手段。其优点是操作容易,创伤小,可重复使用,在一定时期内可降低再出血风险。缺点是曲张静脉复发率高,因此长期效果不甚理想。相比硬化剂注射,套扎术更加适合用于预防再出血。

2.药物治疗

β 受体阻滞剂是预防再出血的主要药物。与内镜相比,药物具有风险低、花费少的优点,但再出血率较高。因此,现在多数是将药物和内镜治疗联合应用。文献报道,套扎术联合 β 受体阻滞剂的疗效优于单独使用药物或内镜治疗的疗效。

3.介入治疗

脾动脉部分栓塞术(PSE)可以用于预防再出血。优点是创伤小、并发症少、适应证广,特别适用于年老体弱、肝功能严重衰竭无法耐受手术的患者。但是,PSE 降低门静脉压力的作用是短暂的,一般 3～4 天后就逐渐恢复到术前水平。因此其远期疗效不理想。而且脾动脉分支栓塞后,其所供应的脾组织发生缺血、坏死,继而与膈肌致密性粘连,侧支血管形成,增加以后脾切除术的难度。因此,对于以后可能手术治疗的患者来说,PSE 应当慎用。

经颈静脉肝内门腔静脉分流术(TIPSS)相当于外科分流手术,也可用于预防再出血。但是,TIPSS 术后的高狭窄率和闭塞率是影响其中长期效果的主要因素,所以目前主要应用于年老体弱、肝功能 Child C 级不适合手术,或者在等待肝移植期间有出血危险的患者。

4.手术治疗

虽然肝移植是治疗门静脉高压症的最好方法,但是由于供肝有限,治疗费用昂贵等原因,肝移植还难成为常规治疗手段。因此,传统的分流或断流手术在预防再出血中仍然占有重要地位。尽管手术也是一种治标不治本的方法,但相对于其他治疗手段来说,其预防再出血的长期效果仍有优势。

(1)手术时机:手术时机的选择非常重要,因为出血后患者的全身状况和肝功能都有不同程度的减退。表现为营养不良、贫血、黄疸、腹水和凝血功能障碍。过早手术不仅会使手术本身风险增加,而且会增加术后并发症发生率和死亡率。但是过长时间的准备可能会等来再次出血,从而错失手术时机。有上消化道大出血史的患者,只要肝功能条件允许,宜尽早手术。近期有大出血的患者,在积极护肝、控制门静脉压力的准备下,宜在1个月内择期手术。

(2)术式选择:以往的经验是根据肝功能Child分级来选择手术方式,对A、B级的患者,可选择行分流或断流术。对C级的患者应积极内科治疗,待恢复到B级时再手术,术式也宜选择断流术。若肝功能始终处于C级,则应放弃手术。但是肝功能Child分级反映的是肝功能储备,强调的是手术的耐受性,它没有考虑门静脉系统的血流动力学变化。

随着对门静脉系统血流动力学的认识加深,现在的个体化治疗是强调根据术前和/或术中获得的门静脉系统数据来选择手术方式。术前主要依靠影像学资料,其中最简便和常用的是磁共振门静脉系统成像(MRA)和彩超,从中可以估计门静脉血流量和血流方向,为术式的选择提供一定的参考:①如果门静脉为向肝血流且灌注接近正常,可行断流术;②如果门静脉为离肝血流,可行脾-肾静脉分流术、肠-腔静脉侧-侧或架桥分流术,不宜行断流术、肠-腔静脉端-侧分流术及远端脾-肾静脉分流术(Warren术);③如果门静脉系统广泛血栓形成,则不宜行断流术或任何类型的分流术。术中插管直接测定门静脉压力是最简单、可靠的方法,比较脾切除前后的门静脉压力改变对选择术式、判断预后具有较强的指导意义。如果切脾后门静脉压力<0.35 kPa(35 mmH$_2$O),仅行断流术即可。如>0.35 kPa(35 mmH$_2$O),则宜在断流术基础上再加行分流术,如脾-肾或脾-腔静脉分流术。

(3)分流术:分流术是使门静脉系统的血流全部或部分不经过肝而流入体静脉系统,降低门静脉压力,从而达到止血的目的。分流术的种类很多,根据对门静脉血流的不同影响分为完全性、部分性和选择性3种。完全性分流有门-腔静脉分流术。部分性分流有脾-肾或脾-腔静脉分流术、肠-腔静脉分流术及限制性门-腔静脉分流术等。选择性分流有Warren术和冠-腔静脉分流术。这样的分类是有时限性的,如部分性分流随着时间的推移可转变为完全性分流,选择性分流到后期可能失去特性而成为完全性分流。血管吻合的方式也很多,有端-侧、侧-端、侧-侧和H架桥,主要根据手术类型、局部解剖条件和术者的经验来选择。许多分流术式由于操作复杂、并发症多和疗效不甚理想而已被淘汰,目前国内应用比较多的有脾-肾静脉分流术、脾-腔静脉分流术、肠-腔静脉侧-侧或H架桥分流术和Warren术。

脾-肾静脉分流术:1947年由Linton首先应用于临床。方法就是脾切除后行脾静脉与左肾静脉端-侧吻合,使门静脉血通过肾静脉直接进入体循环。它的优点在于:①直接降低胃脾区静脉压力;②减少脾脏回血负荷,同时有效解除脾功能亢进症状;③维持一定的门静脉向肝血流,减少肝性脑病的发生;④脾静脉口径相对固定,不会随时间推移而明显扩张;⑤保留门静脉和肠系膜上静脉的完整性,留作以后手术备用。北京人民医院报道140例的术后再出血率为2.7%,肝性脑病发生率为3.8%,5、10和15年生存率分别为67.8%、52%和50%,总体疗效较好。适应证:肝功能Child A、B级,反复发生上消化道出血伴中度以上脾大和明显的脾功能亢进,食管-胃底中重度静脉曲张,术中脾切除后门静脉压力>3.4 kPa(35 cmH$_2$O),脾静脉直径>10 mm,左肾静脉直径>8 mm,左肾功能良好。禁忌证:年龄>60岁,伴有严重的心、肺、肾等器官功能不全;肝功能Child C级;急性上消化道大出血;有食管-胃底静脉曲张,但无上消化道出血史;有胰腺炎史或脾静脉内血栓形成。

脾-腔静脉分流术:1961年由麻田首先应用于临床,是脾-肾分流术的变种,适用于肥胖、肾静脉显露困难和肾有病变的患者。由于下腔静脉管壁厚、管径大，故无论是解剖还是血管吻合均较肾静脉容易。另外，下腔静脉血流量大，吻合口不易发生狭窄或血栓形成。其疗效优于脾-肾分流术，而肝性脑病发生率低于门-腔分流术。有学者报道24例的手术死亡率为4.2%，无近期再出血。平均随访18年，再出血率为4.3%，肝性脑病发生率为4.3%。5、10和15年生存率分别为87%、78.3%和74%。但是，由于脾、腔静脉距离较远，所以要求脾静脉游离要足够长，在有胰腺炎症或脾蒂较短的患者，解剖难度较大。另外，在吻合时要尽量避免脾静脉扭曲及成角，防止吻合口栓塞。所以，从解剖条件上来看能适合此术式的患者并不多。适应证和禁忌证同脾-肾分流术。

肠-腔静脉分流术：20世纪50年代初由法国的Marion和Clatworthy首先应用于临床。现在多用于术后再出血和联合手术中。该术式的优点是操作简便、分流量适中、降压范围合理、术后肝性脑病发生率低。常用的吻合方式有H型架桥、侧-侧吻合和端-侧吻合。后者由于存在术后下肢水肿和严重的肝性脑病而被弃用。H型架桥有两个吻合口，且血流流经此处时呈直角状态，所以容易导致血流缓慢、淤滞，血栓形成。这在选用人造血管架桥时更加明显。侧-侧吻合时血流可以直接从高压的肠系膜上静脉注入下腔静脉，不需要转两个直角，降压效果即刻出现且不容易形成血栓。因此，目前首选侧-侧吻合，吻合口径＜10 mm。此方法受局部解剖条件的限制较多，如肠系膜上静脉的外科干长度过短或肠、腔静脉间距过宽，易使吻合口张力过大甚至吻合困难。所以在解剖条件不理想时宜采用H形架桥。适应证：反复发生上消化道出血，食管-胃底中重度静脉曲张，且脾、肾静脉局部条件不理想；断流术后或门-体分流术后再出血。

Warren术：1967年由Warren首先应用于临床。1989年Warren又提出应在分流前完全离断脾静脉的胰腺属支。因此，现在的Warren术应包括远端脾-肾静脉分流术＋脾-胰断流术，它属于选择性分流术。在门静脉高压状态下，内脏循环分为肠系膜区和胃脾区，两者在功能上保持相对独立。Warren术能够降低胃脾区的压力和血流量以防止食管-胃底曲张静脉破裂出血，同时保持肠系膜区的高压状态以保证门静脉向肝血流。为防止术后脾静脉"盗血"，要求术中结扎脾静脉的所有属支、肠系膜下静脉、胃右静脉、胃网膜右静脉和胃左静脉。Henderson分析25所医院的1 000例患者，手术死亡率为9%，再出血率为7%，肝性脑病发生率为5%～10%，5年生存率为70%～80%。虽然此术式在理论上最符合门静脉高压症的病理生理改变，但在实践中仍存在不少问题，比如手术操作复杂，手术时间长，术后易产生吻合口血栓、腹水、淋巴漏和乳糜漏等，临床效果远不如报道的好。因此，目前主要用于肝移植等待供体及有保留脾脏要求（如青少年）的患者。

（4）断流术：断流术是通过阻断门、奇静脉之间的反常血流，达到止血的目的。近年来国内应用广泛，目前已占到门静脉高压症手术的90%。与分流术相比，断流术有以下特点：①术后门静脉压力不降反升，增加了门静脉向肝血流；②主要阻断脾胃区，特别是胃左静脉（冠状静脉食管支）的血流，针对性强，止血效果迅速而确切；③术后并发症少，肝功能损害轻，肝性脑病发生率低；④手术适应证较宽；⑤操作相对简单，适合在基层医院开展。断流术的方式很多，国内主要应用贲门周围血管离断术及联合断流术。

贲门周围血管离断术（Hassab手术）：1967年由Hassab首先应用于临床。原方法仅游离食管下段约3 cm，没有切断、结扎高位食管支和/或异位高位食管支。虽然操作简单，急症止血效果确切，但术后再出血率较高。因此，裘法祖等对其进行了改进，要求至少游离食管下段5～7 cm，结扎冠状静脉食管支、高位食管支和异位高位食管支。经过多年的实践，此术式更趋完善,逐渐成为治疗门静脉高压症的主要术式。操作上主要有以下几方面要求。①有效:紧贴胃食管外壁,彻底离断所有进入的穿支血管;②安全:减轻手术创伤,简化操作步骤;③合理:保留食管旁静脉丛,在一定程度上保留门-体间自发形成的分流。有报道431例的手术死亡率为5.1%,急诊止血率为94.9%。平均随访3.8年,5、10年再出血率为6.2%、13.3%。5、10年肝性脑病发生率为2.5%、4.1%。5、10年生存率可分别达到94.1%、70.7%。适应证:反复发生上消化道出血;急性上消化道大出血,非手术治疗无效;无上消化道出血史,但有食管-胃底中重度静脉曲张伴红色征、脾大和脾功能亢进;分流术后再出血;区域性门静脉高压症。禁忌证:肝功能 Child C 级,经过积极的内科治疗无改善;老年患者伴有严重的心、肺、肾等器官功能不全;门静脉和脾静脉内广泛血栓形成;无上消化道出血史,仅有轻度食管-胃底静脉曲张、脾大和脾功能亢进;脾动脉栓塞术后。

联合断流术(改良 Sugiura 术):1973 年由 Sugiura 首先应用于临床。Sugiura 认为食管胃底黏膜下曲张静脉内的反常血流占到脾胃区的 1/8~1/6,这是 Hassab 术后再出血率较高的主要原因。因此,他主张在 Hassab 手术后再横断食管下端或胃底的黏膜下静脉网以降低再出血率。Sugiura 报道 671 例的手术死亡率为 4.9%,术后再出血率为 1.4%,无肝性脑病。由于 Sugiura 术式要分胸、腹二期施行,患者往往无法耐受,手术死亡率高。因此,许多学者对 Sugiura 术进行了改良,目前常用的方法是完全经腹行脾切除+Hassab 术,然后再阻断食管-胃底黏膜下的反常血流。阻断方法:①食管下端或胃底横断再吻合术;②食管下端胃底切除术;③食管下端或胃底环形缝扎术;④胃底黏膜下血管环扎术;⑤Nissen 胃底折叠术等。目前这部分操作基本上由吻合器或闭合器来完成。复旦大学中山医院普外科在 1995—2005 年共完成 174 例改良 Sugiura 术,采用的是闭合器胃底胃壁钉合术。在完成脾切除+Hassab 术后,在胃底、体交界处大弯侧切开胃壁 1 cm,放入直线型切割吻合器(75~80 mm,先将刀片去除)或钳闭器(XF90),先钳夹胃前壁,换钉仓后再钳夹胃后壁,最后缝合胃壁上小切口。手术死亡率为 2.3%,并发症发生率为 11.5%,无肝性脑病。远期再出血率、肝性脑病发生率和 5 年生存率分别为 15%、2%和 95.2%,因此我们认为改良 Sugiura 术是治疗门静脉高压症的理想术式。手术适应证和禁忌证同贲门周围血管离断术。

(5)联合手术:由于分流、断流术的疗效不能令人满意,因此,从 20 世纪90 年代开始有人尝试行联合手术,以期取长补短,获得较分流或断流单一手术更好的临床效果。所谓的联合手术就是在一次手术中同时做断流术和分流术,断流术采用贲门周围血管离断术,分流术采用脾-肾静脉分流术,肠-腔静脉侧-侧或 H 型架桥分流术。目前认为分、断流联合手术具有以下优点:①直接去除引起上消化道出血的食管-胃底曲张静脉,减少再出血的机会;②缓解离断侧支后的门静脉高血流状态,降低门静脉压力;③减轻和预防门静脉高压性胃病。第二军医大学长征医院总结了 12 年 117 例联合手术的效果。与术前相比,门静脉直径平均缩小 0.4 cm,压力平均下降16%。无手术死亡,近期无再出血,远期再出血率为 8.3%,肝性脑病发生率为 16.6%。5、10 年生存率分别为 98.3%及 84.6%。吴志勇等指出在各种联合手术中,脾切除、脾-肾静脉分流加贲门周围血管离断术不受门静脉血流动力学状态的限制,手术适应证广泛。而且可预防脾、门静脉血栓形成,保持肠系膜上-门静脉的血流通畅,为将来可能的分流术或肝移植保留合适的血管条件。认为这种术式可作为联合手术中的首选。但也有学者提出,门静脉高压症的手术效果取决于患者的肝功能状况,与术式关系不大。既然如此,就没有必要在断流术的基础上再行分流术,这样只能增加手术难度和创伤,延长手术时间,加重肝功能的损害。分、断流联合手术有无优势,尚需要大样本前瞻性临床研究进行深入的探讨。

(郭 威)

第二节　食管-胃底静脉曲张破裂出血

一、病因、发病率及死亡率

(一)病因

食管-胃底静脉曲张破裂出血是门静脉高压症的临床表现之一。其原发病在我国南方半数以上为血吸虫病所致的肝硬化,北方则大多数为肝炎后肝硬化。欧美国家以酒精性肝硬化为多见,如美国的肝硬化患者90%是酒精性肝硬化。

升高的门静脉压和粗大的曲张静脉是食管曲张静脉出血的基本因素。曲张静脉的大小、血管壁的厚薄及血管壁外组织的抗力决定了曲张静脉血管壁的应力,是曲张静脉破裂的物理基础。诱发出血的因素至今尚未明确。曾有人认为胃液反流引起的食管黏膜糜烂是出血的重要诱因。在食管曲张静脉出血死亡患者的尸检中可见到50%的患者有食管炎,但此种黏膜的改变可能是休克时的循环衰竭、双囊三腔管的压迫和刺激或为死亡后的改变。

Tabagcholi 和 Dawson 发现在肝硬化患者中,不少患者胃酸分泌正常甚至减少。Dogradi 在35例食管曲张静脉出血患者中发现,亚急性糜烂性食管炎占10.2%、急性糜烂性食管炎占2.7%,食管溃疡占0.9%。

以上资料可以说明胃液反流与食管新膜糜烂不是诱发出血的主要因素。近年来的试验证明,曲张静脉内流体静压的骤然改变可能是诱发曲张静脉的重要原因。引起食管下段曲张静脉内流体静压改变的因素有呃逆、恶心、呕吐和咳嗽等。食管损伤及溃疡也可以是诱发出血的原因。

(二)发病率及死亡率

肝硬化患者伴有食管静脉曲张者占22.5%～63.0%。Turcoff认为肝硬化患者只有50%发生食管静脉曲张,出血者只占静脉曲张患者1/3(25%～35%),但亦有人报道在食管静脉曲张患者中,有50%～60%并发大出血。

食管曲张静脉出血占上消化道出血的3.0%～25.4%,居第2位。据国内1篇15个单位的综合报道,上消化道出血中溃疡病出血占48.7%;食管曲张静脉出血占25.4%;胃炎占4.5%;胃肿瘤占3.1%;其他原因出血占18.3%。在上消化道出血中食管-胃底静脉曲张破裂出血的死亡率最高。在肝硬化患者中约1/3患者死于食管曲张静脉出血。食管曲张静脉出血死亡率可高达43%。初次出血死亡率为53%(亦有报道为73%)。内科非手术疗法生存率仅14%～17%。可见肝硬化食管曲张静脉大出血的治疗仍然是当今亟待解决的重大问题。

二、诊断

完整的食管曲张静脉出血的诊断需要回答以下3个问题。

(1)患者有无肝硬化。

(2)有无门静脉高压和食管静脉曲张。

(3)出血是由于食管或胃底曲张静脉破裂而不是其他原因。值得注意的是肝硬化患者有

29.3％合并有胃十二指肠溃疡。溃疡出血亦为上消化道出血最常见原因，故应与之鉴别。食管曲张静脉出血患者中有25％为急性胃黏膜病变或溃疡出血，如误认为曲张静脉出血而给予手术将会造成很大错误。

三、临床表现

大多数患者以骤然大量呕血到医院就诊。患者常有进食、咳嗽、恶心、呕吐、呃逆或情绪变化时发病。大量呕血时血色鲜红，呕血后不久即可有柏油便或暗红色血便。出血常可引起休克及肝性脑病。多数患者呈现肝病所特有的临床表现，如鼻出血、牙龈出血、面色灰暗并色素沉着，还可有黄疸、肝掌、蜘蛛痣、肌萎缩、下肢水肿、腹壁静脉怒张、肝脾大和腹水等，也有不少患者并不完全具备这些特征。

患者多有肝炎或血吸虫病史。有些患者既往有上消化道出血史，出血发作间歇期不一。食管静脉曲张患者一旦出血在1年内再出血的机会超过90％。个别患者出血间歇期可长达13年。

四、实验室检查

(一)免疫学检验

患者入院后应立即检查血、尿、便常规和血型，肝肾功能试验与血液生物化学分析，血气分析及乙肝表面抗原等免疫学检验。

(二)上消化道钡餐检查

待出血已得到控制，病情稳定1～2周，可做上消化道钡餐检查，为90％以上的食管静脉曲张患者确诊，并有助于上消化道出血的鉴别诊断。钡餐检查可显示食管轻度扩张。曲张静脉可呈现泡沫样或虫蚀样充盈缺损。静脉曲张通常以食管下段最为显著，病变也可累及胃底乃至全食管。国人门静脉高压症胃底静脉曲张较欧美人多见。由于食管收缩可使局部曲张静脉空瘪而影响曲张静脉显影，故应在食管松弛时或蠕动过后再摄片。卧位观察较立位好。连续摄片可增加曲张静脉显影阳性率。亦有人主张用右旋糖酐快速静脉滴注(6％右旋糖酐生理盐水1 000 mL于30～40分钟内输完)，可增高门静脉压以利曲张静脉显影。抗胆碱能药物也可有同样作用。

(三)内镜检查

此法简单易行，可在急诊室床旁进行检查。现已普遍作为急性上消化道出血的常规检查。疑为曲张静脉出血的患者中，至少有30％内镜检查无食管静脉曲张。故应注意与非静脉曲张出血疾病相鉴别。

急症内镜检查最好在出血24小时内进行，可获较高阳性率(93.9％)，48小时内检查阳性率降到74.1％。急症内镜检查并发症发生率为2.5％。检查前需用冰盐水彻底洗胃，直至返回的水清亮时再做检查。检查期间仍应继续灌洗。内镜检查可对出血原因及部位做出明确诊断。对神志障碍或昏迷患者检查时应予以气管内插管预防误吸。

(四)脾门造影与脾测压

这一检查对食管曲张静脉出血患者不常需要，但在疑为肝外门静脉梗阻时脾门造影可显示门静脉系统与查明梗阻部位。做脾门造影时可测量脾髓压推测门静脉压。脾髓压＜2.45 kPa(＜25 cmH$_2$O)不常发生食管曲张静脉出血，＜1.96 kPa(＜20 cmH$_2$O)极少发出血。有腹水、黄疸与凝血功能障碍应列为禁忌。仅有 1％～2％的患者做此检查后因严重出血而需输血。

常用的各种特殊检查法有其各自的优点与适用范围,如能正确选用可以大大提高上消化道出血诊断的准确性。有资料报道钡餐检查对食管静脉曲张诊断阳性率为 96％,假阳性 4％。一旦食管静脉曲张被证实,其他病变造成出血的机会不超过 10％。但 X 线检查只能揭示曲张静脉存在,表浅病变则易遗漏。内镜检查可在急性出血情况下直接观察到出血病变对于鉴别诊断帮助较大。选择性动脉造影为一种提示出血部位的方法,对于原因不明的消化道出血可以选用。

五、治疗

急性食管曲张静脉破裂大出血死亡率很高,死亡的主要原因是失血性休克和大量出血所造成的肝、肾损害。因此,治疗的关键在于控制出血、预防再出血和保护肝脏功能。治疗方法的选择应根据患者身体条件和出血情况而定,但迄今尚无一种公认的理想治疗方法。

(一)内科疗法

1.迅速补充血容量防治休克

积极以全血补充失血。宜采用 24 小时内的新鲜血,因肝硬化患者缺乏凝血因子并伴有蛋白凝血因子异常,加以大多数患者皆有血小板计数减少,大量输入库存血往往会加重凝血功能障碍。此外,现已发现肝硬化患者红细胞内缺乏 2,3-双磷酸甘油酸,缺乏此物质可影响红细胞对组织的氧转运。由于库存血中 2,3-双磷酸甘油酸进行性降低,故应采用新鲜血,这不但可纠正凝血功能障碍,且可改善出血患者的组织缺氧。除了补充失血外,尚应给予维生素 K 和止血药物,还应补充钙剂。不少报道表明食管曲张静脉出血患者至少有半数患者需补血 2.5 L 以上方能存活。

应严密观察各项生命指征、血细胞比容、尿量及中心静脉压变化,并准确估计失血量,及时了解血气分析变化。这些指标可为纠正休克、维持循环系统稳定和内环境平衡提供可靠依据。

2.防治肝性脑病

肝病并发神志障碍的机制尚未完全明白,可有多种因素导致肝性脑病。血氨升高、脑缺氧、低钾血症及过量使用镇静药均可引起神志障碍。大量失血时肝脏血液灌注不足及组织缺氧加重了肝细胞损害。因而鸟氨酸循环发生障碍使血氨升高。肠内积血被细菌腐败产生大量氨通过门静脉系统的侧支循环进入体循环,是血氨升高的另一因素。血氨升高可导致肝性脑病。

对肝性脑病防治除了给予高浓度葡萄糖和大量维生素外,应积极清除肠道积血和给肠道抑菌剂,以减少氨的形成与吸收。可经三腔管或胃管用低温盐水灌洗胃腔积血,然后用 50％硫酸镁 60 mL 与新霉素 4 g 由胃管注入;亦可口服 10％甘露醇溶液致泻或盐水清洁灌肠。

忌用肥皂水洗肠,因碱性环境有利于氨的吸收。此外尚可用新霉素 2 g 溶于 200 mL 水,或米醋 50 mL 加水 100 mL 保留灌肠。半乳糖苷-果糖口服或灌肠也可减少氨吸收。脱氨药物如乙酰谷氨酰胺与谷氨酸盐合用,以及左旋多巴(对抗假性神经递质制剂),均可用于防治肝性脑病。支链氨基酸对维持患者营养及防治肝性脑病有重要价值。

3.纠正低血钾与代谢性碱中毒

食管曲张静脉出血患者可因呕吐(吐血)、胃肠吸引从胃腔灌洗等因素造成低血钾与碱中毒。手术创伤或因服用利尿剂均可增加尿钾丢失加重低血钾症。缺钾可加重或导致碱中毒。故患者入院后应注意纠正低血钾和代谢性碱中毒。低血钾的危害已为人们所共知,但碱中毒对机体的影响更为重要:①由于碱中毒使氧血红素离解曲线左移而阻碍了氧向组织中的释放;②碱中毒与低血钾共同作用促使心律失常,对服用洋地黄的患者影响尤著;③使氨中毒的可能性增加并增加氨通过血-脑屏障;④细胞外液钙离子水平下降,患者可发生痉挛。

4.止血措施

(1)药物止血:包括血管升压素、奥曲肽、普萘洛尔、钙通道阻滞剂。

血管升压素:可使内脏小动脉收缩血流减少,因而门静脉血回流量减少,可使门静脉压降低30%～50%。给药后多数患者可暂时止血,但在 8 小时内未进行手术的患者,多数仍可再出血。血管升压素可经周围静脉滴注或做选择性肠系膜上动脉插管连续滴注。后者旨在使血管升压素在内脏血管内直接而持续地发挥作用。近年来的研究表明,选择性动脉插管滴注升压素常伴有心排血量降低,腹主动脉血氧分压下降,门静脉氧分压下降和血压上升。其初期控制出血效果虽好,但不如周围静脉给药简单和安全。血管升压素 20 U 溶于 10% 葡萄糖 200 mL,由静脉在20～30 分钟内滴完。药物作用持续 1 小时左右,必要时4 小时后再重复给药,如仍不止血,再次给药亦难奏效。长时间用此药可影响重要器官的血液灌注,对冠心病患者应慎用。亦有人主张用较小剂量连续滴注,以图延长止血期。肠系膜上动脉加压灌注升压素的速度一般为0.2 U/min。八肽升压素对门静脉有选择性降压作用,较少引起体循环血管收缩。有人试用 Arfo-ned R 0.1%溶液,以一定速度静脉滴注产生控制性低血压,使患者血压降至 9.3～10.7 kPa(70～80 mmHg)可使门静脉压降低 31%,以控制食管曲张静脉出血。联合应用血管收缩剂和血管扩张剂(如硝酸甘油)可加强降低门静脉压作用,并减少和防止垂体后叶素对全身血管及消化道的影响。

奥曲肽:为人工合成的生长抑素,作用与生长抑素相似,半衰期为 1～2 小时,可选择性减少门静脉血流量和曲张食管静脉内血流量,降低肝静脉楔压,控制出血,其止血率、止血速度,均明显优于垂体后叶素。急诊可用 0.1 mg 加 20% 葡萄糖 20 mL 内静脉直接注射,再以 0.5 mg 溶于5%葡萄糖 1 000 mL 静脉滴注,维持 24 小时,以后用量逐渐减少,可连续用药 3 天。

普萘洛尔:1980 年 lebrec 最早发现普萘洛尔可使门静脉压下降。普萘洛尔连续口服可持久地降低门静脉压,有效地治疗和预防食管曲张静脉出血。普萘洛尔为非选择性心脏 β 受体阻滞剂,可使肝动脉收缩阻力增加肝血流量减少,似对门静脉直接影响不大。服用普萘洛尔可使心脏在安静状态下的心率减少 25%,因而每搏输出量减少,门静脉血回流量减少,压力降低血流缓慢,有利于出血自停。门静脉压下降幅度可达 25.6%～29.4%。普萘洛尔使肝血流量减少对肝脏的合成代谢及解毒能力可能有影响。有人报道用普萘洛尔后血氨升高,故肝硬化患者用β受体阻滞剂应慎重。心力衰竭、哮喘和不稳定糖尿病患者应忌用。也有资料说明预防性使用β受体阻滞剂未能改善生存率。

钙通道阻滞剂:粉防己碱可使平滑肌松弛,门静脉血管阻力降低,使门静脉静脉压下降。

(2)食管胃低温止血法:低温疗法可使局部血管收缩并消除胃液消化活力,可获得暂时止血。在胃低温疗法的患者未发现门静脉压的变化。方法是用 10～14 ℃生理盐水 200 mL 加肾上腺素 16 mg 经胃管灌洗胃腔。这只是临时措施不宜长时间使用。

(3)双囊三腔管压迫疗法:1930 年 Westphal 首先介绍了球囊压迫疗法,后经 Sengstaken 和 Blake-More(1950)加以改进方得到普及,即现今广泛采用的双囊三腔管压迫疗法。借充气球囊分别压迫食管及胃底曲张静脉,可使 70%～75%患者获得暂时止血。但有 60%患者于去除球囊压迫后又复出血。因此,应用三腔管压迫疗法的价值仅仅是为了暂时止血与减少失血量。①该疗法主要适用于以下情况:作为术前准备减少失血量与稳定患者情况的暂时措施;由于技术原因不能做硬化剂注射治疗或对药物治疗无反应者；注射硬化剂疗法失败而患者不适合手术者。②应正确使用双囊三腔管，球囊安放位置要准确，充气及牵引力量要适度，否则球囊压迫无效或因滑脱造成窒息。还应避免长时间压迫致使食管黏膜坏死。一般主张牵引压迫 12 小时后放掉气囊气体（先开放食管囊后开放胃囊），观察 20～30 分钟如仍有出血再向气囊充气（先将胃囊充气，后给食管囊充气）。三腔管留置时间最多不超过 72 小时，必要时可适当延长留置时间。气囊放气后观察 24 小时如无出血即可拔管。拔管时先放掉囊内气体并口服液状石蜡，之后徐徐拔管。③这一疗法效果不能令人满意。拔管后又复出血而被迫手术的患者死亡率显著上升。过去曾用三腔管压迫作为食管-胃底静脉曲张破裂出血的首选非手术治疗，现只用它作为手术准备期间暂时止血的过渡方法，而以注射方法或套扎作为首选的非手术治疗方法。对压迫止血效果不满意的患者应及时手术治疗。此疗法的并发症有肺感染、食管破裂与窒息等。应加强护理避免并发症的发生。

（4）内镜止血：包括硬化剂注射疗法和经内镜食管曲张静脉结扎术。

硬化剂注射疗法：硬化剂注射疗法在国内外已广泛应用于治疗食管曲张静脉出血。尤其在日本和欧美国家已把这一疗法作为治疗食管静脉曲张出血的首选方法。其他各种治疗方法只是在硬化剂疗法失败时才选用。①急症硬化剂疗法可以在初次诊断性内镜检查时立即进行或推迟到非手术疗法控制了出血后再使用。立即注射止血成功率为 65%，延期注射止血率为 90%。如在药物止血失败后再做硬化剂注射其止血效果较差（止血成功率 55%）。硬化剂注射治疗需要高度熟练的技巧，如能成功可获得立即止血效果。近期再出血率 30% 左右。本疗法优于单独使用三腔管压迫疗法或药物疗法，后二者止血成功率仅 40%～50%。三腔管压迫与药物治疗失败者可选用硬化剂注射疗法。此疗法尤其适用于不能承受手术的肝功能Ⅲ级患者。②常用硬化剂有凝血酶，5% 鱼肝油酸钠和油酸已胺等。国内有试用中药制剂作硬化剂亦可获得较好效果。在美国大多数医疗中心采用血管内注射法，而欧洲则多采用血管旁注射法或二者相结合的注射法。有人认为血管内注射法优于血管旁注射法。③经内镜确定食管静脉曲张部位后，即可注入硬化剂，每处注射 3～5 mL。总量不超过 30 mL。内镜外加一透明管鞘注射硬化剂的方法已普遍应用。出血初期注射硬化剂止血成功后，需在 3 天或 1 周后重复注射，以后每隔 1 个月注射 1 次，以免血管腔硬化角度出血，10% 患者可发生局部。如经注射治疗后未再出血、食管溃疡、食管狭窄、食管坏死穿孔与纵隔炎等并发症。Sodium tetraclecy 与乙醇合用可减少食管溃疡的发生。经两次或多次注射治疗仍未能控制出血，则应考虑手术治疗。硬化剂注射疗法治疗食管曲张静脉出血效果已肯定。但这一疗法是否能改善生存率目前尚有争议。意大利的研究者们对于预防性注射硬化剂疗法颇感兴趣。

经内镜食管曲张静脉结扎术：Stiegmann（1986）创用橡皮圈结扎曲张静脉治疗食管静脉曲张出血，其方法是在贲门上 5 cm 内结扎 6～8 个部位的曲张静脉，出血多数可停止。这一方法安全易行，无注射硬化剂引起的并发症，肝功能属 Child C 级患者亦可采用此法。现已广泛应用于临床。

（5）经皮经肝穿刺曲张静脉栓塞法：经皮经肝门静脉穿刺插管注射血凝块、止血聚合体或硬化剂（如 50% 葡萄糖加纤维蛋白酶）于冠状静脉，使食管-胃底曲张静脉闭塞。这一技术操作较困难，常需较长时间才能将导管插入冠状静脉，成功率不高。国外已很少应用。

（二）外科手术疗法

硬化剂注射疗法和套扎疗法虽已广泛用于治疗食管曲张静脉出血，提高了内科非手术治早期生存率。但控制出血后常可复发出血。有资料证明该疗法不能改善生存率。美国的研究表明硬化剂疗法有较高死亡率和较多再出血率。死亡患者中 75％ 与出血有关。故一旦内科非手术疗法未能有效地控制出血而患者情况允许时应积极采用手术治疗。避免延误手术时机。

外科手术治疗急性食管曲张静脉破裂大出血的目的在于控制出血与极力避免术后再出血，可能同时切除功能亢进的巨大脾脏。以下情况应考虑手术治疗：①初次大出血甚为猛烈，非手术疗法未能有效地控制出血；②内科非手术疗法虽曾控制出血但近期又复出血；③反复出血，出血间歇期短，或曾有少量多次出血又骤然大量出血者。此等情况内科非手术疗法常不能奏效。

手术方式大体分急症分流术和门-奇静脉断流术两类。前者可降低门静脉压，后者不降低门静脉压只切断食管-胃底黏膜下反常血流。由于分流术减少了肝脏血液灌注其远期效果并不优于门-奇静脉断流术。急症分流术要求患者具备较好条件，且死亡率高达 50％，而急症门-奇静脉断流术近期死亡为 36％。故从 20 世纪 70 年代以来，国内外对急性出血患者需手术治疗时大多主张采用急症门-奇静脉断流术和脾切除术。

门-奇静脉断流术优点：①近期死亡率、远期再出血率不高于其他术式。如患者情况危重可保留脾脏仅结扎脾动脉和做门-奇静脉断流术。②远期效果好，生存患者远期随访无死于肝性脑病者。术后无肝性脑病发生。③手术创伤较小，操作简单，适应证宽，只要无多量腹水，无显著黄疸及肝性脑病均可采用这种手术。

1.门-奇静脉断流术

(1)食管、胃黏膜下曲张静脉结扎术：①经胸食管曲张静脉结扎术，1984 年 Borema 首先介绍这一方法。手术从主动脉弓至膈裂孔做纵切口暴露食管。剖开食管常可见 3 个大的柱状黏膜凸起，将曲张静脉做多个间断缝合结扎，并在两个结扎间注入硬化剂以栓塞曲张静脉。此手术控制和预防出血效果欠佳，故现已很少采用。Crile 所设计的经胸食管曲张静脉结扎术，先游离食管下段及贲门，结扎周围血管并将食管下段前壁横断，继而缝合结扎后壁黏膜下曲张静脉，最后再将食管前壁缝合。曾做脾切术与门-奇静脉断流术或分流术，膈下有粘连的再出血患者可选用此法。②经腹胃底曲张静脉结扎术，此手术方法在 1956 年由兰锡钝等首次提出。由于我国门静脉高压症胃底静脉出血者较多，加之此手术较简单，故在 20 世纪 60 年代国内较多采用。但此手术止血可靠性差，有些患者术中可见食管仍有血液流出。术后缝线脱落可再次出血，近期和远期再出血率均较高，且易引起膈下感染，故现已很少采用。

(2)食管下段胃底横断或切除术：①经胸食管横断术，此手术较复杂，并发症亦多，常影响食管下段功能。现已很少采用。②经腹腹段食管黏膜横断吻合术(平岛)，本术式模仿 Walker 经胸食管横断术，手术安全易做，控制和预防出血效果好，且不影响食管下段功能。该手术分 4 步进行：脾切除；切断胃左血管，断离近半个胃血管；腹段食管黏膜横断；幽门成形术，腹段食管黏膜横断术是在第 2 步操作完成后游离食管下段，以一个软直角钳在膈下水平夹住食管并以 Doyen 钳夹住食管胃连接处。自贲门上方 1 cm 处向上做 4 cm 纵行切口仅切开肌层，暴露黏膜层。以边切边缝的方法横断及吻合食管黏膜 1 周，而后缝合肌层纵行切口。将胃管通过吻合口至胃腔左半侧，最后做幽门成形术。左膈下方置两个引流管。术后死亡率为 11.1％。③贲门胃底切除加幽门成形术，此于术较复杂，并发症多。用于术后再出血而又不能做分流术的患者。④膈下胃横断术，此术式较为彻底地切断食管下段和胃底曲张静脉的反常血流，故对控制出血与预防再出血效果较好。国内较多采用。在完成脾切除与结扎胃左血管后，在贲门下 5 cm 处将胃底横断并重新吻合。由于胃底切断吻合后形成较坚实的瘢痕环，故能达到持久止血目的。此外，在切断胃底反常血流后门静脉压升高,则可促进肝门及腹膜后侧支循环并有利于肝功能的改善。此手术有腹腔污染与吻合口瘘的可能。吻合时应注意两端的血液循环,缝合要严密。术后留置胃管3～4天。据武汉医学院资料,手术死亡率21%。多因肝衰竭而死亡。随访3/4患者未再出血。再出血者常为少量黑便。术后复查食管曲张静脉大部分消失或明显减轻。

(3)贲门胃底周围血管离断,胃冠状静脉结扎与脾切除术:Hassab积极主张扩大食管胃周围血管离断范围。即于脾切除后结扎胃冠状静脉主干或切除包括胃左动静脉在内的小网膜组织。食管下段游离6～8 cm并将近半胃周围血管离断。该手术虽能较彻底离断食管下段与胃周围血管,但未能切断胃及食管黏膜下血管,加之门静脉高压症患者胃黏膜下动静脉短路开放,故黏膜下血管仍可有异常血流;因此Hassab手术断流亦不很彻底。术后再出血率不比其他断流术低。

(4)联合断流术:①Sugiura术式为近年来有代表性的联合断流术式。此手术将肺下静脉平面以下的食管贲门旁血管全部切断并横断食管下段,同时做脾切除及幽门成形术。该手术原是经胸进行,但在日本和我国多数主张采用经腹Sugiura联合断流术。更有主张不做食管下段横断术,用胃壁环行缝扎术以阻断黏膜下反常血流。由于Sugiura手术切断了食管下段及近半胃周围血管,黏膜下血管的反常血流亦被切断,故断流较彻底再出血率较其他断流术为低。有学者曾介绍在施行食管下段与近半胃广泛血管断离的基础上,再补加胃浆肌层环行切开缝扎黏膜下血管,可进一次阻断黏膜下曲张静脉的反常血流。即于胃小弯侧距贲门4～5 cm处环行切开前后胃壁浆肌层达胃周径的3/4(近大弯侧浆肌不切开),暴露黏膜下血管予以缝扎。尔后将浆肌层切口缝合。此法与胃底横断术比较无腹腔污染及胃瘘之虑。②青木春夫联合断流术与经腹Sugiura手术近似,即脾切除后将食管下段胃底周围血管断离,并于贲门下3～4 cm处环行缝扎胃壁和做迷走神经切断与幽门成形术。有学者体会经腹Sugiura手术如能保留迷走神经,以类似高选迷走神经切除方法做食管下段与近半胃周围血管离断术,再加上食管下段管状吻合器横断吻合或做胃浆肌层环行切开黏膜下血管缝扎术,不但断流较为彻底,而且可保留胃窦功能免做幽门成形术。有人认为迷走神经切断与幽门成形术可加重胃黏膜病变。此外,术前如能给患者做食管钡餐或内镜检查,可根据曲张静脉的部位选择食管下段横断或胃黏膜下血管环行缝扎术;如食管静脉曲张显著胃底无明显静脉曲张,可做食管下段横断术,如食管-胃底静脉曲张均显著,以胃黏膜下血管环行缝扎术为宜。

(5)经腹胃冠状静脉栓塞法:有学者创用直视下胃冠状静脉栓塞与脾切除术。这一术式是在脾切除后,向冠状静脉分支内注入8 mL TH胶(a氰基丙烯正辛酯),使胃冠状静脉分支及胃黏膜下曲张静脉闭塞。手术虽简单但有远处栓塞可能,故未能推广。有学者介绍胃冠状静脉插管滴注硬化剂防治胃底食管曲张静脉出血。术中做冠状静脉主干或分支插管,术后每天经导管滴注50%葡萄糖100～200 mL,2～3小时滴完。连续7～10天。近远期效果良好。

2.门-体静脉分流术

(1)急症门腔分流术:此术式能有效地降低门静脉压控制食管曲张静脉出血,为急症门-体静脉分流术中较理想的术式。近期止血率达90%,远期再出血率低于10%。但手术死亡率较高,约近50%。此外由于门腔分流术减少了肝血流量所以远期效果不佳,术后肝性脑病及肝性脑病发病率高。限制性门腔分流术能较少地减少肝血流量,取得较好的近远期疗效。近数年来更创用限制环确保了限制性门腔分流的口径,改善了近远期疗效。为降低急症分流死亡率应掌握以下适应证:①窦后梗阻门静脉血流量<700 mL/min宜选用门-奇静脉断流术。②患者年轻,一般情况良好。经输血血压维持在12.0 kPa(90 mmHg),尿量20～50 mL/h。③肝功无明显异常,

无黄疸、腹水及肝性脑病。此外,术者技术熟练和具有应有的设备,亦为手术所必需的条件。

(2)脾腔分流术:此术式一般应用于择期手术,亦有用于急性出血患者取得成功者。近远期止血率达90%。但此手术操作较复杂,费时较多,急性出血患者很少能耐受。根据天津市第一中心医院统计,急诊门-奇静脉断流术于术死亡率为36.36%,择期手术死亡率为5.65%。这一结果说明择期手术死亡率可显著降低。故对急性出血患者宜先用硬化剂注射或套扎疗法等内科综合治疗措施,如能控制出血,以后施行择期手术最为理想。肝硬化患者是"代谢破产者",对麻醉、输血及其他药物治疗都缺乏适应性。手术创伤及由于失血引起的长时间低血压和低氧血症均可加重肝脏损害,故应注意维护肝脏功能。如手术控制了出血,则肝性脑病是术后死亡的主要原因。腹水与SGOT升高对死亡率有重要影响。严重的肌萎缩和肝性脑病有更高的死亡率。由于肝硬化患者有33%~84%(平均63%)死于上消化道出血,30%死于肝性脑病,而肝性脑病又常为出血的后果,故积极治疗出血是挽救患者生命之关键。有的资料证明,除严重肝功能障碍外,黄疸与肝性脑病并不影响手术死亡率。因此,对急诊手术应持积极态度,不可由于肝功条件而失去可能挽救患者生命的手术机会。黄疸、腹水、肝功能严重损害者(Child C级),手术死亡率高达60%~70%宜采用硬化剂注射或套扎疗法。但当非手术疗法效果不佳而患者情况允许时,也应及时手术治疗。积极的手术有可能挽救一些肝功能Ⅲ级的患者。手术治疗门静脉高压症食管曲张静脉出血只是为了控制出血和预防出血,而肝硬化却沿着它自身固有的进程继续进展。迄今各种手术均不甚理想,手术的打击又可加重肝硬化的进程。近年来,欧美等认为肝硬化门静脉高压症食管曲张静脉出血是肝硬化晚期表现,是肝移植的适应证。肝移植可去除门静脉高压症的根本原因——肝硬化,可有效地防止再出血。近远期疗效均较满意。他们主张凡有反复出血临床表现的临近晚期的肝硬化,如患者健康状况尚可,应考虑肝移植术。

总之,鉴于食管曲张静脉大出血的急症外科手术治疗有效率高于死亡率和再出血率高,硬化剂注射或套扎疗法已逐渐成为首选方法,更由于肝移植不但能去除门静脉高压症的根本病因,而且能有效地防止再出血,硬化剂注射和套扎疗法和肝移植术已向既往治疗食管曲张静脉的传统手术——门-体静脉分流术与门-奇静脉断流术提出了挑战。

(三)急症手术患者的术后治疗

1.术后监护

术后患者需给予监护,严密观察生命指标和进行各项实验室检查以了解患者心及肺功能、肝及肾功能、血容量、体液、电解质与酸碱平衡情况,发现问题及时进行处理。

2.液体疗法

由于肝硬化患者在出血或手术前往往已有水潴留和排出障碍,出血和手术创伤促使肾对钠和水的保留而加重了已经存在的体液失调,故对此等患者术后应限制液体摄入。对体液的丢失主要以10%葡萄糖液补充。每天液体摄入量限制在1 500~2 000 mL以内。钠的补充仅需补偿胃管的丢失,每天很少需要超过40 mmol/L。钾仅补充尿钾的丢失即可,但应保持血钾于4~5 mmol/L。若有酸碱平衡失调亦应积极纠正。此外,还应根据需要补充血浆、清蛋白和新鲜血。急症门腔分流术术后的体液疗法应注意热量的补充,常需给浓缩葡萄糖氨基酸液。尤其应注意支链氨基酸的补充。肠内和肠外营养在手术前后的治疗中有重要价值。

3.防治感染

肝硬化患者体质虚弱,在大量失血、手术创伤及脾切除术后。患者免疫功能可进一步下降,术后感染率高,尤以左膈下感染为多见。膈下感染的预防应注意术中充分止血,以脾、肾韧带覆盖脾床创面,还要做充分的膈下引流。引流管一般可在术后2～3天拔除,不要留置过久,若有腹水应及时拔管并缝合引流之戳口。肺感染是肝硬化出血患者常见的并发症和死亡原因,由于肝硬化患者常有心肺功能异常和广泛的动静脉短路存在,故术后应持续给氧5～7天,并鼓励患者翻身、咳嗽和深呼吸等胸部体育疗法。必要时给予间断正压呼吸。预防性的抗生素要依据患者具体情况来选择。

4.预防高排出量心力衰竭和肺水肿

肝硬化门静脉高压症患者血容量可较正常人多30%～50%。由于血管张力与外周阻力降低,动静脉短路的存在,故心排血量往往增加,使患者的血液循环处在高动力状态。门腔分流术可加重患者血液循环高动力状况。因此在老年和重症肝病患者,易发生高排出量心力衰竭和肺水肿。肝硬化患者水和钠的潴留也是导致肺水肿的重要因素。术后应严格记录液体出入量与限制液体摄入,以防止循环负荷过重。有人提出测量患者术前和术后心排血量,如呈高动力状态(每分钟心排血量超过6 L),在任何心力衰竭症状未出现前即可给予洋地黄化。若出现水过多表现则应给利尿剂。

5.防治胃黏膜病变与应激性溃疡出血

门静脉高压症患者术后上消化道出血不少是胃黏膜病变出血或应激性溃疡出血。故应与静脉曲张出血相鉴别。胃黏膜病变与应激性溃疡不同,前者为门静脉高压症引起的胃黏膜改变,黄志平等对57例门静脉高压症患者的胃镜检查结果证明,有急性胃黏膜糜烂者占47.3%,并发现其发生率与静脉曲张的程度密切相关。门静脉高压症胃黏膜病变的发生是因门静脉高压使胃黏膜更趋于缺血以致黏膜血流量降低和血氧饱和度降低。此外,由于病变黏膜黏液分泌减少和黏膜前列腺素含量降低,使黏膜防御功能降低,黏膜屏障功能破坏,H^+反渗,导致胃黏膜病变发生。病变黏膜呈现水肿充血、红色斑点或黏膜表面片状剥脱糜烂,重者可致出血。

对术后胃黏膜病变出血的治疗应以非手术治疗为主。抗酸剂及H_2受体阻滞剂效果常不明显。近年来主张以降低门静脉压和保护胃黏膜为目的的药物治疗。如普萘洛尔、丹参、粉防己碱和前列腺素等亦可对出血部位黏膜局部用药,如孟氏液口服或经内镜局部喷洒等。

应激性溃疡大出血非手术治疗失败时可手术治疗。门腔分流术后可出现高胃酸分泌,故术后应避免刺激性饮食,如有症状应给予制酸剂等药物治疗。有人主张门腔分流术后,在拔除胃管后即应开始抗酸治疗并持续终身。

6.肝衰竭

肝衰竭是术后最常见的死亡原因。出血和手术创伤可加重肝损害,故几乎所有的患者在术后2～3天均可出现肝功能恶化的现象。其中许多患者的肝损害在一定时间后可逐步改善,有些患者则可不断恶化并发展为肝性脑病。术后早期出现的肝性脑病多由肝细胞损害所致,并非因肠道氨吸收或门体分流所致之氨中毒。门腔分流术术后肝性脑病的发病较其他术式为高。目前对肝性脑病尚无理想的治疗方法,力所能及者只是支持疗法和对症治疗,如提供高热量、补充支链氨基酸、使用肠道制菌剂和清除肠道积血等。血液净化、血浆置换及杂化型(生物型)人工肝,在国内外已成功地应用于临床,为治疗肝衰竭增加了新的治疗方法,亦为等待供肝的重症肝衰竭患者提供了"桥接"的治疗措施。

7.肾衰竭

继发于食管曲张静脉出血和急症手术术后的肾衰竭通常有两种类型。一是由于低血压期间肾血流灌注不足、肾小管坏死所致之急性肾衰竭。其表现为少尿、氮质血症、高钾血症、低尿比重和低渗透压,尿钠增加、尿中出现管型与红细胞;其二是由于肝失代偿使肝代谢发生障碍和解毒功能下降所致肾损害-肝肾综合征,这两处肾衰竭都应忌用利尿剂,因可加重肾小管损害,血管活性物质可改善肾血流量,但不会有重大成效。血液透析能较好地改善患者情况。肝与肾损害并存时死亡率高。

(郭　威)

第三节　肝　脓　肿

一、细菌性肝脓肿

(一)流行病学

细菌性肝脓肿通常指由化脓性细菌引起的感染,故亦称化脓性肝脓肿。本病病原菌可来自胆管疾病(占 16%～40%),门静脉血行感染(占 8%～24%),经肝动脉血行感染报道不一,最多者为 45%,直接感染者少见,隐匿感染占 10%～15%。致病菌以革兰阴性菌最多见,其中 2/3 为大肠埃希菌,粪链球菌和变形杆菌次之;革兰阳性球菌以金黄色葡萄球菌最常见。临床常见多种细菌的混合感染。细菌性肝脓肿 70%～83%发生于肝右叶,这与门静脉分支走行有关。左叶者占 10%～16%;左右叶均感染者为 6%～14%。脓肿多为单发且大,多发者较少且小。少数细菌性肝脓肿患者的肺、肾、脑及脾等亦可有小脓肿。尽管目前对本病的认识、诊断和治疗方法都有所改进,但死亡率仍为 30%～65%,其中多发性肝脓肿的死亡率为 50%～88%,而孤立性肝脓肿的死亡率为 12.5%～31.0%。本病多见于男性,男女比例约为2:1。但目前的许多报道指出,本病的性别差异已不明显,这可能与女性胆管疾病发生率较高,而胆源性肝脓肿在化脓性肝脓肿发生中占主导地位有关。本病可发生于任何年龄,但中年以上者约占 70%。

(二)病因

肝由于接受肝动脉和门静脉双重血液供应,并通过胆管与肠道相通,发生感染的机会很多。但是在正常情况下由于肝的血液循环丰富和单核-吞噬细胞系统的强大吞噬作用,可以杀伤入侵的细菌并且阻止其生长,不易形成肝脓肿。但是如各种原因导致机体抵抗力下降时,或当某些原因造成胆管梗阻时,入侵的细菌便可以在肝内重新生长引起感染,进一步发展形成脓肿。化脓性肝脓肿是一种继发性病变,病原菌可由下列途径进入肝。

1.胆管系统

这是目前最主要的侵入途径,也是细菌性肝脓肿最常见的原因。当各种原因导致急性梗阻性化脓性胆管炎,细菌可沿胆管逆行上行至肝,形成脓肿。胆管疾病引起的肝脓肿占肝脓肿发病率的21.6%～51.5%,其中肝胆管结石并发肝脓肿更多见。胆管疾病引起的肝脓肿常为多发性,以肝左叶多见。

2.门静脉系统

腹腔内的感染性疾病,如坏疽性阑尾炎、内痔感染、胰腺脓肿、溃疡性结肠炎及化脓性盆腔炎等均可引起门脉属支的化脓性门静脉炎,脱落的脓毒性栓子进入肝形成肝脓肿。近年来由于抗生素的应用,这种途径的感染已大为减少。

3.肝动脉

体内任何部位的化脓性疾病,如急性上呼吸道感染、亚急性细菌性心内膜炎、骨髓炎和痈等,病原菌由体循环经肝动脉侵入肝。当机体抵抗力低下时,细菌可在肝内繁殖形成多发性肝脓肿,多见于小儿败血症。

4.淋巴系统

与肝相邻部位的感染如化脓性胆囊炎、膈下脓肿、肾周围脓肿、胃及十二指肠穿孔等,病原菌可经淋巴系统进入肝,亦可直接侵及肝。

5.肝外伤后继发感染

开放性肝外伤时,细菌从创口进入肝或随异物直接从外界带入肝引发脓肿。闭合性肝外伤时,特别是中心型肝损伤患者,可在肝内形成血肿,易导致内源性细菌感染。尤其是合并肝内小胆管损伤,则感染的机会更高。

6.医源性感染

近年来,由于临床上开展了许多肝脏手术及侵入性诊疗技术,如肝穿刺活检术、经皮肝穿刺胆管造影术(PTC)、内镜逆行胰胆管造影术(ERCP)等,操作过程中有可能将病原菌带入肝形成肝的化脓性感染。肝脏手术时由于局部止血不彻底或术后引流不畅,形成肝内积血积液时均可引起肝脓肿。

7.其他

有一些原因不明的肝脓肿,如隐源性肝脓肿,可能肝内存在隐匿性病变。当机体抵抗力减弱时,隐匿病灶"复燃",病菌开始在肝内繁殖,导致肝的炎症和脓肿。Ranson指出,25%隐源性肝脓肿患者伴有糖尿病。

(三)临床表现

细菌性肝脓肿并无典型的临床表现,急性期常被原发性疾病的症状所掩盖,一般起病较急,全身脓毒性反应显著。

1.寒战和高热

寒战和高热多为最早也是最常见的症状。患者在发病初期骤感寒战,继而高热,热型呈弛张型,体温在38~40 ℃,最高可达41 ℃,伴有大量出汗,脉率增快,一天数次,反复发作。

2.肝区疼痛

由于肝大和肝被膜急性膨胀,肝区出现持续性钝痛;出现的时间可在其他症状之前或之后,亦可与其他症状同时出现,疼痛剧烈者常提示单发性脓肿;疼痛早期为持续性钝痛,后期可呈剧烈锐痛,随呼吸加重者提示脓肿位于肝膈顶部;疼痛可向右肩部放射,左肝脓肿也可向左肩部放射。

3.乏力、食欲缺乏、恶心和呕吐

由于伴有全身毒性反应及持续消耗,患者可出现乏力、食欲缺乏、恶心、呕吐等消化道症状。少数患者还出现腹泻、腹胀及顽固性呃逆等症状。

4.体征

肝区压痛和肝大最常见。右下胸部和肝区叩击痛;若脓肿移行于肝表面,则其相应部位的皮肤呈红肿,且可触及波动性肿块。右上腹肌紧张,右季肋部饱满,肋间水肿并有触痛。左肝脓肿时上述症状出现于剑突下。并发于胆管梗阻的肝脓肿患者常出现黄疸。其他原因的肝脓肿,一旦出现黄疸,表示病情严重,预后不良。少数患者可出现右侧反应性胸膜炎和胸腔积液,可查及肺底呼吸音减弱、啰音和叩诊浊音等。晚期患者可出现腹水,这可能是由于门静脉炎及周围脓肿的压迫影响门静脉循环及肝受损,长期消耗导致营养性低蛋白血症引起。

(四)诊断

1.病史及体征

在急性肠道或胆管感染的患者中,突然发生寒战、高热、肝区疼痛、压痛和叩击痛等,应高度怀疑本病的可能,做进一步详细检查。

2.实验室检查

白细胞计数明显升高,总数达$(1\sim2)\times10^{10}$/L 或以上,中性粒细胞在 90％以上,并可出现核左移或中毒颗粒,谷丙转氨酶、碱性磷酸酶升高,其他肝功能检查也可出现异常。

3.B超检查

B超检查是诊断肝脓肿最方便、简单又无痛苦的方法,可显示肝内液性暗区,区内有"絮状回声"并可显示脓肿部位、大小及距体表深度,并用以确定脓腔部位作为穿刺点和进针方向,或为手术引流提供进路。此外,还可供术后动态观察及追踪随访。能分辨肝内直径 2 cm 以上的脓肿病灶,可作为首选检查方法,其诊断阳性率可达 96％以上。

4.X线和CT检查

X线检查可见肝阴影增大、右侧膈肌升高和活动受限,肋膈角模糊或胸腔少量积液,右下肺不张或有浸润,以及膈下有液气面等。肝脓肿在 CT 图像上均表现为密度减低区,吸收系数介于肝囊肿和肝肿瘤之间。CT 可直接显示肝脓肿的大小、范围、数目和位置,但费用较高。

5.其他

如放射性核素肝扫描(包括 ECT)、选择性腹腔动脉造影等对肝脓肿的诊断有一定价值。但这些检查复杂、费时,因此在急性期患者最好选用操作简便、安全、无创伤性的 B超检查。

(五)鉴别诊断

1.阿米巴性肝脓肿

阿米巴性肝脓肿的临床症状和体征与细菌性肝脓肿有许多相似之处,但两者的治疗原则有本质上的差别,前者以抗阿米巴和穿刺抽脓为主,后者以控制感染和手术治疗为主,故在治疗前应明确诊断。阿米巴肝脓肿常有阿米巴肠炎和脓血便的病史,发生肝脓肿后病程较长,全身情况尚可,但贫血较明显。肝显著增大,肋间水肿,局部隆起和压痛较明显。若粪便中找到阿米巴原虫或滋养体,则更有助于诊断。此外,诊断性肝脓肿穿刺液为"巧克力"色,可找到阿米巴滋养体。

2.胆囊炎、胆石症

此类病有典型的右上部绞痛和反复发作的病史,疼痛放射至右肩或肩胛部,右上腹肌紧张,胆囊区压痛明显或触及增大的胆囊,X线检查无膈肌抬高,运动正常。B超检查有助于鉴别诊断。

3.肝囊肿合并感染

这些患者多数在未合并感染前已明确诊断。对既往未明确诊断的患者合并感染时,需详细询问病史和仔细检查,亦能加以鉴别。

4.膈下脓肿

膈下脓肿往往有腹膜炎或上腹部手术后感染史,脓毒血症和局部体征较化脓性肝脓肿为轻,主要表现为胸痛,深呼吸时疼痛加重。X线检查见膈肌抬高、僵硬、运动受限明显,或膈下出现气液平。B超可发现膈下有液性暗区。但当肝脓肿穿破合并膈下感染者,鉴别诊断就比较困难。

5.原发性肝癌

巨块型肝癌中心区液化坏死而继发感染时易与肝脓肿相混淆。但肝癌患者的病史、发病过程及体征等均与肝脓肿不同,如能结合病史、B超和AFP检测,一般不难鉴别。

6.胰腺脓肿

有急性胰腺炎病史,脓肿症状之外尚有胰腺功能不良的表现;肝无增大,无触痛;B超及CT等影像学检查可辅助诊断并定位。

(六)并发症

细菌性肝脓肿如得不到及时、有效的治疗,脓肿破溃后向各个脏器穿破可引起严重并发症。右肝脓肿可向膈下间隙穿破形成膈下脓肿;亦可再穿破膈肌而形成脓肿;甚至能穿破肺组织至支气管,脓液从气管排出,形成支气管胸膜瘘;如脓肿同时穿破胆管则形成支气管胆瘘。左肝脓肿可穿破入心包,发生心包积脓,严重者可发生心脏压塞。脓肿可向下穿破入腹腔引起腹膜炎。有少数患者,脓肿穿破入胃、大肠,甚至门静脉、下腔静脉等;若同时穿破门静脉或胆管,大量血液由胆管排出十二指肠,可表现为上消化道大出血。细菌性肝脓肿一旦出现并发症,死亡率成倍增加。

(七)治疗

细菌性肝脓肿是一种继发疾病,如能及早重视治疗原发病灶可起到预防的作用。即便在肝脏感染的早期,如能及时给予大剂量抗生素治疗,加强全身支持疗法,也可防止病情进展。

1.药物治疗

对急性期,已形成而未局限的肝脓肿或多发性小脓肿,宜采用此法治疗。即在治疗原发病灶的同时,使用大剂量有效抗生素和全身支持治疗,以控制炎症,促使脓肿吸收自愈。全身支持疗法很重要,由于本病的患者中毒症状严重,全身状况较差,故在应用大剂量抗生素的同时应积极补液,纠正水、电解质紊乱,给予B族维生素、维生素C、维生素K,反复多次输入少量新鲜血液和血浆以纠正低蛋白血症,改善肝功能和输注免疫球蛋白。目前多主张有计划地联合应用抗生素,如先选用对需氧菌和厌氧菌均有效的药物,待细菌培养和药敏结果明确再选用敏感抗生素。多数患者可望治愈,部分脓肿可局限化,为进一步治疗提供良好的前提。多发性小脓肿经全身抗生素治疗不能控制时,可考虑在肝动脉或门静脉内置管滴注抗生素。

2.B超引导下经皮穿刺抽脓或置管引流术

适用于单个较大的脓肿,在B超引导下以粗针穿刺脓腔,抽吸脓液后反复注入生理盐水冲洗,直至抽出液体清亮,拔出穿刺针。亦可在反复冲洗吸净脓液后,置入引流管,以备术后冲洗引流之用,至脓腔直径<1.5 cm时拔除。这种方法简便,创伤小,疗效亦满意。特别适用于年老体虚及危重患者。操作时应注意:①选择脓肿距体表最近点穿刺,同时避开胆囊、胸腔或大血管。②穿刺的方向对准脓腔的最大径。③多发性脓肿应分别定位穿刺。但是这种方法并不能完全替代手术,因为脓液黏稠,会造成引流不畅,引流管过粗易导致组织或脓腔壁出血,对多分隔脓腔引流不彻底,不能同时处理原发病灶,厚壁脓肿经抽脓或引流后,脓壁不易塌陷。

3.手术疗法

(1)脓肿切开引流术:适用于脓肿较大或经非手术疗法治疗后全身中毒症状仍然较重或出现并发症者,如脓肿穿入腹腔引起腹膜炎或穿入胆管等。常用的手术途径有以下几种。①经腹腔切开引流术:取右肋缘下斜切口,进入腹腔后,明确脓肿部位,用湿盐水垫保护手术野四周以免脓液污染腹腔。先试穿刺抽得脓液后,沿针头方向用直血管钳插入脓腔,排出脓液,再用手指伸进脓腔,轻轻分离腔内间隔组织,用生理盐水反复冲洗脓腔。吸净后,脓腔内放置双套管负压吸引。脓腔内及引流管周围用大网膜覆盖,引流管自腹壁戳口引出。脓液送细菌培养。这种入路的优点是病灶定位准确,引流充分,可同时探查并处理原发病灶,是目前临床最常用的手术方式。②腹膜外脓肿切开引流术:位于肝右前叶和左外叶的肝脓肿,与前腹膜已发生紧密粘连,可采用前侧腹膜外入路引流脓液。方法是做右肋缘下斜切口或右腹直肌切口,在腹膜外间隙,用手指推开肌层直达脓肿部位。此处腹膜有明显的水肿,穿刺抽出脓液后处理方法同上。③后侧脓肿切开引流术:适用于肝右叶膈顶部或后侧脓肿。患者左侧卧位,左侧腰部垫一沙袋。沿右侧第12肋稍偏外侧做一切口,切除一段肋骨,在第1腰椎棘突水平的肋骨床区做一横切口,显露膈肌,有时需将膈肌切开到达肾后脂肪囊区。用手指沿肾后脂肪囊向上分离,显露肾上极与肝下面的腹膜后间隙直达脓肿。将穿刺针沿手指方向刺入脓腔,抽得脓液后,用长弯血管钳顺穿刺方向插入脓腔,排出脓液。用手指扩大引流口,冲洗脓液后,置入双套管或多孔乳胶管引流,切口部分缝合。

(2)肝叶切除术适用于:①病期长的慢性厚壁脓肿,切开引流后脓肿壁不塌陷,长期留有无效腔,伤口经久不愈合者。②肝脓肿切开引流后,留有窦道长期不愈者。③合并某肝段胆管结石,因肝内反复感染、组织破坏、萎缩,失去正常生理功能者。④肝左外叶内多发脓肿致使肝组织严重破坏者。肝叶切除治疗肝脓肿应注意术中避免炎性感染扩散到术野或腹腔,特别对肝断面的处理要细致妥善,术野的引流要通畅,一旦局部感染,将导致肝断面的胆瘘、出血等并发症。肝脓肿急诊切除肝叶,有使炎症扩散的危险,应严格掌握手术指征。

(八)预后

本病的预后与年龄、身体素质、原发病、脓肿数目、治疗及时与合理,以及有无并发症等密切相关。有人报道多发性肝脓肿的死亡率明显高于单发性肝脓肿。年龄超过50岁者的死亡率为79%,而50岁以下则为53%。手术死亡率为10%～33%。全身情况较差,肝明显损害及合并严重并发症者预后较差。

二、阿米巴性肝脓肿

(一)流行病学

阿米巴性肝脓肿是肠阿米巴病最多见的主要并发症。本病常见于热带与亚热带地区。好发于20～50岁的中青年男性,男女比例约为10∶1。脓肿以肝右后叶最多见,占90%以上,左叶不到10%,左右叶并发者亦不罕见。脓肿单腔者为多。国内临床资料统计,肠阿米巴病并发肝脓肿者占1.8%～20.0%,最高者可达67%。综合国内外报道4 819例中,男性为90.1%,女性为9.9%。农村高于城市。

(二)病因

阿米巴性肝脓肿是由溶组织阿米巴原虫所引起,有的在阿米巴痢疾期间形成,有的发生于痢疾之后数周或数月。据统计,60%发生在阿米巴痢疾后4～12周,但也有在长达20～30年或之后发病者。溶组织阿米巴是人体唯一的致病型阿米巴,在其生活史中主要有滋养体型和虫卵型。前者为溶组织阿米巴的致病型,寄生于肠壁组织和肠腔内,通常可在急性阿米巴痢疾的粪便中查到,在体外自然环境中极易破坏死亡,不易引起传染;虫卵仅在肠腔内形成,可随粪便排出,对外界抵抗力较强,在潮湿低温环境中可存活12天,在水中可存活9～30天,在低温条件下其寿命可为6～7周。虽然没有侵袭力,但为重要的传染源。当人吞食阿米巴虫卵污染的食物或饮水后,在小肠下段,由于碱性肠液的作用,阿米巴原虫脱卵而出并大量繁殖成为滋养体,滋养体侵犯结肠黏膜形成溃疡,常见于盲肠、升结肠等处,少数侵犯乙状结肠和直肠。寄生于结肠黏膜的阿米巴原虫,分泌溶组织酶,消化溶解肠壁上的小静脉,阿米巴滋养体侵入静脉,随门静脉血流进入肝;也可穿过肠壁直接或经淋巴管到达肝内。进入肝的阿米巴原虫大多数被肝内单核-吞噬细胞消灭;仅当侵入的原虫数目多、毒力强而机体抵抗力降低时,其存活的原虫即可繁殖,引起肝组织充血炎症,继而原虫阻塞门静脉末梢,造成肝组织局部缺血坏死;又因原虫产生溶组织酶,破坏静脉壁,溶解肝组织而形成脓肿。

(三)临床表现

本病的发展过程一般比较缓慢,急性阿米巴肝炎期较短暂,如不能及时治疗,继之为较长时期的慢性期。其发病可在肠阿米巴病数周至数年之后,甚至可长达 30 年后才出现阿米巴性肝脓肿。

1.急性肝炎期

在肠阿米巴病过程中,出现肝区疼痛、肝大、压痛明显,伴有体温升高(持续在 38～39 ℃),脉速、大量出汗等症状亦可出现。此期如能及时、有效治疗,炎症可得到控制,避免脓肿形成。

2.肝脓肿期

临床表现取决于脓肿的大小、位置、病程长短及有无并发症等。但大多数患者起病比较缓慢,病程较长,此期间主要表现为发热、肝区疼痛及肝大等。

(1)发热:大多起病缓慢,持续发热(38～39 ℃),常以弛张热或间歇热为主;在慢性肝脓肿患者体温可正常或仅为低热;如继发细菌感染或其他并发症时,体温可高达 40 ℃以上;常伴有畏寒、寒战或多汗。体温大多晨起低,在午后上升,夜间热退时有大汗淋漓;患者多有食欲缺乏、腹胀、恶心、呕吐,甚至腹泻、痢疾等症状;体重减轻、虚弱乏力、消瘦、精神萎靡、贫血等亦常见。

(2)肝区疼痛:常为持续性疼痛,偶有刺痛或剧烈疼痛;疼痛可随深呼吸、咳嗽及体位变化而加剧。疼痛部位因脓肿部位而异,当脓肿位于右膈顶部时,疼痛可放射至右肩胛或右腰背部;也可因压迫或炎症刺激右膈肌及右下肺而导致右下肺肺炎、胸膜炎,产生气急、咳嗽、肺底湿啰音等。如脓肿位于肝的下部,可出现上腹部疼痛症状。

(3)局部水肿和压痛:较大的脓肿可出现右下胸、上腹部膨隆,肋间饱满,局部皮肤水肿发亮,肋间隙因皮肤水肿而消失或增宽,局部压痛或叩痛明显。右上腹部可有压痛、肌紧张,有时可扪及增大的肝脏或肿块。

(4)肝大:肝往往呈弥漫性增大,病变所在部位有明显的局限性压痛及叩击痛。右肋缘下常可扪及增大的肝,下缘钝圆有充实感,质中坚,触痛明显,且多伴有腹肌紧张。部分患者的肝有局限性波动感,少数患者可出现胸腔积液。

(5)慢性患者:慢性期疾病可迁延数月甚至 1～2 年。患者呈消瘦、贫血和营养性不良性水肿甚至胸腔积液和腹水;如不继发细菌性感染,发热反应可不明显。上腹部可扪及增大坚硬的包块。少数患者由于巨大的肝脓肿压迫胆管或肝细胞损害而出现黄疸。

(四)并发症

1.继发细菌感染

继发细菌感染多见于慢性患者,致病菌以金黄色葡萄球菌和大肠埃希菌多见。患者表现为症状明显加重,体温上升至 40 ℃以上,呈弛张热,白细胞计数升高,以中性粒细胞为主,抽出的脓液为黄色或黄绿色,有臭味,光镜下可见大量脓细胞。但用抗生素治疗难以奏效。

2.脓肿穿破

巨大脓肿或表面脓肿易向邻近组织或器官穿破。向上穿破膈下间隙形成膈下脓肿;穿破膈肌形成脓胸或肺脓肿;也有穿破支气管形成肝-支气管瘘,常突然咳出大量棕色痰,伴胸痛、气促,胸部X线检查可无异常,脓液自气管咳出后,增大的肝可缩小;肝右叶脓肿可穿破至心包,呈化脓性心包炎表现,严重时引起心脏压塞;穿破胃时,患者可呕吐出血液及褐色物;肝右下叶脓肿可与结肠粘连并穿入结肠,表现为突然排出大量棕褐色黏稠脓液,腹痛轻,无里急后重症状,肝迅速缩小,X线显示肝脓肿区有积气影;穿破至腹腔引起弥漫性腹膜炎。Warling 等报道 1 122 例阿米巴性肝脓肿,破溃 293 例,其中穿入胸腔 29%,肺 27%,心包 15.3%,腹腔 11.9%,胃 3%,结肠2.3%,下腔静脉 2.3%,其他 9.25%。国内资料显示,发生破溃的 276 例中,破入胸腔37.6%,肺27.5%,支气管 10.5%,腹腔 16.6%,其他 7.6%。

3.阿米巴原虫血行播散

阿米巴原虫经肝静脉、下腔静脉到肺,也可经肠道至静脉或淋巴道入肺,双肺呈多发性小脓肿。在肝或肺脓肿的基础上易经血液循环至脑,形成阿米巴性脑脓肿,其死亡率极高。

(五)辅助检查

1.实验室检查

(1)血常规检查:急性期白细胞总数可达(10~20)×10⁹/L,中性粒细胞在 80% 以上,明显升高者应怀疑合并有细菌感染。慢性期白细胞升高不明显。病程长者贫血较明显,红细胞沉降率可增快。

(2)肝功能检查:肝功能多数在正常范围内,偶见谷丙转氨酶、碱性磷酸酶升高,清蛋白下降。少数患者血清胆红素可升高。

(3)粪便检查:仅供参考,因为阿米巴包囊或原虫阳性率不高,仅少数患者的新鲜粪便中可找到阿米巴原虫,国内报道阳性率约为 14%。

(4)血清补体结合试验:对诊断阿米巴病有较大价值。有报道结肠阿米巴期的阳性率为15.5%,阿米巴肝炎期为 83%,肝脓肿期可为 92%~98%,且可发现隐匿性阿米巴肝病,治疗后即可转阴。但由于在流行区内无症状的带虫者和非阿米巴感染的患者也可为阳性,故诊断时应结合具体患者进行分析。

2.超声检查

B超检查对肝脓肿的诊断有肯定的价值,准确率在 90% 以上,能显示肝脓性暗区。同时B超定位有助于确定穿刺或手术引流部位。

3.X线检查

由于阿米巴性肝脓肿多位于肝右叶膈面,故在 X 线透视下可见到肝阴影增大,右膈肌抬高,运动受限或横膈呈半球形隆起等征象。有时还可见胸膜反应或积液,肺底有云雾状阴影等。此外,如在 X 线片上见到脓腔内有液气面,则对诊断有重要意义。

4.CT

CT 可见脓肿部位呈低密度区,造影强化后脓肿周围呈环形密度增高带影,脓腔内可有气液平面。囊肿的密度与脓肿相似,但边缘光滑,周边无充血带;肝肿瘤的 CT 值明显高于肝脓肿。

5.放射性核素肝扫描

放射性核素肝扫描可发现肝内有占位性病变,即放射性缺损区,但直径<2 cm 的脓肿或多发性小脓肿易被漏诊或误诊,因此仅对定位诊断有帮助。

6.诊断性穿刺抽脓

这是确诊阿米巴肝脓肿的主要证据,可在 B 超引导下进行。典型的脓液呈巧克力色或咖啡色,黏稠无臭味。脓液中查滋养体的阳性率很低(为 3‰～4‰),若将脓液按每毫升加入链激酶 10 U,在 37 ℃条件下孵育 30 分钟后检查,可提高阳性率。从脓肿壁刮下的组织中,几乎都可找到活动的阿米巴原虫。

7.诊断性治疗

如上述检查方法未能确定诊断,可试用抗阿米巴药物治疗。如果治疗后体温下降,肿块缩小,诊断即可确立。

(六)诊断及鉴别诊断

对中年男性患有长期不规则发热、出汗、食欲缺乏、体质虚弱、贫血、肝区疼痛、肝大并有压痛或叩击痛,特别是伴有痢疾史时,应疑为阿米巴性肝脓肿。但缺乏痢疾史,也不能排除本病的可能性,因为 40%阿米巴肝脓肿患者可无阿米巴痢疾史,应结合各种检查结果进行分析。应与以下疾病相鉴别。

1.原发性肝癌

同样有发热、右上腹痛和肝大等,但原发性肝癌常有传染性肝炎病史,并且合并肝硬化占 80%以上,肝质地较坚硬,并有结节。结合 B 超检查、放射性核素肝扫描、CT、肝动脉造影及 AFP 检查等,不难鉴别。

2.细菌性肝脓肿

细菌性肝脓肿病程急骤,脓肿以多发性为主,且全身脓毒血症明显,一般不难鉴别(表 5-1)。

表 5-1　细菌性肝脓肿与阿米巴性肝脓肿的鉴别

鉴别要点	细菌性肝脓肿	阿米巴性肝脓肿
病史	常先有腹内或其他部位化脓性疾病,但近半数不明	40%～50%有阿米巴痢疾或"腹泻"史
发病时间	与原发病相连续或隔数天至 10 天	与阿米巴痢疾相隔 1～2 周,数月至数年
病程	发病急突然,脓毒症状重,衰竭发生较快	发病较缓,症状较轻,病程较长
肝	肝大一般不明显,触痛较轻,一般无局部隆起,脓肿多发者多	肝大与触痛较明显,脓肿多为单发且大,常有局部隆起
血液检查	白细胞和中性粒细胞计数显著增高,少数血细菌培养阳性	血细胞计数增高不明显,血细菌培养阴性,阿米巴病血清试验阳性
粪便检查	无溶组织阿米巴包囊或滋养体	部分患者可查到溶组织内阿米巴滋养体
胆汁	无阿米巴滋养体	多数可查到阿米巴滋养体
肝穿刺	黄白或灰白色脓液能查到致病菌,肝组织为化脓性病变	棕褐色脓液可查到阿米巴滋养体,无细菌,肝组织可有阿米巴滋养体
试验治疗	抗阿米巴药无效	抗阿米巴药有效

3.膈下脓肿

膈下脓肿常继发于腹腔继发性感染,如溃疡病穿孔、阑尾炎穿孔或腹腔手术之后。本病全身症状明显,但腹部体征轻;X 线检查肝向下推移,横膈普遍抬高和活动受限,但无局限性隆起,可在膈下发现液气面;B 超提示膈下液性暗区而肝内则无液性区;放射性核素肝扫描不显示肝内缺损区;MRI 检查在冠状切面上能显示位于膈下与肝间隙内有液性区,而肝内正常。

4.胰腺脓肿

本病早期为急性胰腺炎症状。脓毒症状之外可有胰腺功能不良,如糖尿、粪便中有未分解的脂肪和未消化的肌纤维。肝增大亦甚轻,无触痛。胰腺脓肿时膨胀的胃挡在病变部前面。B超扫描无异常所见,CT可帮助定位。

(七)治疗

本病的病程长,患者的全身情况较差,常有贫血和营养不良,故应加强营养和支持疗法,给予高糖类、高蛋白、高维生素和低脂肪饮食,必要时可补充血浆及蛋白,同时给予抗生素治疗,最主要的是应用抗阿米巴药物,并辅以穿刺排脓,必要时采用外科治疗。

1.药物治疗

(1)甲硝唑:为首选治疗药物,视病情可给予口服或静脉滴注,该药疗效好,毒性小,疗程短,除妊娠早期均可适用,治愈率为70%～100%。

(2)依米丁(吐根碱):由于该药毒性大,目前已很少使用。对阿米巴滋养体有较强的杀灭作用,可根治肠内阿米巴慢性感染。本品毒性大,可引起心肌损害、血压下降、心律失常等。此外,还有胃肠道反应、肌无力、神经闪痛、吞咽和呼吸肌麻痹。故在应用期间,每天测量血压。若发现血压下降应停药。

(3)氯喹:本品对阿米巴滋养体有杀灭作用。口服后肝内浓度高于血液200～700倍,毒性小,疗效佳,适用于阿米巴性肝炎和肝脓肿。成人口服第1、2天每天0.6 g,以后每天服0.3 g,3～4周为1个疗程,偶有胃肠道反应、头痛和皮肤瘙痒。

2.穿刺抽脓

经药物治疗症状无明显改善者,或脓腔大或合并细菌感染病情严重者,应在抗阿米巴药物应用的同时,进行穿刺抽脓。穿刺应在B超检查定位引导下和局部麻醉后进行,取距脓腔最近部位进针,严格无菌操作。每次尽量吸尽脓液,每隔3～5天重复穿刺,穿刺术后应卧床休息。如合并细菌感染,穿刺抽脓后可于脓腔内注入抗生素。近年来也加用脓腔内放置塑料管引流,收到良好疗效。患者体温正常,脓腔缩小为5～10 mL后,可停止穿刺抽脓。

3.手术治疗

常用术式有两种。

(1)切开引流术:下列情况可考虑该术式。①经抗阿米巴药物治疗及穿刺抽脓后症状无改善者。②脓肿伴有细菌感染,经综合治疗后感染不能控制者。③脓肿穿破至胸腔或腹腔,并发脓胸或腹膜炎者。④脓肿深在或由于位置不好不宜穿刺排脓治疗者。⑤左外叶肝脓肿,抗阿米巴药物治疗不见效,穿刺易损伤腹腔脏器或污染腹腔者。在切开排脓后,脓腔内放置多孔乳胶引流管或双套管持续负压吸引。引流管一般在无脓液引出后拔除。

(2)肝叶切除术:对慢性厚壁脓肿,引流后腔壁不易塌陷者,遗留难以愈合的无效腔和窦道者,可考虑做肝叶切除术。手术应与抗阿米巴药物治疗同时进行,术后继续抗阿米巴药物治疗。

(八)预后

本病预后与病变的程度、脓肿大小、有无继发细菌感染或脓肿穿破及治疗方法等密切相关。根据国内报道,抗阿米巴药物治疗加穿刺抽脓,死亡率为7.1%,但在兼有严重并发症时,死亡率可增加1倍多。本病是可以预防的,主要在于防止阿米巴痢疾的感染。只要加强粪便管理,注意卫生,对阿米巴痢疾进行彻底治疗,阿米巴肝脓肿是可以预防的;即使进展到阿米巴肝炎期,如能早期诊断、及时彻底治疗,也可预防肝脓肿的形成。

(刘景德)

第四节　肝囊肿

肝囊肿按其病因是否为寄生虫引起和多发或单发分为以下几种：①非寄生虫性孤立性肝囊肿；②非寄生虫性多发性肝囊肿，即多囊肝；③寄生虫性肝囊肿，即肝棘球蚴。

一、非寄生虫性孤立性肝囊肿

以往认为非寄生虫性孤立性肝囊肿发病率较低，如今随着腹部影像技术的不断发展和普及，肝囊肿发病率逐渐增加，无症状的肝囊肿并不少见，尸检检出率为 1％，B 超及 CT 检出率不同文献报道为 2.50％～4.75％，其中 61.2％为单纯性肝囊肿，其中 92％以上患者的年龄超过 40 岁，而 60 岁以上的发病率明显增加。女性更为常见，无症状患者女性与男性的比率为 1.5∶1，有症状患者女性与男性的比率为 9∶1。

（一）病因与病理

非寄生虫性孤立性肝囊肿的病因可分为先天性、肿瘤性、外伤性及炎症性 4 种，其中先天性多见，其他原因所致者均少见。囊肿又有单房与多房之分，以单房囊肿为多见。

先天性肝囊肿病因目前尚未完全清楚，多数学者认为在胚胎发育时局部胆管或淋巴管因炎症上皮增生阻塞，导致管腔内容物潴留，逐渐形成囊肿。肿瘤性囊肿主要包括囊腺瘤和囊腺癌。外伤性囊肿为肝挫伤后肝实质产生血肿，血肿液化坏死后形成一假性囊肿，囊肿壁无上皮内衬。炎症性肝囊肿为肝内胆管多发结石阻塞或炎症狭窄梗阻，在梗阻以上或两段梗阻之间的胆管囊性扩张，是肝内结石的并发症。后两种均为假性囊肿，治疗方法亦不同，在诊断时需加以鉴别。

非寄生虫性孤立性肝囊肿多发生于肝右叶。囊肿的大小差异很大，囊内为浆液，不与胆管想通，所含液体由数毫升至十余升。此种囊肿发生于肝实质内，较大囊肿突出于肝表面。囊肿突出肝脏部分的表面为肝脏腹膜所覆盖，表面光滑呈圆形或椭圆形，有少数囊肿与肝脏脏面相连呈悬垂状。囊壁内衬以柱状或立方上皮，外层为纤维组织。周围肝组织因受压而发生萎缩变性。囊内液体多为清亮透明，不含胆汁；若肝囊肿曾经合并囊内出血、感染等并发症，囊液可变为棕褐色混浊液。

（二）临床表现

本病虽多为先天原因，中年女性多见，因需相当长时间囊内液体才能达到足够数量。

大多数非寄生虫性孤立性肝囊肿是无症状的。多为无意中或查体时被医师发现右肋缘下或上腹有一肿物。较大囊肿可能出现压迫症状，如压迫胃肠道可出现饭后上腹不适，向上压迫胸腔可能有气短，不能平卧等。囊肿压迫下腔静脉可引起双下肢水肿，压迫门静脉可导致门静脉高压症，囊肿压迫胆管引起黄疸。囊肿若发生出血、继发感染可有上腹痛及发热等。

查体可发现在上腹或右上腹可触及一无痛性肿块，随呼吸移动，表面光滑有韧性或囊性；有时可触及肝边缘，因囊肿将肝向下推移所致。化验室检查无异常，肝功能试验一般为正常。

（三）影像学检查

1.B 超

B 超是最简单而准确的诊断方法，典型表现为肝内单个或多发圆形边界清楚的无回声区，壁薄且光滑。它可明确囊肿的部位、大小、并可与肝、腹腔囊肿,肝棘球蚴囊肿等相鉴别。其敏感性和特异性均超过 90% 以上,是首选的诊断方法。

2.CT

CT 平扫单纯性肝囊肿呈单发或多发低密度影像,边缘光滑锐利,其 CT 值范围在 10～15 Hu,增强后扫描肝囊肿不强化。如发现囊肿分隔多腔或囊腔内有乳头状突起,并有强化时,应考虑囊腺瘤或囊腺癌的可能。

3.MRI

肝囊肿具有很长的 T_1 和 T_2 弛豫时间,在 T_1 加权图像上较大肝囊肿一般呈极低信号区,信号强度均匀,边界清楚锐利,T_2 加权图像上,肝囊肿呈均匀高信号,边界清楚。

(四)治疗

本病发展缓慢,绝大多数单纯性肝囊肿保持无症状,较小囊肿可用 B 超检查定期观察。较大囊肿因能压迫邻近肝组织导致萎缩,具有压迫症状或感染、出血等并发症时,以手术治疗为宜。

1.手术方法

手术方法包括开腹或腹腔镜下手术。随着腹腔镜技术的日益成熟,具有微创、恢复快、复发率低等优点,目前已被广泛应用于有症状的单纯性肝囊肿的治疗。①囊肿切除术:囊肿多与正常肝组织之间有较清楚的界限,能较容易地从肝脏解剖出来将囊肿完全切除,将肝断面缝合;适于单纯性肝囊肿诊断不够明确、不能排除胆管囊腺瘤(癌)及合并感染出血等情况患者。②肝叶切除术:囊肿如位于左外侧叶可将左外侧叶与囊肿一并切除;因肝叶切除手术风险较高尤其适于考虑囊腺瘤或囊腺癌患者。③囊肿开窗术:适用于较表浅的囊肿。如囊肿与周围肝组织粘连紧密不易分离,或囊肿位置接近肝门或第 2 肝门处可将囊肿壁剪开,吸尽囊内容,再用甲醛溶液涂布在囊内壁,破坏囊内壁上皮,用生理盐水洗净后,放粗硅胶管于囊腔内引流,以后囊壁受腹腔内脏器压迫自然闭合,引流管无分泌物后拔除。肝囊肿开窗术中应尽量选择低位、无肝实质的囊壁处,尽量切除多一些囊壁(>1/3);应先穿刺抽液确认不含胆汁后才能实施;囊壁应以氩氦刀、电凝等破坏内皮细胞,消除其分泌功能。

2.B 超、CT 定位引导经皮穿刺注射硬化剂治疗肝囊肿

B 超、CT 定位引导经皮穿刺注射硬化剂治疗肝囊肿在很多单位已经成为常规治疗方法,是经 B 超、CT 定位引导经皮穿刺至囊腔,将囊内液体抽吸后注入无水乙醇,方法简便,尤其在彩色多普勒超声显像,更具有优越性,因囊内分隔,产生大量强回声干扰,往往影响辨别针尖位置,彩色多普勒超声显像则可克服这一不足,而且还可以避开(血管及重要脏器结构,降低出血等严重并发症发生机会。该方法具有创伤小、恢复快、简便易行等优点。缺点是治疗后肝囊肿复发率仍较高,反复治疗有并发感染可能,尤其是对巨大肝囊肿。囊液内含有胆汁疑与胆道相通者则不适于此方法治疗;合并感染或压迫胆道引起黄疸患者,可先穿刺减压,病情明确后再进一步处理。

二、非寄生虫性多发性肝囊肿

非寄生虫性多发性肝囊肿又叫多囊肝或肝囊性病。本病为先天性原因,多囊肝是一种常染色体显性遗传病。目前已知与多囊肝相关基因包括独立型多囊肝基因 *PRCKSH*、*SEC* 63,多囊肾病基因有 *PKD* 1 与 *PKD* 2。多囊肝好发于女性。因肝内管道系统的连接异常,在肝内形成无数的潴留性囊肿。管道畸形主要为淋巴管异常,囊内液体为淋巴性。

（一）临床表现

患者多无黄疸,此与先天性肝内胆管闭锁不同。本病有时合并其他脏器的多发性囊肿,如肾、胰、肺、脾等。本病与单发囊肿相似,出现症状多在中年以后。首先出现的症状是上腹及右肋下肿块,不痛,除囊肿很大能出现压迫症状外无其他异常。随着病情进展,肝内囊肿不断增大、增多,患者逐渐出现加重的腹胀、餐后饱胀、食欲减退、恶心,甚至呕吐,可扪及上腹部包块;囊肿压迫胆管可引起黄疸;压迫下腔静脉时,患者可出现下肢水肿等症状;晚期可引起肝衰竭。

（二）影像学检查

B超和CT检查可见到肝内有无数大小不等的囊肿,囊肿彼此相连,多呈簇状分布,多房融合成分隔,之间多无正常肝组织,囊肿所占肝体积50％以上。

（三）分型

Gigot等于1997年提出根据CT扫描所显示的肝内囊肿数目、大小及剩余肝实质量将多囊肝分为以下3型:①Ⅰ型是指肝内有数目<10个的大囊肿(直径>10 cm);②Ⅱ型是指肝内弥漫分布多发、中等大小的囊肿,数目>10个,但还剩余较多量正常的肝实质;③Ⅲ型是指肝内弥漫分布多发、小至中等大小的囊肿,且仅剩余少量正常的肝实质。

（四）治疗

本病的最后转归为多为囊肿压迫肝组织萎缩最后导致肝功能不全,外科手术不能得到根治。超声引导肝囊肿穿刺抽液、硬化剂注射治疗,起到暂时缓解症状的目的。对囊肿较大有压迫症状者可做开腹或腹腔镜手术,对大囊肿逐一做开窗术,以后囊内液体溢至腹腔内可通过腹膜吸收,能达到延缓病程和解除压迫的作用。可用于GigotⅠ型、部分Ⅱ型的多囊肝患者,为暂时姑息治疗。开腹或腹腔镜下肝囊肿切除术,适用于肝功能好、至少有部分肝脏没有明显病变的GigotⅡ型、Ⅲ型的多囊肝患者;多囊肝有肝功能不全的威胁,不合并其他器官多囊性变者,是肝移植的适应证。合并多囊肾导致肾功能不全的必要时可行肝肾联合移植术。

三、寄生虫性肝囊肿

寄生虫性肝囊肿主要指肝棘球蚴病,又称肝棘球蚴病。棘球蚴病70％发生于肝脏;约20％发生于肺部;发于心、脑、肾脏、眼眶、骨髓腔者约占10％。肝棘球蚴病包括囊型与泡型两类:大多数为囊型棘球蚴病,即细粒棘球绦虫的蚴侵入肝脏引起的单房型棘球蚴病;少部分为多房型棘球绦虫的蚴引起的多房型棘球蚴病,即泡型棘球蚴病。本病在世界范围内均有流行,为畜牧区常见病,好发地区包括中亚、我国西北和西南地区、俄罗斯、澳洲、南美、地中海区域、中东及非洲等地。近年随着旅游贸易发展,频繁的人口流动等影响,分布更加广泛,使该病逐渐成为全球性公共卫生问题。

（一）病因与病理

棘球蚴病是由棘球属虫种的幼虫所致的疾病。目前被公认的致病虫种有细粒棘球绦虫、多房棘球绦虫、伏氏棘球绦虫、少节棘球绦虫。其形态、宿主和分布地区略有不同,我国主要以细粒棘球绦虫最为常见,少部分为多房棘球绦虫。

细粒棘球绦虫终末宿主是犬,羊、猪、牛及人为其中间宿主。主要感染途径为与犬的密切接触。成虫长数厘米,具有头节、颈、一个未成熟体节、一个已成熟体节与一个妊娠体节。成虫寄生于犬小肠,妊娠体节破溃后,虫卵随粪便排出、常附着于犬的皮毛。与犬接触的人类容易经口直接感染,或通过人畜共饮水源间接感染。虫卵经小肠孵化后进入门静脉,70％在肝脏中被滤出,形成囊肿,其余可能透过肝脏侵入,发于肺、心、脑、肾脏、眼眶、骨髓等处。细粒棘球绦虫引起的囊型棘球蚴病多为囊球形、充满无色囊液的单房型囊肿。囊壁分为内囊与外囊,内囊分为内外两层,内层为白色具有弹性的生发层,外层为非上皮细胞化的角皮层。这种寄生虫性囊肿逐渐生长,导致宿主组织异物反应,遂包裹空囊周围形成很厚的纤维组织层,也就是外囊。

囊内充满无色液体,上层漂浮着大量带蒂、有生殖细胞的子囊与头节,称为囊沙,子囊由生发层生出,子囊又生出头节。囊液内营养成分被子囊与头节消耗,导致虫体死亡,囊壁钙化。囊液也含有毒素,使宿主产生变态反应。棘球蚴囊生长缓慢,病程较长,临床多见囊肿小至 $200 \sim$ 500 mL,大至超过 10 000 mL。随着囊肿生长,囊壁可能破裂,头节排出至周围组织形成继发性囊肿,此外还经常会形成囊内分隔及母囊周围的囊肿。

关于细粒棘球绦虫病的免疫反应机制已经有大量研究,早期囊肿发展过程中,细胞免疫主要涉及巨噬细胞、中性粒细胞及嗜酸性粒细胞,感染早期的IgE,IgG2与IgG4水平显著增高,IgE水平增高与变态反应相关,会引起包括皮肤瘙痒、荨麻疹、过敏性休克等症状。细粒棘球绦虫病还可以诱导 Th1 与 Th2 反应,TH1 细胞因子,尤其 IFN-γ 是水平升高;而 Th2 细胞因子,如 IL-4、IL-5 与 IL-6 水平也显示升高。但是通常来说,Th1 与 Th2 反应为互相抑制的,因此二者为何均被诱导机制尚不明确。而在患者经过化疗、外科手术后,Th2 反应迅速下降,Th1 反应占据主要地位。

(二)临床表现

1.症状与体征

本病多见于畜牧区居民,患者常有多年病史,男性居多。因为囊肿生长缓慢,在肝脏内直径每年大概生长 $1 \sim 5$ mm,所以大多患者早期没有症状,逐渐长大则可能产生各种压迫感,具体症状与囊肿的大小、数目、位置及周围器官组织有关。如位于肝上部的囊肿,因横膈上抬可能影响呼吸,而位于肝下部囊肿则可能压迫胆道、胃肠道、门静脉而相应引起黄疸、胆囊增大、恶心呕吐、门静脉高压症等表现。

囊肿破裂除了可能引起变态反应外,还会导致继发性囊肿。如果破裂入胆道引起剧烈胆绞痛和黄疸,破入腹腔引起剧烈腹痛和腹膜炎,破入胸腔引起胸膜炎或支气管瘘或支气管-胆管瘘。$5\% \sim 40\%$患者的囊肿会出现感染并发展为肝脓肿。有部分学者统计胆道穿孔发生率在90%以上。此外还会出现荨麻疹、皮肤瘙痒、呼吸困难、咳嗽、发绀等现象,晚期患者可有贫血、消瘦、乏力等表现。

2.实验室检查

血常规嗜酸性粒细胞计数增多,若囊肿破入消化道,则粪便或呕吐物中可能发现虫卵。棘球蚴囊液皮内试验具有简单、易行、阳性率高($90\% \sim 95\%$)等优点。间接血凝试验可显示棘球蚴囊液或膜的特异性 IgM 抗体,阳性率为89%,敏感性与特异性较高,交叉反应少,假阳性率低,目前已经广泛应用。Weiberg 补体结合试验阳性率为$80\% \sim 90\%$,缺点为囊肿切除后半年左右时间或棘球蚴死亡时,该试验结果可靠性较差。

(三)影像学检查

1.B超检查

超声检查简单便宜,敏感性比较高,但特异性稍差,浆液性良性囊肿、脓肿、肿瘤可能会显示出相似影像。因此可作为对疫区筛查及术后检测的首选手段。根据发育阶段的不同,可将肝棘球蚴囊肿分为五型:①Ⅰ型,单纯囊液积聚;②Ⅱ型,Ⅰ型伴有囊壁分裂;③Ⅲ型,Ⅰ型伴有囊内分隔;④Ⅳ型,囊内杂乱回声;⑤Ⅴ型,囊壁增厚。声像图为囊肿壁呈内外双层结构,囊腔一般为无回声区。若内囊破裂,可见囊液中弯曲折叠的回声带,形似"水百合花"形,液性暗区充于内外囊间,塌陷或浮动于囊液中的内囊壁;单纯型囊壁底部可见细小光点堆积(棘球蚴砂),改变体位可移动,一个大的囊腔内,可出现大小不一、数目不等的圆形或椭圆形小囊,此为(棘球蚴病特有的囊中囊征象);囊壁呈强回声甚至"蛋壳样"改变提示为钙化。

2.CT

CT 可对囊肿进行准确定位,泡球蚴型肝棘球蚴病 CT 下无明显界限,常呈类实质斑块状,其内可见弥散分布的点状、斑片状钙化影及病灶内坏无效腔呈岩洞样改变。若囊肿破入胆管,则CT 显示肝内胆管扩张,肝实质内树枝状低密度影,胆总管内可显示"串球"样低密度影。若囊肿破裂,则内囊分离形成双层囊壁"双边征"内囊。

3.MRI

T_1 加权图像上呈单发或多发,圆形或卵圆形低密度影,边界清晰。T_2 加权图像上呈高信号,母囊信号强度高于子囊。MRI 检查具有比 CT 更好的特异性,该检查能够更好地显示囊肿的形态与密度。在对泡型棘球蚴病的影像学评估中,MRI 也能更好地显示其相对于 CT 的优越性。

(四)诊断

肝棘球蚴病的诊断一般根据有无疫区生活史,有上腹部囊性肿块,病程较久而健康状况可者,应怀疑肝棘球蚴病。结合棘球蚴抗体试验和影像学诊断即可诊断肝棘球蚴病。在鉴别诊断中,需注意囊肿合并感染者往往诊断为肝脓肿而忽视肝棘球蚴病,若囊肿破入胆道后子囊与碎屑堵塞胆道时,可误诊为胆石症,以上情况需结合病史参考。

(五)治疗

肝棘球蚴病的治疗目的:①彻底清除寄生虫;②阻止复发;③降低死亡率及发病率。因此要对患者的病情进行准确评估。包括囊肿的数量、大小、部位、囊肿胆管是否相通等,此外还要考虑患者的身体条件及外科与介入科医师技能熟练度。

肝囊型棘球蚴病的治疗方法主要有三种:药物治疗、手术(开腹或腹腔镜)治疗与穿刺治疗。手术仍被认为是治疗肝棘球蚴病最有效的方法,也是唯一有望根治肝棘球蚴病的治疗方法。

1.穿刺治疗

当患者已经不能耐受手术,且棘球蚴侵犯多个器官,又伴有感染,可以采用经皮穿刺囊肿引流缓解症状;对于泡型肝棘球蚴无法根治性切除,又不具备做肝移植的条件但又造成胆道梗阻者,可以行 PTCD 缓解症状。

2.手术治疗

手术方法包括非根治性手术与根治性手术。

(1)非根治性手术:①内囊摘除术与外囊部分切除术,切口一般选择在上腹包块隆起较显著处,充分显露病变部位后,先用过氧化氢溶液(或 10%甲醛溶液)纱布垫在棘球蚴周围,避免在手术操作过程中囊液外流导致过敏性休克。用棘球蚴穿刺针穿刺棘球蚴囊腔,并用吸引器连接于穿刺针将其囊液吸出,将囊壁切开取出内囊,然后用过氧化氢溶液(双氧水)反复冲洗棘球蚴囊腔并擦洗囊壁,注意有无胆汁,缝合囊壁内的毛细胆管,将大网膜填入以消灭残腔,可在残腔内放置孔胶管一根穿于体外,术后引流管内无明显引流物,夹闭引流管 2 天左右若患者无明显不适即可拔管。该术式简单安全,但因残留部分外囊,故复发率高;且易发生胆漏。②肝脏部分切除术,其优势在于切除病灶彻底,没有残腔的产生。适用于局部多发病灶和大病灶,棘球蚴囊壁厚,合并囊内感染或者囊壁并发其他病症,能够耐受此手术患者均可行肝脏部分切除术。治疗囊型棘球蚴病时,相对于保守的手术,积极的肝切除术应该是优先被考虑的。病灶巨大,剩余肝脏不能够代偿者,是该手术的禁忌。③姑息切除术,该法是针对晚期复杂的泡型肝棘球蚴病,棘球蚴已侵犯重要血管或胆道系统,造成胆道梗阻或静脉回流障碍,患者又不具备做肝脏移植的条件,通过切除大部分病灶后再配合药物治疗,使患者的症状得到缓解,甚至临床症状消失。目前通过观察,做姑息切除的患者生存时间和生活质量并不低做肝脏移植的受体,但姑息切除患者的治疗费用要远远低于肝脏移植所需要的巨额费用。

(2)根治性手术:肝切除术为根治性方法,囊性和泡型均适用。由于肝泡状棘球蚴病行为方式类似慢性生长的肝癌,故又称虫癌,自1985年起肝移植被广泛应用于治疗该病,Koch等报道5年生存率为71%,无复发的6年生存率可达58%,肝棘球蚴病外科处理失败或多次手术导致肝衰竭者也可考虑行肝移植术。

3.药物治疗

在肝脏广泛受损,高龄孕妇,存在其他并发症,难以手术的复杂囊肿,部分稳定或已经钙化的囊肿,以及患者拒绝手术的情况下,可以考虑药物治疗。苯并咪唑的复合衍生药物,阿苯达唑(albendazole,ALB)和甲苯达唑(mebendazole,MZB)已经被7个随机对照临床试验所研究。从1984年到1986年,世界卫生组织在欧洲进行了2个多中心研究,比较ALB与MBZ,发现两者的临床疗效相似,但MBZ需要更高的剂量,且疗程不固定。Franchi等的随机对照临床试验结果提示ALB的临床疗效优于MBZ。在一篇系统评价中,我们可以认为ALB优于安慰剂,该药可以使疗程缩短,在口服3个月的疗效后,通过影像学观察囊肿减小程度,发现具有更好的疗效与治愈率。当然,已经发表的7篇文献中,有5篇认为单独应用ALB治疗肝棘球蚴病,治愈率不到60%。而联合手术治疗,则治愈率>90%,因此可以认为,苯并咪唑衍生物单独应用无法消除病灶。ALB剂型分乳剂、胶囊和片剂等,一般乳剂效果好于片剂和胶囊。

(刘景德)

第五节 肝棘球蚴病

一、概述

肝棘球蚴病是由棘球蚴绦虫(犬绦虫)的蚴虫(棘球蚴)侵入肝脏而引起的寄生虫性囊性病变,为牧区常见的人畜共患的寄生虫病,分为单房性棘球蚴病(棘球蚴囊肿)和泡状棘球蚴病(滤泡型肝棘球蚴病)两类。前者多见,分布广泛,多见于我国西北和西南牧区。本病可发生于任何年龄和性别,但以学龄前儿童最易感染。当人食用被虫卵污染的水或食物,即被感染。棘球蚴可在人体各器官生长,但以肝脏受累最为常见,约占70%,其次为肺(约20%)。

二、病因及流行病学

棘球蚴病是一种人畜共患病,在我国西部牧区及相邻地区流行,且历史悠久,因为发病缓慢,常常得不到重视和及时治疗,严重威胁人民健康,在中国五大牧区之一的新疆,棘球蚴病分布全区。人群棘球蚴病患病率为0.6％～5.2％。在北疆地区绵羊棘球蚴的平均感染率为50％,个别地区成年绵羊棘球蚴感染率几乎达到100％;南疆地区绵羊平均感染率为30％;全疆牛棘球蚴感染率40％,骆驼感染率60％,猪感染率30％,犬的感染率平均为30％。有关部门1987年在北疆某地一个乡调查7～14岁中小学生319名,棘球蚴病患病率0.94％,1999年同地调查404名同龄学生,患病率上升到2％。甘肃省畜间棘球蚴在高发区牛、羊的平均感染率达到70％～80％,个别乡镇牲畜感染率高达100％;感染率在20％以上的县占全省总县数的32.55％;家犬感染率为36.84％,而20世纪60年代家犬棘球蚴感染率为10.11％。青海省和西藏的高原牧区畜间棘球蚴感染率同样呈高发水平。本病可发生于任何年龄及性别,但最常见的为20～40岁的青壮年,男女发病率差异不大。

三、病理及病理生理学

棘球绦虫(犬绦虫)最主要的终宿主是犬,中间宿主主要为羊、牛、马,人也可以作为中间宿主。成虫寄生于犬的小肠上段,以头节上的吸盘和小钩固着小肠黏膜上,孕节或虫卵随粪便排出,污染周围环境,如牧场、畜舍、土壤、蔬菜、水源及动物皮毛等,孕节或虫卵被人或多种食草类家畜等中间宿主吞食后,在小肠中卵内六钩蚴孵出,钻入肠壁血管,随血液循环至肝、肺等器官,经5个月左右逐渐发育为棘球蚴。棘球蚴生长缓慢,需5～10年才达到较大程度。棘球蚴的大小和发育程度不同,囊内原头蚴的数量也不等,可由数千至数万,甚至数百万个。原头蚴在中间宿主体内播散会形成新的棘球蚴,进入终宿主体内则可发育为成虫。

六钩蚴在其运行中可引起一过性的炎性改变,其主要危害是形成棘球蚴囊,棘球蚴囊最常定位于肝。其生长缓慢,五到数十年可达到巨大。棘球蚴囊周围有类上皮细胞、异物巨细胞、嗜酸性粒细胞浸润及成纤维细胞增生,最终形成纤维性包膜(外囊)。棘球蚴囊壁分为两层,内层为生发层,有单层或多层的生发细胞构成,有很强的繁殖能力。生成层细胞增生,形成无数的小突起,为生发囊,其内含有头节。生发囊脱落于囊中称为子囊。棘球蚴囊壁的外层为角质层,呈白色半透明状,如粉皮,具有吸收营养及保护生发层的作用,镜下红染平行的板层状结构,棘球蚴囊内含无色或微黄色体液,液量可达数千毫升,甚至达20 000 mL。囊液中的蛋白质含有抗原体。囊壁破裂后可引起局部变态反应,严重可发生过敏性休克。棘球蚴囊肿由于退化、感染等,囊可以逐渐吸收变为胶冻样,囊壁可发生钙化。

泡状棘球蚴病较少见,主要侵犯肝脏。其虫体较短,泡状蚴不形成大囊泡,而成海绵状,囊周不形成纤维包膜,与周围组织分界不清,囊泡内为豆腐渣样蚴体碎屑和小泡,囊泡间的肝组织常发生凝固性坏死,病变周围肝组织常有肝细胞萎缩、变性、坏死及淤胆现象。最终可致肝硬化、门静脉高压和肝衰竭。

四、临床表现

(一)症状

患者常有多年病史,就诊年龄以20～40岁居多。早期症状不明显,可仅仅表现为肝区及上腹部不适,或因偶尔发现上腹部肿块始引起注意,较难与其他消化系统疾病相鉴别。随着肿块增大压迫胃肠道时,可出现上腹部肿块、肝区的轻微疼痛、坠胀感、上腹部饱胀及食欲减退、恶心、呕吐等症状;当肝棘球蚴囊肿压迫胆管时,出现胆囊炎、胆管炎及阻塞性黄疸等;压迫门静脉可有脾大、腹水。出现毒性和变态反应时表现为消瘦、体重下降、皮肤瘙痒、荨麻疹、血管神经性水肿等，甚至过敏性休克。

肝棘球蚴病主要的并发症有二：一是囊肿破裂；二是继发细菌感染。棘球蚴囊肿可因外伤或误行局部穿刺而破入腹腔，突然发生腹部剧烈疼痛、腹部肿块骤然缩小或消失，伴有皮肤瘙痒、荨麻疹、胸闷、恶心、腹泻等变态反应，严重时发生休克。溢入腹腔内的生发层、头节、子囊经数月后，又逐渐发育成多发性棘球蚴囊肿。若囊肿破入肝内胆管，由于破碎囊膜或子囊阻塞胆道，合并感染，可反复出现寒热、黄疸和右上腹绞痛等症状。有时粪便内可找到染黄的囊膜和子囊。继发细菌感染时，主要为细菌性肝脓肿的症状，表现为起病急、寒战、高热、肝区疼痛等。但因有厚韧的外囊，故全身中毒症状一般较轻。囊肿可破入胸腔，表现为脓胸，比较少见。

(二)体征

早期体征较少。肝棘球蚴囊肿体积增大，腹部检查可见到右肋缘稍膨隆或上腹部有局限性隆起。囊肿位于肝上部，可将肝向下推移，可触及肝脏；囊肿如在肝下缘，则可扪及与肝相连的肿块，肿块呈圆形，表面光滑，边界清楚，质坚韧，有弹性感，随呼吸上下移动，一般无压痛。叩之震颤即棘球蚴囊肿震颤征；囊肿压迫胆道或胆道内种植时，可出现黄疸；囊肿压迫门静脉和下腔静脉，可出现腹水、脾大和下肢水肿等。囊肿破裂入腹腔，则有腹膜炎的体征。

五、辅助检查

(一)实验室检查

1.嗜酸性粒细胞计数

升高，通常为 $4\%\sim12\%$。囊肿破裂尤其是破入腹腔者，嗜酸性粒细胞显著升高，有时可达 30% 以上。

2.棘球蚴囊液皮内试验(Casoni 试验)

该试验是用手术中获得的透明的棘球蚴囊液，滤去头节，高压灭菌后作为抗原，一般用 $1:(10\sim100)$ 等渗盐水稀释液 0.2 mL 做皮内注射，形成直径为 $0.3\sim0.5$ cm 的皮丘，15 分钟后观察结果。皮丘扩大或周围红晕直径超过 2 cm 者为阳性。如在注射 $6\sim24$ 小时后出现阳性反应者为延迟反应，仍有诊断价值，阳性者提示该患者感染棘球蚴。本试验阳性率可达 $90\%\sim93\%$，泡状棘球蚴病阳性率更高。囊肿破裂或并发感染时阳性率增高；包囊坏死或外囊钙化可转为阴性；手术摘除包囊后阳性反应仍保持 2 年左右。肝癌、卵巢癌及结核包块等可有假阳性。

3.补体结合试验

阳性率为 $80\%\sim90\%$，若棘球蚴已死或棘球蚴囊肿破裂，则此试验不可靠。但此法有助于判断疗效。切除囊肿 $2\sim6$ 个月后，此试验转为阴性。如手术 1 年后补体结合试验仍呈阳性，提示体内仍有棘球蚴囊肿残留。

4.间接血凝法试验

特异性较高，罕见假阳性反应，阳性率为 81%，摘除包囊 1 年以上，常转为阴性。可借此判定手术效果及有无复发。

5.ABC-ELISA 法

即亲和素-生物素-酶复合物酶联免疫吸附试验，特异性和敏感性均较好。

6.Dot-ELISA 法

操作简单，观察容易，适合基层使用。

(二)影像学检查

1.X 线检查

可显示为圆形、密度均匀、边缘整齐的阴影,或有弧形钙化囊壁影。肝顶部囊肿可见到横膈抬高,活动度受限,亦可有局限性隆起,肝影增大。位于肝前下部的囊肿,胃肠道钡餐检查可显示胃肠道受压移位。

2.B 超

表现为液性暗区,边缘光滑,界限清晰,外囊壁肥厚钙化时呈弧形强回声并伴有声影有时暗区内可见漂浮光点反射。超声检查可清楚地显示并确定囊肿的部位、大小及其与周围组织的关系,有时可发现子囊的反射波。对肝棘球蚴病有重要的诊断意义,也是肝棘球蚴囊肿的定位诊断方法。对肝泡状棘球蚴病需要结合病史及 Casoni 试验进行诊断。

3.CT

可明确显示囊肿大小、位置及周围器官有无受压等。

六、诊断

本病主要依据疫区或动物接触史及临床表现做出诊断,棘球蚴对人体的危害以机械损害为主。由于其不断生长,压迫周围组织器官,引起细胞萎缩、死亡。同时,因棘球蚴液溢出或渗出,可引起过敏性反应。症状重、体征少是其主要特点。

凡有牧区居住或与狗、羊等动物接触史者,上腹部出现缓慢生长的肿瘤而全身情况良好的患者,应考虑本病的可能性。凡是怀疑有肝棘球蚴病的患者,严禁行肝穿刺,因囊中内压升高,穿刺容易造成破裂和囊液外溢,导致严重的并发症。

诊断需注意以下几点。

(一)病史及体征

早期临床表现不明显,往往不易发觉。在询问病史时应了解患者居住地区,是否有与狗、羊等接触史,除以上临床症状与体征外,需进行以下检查。

(二)X 线检查

肝顶部囊肿可见到横膈升高,活动度受限,亦可有局限性隆起,肝影增大。有时可显示圆形,密度均匀,边缘整齐的阴影,或有弧形囊壁钙化影。

(三)棘球蚴皮内试验(Casoni)试验

为肝棘球蚴的特异性试验,阳性率达 90%～95%,有重要的诊断价值。肝癌、卵巢癌及结核包块等曾见有假阳性。

(四)超声检查

能显示囊肿的大小和所在的部位,有时可发现子囊的反射波。

(五)同位素肝扫描

可显示轮廓清晰的占位性病变。

七、鉴别诊断

肝棘球蚴囊肿诊断确定后,应同时检查其他部位尤其是肺有无棘球蚴囊肿的存在。本病主要与以下疾病鉴别。

(一)肝脓肿

细菌性肝脓肿常继发于胆道感染或其他化脓性疾病,多起病急骤,全身中毒症状重,寒战、高热,白细胞明显升高,血细菌培养可阳性。阿米巴肝脓肿多继发于阿米巴痢疾后,起病较慢,全身中毒轻,常有不规则发热及盗汗,如无继发感染,血培养阴性,而脓液为特征性的棕褐色,无臭味,镜检可找到阿米巴滋养体。

(二)原发性肝癌

早期可仅有乏力、腹胀及食欲减退,难以鉴别,但进行性消瘦为其特点之一,同时常有肝区持续性钝痛、刺痛或胀痛。追问既往病史很重要,肝棘球蚴病常有流行区居住史。血清甲胎蛋白(AFP)测定有助于诊断。

(三)肝海绵状血管瘤

瘤体较小时可无任何症状,增大后常表现为肝大压迫邻近器官,引起上腹部不适、腹痛及腹胀等,多无发热及全身症状。通过 B 超、肝动脉造影、CT、MRI 或放射性核素肝血池扫描等检查,不难诊断。

(四)非寄生虫性肝囊肿

有先天性、创伤性、炎症性及肿瘤性之分。以先天性多见,多发者又称多囊肝。早期无症状,囊肿增大到一定程度,可产生压迫症状。B 超可作为首选的诊断及鉴别方法。

八、治疗

肝棘球蚴病的治疗目前仍以外科手术为主,对不适合手术者,可行药物治疗。

(一)非手术治疗

1.应用指征

早期较小、不能外科手术治疗或术后复发经多次手术不能根治的棘球蚴,也可作为防止播散于手术前应用。

2.药物选择及方法

可试用阿苯达唑每次 $400\sim600$ mg,每天 3 次,$21\sim30$ 天为 1 个疗程;或甲苯达唑,常用剂量 $200\sim400$ mg/d,$21\sim30$ 天为 1 个疗程,持续 8 周,此药能通过弥散作用透入棘球蚴囊膜,对棘球蚴的生发细胞、育囊和头节有杀灭作用,长期服药可使棘球蚴囊肿缩小或消失,囊肿萎陷和完全钙化率 $40\%\sim80\%$。新的苯丙咪唑药物丙硫哒唑更容易被胃肠道吸收,对细粒棘球蚴合并感染的患者更有效。常用剂量 $200\sim400$ mg/d,共 6 周。也可选用吡喹酮等药物治疗。

3.PAIR 疗法

在超声引导下穿刺-抽吸-灌洗-再抽吸方法,疗效显著。

(二)手术治疗

手术治疗是肝棘球蚴囊肿主要的治疗方法,可根据囊肿有无并发症而采用不同的手术方法。为了预防一旦在术中发生囊肿破裂,囊液溢入腹腔引起过敏性休克,可在术前静脉滴注氢化可的松 100 mg。

1.手术原则

彻底清除内囊,防止囊液外溢,消除外囊残腔和预防感染。

2.手术方法

(1)单纯内囊摘除术。①适应证:适用于无并发症(即囊肿感染和囊肿破裂)者。②手术要点：显露棘球蚴囊肿后，用碘伏纱布或厚纱布垫将手术区与切口和周围器官隔离，以免囊内容物污染腹腔导致过敏性休克。用粗针头穿刺囊肿抽尽囊液，在无胆瘘的情况下，向囊内注入 30％氯化钠溶液或 10％甲醛溶液，保留 5 分钟，以杀死头节，如此反复 2～3 次，抽空囊内液体（上述溶液也可用碘伏溶液代替）。如囊内液体黏稠，可用刮匙刮除。然后切开外囊壁，取尽内囊，并用浸有 30％氯化钠溶液或 10％甲醛溶液的纱布擦抹外囊壁，以破坏可能残留的生发层、子囊和头节，再以等渗盐水冲洗干净。最后将外囊壁内翻缝合。如囊腔较大，不易塌陷，可将大网膜填入以消灭囊腔。

（2）内囊摘除加引流术。①适应证：棘球蚴囊肿合并感染或发生胆瘘。②手术要点：在内囊摘除的基础上，在腔内置多孔或双套管负压吸引引流。如感染严重，残腔大，引流量多，外囊壁厚而不易塌陷时，可在彻底清除内囊及内容物后，行外囊与空肠侧"Y"形吻合建立内引流。③注意事项：引流的同时应用敏感抗生素；当引流量减少、囊腔基本消失后开始拔管。

（3）肝切除术。①适应证：单发囊肿体积巨大、囊壁坚厚或钙化不易塌陷，局限于半肝内，而且患侧肝组织已萎缩；限于肝的一叶、半肝内的多发性囊肿和肝泡状棘球蚴病者；引流后囊腔经久不愈，遗留瘘管；囊肿感染后形成厚壁的慢性囊肿。②手术方法：根据囊腔的位置和大小，可考虑做肝部分切除或肝叶切除。

（4）囊肿并发破裂后的处理：囊肿破裂后所产生的各种并发症或同时伴有门静脉高压者，也称为复杂性囊肿。此时处理原则是首先治疗并发症，应尽量吸除腹腔内的囊液和囊内容物，并放置橡胶管引流盆腔数天。然后，根据病情针对肝棘球蚴囊肿进行根治性手术。对囊肿破入胆管内伴有胆道梗阻的患者，应切开胆总管，清除棘球蚴囊内容物，并做胆总管引流。术中应同时探查并处理肝棘球蚴囊肿。

3.术后并发症及处理

（1）胆瘘：囊液呈黄色者表示存在胆瘘，应将其缝合，并在缝合外囊壁残腔的同时，在腔内置多孔或双套管引流。

（2）继发性棘球蚴病：多由手术残留所致，可再次手术或改用药物治疗。

（3）遗留长期不愈的窦道：可行窦道造影，了解窦道的形态、走向及与病灶的关系，行肝部分切除或肝叶切除。

（刘景德）

第六节　原发性肝癌

肝癌即肝脏恶性肿瘤，可分为原发性和继发性两大类。原发性肝脏恶性肿瘤起源于肝脏的上皮或间叶组织，前者称为原发性肝癌，是我国高发的，危害极大的恶性肿瘤；后者称为肉瘤，与原发性肝癌相比较较为少见。继发性或称转移性肝癌是指全身多个器官起源的恶性肿瘤侵犯至肝脏。一般多见于胃、胆道、胰腺、结直肠、卵巢、子宫、肺、乳腺等器官恶性肿瘤的肝转移。近年来，肝癌外科治疗的主要进展包括早期切除、难切部位肝癌的一期切除和再切除、不能切除肝癌的二期切除、姑息性外科治疗、肝移植等。小肝癌治疗已由单一切除模式转变为切除为主的多种方法的合理选用。

一、流行病学

(一)发病率

原发性肝癌较之转移性肝癌虽为罕见,但在我国其实际发病率却远较欧美为高。据Charache 统计:美洲原发性肝癌与转移性肝癌之比例在 1∶(21～64),Bockus 估计则在1∶40左右;但在我国,原发性肝癌与转移性肝癌之比则通常在 1∶(2～4)。

患者大多为男性,其与女性之比为(6～10)∶1。患者之年龄则多在中年前后,以 30～50 岁最多见,20～30 岁者次之,其发病年龄较一般癌瘤为低。文献中报道的原发性肝癌,最幼患者仅为 4 个月的婴儿。徐品琏等报道,男女之比为3.3∶1,年龄最小者为 12 岁,最大者 70 岁,绝大多数患者(50/57 例,87.7%)在 30～59 岁。

(二)病因

不同地区肝癌的致病因素不尽相同。在我国病毒性肝炎(乙型和丙型)、食物黄曲霉毒素污染及水污染,被认为是主要的危险因素。另外,北部地区的饮酒、肥胖、糖尿病、吸烟、遗传等因素,亦可能发挥重要作用。

1.肝炎病毒

在已知的肝炎病毒中,除甲型、戊型肝炎病毒外,均与肝癌有关。HBV 感染与肝癌发生的密切关系已被诸多研究证实。在发达国家肝癌患者血清中 HCV 流行率超过 50%。对于 HBV 与 HCV 合并感染者,发生肝癌的危险性进一步增加,因为两者在发生过程中具有协同作用。

2.慢性炎症

任何病变可导致肝脏广泛炎症和损害者,均可能引起肝脏的一系列变化,并最后导致肝癌之发生。Sanes 曾观察到在肝内胆管结石及胆管炎的基础上发生胆管细胞癌的事实。Stewart 等则曾结扎试验动物的肝胆管使发生胆汁积滞,结果导致胆管黏膜的乳头状及腺瘤样增生,且伴有明显的核深染色及丝状分裂现象。

3.肝寄生虫病

肝寄生虫病与肝癌的发生可能有关。它可能先引起肝脏的硬变,再进而发生癌变;也可能是由于肝细胞直接受到刺激的结果。但不少学者也注意到在印度尼西亚爪哇地方肝癌很常见,而该地既无肝蛭亦无血吸虫流行;在埃及则血吸虫病颇多而肝癌鲜见;因此肝寄生虫病与肝癌的关系尚有待进一步研究。

4.非酒精性脂肪变性肝炎(NASH)

近年的研究表明,肥胖、2 型糖尿病和非酒精性脂肪变性肝炎,导致肝脏脂肪浸润,进而造成 NASH,并与肝癌的发生发展有关。美国学者报道,NASH 致肝硬化患者的肝癌发生危险率增加,多因素回归分析显示,年龄大和酒精饮用量是 NASH 相关肝硬化患者发生肝癌的独立影响因素,与非饮酒者相比,规律饮酒者的肝癌发生危险率更高(风险比为 3.6)。

5.营养不良

长期的营养不良,特别是蛋白质和 B 族维生素的缺乏,使肝脏易受毒素作用,最终导致肝癌。

6.其他因素

霉菌毒素中的黄曲霉毒素对试验动物有肯定的致癌作用,故人类如食用被黄曲霉毒素污染的花生或其他粮食制品,也可引起肝癌。先天性缺陷及种族或家族的影响,亦曾疑与某些肝癌的发生有关。

二、病理

(一)大体分型

1.结节型

肝脏多呈硬变,但有结节性肿大;其结节为数众多,常在肝内广泛分布,直径自数毫米至数厘米不等,颜色亦有灰黄与暗绿等不同。

2.巨块型

肝脏往往有明显增大,且包有一个巨大的肿块;该肿块大多位于肝右叶,在肿块的周围或表面上则有继发的不规则突起。

3.弥散型

肝大小多正常,有时甚至反而缩小,似有广泛的瘢痕收缩;肝表面有无数的细小结节,外观有时与单纯的肝硬化无异,只有用显微镜检查方可确认。

我国最新的肝癌诊治专家共识,将肝癌分为:①弥漫型;②巨块型,瘤体直径>10 cm;③块状型,瘤体直径在 5～10 cm;④结节型,瘤体直径在 3～5 cm;⑤小癌型,瘤体直径<3 cm。

(二)组织学分型

以组织学论之,则原发性肝癌也可以分为以下 3 类。

1.肝细胞癌(恶性肝瘤)

一般相信是由实质细胞产生,占肝癌患者的 90%～95%,主要见于男性。其典型的细胞甚大,呈颗粒状,为嗜酸性,排列成索状或假叶状,于同一患者中有时可见结节性增生、腺瘤和肝癌等不同病变同时存在,且常伴有肝硬化。

2.胆管细胞癌(恶性胆管瘤)

可能由肝内的胆管所产生,患者以女性为多。其肿瘤细胞呈圆柱状或立方形,排列成腺状或泡状。

3.混合型

混合型即上述两种组织之混合,临床上甚为罕见。

上述组织学上之不同类别与肉眼所见的不同类型之间并无明显关系;不论是何种组织型类,肿瘤都可呈巨块型,或者分布在整个肝脏中。总的说来,原发性肝癌绝大多数是肝细胞癌,主要见于男性,而在女性则以胆管细胞癌为多见。

由于肿瘤细胞的侵袭,肝内门静脉和肝静脉内可有血栓形成,因此约 1/3 的肝癌患者可有肝外的远处转移;以邻近的淋巴结和肺内最多,肋骨或脊柱次之,其他的远处转移则属罕见。远处转移,亦以肝细胞癌发生较早,而胆管细胞癌发生肝外转移者少见。

三、临床表现

原发性肝癌的临床病象极不典型,其症状一般多不明显,特别是在病程早期;而其病势的进展则一般多很迅速,通常在数星期内即呈现恶病质,往往在几个月至 1 年内衰竭死亡。临床病象主要是两个方面:①肝硬化的表现,如腹水、侧支循环的发生、呕血及肢体的水肿等;②肿瘤本身所产生的症状,如体重减轻、周身乏力、肝区疼痛及肝大等。

根据患者的年龄不同、病变之类型各异,是否并有肝硬化等其他病变亦不一定,故总的临床表现亦可以有甚大差别。一般患者可以分为 4 个类型。①肝硬化型：患者原有肝硬化症状，但近期出现肝区疼痛、肝大、肝功能衰退等现象；或者患者新近发生类似肝硬化的症状如食欲减退、贫血清瘦、腹水、黄疸等，而肝大则不明显。②肝脓肿型：患者有明显的肝大，且有显著的肝区疼痛，发展迅速和伴有发热及继发性贫血现象，极似肝脏的单发性脓肿。③肝肿瘤型：此型较典型，患者本属健康而突然出现肝大及其他症状，无疑为一种恶性肿瘤。④癌转移型：临床上仅有肿瘤远处转移的表现，而原发病灶不显著，不能区别是肝癌或其他恶性肿瘤，即使肝大者亦往往不能鉴别是原发性还是继发性的肝癌。

上述几种类型以肝肿瘤型最为多见，约半数患者是以上腹部肿块为主诉，其次则为肝脓肿型，1/3 以上的患者有上腹部疼痛和肝大。肝癌的发生虽与肝硬化有密切关系，但临床上肝癌患者有明显肝硬化症状者却不如想象中之多见。

(一)症状

肝癌患者虽有上述各种不同的临床表现，但其症状则主要表现在全身和消化系统两个方面。60%～80% 的患者有身体消瘦、食欲减退、肝区疼痛及局部肿块等症状；其次如乏力、腹胀、发热、腹泻等亦较常见，30%～50% 的患者有此现象；而黄疸和腹水则较国外报道者少，仅约 20% 的患者有此症状。此外还可以有恶心、呕吐、水肿、皮肤或黏膜出血、呕血及便血等症状。

(二)体征

患者入院时约半数有明显的慢性病容（少数可呈急性病容）。阳性体征中以肝大最具特征；几乎每个患者都有肝大，一般在肋下 5～10 cm，少数可达脐平面以下。有时于右上腹或中上腹可见饱满或隆起，扪之有大小不等的结节（或肿块）存在于肝脏表面，质多坚硬，并伴有各种程度的压痛和腹肌痉挛，有时局部体征极似肝脓肿。唯当腹内有大量腹水或血腹和广泛性的腹膜转移时，可使肝脏的检查发生困难，而上述的体征就不明显。约 1/3 的患者伴有脾大，多数仅可扪及，少数亦可显著肿大至脐部以下。20% 的患者有黄疸，大多为轻、中度。其余肝硬化的体征如腹水、腹壁静脉曲张、蜘蛛痣及皮肤黏膜出血等亦时能发现；约 40% 的患者可出现腹水，比较常见。

上述症状和体征不是每例原发性肝癌患者都具有，相反有些患者常以某几个征象为其主要表现，因而于入院时往往被误诊为其他疾病。了解肝癌可以有不同类型的表现，当可减少诊断上的错误。

(三)少见的临床表现

旁癌综合征为肝癌的少见症状，如红细胞增多症、低血糖等。红细胞增多症占肝癌患者中的 10% 左右，可能与肝细胞癌产生促红细胞生成素有关。低血糖发生率亦为 10% 左右，可能与肝癌细胞可异位产生胰岛素或肝癌巨大影响肝糖的储备有关。但近年临床上肝癌合并糖尿病者并不少见。

(四)转移

肝癌的血路转移较多。侵犯肝内门静脉可致肝内播散；侵入肝静脉则可播散至肺及全身其他部位。肺转移常为弥散多个肺内小圆形病灶，亦有粟粒样表现或酷似肺炎和肺梗死者；如出现在根治性切除后多年者，则常为单个结节。肺转移早期常无症状，以后可出现咳嗽、痰中带血、胸痛、气急等症状。骨转移在晚期患者中并不少见，肾上腺、脑、皮下等转移亦可见到。骨转移常见于脊椎骨、髂骨、股骨、肋骨等，表现为局部疼痛、肿块、功能障碍等，病理性骨折常见。脑转移可出现一过性神志丧失而易误为脑血管栓塞。肝癌亦可经淋巴道转移至附近的淋巴结或远处淋巴结,常先见于肝门淋巴结,左锁骨上淋巴结转移亦时有发现。肝癌还可直接侵犯邻近器官组织,如膈、胃、结肠、网膜等。如有肝癌结节破裂,则可出现腹膜种植。

(五)并发症

常见的并发症包括肝癌结节破裂、上消化道出血、肝功能障碍、胸腔积液、感染等。

(六)自然病程

过去报道肝癌的平均生存期仅 2~5 个月,但小肝癌研究提示,肝癌如同其他实体瘤一样也有一个较长的发生、发展阶段。复旦大学肝癌研究所资料显示,肝癌的自然病程至少两年。如果从患者患肝炎开始,由最早证实乙型肝炎开始至亚临床肝癌的发生,中位时间为 10 年左右。

四、实验室检查

肝癌的实验室检查包括肝癌及其转移灶,肝病背景,患者的免疫功能,其他重要脏器的检查等,其中肝癌标记占最重要的地位。

(一)甲胎蛋白(AFP)

1956 年 Bergstrand 和 Czar 在人胎儿血清中发现一种胚胎专一性甲种球蛋白,现称甲胎蛋白。这种存在于胚胎早期血清中的 AFP 在出生后即迅速消失,如重现于成人血清中则提示肝细胞癌或生殖腺胚胎癌,此外妊娠、肝病活动期、转移性肝癌和少数消化道肿瘤也能测得 AFP。至今,AFP 仍为肝细胞癌诊断中最好的肿瘤标记,其引申包括 AFP 的异质体与单抗。我国肝癌患者 60%~70% AFP 高于正常值。如用免疫反应或其他方法测得患者血内含有此种蛋白,要考虑有原发性肝细胞癌可能,而在胆管细胞癌和肝转移性癌则不会出现此种异常蛋白。试验的准确性仅为 70%~80%,但本试验一般只有假阴性而极少假阳性;换言之,原发性肝癌患者 AFP 测定有可能为阴性,而试验阳性者则几乎都是肝癌患者,这对肝细胞癌与其他肝病的鉴别诊断有重要意义。

(二)其他实验室检查

随着病情的发展,多数患者可有不同程度贫血现象。白细胞计数虽多数正常,但有些患者可有明显的增加。林兆耆报道的 207 例肝癌中有 2 例呈类白血病反应,中性粒细胞分别占 95% 与 99%,且细胞内出现毒性颗粒。

各种肝功能试验在早期的原发性肝癌患者多无明显变化,仅于晚期患者方见有某种减退。总体来说,肝功能试验对本病的诊断帮助不大。

五、影像学检查

(一)超声检查

肝癌常呈“失结构”占位,小肝癌常呈低回声占位,周围常有声晕;大肝癌或呈高回声,或呈高低回声混合,并常有中心液化区。超声可明确肝癌在肝内的位置,尤其是与肝内重要血管的关系,以利指导治疗方法的选择和手术的进行;有助了解肝癌在肝内及邻近组织器官的播散与浸润。通常大肝癌周边常有卫星结节,或包膜不完整;超声显像还有助了解门静脉及其分支、肝静脉和下腔静脉内有无癌栓,对指导治疗选择和手术帮助极大。

(二)计算机断层扫描(CT)

CT 在肝癌诊断中的价值:有助提供较全面的信息,除肿瘤大小、部位、数目外,还可了解肿瘤内的出血与坏死,其分辨力与超声显像相仿;有助提示病变性质,尤其增强扫描,有助鉴别血管瘤。通常肝癌多呈低密度占位,增强扫描后期病灶更为清晰;近年出现的螺旋 CT,对多血管的肝癌,动脉相时病灶明显填充;肝癌典型的 CT 强化方式为"早出早归"或"快进快出"型;CT 肝动脉-门静脉显像在肝癌诊断中的价值也得到重视;碘油 CT 有可能显示 0.5 cm 的肝癌,即经肝动脉注入碘油后 7～14 天再做 CT,则常可见肝癌结节呈明显填充,既有诊断价值,又有治疗作用;CT 还有助了解肝周围组织器官是否有癌灶。CT 的优点是提供的信息比较全面,缺点是有放射线的影响,且价格比超声高。

(三)磁共振成像(MRI)检查

MRI 检查的优点是能获得横断面、冠状面和矢状面三维图像;对软组织的分辨较好;无放射线影响;对与肝血管瘤的鉴别有特点;不需要增强即可显示门静脉和肝静脉分支。通常肝癌结节在 T_1 加权图呈低信号强度,在 T_2 加权图示高信号强度。但亦有不少癌结节在 T_1 示等信号强度,少数呈高信号强度。肝癌有包膜者在 T_1 加权图示肿瘤周围有一低信号强度环,而血管瘤、转移性肝癌则无此包膜。有癌栓时 T_1 呈中等信号强度,而 T_2 呈高信号强度。

(四)放射性核素显像

正电子发射计算机断层扫描(PET-CT)的问世是核医学发展的一个新的里程碑,是一种无创性探测生理、生化代谢的显像方法。有助了解肿瘤代谢,研究细胞增殖,进行抗癌药物的评价及预测复发等。PET-CT 是将 PET 与 CT 融为一体的成像系统,既可由 PET 功能显像反映肝占位的生化代谢信息,又可通过 CT 形态显像进行病灶精确解剖定位。^{11}C-醋酸盐与^{18}F-脱氧葡萄糖结合可将肝癌探测敏感性提升到 100％。

(五)肝动脉和门静脉造影

由于属侵入性检查,近年已不如超声显像与 CT 常用。通常仅在超声与 CT 仍未能定位的情况下使用。近年出现数字减影血管造影(DSA)使其操作更为简便。肝癌的肝动脉造影的特征为肿瘤血管、肿瘤染色、肝内动脉移位、动静脉瘘等。肝动脉内注入碘油后 7～14 天做 CT,有助 0.5 cm 小肝癌的显示,但有假阳性。目前肝癌做肝血管造影的指征通常为临床疑肝癌或 AFP 阳性,而其他影像学检查阴性;多种显像方法结果不一;疑有卫星灶需做 CTA 者;需做经导管化疗栓塞者。

六、临床分期

美国癌症联合委员会(AJCC)的肝癌 TNM 分期 2017 年第 8 版做了一些修改。T、N、M 分类主要依据体检、医学影像学和/或手术探查。

(一)原发肿瘤(T)

T_X:原发肿瘤不能评价。

T_0:无原发肿瘤证据。

T_1:单发肿瘤≤2 cm,或>2 cm 但无血管侵犯。

T_{1a}:单发肿瘤≤2 cm。

T_{1b}:单发肿瘤>2 cm 但无血管侵犯。

T_2:单发肿瘤>2 cm 伴血管侵犯,或多发肿瘤但没有一个>5 cm。

T_3:多发肿瘤,至少有一个>5 cm。

T_4:任意大小单发或多发肿瘤,侵犯门静脉或肝静脉的主要分支,或肿瘤直接侵犯邻近器官(但胆囊除外)或穿透脏层腹膜。

(二)局部淋巴结(N)

N_X:局部淋巴结不能评价。

N_0:无局部淋巴结转移。

N_1:有局部淋巴结转移。

(三)远处转移(M)

M_0:无远处转移。

M_1:有远处转移。

(四)解剖分期/预后分组

ⅠA期:$T_{1a}N_0M_0$。

ⅠB期:$T_{1b}N_0M_0$。

Ⅱ期:$T_2N_0M_0$。

ⅢA期:$T_3N_0M_0$。

ⅢB期:$T_4N_0M_0$。

ⅣA期:任何 TN_1M_0。

ⅣB期:任何 T 任何 NM_1。

七、治疗

(一)非手术肝血管栓塞治疗与化疗

由于肝细胞癌结节90%血供来自肝动脉,10%血供来自门静脉,经皮股动脉穿刺肝动脉栓塞术(Transcatheter afterial embolization,TAE)或合并化疗,已成为不适合手术治疗肝癌患者的首选疗法。其原理将供应肿瘤的肝动脉分支加以栓塞,导致肿瘤结节大部坏死,配以化疗药物杀伤更多癌细胞。使用的指征为不能手术切除的肝癌均可用 TAE,但门静脉主干有癌栓,肝硬化严重,肝功能失代偿、有黄疸、腹水,肾功能不佳者不宜应用,目前 TAE 已发展至肝段 TAE(Segmental TAE),提高了疗效,2年生存率达71.6%。但由于癌结节的周边由门静脉供血,故单独 TAE 难以达到根治。与 PVE(即在超声引导下经皮穿刺做肝内门静脉支栓塞治疗)合用,可获得较完全的肿瘤结节坏死。栓塞剂主要为碘油与吸收性明胶海绵,化疗药物则常用顺铂、阿霉素或表阿霉素、丝裂霉素、氟尿嘧啶。3年生存率为17.6%。为了提高 TAE 疗效,Goldberg 等用血管紧张肽Ⅱ(AngiotensinⅡ)与化疗微球同用,可使肿瘤中药物浓度提高2.8倍,TAE 的关键乃反复多次,多次 TAE 能有效延长生存期,TAE 后肿瘤缩小可行二期切除。

(二)外科治疗手术适应证

肝癌外科治疗中的基本原则是既要最大限度切除肿瘤又要最大限度地保护剩余肝脏的储备功能。肝癌手术适应证具体如下。

(1)患者一般情况好,无明显心、肺、肾等重要脏器器质性病变。

(2)肝功能正常或仅有轻度损害,肝功能分级属Ⅰ级;或肝功能分级属Ⅱ级,经短期护肝治疗后有明显改善,肝功能恢复到Ⅰ级。

(3)肝储备功能正常范围。

(4)无广泛肝外转移性肿瘤。

(5)单发的微小肝癌(直径≤2 cm)。

(6)单发的小肝癌(2 cm<直径≤5 cm)。

(7)单发的向肝外生长的大肝癌(5 cm<直径≤10 cm)或巨大肝癌(直径>10 cm),表面较光滑,界限较清楚,受肿瘤破坏的肝组织少于30%。

(8)多发性肿瘤,肿瘤结节少于3个,且局限在肝脏的一段或一叶内。

(9)3~5个多发性肿瘤,超越半肝范围者,做多处局限性切除或肿瘤局限于相邻2~3个肝段或半肝内,影像学显示,无瘤肝脏组织明显代偿性增大,达全肝的50%以上。

(10)左半肝或右半肝的大肝癌或巨大肝癌;边界清楚,第一、第二肝门未受侵犯,影像学显示,无瘤侧肝脏明显代偿性增大,达全肝组织的50%以上。位于肝中央区(肝中叶,或Ⅳ、Ⅴ、Ⅷ段)的大肝癌,无瘤肝脏组织明显代偿性增大,达全肝的50%以上。Ⅰ段的大肝癌或巨大肝癌。肝门部有淋巴结转移者,如原发肝脏肿瘤可切除,应做肿瘤切除,同时进行肝门部淋巴结清扫;淋巴结难以清扫者,术后可进行放疗。周围脏器(结肠、胃、膈肌或右肾上腺等)受侵犯,如原发肝脏肿瘤可切除,应连同做肿瘤和受侵犯脏器一并切除。远处脏器单发转移性肿瘤,可同时做原发肝癌切除和转移瘤切除。

(三)手术操作要点

1.控制术中出血

目前方法有第一肝门暂时阻断法、褥式交锁缝扎法、半肝暂时阻断法、常温下全肝血流阻断法等,其中常用者为第一肝门暂时阻断法,采用乳胶管或普通导尿管套扎肝十二指肠韧带,方法简单且控制出血较满意。

2.无瘤手术原则

由于肝脏在腹腔内位置较高且深,暴露较困难。现虽有肝拉钩协助术野显露,但在游离肝脏过程中,有时难免使肝脏和肿瘤受到挤压,有可能增加肿瘤转移的机会。但外科医师在肝肿瘤切除过程中仍需尽量遵循无瘤手术原则,尽量不直接挤压肿瘤部位,在切肝前可在切除范围内切线和肿瘤边缘之间缝合2~3针牵引线,既有利于切线内管道显露和处理,又有利于牵拉肝实质后减少肝断面渗血,而避免术者直接拿捏肿瘤。

3.肝断面处理

肝断面细致止血后上下缘或左右缘对拢缝合,对小的渗血点亦可达压迫止血作用。如肝断面对拢缝合张力大,或邻近肝门缝合后有可能影响出入肝脏的血流者,可采用大网膜或镰状韧带覆盖后缝合固定。近来,我们对此类肝断面常涂布医用止血胶再用游离或带蒂大网膜覆盖,止血效果满意。

(四)术后并发症的预防和处理

1.术后出血

与术中止血不周、肝功能不佳引起的出血倾向、断面覆盖或对拢不佳等有关。术前要注意患者的凝血功能,术中要争取缩短手术时间,对较大的血管要妥善结扎,断面对拢给予一定的压力且不留无效腔。一般保守治疗,若出血不止需探查。

2.功能失代偿

主要原因为肝硬化条件下肝切除量过大、术中失血过多、肝门阻断时间过长。处理包括足够的氧供,血与蛋白质的及时和足量的补充及保肝治疗。

3.胆漏

左半肝和肝门区肝癌切除后多见。术中处理肝创面前必须检查有无胆漏,处理主要是充分的引流。

4.膈下积液或脓肿

膈下积液或脓肿多见于右肝的切除,尤其是位于膈下或裸区者。主要与止血不佳,有胆漏或引流不畅有关。治疗主要是超声引导下穿刺引流。胸腔积液需考虑有无膈下积液或脓肿。

5.胸腔积液

胸腔积液多见右侧肝切除后。治疗主要是补充清蛋白和利尿,必要时抽胸腔积液。

6.腹水

腹水多见肝硬化严重者或肝切除量大者。处理为补充清蛋白和利尿。

（牛庆胜）

第七节 转移性肝癌

肝脏恶性肿瘤可分为原发性肝癌和转移性肝癌两大类。原发性肝癌包括常见的肝细胞肝癌,少见的胆管细胞癌,罕见的肝血管肉瘤等。身体其他部位的癌肿转移到肝脏,并在肝内继续生长、发展,其组织学特征与原发性癌相同,称为转移性肝癌。在西方国家,转移性肝癌的发生率远高于原发性肝癌,造成这种情况的原因是多方面的,而后者的发病率低是其中的影响因素之一;我国由于原发性肝癌的发病率较高,转移性肝癌发生率相对低于西方国家,两者发病率相近。国内统计两者之比为(2～4)：1,西方国家高达20：1以上。在多数情况下,转移性肝癌的发生可被看成是原发性肿瘤治疗失败的结果。目前,虽然转移性肝癌的综合治疗已成为共识,但外科治疗依然被看作治疗转移性肝癌最重要、最常见的手段,尤其是对结直肠癌肝转移而言,手术治疗已被认为是一种更积极、更有效的治疗措施,其5年生存率目前可达20%～40%。近年来,随着对转移性肝癌生物学特性认识的加深,肝脏外科手术技巧的改进及围术期支持疗法的改善,转移性肝癌手术切除的安全性和成功率已大大提高,手术死亡率仅为1.8%,5年生存率达33.6%。因此,早期发现、早期诊断、早期手术治疗是提高转移性肝癌远期疗效的重要途径,手术切除转移性肝癌灶可使患者获得痊愈或延长生命的机会,因此对转移性肝癌的外科治疗需持积极态度。

一、转移性肝癌的发病机制及临床诊断

(一)转移性肝癌的病理基础及来源

肝脏是全身最大的实质性器官,也是全身各种肿瘤转移的高发区域,这与肝脏本身的解剖结构、血液供应和组织学特点有关。

肝脏的显微结构表现为肝小叶,肝小叶是肝脏结构和功能的基本单位。小叶中央是中央静脉,围绕该静脉为放射状排列的单层细胞索(肝细胞板),肝板之间形成肝窦,肝窦的壁上附有Kuffer细胞,它具有吞噬能力。肝窦实际上是肝脏的毛细血管网,它的一端与肝动脉和门静脉的小分支相通,另一端与中央静脉相连接。肝窦直径为9～13 mm,其内血流缓慢,肝窦内皮细胞无基膜,只有少量网状纤维,不形成连续结构,因此,在血液和肝细胞之间没有严密的屏障结构,有助于癌细胞的滞留、浸润。此外,肝窦通透性高,许多物质可以自由通过肝窦内皮下间隙(Disse间隙)。Disse间隙有富含营养成分的液体,间隙大小不等,肝细胞膜上的微绒毛伸入该间隙,癌细胞进入Disse间隙后可逃避Kuffer细胞的"捕杀"。这些结构特点有助于癌细胞的滞

留、生长与增生。

在血液循环方面,肝脏同时接受肝动脉和门静脉双重的血液供应,血流极为丰富,机体多个脏器的血液经门静脉回流至此,为转移癌的快速生长提供了较为充足的营养。有关转移癌的血供研究表明:当瘤体<1 mm 时,营养主要来源于周围循环的扩散;瘤体直径达 1～3 mm 时,由肝动脉、门静脉、混合的毛细血管在肿瘤周围形成新生的血管网;当瘤体进一步增大,直径超过1.5 cm,从血管造影等观察,血液供应 90% 主要来自肝动脉,瘤体边缘组织的部分血供可能来自门静脉,也有少部分肝脏转移癌的血液供应主要来自门静脉。

这些因素都在肝转移性肿瘤的形成中起着决定作用,使肝脏成为肿瘤容易侵犯、转移、生长的高发区域。在全身恶性肿瘤中,除淋巴结转移外,肝转移的发病率最高。据 Pickren 报道。在9 700 例尸体解剖中共发现恶性肿瘤 10 912 个,其中有肝转移者 4 444 例,占 41.4%,是除淋巴结转移(57%)外转移部位最多的器官。

转移性肝癌的发生与原发肿瘤类型、部位有关,全身各部位的癌肿,以消化道及盆腔部位(如胃、小肠、结肠、胆囊、胰腺、前列腺、子宫和卵巢等)的癌肿转移至肝脏者较为多见,临床统计转移性肝癌中腹腔内脏器癌肿占 50%～70%,有 40%～65% 的结直肠癌、16%～51% 的胃癌、25%～75% 的胰腺癌、65%～90% 的胆囊癌产生肝转移,临床资料还表明结直肠癌与其转移性肝癌同时发现者为 16%～25%,大多数是在原发处切除后 3 年内出现肝转移;其次是造血系统肿瘤,占30%;胸部肿瘤(包括肺、食管肿瘤)占 20%;还有少数来自女性生殖系、乳腺、软组织、泌尿系统的肿瘤等,如 52% 的卵巢癌、27% 的肾癌、25%～74% 的支气管癌、56%～65% 的乳腺癌、20% 的黑色素瘤、10% 的霍奇金淋巴瘤出现肝转移。肾上腺、甲状腺、眼和鼻咽部的癌肿转移至肝脏者亦不少见。中国医学科学院肿瘤医院经病理检查发现,在 83 例转移性肝癌中,原发灶来源于结直肠癌占 24%,乳腺癌占 16%,胃癌占 13%,肺癌占 8%,其他尚有食管癌、鼻咽癌、淋巴瘤、胸腺瘤、子宫内膜癌等。资料还显示,随着年龄增大,转移性肝癌发生率降低。按系统划分,转移性肝癌来源依次为消化、造血、呼吸及泌尿生殖系统等。

(二)转移途经

人体各部位癌肿转移至肝脏的途径有门静脉、肝动脉、淋巴和直接浸润四种。

1.门静脉转移

凡血流汇入门静脉系统的脏器,如食管下端、胃、小肠、结直肠、胰腺、胆囊及脾等的恶性肿瘤均可循门静脉转移至肝脏,这是原发癌播散至肝脏的重要途径。有人报道门静脉血流存在分流现象,即脾静脉和肠系膜下静脉的血流主要进入左肝,而肠系膜上静脉的血流主要汇入右肝,这些门静脉所属脏器的肿瘤会因不同的血流方向转移至相应部位的肝脏。但临床上这种肿瘤转移的分流情况并不明显,而以全肝散在性转移多见。其他如子宫、卵巢、前列腺、膀胱和腹膜后组织等部位的癌肿,亦可通过体静脉和门静脉的吻合支转移至肝;也可因这些部位的肿瘤增长侵犯门静脉系统的脏器,再转移至肝脏;或先由体静脉至肺,然后再由肺到全身循环而至肝脏。经此途径转移的肿瘤占转移性肝癌的 35%～50%。

2.肝动脉转移

任何血行播散的癌肿均可循肝动脉转移到肝脏,如肺、肾、乳腺、肾上腺、甲状腺、睾丸、卵巢、鼻咽、皮肤及眼等部位的恶性肿瘤均可经肝动脉而播散至肝脏。眼的黑色素瘤转移至肝脏者也较常见。

3.淋巴转移

盆腔或腹膜后的癌肿可经淋巴管至主动脉旁和腹膜后淋巴结,然后倒流至肝脏。消化道癌肿也可经肝门淋巴结循淋巴管逆行转移到肝脏。乳腺癌或肺癌也可通过纵隔淋巴结而逆行转移到肝脏,但此转移方式较少见。临床上更多见的是胆囊癌沿着胆囊窝的淋巴管转移到肝脏。

4.直接浸润

肝脏邻近器官的癌肿,如胃癌、横结肠癌、胆囊癌和胰腺癌等,均可因癌肿与肝脏粘连使癌细胞直接浸润而蔓延至肝脏,右侧肾脏和肾上腺癌肿也可以直接侵犯肝脏。

(三)病理学特点

转移癌的大小、数目和形态多变,少则 1～2 个微小病灶,多则呈多结节甚至弥漫性散在生长,也有形成巨块的,仅有约 5% 的肝转移灶是孤立性结节或局限于单叶。转移灶可发生坏死、囊性变、病灶内出血及钙化等。转移性肝癌组织可位于肝脏表面,也可位于肝脏中央。癌结节外观多呈灰白色,质地硬,与周围肝组织常有明显分界,转移性肝癌灶多有完整包膜,位于肝脏表面者可有凸起或凹陷,癌结节中央可有坏死和出血。多数转移性肝癌为少血供肿瘤,少数转移性肝癌血供可相当丰富,如肾癌肝转移。来自结、直肠癌的转移性肝癌可发生钙化,钙化也可见于卵巢、乳腺、肺、肾脏和甲状腺癌肿的转移。来自卵巢与胰腺癌(特别是腺癌或囊腺癌)的转移灶可发生囊变。肉瘤的肝转移灶常表现为巨大肿块,并伴有坏死、出血等。转移性肝癌的病理组织学变化和原发病变相同,如来源于结直肠的腺癌组织学方面可显示腺状结构,来自恶性黑色素瘤的转移性肝癌组织中含有黑色素。但部分患者由于原发性癌分化较好,使肝脏转移灶表现为间变而无法提示原发灶。与原发性肝癌不同,转移性肝癌很少合并肝硬化,一般也无门静脉癌栓形成,而已产生肝硬化的肝脏则很少发生转移性肿瘤。Jorres 等报道 6 356 例癌症患者尸体解剖发现有 300 例转移性肝癌中,仅有 2 例伴有肝硬化,认为其原因可能是硬化的肝脏血液循环受阻和结缔组织改变限制了肿瘤转移和生长。转移性肝癌切除术后肝内复发率为 5%～28%,低于原发性肝癌切除术后肝内复发率。

临床上根据发现转移性肝癌和原发肿瘤的先后分为同时转移、异时转移及先驱性肝转移。同时转移是指初次诊断或者外科治疗原发性肿瘤时发现转移病灶,发生率为 10%～25%。资料显示,年龄、性别与肝转移无关,但大城市患者发生肝转移少于小城市和农村地区,这与在大城市易得到早期检查、早期发现有关。同时性转移性肝癌发生率和临床病理分期明显相关,晚期患者中发病率较高,且多呈分散性多结节病灶。异时转移是指原发性肿瘤手术切除或局部控制后一段时间在随访中发现肝转移病灶,大多数在原发灶切除后 2～3 年内发现,其发生率尚不清楚。同时转移和异时转移可占肝转移的 97%。先驱性肝转移是指肝转移病灶早于原发肿瘤发现,其发生率较低。

(四)转移性肝癌的分期

判明肿瘤分期对治疗方案选择、预后判断、疗效考核、资料对比极为重要,近年来国内外对转移性肝癌的分期提出了多种分类标准。

Fortner 对术后证实的肝转移进行了以下分级。①Ⅰ级:肿瘤局限在切除标本内,切缘无癌残留。②Ⅱ级:肿瘤已局部扩散,包括肿瘤破溃、直接蔓延至周围邻近器官、镜下切缘癌阳性、直接浸润至大的血管或胆管。③Ⅲ级:伴有肝外转移者,包括肝外淋巴结转移、腹腔内其他器官转移、腹腔外远处转移。

Petlavel 提出转移性肝癌的分期需要兼顾转移灶的大小、肝功能状态和肝大情况,依此将转移性肝癌分为四期。资料表明Ⅰ期预后最好,中位生存期为 21.5 个月,Ⅱ、Ⅲ、Ⅳ期中位生存期分别为 10.4 个月、4.7 个月和 1.4 个月。

Genneri 认为转移性肝癌的预后主要与肝实质受侵犯的程度有关。根据转移灶的数目和肝实质受侵犯程度将转移性肝癌分为三期:①Ⅰ期为单发性肝转移,侵犯肝实质 25％以下;②Ⅱ期为多发性肝转移,侵犯肝实质 25％以下或单发性肝转移累计侵犯肝实质 25％～50％;③Ⅲ期为多发性肝转移,侵犯肝实质25％～50％或超过 50％。他认为Ⅰ期最适合手术治疗,Ⅱ期、Ⅲ期则应侧重于综合治疗。

Petreli 进一步肯定了肝实质被侵犯的程度是影响预后最重要的因素。肝实质受侵犯程度可以通过测量肝脏被肿瘤侵犯的百分比、肝脏大小和肝功能试验(包括碱性磷酸酶和胆红素水平)来判断,其他影响预后的因素主要为转移性肝癌结节的数目及分布(单叶或双叶)、大小、能否手术切除、出现时间(与原发灶同时或异时)、有无肝外转移、肝外侵犯的类型、患者功能状况、有无症状或并发症等。

(五)转移性肝癌的临床表现

转移性肝癌常以肝外原发性癌肿所引起的症状为主要表现,但因无肝硬化,病情发展常较后者缓慢,症状也较轻。临床表现主要包括:①原发性肿瘤的临床表现;②肝癌的临床表现;③全身状况的改变。

1.原发性肿瘤的临床表现

早期主要表现为原发肿瘤的症状,肝脏本身的症状并不明显,大多在原发肿瘤术前检查、术中探查或者术后随访时候发现。如结直肠癌出现大便性状改变,黑便、血便等;肺癌出现刺激性干咳和咯血等。部分原发性肿瘤临床表现不明显或晚于转移性肝癌,是造成转移性肝癌误诊、延诊的主要因素。转移性肝癌的临床表现常较轻,病程发展较缓慢。诊断的关键在于查清原发癌灶。

2.肝癌的临床表现

随着病情的发展,肝癌转移性肿瘤增大,肝脏转移的病理及体外症状逐渐表现出来,出现了如消瘦、乏力、发热、食欲缺乏、肝区疼痛、肝区结节性肿块、腹水、黄疸等中晚期肝癌的常见症状。也有少数患者出现转移性肝癌的症状以后,其原发癌灶仍不易被查出或隐匿不现,因此,有时与原发性肝癌难以鉴别。消瘦与恶性肿瘤的代谢消耗、进食少、营养不良有关;发热多是肿瘤组织坏死、合并感染及肿瘤代谢产物引起,多不伴寒战;肝区疼痛是由于肿瘤迅速生长使肝包膜紧张所致;食欲缺乏是由于肝功能损害,肿瘤压迫胃肠道所致;肝区疼痛部位和癌肿部位有密切关系,如突然发生剧烈腹痛并伴腹膜刺激征和休克,多有转移性肝癌结节破裂的可能;腹部包块表现为左肝的剑突下肿块和/或右肝的肋缘下肿块,也可因转移性肝癌占位导致肝大;黄疸常由于癌肿侵犯肝内主要胆管,或肝门外转移淋巴结压迫肝外胆管所引起,癌肿广泛破坏肝脏可引起肝细胞性黄疸。

3.全身状况的改变

由于机体消耗增多和摄入减少,患者往往出现体重减轻,严重者出现恶病质。如发生全身多处转移,还可出现相应部位的症状,如肺转移可引起呼吸系统的临床表现。

(六)诊断方法

1.实验室检查

(1)肝功能检查:转移性肝癌患者在癌肿浸润初期肝功能检查多属正常,乙肝、丙型肝炎病毒感染指标往往呈阴性。随肿瘤的发展,患者血清胆红素、碱性磷酸酶(AKP)、乳酸脱氢酶(LDH)、γ-谷氨酰转肽酶(GGT)、天门冬氨酸转氨酶(AST)等升高,但由于转移性肝癌多数不伴肝炎、肝硬化等,所以肝脏的代偿功能较强。在原发性肝癌中常出现的白/球蛋白比例倒置、凝血酶原时间延长等异常,在转移性肝癌中则极少出现。在无黄疸和骨转移时,AKP活性增高对诊断转移性肝癌具有参考价值。

(2)甲胎蛋白(AFP):转移性肝癌中 AFP 的阳性反应较少,主要见于胃癌伴肝转移。大约 15%的胃癌患者 AFP 阳性,其中绝大多数患者在 100 μg/L 以下,仅 1%～2%患者超过200 μg/L。切除原发病灶后即使保留转移癌,AFP 也可以降至正常水平。

(3)癌胚抗原(CEA):消化道肿瘤,特别是结直肠癌肿瘤患者的 CEA 检查,对于转移性肝癌的诊断十分重要。目前多数学者认为 CEA 检查可作为转移性肝癌的辅助诊断指标,尤其是对无肿瘤病史、肝内出现单个肿瘤病灶、无明确肝炎病史、AFP 阴性的患者,必须复查 CEA 等指标,以警惕转移性肝癌的发生。一般认为 CEA 水平迅速升高或 CEA 超过 20 μg/L 是肝转移的指征,但其变化与肿瘤大小并无正相关。若 CEA 阳性,需复查 B 超、CT、结肠镜等寻找原发病灶以明确诊断或随访。转移性肝癌术后动态监测 CEA 对于手术切除是否彻底、术后辅助化疗疗效、肿瘤复发具有重要意义。在清除所有癌灶后,CEA 可降至正常水平。原发性结直肠癌术后 2 年应定期监测,可 3 个月 1 次,如果 CEA 升高,应高度怀疑肿瘤复发,同时有 AKP、LDH、CEA 明显增高提示肝转移。CEA 升高时,有时影像学检查并无转移迹象,此时常需通过核素扫描或剖腹探查才能发现。此外,国外文献报道胆汁中的 CEA 敏感性远较血清 CEA 高。Norton 等研究发现,结直肠癌肝转移患者,胆汁 CEA 水平是血清的 29 倍,这对原发病灶在术后肝转移及隐匿性癌灶的发现尤为重要。

(4)其他肿瘤标志物测定:其他部位的肿瘤患者如出现 5'-核苷磷酸二酯酶同工酶 V(5'-NPDV)阳性常提示存在肝内转移的可能,同时它也可以作为转移性肝癌术后疗效和复发监测的指标,但不能区分原发性和转移性肝肿瘤。其他临床常用的肿瘤标志物还有酸性铁蛋白、CA19-9、CA50、CA242 等,它们在多种肿瘤特别是消化系统肿瘤中均可增高,但组织特异性低,可作为转移性肝癌检测的综合判断指标。

2.影像学检查

影像学检查方法同原发性肝癌。转移性肝癌在影像学上可有某些特征性表现:①病灶常为多发且大小相仿。②由于病灶中央常有液化坏死。在 B 超和 MRI 上可出现"靶征"或"牛眼征"。③CT 扫描上病灶密度较低,有时接近水的密度,对肝内微小转移灶(<1 cm)普通的影像学检查常难以发现而漏诊,可采用 CT 加动脉门静脉造影(CTAP),其准确率可达 96%;对这些微小转移灶的定性诊断,目前以正电子发射断层扫描(PET)特异性最强,后者以 ^{18}F-脱氧葡萄糖(^{18}F-FDG)作为示踪剂,通过评价细胞的葡萄糖代谢状况确定其良恶性。

(七)诊断

转移性肝癌的诊断关键在于确定原发病灶,其特点:①多数有原发肿瘤病史,以结直肠癌、胃癌、胰腺癌等最常见。②常无慢性肝病病史。如 HBV、HCV 标志物多阴性。③由于转移性肝癌很少合并肝硬化,所以体检时癌结节病灶多较硬而肝脏质地较软。④影像学显示肝内多个散在、大小相仿的占位性病变,B 超可见"牛眼"征,且多无肝硬化影像,肝动脉造影肿瘤血管较少见。

临床上诊断的依据主要有:①有原发癌病史或依据;②有肝脏肿瘤的临床表现;③实验室肝

脏酶学改变,CEA 增高而 AFP 可呈阴性;④影像学发现肝内占位性病变,多为散在、多发;⑤肝脏穿刺活检证实。

对于某些组织学上证实为转移性肝癌,但不能明确或证实原发性肿瘤起源的情况,临床上并不少见,如 Kansaa 大学医院所记载的 21 000 例癌症患者中,有 686 例(3.2%)未明确原发癌的部位。对于此类患者,需要通过更仔细的病史询问、更细致的体格检查及相关的影像学和实验室检查来判断。例如原发肿瘤不明时,乳腺、甲状腺及肺可能是原发灶;粪便潜血阳性提示胃肠道癌,胃镜、结肠镜、钡餐及钡灌肠检查对诊断有帮助;疑有胰体癌时,应行胰腺扫描及血管造影等。

(八)鉴别诊断

1.原发性肝癌

患者多来自肝癌高发区,有肝癌家族史或肝病病史,多合并肝硬化,肝功能多异常,肝癌的并发症较常见,病情重且发展迅速,AFP 等肿瘤标志呈阳性,影像学呈"失结构"占位性病变,孤立性结节型也较多见;转移性肝癌多有原发肿瘤病史和症状,很少合并肝硬化,肝功能多正常,病情发展相对缓慢,AFP 多正常,CEA 多增高,影像学发现肝脏多个散在占位结节,可呈"牛眼征"。但 AFP 阴性的原发性肝癌和原发灶不明确的转移性肝癌之间的鉴别诊断仍有一定困难,有时需依靠肝活检,当组织学检查发现有核居中央的多角形细胞、核内有胞质包涵体、恶性细胞被窦状隙毛细血管分隔、胆汁存留、肿瘤细胞群周围环绕着内皮细胞等表现时,提示为原发性而非转移性肝癌。

2.肝血管瘤

一般容易鉴别。女性多见,病程长,发展慢。临床症状多轻微,实验室酶学检查常属正常。B 超见有包膜完整的与正常肝脏有明显分界的影像,其诊断符合率达 85%;CT 表现为均匀一致的低密度区,在快速增强扫描中可见特征性增强,其对血管瘤的诊断阳性率近 95%;血管造影整个毛细血管期和静脉期持续染色,可见"早出晚归"征象。

3.肝囊肿

病史较长,一般情况好,囊肿常多发,可伴多囊肾,B 超提示肝内液性暗区,可见分隔,血清标志物 AFP、CEA 阴性。

4.肝脓肿

肝脓肿多有肝外感染病史,临床可有或曾有发热、肝痛、白细胞计数增高等炎症表现,抗感染治疗有效。超声检查可见液平,穿刺为脓液,细胞培养阳性。

5.肝脏肉瘤

此病极少见,患者无肝脏外原发癌病史。多经病理证实。

二、治疗

(一)手术切除

与原发性肝癌一样,转移性肝癌的治疗也是以手术切除为首选,这是唯一能使患者获得长期生存的治疗手段,如大肠癌肝转移切除术后 5 年生存率可达 25%~58%,而未切除者 2 年生存率仅为 3%,4 年生存率为 0。

转移性肝癌的手术适应证近年来有逐渐放宽的趋势。最早对转移性肝癌的手术价值还存在怀疑,直到 1980 年 Adson 和 VanHeerdon 报道手术切除大肠癌肝脏孤立性转移灶取得良好效果,才确定手术切除是孤立性转移性肝癌的首选治疗方法。以后有许多研究发现,多发性与孤立性转移性肝癌切除术后在生存率上并无明显差异,因而近年来手术切除对象不只是限于孤立病灶,位于肝脏一侧或双侧的多发转移灶也包括在手术适应证内,至于可切除多发转移灶数目的上限,以往通常定为3～4个,有学者认为以转移灶的数目作为手术适应证的依据没有足够理由,不可机械从事,只要保证有足够的残肝量和手术切缘,任何数目的转移性肝癌均为手术切除的适应证。有肝外转移者以往被认为是手术禁忌证,近年来的研究发现,只要肝外转移灶能得到根治性切除,可获得与无肝外转移者一样好的疗效,故也为手术治疗的适应证。目前临床上掌握转移性肝癌的手术指征:①原发灶已切除并无复发,或可切除,或已得到有效控制(如鼻咽癌行放疗后);②单发或多发肝转移灶,估计切除后有足够的残肝量并可保证足够的切缘;③无肝外转移或肝外转移灶可切除;④无其他手术禁忌证。

转移性肝癌的手术时机,原则上一经发现应尽早切除。但对原发灶切除后近期内刚发现的较小转移灶(如<2 cm)是否需要立即手术,有学者认为不必急于手术,否则很可能在手术后不久就有新的转移灶出现,对这样的患者可密切观察一段时间(如3个月)或在局部治疗下(如PEI)观察,若无新的转移灶出现再做手术切除。对同时转移癌的手术时机也是一个存在争议的问题,如大肠癌在原发灶手术的同时发现肝转移者占8.5%～26.0%,是同期手术还是分期手术尚有意见分歧,有学者认为只要肝转移灶可切除、估计患者能够耐受、可获得良好的切口显露,应尽可能同期行肝癌切除。

转移性肝癌的手术方式与原发性肝癌相似,但有如下几个特点:①由于转移性肝癌常为多发,术中B超检查就显得尤为重要,可以发现术前难以发现的隐匿于肝实质内的小病灶,并因此改变手术方案;②因很少伴有肝硬化,肝切除范围可适当放宽以确保阴性切缘,切缘一般要求超过1 cm,因为阴性切缘是决定手术远期疗效的关键因素;③由于转移性肝癌很少侵犯门静脉形成癌栓,肝切除术式可不必行规则性肝叶切除,确保阴性切缘的非规则性肝切除已为大家所接受,尤其是多发转移灶的切除更为适用;④伴肝门淋巴结转移较常见,手术时应做肝门淋巴结清扫。

转移性肝癌术后复发也是一个突出的问题,如大肠癌肝转移切除术后60%～70%复发,其中50%为肝内复发,是原转移灶切除后的复发还是新的转移灶在临床上难以区别。与原发性肝癌术后复发一样,转移性肝癌术后复发的首选治疗也是再切除,其手术指征基本同第一次手术。再切除率文献报道差别较大,为13%～53%,除其他因素外,这与第一次手术肝切除的范围有关,第一次如为局部切除则复发后再切除的机会较大,而第一次为半肝或半肝以上的切除则再切除的机会明显减小。

(二)肝动脉灌注化疗

虽然手术切除是转移性肝癌的首选治疗方法,但可切除患者仅占10%～25%,大多数患者则因病灶广泛而失去手术机会,此时肝动脉灌注化疗(HAI)便成为这类患者的主要治疗方法。转移性肝癌的血供来源基本同原发性肝癌,即主要由肝动脉供血,肿瘤周边部分有门静脉参与供血。与全身化疗相比,HAI可提高肿瘤局部的化疗药物浓度,同时降低全身循环中的药物浓度,因而与全身化疗相比,可提高疗效而降低药物毒性作用,已有多组前瞻性对照研究证明,HAI对转移性肝癌的有效率显著高于全身化疗。HAI一般经全置入性DDS实施,后者可于术中置入;也可采用放射介入的方法置入,化疗药物多选择氟尿嘧啶(5-FU)或氟尿嘧啶脱氧核苷(FudR),后者的肝脏清除率高于前者。文献报道HAI治疗转移性肝癌的有效率为40%～60%,部分患者可因肿瘤缩小而获得二期切除,对肿瘤血供较为丰富者加用碘油栓塞可使有效率进一步提高。

但转移性肝癌多为相对低血供,这与原发性肝癌有所不同,为了增加化疗药物进入肿瘤的选择性,临床上有在 HAI 给药前给予血管收缩药(如血管紧张素 Ⅱ 等)或可降解性淀粉微球暂时使肝内血流重新分布,以达到相对增加肿瘤血流量、提高化疗药物分布的癌/肝比值之目的,从而进一步提高 HAI 的有效率。

前瞻性对照研究表明,与全身化疗相比,HAI 虽然显著提高了治疗的有效率,但未能显著提高患者的生存率,究其原因主要是由于 HAI 未能有效控制肝外转移的发生,使得原来死于肝内转移的患者死于肝外转移。因此,对转移性肝癌行 HAI 应联合全身化疗(5-FU+四氢叶酸),或加大化疗药物的肝动脉灌注剂量,以使部分化疗药物因超过肝脏的清除率而"溢出"肝脏进入全身循环,联合使用肝脏清除率低的化疗药物,如丝裂霉素(MMC)亦可达到相同作用。

(三)其他

治疗转移性肝癌的方法还有许多,如射频、微波、局部放疗、肝动脉化疗栓塞、瘤体无水乙醇注射、氩氦刀等。

(刘景德)

第六章 胆道疾病

第一节 胆道先天性疾病

一、胆道闭锁

胆道闭锁是一种极为严重的疾病。如果不治疗,不可避免地会发展为肝硬化、肝功能衰竭以致死亡。其发病率在成活新生儿中占 1/5 000～1/12 000,亚洲明显高于西方国家。一般认为无种族差异,尚未发现与之相关遗传因素,大约 10% 的病例合并其他畸形。1959 年 Kasai(葛西)首创肝门空肠吻合术治疗"不可治型"胆道闭锁,使疗效显著提高。近年来,肝移植治疗胆道闭锁已获成功,胆道闭锁的治疗已进入一个崭新的时代。

(一)病因

迄今,对于病因尚无定论,临床上可以把它分成 3 组或者 4 组。

1.合并先天性畸形类的胆道闭锁

该类又可分为两型:合并畸形为先天畸形综合征的胆道闭锁(如多脾副脾综合征、猫眼综合征)或者合并孤立散发的畸形的胆道闭锁(如食管闭锁、肠闭锁)。

2.囊性胆道闭锁

肝外阻塞的胆道结构被囊肿代替。虽然囊肿都与肝内胆管相通,但是该类型胆道闭锁与合并梗阻的胆总管囊肿截然不同。

3.巨细胞病毒相关性胆道闭锁

该类型患儿存在显著的血清巨细胞病毒阳性抗体,考虑围生期巨细胞感染导致胆道闭锁。

4.孤立型胆道闭锁

该类型患儿数量最多,但是该类型胆道闭锁患儿的发病时间、炎症程度及胆管阻塞程度各不相同。

一些病例已经可以明确是在胎儿期发生的,在出生的时候梗阻情况已经出现,称作"发育性胆道闭锁"。它包括了第 1 和 2 组的病例。第 3 组病例梗阻的发生机制很可能是在围生期由于病毒介导的胆道系统闭塞。最常见的孤立性胆道闭锁是最难辨别病因的,因此被简单地定为不合并其他异常的胆道闭锁。它们有些是在最开始的时候发生的,另一些则是在围生期发生的。从近期研究结果来看,越来越多的理论支持胆道闭锁的发生起源于围生期获得性损伤。目前比较公认的观点是围生期胆道上皮的损伤,可能由病毒所激发,造成机体细胞免疫紊乱(以 T 细胞免疫为主），随之带来一系列病理改变，诸如肝脏纤维化、胆管上皮凋亡、细胞内胆汁淤积。

（二）病理

胆道闭锁病理特征为肝外胆管表现不同程度的炎症梗阻，受累胆管狭窄、闭塞，甚至完全缺如。胆囊亦纤维化、空瘪或有少许无色或白色黏液。组织学检查示胆管存在不同阶段的炎症反应，大多呈纤维索状。纤维索位于肝门部的横断面上尚可见一些不规则的胆管结构，与肝内胆管相通，这些胆管结构即为 Kasai 手术的解剖基础。研究发现，肝内胆管亦存在与肝外胆管相似的损害，肝内、外胆管的同时累及又与 Kasai 手术的疗效及并发症密切相关。胆道闭锁的肝脏损害与新生儿肝炎相似，但前者汇管区纤维化及胆小管增生明显，具有一定的鉴别诊断价值。胆道闭锁按胆管受累而闭塞的范围可分为三个基本型：Ⅰ 型为胆总管闭塞，约占 10%；Ⅱ 型为肝管闭塞，占 2%；Ⅲ 型为肝门部闭塞，即所谓"不可治型"，约占所有病例的 88%。根据远端胆管是否开放或肝门部病变差异，可再分亚型、亚组。

（三）合并畸形

胆道闭锁的合并畸形比其他先天性外科疾病的发生率为低，各家报告相差较大，在 7%～32%，主要是血管系统（下腔静脉缺如、十二指肠前门静脉、异常的肝动脉）、消化道（肠旋转不良）、腹腔内脏转位等。

（四）临床表现

胆道闭锁的典型病例，婴儿为足月产，在生后 1～2 周时往往被家长和医师视作正常婴儿，大多数并无异常，粪便色泽正常，黄疸一般在生后 2～3 周逐渐显露，有些病例的黄疸出现于生后最初几天，当时误诊为生理性黄疸。粪便变成棕黄、淡黄、米色，以后成为无胆汁的陶土样灰白色。但在病程较晚期时，偶可略现淡黄色，这是因胆色素在血液和其他器官内浓度增高而少量胆色素经肠黏膜进入肠腔掺入粪便所致。尿色较深，将尿布染成黄色。黄疸出现后，通常不消退，且日益加深，皮肤变成金黄色甚至褐色，可因瘙痒而有抓痕。肝大，质地坚硬。脾脏在早期很少扪及，如在最初几周内扪及肿大的脾脏，可能是肝内原因，随着疾病的发展而产生门静脉高压症。

在疾病初期，婴儿全身情况尚属良好，但有不同程度的营养不良，身长和体重不足。疾病后期可出现各种脂溶性维生素缺乏，维生素 D 缺乏可伴发佝偻病串珠和阔大的骨骺。由于血流动力学状况的改变，部分动静脉短路和周围血管阻力降低，在心前区和肺野可听到高排心脏杂音。

（五）实验室检查

血清胆红素水平持续不变或进行性上升，特别是当结合胆红素占总胆红素 50% 以上时，是诊断胆道闭锁最重要的实验室检查指标。有学者报道，当结合胆红素占总胆红素的 20% 以上，就应该开始评估。其他指标如 γ-谷氨酰转氨酶高峰值高于 300 U/L，呈持续性高水平或迅速增高状态对诊断有参考价值。谷丙转氨酶、谷草转氨酶及碱性磷酸酶等均没有特异性。

（六）早期诊断

如何早期鉴别阻塞性胆管疾病，是新生儿肝炎综合征，还是胆道闭锁，是极为重要。因为从目前的治疗结果来看，手术时间在日龄 60 天左右者，术后胆汁排出率可达 82%～90%，黄疸消退率 55%～66%；如手术时间延迟，术后胆汁排出率为 50%～61%。由于患儿日龄的增加，肝内病变继续发展，组织学观察可见肝细胞的自体变性和肝内胆系的损害，日龄在 90～100 天者小叶间胆管数显著减少，术后黄疸消退亦明显减少，由此可见早期手术的必要性。

但要做出早期诊断是个难题，必须在内外科协作的体制下，对乳儿黄疸病例进行早期筛选，在日龄 30～40 天时期进行检查，争取 60 天以内手术，达到早期诊断和治疗的要求。对于黄疸的发病过程、粪便的色泽变化、腹部的理学检查,应作追迹观察,进行综合分析。目前认为下列检查有一定的诊断价值。

1.血清胆红素的动态观察

每周测定血清胆红素,如胆红素量曲线随病程趋向下降,则可能是肝炎;若持续上升,提示为胆道闭锁。但重型肝炎伴有肝外胆道阻塞时,亦可表现为持续上升,此时则鉴别困难。

2.超声显像检查

超声显像探及肝门部的三角形纤维块或肝门处囊性扩张是具诊断特异性的,但对于绝大多数Ⅲ型肝门部闭塞的诊断意义有限;多数 B 超仅提示胆囊较小或充盈不佳,胆总管 1～2 mm,很难判断是否存在管腔结构,手术中往往也发现胆总管存在,有或没有管腔,而闭锁最严重部位大多位于总肝管。

3.^{99m}Tc-diethyl iminodiacetic acid(DIDA)排泄试验

经静脉注入^{99m}锝制剂后,如放射性核素积聚在肝内,肠道不显影,则提示胆道完全性梗阻,胆道闭锁可能性大,但这一检查结果也不是完全肯定,对于同时也存在梗阻性病变的婴儿肝炎综合征鉴别诊断作用不大,目前临床采用不多。

4.十二指肠引流液分析

胆道闭锁患儿十二指肠液不含胆汁,化验示无胆红素或胆酸,理论上是可行的。但临床上多数儿科医师认为置管入十二指肠,一是比较痛苦,小儿配合有困难,二是如何保证导管进入十二指肠亦有一定难处。与通过临床判断(包括症状、生化检查及 B 超和核素检查的结果)比较,在诊断符合率上没有优势,大多数不采用。

5.诊断性治疗

对于 30 天左右的胆汁排泄受阻的患儿,可以进行 7 天的试验性治疗,包括使用熊去氧胆酸和甲泼尼松(静脉)等,再次复查胆红素是否有所下降,如果明显下降,可以强烈提示婴儿肝炎综合征。

6.剖腹或腹腔镜下胆道造影

对病程已接近 2 个月而诊断依然不明者,应剖腹或腹腔镜下胆道造影,如发现胆囊,做穿刺得正常胆汁,提示近侧胆管系统未闭塞,术中造影确定远端胆管系统。

7.其他

亦有运用 CT、经内镜逆行胆胰管成像或磁共振胆胰管成像诊断胆道闭锁的报道,但与超声比较,在胆道闭锁的诊断方面,这些影像学诊断方法均并不具有诊断价值。

(七)治疗

1.外科治疗

Kasai 根治术开创了"不可治型"胆道闭锁治疗的新纪元,直至目前,Kasai 根治术仍然是胆道闭锁的首选手术方法,肝移植可用于晚期病例和 Kasai 根治术失败的病例。Kasai 根治术强调早期诊断和治疗,手术年龄应在 60 天左右,最迟不超过 90 天。

Kasai 根治术手术的关键是要彻底剪除肝门纤维块,此时操作最好在手术放大镜下进行,使剪除断面的侧面达门静脉入口的肝实质,纵向达门静脉后壁水平,切除肝门纤维块的深度是此手术的关键性步骤,过浅可能未达到适宜的肝内小胆管,过深损伤肝实质影响手术吻合处的愈合。一般切除肝门纤维块时肝表面上只保存很薄一层包膜;其次,对于剪除创面的止血要慎用电凝,特别是左右肝管进入肝实质处,此时压迫止血可以达到一定效果。胆道重建的基本术式仍为

Roux-en-Y 式空肠吻合术,目前各种改良术式结果并不理想。

术后最常见的并发症为胆管炎,发生率在 50%,甚至高达 100%。有些学者认为这是肝门吻合的结果,阻塞了肝门淋巴外流,致使容易感染而发生肝内胆管炎。不幸的是每次发作加重肝脏损害,因而加速胆汁性肝硬化的进程。应用第三代头孢菌素 7～19 天,可退热,胆流恢复,常在第 1 年内预防性联用抗生素和利胆药。另一重要并发症是吻合部位的纤维组织增生,结果胆流停止,再次手术恢复胆汁流通的希望是 25%。此外,肝内纤维化继续发展,结果是肝硬化,有些病例进展为门静脉高压、脾功能亢进和食管静脉曲张。

2.术后药物治疗

有效的药物治疗对于改善胆道闭锁肝肠吻合术后的预后极为重要。因为手术本身虽然可以延长患儿的生命,却不能逆转肝脏的损伤及进行性的肝脏硬化,大约 70% 的患儿最终需要肝移植才能长期生存。近年来认识到胆管和肝脏的免疫损伤可能与胆道闭锁的发病及术后肝功能进行性恶化有关,使得通过药物辅助治疗改变疾病的进程成为可能。

(1)术后激素治疗皮质类固醇作为辅助治疗的主要组成部分,被认为可以明显地改善术后的生存质量,增加自体肝生存的年限。由于胆管炎本身的炎症性质及相关的免疫机制异常可能与胆道闭锁的发病有关,从理论上讲,肝肠吻合术后可以使用药物(如类固醇)等来减少免疫介导的肝脏损伤、改善胆汁引流、减少反流性胆管炎的发生率。目前正在进行临床随机对照试验研究证实。

(2)术后利胆药物的长期应用包括去氢胆酸、胰高血糖素、前列腺素 E_2、熊去氧胆酸。其中熊去氧胆酸显著改善必需脂肪酸的缺乏,并能降低胆红素水平,目前作为常规使用获得良好疗效,尚未有不良反应报道。临床上推荐口服熊去氧胆酸 10 mg/(kg·d),术后进食即开始,一般维持 1～2 年,亦有口服终身的报道。

(3)术后预防性抗生素的应用 20 世纪 90 年代后第三代头孢菌素成为主导,有时结合氨基糖苷类。第三代头孢通过被动分泌途径在胆汁中达到足够的浓度。

(八)预后

随着肝移植的开展,胆道闭锁的预后得到极大改善。但是 Kasai 手术仍是目前外科治疗的一线选择。长期生存的依据是:①生后 10～12 周手术;②肝门区有一大的胆管(>150 μm)③术后 3 个月血胆红素浓度<8.8 mg/dL。在经验丰富的治疗中心,50%～60% 的患儿会有理想的胆汁引流,胆红素恢复正常(<20 μmol/L),这些患儿的长期生存质量良好。而 Kasai 手术无效者(术后 2～3 个月即可判断),需要考虑进行肝移植。

对胆道闭锁的治疗究竟是直接进行肝移植,还是行 Kasai 手术无效之后再行肝移植,目前的看法是应根据患儿的情况综合考虑。Kasai 手术与肝移植是相互补充的:①患儿年龄<90 天,应先行 Kasai 手术,如患儿手术后没有胆流或仅有短暂胆汁引流,而且肝门部组织学检查显示胆道口径小,数量少,这些患儿不必行再次 Kasai 手术,因反复多次手术增加了以后肝移植的难度;②如患儿已>90 天且无明显慢性肝病,可先开腹解剖肝门了解有无残留肝管,如发现有开放的残留肝管,则可做 Kasai 手术,否则应行肝移植;③如患儿就诊时已有明显的肝病如肝硬化及门静脉高压,则应行肝移植。即使 Kasai 手术后胆汁引流满意,黄疸逐渐减轻,也应长期进行密切随访,如出现慢性肝脏病变,则应尽快行肝移植。近年活体部分肝移植治疗胆道闭锁的报道增多,病例数天见增加,手术年龄在 4 个月至 17 岁,3 年生存率在 90% 以上。

二、胆管扩张症

胆管扩张症为较常见的先天性胆道畸形,以往认为是一种局限于胆总管的病变,因此称为先天性胆总管囊肿。于1723年Vater首例报道,1852年Douglas对其症状学和病理特征作了详细介绍。一个多世纪以来,随着对本病认识的加深,近年通过胆道造影发现扩张病变可以发生在肝内、肝外胆道的任何部位,根据其部位、形态、数目等可分为多种类型,临床表现亦有所不同。本病在亚洲地区发病率较高,可发生在任何年龄,从新生儿至老年均有报道,由于产前超声的开展,很多患儿在产前就得到诊断,75%病例在10岁以前发病而得到诊断。女孩多见,女男之比大约为3:1。

(一)病因

有关病因学说众多,至今尚未定论。多数认为是先天性疾病,亦有认为有获得性因素参与形成。主要学说有3种。

1.先天性异常学说

在胚胎发育期,原始胆管细胞增殖为一索状实体,以后再逐渐空化贯通。如某部分上皮细胞过度增殖,则在空泡化再贯通时过度空泡化而形成扩张。有些学者认为胆管扩张症的形成,需有先天性和获得性因素的共同参与。胚胎时期胆管上皮细胞过度增殖和过度空泡形成所造成的胆管壁发育薄弱是其先天因素,再加后天的获得性因素,如继发于胰腺炎或壶腹部炎症的胆总管末端梗阻及随之而发生的胆管内压力增高,最终将导致胆管扩张的产生。

2.胰胆管合流异常学说

认为由于胚胎期胆总管与主胰管未能正常分离,两者的交接处距Vater壶腹部较远,形成胰胆管共同通道过长,并且主胰管与胆总管的汇合角度近乎直角相交。因此,胰管胆管汇合的部位不在十二指肠乳头,而在十二指肠壁外,局部无括约肌存在,从而失去括约功能,致使胰液与胆汁相互反流。当胰液分泌过多而压力增高超过胆道分泌液的压力时,胰液就可反流入胆管系统,产生反复发作的慢性炎症,导致胆管黏膜破坏和管壁纤维变性,最终由于胆管的末端梗阻和胆管内压力增高,使胆管发生扩张。胰胆管造影亦证实有胰管胆管合流异常高达90%~100%,且发现扩张胆管内淀粉酶含量增高。

3.病毒感染学说

认为胆道闭锁、新生儿肝炎和胆管扩张症的同一病因,是肝胆系炎症感染。在病毒感染之后,肝脏发生巨细胞变性,胆管上皮损坏,导致管腔闭塞(胆道闭锁)或管壁薄弱(胆管扩张)。但目前支持此说者已见减少。

(二)病理

胆管扩张可发生于肝内、肝外的任何部位,基本上是囊状扩张和梭状扩张两种形态。常见型是胆总管囊状扩张,肝内胆管不扩张或有多发囊状扩张,而扩张以下胆管显著狭小,仅有1~2 mm直径,胆管狭窄部位在胰外的游离胆总管与胰内胆总管的移行部,由于梗阻而致近侧胆管内压增高而导致囊形扩张和管壁增厚,合流形态为胆管→胰管合流型。胆总管梭状扩张病例的肝内胆管扩张至末梢胆管渐细,其狭窄部位在两管合流部和胰胆共通管的十二指肠壁内移行部两处,由于梗阻而致共通管轻度扩张和胆总管梭状扩张,合流形态为胰管→胆管合流型。发病时胆管扩张明显,症状缓解时略见缩小。

按病程的长短,扩张管壁可呈不同的组织病理变化,在早期病例,管壁呈现反应性上皮增生,管壁增厚,由致密的炎症性纤维化组织组成,平滑肌稀少,有少量或没有上皮内膜覆盖。囊状扩张的体积不一,腔内液体可自数十毫升以至千余毫升。囊内胆汁的色泽取决于梗阻的程度,胆汁黏稠或清稀呈淡绿色,胆汁可以无菌,如合并感染,常为革兰阴性菌。炎性病变发展较突然者,甚至可引起管壁穿孔。可发现囊内有小粒色素结石存在。恶变率随年龄的增长而增加,小儿病例不足 1%,而成人病例高达 15%,病理组织学证明,以腺癌为多,在囊壁组织及免疫组织化学的研究中,发现胆管上皮化生与癌变相关。

胆管阻塞的持续时间决定肝脏的病理改变,在早期门脉系统炎性细胞浸润,轻度胆汁淤积和纤维化。在婴儿,胆管增生和小胆管内胆汁填塞,类似胆管闭锁所见,但病变是可逆性的。如果梗阻持续和/或上行性胆管炎发生,则有胆汁性肝硬化,并可继发门静脉高压及其并发症,腹水及脾大也有所见。

(三)分类

胆管扩张症的分类方法较多,现今可按扩张的部位,分为肝内、肝外和肝内外三大类型;又可按扩张的数目,分为单发和多发;按扩张的形态,分为囊状、梭状、憩室状等各种亚型;并可将合并的胰管异常、肝门狭窄、结石等一并做出表示。例如,多发性肝内胆管囊状扩张伴有结石,胆总管梭状扩张伴有胰胆管异常连接等。

(四)临床表现

多数病例的首次症状发生于 1~3 岁,随着 B 超检查的普及,确诊的年龄较以往提早,目前已有较多产前诊断的报道。囊状型在 1 岁以内发病率占 1/4,其临床症状以腹块为主,而梭状型多在 1 岁以后发病,以腹痛、黄疸为主。

腹部肿块、腹痛和黄疸,被认为是本病的经典三联症状。腹块位于右上腹,在肋缘下,巨大者可占全右腹,肿块光滑、球形,可有明显的囊肿弹性感,当囊内充满胆汁时,可呈实体感,好似肿瘤。但常有体积大小改变,在感染、疼痛、黄疸发作期,肿块增大,症状缓解后肿块又可略为缩小。小的胆管囊肿,由于位置很深,不易扪及。腹痛发生于上腹中部或右上腹部,疼痛的性质和程度不一,有时呈持续性胀痛,有时是绞痛,病者常取屈膝俯卧体位,并拒食以减轻症状。腹痛发作提示胆道出口梗阻,共同管内压上升,胰液胆汁可以相互逆流,引起胆管炎或胰腺炎的症状,因而临床上常伴发热,有时也有恶心呕吐。症状发作时常伴有血、尿淀粉酶值的增高。黄疸多为间歇性,常是幼儿的主要症状,黄疸的深度与胆道梗阻的程度有直接关系。轻者临床上可无黄疸,但随感染、疼痛出现以后,则可暂时出现黄疸,粪色变淡或灰白,尿色较深。以上症状均为间歇性。由于胆总管远端出口不通畅,胰胆逆流可致临床症状发作。当胆汁能顺利排流时,症状即减轻或消失。间隔发作时间长短不一,有些发作频繁,有些长期无症状。

近年的报告,由于获早期诊断者逐渐增多,发现梭状扩张者增多,有三联征者尚不足 10%。多数病例仅有一种或两种症状。虽然黄疸很明显是梗阻性的,但事实上许多患者被诊断为肝炎,经反复的发作始被诊断。腹痛也缺少典型的表现,因此易误诊为其他腹部情况。肝内、外多发性胆管扩张,一般出现症状较晚,直至肝内囊肿感染时才出现症状。

Caroli 病:Caroli 于 1958 年首先描述肝内末梢胆管的多发性囊状扩张病例,因此先天性肝内胆管扩张症又称 Caroli 病,属于先天性囊性纤维性病变,认为是常染色体隐性遗传,以男性为多,主要见于儿童和青年。2/3 病例伴有先天性肝纤维化,并时常伴有各种肾脏病变,如多囊肾等,晚期病例并发肝硬化门静脉高压症。按 Sherlock 分类,分为先天性肝纤维化、先天性肝内胆管扩张症、先天性胆总管扩张症和先天性肝囊肿四类,统称肝及胆道纤维多囊病。肝胆系统可同时存在一种或一种以上的病变。本病以肝内胆管扩张和胆汁淤积所导致的胆小管炎症和结石为其病理和临床特点,但由于临床症状常不典型,可起病于任何年龄,反复发作右上腹痛、发热和黄疸。在发作时肝脏明显肿大,待感染控制后随着症状的好转,则肝脏常会较快缩小。肝功能损害与临床症状并不成正比。起病初期常被诊断为胆囊炎或肝脓肿,如若合并有先天性肝纤维化或肝外胆管扩张症等其他纤维囊性病变,则症状更为复杂,可出现肝硬化症状、肝外胆道梗阻症状,以及泌尿系统感染症状等。近年来由于超声显像和各种胆道造影技术等诊断方法的应用,可获得肝内病变的正确诊断,因此病例报道也日见增多,但往往将其他原因压迫所致的继发性胆道扩张也包括在内,从而使 Caroli 病的概念出现混乱。

(五)诊断

本病的诊断可根据从幼年时开始间歇性出现的 3 个主要症状,即腹痛、腹块和黄疸来考虑。若症状反复出现,则诊断的可能性大为增加。囊状型病例以腹块为主,发病年龄较早,通过触诊结合超声检查,可以做出诊断。梭状型病例以腹痛症状为主,除超声检查外,还可行磁共振胆胰管成像检查,才能正确诊断。

1.生物化学检查

血、尿淀粉酶的测定,在腹痛发作时应视为常规检查,有助于诊断。可提示本症有伴发胰腺炎的可能。或提示有胰胆合流,反流入胆管的高浓度胰淀粉酶经毛细胆管直接进入血液而致高胰淀粉酶血症。同时测定总胆红素、碱性磷酸酶、转氨酶等值均升高,在缓解期都恢复正常。

2.超声显像

具有直视、追踪及动态观察等优点。如胆道梗阻而扩张时,能正确地查出液性内容的所在和范围,胆管扩张的程度和长度,其诊断正确率可达 94% 以上。应作为常规检查的诊断方法。

3.磁共振胆胰管成像

磁共振胆胰管成像是近年快速发展起来的一种非介入性胰胆管检查方法,它能清晰显示胆管树的立体结构甚至胰管形态,即使在先天性胆管扩张症合并黄疸或急性胰腺炎时仍可进行检查,为术者制定手术方案提供了较理想的解剖学依据,目前临床上已经部分取代了经内镜逆行胆胰管成像的应用,其不足之处是部分病例的胰胆合流异常显示欠佳。

4.术中胆道造影

在手术时将造影剂直接注入胆总管内,可显示肝内、外胆管系统和胰管的全部影像,了解肝内胆管扩张的范围、胰管胆管的反流情况,有助于选择术式和术后处理。

(六)并发症

病变部的囊状扩张和远端胆管的相对狭窄所引起的胆汁引流不畅甚至阻塞是导致并发症的根源。主要并发症有复发性上行性胆管炎、胆汁性肝硬化、胆管穿孔或破裂、复发性胰腺炎、结石形成和管壁癌变等。

(七)鉴别诊断

在婴儿期主要应与胆道闭锁和各种类型的肝炎相鉴别,依靠超声检查有助于诊断。在年长儿应与慢性肝炎相鉴别。往往在第一次发作有黄疸时,可能被误诊为传染性肝炎,对于梭状型胆管扩张,或触诊肿块不清楚者,尤其如此。较长期观察和反复多次进行超声检查和生化测定,常能明确诊断。

(八)治疗

症状发作期的治疗,采取禁食 2~3 天,以减少胆汁和胰液的分泌,缓解胆管内压力。应用解痉剂以缓解疼痛,抗生素 3～5 天以预防和控制感染,以及相应的对症治疗,常能达到缓解症状的目的。鉴于其频繁的发作和各种并发症,宜及时进行手术治疗。

1.外引流术

应用于个别重症病例,如严重的阻塞性黄疸伴肝硬化、重症胆道感染、自发性胆管穿孔者,待病情改善后再作二期处理。

2.囊肿与肠道间内引流术

囊肿空肠 Roux-en-Y 式吻合术,但仍存在胰胆合流问题,因而术后还是发生胆管炎或胰腺炎症状,甚至需要再次手术,且术后发生囊壁癌变者屡有报道。所以目前已很少采用。

3.胆管扩张部切除胆道重建术

切除胆管扩张部位及胆道重建,可采用肝管空肠 Roux-en-Y 式吻合术,主要的是吻合口必须够大,以保证胆汁充分引流。目前腹腔镜下操作进行胆管扩张部切除、肝管空肠 Roux-en-Y 式吻合术已广泛应用于临床,其疗效也已达到开放手术的效果。

至于肝内胆管扩张的治疗,继发于肝外胆管扩张者,其形态为圆柱状扩张,术后往往可恢复正常。如为囊状扩张则为混合型,肝外胆管引流后,不论吻合口多大,仍有肝内胆管淤胆、感染以致形成结石或癌变,故肝内有局限性囊状扩张者,多数人主张应行肝部分切除术。

Caroli 病的治疗:以预防和治疗胆管炎为主,长期应用广谱抗生素,但治疗效果一般并不满意。由于病变较广泛,所以外科治疗也时常不能成功。如病变限于一叶者可行肝叶切除,但据报道能切除者不足 1/3 病例。长期预后极差,随着目前肝移植成功率的提高,本病已有根治的病例报道。

胆管扩张症根治术后,即使达到了胰液和胆汁分流的目的,但部分病例仍经常出现腹痛、血中胰淀粉酶增高等胆管炎或胰腺炎的临床表现,此与肝内胆管扩张和胰管形态异常有关。症状经禁食、抗炎、解痉、利胆后可缓解,随着时间推移,发作间隔逐渐延长。长期随访 80% 病例得到满意效果。

(胡海兵)

第二节 胆 石 症

胆石症是最常见的胆道系统疾病,发病率近年来明显上升,成年人胆囊结石的发病率接近 10%,占良性胆囊疾病的 74%,其中女性患者较男性多 2～3 倍。20 世纪 50 年代,原发性胆管结石约占了半数,随着 20 世纪 80 年代人民生活水平提高和生活方式的西化,胆囊结石的发生率明显提高占据主导地位。1992 年调查发现,胆囊结石占 79.9%,而原发胆管结石和肝内胆管结石的发生率分别下降至 6.1% 和 14%。我国地域辽阔,胆石发生的部位和性质等方面也有很大的区别。胆囊结石大多为胆固醇性结石,胆管和肝内胆管结石多数为胆色素钙结石。胆石的类型及其组成:胆石最主要的成分有胆固醇、胆色素(结合性或未结合性)和钙(以胆红素钙、碳酸钙和磷酸钙形式存在),还有钠、钾、磷、铜、铁和镁等金属离子。此外,还有脂肪酸、甘油三酯、磷脂、多糖类和蛋白质等有机成分。按其所含成分的不同,一般将结石分为三种类型。①胆固醇结石:含胆固醇为主,占 80% 以上。多呈圆形或椭圆形,表面光滑或呈结节状。淡灰黄色,质硬,切面有放射状结晶条纹。胆固醇结石常常是单发的结石或多发的，往往在胆囊内形成。X线片常不显影。②胆色素结石：是由未结合胆红素和不同数量的有机物和少量钙盐组成，一般含胆固醇量少于25％，在X线片上不显影。寄生虫卵、细菌和脱落的上皮细胞常组成结石的核心。胆色素结石可分为两种，一种是呈块状或泥沙样结石，棕黄色或棕黑色，质软而脆，呈块状的结石，大小不一，小如砂粒，大的直径可达5cm，多发生在胆总管或肝内胆管内。另一种呈不规则形，质地较硬，呈黑色或暗绿色结石，或称黑色素结石。这种结石多数发生在胆囊内，X线也能透过。③混合结石：约占胆结石的1/3，是由胆固醇、胆红素和钙盐等混合组成，一般胆固醇含量不少于70％。多数发生在胆囊内，常为多发性，呈多面形或圆形，表面光滑或稍粗糙，淡黄色或棕黄色。直径一般不超过2cm，切面呈多层环状形结构，由于其所含成分的不同，各层的色泽不同，钙盐呈白色，胆固醇呈淡黄色，胆红素呈棕黄色。如含钙较多，X线片上有时可显影。

一、胆石症的危险因素

我们通常把胆石症的常见危险因素总结5F，即Female（女性）、Forty（>40岁）、Fertile（多产）、Fat（肥胖）和Family（家族史）。具体来讲胆石症的危险因素分3个方面。①环境因素：主要表现在饮食方面，长期食用高脂、高蛋白、高热量食物，生活方式西化，不进食早餐都促进胆石形成。增加可溶性食物纤维的摄入和运动是预防胆石的保护性因素。②自身因素：成年女性、肥胖、多产、体重骤减以及高血脂、肝硬化和糖尿病导致胆石症发生率明显升高。③遗传因素：目前胆石症是多基因遗传病被大家认可，研究发现胆石症本家系发生率可超过50％，是普通人群的4～5倍。

二、胆石症的发病机制

胆结石主要分胆固醇结石、胆色素结石和混合结石，其中80％～90％都是胆固醇结石。20世纪60年代后，对胆汁的理化性质和成分的测定和分析提出胆汁胆固醇的微胶粒学说和胆红素的β-葡糖醛酸酶学说，分别构筑了胆固醇性结石和胆色素性结石形成机制的基石，代表学者分别为Small-Admirand和Maki。胆道动力学改变、胆汁成分改变及胆道感染是形成胆石的主要因素，往往是三者综合作用的结果，不同类型的结石在其形成过程中常是某一因素起主导作用。

(一)胆固醇结石

胆汁热力学平衡体系的破坏、胆汁成核动力学稳态的紊乱以及胆道运动功能的异常是胆囊胆固醇结石形成的重要因素，其中胆汁成分的改变（胆汁热力学失衡）是成石的基础，促-抑成核体系的改变是成石的关键，而胆道运动的紊乱则是胆石形成的重要条件。

(1)胆汁成分的改变正常胆汁是一种由胆盐、卵磷脂、胆固醇按一定比例组成的混合微胶粒溶液。胆固醇分子几乎不溶于水，在胆汁中溶解依赖于胆汁酸和磷脂形成的分子聚集物，称为混合脂类微胶粒和胆固醇磷脂泡。早在1968年，Admirand和Small就报道用"微胶粒学说"三角坐标图来表示胆汁中胆盐、卵磷脂、胆固醇三者的关系，并描绘出一条不同浓度的胆盐、磷脂混合液中胆固醇的最大溶解度的极限线。胆汁中的胆固醇超过胆汁酸盐和卵磷脂微胶粒的溶解能力，是胆固醇结石形成的基础。任何因素促使胆汁中胆固醇浓度的增加，或胆盐成分的减少，均可影响胆汁的微胶粒状态，造成胆固醇呈过饱和结晶析出。肝脏分泌胆固醇过多是主要因素，目前研究认为与胆囊黏膜ABCG5/G8表达上调有关。

正常情况人体内胆汁酸是恒定的，储备量为3～5g，而胆石症患者胆汁酸只是正常的1/3～

1/2,胆汁酸池的相对稳定性被破坏,易造成胆固醇过饱和。研究证明胆盐/卵磷脂的比例影响胆固醇的溶解度,当胆盐与卵磷脂比例为(2～3)：1时胆固醇的溶解度达到最大。因此三者保持适当的比例有着非常重要的意义。

(2)促成核和抑成核平衡破坏胆石形成的关键是胆固醇成核。胆汁中胆固醇过饱和从微胶粒相转至单层泡相,在诸如促成核因子与金属离子配伍产生的能量提供亚稳相跃迁势垒的能量等影响下形成复合泡,此种形式泡不稳定进而融合,进一步形成胆固醇单水结晶的过程称为成核。泡的聚集、融合、结晶及成核是胆石形成的关键步骤。

肝脏分泌的胆汁通是过饱和的,但胆固醇结石很少在肝胆管内生成,正常人胆汁有40％～80％的过饱和胆汁未形成结石,解释其原因是胆汁中存在促成核/抗成核因子。正常人胆汁中两种因子处于平衡状态,当两者失平衡时,会诱发结石的形成,这些成核因子大多为糖蛋白。目前发现的促成核蛋白包括黏蛋白、免疫球蛋白、α-酸性糖蛋白、黏蛋白、磷脂酶C和泡蛋白等;抑成核蛋白包括APO-A1、结晶结合蛋白、120 kd糖蛋白、15 kd蛋白质等。

(3)胆道运动功能异常胆囊收缩功能障碍在胆石症胆固醇结石形成过程中起重要作用。其中缩胆囊素受体的改变是胆石症胆囊收缩损害的重要致病环节。除了胆汁的成分改变因素外,胆囊收缩功能障碍在胆固醇结石形成中也起到一定的作用,如胃大部切除术后胆石症发生率增高可能与迷走神经切断有关。

(4)其他近年在胆固醇性结石中发现了丰富的细菌DNA,表明感染也可能成为胆固醇结石的形成原因,肠道菌群的失调影响胆红素代谢的肠肝循环致胆结石的形成。此外,胆石症是多基因遗传病,HMG-CoA还原酶、高密度脂蛋白、载脂蛋白E、7α-羟化酶等胆固醇代谢基因的多态性对胆固醇形成有重要影响。

(二)胆色素结石的成因

溶血、慢性细菌感染和寄生虫感染常被认为是胆色素结石的主要危险因素。胆色素结石是由于胆汁中非结合胆红素含量的增高,并与钙离子结合产生胆红素钙颗粒,在黏液物质的凝集作用下形成结石。日本Maki在1966年提出的细菌性酶解学说,认为在胆道感染时或蛔虫等寄生虫进入胆道后,胆道中的细菌(主要是大肠埃希菌)在胆汁中大量繁殖,它所产生的β-葡糖醛酸酶可使结合胆红素双葡萄糖醛酸酯分解出非结合性胆红素,后者的羟基与钙离子结合即形成水溶性胆红素钙,并以蛔虫卵、细菌和脱落上皮等为核心,逐渐沉积成胆色素钙结石。正常情况下,胆汁中有葡糖醛酸1、4内脂,能抑制β-葡糖醛酸酶的活性,保护结合胆红素不被分解。但当大肠埃希菌释放β-葡糖醛酸酶超过葡糖醛酸1、4内脂的抑制能力时,这种保护作用就消失。胆红素钙是由胆红素和多种金属离子形成的螯合型胆红素盐,并以高分子聚合物的形式存在于胆汁中。目前已能确定该产物的钙含量变动在3％～12％。这种高分子聚合的胆红素钙在胆汁的特定条件下,其胆红素和钙两者离子浓度的乘积是一个常数(Ksp),若高于常数便产生沉淀,低于常数则部分溶解。直至两者离子浓度的乘积重新达到其Ksp值为止。此外,胆盐的浓度也与胆色素结石的形成有一定的关系。胆汁酸既能与钙离子结合又能与未结合胆红素结合到微胶粒中,使两者离子溶度的乘积降低,而抑制胆红素钙的沉淀及结石的形成。胆汁酸对游离胆红素有助溶作用。因此,胆盐浓度的下降,如肝硬化时,胆红素就容易沉积。而胆汁中糖蛋白黏液物质能促使沉积的胆红素凝集形成结石。

三、胆囊结石

结石在胆囊内形成后,可刺激胆囊黏膜,不仅可引起胆囊的慢性炎症,而且当结石嵌顿在胆囊颈部或胆囊管后,还可以引起继发感染,导致胆囊的急性炎症。结石对胆囊黏膜的慢性刺激,是导致胆囊癌形成的主要因素之一,有报道称此种胆囊癌的发生率可达 $1\%\sim2\%$。

(一)临床表现

每年 $2\%\sim4\%$ 的胆石症患者出现症状,最常见为右上腹胆绞痛,往往与进食油腻食物有关。急性症状的发作期与间歇期反复交替是胆囊结石患者常见的临床过程。胆囊结石的症状取决于结石的大小和部位,以及有无阻塞和炎症等。约有 50% 的胆囊结石患者终身无症状,即无症状性胆囊结石。较大的胆囊结石可引起中上腹或右上腹闷胀不适,嗳气和畏食油腻食物等消化不良症状。较小的结石常于饱餐、进食油腻食物后,或夜间平卧后,结石阻塞胆囊管而引起胆绞痛和急性胆囊炎。由于胆囊的收缩,较小的结石由胆囊管进入胆总管而发生梗阻性黄疸,部分结石又可由胆道进入十二指肠,或停留在胆管内成为继发性胆管结石。结石长期阻塞胆囊管或瘢痕粘连致完全阻塞而不发生感染,形成胆囊积液,体检可触及无明显压痛的肿大胆囊。间歇期胆囊结石患者一般无特殊体征或仅有右上腹轻度压痛。当急性感染时,墨菲征常阳性,进而出现中上腹及右上腹压痛、肌紧张,可扪及肿大而压痛明显的胆囊。

(二)诊断

彩超是诊断胆结石的首选检查,显示胆囊内移动的光团及其后方的声影,阴性结石往往不伴声影,诊断正确率可达 95%。有急性发作史的胆囊结石,一般根据临床表现不难做出诊断。但如无急性发作史,诊断则主要依靠彩超等辅助检查。除彩超外,口服胆囊造影可示胆囊内结石形成的充盈缺损影;磁共振胆胰管成像可以显示胆囊内充盈缺损和胆道是否扩张等。

(三)治疗

1.胆囊切除术

胆囊切除术是治疗症状性胆囊结石最确切的方法,治疗效果肯定。胆囊切除首选腹腔镜胆囊切除术,具有住院时间短、痛苦小、康复快和瘢痕小等优点。随着腔镜技术的日趋成熟和广泛应用,对于急诊、萎缩胆囊和肝硬化胆石症也逐步开展腹腔镜胆囊切除术,我们建议术前行磁共振胆胰管成像,了解胆囊三角结构和胆道结构变异,尽量减少胆管损伤等并发症。

急性胆囊炎手术时机的选择,我们建议急性发作三天内可以行腹腔镜胆囊切除术,一项随机对照试验研究证实炎症早期腹腔镜胆囊切除术手术并发症和中转开腹率并不增加,但是发作7～45 天后行腹腔镜胆囊切除术的并发症是早期腹腔镜胆囊切除术的 $2\sim3$ 倍,因而不建议在此期间内进行手术。如果急性胆囊炎保守治疗成功,建议炎症消退后 6 周再行胆囊切除。

胆囊结石有同时存在继发性胆管结石的可能,因此有下列指征时应在术中探查胆总管。探查指征包括:①胆总管已发现结石;②术前有胆管炎和黄疸,胆源性胰腺炎表现;③术中胆管造影显示有胆管结石;④胆囊内为细小结石,伴有胆总管扩张直径超过 12 mm。

2.胆囊引流术

对于夹杂症很多、条件困难的需急症手术老年患者,胆囊引流术是首选的急诊救急处理措施,最简便是经皮肝胆囊穿刺置管引流术,具有方便、不需全麻和可在床旁实施等优点。等待两个月后胆囊炎症消退,患者身体条件恢复良好,其他基础疾病控制良好以后可择期行腹腔镜胆囊切除术。

3.药物溶石、排石胆酸类药物

如熊去氧胆酸、鹅去氧胆酸是国内外公认的溶解胆固醇结石的药物,目前溶石药物治疗目的是预防胆道结石复发,对已经形成结石的溶石效果很差。口服药物溶石或 T 管灌注溶石如甲基叔丁醚等对国人的胆石溶石疗效极差,基本摒弃不用。

中国传统草药、针灸等亦具有利胆排石的功效,但是排石过程可造成急性胆管炎、胰腺炎等并发症,而且疗效不确定,我们不积极推荐。

4.体外震波碎石

体外震波碎石曾作为非手术治疗的典范在临床应用,但结石复发率高,目前临床已经不建议使用。Cesmeli 对经体外冲击波碎石治疗后结石已消失的 322 例平均随访 35 个月,结石复发率为 49.9%。Porticasa 报道 5 年复发率达 50%。

四、肝外胆管结石

胆管结石分为原发性和继发性两种。原发性胆管结石是指原发于胆道系统(包括肝内、外胆管)内的结石,大多为含有多量胆色素钙的胆色素性结石。继发性胆管结石是指原发于胆囊内的结石通过扩大的胆囊管下降,停留在胆总管而形成的结石,此类结石的形状和性质多与胆囊内的结石相同。多数呈多面形的胆固醇混合结石。继发胆道感染时,结石的外层带有胆红素钙沉着。胆囊结石患者继发胆管结石的发生率为 6.0%~19.5%,并随患者年龄的增长而有增高趋势。1970 年 Havard 报道 40 岁以下的胆囊切除患者有继发性胆总管结石的占 6.5%,而 70~80 岁者占 42%,80 岁以上者可高达 50%。肝胆管病理改变的程度与结石的部位、范围、梗阻程度、病程长短以及有无继发性感染的发生密切相关。结石造成的胆管梗阻一般是不完全的和间断性的。梗阻近侧的胆管可有不同程度的扩张和管壁增厚,一般较少影响肝脏组织。梗阻近侧的胆管内常有胆汁淤积,极易继发革兰阴性杆菌感染。在壶腹部的结石比较容易造成胆管完全梗阻,此时,如发生胆管感染,病情可迅速发展,产生胆管内高压。胆管中的脓液和细菌毒素可逆流而上,突破肝毛细胆管进入血液循环,导致所谓梗阻性化脓性胆管炎,严重时患者常因中毒性休克而死亡。梗阻和感染均可造成肝细胞损害;肝细胞坏死,胆管周围有纤维组织增生,最后形成胆汁性肝硬化。胆总管结石影响胰管时,可继发急性胰腺炎,即胆石性胰腺炎。

(一)临床表现

胆总管结石的典型临床表现为反复发作的胆绞痛、寒战高热和黄疸,即 Charcot 三联征。常有不少患者缺乏完整的三联征表现。多数患者有剑突下偏右突发性绞痛,可放射至右肩背部;少数患者可完全无痛,仅感上腹闷胀不适。约 2/3 的患者继急性腹痛发作后出现寒战和高热,同时白细胞计数明显增高。一般继腹痛后 12~24 小时即出现黄疸,黄疸为梗阻性,并有波动性的特点。此时腹痛常已缓解。偶尔黄疸也可为少数胆总管结石患者唯一的临床表现。黄疸时常有尿色变深、粪色变浅及皮肤瘙痒等。体检时在上腹及右上腹部有压痛和肌紧张,胆囊常不能扪及。在病程较长的患者可扪及肿大的肝脏和脾脏,肝脏质地较硬。

(二)诊断

依据有典型的 Charcot 三联征者,特别以往有胆囊结石病史者,胆总管结石的诊断一般并不困难。如仅表现为三联征中的 1 个或 2 个症状者,常需要借助于一些辅助检查方法以明确诊断。无黄疸的患者可作静脉胆道造影,能显示胆管内结石影和扩张的胆管。在鉴别诊断中,黄疸的患者须与胆胰肿瘤或肝内胆汁淤积症所致的梗阻性黄疸,以及肝病或肝炎等所致的肝细胞性黄疸作鉴别。在肿瘤（如胰头癌或壶腹癌）阻塞胆管时；黄疸一般呈进行性加深，体检时常可扪及肿大和无压痛的胆囊，并常有恶病质表现。而肝病或肝炎引起的黄疸，一般较淡，并且不伴有腹部绞痛史，肝功能试验常有明显异常。肝内胆汁淤积症一般也无腹痛史，可能有服用特殊药物史。后两种疾病的 B 超检查均显示胆囊和胆管无扩张现象而胆管结石所致的胆管梗阻，除有胆绞痛外，尚有典型的波动性黄疸史。如无感染时，肝功能一般在正常范围内。在诊断困难时，应用经皮穿刺肝胆道成像、CT、经内镜逆行胆胰管成像、磁共振胆胰管成像以及核素肝胆显像图等检查，常有助于鉴别诊断。

（三）治疗

胆总管结石是明确的手术指征。手术处理原则是胆管内的结石要彻底清除干净；建立通畅的胆汁引流。

随着微创技术的成熟，胆总管结石的手术除了传统的开腹胆总管切开取石，目前采用腹腔镜、胆道镜和十二指肠镜三镜联合的胆总管结石微创治疗在临床中的应用逐渐增多，手术方式主要有腹腔镜胆囊切除加胆道探查取石术和先行经内镜逆行胆胰管成像取出胆总管结石后再行腹腔镜胆囊切除（经内镜逆行胆胰管成像＋腹腔镜胆囊切除术）即所谓的"二步法"。二步法需要两次不同的手术过程，患者需经受两次痛苦，胆总管取石需要行奥迪括约肌切开，增加手术风险，再行腹腔镜胆囊切除术时有胆囊结石再次掉入胆总管的可能。另外奥迪括约肌切开后易引起反复的肠液反流、增加感染机会和促进胆管结石复发。

腹腔镜胆囊切除加胆道探查取石术可以用腹腔镜一次性切除胆囊和胆总管探查取石，这样就更能体现微创的优势，保存了奥迪括约肌的功能，减少手术的风险和减轻患者的痛苦，缩短住院时间。在操作过程中要注意：腹腔镜胆总管探查胆总管直径至少 1 cm，方便胆道镜取石和避免胆管缝合后狭窄；胆总管结石嵌顿或者结石巨大者，需要液电碎石或者激光碎石，然后通过胆道镜网篮取出；急性炎症期，胆管壁充血明显，切开胆管出血多，使手术困难。此时可考虑经内镜逆行胆胰管成像取石，若取石困难则鼻胆管或置内支架引流，待炎症消退后择期腹腔镜胆囊切除加胆道探查取石术。

胆管结石取尽后，胆道镜检确认无残余结石，若胆道镜检不能确定或可疑者，可通过 T 管进行术中胆管造影，确认后置 T 管引流。术后 T 管引流 4 周，待患者的黄疸消退，全身和胆管局部感染控制，经 T 管胆管造影证实胆管内无残余结石和夹管后胆汁排泄畅通，即可拔除 T 管。胆管残留结石和复发结石一直是胆总管结石手术治疗后常见的问题，术中通过胆道镜检至关重要，需要仔细和耐心，即使术中已尽量清除结石，但术后仍有很高的结石复发率。对于胆管结石较多取尽后可能有泥沙样细小结石残留者，建议术后口服溶石利胆药物 3～6 个月。

目前药物灌注溶石基本摒弃不用。中草药利胆排石和总攻疗法等对治疗胆管结石疗效亦不确定。

五、肝内胆管结石

肝内胆管结石是指发生于左右肝管汇合部以上的结石，特指始发于肝内胆管系统的结石，不包括胆囊内排降并上移至肝内胆管的结石，也不包括继发于损伤性胆管狭窄、胆管囊肿、胆管解剖变异等其他胆道疾病所致胆汁淤积和胆道炎症后形成的肝胆管结石。20 世纪 60～70 年代，肝内胆管结石是我国胆道系统的常见病多发病，在华南、西南、长江流域及东南沿海等广大区域尤为多见。由于其病变复杂、复发率高且常引起严重的并发症，此病成为我国良性胆道疾病死亡的重要原因。现在虽然胆囊结石的发病率明显增加,肝内胆管结石的发生率下降,但是,此变化在一些内地省份却不是那样显著,例如广西壮族自治区在 10 年中(1981－1991 年)胆囊结石的相对发病率只从 12.7％上升至 19.8％,而胆管结石也只从 55.2％下降至 41.8％。肝内胆管结石约占原发性胆管结石的 38％。我国肝内胆管结石大多数是胆色素结石为主。肝内胆管结石多数合并有肝外胆管结石。

（一）临床表现

肝内胆管结石的临床表现很不典型。在病程间歇期,可无症状,或仅表现为上腹轻度不适。但在急性期,则可出现急性化脓性胆管炎的症状,或不同程度的 Charcot 三联征,多数可能是合并的肝外胆管结石所造成。在无合并肝外胆管结石的患者,当一侧或一叶的肝内胆管结石造成半肝或某一肝段的肝内胆管梗阻,并继发感染时,可出现畏寒、发热等全身感染症状,甚至在出现精神症状和休克等急性重症胆管炎的表现时,患者仍可无明显的腹痛和黄疸。体检可扪及肝脏不对称性肿大和压痛,常易误诊为肝脓肿或肝炎。这种周期性的间歇发作是肝内胆管结石的特征性临床表现。

（二）诊断

肝内胆管结石的诊断除根据上述临床表现外,结合手术病史和磁共振胆胰管成像等辅助检查的结果可明确诊断。磁共振胆胰管成像胆管成像能清楚地显示胆管树的图像,了解肝内外胆管的情况。B超检查虽不能帮助了解结石分布等详细情况,但在诊断肝内胆管结石仍有 80％的准确性,其最大优点是方法简便且为无损伤性检查,故目前常作为肝内胆管结石的首选诊断方法。CT平扫常能显示扩张的肝内胆管和密度较高的结石影,以及结石的部位和数量对决定治疗方案很有帮助。最后,可以通过手术探查来诊断,即在手术中仔细探查肝内胆管,这是肝内胆管结石最可靠的诊断方法。

根据结石在肝内的分布、相应肝管和肝脏的病变程度以及合并肝外胆管结石的情况不同,肝内胆管结石分为 2 个主要类型和 1 个附加型。

Ⅰ型:区域型,结石沿肝内胆管树局限性分布于 1 个或几个肝段内,常合并病变区段肝管的狭窄及受累肝段的萎缩。临床表现可为静止型、梗阻型或胆管炎型。

Ⅱ:弥漫型,结石遍布双侧肝叶胆管内,根据肝实质病变情况,又分为 3 种亚型。

Ⅱa 型:弥漫型,不伴有明显的肝实质纤维化和萎缩。

Ⅱb 型:弥漫型,伴有区域性肝实质纤维化和萎缩,通常合并萎缩肝脏区段主肝管的狭窄。

Ⅱc 型:弥漫型,伴有肝实质广泛性纤维化而形成继发性胆汁性肝硬化和门静脉高压症,通常伴有左右肝管或汇合部以下胆管的严重狭窄。

E 型:附加型,指合并肝外胆管结石。

（三）治疗

肝内胆管结石的治疗目前仍以手术治疗为主,但远期疗效欠佳。手术治疗原则是去除病灶;取尽结石;矫正狭窄;通畅引流;防止复发。肝内胆管结石的治疗根据疾病进展不同阶段采取不同的策略,初期多采用以切开取石或胆道镜取石(包括经皮胆道镜)为主的治疗;而肝脏病灶伴有纤维化萎缩则需要肝切除;当发展到重度胆汁性肝硬化、门静脉高压时肝移植术可能是唯一选择。具体手术方式有以下几种。

1.胆管切开取石术

胆管切开取石是治疗肝胆管结石的基本手段。急性胆道感染和重症病例,行单纯胆道取石引流手术旨在控制胆道感染、通畅引流以挽救患者生命,必要时为二期确定性手术做准备。

择期手术术前应明确结石的部位和多少,术中通过切开肝门部胆管、肝胆管或经肝实质切开肝内胆管,进一步了解胆道结石的部位、数量、胆管狭窄梗阻及胆管下端的通畅情况,取尽结石解除狭窄。经肝外胆管途径盲目的器械取石是肝胆管结石手术后高结石残留率的重要原因。充分切开肝门部狭窄的胆管,必要时切开二级肝管可在直视下取出主要肝管的结石,结合胆道镜直视下取石,必要时可结合术中胆道造影和术中B超,能有效地清除肝管内结石,显著降低结石残留率。

2.肝部分切除术

切除病变肝段以最大限度地清除含有结石、狭窄及扩张胆管的病灶,是治疗肝内胆管结石的最有效手段。

手术适应证包括Ⅰ型及Ⅱb型肝胆管结石。对于区域型结石,切除含结石的肝段或肝叶;对于弥漫型结石,切除局限于肝段或肝叶的区域性毁损病灶。需切除的区域性毁损病变主要包括:萎缩的肝叶或肝段;难以取净的多发性结石;难以纠治的肝管狭窄或囊性扩张;合并慢性肝脓肿;合并肝内胆管癌。

肝胆管结石的肝切除范围主要取决于结石分布及毁损性病变范围。肝胆管结石的病变范围是沿病变胆管树呈节段性分布的,因此其肝叶切除要求以肝段、肝叶为单位作规则性切除,以完整切除病变胆管树及所引流的肝脏区域。这是取得优良疗效的基本条件和关键。无论是针对区域型肝内胆管结石时病变肝段或弥漫型肝内胆管结石时毁损性病灶,肝脏切除范围不够,遗留病变,常是术后并发症及症状复发的根源。

3.肝门部胆管狭窄修复重建术

由于肝门部胆管狭窄病变类型比较复杂,常需结合多种手术方法进行治疗。处理肝门部胆管狭窄的手术方法主要有以下3类。

(1)胆管狭窄成形、空肠Roux-en-Y吻合术:适用于肝内病灶和上游肝管狭窄已去除的肝门部胆管狭窄病例。在充分切开肝门部狭窄胆管并进行原位整形的基础上,以Roux-en-Y空肠襻与胆管切口侧-侧吻合修复胆管缺损。对有结石残留或复发可能的病例,可将空肠襻残端顺位埋置于皮下作为术后取石的通路。但胆肠吻合术废除了奥迪括约肌对胆系的控制功能,在上游肝管狭窄未纠正和肝内结石未取净的情况下行不恰当的胆肠内引流可引发或加重胆道感染等严重并发症。

(2)胆管狭窄成形、游离空肠段吻合术:适用于肝内病灶和上游肝管狭窄已去除,尚有结石残留或有结石复发可能而胆管下端通畅的病例。充分切开肝门部胆管狭窄并进行原位整形,截取长度适当的游离空肠段,用其输出端与胆管切口进行端-侧吻合,修复胆管壁的缺损,将其输入端关闭并顺位埋置于皮下,作为日后用胆道镜清除残留或复发结石的通路。

(3)胆管狭窄成形、组织补片修复术:适用于肝内病灶及上游肝管狭窄已去除,结石已取尽且无复发可能,而只存在肝门部胆管轻度狭窄的病例。充分切开狭窄段及其两端的胆管,切除瘢痕化的胆管组织,缝合肝胆管瓣形成胆管的后壁,胆管前壁的缺损用带血运的肝圆韧带瓣、胆囊瓣、胃瓣、空肠瓣或其他自体组织补片修复。

(4)经皮经肝胆道镜治疗肝内胆管结石由于病变复杂,结石不容易取尽或者结石复发,常需进行多次胆道手术。多次反复的胆道手术,使后续手术越来越困难,有时解剖肝门都举步维艰,术中出血多,也增加了手术风险。经皮经肝胆道镜治疗是指先行经皮经肝胆管引流,然后再行经皮经肝胆管引流窦道扩张术,待窦道被扩张至能容纳 3 mm 胆道镜进入胆管时,再行胆道镜检查和治疗、取石。此技术具有简单、安全、有效、微创易重复等优点,是目前微创治疗复杂性肝胆结石的有效方法。

4.肝移植术

肝移植术适合于肝脏和胆管系统均已发生弥漫性不可逆损害和功能衰竭的Ⅱc型肝胆管结石。

(杨瀚君)

第三节　胆道系统感染

胆道系统感染是一种常见的急腹症,可分为胆囊炎和胆管炎两大类,按其病程发展又各可分为急性和慢性两种;胆囊炎又根据胆囊内有无结石,分为结石性胆囊炎和非结石性胆囊炎。

一、急性结石性胆囊炎

(一)病因

急性结石性胆囊炎的起病可能是由于结石阻塞胆囊管,由结石或结石引起的局部黏膜糜烂和严重水肿造成梗阻,引起胆囊急性炎症。急性胆囊炎致病菌以革兰阴性杆菌(大肠埃希菌、克雷伯菌)为主,少数为革兰阳性球菌(粪链球菌)和真菌,大多为混合感染,两种以上的细菌混合感染约占 60%。其他可能的因素为:①潴留在胆囊内的胆汁浓缩,高度浓缩的胆汁酸盐损伤胆囊黏膜致急性胆囊炎;②胰液反流入胆囊,被胆汁激活的胰蛋白酶损伤胆囊黏膜也可致急性胆囊炎。

(二)病理

仅在胆囊黏膜层产生炎症、充血和水肿,称为急性单纯性胆囊炎。如炎症波及胆囊全层,胆囊内充满脓液,浆膜面亦有脓性纤维素性渗出,称为急性化脓性胆囊炎。胆囊因积脓极度膨胀,引起胆囊壁缺血和坏疽,称为急性坏疽性胆囊炎。坏死的胆囊壁可发生穿孔,导致胆汁性腹膜炎。胆囊穿孔部位多发生于胆囊底部或结石嵌顿的胆囊壶腹部或颈部。如胆囊穿孔至邻近脏器中,如十二指肠、结肠和胃等,可造成胆内瘘。此时胆囊内的急性炎症可经内瘘口得到引流,炎症可很快消失,症状得到缓解。如胆囊内脓液排入胆总管可引起急性胆管炎,少数人还可发生急性胰腺炎。

(三)临床表现

以胆囊区为主的上腹部持续性疼痛,约 85% 的急性胆囊炎患者在发病初期伴有中上腹和右上腹阵发绞痛,并有右肩胛区的牵涉痛。常伴恶心和呕吐。发热一般在 37.5~38.5 ℃,无寒战。10%~15% 患者可有轻度黄疸。体格检查见右上腹有压痛和肌紧张,墨菲(Murphy)征阳性。在约 40% 患者的中、右上腹可摸及肿大和触痛的胆囊。白细胞计数常有轻度增高,一般在(10~15)×10⁹/L。如病变发展为胆囊坏疽、穿孔,并导致胆汁性腹膜炎时,全身感染症状可明显加重,并可出现寒战高热,脉搏增快和白细胞计数明显增加(一般超过 20×10⁹/L)。此时,局部体征有右上腹压痛和肌紧张的范围扩大,程度加重。一般的急性胆囊炎较少影响肝功能,或仅有轻度肝功能损害的表现,如血清胆红素和谷丙转氨酶值略有升高等。

(四)诊断

急性结石性胆囊炎的确诊主要依靠临床表现和 B 超检查。B 超检查能显示胆囊体积增大,胆囊壁增厚,厚度常超过 3 mm,在 85%～90% 的患者中能显示结石影。CT 检查有助于急性胆囊炎的检出。在不能明确诊断时,可应用核素^{99m}Tc-IDA 作胆系扫描和照相,在造影片上常显示胆管,胆囊因胆囊管阻塞而不显示,从而确定急性胆囊炎的诊断。此法正确率可达 95% 以上。

(五)治疗

急性胆囊炎的经典治疗是胆囊切除术。但是在起病初期、症状较轻微,可考虑先用非手术疗法控制炎症和症状,待病情控制后择期进行手术治疗。对较重的急性化脓性或坏疽性胆囊炎或胆囊穿孔,应及时进行手术治疗,但必须作好术前准备,包括纠正水电解质和酸碱平衡的失调,以及应用抗菌药物等。

1.非手术疗法

对大多数(80%～85%)早期急性胆囊炎的患者有效。此方法包括禁食,解痉镇痛,抗菌药物的应用,纠正水、电解质和酸碱平衡失调,以及全身的支持疗法。在非手术疗法治疗期间,必须密切观察病情变化,如症状和体征有发展,应及时改为手术治疗。特别是老年人和糖尿病患者,病情变化较快,更应注意。关于急性胆囊炎应用抗感染药物的问题,由于胆囊管已阻塞,抗感染药物不能随胆汁进入胆囊,对胆囊内的感染不能起到预期的控制作用,胆囊炎症的发展和并发症的发生与否,并不受抗感染药物应用的影响。但是抗感染药物的应用可在血中达到一定的药物治疗浓度,可减少胆囊炎症所造成的全身性感染,以及能有效地减少手术后感染性并发症的发生。对发热和白细胞计数较高者,特别是对一些老年人,或伴有糖尿病和长期应用免疫抑制剂等有高度感染易感性的患者,全身抗感染药物的应用仍非常必要。一般应用抗感染谱较广的药物,如庆大霉素、氨苄西林、氨苄西林-舒巴坦、甲硝唑,对于病情较重、合并败血症者可选用第二、第三代头孢菌素等,并常联合应用。

2.手术治疗

对于手术时间的选择曾有过争论,目前认为患者早期手术并不增加手术的死亡率和并发症率,但其住院及恢复工作需要的时间较短。早期手术不等于急诊手术,而是患者在入院后经过一段时期的非手术治疗和术前准备,并同时应用 B 超和核素等检查进一步确定诊断后,在发病时间不超过 72 小时的前提下进行手术。对非手术治疗有效的患者可采用延期手术(或称晚期手术)防止再次发作,一般在 6 个星期之后进行。手术方法有两种,胆囊切除术是首选的术式,可采用腹腔镜胆囊切除或开腹胆囊切除,腹腔镜胆囊切除手术创伤小,术后恢复快,有其优点,但对患有心脏病、心肺功能欠佳者不宜采用,局部粘连广泛,操作困难,一旦发生胆管损伤,其严重度一般较剖腹胆囊切除术重。当腹腔镜操作不能安全地完成时可中转开腹胆囊切除术。急性期胆囊周围组织水肿,解剖关系常不清楚,操作必须细心,以免误伤胆管和邻近重要组织。有条件时,应用术中胆管造影以发现胆管结石和可能存在的胆管畸形。另一种手术为胆囊造口术,主要应用于一些老年患者,一般情况较差或伴有严重的心肺疾病,估计不能耐受全身麻醉者;或胆囊与周围组织严重、紧密粘连、解剖不清而致手术操作非常困难者。其目的是采用简单的方法引流胆囊炎症,使患者度过危险期,待其情况稳定后,一般于胆囊造口术后 3 个月,再做胆囊切除以根治病灶。对胆囊炎并发急性胆管炎者,除做胆囊切除术外,还须同时做胆总管切开探查和 T 管引流。随着老年人群中胆石症的发病率增加,老年胆囊炎患病也不断增多,老年人胆囊炎在其发病中有其特殊性：①临床表现比较模糊，一般化验检查结果常不能确切地反映病变的严重程度，容易发生胆囊坏疽和穿孔，常伴有心血管、肺和肾等内脏的并发症；②全身抗病能力与免疫功能低下，对手术耐受性差，手术后并发症与死亡率均较一般人高，特别急症手术后的死亡率更高，有时可达6％～7％，故对老年胆囊炎患者的治疗，应首先考虑非手术治疗，如需手术，则争取感染控制后再做择期性胆囊切除术。但在另一方面，如手术指征明确，仍应积极早期手术，手术内容从简，如在B超或CT引导下经皮胆囊穿刺置管引流术、胆囊造口术等，以暂时缓解急症情况。

二、急性非结石性胆囊炎

急性非结石性胆囊炎非常少见，发病率约占所有外科治疗的胆道疾病的3％，常发生在手术（腹部或胸部大手术后2～14天）、创伤、烧伤、全身感染后和部分腹膜炎患者，也见于肿瘤、糖尿病、腹腔血管炎和充血性心力衰竭患者，与胆汁淤积、全胃肠外营养的应用、低血压、低灌流和胆囊缺血等多种因素有关。胆汁淤积是该病形成的重要因素，而脱水和反复输血引起的胆色素代谢异常可增加胆汁的黏滞度是另一重要诱因，其他如胆囊血运障碍等亦为发病因素。急性非结石性胆囊炎患者多无慢性胆囊炎的组织学证据，病理学可见多发动脉闭塞和轻度甚或无静脉充盈。急性非结石性胆囊炎无特异性症状，其表现易被原发病所掩盖，常漏诊，确诊比较困难。诊断的关键在于创伤或腹部手术后出现上述急性胆囊炎的临床表现时，要想到该病的可能性，对少数由产气杆菌引起的急性气肿性胆囊炎，胆囊区X线片检查，可发现胆囊壁和腔内均有气体存在。超声扫描是在危重患者中的主要诊断方法。胆囊壁厚4.0 mm以上有诊断价值。如有胆囊周围积液、腔内存有气体和提示壁内水肿的"晕轮"征象时，更可确诊。急性非结石性胆囊炎易发展成胆囊坏疽、积脓和穿孔，病死率高，应提高警惕。所有急性非结石性胆囊炎患者均应手术治疗，但患者全身情况欠佳往往是经治医师的顾忌，可选择在局部麻醉下行胆囊造口引流术，若情况允许可考虑切除胆囊。

三、慢性胆囊炎

有症状慢性胆囊炎患者中98％的患者胆囊内有结石存在，通常只要有结石存在均被视为慢性胆囊炎。

慢性胆囊炎的病理改变常是急性胆囊炎多次发作的结果或因结石长期刺激胆囊黏膜而造成黏膜慢性溃疡、修复、瘢痕挛缩的结果。胆囊壁纤维组织增生，胆囊壁增厚、黏膜有不同程度的萎缩，胆囊也可萎缩变小，并可与周围组织有粘连，称为胆囊萎缩，当壶腹部或胆囊管有结石存在影响胆汁流入胆囊，胆囊体积缩小，称为萎缩性胆囊。当胆囊管完全阻塞时，可造成胆囊积水。胆囊较大结石压迫胆囊壁致囊壁坏死、穿孔入邻近器官可引起胆囊十二指肠瘘、胆囊结肠瘘、胆囊胆管瘘。

胆囊慢性炎症使黏膜上皮反复损伤再生修复上皮异型化，是癌变的重要因素。临床表现和诊断基本与胆囊结石相同。

治疗以择期手术为主，首选腹腔镜胆囊切除术，在遇到胆囊和胆管解剖不清及遇到出血或胆汁渗漏而不能满意控制时，应及时中转开腹。对有可能增加手术危险性的并发症应及时纠正，如心血管疾病、肝硬化等。患者应定期B超随访，如发现囊壁增厚＞5 mm，或有局限性不规则隆起，应手术切除胆囊。

慢性非结石性胆囊炎的病因至今尚不完全清楚。

其临床表现与结石性慢性胆囊炎相同,但尚需与下列疾病鉴别。

(一)胆囊管部分梗阻

胆囊管部分梗阻是一种由于胆囊管的慢性炎症和纤维化病变引起胆囊内胆汁淤积和排空不畅的疾病,容易促发急性或慢性胆囊炎的发作以及胆结石的生成。

正常人的胆囊及其 Heister 瓣并无控制胆汁流动方向的功能,后者主要是由胆囊和胆总管之间的压力所决定的。胆囊和奥迪括约肌之间也存在协调作用,其中自主神经和缩胆囊素对二者的运动起重要调节作用。如缩胆囊素分泌不足,支配肝外胆道的作用受损,胆囊与其邻近脏器粘连,胆囊管过长而扭曲,均可导致胆汁排空障碍,细菌感染引起胆囊管炎症、纤维性变和管腔狭窄,最终引起本病的发生。

在进食油腻物品或其他因素促使胆囊收缩时,加重胆汁排空不畅,即发生胆绞痛,腹痛位于右上腹或中上腹,可向右肩背部放射,发作突然,持续时间短暂。不伴发热或血白细胞增高等感染征象,体征仅有右上腹轻度压痛。如腹痛加重或时间持续长应考虑为慢性胆囊炎急性发作。

一般的胆囊 B 超检查常无异常发现,在口服碘番酸后 36 小时再行摄片,仍见胆囊显影,即可确定胆囊排空受阻,有胆囊部分性梗阻的可能。静脉注射缩胆囊素 $1.5\ \mu g/kg$,若 10 分钟内引起类似的症状即为阳性。核素^{99m}Tc-HIDA 胆囊扫描检查可见胆囊内核素放射物质的排空时间延长至 $5\sim6$ 小时(正常为 2 小时),有助于诊断。对无胆囊结石而有类似胆绞痛病史者可进行上述检查。确诊后应行胆囊切除。

(二)胆心综合征

胆心综合征是指慢性胆囊炎或胆石症与心脏疾病之间存在的联系,如偶有胆道炎症、结石疾病者出现类似冠心病心绞痛样不典型表现,偶或也见胆道疾病的发作加重了原有心脏病的症状。其发病机制与胆汁淤积、胆道压力升高和肝细胞损害导致心肌抑制因子的产生有关,同时伴发的水电解质和酸碱平衡失调可以引起心脏自动调节缺陷或心肌缺血等情况。患者多系老年,均有较长期的胆道疾病史。如经手术解除了胆道病变,心肌缺血等表现在短期内就得到改善者应考虑本综合征的可能性。

四、急性化脓性胆管炎

急性化脓性胆管炎即急性胆管炎是胆管的细菌性炎症,并合并有胆管梗阻的病理改变。是外科急腹症中死亡率较高的一种疾病,多数继发于胆管结石、胆管良性或恶性狭窄、胆管内放置支撑管、经导管胆管内造影和经内镜逆行胆胰管成像术后、胆道蛔虫症等。造成胆管长期梗阻或不完全性阻塞,使胆汁淤积,继发细菌感染导致急性梗阻性化脓性胆管炎。致病菌几乎都来自肠道,经肝胰壶腹、经胆肠吻合的通道或经各类导管逆行进入胆道,亦可通过门静脉系统进入肝脏,然后进入胆道。致病菌主要为大肠埃希菌、克雷伯杆菌属、粪链球菌和某些厌氧菌。

(一)病理变化

继发于胆道梗阻性疾病的急性胆管感染,均有肝内和/或肝外胆管及胆管周围组织的急性、亚急性和/或慢性弥漫性化脓性炎症改变。主要表现为胆管黏膜充血、水肿、出血,加重胆管的梗阻,胆汁逐渐变成脓性,胆管内的压力不断增高,梗阻近侧的胆管逐渐扩大。在含有脓性胆汁的胆管高压的作用下,肝脏可肿大,肝内小胆管及其周围的肝实质细胞亦可发生炎性改变、肝细胞大片坏死,形成肝内多发性小脓肿。胆管也可因感染化脓造成黏膜糜烂、坏死、溃疡和胆道出血。胆管内高压造成肝内毛细胆管破溃,脓性胆汁甚至胆栓即由此经肝内血窦进入血液循环,造成菌血症和败血症。少数还可发生肺部脓性栓塞。在后期,可出现神经精神症状、发生感染性休克、肝肾衰竭或弥散性血管内凝血等一系列病理生理变化,此即为急性梗阻性化脓性胆管炎,又称重症型胆管炎,或称急性中毒性胆管炎。即使手术解除了胆管高压,但这些病理改变在肝实质和胆管仍会留下损害,这也是本症的严重性所在。

(二)临床表现

起病常急骤,突然发生剑突下或右上腹剧烈疼痛,一般呈持续性。继而发生寒战和弛张型高热,体温可超过 40 ℃,常伴恶心和呕吐。约 80％的患者可出现显著黄疸,但黄疸的深浅与病情的严重性可不一致。当患者出现烦躁不安、意识障碍、昏睡乃至昏迷等中枢神经系统抑制表现,同时有血压下降现象时,往往提示患者已发生败血症和感染性休克,是病情危重的一种表现,已进入梗阻性化脓性胆管炎阶段,此时,体温升高,脉率增快可超过 120 次/分,脉搏微弱,剑突下和右上腹有明显压痛和肌紧张。如胆囊未切除者,常可扪及肿大和有触痛的胆囊并可触及肝脏,血白细胞计数明显升高和伴有核左移,可达(20～40)×10^9/L,并可出现毒性颗粒。血清胆红素和碱性磷酸酶值升高,并常有 ALT 和 γ-GT 值增高等肝功能损害表现。血培养常有细菌生长,血培养细菌种类常与手术时所获得胆汁标本的细菌相同。

(三)诊断

根据临床表现中有典型的腹痛、寒战高热和黄疸的三联征,即夏柯三联征(Charcot)即可诊断急性化脓性胆管炎,当病情发展中又出现中枢神经系统抑制和低血压等临床表现(即 Reynold 五联症),急性梗阻性化脓性胆管炎的诊断,便可成立。仅在少数患者,如肝内胆管结石并发的急性梗阻性化脓性胆管炎,可仅出现发热,而腹痛和黄疸可轻微或完全不出现,会延误诊断。化脓性胆管炎不能满足于该病的诊断,而是要确定该病所处的发展阶段、严重程度、病变范围和胆管梗阻的准确部位,以便确定治疗方案。在诊断急性梗阻性化脓性胆管炎同时,可通过某些特殊检查方法,如 B 超、CT、磁共振胰管成像等非损伤性检查,来明确引起该病的胆道潜在性疾病。在急性梗阻性化脓性胆管炎得到控制后胆道造影是不可缺少的检查,可行经皮穿刺肝胆道成像、经内镜逆行胆胰管成像或超声内镜等检查,常可显示肝内或肝外胆管扩张情况、狭窄或梗阻的部位和性质、从而推断胆管内梗阻的原因。

(四)治疗

治疗原则是解除胆管梗阻,减压胆管和引流胆汁,使感染过程完全得以控制。早期轻症胆管炎,病情不太严重时,可先采用非手术治疗方法。非手术治疗措施包括解痉镇痛和利胆药物的应用,其中 50％硫酸镁溶液常有较好的效果,用量为 30～50 mL 一次服用或 10 mL 每天 3 次;禁食胃肠减压;大剂量广谱抗生素的联合使用,虽在胆管梗阻时胆汁中的抗生素浓度不能达到治疗所需浓度,但它能有效治疗菌血症和败血症,常用的抗生素有第二、第三代头孢菌素类药物及甲硝唑,头孢哌酮在胆汁中浓度较高,可作为优先选择的药物。应以血或胆汁细菌培养及药物敏感试验调整抗生素治疗。约有 75％的患者可获得病情稳定和控制感染。而另 25％患者对非手术治疗无效,应考虑手术治疗。病程发展成急性梗阻性化脓性胆管炎患者对抗生素治疗与支持治疗反应差时,提示病情危重,应采取积极抢救治疗措施。如有休克存在,应积极抗休克治疗。非手术治疗 6 小时后病情仍无明显改善,休克不易纠正者,可行内镜下胆道引流和减压。这已成为治疗急性梗阻性化脓性胆管炎的主要方法之一,尤其适用于年老体弱不能耐受手术或已行多次胆道手术的患者,在情况理想时还可同时取石。对病情一开始就较严重,特别是黄疸较深的病例,又不具备内镜下胆道引流和减压的条件时可直接施行剖腹手术引流,胆管切开探查和 T 管引流术。手术方法应力求简单有效,应注意的是引流管必须放在胆管梗阻的近侧,因为有的胆管梗阻是多层面的,在梗阻远侧的引流是无效的,病情不能得到缓解。如病情条件允许,还可切除有结石和炎症的胆囊。待患者度过危险期后,经 T 管胆道造影全面了解胆道病变的情况后,经胆道镜取石,或再做择期手术,或经内镜括约肌切开以彻底解决引起胆道梗阻的潜在病变。

五、原发性硬化性胆管炎

原发性硬化性胆管炎是一种慢性进行性胆汁淤积性肝胆疾病。其特征为肝内外胆管弥漫性炎症纤维性破坏,胆管变形和节段性狭窄,病情呈进行性发展,最终导致胆汁性肝硬化和肝功能衰竭。

(一)流行病学

本病发病率为(1.3～8.5)/10 万,男女比例为(2～3)∶1,可发生于任何年龄,多数患者伴有炎症性肠病,同时部分性溃疡性结肠炎也伴有硬化性胆管炎,中位生存期约为 18 年。原发性硬化性胆管炎患者存在多种自身免疫异常,感染在胆道的炎性损害和硬化性胆管炎的发展中起促进作用,肠毒素可以激活肝内巨噬细胞,使肿瘤坏死因子产生量增加进一步导致胆管的损伤;缺血(多见于肝移植或介入治疗后)可以引起胆管纤维化和硬化出现淤胆和胆管损伤。

(二)病理学

原发性硬化性胆管炎可累及肝内外胆管的各个部位。73%同时累及肝内外胆管,仅累及肝外胆管者少于 20%,仅累及肝内胆管者少于 1%,受累的胆管外径变化不大,但由于管壁增厚,管腔内径仅 3～4 mm。病理变化一般分为四个阶段,最终导致胆汁性肝硬化及门静脉高压症。

(三)临床表现

以慢性胆汁淤积和复发性胆管炎为特征,早期表现不明显,黄疸和瘙痒为首发症状,进行性加重,另伴有发热、上腹痛和肝脾大。90%以上的患者有碱性磷酸酶的升高,疾病发展可有高胆红素血症,晚期则出现尿铜和血铜蓝蛋白水平升高。

(四)诊断

首选经内镜逆行胆胰管成像,典型表现为胆管呈多节段狭窄或"串珠样"改变。经皮穿刺肝胆道成像操作较困难,成功率不高,故仅用于经内镜逆行胆胰管成像失败者。磁共振胆胰管成像诊断敏感性可达 85%～88%,特异性可达 92%～97%,而且无创性和可显示肝实质情况。肝活检可显示典型的胆管"洋葱皮样"改变。手术发现胆管壁增厚,管腔缩小乃至闭锁。病理检查示胆管黏膜下纤维化并可排除胆管癌。

(五)治疗

免疫抑制剂如硫唑嘌呤、环孢素、FK506 等、糖皮质激素可以对抗炎症降低胆红素水平。熊去氧胆酸(UDCA)也具有一定疗效。秋水仙素可对抗纤维化,降低原发性胆管炎的病死率。烯胺、纳洛酮可治疗瘙痒。介入治疗主要是针对并发症,目的是缓解梗阻,减轻继发性损害,但对病程无影响,包括经皮穿刺肝胆道成像和经内镜逆行胆胰管成像。姑息性手术主要目的是解除梗阻、减轻黄疸和延长病程。肝移植主要使用于晚期患者,包括肝功能衰竭、肝性腹水、严重的食管-胃底静脉破裂出血和反复发作的细菌性腹膜炎等。原发性硬化性胆管炎患者的病程差异很大,具有不可预测性,大多病情稳定,进程缓慢。

（庄　昊）

第四节　胆道寄生虫病

一、胆道蛔虫症

胆道蛔虫症现在城市发病率大大减少,主要由饮食不卫生引起,是由于肠道内的蛔虫钻入胆道所致。蛔虫通常寄居在人体小肠的中下段,当机体因发热、妊娠等因素引起胃肠道功能紊乱,胃酸度降低、饥饿、驱虫不当时蛔虫便可因其寄生环境的变化而发生窜动,向上游动至十二指肠,加上蛔虫有钻孔习性,特别在胆总管出口处括约肌损伤后或括约肌收缩功能失调时,蛔虫更易钻入胆道。

(一)临床表现

蛔虫进入胆道后,虫体造成机械刺激,可产生奥迪括约肌的强烈收缩或痉挛、特别在蛔虫部分进入胆道时,这种痉挛可更为剧烈。临床上患者可有剑突下偏右的阵发性或钻顶样绞痛。当虫体蠕动停止或括约肌疲劳时,疼痛可完全消失。这种忽起忽止的绞痛反复发作,常使患者非常痛苦。虫体完全进入胆管后,这种绞痛又可变为缓和。蛔虫一般多停留在肝外胆管内,但也可深入肝内小胆管或胆囊内。进入胆管的蛔虫一般并不引起胆管梗阻,故临床上常不出现黄疸,也无明显感染征象,无腹部压痛或仅有轻压痛,这种症状与体征的不相符合是本症的特征表现。

胆道蛔虫主要的并发症为急性胆道感染:可因虫体一次大量进入胆道,或虫体带入大量毒力较强的细菌(多为大肠埃希菌)所致,临床上可出现急性胆道感染的表现,如寒战、发热和黄疸等,甚至急性梗阻性化脓性胆管炎的一系列临床表现。蛔虫进入胆道后,在肝内胆管炎症的基础上还可以引起肝脓肿和造成胆管壁溃破,以致胆道出血。如蛔虫影响了胰管开口的通畅,还可引起急、慢性胰腺炎。蛔虫进入胆道后,可自行退出胆管,或因环境不适宜而死亡。死亡的蛔虫可随胆汁排出胆道,但也可因脱落的蛔虫皮、虫卵或尸体等物质的残留,供作胆色素结石的核心。

(二)诊断

根据患者突然出现的剧烈上腹绞痛和腹部体征较轻的症状体征不相符的特点,且有吐、便蛔虫的病史,诊断常不困难。

B超检查及CT检查常能显示胆总管内有蛔虫影,静脉胆道造影片上有时可见到胆管内有条状充盈缺损影,均有助于诊断和鉴别诊断。磁共振胆胰管成像及经内镜逆行胆胰管成像已应用于胆道蛔虫症的诊断,能清楚地了解胆管内有无蛔虫及其位置和数量。

(三)治疗

绝大多数的胆道蛔虫症可通过非手术疗法得到治愈,但须彻底驱虫,以防复发。对少数伴有严重并发症者,如梗阻性化脓性胆管炎和胆道大出血须进行手术治疗。

1.非手术疗法

非手术疗法包括解痉镇痛,予注射阿托品或山莨菪碱等解痉的同时给予哌替啶以镇痛;常用50%硫酸镁溶液口服、左旋咪唑作为肠道驱虫药;应用抗生素防治胆道感染。上述治疗缓解症状后,须再坚持治疗一段时间,并应用B超等检查,在确定胆道内蛔虫影已消失后,方可结束治疗。

近年来经内镜逆行胆胰管成像不仅应用于胆道蛔虫症的诊断还能进行有效的治疗,特别对一些虫体尚未完全进入胆道的病例,通过经内镜逆行胆胰管成像能直接看到留在胆道外的下半截虫体,可应用取石钳将虫体拉出胆道。治疗效果较上述非手术治疗更为确切。同时通过经内镜逆行胆胰管成像作胆道造影可以了解有无胆管内遗留蛔虫或结石等。

2.手术疗法

出现胆道大出血或胆道穿孔引起腹膜炎的患者可采取手术疗法,术后病情稳定后进行肠道驱虫治疗。

二、胆道中华分支睾吸虫病

中华分支睾吸虫病原在我国南方各省尤其是珠江三角洲区明显流行,与进食生鱼、生虾习惯有关,近年来由于卫生水平的提高,感染率已有下降趋势。

(一)病因和病理

中华分支睾吸虫卵内含毛蚴,先后寄生于淡水螺(在第一中间宿主孵化成尾蚴)和鲤科淡水鱼,当人或其他哺乳动物进食污染的生鱼、生虾后,其中囊蚴经胃液作用而在十二指肠中脱囊,幼虫循胆总管至肝内胆小管发育成长,约1个月即成熟为成虫。成虫体形扁平,为(10～25)mm×(3～5)mm大小,雌雄同体,有时移居于较大胆管或胆总管,偶寄生于胰管。成虫所产的虫卵随胆汁进入十二指肠,最后随粪便排出体外。

寄生的成虫有数十条至数百条者不少见,成虫及其所分泌的分泌物和代谢产物可刺激胆管壁,引起胆小管柱状或囊状扩张,上皮细胞增殖,管壁纤维增生,或发生腺瘤样或息肉样增生而致胆管狭窄。急性重度感染时有大量淋巴细胞和嗜酸性粒细胞浸润及腺体增生,慢性感染时则有结缔组织增生。成虫移居于胆囊或胆总管后,则易引起感染和梗阻。虫卵、成虫遗骸及脱落的细胞可组成结石核心,产生胆石症。肝细胞可呈营养不良、脂肪变性和萎缩,并发门脉性肝硬化者9%。由于长期胆汁淤积,可继发胆汁性肝硬化。近期已注意到这一胆道寄生虫病与肝胆管癌发生之间的关系。

(二)临床表现和诊断

中华分支睾吸虫病多呈慢性起病,表现为上腹不适、腹胀、消化不良、倦怠乏力等非特异性症状,在后期则有肝硬化、胆管狭窄等征象。继发胆囊炎、胆管炎和胆石症时很难与一般的胆囊炎和胆石症鉴别。诊断主要依据流行病史。直接涂片虫卵检查操作简便,但检出率低。成虫抗原皮内试验的阳性率可达95%。肝脏B超和核素等影像学检查无特异性诊断价值。

(三)治疗

中华分支睾吸虫病是一内科疾病,外科治疗主要针对其继发症和并发症,如胆囊炎、胆道感染、胆道梗阻和胆石症等,但术后必须进行驱虫治疗,常用吡喹酮,总量100～150 mg/kg,分为每次服20～25 mg/kg,1天3次,连服2天,可获满意效果。

(庄　昊)

第五节 胆道系统肿瘤

一、胆囊良性肿瘤

胆囊良性肿瘤的分类较为混乱,多数学者将胆囊腺瘤和胆囊息肉笼统地称作胆囊良性肿瘤,发病率文献报道差别较大,为 4.5%～9.0%。Christensen 将胆囊良性肿瘤分为两类,即真性的胆囊良性肿瘤和假瘤。其中良性肿瘤分成上皮组织的乳头状腺瘤和非乳头状肿瘤;支持组织有血管瘤、脂肪瘤、平滑肌瘤、颗粒细胞瘤。假瘤分成增生性病变,包括腺瘤样增生、腺肌瘤;组织异位有胰腺、胃黏膜和肝脏;息肉有胆固醇息肉和炎性息肉;其他有纤维黄色肉芽肿性炎症、寄生虫感染等。

(一)病理

胆囊腺瘤有恶变倾向,是胆囊癌的癌前病变,常称其为胆囊癌相关性病变。腺瘤多为单发,组织学上可分为乳头状腺瘤、管状腺瘤和管状乳头状腺瘤。其中乳头状腺瘤较常见,直径多数 <1 cm,瘤体以蒂与胆囊壁相连或呈广基性隆起,呈绒毛状或桑葚状。光镜下见上皮呈乳头状,表面为单层柱状上皮,少数呈假复层状,具有结缔组织的中心柱,与周围正常的胆囊黏膜上皮移行较好。管状腺瘤少见,肉眼观察其黏膜呈局部圆顶样隆起,光镜下见肿瘤由许多紧密排列的腺体和腺管组成,内衬以高柱状或立方形上皮细胞,排列整齐。管状乳头状腺瘤则具有上述两型腺瘤的组织形态。非肿瘤性息肉则大多数为多发,绝大部分直径 <1 cm。胆囊腺瘤经过腺瘤性增生到腺瘤细胞中、重度异型增生,最终恶变为癌,癌变率为 6%～36%。

胆囊腺肌瘤又称胆囊腺肌增生症,是以胆囊黏膜和肌纤维肥厚、罗-阿窦(R-A sinuses)数目增多、窦腔扩大并穿入肌层为特征的一种增生性疾病。病变通常位于胆囊底部,形成结节,癌变率为 3%～10%。其发病机制可能与胆囊内长期高压有关。病变区罗-阿窦扩大、增多并形成假憩室,可深达黏膜下层和肌层,窦隙内衬以柱状上皮,呈腺样结构,周围为增厚的平滑肌纤维所包绕。扩大、增多的罗-阿窦形成假憩室,内含黏液或胆砂、胆石,有管道与胆囊相连,故亦有胆囊憩室之称。病变分为弥漫型、节段型和局限型,以局限型最为常见。

胆囊息肉样病变又称隆起性病变,是影像诊断学对所发现的突入胆囊腔内的隆起性病变的统称。它包括了多种胆囊良性或早期恶性的病变,如胆囊良性肿瘤、假性肿瘤和早期胆囊癌等,其中一部分并非真正的胆囊肿瘤。随着 B 超和 CT 等影像诊断技术的应用,胆囊息肉样病变的检出率明显增多,国内大宗流行病学报道在常规体检人群中胆囊息肉样病变的检出率为 6.9%,有报告可高达 9.5%,其中胆固醇性息肉最多见,占 50%～87%。

(二)临床表现和诊断

胆囊良性肿瘤的症状与肿瘤的部位有关。位于底部、体部者一般无明显临床症状,大多于体检或其他疾病做 B 超检查时发现。位于颈部附近者可有上腹阂胀不适、隐痛,偶有脂餐后加重或绞痛发作,症状与慢性胆囊炎和胆石症难以区分。体检时大部分病例仅有右上腹部局限性轻压痛。合并急性感染时可出现急性胆囊炎的症状及体征。

临床诊断基本上依赖影像学检查。B 超是最实用和有效的检查方法,可见突入胆囊腔内的光团,其后方无声影,不随体位改变而移动位置。B超可显示病变的大小、形态、内部结构、与胆囊壁的关系,并能鉴别有无结石并存。B超的诊断符合率可达90%以上,反复多次的超声检查还可提高诊断符合率。彩超的诊断价值更高,能观察光团内有无彩色血流,可与临床上最常见的胆固醇性息肉相鉴别。超声内镜诊断的准确性明显高于普通超声,可高达98%。超声内镜将胆囊壁分为三层:内层为高回声的黏膜及黏膜下层,中间为低回声的肌纤维层,外层为高回声的浆膜下层及浆膜层。超声内镜对鉴别肿瘤性与非肿瘤性息肉有较高的价值,胆固醇息肉轮廓呈颗粒状,内部为点状高回声,并可见清晰的三层囊壁。若超声内镜显示息肉轮廓呈结节状,内部为低回声,则多为肿瘤性息肉。当瘤体较小时,CT的检出率低,其诊断价值不如彩超和超声内镜。行CT增强扫描时,如瘤体有强化,则有助于胆囊肿瘤的诊断。当胆汁过分黏稠,或胆囊积脓,胆囊萎缩,尤其又伴有胆囊颈部结石时,B超可能会出现假阴性结果。此时行CT增强扫描对于鉴别与胆汁密度相近的肿瘤有特殊诊断价值。有文献报道,正电子发射计算机断层显像对胆囊息肉样病变的良、恶性鉴别有较高价值,但价格昂贵,临床应用少。

临床诊治的关键是如何从众多的胆囊息肉样病变中鉴别出胆囊的"肿瘤性病变",并识别出癌前病变或早期胆囊癌。各项检查方法尚不能区分其病理性质时,往往需经病理切片检查才能确诊。

(三)治疗

胆囊良性肿瘤的治疗我们首先要掌握手术指征,其次术中要正确处理。

胆囊腺瘤已被公认为是胆囊癌的癌前病变,而且往往合并有胆囊结石,由于结石的长期、慢性反复机械性刺激,可使胆囊黏膜发生炎性增生、不典型增生到原位癌的演变,应积极手术治疗以防发生癌变。胆囊良性肿瘤胆囊切除的指征包括:①病变直径>10 mm单发病变者;②合并胆囊结石、急慢性胆囊炎者;③病变虽小但位于胆囊颈部、影响胆囊功能、常有胆绞痛发作者;④B超检查发现胆囊壁呈不规则隆起者;⑤短期内病变增大、生长较快、病变基底变宽者;⑥多发息肉反复合并胆管炎、急慢性胰腺炎者;⑦年龄>50岁,广基而单发的病变,即使无症状也应行胆囊切除术者。

术中要正确处理,凡因胆囊息肉样病变而施行手术者,胆囊切除后应立即剖开检查,如病变像肿瘤者,均应送冷冻切片检查,不但要确定有无癌变,还要确定癌变的部位以及肿瘤浸润深度。对于癌组织已突破黏膜基底膜或已有周围淋巴结肿大者,应按胆囊癌根治性切除原则处理。对单发、直径15 mm以上或术前疑有恶变者,施行胆囊切除术时,应将胆囊和胆囊床上的纤维脂肪组织一并切除并送病理检查。术中还应细心操作遵循无瘤原则,避免胆囊破损胆汁外溢而增加癌肿播散的机会。

无须手术治疗的胆囊良性肿瘤患者应该定期随访,建议间隔3~6个月复查。综上所述对于有高危因素的胆囊良性肿瘤患者要进行排查,以免漏诊,掌握手术指征,及时手术治疗,莫错失手术良机。

二、胆囊癌

胆囊癌是发病率最高的胆道系统恶性肿瘤,好发于老年女性。临床上胆囊癌明确诊断时病情多已属中晚期,生存时间短,预后较差。胆囊癌早期症状隐蔽且不典型,易与胆结石混淆不为患者所关注,故应加强对胆囊癌高危人群的随访和早期诊治以提高生存率。

(一)发病率

胆囊癌发病率排在消化道肿瘤的第六位。不同国家、不同地区和不同种族存在明显差异。2007年上海市胆囊癌发病率男性为5.9/100 000,女性为10.22/100 000,而同期全国胆囊癌病死率高达4.07/100 000。全球胆囊癌发病率最高的是智利女性,高达27/100 000,印度北部和日本亦高发,好发年龄在60岁以上。

(二)病因

胆囊癌的危险因素主要有胆囊结石伴炎症、胆总管囊肿、胆囊息肉、胰胆管汇合处合流异常和原发性硬化性胆管炎等,其中最常见的危险因素是胆囊结石。

胆囊癌患者80%以上合并胆囊结石,胆囊结石是胆囊癌的最主要危险因素,相对危险度是普通人的8.3倍。胆道结石伴发的慢性炎症会反复刺激黏膜的增生,炎症长期刺激致胆囊癌的发病率上升。多发型或充满型结石的结石性胆囊炎癌变率是非结石性胆囊炎的30倍左右。结石直径>3 cm的患者,患胆囊癌的危险度高出10倍左右。慢性炎症时胆囊钙盐沉积即瓷化胆囊,其发生胆囊癌的概率高达12%～61%。

胆囊息肉可分为真性息肉和假性息肉,其中真性息肉包括腺瘤,胆囊腺瘤是胆囊癌的癌前病变,有10%～30%的胆囊腺瘤可以演变成癌,特别多见于直径>10 mm的腺瘤,单发息肉和广基无蒂息肉容易恶变。因此年龄>50岁,单发或广基胆囊息肉>1 cm者建议手术切除。

先天性胰胆管合流异常是一种罕见的胆管和胰管合流在十二指肠壁外的解剖变异,两者形成异常的过长通道超过了奥迪括约肌的范围,奥迪括约肌防反流功能不能保护胰液反流,胰液可以反流入胆道系统,大大增加恶变风险。合流异常在亚洲人(特别是日本)发病率比较高,导致胆囊癌的风险增加3%～18%。

(三)病理与分期

大约80%胆囊癌是腺癌,其他病理类型包括乳头状腺癌、黏液癌、鳞癌和鳞腺癌等。胆囊癌常常出现早期淋巴结转移。

胆囊癌分期国内多采用Nevin分期和TNM分期,TNM分期有助于评价手术效果及判断预后。

Nevin于1976年将胆囊癌分为五期:Ⅰ期,肿瘤仅侵犯黏膜层的原位癌;Ⅱ期,肿瘤侵犯到黏膜下和肌层;Ⅲ期,肿瘤侵犯至胆囊壁全层,但尚无淋巴结转移;Ⅳ期,胆囊壁全层受累及,合并胆囊管周围淋巴结转移;Ⅴ期,肿瘤侵犯至肝或其他脏器伴胆总管周围淋巴结或远处转移。该分期对早期胆囊癌患者的术式选择有很好的指导作用,但对中晚期患者的指导治疗和评价存在不足。

TNM分期中T分期主要是描述肿瘤浸润胆囊壁的程度及侵犯邻近器官情况。

T_x原发肿瘤无法评估。

T_0无原发肿瘤证据。

T_{is}原位癌。

T_{1a}侵及固有层;T_{1b}侵及肌层。

T_2侵及肌周结缔组织,未侵及浆膜层或肝脏。

T_3肿瘤浸透浆膜层和/或直接侵犯肝脏和/或一个邻近器官或结构,例如胃、十二指肠、结肠、胰腺、网膜、肝外胆管。

T_4肿瘤侵犯门静脉主干、肝动脉或侵犯两个或以上的肝外器官或结构。

N 分期主要是淋巴结组织学检查。

N_x 区域淋巴结无法判断有无转移。

N_0 无区域淋巴结转移。

N_1 胆囊管、胆总管、肝动脉和/或门静脉旁淋巴结转移。

N_2 腹主动脉、下腔静脉、肠系膜上动脉和/或腹腔干旁淋巴结转移。

远处转移（M）：M_0 无远处转移；M_1 远处转移。

胆囊癌分期 Ⅰ 期：$T_1N_0M_0$；Ⅱ 期 $T_2N_0M_0$；Ⅲa 期 $T_3N_0M_0$；Ⅲb 期 $T_{1\sim3}N_1M_0$；Ⅳa 期 T_4 $N_{0\sim1}M_0$；Ⅳb 期 $T_{any}N_2M_0$ 或 $T_{any}N_{any}M_1$。胆囊癌 Ⅰ～Ⅳ 期患者五年生存率分别为 60%、39%、15% 和 5%。胆囊癌总患者人群中位生存时间 10.3 个月，Ⅲa 和 Ⅳ 期中位生存分别为 12.0 个月和 5.8 个月。

另外，肿瘤预后除了与肿瘤的进展程度有关外，肿瘤细胞的生物学行为也影响患者的预后。根据胆囊癌细胞的分化程度分为三级：Ⅰ 级为分化良好，Ⅱ 级为中度分化，Ⅲ 级为分化不良。在组织学上大多数胆囊癌属腺癌，5%～20% 为未分化或分化不良型癌。根据肿瘤病理学形态结构的特点可分为硬化型癌、乳头状癌、胶样癌和鳞癌。

(四)临床表现

早期胆囊癌缺乏典型的临床症状，80% 左右胆囊癌合并有胆结石，它的临床表现往往被胆结石的症状掩盖。只有当患者出现黄疸或 B 超检查发现胆囊占位性病变才引起医师的注意，耽误了病情。胆囊癌的临床症状主要有中上腹及右上腹隐痛、胀痛、不适、恶心、呕吐、嗳气、乏力、食欲缺乏等，一旦出现右上腹包块、黄疸、腹水、消瘦等症状，提示已属晚期。

当胆囊管阻塞或癌肿累及肝脏或邻近器官时，有时可在右上腹扪及坚硬肿块。如癌肿侵犯十二指肠，可出现幽门梗阻症状。当癌肿直接累及肝外胆管或发生胆管转移时，可出现梗阻性黄疸。

(五)诊断

早期胆囊癌没有症状，因此胆囊切除术中偶然发现早期胆囊癌比较常见，能切除的胆囊癌中 40% 左右是术中偶然发现的。胆囊癌的早期诊断首选 B 超检查，B 超能清楚显示胆囊内隆起性病变的大小、部位、数目、内部结构及其与胆囊壁的关系，同时方便随访适于筛查。凡病变 >10 mm，形态不规则，基底宽，内部回声不均，呈单发性或合并有结石，有自觉症状者应高度怀疑早期胆囊癌。彩超能检测到胆囊癌块及胆囊壁的彩色血流，并测及动脉频谱，可与常见的胆固醇性息肉相鉴别。中晚期胆囊癌 B 超检查时则更容易被发现。胆囊癌的声像图可分为 5 型，即小结节型、蕈伞型、厚壁型、实块型和混合型。

CT 扫描是胆囊癌诊断和术前分期的重要手段。厚壁型胆囊癌常表现为胆囊壁的局限性、不对称性及不规则性增厚，增强时扫描均匀程度不如慢性胆囊炎。结节型胆囊癌可见突入胆囊腔内的结节，多发或单发，增强扫描时结节影明显强化或不均匀强化。肿块型胆囊癌将整个胆囊腔闭塞，平扫时肿瘤组织密度为 30～50 Hu，与附近组织比较呈低密度，增强后肿瘤强化。CT 扫描还能显示胆囊癌浸润肝实质的深度，周围器官是否侵犯及范围，肝内是否转移病灶、大血管是否受侵，肝十二指肠韧带淋巴结和远处是否转移等。

超声内镜则经胃或十二指肠壁超声观察胆囊壁情况，图像更为清晰，还可引导细针穿刺进行细胞学检查，用来鉴别难以诊断的胆囊癌。出现黄疸的中晚期胆囊癌，经内镜逆行胆胰管成像或磁共振胆胰管成像可确定肝外胆管是否受累及。选择性肝动脉造影对早期胆囊癌诊断并不敏感,因为一旦发现肿瘤血管已多属晚期。

正电子发射计算机断层显像也是诊断胆囊癌的有力手段,由于胆囊癌细胞代谢活跃,摄取显像剂能力较正常组织强,即能发现隐匿的 5 mm 以上微小病灶,同时有助于了解是否周围组织侵犯和淋巴结有转移,便于术前分期,但是价格昂贵不适于筛查。

联合检测血清肿瘤标记物 CA19-9、CA125 和癌胚抗原有助于提高胆囊癌诊断率。

(六)治疗

根治性手术是胆囊癌治疗的首选确定性方法,唯一能治愈的方法。对于失去根治性手术机会的患者可行姑息性切除,配合其他治疗手段放化疗、介入治疗和生物治疗。

1.手术治疗

(1)早期与意外胆囊癌(Ⅰ期胆囊癌):T_{1a} 期可能是腹腔镜胆囊切除术后最多见的,这部分患者罕见发生淋巴结转移,单纯胆囊切除术患者如果切缘阴性时 5 年生存率高达 85%～100%。因此单纯胆囊切除治疗 T_{1a} 期胆囊癌是目前国内外学者没有争议的治疗策略。

T_{1b} 期肿瘤侵犯黏膜肌层,但是由于胆囊床面没有浆膜和胆囊壁淋巴网丰富,容易发生转移,此期患者行单纯胆囊切除的 1 年生存率仅有 50%～80%。我们建议再次手术行胆囊癌根治术以期提高生存率。

(2)中期胆囊癌(Ⅱ、Ⅲ期胆囊癌):Ⅱ期虽然未侵犯胆囊浆膜,但仍然存在淋巴转移的机会,另外辅助检查肝脏没有直接浸润实际上也有可能发生胆囊床的早期转移。手术范围包括应行含肝床楔形切除 2 cm,胆囊切除加肝十二指肠韧带淋巴结清扫在内的标准根治术。

Ⅲ期分为ⅢA($T_3N_0M_0$)与ⅢB($T_{1\sim3}N_1M_0$),ⅢA 期的手术方式主要是胆囊癌根治性切除,即解剖性肝切除(S4a/S5)及联合区域淋巴结清扫,但如果胆囊癌同时侵犯肝外其他脏器,需联合脏器切除,根治性切除。ⅢB 期($T_{1\sim3}N_1M_0$)胆囊癌合并肝门淋巴结转移,手术更加强调区域淋巴结清扫。Ⅲ期胆囊癌应当遵循 TNM 分期标准,无肝外侵犯时行胆囊癌根治性切除,而当肿瘤侵犯肝外脏器,须联合其他脏器切除时,采用胆囊癌扩大根治性切除。

(3)晚期胆囊癌(Ⅳ期胆囊癌):Ⅳ期胆囊癌分为ⅣA($T_4N_{0\sim1}M_0$)和 IVB($T_{1\sim4}N_2M_0$,$T_{1\sim4}$ $N_{1\sim2}M_1$)。T_4 指肿瘤侵犯肝脏深度>2 cm,和/或侵犯≥2 个邻近器官(胃、十二指肠、结肠、胰腺、网膜、肝外胆管等)。Ⅳ期胆囊癌的外科治疗是胆囊癌治疗中的热点和难点,争议极大。

T_4 期的胆囊癌既往认为几乎不能根治性切除,一般仅考虑姑息治疗。我们认为晚期胆囊癌患者如果能够手术切除的话,选择性行胆囊癌扩大根治术能使部分患者受益,这要求对患者全身情况和手术技术进行准确的评估。扩大胆囊癌根治术中门静脉侵犯可酌情切除受累血管并重建;多个邻近器官侵犯又可整块切除的患者也应力争扩大根治性切除;对于胆囊癌侵犯胰头或合并胰头后淋巴结转移者,可行肝胰十二指肠切除术;侵犯横结肠靠近结肠肝曲的部分,联合右半结肠切除;部分肠壁侵犯或侵犯十二指肠球部的可以通过局部肠壁的切除或行远端胃大部切除。

而ⅣB 期胆囊癌行肝胰十二指肠切除术,手术 5 年存活率低至 3%,且其并发症发生率高达34%～70%,应放弃根治性切除,可考虑行胆囊癌姑息性切除及内引流术,解除胆囊、胆道内感染所致的高热等症状,改善肝功能,提高患者的生存质量。

阻塞性黄疸作为中晚期胆囊癌患者的一个重要症状,经常被误认为患者失去手术根治的机会,如果黄疸是胆囊癌侵犯胆管或胆管旁淋巴结转移造成胆管压迫造成的还是有手术机会的。因此即使有黄疸应行磁共振胆胰管成像和增强 CT 检查充分评估,争取机会行根治手术。

对于晚期无法根治性切除或者患者不能耐受手术的胆囊癌患者,多采取姑息性治疗。胆道有梗阻性的,可经内镜逆行胆胰管成像或者经皮经肝胆管引流下置内支架引流,于左、右肝管内置入记忆合金胆道内支架内引流,或左右肝管外引流。若出现十二指肠梗阻,可施行胃空肠吻合术或者胃镜下十二指肠内支架置入。

2.化疗

胆囊癌目前尚无公认的、统一的化疗方案。研究证实对胆囊癌根治术行术后辅助化疗有利于提高生存期。胆囊癌的常用的化疗药物有吉西他滨、顺铂和氟尿嘧啶等。吉西他滨联合顺铂方案被认为是疗效较好的患者获益最多的化疗方案。

分子靶向治疗和基因治疗是未来治疗胆囊癌的方向,表皮生长因子受体阻滞剂对胆囊癌的治疗已取得了良好的临床效果,但其成为标准方案仍需大样本临床验证。

3.放疗

胆囊癌的放疗包括术前、术中、术后、腔内放疗和未行手术的姑息性放疗等。照射视野需包括胆囊床、肝门至十二指肠乳头的胆管、肝十二指肠韧带、胰腺后方、腹腔干和肠系膜上动脉周围淋巴结,但应注意避开空肠和十二指肠,以免引起肠道放射性损伤。放疗适用于 T_2 以上伴有淋巴结转移的胆囊癌患者。目前研究提示术后放疗并不能有效改善胆囊癌患者的总生存率,术后放疗仍存在一定争议。

4.介入疗法

发生广泛转移、失去手术机会的胆囊癌患者,应采取胆道引流,改善患者的生存质量。目前常用的胆道引流包括内镜下鼻胆管引流,内镜下胆道支架引流术和经皮经肝胆道引流。采用介入性肝动脉插管进行区域动脉灌注化疗或者选择性动脉栓塞治疗原发肿瘤。

5.生物治疗

生物治疗是继手术、放疗和化疗之后新的治疗方式,主要包括分化诱导、免疫调节和抗肿瘤血管及基因治疗。目前胆囊癌的生物治疗处于试验研究或临床研究阶段,但是具有十分广阔的研究和应用前景。

三、胆管良性肿瘤

胆管良性肿瘤相当少见,其中以乳头状瘤为多见,其次为腺瘤和囊腺瘤,纤维瘤、平滑肌瘤、神经鞘瘤等则更罕见。乳头状瘤有可能发生恶变,一般为单发性,少数为多发性,称为乳头状瘤病。

(一)临床表现

一般无症状,只有当肿瘤长到足以造成胆管梗阻时才会出现症状。此时可有上腹部疼痛、黄疸和胆管炎的症状等。早期诊断较困难。在肿瘤较大时,静脉胆道造影片中可见胆管内有充盈缺损,造影剂排空延迟现象。X 线胃肠钡餐检查有时可见十二指肠乳头处有增大现象。CT 检查有时可见胆管腔内肿瘤,增强后瘤体强化。诊断主要依靠手术探查后明确。瘤体处胆管有扩张,内扪及质软可推动的肿物。术中胆道镜检查能见到肿瘤全貌,但必须做冷冻切片或快速石蜡切片检查,才能与恶性肿瘤相鉴别。

(二)治疗

治疗原则应将胆管局部切除,以免术后复发。位于高位胆管者,切除后如胆管重建有困难,可考虑作肝叶切除,以利肝胆管显露和行胆肠吻合。位于肝、胆总管游离段者,可做胆管端-端吻合、T 管支撑引流,或胆管空肠 Roux-en-Y 吻合。位于壶腹部者,可切开奥迪括约肌做肿瘤局部切除。如肿瘤位于胆总管胰腺段,难以做胆总管局部切除,则只能作胰十二指肠切除术。

四、胆管癌

(一)概述

胆管癌是一种来源于胆管上皮细胞的肝胆系统恶性肿瘤,可分为肝内胆管癌和肝外胆管癌。肝内胆管癌又称外周型胆管癌,为来源于肝内胆管二级分支以下胆管树上皮的恶性肿瘤,占胆管癌的 5%～10%。

肝外胆管癌是指发生在左右肝管至胆总管下端的胆管癌,约占胆管癌的 90%,按其发生部位,可分为:①上段胆管癌,或称高位胆管癌、肝门胆管癌。肿瘤位于肝总管、左右肝管汇合部,位于后者的肿瘤又称为 Klatskin 瘤。②中段胆管癌:肿瘤位于胆囊管水平以下、十二指肠上缘以上的胆总管。③下段胆管癌:肿瘤位于十二指肠上缘以下、Vater 壶腹以上的胆总管。其中肝门部胆管癌占肝外胆管癌的 55%～75%,中下段胆管癌占 25%～45%。

胆管癌的发病率有逐年上升的趋势。我国临床资料显示肝外胆管癌的发病率已高于胆囊癌,患者的年龄大多在 50～70 岁,男性与女性的比例为(2～2.5)∶1。

(二)病因

胆管癌的确切病因尚不明确。目前已确认胆管慢性炎症和胆道梗阻诱发的胆管细胞损伤是胆管癌发展进程中的主要因素,炎症状态下胆汁微环境中释放的细胞因子可导致细胞恶性转化。胆管癌的发生与以下危险因素相关。

(1)原发性硬化性胆管炎。

(2)肝吸虫病。

(3)先天性胆管扩张症。

(4)胆石症。

(5)溃疡性结肠炎。

(6)其他:伤寒和副伤寒杆菌感染和带菌者;行胆管空肠 Roux-Y 吻合术、奥迪括约肌成形术后;暴露于某些化学物质、药物和放射性核素等可能诱发胆管癌。

(三)病理

1.大体分型

巨检时,胆管癌可分为乳头型、结节型、硬化型和弥漫型。肿瘤可以多中心和伴发胆囊癌。

2.组织分型

98%以上为腺癌。高分化腺癌最常见,占 60%～70%,中分化占 15%～20%,低分化及未分化腺癌少见。镜检时,胆管癌大部分是分化良好的有黏液分泌的腺癌。癌细胞呈腺泡状、小腺腔、腺管状或条索状排列。癌细胞为柱形,核长卵型,浅或深染,异型性不大。同一腺腔中细胞异质性,核质比例升高,核仁明显,间质和周围神经浸润。腺腔周围的间质富于细胞,并呈同心圆排列,这些都是胆管癌的重要特征。其中,正常的腺上皮和那些核大、核仁明显的腺上皮存在于同一腺腔中最具有诊断价值。硬化型胆管癌伴有明显纤维化。部分胆管癌伴有神经内分泌分化,这种癌的预后较差。

3.转移途径

直接侵犯和淋巴转移是胆管癌的主要转移方式,血行转移和种植转移少见。胆管癌常沿胆管周围组织、神经淋巴间隙、血管浸润扩展,并可侵犯肝实质。有时肿瘤可沿黏膜向近或远端胆管浸润延伸。胆管癌具有较高的淋巴结转移率。

(四)临床表现

1.症状

胆管癌早期缺乏特异性临床表现,仅出现中上腹胀、隐痛不适、乏力、食欲缺乏等症状。胆管癌的临床表现取决于肿瘤的部位,常见症状如下。

(1)黄疸:梗阻性黄疸是肝外胆管癌最常见的症状(90%以上),而肝内胆管癌则很少出现黄疸。中上段胆管癌多表现为进行性无痛性黄疸,少数下段胆管癌和壶腹部癌,可因肿瘤坏死脱落而表现为波动性黄疸。

(2)腹痛不适:部分晚期患者以及合并胆石症的患者,可出现肝区疼痛、中上腹痛不适等症状。

(3)畏寒、发热:合并胆道感染时可出现畏寒、高热,甚至可发生急性梗阻性化脓性胆管炎,常需急诊胆道引流。

(4)消化道症状:包括食欲减退、食欲缺乏、腹胀、腹泻、恶心等。

(5)出血倾向:黄疸患者可发生出血倾向及凝血机制障碍,表现为牙龈出血或鼻出血,也可因严重的肝硬化并发门静脉高压性上消化道出血等。

(6)其他:乏力、消瘦;患者主诉上腹部肿块等。

2.体征

(1)黄疸:皮肤巩膜进行性黄染,伴皮肤瘙痒可见皮疹或皮肤抓痕。

(2)胆囊肿大:肝门部胆管梗阻时肝外胆管不扩张,胆囊萎瘪,通常不能扪及肿大胆囊。但当癌肿累及胆囊管致阻塞时,胆囊亦可积液肿大。中下段胆管癌引起的胆道低位梗阻,常可扪及肿大的胆囊。

(3)肝大:上段胆管癌起自左或右肝管时,首先引起该侧肝管梗阻、肝内胆管扩张、肝实质萎缩和门静脉分支的闭塞,门静脉血流向无梗阻部位的肝脏内转流,该肝叶便增大、肥厚,可产生肝叶肥大-萎缩复合征。

晚期患者出现肝脏淤胆肿大、消瘦、右上腹包块和腹水等。因此,对出现淤胆三联征、腹痛和消瘦的患者应考虑到胆管癌的可能。如果既往有原发性硬化性胆管炎病史,则高度怀疑发生胆管癌。

(五)实验室检查

肿瘤相关抗原检测是诊断胆管癌的另一条途径。血清和胆汁中 CA19-9 值和癌胚抗原的显著升高对胆管癌有一定诊断价值。当血清 CA19-9＞100 U/mL 诊断胆管癌敏感性和特异度分别可达 89% 和 86%。CA19-9、癌胚抗原平行法联合检测可提高检测灵敏度。

迄今未发现对胆管癌具有特异性诊断价值的基因标志和诊断方法。文献报道与胆管癌关系比较密切的基因有 K-Ras、C-myc、C-neu、C-erbB-2、c-met、P 53、Bcl-2。

(六)影像学检查

目的不仅是对病变的部位和性质做出准确判断,还要明确胆管受犯范围和程度,有无血管受犯等,为术前评估肿瘤可切除性和选择合理的治疗方案提供依据。影像学检查的原则是合理、有效、简便、无创、费用低。

1.超声检查

超声为首选的检查方法。胆管癌的超声表现是低回声或中等回声光团,后方无声影,可与结石相鉴别(强回声光团后方伴声影)。

其他的超声技术的应用对肿瘤术前评估很有帮助。彩色多普勒超声可以测及肿瘤内彩色血流以及判断肿瘤是否侵犯血管;三维超声重建可以更客观地显示胆管;超声内镜分辨率高、不受气体干扰,可直接观察十二指肠乳头部位有无病变,清晰地显示胆管壁结构及病灶情况,也可同时用细针穿刺活检以明确病变性质。

2.动态增强CT

不同部位的胆管癌在CT上表现各不相同,周围型肝内胆管癌可见边缘不规则肿块,可伴有肝叶萎缩及局部肝内胆管扩张。肝门部胆管癌和近肝门区的肝内胆管癌有时可见肝叶肥大-萎缩复合征。肝外型胆管癌则在肝门或壶腹周围可见肿块,伴有肝外胆管壁增厚及近端胆管扩张。

增强CT能显示梗阻近端的胆管扩张、肝内转移病灶和区域淋巴结肿大,尚能显示胆管壁增厚或胆管腔内肿瘤。胆管癌多为硬化型,纤维组织丰富而血供少,因此胆管癌的强化不明显且多为延迟性强化。

3.磁共振成像

胆管肿瘤在磁共振成像上的成像特征:在 T_1 加权时为低信号, T_2 加权时高信号,动态增强扫描可表现为延时相周边强化。磁共振成像对胆管癌的术前分期、可切除性评估、手术方式的选择及评估预后等具有较高价值。

磁共振胆胰管成像:对胆管受犯范围和程度可做出精确判断,且具有无创伤、无须注射造影剂、不受胆管分隔的影响等优点,目前已广泛在临床上应用,磁共振胆胰管成像几乎已替代经皮穿刺肝胆道成像和经内镜逆行胆胰管成像的诊断作用。

4.经皮穿刺肝胆道成像及经内镜逆行胆胰管成像

经皮穿刺肝胆道成像及经内镜逆行胆胰管成像是从不同途径向胆管内注入造影剂使胆管显影,有共同影像特征,即负性充盈缺损和恶性截断征;间接征象为近端胆管不同程度的扩张,可呈为"软藤征"或"垂柳征"改变。

5.核素扫描检查

胆道系统最常用的示踪剂是 ^{99m}Tc 标记的二乙基亚氨二醋酸(^{99m}Tc-EHIDA),突出优点是在肝功能损伤,血清胆红素浓度升高时亦可应用。

(七)鉴别诊断

肝内胆管癌需与肝细胞癌鉴别;中下段胆管癌需与十二指肠癌、胰腺癌、壶腹癌等鉴别。由于肝门部病变的多样性,肝门部胆管癌应与胆囊癌、近肝门区的肝癌、肝门转移性淋巴结、肝胆管结石、胆管内肝癌癌栓、Mirizzi综合征、原发性硬化性胆管炎、IgG4相关性胆管炎、胆胰结核、胆管损伤等鉴别。尤以胆囊癌侵犯肝门部胆管、肝门区肝癌侵犯肝门胆管与原发性肝门部胆管癌的鉴别比较困难。

(八)临床分期

常用的有两种分期方法:美国癌症联合员会(AJCC)的 TNM 分期系统和改良 Bismuth-Corlette分期法。

肝门胆管癌的 Bismuth-Corlette 分型。

Ⅰ型:肿瘤位于肝总管,未侵犯汇合部。

Ⅱ型:肿瘤累及汇合部,未侵犯左右肝管。

Ⅲ型:肿瘤已侵犯右肝管(Ⅲa型),或左肝管(Ⅲb型)。

Ⅳ型:肿瘤同时侵犯左右肝管。

(九)治疗

胆管癌应以手术治疗为主。能否根治性切除取决于病变范围、血管侵犯、有无远处转移等。综合治疗能明显地提高胆管癌患者的生存时间和生活质量。

1.胆管癌的术前评估

在选择胆管癌的治疗方法前,应根据患者的全身情况、病变的范围和程度、有无远处转移及肝切除安全限量等方面,对肿瘤切除可能性和患者能否耐受手术等进行精确评估。

2.术前准备和预处理

术前准备和预处理包括术前胆道引流(减黄);以及促进预留肝脏再生的预处理。

术前减黄能有效减少胆道高压所引起的并发症;减少肝叶切除所致肝功能衰竭。常用的引流方式有经皮经肝胆管引流术,经十二指肠镜插入鼻胆管或临时胆道支架引流,手术引流。

术前对拟切除肝叶的选择性门静脉分支进行栓塞;对伴有黄疸且预留功能性肝体积<40% TLV 的肝门胆管癌患者,术前可行栓塞以促进预留肝脏的代偿增大,改善术后预保留肝叶的储备功能,有助于降低术后肝功能衰竭的发生率。

3.胆管癌的手术治疗

手术治疗是唯一可能治愈肝门部胆管癌的方法,目的是切除肿瘤和恢复胆道通畅。

(1)肝门胆管癌的手术方式有如下几种。

1)肝门胆管癌根治性切除术:实施肝门胆管癌骨骼化切除,将包括肿瘤在内的肝、胆总管、胆囊、部分左右肝管,以及肝十二指肠韧带内除血管以外的所有软组织整块切除,将肝内胆管与空肠做 Roux-en-Y 吻合。

2)肝门胆管癌扩大根治性切除术:在肝外胆管骨骼化切除的同时,一并施行扩大左半肝、右半肝联合尾叶切除,门静脉部分切除或整段切除甚至胰十二指肠切除的扩大根治术。Bismuth Ⅰ~Ⅱ型,肝方叶切除±尾叶切除;BismuthⅢa,右半肝+尾叶切除;BismuthⅢb,左半肝+尾叶切除;BismuthⅣ,扩大左右半肝+尾叶切除、肝移植等。

3)围肝门切除(哑铃状切除):对不能耐受大范围肝切除(尤其是扩大右半肝+尾叶切除)的患者,在根治切除基础上,尽可能保留肝门远侧肝组织。

4)肝门胆管癌姑息性部分切除术:包括肝门胆管癌部分切除、狭窄肝管记忆合金内支架植入、肝管空肠 Roux-Y 吻合,术中可同时行胃十二指肠动脉插管、药泵皮下埋置以利术后区域灌注化疗。

5)姑息性胆道引流术:保存肿瘤的肝管空肠 Roux-en-Y 吻合术;间置胆囊肝管空肠 Roux-Y 吻合术;肝管置管内引流或外引流术;经皮经肝胆管引流术;经皮经肝胆管引流术或经内镜逆行胆胰管成像记忆合金胆道内支架植入等;经内镜逆行胆胰管成像鼻胆管引流术或塑料内支撑管植入术。

6)全肝切除后原位肝移植术:目前尚有争议。Iwatsuki 等提出的肝门部胆管癌肝移植术的适应证为:①已确诊为Ⅱ期以上,开腹探查无法切除且无其他部位转移者;②拟行 R0 切除但因肿瘤中心型浸润,只能做 R1 或 R2 切除者;③手术后肝内局部复发者。

7)体外肝切除+自体肝移植术:手术并发症发生率和死亡率较高,临床应用少。

8)联合肝脏分割和门静脉结扎的分阶段肝切除术:该手术主要针对部分晚期肝癌侵及过多正常肝组织,常规切除手术由于剩余正常肝组织过少而不可行,则将患者肝切除手术分两期进行。一期手术为将患侧肝脏与正常肝脏分割和患侧肝脏门静脉结扎,一段时间后待患侧肝脏萎缩同时健侧肝脏代偿长大再行二期手术,切除患侧肝脏。

(2)中段胆管癌手术方式。①根治性切除术:胆管部分切除、胆管空肠 Roux-en-Y 吻合术,肿瘤比较局限,胆管上下切缘阴性(>1 cm);胰十二指肠切除术,胆管下切缘阳性;累及胰腺者。②姑息性胆道引流术:(同肝门胆管癌)。

(3)下段胆管癌手术方式。①胰十二指肠切除术。②姑息性胆道引流术:(同肝门胆管癌)。③胃空肠吻合术:出现十二指肠梗阻时,可行胃空肠吻合术;或经胃镜植入金属支架解除梗阻。

4.辅助治疗

(1)放疗、化疗:综合治疗能降低胆管癌根治术后的局部复发率,对不能切除的晚期和局部复发的病例也可延长生存时间和改善生活质量。

(2)光动力疗法:利用特定波长(630 nm)的激光使光增敏剂在氧的参与下发生光化学反应,破坏组织和细胞中的多种生物大分子,最终引起肿瘤细胞的坏死,是胆道肿瘤局部控制的一种有前景的方法。

(3)射频消融术:通过局部高温使肿瘤组织凝固坏死。射频治疗还可使肿瘤周围产生一个反应带,阻断肿瘤的血供,可有效阻止肿瘤的生长、转移。

(4)其他:生物治疗、免疫治疗及靶向治疗等见胆囊癌综合治疗。

5.多学科集合模式诊治胆道肿瘤

近年来,肿瘤多学科集合治疗模式的提出,预示着肿瘤多学科治疗的新时代的到来,可有效提高肿瘤的诊治水平。这种新模式具有以下特点:肿瘤多学科治疗应有共同的治疗原则和明确具体的治疗目标;有总体统一的治疗模式,以供多个临床学科遵循,各学科的治疗模式相互衔接,达到统一的治疗目的;有统一的或公认的数量化的客观评价或评估疗效的方法,使各种方法之间在循证医学基础上具有可比性。多学科集合诊治模式的出现既能够充分利用各个学科高度发展的优势,又弥补了当今学科高度细分所带来的局限,从而使肿瘤的诊治趋于系统化和规范化。

6.预后

胆管癌的疗效很差,文献报道总的 5 年生存率仍不足 5%。预后差的原因是由于大部分胆管癌患者出现临床症状时已经处于肿瘤进展期,根治性切除率低、术后复发率高,术后 5 年复发率>60%;75%的患者在明确诊断后 1 年内死亡。行姑息性引流术的大多数患者在术后 1 年内死亡。不论采用何种内支撑法解除胆道梗阻,平均生存期为 7 个月左右。提高早期诊断率和手术切除率,加强术后的综合治疗,有望进一步提高胆管癌的疗效。

五、壶腹癌

Vater 壶腹部由末端胆总管、末端主胰管和 Vater 乳头交汇组成,由奥迪括约肌包绕突入十二指肠腔。来源于该区域附近的肿瘤统称为壶腹周围癌,其可以源自胰腺、十二指肠、远端胆总管或者壶腹部。而壶腹癌指源自壶腹部的肿瘤,即从十二指肠乳头部到末端胆总管、主胰管交汇部的恶性肿瘤。由于解剖位置毗邻,壶腹癌在临床上与胰头癌、远端胆管癌、十二指肠乳头癌有很多共同点。

壶腹癌发病率低,仅占胃肠道恶性肿瘤的 0.2%以及壶腹周围癌的 6%,但是却占了肿瘤引起的远端胆总管梗阻总体病例数的 20%。壶腹癌以男性多见,约为女性的 2 倍,年龄多在 40 岁以上,以 60~70 岁多见,近 30 年来其发病率呈上升趋势。

（一）病因学

虽然壶腹癌的病因仍不明确,但是已有研究发现在一些遗传性疾病人群中其发病率较高,如家族性腺瘤样息肉病、遗传性非息肉病性结直肠癌。其次,壶腹癌还可能与慢性胆管炎、胆石症、胆道感染、胆管和胰管在十二指肠壁外提前汇合的解剖变异、溃疡性结肠炎以及壶腹部乳头状瘤、腺瘤等良性肿瘤恶变等因素有关。

（二）病理学

壶腹癌大体形态可分为肿块型和溃疡型,组织类型以腺癌最多见,其次是乳头状癌、黏液癌等。近期研究已经证实,大部分壶腹癌可根据其肿瘤组织上皮来源分为两个亚型:肠道来源(肠型)和胰胆管来源(胰胆管型),并且研究发现肠型较胆胰管型所占比例更高。前者起自覆盖于乳头部的肠上皮细胞,常呈肿块型(隆起型)生长;后者起自末端胆总管和末端主胰管合并部位的上皮细胞,其发病过程与上皮内瘤样变类似,组织行为上类似胰腺腺癌,以浸润性生长为主。

（三）临床表现

1.症状

（1）黄疸:最常见,约占80％,主要由于肿瘤压迫远端胆管引起。同时由于肿瘤溃烂脱落,黄疸可暂时缓解,但随着肿瘤的生长会再次加重,呈现"波动性黄疸"的特征性临床表现。

（2）腹痛:中上腹胀痛较多见,可与黄疸同时或先后出现,在进食后明显,疼痛可放射至背部,但没有胰头癌明显。

（3）寒战、发热:合并胆道感染时可出现寒战、高热。

（4）消瘦、乏力:早期消瘦不明显,中、晚期可出现食欲缺乏、消瘦,体重下降没有胰头癌明显。

（5）出血、贫血:由于肿瘤浸润肠壁及溃疡形成,约1/3的患者可出现消化道出血、贫血等,大便隐血试验可阳性。严重者可引起十二指肠梗阻,出现恶心、呕吐等消化道症状。

（6）胰腺炎症状:部分患者由于胆、胰管开口堵塞而引起胆汁和胰液反流,可诱发胰腺炎,多为水肿性,坏死性少见。

晚期病例可出现恶病质、极度消瘦、严重贫血、腹水、肝肾衰竭等。

2.体征

病程早期无特异性表现,随着病程进展,体检可发现皮肤巩膜黄染、消瘦、贫血等,中上腹可有轻压痛,有时可扪及肿大胆囊,晚期患者腹水征可呈阳性。

（四）实验室检查

壶腹癌无特异性实验室检查方式,当其发生梗阻性黄疸或者胰腺炎等不同临床表现时,可表现为血清总胆红素、结合胆红素明显升高,尿胆红素阳性,血尿淀粉酶升高等。目前尚无特异性血清肿瘤标志物对于壶腹癌的术前诊断具有明确价值,尽管CA19-9、癌胚抗原在部分病例中升高,但是其在术后随访中的价值更大。

（五）影像学检查

1.经腹部超声显像

经腹部超声可作为黄疸待查患者的首选检查,其可显示肝内外胆管是否扩张,胆囊有无结石、肿大。但是经腹部超声显像易受肠道气体干扰,其对于壶腹癌的诊断率仅为8％～15％。

2.薄层动态增强CT

薄层动态增强CT不仅能清晰地显示出病变的部位、大小和周围组织关系,还可通过CT血管成像明确肿瘤与周围主要血管如门静脉、肠系膜上动静脉的关系,对手术可切除性做出有效的评估。CT是壶腹癌常规且有效的检查手段。

3.磁共振成像和磁共振胆胰管成像

增强型磁共振成像对于区分壶腹部肿瘤的性质、大小以及和周围组织的关系作用类似于增强CT,磁共振血管成像与CT血管成像作用相近。磁共振胆胰管成像是一项无创,显示患者整个胆道、胰管情况的检查方式,是对于增强CT的有力补充。

4.经内镜逆行胆胰管成像

经内镜逆行胆胰管成像可直接观察壶腹部的病变,钳取组织活检,同时可做胰胆管造影、放置临时胆道支架,是一项非常重要的术前诊断。但是经内镜逆行胆胰管成像无法明确病变浸润深度,同时由于壶腹癌肿瘤组织往往长于黏膜深面,故活检假阴性率较高,约50%。故组织活检为阴性的病例,不能完全排除恶性肿瘤的可能,需引起重视,且经内镜逆行胆胰管成像为有创检查方式,有诱发胰腺炎可能。

5.超声内镜检查

超声内镜检查对于早期的壶腹部肿瘤的诊断敏感性高于CT和经腹超声,而且对于肿瘤的浸润范围和深度可做出判断,同时可在超声内镜引导下穿刺活检,但有报道其对T分期的术前判断往往超出术后的病理结果。大部分专家认为超声内镜虽然在术前诊断壶腹癌具有一定优势,但是并不推荐作为一项常规检查方式。

(六)诊断标准

壶腹癌临床诊断主要依靠影像学检查和组织活检,同时结合病史、体征和实验室检查,在排除其他疾病引起的梗阻性黄疸或胰腺炎等情况下,即可诊断。

(七)鉴别诊断

1.传染性肝炎

为肝细胞性黄疸,转氨酶升高明显,胆红素和转氨酶呈平行性变化,壶腹癌则多呈"分离现象",肝炎病毒及其抗体的血清学检查有助于诊断。

2.胆总管结石

合并胆道感染时往往有腹痛、寒战发热、黄疸等症状,患者常有胆囊结石或肝内外胆管结石既往史。B超可见胆总管内强光团回声伴声影,CT可见高密度结石影,增强后无变化,经内镜逆行胆胰管成像、磁共振胆胰管成像可见充盈缺损。

3.胰头癌

黄疸呈进行性加深,无波动性变化。出血、胆管炎等症状少见。体重下降和腹痛较壶腹癌为重,影像学检查有助于进一步明确诊断。

4.远端胆管癌

远端胆管癌如果肿瘤位置位于末端胆总管,则与壶腹癌的鉴别比较困难,有时在术中也难以鉴别,最终往往依靠病理检查才能明确。

5.十二指肠癌

十二指肠癌在早期无黄疸、胰腺炎、胆管炎等症状,经内镜逆行胆胰管成像可进一步明确肿瘤位置。

6.慢性胰腺炎

黄疸少见,常有急性胰腺炎或慢性胰腺炎反复发作的病史,有腹痛、腹泻、消化不良等,如伴有胆道疾病则更增加了胆源性胰腺炎的可能性。血清淀粉酶可升高,经内镜逆行胆胰管成像可见胰管狭窄、串珠样改变、胰石等。

（八）临床分期

壶腹癌 TNM 分期（AJCC 7ed）。

1.原发肿瘤（T）

T_X:原发肿瘤无法判断。

T_0:无原发肿瘤证据。

T_{is}:原位癌。

T_1:肿瘤局限在 Vater 壶腹或奥迪括约肌。

T_2:肿瘤侵犯十二指肠壁。

T_3:肿瘤侵犯胰腺。

T_4:肿瘤侵犯胰腺的同时,侵犯胰腺周围软组织,或其他邻近器官组织。

2.区域淋巴结（N）

N_X:区域淋巴结无法判断有无转移。

N_0:无区域淋巴结转移。

N_1:有区域淋巴结转移。

3.远处转移（M）

M_0:无远处转移。

M_1:有远处转移。

（九）壶腹癌的治疗

1.整体治疗方案

对能耐受手术且有切除指征的患者推荐行根治性胰十二指肠切除术;对部分不能耐受胰十二指肠切除术的患者和良性腺瘤患者可行局部切除术;对于晚期肿瘤患者,采取相应措施,解决其胆道或者消化道梗阻情况,提高生活质量,延长生存时间;辅助治疗仍有争论,需根据具体情况而定。

2.手术治疗方案

（1）胰十二指肠切除术:对能耐受手术且有切除指征的患者推荐行根治性胰十二指肠切除术,该术式被认为是治疗壶腹癌的标准术式,可进一步分为传统的胰十二指肠切除术和保留幽门的胰十二指肠切除术。一些研究认为保留幽门的胰十二指肠切除术由于其较短的手术时间和较少的术中出血量,故更为推荐。但是就目前研究结果而言,胰十二指肠切除术和保留幽门的胰十二指肠切除术两种术式的长期生存无显著差异,并且部分研究发现保留幽门的胰十二指肠切除术术后有着更高的胃排空延迟的发生率。因此,哪种术中更为合适,仍有争论。壶腹癌淋巴结转移途径多为:胰十二指肠后淋巴结→胰十二指肠下动脉淋巴结→主动脉旁淋巴结,合理的根治术的淋巴结清扫范围应包括胰十二指肠、肠系膜上血管、胆总管周围、门静脉后和主动脉旁淋巴结。胰十二指肠切除术已经被证明是一项成熟的手术方式,在经验丰富的治疗中心其手术死亡率不到 5％。术后并发症主要为胰瘘、胃排空延迟、出血和腹腔感染等。对 65 岁以上的老年患者,多数学者主张仍可行胰十二指肠切除术,取得较好疗效。术者的经验、术前的充分评估、营养支持、护理以及预防术后并发症可减低手术死亡率,纠正贫血及充分清扫淋巴结可提高 5 年生存率。

（2）局部切除术:早期壶腹癌,特别是对于 T_{is} 患者是否适合行局部切除术,目前仍有争论,但对部分不能耐受胰十二指肠切除术的患者和良性腺瘤患者可行局部切除术。手术方式可分为内镜下切除术和开腹切除术。大部分专家认为:直径<1 cm 的良性壶腹部肿瘤可暂时观察,直径>1 cm 的良性肿瘤建议切除。随着内镜技术的提高,内镜下切除推荐为良性壶腹部肿瘤的首选。对于 T_1 的壶腹癌患者,多篇文献报道已证实有淋巴结转移,故首选行根治性切除术。对于无法耐受手术的部分壶腹癌患者,可行局部切除术,但术后复发率较高。对于术前判断良性壶腹肿瘤而行局部切除的患者,术中需行冷冻切片,明确肿瘤良恶性、浸润范围和切缘情况。由于冷冻切片对 T 分期评估较困难,故最终分期仍需根据石蜡病理报告而定,且根据具体情况,定进一步治疗方案。对于家族性腺瘤息肉病患者,由于息肉多发且癌变率高,则多倾向于行胰十二指肠切除术。

3.姑息性引流术

(1)内引流术:对晚期无法切除的患者,可行胆管-空肠 Roux-en-Y 吻合术、胆囊-空肠 Roux-en-Y吻合术。

(2)外引流术:对不能耐受手术的晚期患者可行经皮经肝胆管引流术,其缺点是易发生出血、感染、导管堵塞或滑脱等并发症。

(3)记忆合金内支架支撑术:内镜下经奥迪括约肌置入记忆合金内支架支撑引流术,是近年来应用的新的姑息性减黄术,其缺点是容易发生反流性胆管炎。

(4)胃空肠吻合术:晚期肿瘤引起十二指肠梗阻时,行胃空肠吻合术,解决患者无法进食的问题。

4.辅助治疗

根治术后的辅助治疗包括:全身化疗、局部放疗和两者联合使用。目前壶腹癌化疗方案还是参考胰腺癌的化疗方案。尽管已经有很多患者采用这样的治疗方式,但是对于术后辅助治疗的疗效是否明显优于单纯手术治疗仍然不明确。部分文献认为,术后辅助治疗对于提高患者的总体生存率,无明显益处。总之,有关壶腹癌患者切除术后的最佳治疗方案尚未达成共识。

5.术后康复治疗

壶腹癌手术尤其是胰十二指肠切除术,对机体造成的创伤大,禁食时间长,多种生理功能受到干扰,因而术后的营养支持非常重要,早期可通过全胃肠道外营养补充足够的热量、蛋白质、电解质和微量元素等,肠蠕动恢复后可通过空肠造瘘管行肠内营养支持,患者恢复进食后应以低脂饮食为主,并可予中医药调理;对有体外引流物的患者,应指导患者和家属掌握正确的护理方法;鼓励患者参加适当的体育锻炼;加强术后的心理康复治疗,对患者术后不同的心理状况予以疏导,使其配合术后进一步的治疗。

(十)疗效评估及预后

壶腹癌的预后与肿瘤的浸润程度、淋巴结转移、切缘情况、组织分化等因素相关。文献报道:肿瘤浸润深度、淋巴结转移和远处转移三者中,并没有哪一项对预后影响较其他两项更为显著。壶腹癌总体手术治疗效果比胰腺癌好,其手术切除率、5 年生存率均高于胰腺癌。综合各家报道,壶腹癌的手术切除率为 $80\%\sim90\%$,5 年生存率为 $20\%\sim60\%$,平均高于 35%,其中无淋巴结转移的 5 年生存率为 $64\%\sim80\%$,伴有淋巴结转移的 5 年生存率为 $17\%\sim50\%$。

至于其肿瘤病理特性,即壶腹腺癌的两个亚型(肠型和胰胆管型)与预后的关系尚存在争论,有的研究认为两者预后无明显差异,有的研究则认为胆胰管型的预后更差。

行根治性切除术的患者,预后明显好于无法手术切除的患者。无法手术切除的患者,平均生存期和无法手术切除的胰腺癌患者相似,约 6 个月。

(庄　昊)

第七章　胰腺疾病

第一节　急性胰腺炎

急性胰腺炎（acute pancreatitis，AP）是外科临床常见的急腹症之一，从轻症急性胰腺炎到重症急性胰腺炎，由于两者严重度不一，所以预后相差甚远。在急性胰腺炎中，80％左右为轻型胰腺炎，经非手术治疗可以治愈。而另 20％表现为病情严重，伴有局部和全身并发症，出现一个或多个脏器功能衰竭，甚至导致患者死亡，被称为重症急性胰腺炎（severe acute pancreatitis，SAP）。重症急性胰腺炎即使给予及时治疗（包括外科的干预），仍有 30％左右的病死率。

一、病因与发病机制

胆道疾病、酗酒、高脂血症和医源性创伤都可以诱发胰腺炎，其中，最常见的病因是胆道疾病，约占 50％。其次，则是酗酒及医源性的创伤包括手术损伤、内镜操作等。近年来，高脂血症诱发的急性胰腺炎逐渐增多。其他的病因还有外伤、十二指肠病变如十二指肠憩室、高钙血症、药物因素（如硫唑嘌呤、氨基水杨酸、磺胺、皮质激素等）的诱发等。另外，有部分急性胰腺炎找不到原因，称特发性胰腺炎。

二、病理

急性胰腺炎的基本病理改变包括水肿、出血和坏死。任何类型的急性胰腺炎都具有上述 3 种改变，只是程度有所不同。一般急性胰腺炎在病理上分为间质水肿性胰腺炎和坏死性胰腺炎。

（一）间质水肿性胰腺炎

肉眼可见胰腺呈弥漫性和局限性水肿、肿胀、变硬，外观似玻璃样发亮。镜下可见腺泡和间质水肿、炎性细胞浸润，偶有轻度的出血和局灶性坏死，但腺泡和导管基本正常。此型胰腺炎占急性胰腺炎的绝大多数，其预后良好。

（二）坏死性胰腺炎

大体上胰腺肿大，胰腺组织因广泛出血坏死而变软，出血区呈暗红色或蓝黑色，坏死灶呈现灰黄、灰白色。腹腔伴有血性渗液，内含大量淀粉酶，网膜及肠系膜上有小片状皂化斑。镜检胰腺组织呈大片出血坏死，腺泡和小叶结构模糊不清。胰腺导管呈不同程度扩张，动脉有血栓形成。坏死灶外有炎性区域围绕。当胰腺坏死灶继发感染时，被称为感染性胰腺坏死。肉眼可见胰腺腺体增大、肥厚,呈暗紫色。坏死灶呈现散在或片状分布,后期坏疽时为黑色,全胰坏死较少发生。

三、分类

急性胰腺炎因发病原因众多,病程进展复杂,预后差别极大,因此,分类侧重的方面不同,分类的方法也就有所不同。

(一)病因学分类

1.胆源性胰腺炎

由于胆管结石梗阻或胆管炎、胆囊炎诱发的急性胰腺炎。患者首发症状多起自中上腹或右上腹,临床上 50％以上的急性胰腺炎都是胆道疾病引起。

2.酒精性胰腺炎

因酗酒引起的急性胰腺炎,国外报道较多,在西方国家约占急性胰腺炎的 25％左右。

3.高脂血症性胰腺炎

高血脂诱发的急性胰腺炎。近年来逐渐增多,正常人群如血脂高于11 mmol/L,易诱发急性胰腺炎。

4.外伤或手术后胰腺炎

胆道或胃的手术、胆道口括约肌切开成形术,ERCP后诱发的急性胰腺炎。

5.特发性胰腺炎

病因不明的急性胰腺炎,多数是微小胆石引起。

6.其他

药物性急性胰腺炎、妊娠性急性胰腺炎等。

(二)病理学分类

(1)间质水肿型胰腺炎。

(2)坏死型胰腺炎。

(三)病程和严重程度分类

1.轻症急性胰腺炎

轻症急性胰腺炎占 AP 的多数,不伴有器官功能衰竭及局部或全身并发症,通常在 1～2 周内恢复,病死率极低。

2.中重症急性胰腺炎

伴有一过性(≤48 小时)的器官功能障碍。早期病死率低,后期如坏死组织合并感染,病死率增高。

3.重症急性胰腺炎

重症急性胰腺炎占 AP 的 5％～10％,伴有持续(＞48 小时)的器官功能衰竭。SAP 早期病死率高,如后期合并感染则病死率更高。

四、临床表现

(一)症状

急性胰腺炎起病急骤,临床表现的严重程度和胰腺病变的轻重程度相关,轻型胰腺炎或胆源性胰腺炎的初发症状较轻,甚至被胆道疾病症状所掩盖。而重症胰腺炎在剧烈腹痛的临床表现基础上症状逐渐加重,出现多脏器功能障碍,甚至衰竭。

1.腹痛、腹胀

突然出现上腹部剧烈疼痛是急性胰腺炎的主要症状。腹痛前,多有饮食方面的诱因,如暴饮暴食、酗酒和油腻食物。腹痛常为突然起病,剧烈的上腹部胀痛,持续性,位于中上腹偏左,也可以位于中上腹、剑突下。胆源性胰腺炎患者的腹痛常起于右上腹,后转至正中偏左。可有左肩、腰背部放射痛。病情严重的患者,腹痛表现为全上腹痛。腹痛时,患者常不能平卧,呈弯腰屈腿位。

2.恶心呕吐

伴随腹痛而来,恶心呕吐频繁,呕吐物大多为胃内容物,呕吐后腹痛腹胀症状并不能缓解为其特点。

3.发热

多数情况下中重症急性胰腺炎及重症急性胰腺炎早期体温常在 38 ℃左右,但在胆源性胰腺炎伴有胆道梗阻、化脓性胆管炎时,可出现寒战、高热。此外,在重症急性胰腺炎时由于胰腺坏死伴感染,高热也是主要症状之一,体温可高达 39 ℃以上。

4.休克

在重症急性胰腺炎早期,由于大量的液体渗透到后腹膜间隙、腹腔内、肠腔内或全身的组织间质中,患者出现面色苍白、脉搏细速、血压下降等低血容量性休克症状,并尿量减少。此外,在重症急性胰腺炎的感染期,如果胰腺和胰周坏死感染,组织及化脓性积液不及时引流时,可出现感染性休克。

5.呼吸困难

在重症急性胰腺炎的早期,一方面由于腹胀加剧使横膈抬高影响呼吸,另一方面由于胰源性毒素的作用,使肺间质水肿,影响肺的气体交换,最终导致呼吸困难。患者呼吸急促,呼吸频率常在 30 次/分以上,$PaO_2 < 8.0$ kPa(60 mmHg)。少数患者可出现心、肺、肾、脑等多脏器功能衰竭及弥散性血管内凝血(DIC)。

6.其他

约有 25% 的患者会出现不同程度的黄疸,主要是由结石梗阻和胰头水肿压迫胆总管所致,也可因胰腺坏死感染或胰腺脓肿未能及时引流引起肝功能不良而产生。此外,随着病情的进展,患者会出现少尿、消化道出血、手足抽搐等症状,严重者可有 DIC 的表现。

(二)体征

1.一般情况检查

患者就诊时呈急腹症痛苦面容,精神烦躁不安或神态迟钝,口唇干燥,心率、呼吸频率较快,大多心率在 90 次/分以上,呼吸频率在 25 次/分以上,一部分患者巩膜可黄染,血压低于正常。

腹部检查:压痛,轻症水肿性胰腺炎,仅有中上腹或左上腹压痛,轻度腹胀,无肌卫,无反跳痛。重症坏死性病例,全腹痛,以中上腹为主,上腹部压痛,伴中重度腹胀,上腹部有腹肌紧张、反跳痛等腹膜炎体征。根据胰腺坏死程度和胰外侵犯范围及感染程度,腹膜炎可从上腹部向全腹播散。左侧腰背部也会有饱满感和触痛。有明显的肠胀气,肠鸣音减弱或消失。重症患者可出现腹水,腹腔穿刺常可抽到血性液体,查腹水淀粉酶常超过 1 500 U。坏死性胰腺炎进展到感染期时,部分患者有腰部水肿。

一些患者左侧腰背部皮肤呈青紫色斑块,被称为 Grey-Turner 征。如果青紫色皮肤改变出现在脐周,被称为 Cullen 征。这些皮肤改变是胰液外渗至皮下脂肪组织间隙,溶解皮下脂肪,使毛细血管破裂出血所致,出现这两种体征往往预示病情严重。

2.全身情况

胆源性胰腺炎患者如果有结石嵌顿在壶腹部,会出现黄疸。也有少数患者会因为炎症肿大的胰头压迫胆总管产生黄疸,但这种类型的黄疸程度较浅,总胆红素指数很少超过100 mmol/L。

早期或轻型胰腺炎体温无升高或仅有低于 38 ℃ 的体温。坏死性胰腺炎患者病程中体温超过 38.5 ℃,预示坏死继发感染。

患者左侧胸腔常有反应性渗出液,患者可出现呼吸困难。少数严重者可出现精神症状,包括意识障碍、神志恍惚,甚至昏迷。

重症坏死性胰腺炎在早期急性反应期就易出现循环功能衰竭、呼吸功能和肾衰竭,此时会出现低血压和休克及多脏器功能衰竭的相关表现和体征,如呼吸急促、发绀、心动过速等。

五、辅助检查

(一)实验室检查

1.淀粉酶的测定

血、尿淀粉酶的测定是胰腺炎诊断最常用和最重要的手段。血清淀粉酶在急性胰腺炎发病的 2 小时后升高,24 小时后达高峰,4~5 天恢复正常。尿淀粉酶在发病的 24 小时后开始上升,下降缓慢,持续 1~2 周。血尿淀粉酶在发病后保持高位不能回落,表明胰腺病变持续存在。很多急腹症都会有血清淀粉酶的升高,如上消化道穿孔、胆道炎症、绞窄性肠梗阻等,故只有血尿淀粉酶升高较明显时才有临床诊断的意义。使用 Somogyi 法,血淀粉酶正常值在 40~110 U,超过 500 U,有诊断急性胰腺炎的价值。测值越高,诊断的意义越大。

淀粉酶/肌酐清除率比值:淀粉酶清除率/肌酐清除率(%)=(尿淀粉酶/血淀粉酶)/(尿肌酐/血肌酐)×100%,正常人该比值是 1%~5%,一般<4%,>6%有诊断意义。急性胰腺炎时,肾脏对淀粉酶的清除能力增加,而对肌酐不变,因此,淀粉酶/肌酐清除率比值的测定可以协助鉴别诊断。

2.血清脂肪酶的测定

因血液中脂肪酶的唯一来源是胰腺,所以具有较高的特异性。发现血中淀粉酶和脂肪酶平行升高,可以增加诊断的准确性。

3.C 反应蛋白、PMN-弹力蛋白酶的测定

C 反应蛋白是急性炎症反应的血清标志物,PMN-弹力蛋白酶为被激活的白细胞释放,也反映了全身炎症反应的程度,因此,这两个指标表明急性胰腺炎的严重程度。48 小时的 C 反应蛋白达到 150 mg/L,预示为重症急性胰腺炎。

4.血钙的测定

由于急性坏死性胰腺炎周围组织脂肪坏死和脂肪内钙皂形成消耗了钙,所以,血钙水平的降低也侧面代表了胰腺坏死的程度。血钙降低往往发生在发病后的第 2~3 天后,如果血钙水平持续低于1.87 mmol/L,预后不良。

5.血糖的测定

急性胰腺炎早期,血糖会轻度升高,是与机体应激反应有关。后期,血糖维持在高位不降,超过11.0 mmol/L(200 mg/dL),则是因为胰腺受到广泛破坏,预后不佳。

6.血红蛋白和血细胞比容的测定

急性胰腺炎患者血红蛋白和血细胞比容的改变常常反映了循环血量的变化。病程早期发现血细胞比容增加＞40％,说明血液浓缩,大量液体渗入人体组织间隙,表明胰腺炎病情危重。

7.其他

在胰腺炎的治疗过程中,要随时监测动脉血气分析、肝肾功能、血电解质变化等指标,以便早期发现机体脏器功能的改变。

(二)影像学检查

1.超声检查

彩超由于无创、费用低廉、简便易行而成为目前急腹症的一种普查手段。在急性胆囊炎、胆管炎、胆管结石梗阻等肝胆疾病领域,诊断的准确性甚至达到和超过CT。但是,彩超检查结果受到操作者的水平、腹腔内脏器气体的干扰等影响。彩超也是急性胰腺炎的首选普查手段,可以鉴别是否有胆管结石或炎症,是否是胆源性胰腺炎。胰腺水肿改变时,彩超显示胰腺外形弥漫肿大,轮廓线膨出,胰腺实质为均匀的低回声分布,有出血坏死病灶时,可出现粗大的强回声。因坏死性胰腺炎时常常有肠道充气,干扰了彩超的诊断,因此彩超对胰腺是否坏死诊断价值有限。

2.CT检查

平扫和增强CT检查是大多数胰腺疾病的首选影像学检查手段和有效检查方法,对于坏死性胰腺炎病变的程度、胰外侵犯范围及对病变的动态观察,则需要依靠增强CT的影像学判断。

(1)单纯水肿型胰腺炎CT表现:胰腺弥漫性增大,腺体轮廓不规则,边缘模糊不清。

(2)出血坏死型胰腺炎CT表现:肿大的胰腺内出现皂泡状的密度减低区,增强后密度减低区与周围胰腺实质的对比更为明显。

同时,在胰周小网膜囊内、脾胰肾间隙、肾前后间隙等部位可见胰外侵犯。目前,CT的平扫和增强扫描已是胰腺炎诊疗过程中最重要的检查手段,临床已接受CT影像学改变作为病情严重程度分级和预后判别的标准之一。

(三)穿刺检查

1.腹腔穿刺检查

腹腔穿刺检查是一种安全、简便和可靠的检查方法,对有移动性浊音者,在左下腹和右下腹的麦氏点作为穿刺点,穿刺抽出淡黄色或咖啡色腹水,腹水淀粉酶测定升高对诊断有帮助。

2.胰腺穿刺检查

胰腺穿刺检查适用于怀疑坏死性胰腺炎继发感染者。一般在CT或B超定位引导下进行,将吸出液或坏死组织进行细胞学涂片和细菌或真菌培养,对确定是否存在坏死组织感染、何种细菌感染、采用何种抗生素及是否需要手术引流都有一定帮助。

六、治疗

在非手术治疗的基础上,根据不同的病因,不同的病程分期选择有针对性的治疗方案。

(一)非手术治疗

减少胰腺分泌,防止感染,防止病情进一步发展。单纯水肿型胰腺炎,经非手术治疗可基本治愈。

1.禁食、胃肠减压

禁食、胃肠减压主要是防止食糜进入十二指肠,阻止促胰酶素分泌,减少胰腺分泌胰酶,阻断可能加重疾病发展的机制。禁食、胃肠减压也可减轻患者的恶心、呕吐和腹胀症状。

2.抑制胰液分泌

使用药物对抗胰酶的分泌。包括间接抑制和直接抑制药物。间接抑制药物有 H_2 受体阻滞剂和质子泵抑制剂如西咪替丁和奥美拉唑，通过抑制胃酸分泌减少胰液分泌。直接抑制药物主要是生长抑素，它可直接抑制胰酶的分泌。有人工合成的生长抑素八肽和生物提取物生长抑素 14 肽。

3.镇痛和解痉治疗

明确诊断后，可使用止痛剂，缓解患者痛苦。要注意的是哌替啶可产生胆道口括约肌痉挛，故联合解痉药物如山莨菪碱等同时使用。

4.营养支持治疗

无论是急性水肿性胰腺炎还是急性坏死性胰腺炎，起病后，为了使胰腺休息，都需要禁食较长的一段时间，因此营养支持尤为重要。起病早期，患者有腹胀、胃肠道功能障碍，故以全胃肠道外的静脉营养支持为主。

5.预防和治疗感染

抗生素的早期预防性使用目前尚有争议。在没有感染出现时使用预防性抗生素，有临床研究证实并未减少胰腺感染的发生和提高急性胰腺炎的治愈率，反而长期的大剂量的抗生素使用加大了真菌感染的机会。我们认为，在急性水肿性胰腺炎，没有感染的迹象，不建议使用抗生素。而急性坏死性胰腺炎，当影像学资料判断胰腺坏死范围超过 30%，可以预防性使用抗生素。首选广谱的、能透过血-胰屏障的抗生素如喹诺酮类、第三代或四代头孢菌素、碳青霉烯类等。

(二)手术治疗

部分重症急性胰腺炎，非手术治疗不能逆转病情的恶化时，就需要手术介入。手术治疗的选择要慎重，何时手术，做何种手术，都要严格掌握指征。

1.手术适应证

(1)胆源性急性胰腺炎：分梗阻型和非梗阻型，对有梗阻症状的病例，要早期手术解除梗阻。非梗阻的病例，可在胰腺炎缓解后再手术治疗。

(2)重症急性胰腺炎病程中出现坏死感染：有前述坏死感染的临床表现及辅助检查证实感染的病例，应及时手术清创引流。

2.手术方法

(1)坏死病灶清除引流术：是重症急性胰腺炎最常用的手术方式。该手术主要是清除胰腺坏死病灶和胰外侵犯的坏死脂肪组织及含有毒素的积液，去除坏死感染和炎性毒素产生的基础，并对坏死感染清除区域放置灌洗引流管，保持术后有效地持续不断地灌洗引流。

(2)胰腺残余脓肿清创引流手术：对于已进入残余感染期的患者，感染残腔无法自行吸收，反而存在有全身炎症反应综合征者，可行残余脓肿清创引流术。操作方法同坏死病灶清除引流术，只要把冲洗引流管放在脓腔内即可，也不需要再行"三造瘘"手术。

(3)急性坏死性胰腺炎出血治疗术：出血可以发生在急性坏死性胰腺炎的各个时期。胰腺坏死时一方面胰腺自身消化，胰腺实质坏死胰腺内血管被消化出血；另一方面大量含有胰蛋白酶、弹性蛋白酶和脂肪酶的胰液外渗，腐蚀胰腺周围组织和血管，造成继发出血。当进行胰腺坏死组织清创术时和清创术后，出血的概率更高，即有有活性的胰腺组织被清除时引起的创面出血，但主要是已坏死的组织被清除后，新鲜没有坏死栓塞的血管暴露于高腐蚀性的胰液中，导致血管壁被破坏出血。

（郭　威）

第二节 慢性胰腺炎

慢性胰腺炎(chronic pancreatitis,CP)是各种病因引起胰腺组织和功能不可逆改变的慢性炎症性疾病,近年来发病率有增高的趋势。CP 基本病理特征包括胰腺实质慢性炎症损害和间质纤维化,胰腺实质钙化、胰管扩张及胰管结石等改变。临床主要表现为反复发作的上腹部疼痛和胰腺内、外分泌功能不全。目前各种治疗针对慢性胰腺炎的并发症及改善症状,是处理起来比较棘手的疾病。

一、病因

目前比较公认的观点是环境因素、遗传因素加上慢性饮酒及它们之间的相互作用共同参与了 CP 的发病过程,酒精是引起慢性胰腺炎的主要原因。吸烟是 CP 的另外一个独立危险因子,它能增加 CP 的复发率。

二、临床表现

腹痛是 CP 患者主要临床症状,其典型表现为发作性上腹部疼痛,常因高脂饮食或饮酒诱发,随着胰腺外分泌功能不断下降,疼痛程度会减轻,甚至消失。外分泌功能不全早期患者无特殊症状,后期可出现脂肪泻、消瘦及营养不良表现。内分泌功能不全早期患者可出现糖耐量异常,后期表现为糖尿病症状。有些患者合并胆道梗阻、十二指肠梗阻、胰腺假性囊肿、胰源性门静脉高压及胰源性胸腹水等并发症,会出现相应的临床表现。

(一)腹痛

腹痛是慢性胰腺炎最主要的症状,90%的病例诉腹痛,可为阵发的隐痛,也可以是持续的无法耐受的剧痛,通常位于中上腹或左上腹并放射至背部。进餐后腹痛加剧。

腹痛的部位与胰腺病变的位置有关,胰头病变引起右上腹痛,胰体尾部病变时腹痛位于中上和左上腹部。背部放射痛提示炎症已扩展至腹膜后。腹痛常为持续性隐痛或剧痛,饮酒和饱餐可引起发作,每次发作持续数天。

(二)体重减轻

体重丧失也是慢性胰腺炎的重要症状之一,约发生于 75%的病例,主要由畏食和惧怕进食引起腹痛所致。其次,严重的胰腺病变可引起胰酶分泌减少导致消化和吸收不良。

(三)胰腺功能不全

胰腺腺泡丧失 95%以上脂肪泻是最常见的症状,这时粪便奇臭,量多且呈泡沫状,含大量脂肪颗粒。30%左右患者并发糖尿病,糖尿病一般早于脂肪泻。

三、影像学检查

(一)CT 检查

CT 检查是 CP 诊断首选检查方法。对中晚期病变诊断准确性较高,对早期病变诊断价值有限。可见胰腺实质增大或萎缩、胰腺钙化、结石形成、主胰管扩张及假性囊肿形成等征象。

(二)超声与内镜超声(EUS)检查

超声检查通常作为 CP 的初筛检查,可显示胰腺形态改变,胰管狭窄、扩张、结石或钙化及囊肿等征象,但敏感性和特异性较差。EUS 除显示形态特征外,还可以辅助穿刺活检组织学诊断。

(三)X 线检查

胰腺区域可见钙化灶或结石影。

(四)磁共振成像(MRI)和磁共振胆胰管成像(MRCP)检查

MRCP 可以清晰显示胰管病变的部位、程度和范围。胰泌素增强 MRCP 能间接反映胰腺的外分泌功能,有助于 CP 的早期诊断。

(五)内镜逆行胆胰管造影(ERCP)检查

ERCP 主要显示胰管形态改变,作为有创性检查,目前多被 MRCP 和超声内镜(EUS)替代,仅在诊断困难或需要治疗操作时选用。

(六)胰管镜检查

胰管镜检查可直接观察患者胰管内病变,同时能收集胰液、细胞刷片及组织活检等检查,对 CP 早期诊断及胰腺癌鉴别诊断有意义。

四、诊断

诊断具体如下:①一种及一种以上影像学检查显示 CP 特征性形态改变;②组织病理学检查显示 CP 特征性改变;③患者有典型上腹部疼痛,或其他疾病不能解释的腹痛,伴或不伴体重减轻;④血清或尿胰酶水平异常;⑤胰腺外分泌功能异常。①或②任何一项典型表现,或者①或②疑似表现加③④和⑤中任何两项可以确诊。①或②任何一项疑似表现考虑为可疑患者,需要进一步临床观察。

五、治疗

治疗原则:缓解急慢性疼痛,改善生活质量;去除病因和纠正存在的胰管梗阻因素,阻断损伤性的病理过程;预防和治疗并发症及寻找胰腺内、外分泌功能的替代治疗方法;并发症治疗和社会心理治疗。

(一)非手术治疗

非手术治疗包括戒烟戒酒、调整饮食结构、避免高脂饮食、补充脂溶性维生素及微量元素,如果出现营养不良可给予肠内或肠外营养支持。疼痛治疗主要依靠选择合适的镇痛药物。初始宜选择非甾体抗炎药物,效果不佳可选择弱阿片类药物,仍不能缓解甚至加重时选用强阿片类镇痛药物。

患者出现脂肪泻、体重下降及营养不良表现时,需要补充外源性胰酶制剂改善消化吸收功能障碍。效果不佳可增加剂量或联合服用质子泵抑制剂。出现胰腺内分泌功能不全,根据糖尿病进展程度及并发症情况,一般首选二甲双胍控制血糖,必要时加用促胰岛素分泌药物,对于症状性高血糖、口服降糖药物疗效不佳者选择胰岛素治疗。CP 合并糖尿病患者对胰岛素敏感,需特别注意预防低血糖发作。

(二)内镜治疗

随着微创技术在临床应用的推广,内镜介入治疗在 CP 中占越来越重要地位,可作为 CP 非手术治疗失败后的初始方案。内镜治疗的适应证主要包括胰胆管结石和狭窄引起的梗阻及伴随症状的胰腺假性囊肿。其缓解 CP 疼痛的有效率为 60%～70%，假性囊肿的治疗有效率80%～95%。

（孙　伟）

第三节　胰　瘘

　　胰瘘是急慢性胰腺炎、腹部外伤和腹部外科手术，特别是胰腺手术后的严重并发症之一。此时，胰液由非生理途径流出，常导致腹腔内的感染和出血。若处理不当，胰瘘、感染与出血又会相互影响，形成恶性循环，甚至造成死亡。胰瘘分为胰内瘘和胰外瘘。胰液经引流管或切口流出体表则为胰外瘘，多见于胰腺手术后。2005 年胰瘘国际协作组（ISGPF）对并发于胰腺手术后的胰瘘正式命名为术后胰瘘（postoperative pancreatic fistula，POPF），特指胰肠吻合口瘘（如胰十二指肠切除术），或胰腺残端漏（如远端胰腺切除术）。胰内瘘是指漏出的胰液向内通向腹腔、胸腔或各个相邻空腔器官，常见于急慢性胰腺炎。若胰液经破裂的胰管漏出后被周围组织包裹，可形成假性囊肿。如果流入游离腹腔则导致胰源性腹水。有时胰液可流向后方，向上进入胸腔而产生胰源性胸腔积液。罕见情况下，胰液腐蚀周围的肠壁可形成胰肠瘘。

一、术后胰瘘

（一）诊断

　　ISGPF 推荐的术后胰瘘（POPF）的诊断标准：胰腺手术后 3 天及 3 天以上，腹腔引流液淀粉酶浓度大于正常血清淀粉酶上限 3 倍。此外，2010 年中华医学会外科学分会胰腺外科学组发布了《胰腺术后外科常见并发症预防及治疗的专家共识（2010）》。在共识中，胰瘘的诊断标准定义为：术后第 3 天或以后吻合口或胰腺残端液体引流量＞10 mL/d，引流液淀粉酶浓度高于正常血清淀粉酶上限 3 倍，且连续 3 天以上；或存在临床症状（如发热等），超声或 CT 等影像学检查发现吻合口周围液体积聚，穿刺证实液体中淀粉酶浓度高于正常血清淀粉酶上限 3 倍。同时，依据胰瘘造成的临床后果将术后胰瘘分为 3 级（表 7-1）。①A 级：患者无临床症状，而且胰瘘能自行愈合，病程一般不超过 3 周；②B 级：患者可有腹痛、发热和白细胞计数增高，需要某些临床干预，腹腔引流通畅持续 3 周以上；③C 级：患者出现严重的脓毒症，或伴有多器官功能障碍，需重症监护治疗，必要时需经皮穿刺引流或再次手术。近年来，胰腺外科领域习惯将可自愈的 A 级胰瘘称为生化瘘，B、C 级胰瘘称为临床相关性胰瘘。

表 7-1　术后胰瘘分级的主要参数

分级	A	B	C
一般情况	好	一般	差
特殊治疗＊	无	有/无	有
B 超/CT	阴性	阴性/阳性	阳性
持续引流（＞3 周）	否	通常是	是
再次手术	否	否	是

续表

分级	A	B	C
术后胰瘘相关死亡	无	无	可能有
感染征象	无	有	有
脓毒症	无	无	有
再次入院	否	是/否	是/否

* 包括肠外营养、抗生素、肠内营养、生长抑素类制剂和/或再引流

Pratt 等依据该标准回顾性地分析了 256 例胰腺手术患者，术后胰瘘的发生率为 32.4%，其中 A 级41 例，B 级 32 例和 C 级 10 例，分别占胰瘘的 49.4%，38.6%和12%。复旦大学附属中山医院对 341 例胰腺手术患者研究显示，术后胰瘘的病例为 156 例，发生率为 45.7%，其中 A 级52 例，B 级 97 例和 C 级7 例，分别占胰瘘的 33.3%、62.2%和 4.5%。两组资料提示胰腺术后的胰瘘发生率相当高，但严重而需再手术的胰瘘仅占 10%左右，绝大多数在积极治疗后痊愈。

胰腺手术后第一天腹腔引流液中的淀粉酶浓度是术后胰瘘的一项独立危险因素。2007 年 Molinari 等对 137 例接受胰腺手术患者的前瞻性研究报告指出，术后第 1 天腹腔引流液淀粉酶浓度≥5 000 U/L，应作为预测术后胰瘘的有价值的指标。此外，最近研究发现术后引流液淀粉酶浓度与胰瘘的严重程度有一定相关性。Ceroni 等分析 135 例行胰十二指肠切除术病例发现，B、C 级胰瘘患者引流液淀粉酶的浓度显著高于 A 级胰瘘，当引流液淀粉酶浓度>2 820 U/L 时，发生严重胰瘘的风险显著增高。

B 超、CT 或 MRI 等影像学检查对术后胰瘘的诊断有一定的参考价值。尤其在引流不理想，或出现全身感染症状的情况下，应考虑行 B 超、CT 或 MRI 检查，了解引流管的位置及有无胰周积液或脓肿形成。

（二）预防

影响术后胰瘘的危险因素除了患者因素（年龄、伴随疾病、黄疸、低蛋白血症等）、疾病因素（胰腺质地、胰管直径、胰腺外分泌功能等）外，胰腺手术的围术期处理和手术相关因素（术中出血量、吻合方式、手术技巧等）尤为重要。

1.抑制胰腺外分泌

生长抑素类制剂具有抑制胰腺分泌的作用，常被用于术后胰瘘的预防，但其预防作用尚有争议。Montorsi 的前瞻性对照研究显示，预防性应用生长抑素类制剂奥曲肽能有效降低术后胰瘘的发生；国内学者的回顾性研究结论也多肯定其预防作用。但 2014 年 McMillan 等对 1 018 例胰十二指肠切除术患者进行了回顾性研究，分析显示奥曲肽不仅不能降低术后胰瘘的发生率，反而可以增加中、高危组患者临床相关性胰瘘的发生。

2.提高手术技巧

胰腺手术是复杂的高难手术，手术者的技术和经验是发生术后胰瘘的重要影响因素。术中解剖层次不清，操作粗暴，使胰腺损伤严重，或者直接伤及胰管，则增加了术后发生胰瘘的机会。胰十二指肠切除术时如果钩突未能完全切除，残留的胰腺组织可能在术后发生出血、坏死，导致胰瘘的发生。胰腺残端游离过长、肠管开口过小与胰腺断端不匹配导致吻合口张力高、缝合过密、结扎过紧等，造成吻合口血供不良，都会影响吻合口愈合。

胰腺残端的处理是预防术后胰瘘的关键。胰腺与消化道重建大多采用套入式端-端或端-侧

胰空肠吻合、胰管对空肠黏膜(即黏膜对黏膜)端-侧胰空肠吻合和捆绑式胰肠吻合术。胰胃吻合也是一种选择术式。根据目前的文献资料,尚难评价某一吻合方式的优劣。复旦大学附属中山医院的经验是,手术者应选择自己熟悉的吻合方式,依靠精湛的外科技术,提高吻合质量。至于远端胰腺切除术的残端处理,关键是必须缝扎主胰管及大的胰管分支,如果术中采用直线切割闭合器离断胰腺,需要选择合适的钉仓关闭主胰管。

(三)治疗

A 级胰瘘为胰液的单纯漏,不引起临床症状,通畅引流即可治愈。B 级胰瘘的患者常需要禁食、胃肠减压,给予肠外营养或肠内营养支持。对于伴有腹痛、发热和白细胞计数升高者,需使用抗生素。腹腔引流通常超过 3 周。C 级胰瘘患者若出现严重的脓毒症,应转入重症监护病房并采取积极的治疗干预措施,包括禁食、胃肠减压、维持水电解质和酸碱平衡、全肠外营养或肠内营养、选用敏感抗生素和生长抑素类制剂。若因腹腔感染和脓肿形成且引流不畅,可先考虑在 B 超或 CT 引导下经皮穿刺引流。如引流效果仍不满意,可选择手术放置双套管持续负压吸引。经过及时恰当的处理,常能取得理想的效果。如患者全身状况进行性恶化,出现不同程度多器官功能障碍,需考虑再次手术,行胰周坏死组织清除及更充分的引流。

二、胰内瘘

(一)胰源性胸腔积液和胰源性腹水

胰源性胸腔积液、腹水多由酗酒引起胰管破裂所致,临床上常无胰腺炎病史。胰源性胸腔积液患者通常表现为呼吸困难、胸痛、咳嗽等肺部症状。胰源性腹水患者以无痛性大量腹水为首发症状。可采用 B 超检查并做穿刺淀粉酶和白蛋白含量检测,如淀粉酶浓度>1 000 U/L,清蛋白浓度>30 g/L,即可明确诊断。胰源性胸、腹水患者早期选择非手术治疗,包括禁食、胃肠减压、全肠外营养、使用生长抑素类制剂,以及胸、腹腔穿刺引流,以促进浆膜面粘连。非手术治疗常需持续 2~3 周,无效者可考虑外科治疗。根据胰管造影明确胰管破裂部位后决定手术方案。远端胰管破裂或者胰体尾的囊肿破裂可行远端胰腺切除术或胰管空肠 Roux-en-Y 吻合术。近胰头部的胰管破裂或囊肿破裂可行空肠和破裂部位胰管或囊肿的吻合术。

(二)胰肠瘘胰腺假性囊肿或脓肿

向邻近肠腔破溃造成胰肠瘘后大多数患者会引起出血或感染,此时需要按情况进行手术治疗。

(孙　伟)

第八章　小肠疾病

第一节　急性肠梗阻

肠内容物运行由于某些原因发生阻塞,继而引起全身一系列病理生理反应和临床症状。

一、分类

(一)机械性肠梗阻

临床最多见,由于机械性原因使肠内容物不能通过。多见于肠道肿瘤,肠管受压,肠腔狭窄和粘连引起的肠管成角、纠结成团等。肠道粪石梗阻主要见于老年人。

(二)动力性肠梗阻

分为麻痹性肠梗阻和痉挛性肠梗阻,肠道本身无器质性病变,前者由于肠道失去蠕动功能,以致肠内容物不能运行,如低钾血症时;后者则由于肠壁平滑肌过度收缩,造成急性肠管闭塞而发生梗阻,见于急性肠炎和慢性铅中毒等,较为少见。

(三)血运性肠梗阻

肠系膜血管栓塞或血栓形成,引起肠道血液循环障碍,肠管失去蠕动能力,肠内容物停止运行。

二、病因

主要原因依次为肠粘连、疝嵌顿、肠道肿瘤、肠套叠、肠道蛔虫症、肠扭转等。据大宗资料报道,肠粘连引起的肠梗阻占 70%～80%(图 8-1)。

三、病理生理

急性肠梗阻病因繁多,但肠腔阻塞后的病理生理变化主要概括为以下方面。

(一)肠腔积液积气

正常情况下,人体消化道内的少量气体,随肠蠕动向下推进,部分由肠道吸收,其余最后经肛门排出。消化道气体约 70% 来自经口吞入的空气,约 30% 来自肠腔内细菌的分解发酵。这些气体在肠梗阻时不能被吸收和排除,再加上肠道细菌大量繁殖和发酵作用,肠腔胀气会越来越重。肠梗阻时肠道和其他消化腺分泌的大量消化液正常吸收循环途径被阻断,梗阻近端肠腔内大量积液,病程晚期还有肠壁病变引起的渗出,再加上呕吐丢失,将造成严重的水、电解质平衡紊乱,循环血量不足和休克。严重膨胀扩张的小肠还引起腹腔压力增高,膈肌抬高,影响下腔静脉回流,加重心动过速和呼吸急促。

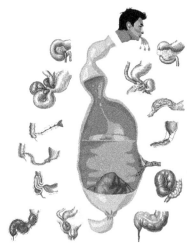

图 8-1　引起急性肠梗阻的常见病因

(二)细菌易位与毒素吸收

急性肠梗阻时肠道细菌迅速繁殖,产生大量有毒物质,并经损伤的肠黏膜屏障和通透性增高的末梢血管进入血液循环,肠腔内细菌也发生易位,进入血液、淋巴循环和腹腔,引起全身中毒反应和感染。

(三)肠壁血运障碍

急性完全性肠梗阻的近端肠管扩张逐渐加重,肠壁逐渐变薄,张力增高,进而引起肠壁血运障碍,即绞窄性肠梗阻,肠黏膜可发生溃疡和坏死,肠壁出现出血点和瘀斑,肠腔和腹腔内均有血性液体渗出。随着时间延长,过度扩张的肠壁会因缺血而坏死,继而肠管破裂,引起急性腹膜炎。

以上病理生理改变持续进展将最终导致多器官功能障碍综合征和死亡。

四、临床表现

急性肠梗阻的症状与梗阻部位和时间有明显关系,位置越高,则呕吐越明显,容易出现水、电解质平衡紊乱;位置越低,则腹胀越明显,容易出现中毒和感染;病情随时间逐渐加重。急性肠梗阻的共同症状包括腹痛、腹胀、呕吐和停止排气排便。

(一)腹痛

无血运障碍的单纯性肠梗阻为阵发性腹痛。肠管内容物下行受阻,其近端肠管会加强蠕动,因此出现阵发性绞痛,逐渐加剧。其特点是发作时呈波浪式由轻至重,可自行缓解,有间歇,部位不定。腹痛发作时在有些患者的腹壁可见肠型,听诊可闻及高调肠鸣音。腹痛发作频率随蠕动频率变化,早期较频繁,数分钟至数秒钟 1 次,至病程晚期肠管严重扩张或绞窄时则转为持续性胀痛。绞窄性肠梗阻腹痛多为持续性钝痛或胀痛,伴阵发性加剧,引起腹膜炎后腹痛最明显处多为绞窄肠管所在部位。麻痹性肠梗阻腹痛较轻,为持续性全腹胀痛,甚至没有明显腹痛,而主要表现为明显腹胀。

腹痛随病情发展而变化,阵发性绞痛转为持续性腹痛伴阵发性加剧提示病情加重,肠梗阻可能由不全性转为完全性,单纯性转为绞窄性。

（二）呕吐

急性肠梗阻时多数患者有呕吐症状,呕吐程度和呕吐物性质与梗阻部位及程度有关。高位小肠梗阻呕吐发生早而频繁,早期为反射性,吐出胃内食物和酸性胃液,随后为碱性胆汁。低位小肠梗阻呕吐发生晚,可吐出粪臭味肠内容物。结肠梗阻少有呕吐。呕吐和腹痛常呈相关性,病程早期呕吐后腹痛可暂时缓解。如呕吐物为棕褐色或血性时应考虑已发生绞窄性肠梗阻。麻痹性肠梗阻的呕吐为溢出性,量较少。

（三）腹胀

腹胀症状与梗阻部位有明显关系,高位梗阻因呕吐频繁,胃肠道积气积液较少,腹胀不明显。低位梗阻时腹胀明显。

（四）停止排气、排便

不完全性肠梗阻时肛门还可排出少量粪便和气体,完全性肠梗阻则完全停止排气排便。在高位完全性肠梗阻患者,梗阻以下肠道内的积气、积便在病程早期仍可排出,故有排气排便并不说明梗阻不存在。绞窄性肠梗阻时,可出现黏液血便。

（五）全身症状

急性肠梗阻早期全身情况变化不大,晚期则出现发热、脱水、水电解质酸碱平衡紊乱、休克,并发肠坏死穿孔时则出现腹膜炎体征。

（六）体征

腹部膨隆与梗阻部位有关,低位梗阻较明显,可为全腹均匀膨隆或不对称膨隆,随病程进展加重,在腹壁薄的患者可见肠型。腹部叩诊鼓音。未发生肠绞窄或穿孔时,腹肌软,但因肠道胀气膨隆导致腹壁张力升高,可干扰对腹肌紧张的判断。压痛定位不明确,可为广泛轻压痛。发生肠绞窄或穿孔后,压痛明显,定位在绞窄肠管部位或遍及全腹,并有反跳痛和肌紧张。在病程早期听诊可闻及高调金属声响样肠鸣音,至病程晚期近端肠道严重扩张,发生肠绞窄、穿孔或在麻痹性肠梗阻,肠鸣音消失。应注意在年老体弱患者,即使已发生肠绞窄或穿孔,腹部体征也可能表现不明确。

对肠梗阻患者的体检应注意腹股沟区,特别在肥胖患者,其嵌顿疝可能被掩埋于厚层脂肪中而被忽略。肛门指诊应作为常规检查,可发现直肠肿瘤、手术吻合口狭窄或盆腔肿瘤等。多数肠梗阻患者直肠空虚,若直肠内聚集多量质硬粪块,则梗阻可能为粪块堵塞引起,多见于老年人,勿轻易手术探查。

五、辅助检查

（一）立位腹部 X 线片

立位腹部 X 线片是诊断是否存在肠梗阻最常用亦最有效的检查,急性肠梗阻表现为肠道内多发液气平面,小肠梗阻表现为阶梯状液平面;若见鱼肋征,即扩大的肠管内密集排列线条状或弧线状皱襞影,则为空肠梗阻征象;结肠梗阻表现为扩大的结肠腔和宽大的液气平面,而小肠扩张程度较轻。无法直立的患者可拍侧卧位片,平卧位片可以体现肠腔大量积气,但无法体现液气平面(图 8-2)。

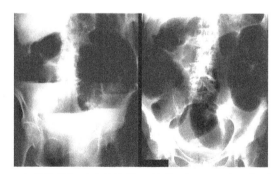

图 8-2　急性肠梗阻时立位腹部 X 线片(左)和平卧位片(右)对照

(二)超声检查

简便快捷,可在床边进行。肠梗阻时超声可见梗阻近端肠管扩张伴肠腔内积液,而远端肠管空瘪。小肠梗阻近端肠道内径常>3 cm,结肠梗阻近端内径常>5 cm。根据扩张肠管的分布可大致判断梗阻部位,小肠高位梗阻时上腹部和左侧腹可见扩张的空肠回声,呈"琴键征";小肠低位梗阻时扩张肠管充满全腹腔,右下腹及盆腔内扩张肠管壁较光滑(回肠);结肠梗阻时形成袋状扩张,位于腹周。严重结肠梗阻时肠管明显扩张,小肠与结肠的形态难以区分,但回盲瓣常可显示。机械性肠梗阻时近端肠管蠕动增强,扩张肠管无回声区内的强回声斑点呈往返或漩涡状流动;而麻痹性肠梗阻时肠壁蠕动减弱或消失,肠管广泛扩张积气;绞窄性肠梗阻时肠管粘连坏死呈团块状,肠壁无血流信号。超声诊断肠梗阻的敏感性可达89%~96%,而且对引起梗阻的病因,如肿瘤、嵌顿疝等也可提供重要线索。

(三)CT

平卧位 CT 横切面影像可显示肠管扩张和肠腔内多发气液平面。机械性肠梗阻有扩张肠管和塌陷肠管交界的"移行带征";麻痹性肠梗阻常表现为小肠、结肠均有扩张和积气积液,而常以积气为主,无明显"移行带征";血运障碍性肠梗阻除梗死或栓塞血管供血的相应肠管扩张、肠壁水肿增厚外,梗阻肠管对应血管可见高密度血栓,或增强扫描见血管内充盈缺损。CT 还有助于发现引起肠梗阻的病因,如肿瘤、腹腔脓肿、腹膜炎、胰腺炎等。

(四)实验室检查

常规实验室检查常见水电解质酸碱平衡紊乱,低钾、低钠血症,白细胞计数升高,中性粒细胞比值升高等。

六、诊断

依据症状体征和影像学检查,急性肠梗阻的诊断不难确立。完整的急性肠梗阻诊断应包括以下要点。

(一)梗阻为完全性或不完全性

不完全性肠梗阻具有腹痛腹胀、呕吐等症状,但病情发展较慢,可有少量排气、排便,立位腹平片见肠道少量积气,可有少数短小液气平面。完全性肠梗阻病情发展快而重,早期可能有少量排气排便,但随病情进展,排气排便完全停止,立位腹部 X 线片见肠道扩张明显,可见多个宽大液气平面。

(二)梗阻部位高低

高位小肠梗阻,呕吐出现早而频繁,水、电解质与酸碱平衡紊乱严重,腹胀不明显,立位腹部

X线片见液气平面主要位于左上腹。低位小肠梗阻呕吐出现晚,一次呕吐量大,常有粪臭味,腹胀明显,腹痛较重,立位腹部 X 线片见宽大液气平面,主要位于右下腹或遍布全腹。

(三)梗阻性质

是机械性还是动力性肠梗阻,性质不同,处理方法也不同。机械性肠梗阻常伴有阵发性绞痛,可见肠型和蠕动波,肠鸣音高亢。而麻痹性肠梗阻则呈持续性腹胀,腹部膨隆均匀对称,无阵发性绞痛,肠鸣音减弱或消失,多有原发病因存在。痉挛性肠梗阻的特点是阵发性腹痛开始快,缓解也快,肠鸣音多不亢进,腹胀也不明显。机械性肠梗阻的立位腹平片见充气扩张肠管仅限于梗阻以上肠道,麻痹性肠梗阻则可见从胃、小肠至结肠普遍胀气,痉挛性肠梗阻时胀气多不明显。

(四)梗阻为单纯性还是绞窄性

绞窄性肠梗阻预后严重,须立即手术治疗,而单纯性肠梗阻可先保守治疗。出现下列临床表现者应考虑有绞窄性肠梗阻存在:①腹痛剧烈,在阵发性疼痛间歇仍有持续性疼痛。②出现难以纠正的休克。③腹膜刺激征明显,体温、脉搏、白细胞逐渐升高。④呕吐物或肠道排泄物中有血性液体,或腹腔穿刺抽出血性液体。⑤腹胀不对称,可触及压痛的肠襻,并有反跳痛。在临床实际中肠绞窄的表现可能并不典型,若延误手术可危及生命,外科医师应提高警惕,急性肠梗阻经积极保守治疗效果不明显,腹痛不减轻,即应考虑手术探查。

(五)梗阻病因

详细询问病史,结合临床资料全面分析。婴幼儿急性肠梗阻多见于肠套叠和腹股沟疝嵌顿,青壮年多见于腹外疝嵌顿,老年人常见于消化道和腹腔原发或转移肿瘤。有腹部损伤或手术史则粘连性肠梗阻可能性大,房颤、风湿性心瓣膜病等可引起肠系膜血管血栓,饱食后运动出现的急性肠梗阻多考虑肠扭转引起。

七、治疗

(一)非手术治疗

为患者入院后的紧急处置措施,可能使部分患者病情得到缓解,为进一步检查和择期手术创造条件,也作为急诊手术探查前的准备措施。

1.禁食和胃肠减压

禁止一切饮食,放置鼻胃管(长度 55~65 cm)并持续负压吸引。降低胃肠道积气积液和张力有利于改善肠壁血液循环,减轻腹胀和全身中毒症状,改善呼吸循环。

2.补充血容量和纠正水电解质、酸碱平衡失调

患者入院后立即建立静脉通道,给予充分的液体支持。对已有休克征象者可先快速输注 5%葡萄糖盐水或林格氏液 1 000 mL。高位小肠梗阻常有脱水,低钾、低钠、低氯血症和代谢性碱中毒,其中以低钾血症最为突出,可进一步导致肠麻痹,加重梗阻病情。尿量＞40 mL/h 可静脉滴注补钾。低钾、低钠纠正后代谢性碱中毒多能随之纠正。低位小肠梗阻多表现为脱水、低钠、低钾和代谢性酸中毒,其中以低钠更为突出。轻度低钠血症一般补充 5%葡萄糖盐水 1 000 mL 后多可纠正,重度低钠患者则需根据实验室检查结果在补液中加入相应量的 10%氯化钠溶液。对急性肠梗阻患者的补液量应包括已累计丢失量、正常需要量和继续丢失量,其中丢失量还包括因组织水肿而移至组织间隙的循环液体量。应记录尿量、间断复查实验室指标,对重症患者还应监测中心静脉压,以酌情调整补液量和成分。对绞窄性肠梗阻患者可适当输血浆、清蛋白或其他胶体液,以维持循环胶体渗透压,有利于维持循环血量稳定,减轻组织水肿。

3.应用抗生素防治感染

急性肠梗阻时由于肠内容物瘀滞,肠道细菌大量繁殖,肠壁屏障功能受损容易发生细菌易位,出现绞窄性肠梗阻时感染将更加严重。故应用广谱抗生素为必要措施。

4.营养支持

禁食时间超过48小时应给予全肠外营养支持,经外周静脉输注最好不超过7天,而经深静脉导管可长期输注,但应注意防治导管感染等并发症。

5.抑制消化道分泌

应用生长抑素可有效抑制消化液分泌,减少肠道积液,降低梗阻肠段压力。

6.其他

输注血浆或清蛋白同时应用利尿剂,有助于减轻肠壁水肿。

(二)手术治疗

经非手术治疗无效,病情进展者,已出现绞窄性肠梗阻或预计将出现肠绞窄的患者应行急诊手术治疗。需根据梗阻病因、性质、部位及全身情况综合评估,选择术式。手术原则是在最短时间内用最简单有效的方法解除梗阻。若伴有休克,待休克纠正后手术较为安全。若估计肠管已坏死而休克短时间内难以纠正者,应在积极抗休克同时进行手术探查。

手术切口应考虑有利于暴露梗阻部位,多采用经腹正中线切口或经右腹直肌探查切口(图8-3)。应尽量在估计无粘连处进入腹腔,探查粘连区,锐性加钝性分离粘连,显露梗阻部位。已坏死的肠段、肿瘤、结核和狭窄部位应行肠段切除。若肠道高度膨胀影响手术操作,可先行肠腔减压,在肠壁开小口吸取肠内容物及气体,过程中尽量避免腹腔污染。

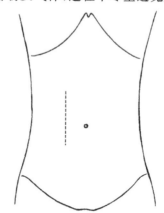

图8-3 切口选择在有利于显露梗阻的部位

对肠道生机的判断是决定是否切除及切除范围的依据,主要从肠壁色泽、弹性、蠕动、血供、边缘动脉搏动等方面进行判断。遇判断有难度时,可用温热生理盐水湿敷肠襻,或以 $0.5\% \sim 1.0\%$ 的普鲁卡因 $10 \sim 30$ mL 在相应系膜根部注射,以缓解血管痉挛,并将此段肠管放回腹腔,$15 \sim 20$ 分钟后再观察。若肠壁颜色转为正常,弹性和蠕动恢复,肠系膜边缘动脉搏动可见,则不必切除,若无好转则应切除。多数小肠部分切除后吻合较为安全。若绞窄肠段过长,患者情况危重,或切除范围涉及结肠,应在切除坏死肠段后做近远端肠造瘘,待病情稳定后二期行肠吻合术。

八、术后处理

手术后对患者应密切监护,老年、体弱及重症患者应进入 ICU 治疗。常见术后并发症包括以下三方面。

(一)腹腔和切口感染

肠管坏死已存在较严重的腹腔感染,肠管切开减压和肠段切除易污染腹腔和切口,故术后发生感染的风险较高。术中应尽量避免肠内容物污染,关腹前应用生理盐水、聚维酮碘溶液或甲硝唑充分清洗腹腔,留置有效的腹盆腔引流,切口建议采用全层减张缝合,以消除无效腔,即使有感染渗出也可向外或向腹腔排除,避免因感染而敞开切口。

(二)腹胀和肠麻痹

术后应继续监测和补充电解质,进行肠外营养支持,继续鼻胃管减压。可用少量生理盐水灌肠,促进肠蠕动,减少肠粘连。若广泛肠粘连在手术中未能完全分离,或机械性肠梗阻存在多个病因,而手术只解决了某个病因,应警惕术后再次出现机械性肠梗阻,必要时需再次手术。

(三)肠漏和吻合口漏

肠漏和吻合口漏是粘连性肠梗阻术后的常见并发症。急性肠梗阻时肠壁水肿变脆,分离粘连时容易损伤,且在术中容易忽略,而在术后出现肠内容物外漏,引起急性腹膜炎。急性肠梗阻手术切除梗阻部位,行肠吻合时,近端肠管扩张变粗,而远端肠管较细,大口对小口吻合有一定难度,加之肠壁的炎性水肿和腹膜炎,容易造成术后吻合口漏。术后肠漏和吻合口漏的预后取决于其部位、流量、类型等,轻者经通畅引流,加强支持治疗后可以愈合,重者需及时再次手术治疗。

(郭 威)

第二节 短肠综合征

短肠综合征是指因各种原因行广泛小肠切除、手术造成小肠短路或误将胃与回肠吻合后,小肠消化吸收面积不足,无法维持生理需要,而导致进行性营养不良、水电解质紊乱,继而出现器官功能衰退、代谢障碍、免疫功能下降的临床综合征。

一、病因

导致短肠综合征的原因有很多,成人短肠综合征多见于因小肠扭转或肠系膜血管栓塞或血栓形成,导致大部小肠坏死,被迫行大部分小肠切除后;也见于因 Crohn 病、放射性肠损伤、反复肠梗阻、肠外瘘而多次切除小肠,致剩余肠道过短;或因严重外伤致大面积小肠毁损或肠系膜上血管损伤,而被迫切除大量小肠;胃肠手术中误将胃与回肠吻合,或高位与低位小肠间短路术后亦造成短肠综合征。儿童短肠综合征多为先天性因素引起,如肠闭锁、坏死性小肠结肠炎等导致小肠长度不足或切除大量肠襻,无法维持足够营养吸收。

二、病理生理

短肠综合征的严重程度取决于切除肠管的范围及部位,是否保留回盲瓣,残留肠管及其他消化器官(如胰和肝)的功能状态,剩余小肠的代偿适应能力等。通常认为满足正常成人所需的小肠长度最低限度,在没有回盲瓣时为 100 cm,而有回盲瓣时为至少 75 cm。大量小肠吸收面积的丢失将导致进行性营养不良、水电解质紊乱、代谢障碍等。另外,大量肠道激素(如缩胆囊素、促胰液素、肠抑胃素等)的丢失,将导致肠道动力、转运能力等发生改变,幽门部胃泌素细胞增生(40%～50%的短肠综合征患者有胃酸分泌亢进)。回肠是吸收结合型胆盐及内因子结合性维生素 B_{12} 的部位,切除或短路后造成的代谢紊乱明显重于空肠。因胆盐吸收减少,未吸收的胆盐进入结肠将导致胆盐性腹泻,胆盐肠-肝循环减少将导致严重的胆盐代谢紊乱,因肝代偿合成胆盐的能力有限,将造成严重脂肪泻。切除较短回肠(<50 cm)时,患者通常能够吸收足够的内因子结合性维生素 B_{12},而当切除回肠>50 cm 时,将导致明显的吸收障碍,引起巨幼红细胞贫血及外周神经炎,并最终导致亚急性脊髓退行性改变。

短肠综合征时剩余小肠会发生代偿性改变,食物刺激及胃肠激素的改变使小肠绒毛变长、肥大,肠腺陷凹加深,黏膜细胞 DNA 量增加,肠管增粗、延长,黏膜皱襞变多。随黏膜的高度增生,酶和代谢也发生相应变化,钠-钾泵依赖的三磷酸腺苷、水解酶、肠激酶、DNA 酶、嘧啶合成酶活性均增加,而细胞二糖酶活性降低,增生黏膜内经磷酸戊糖途径的葡萄糖代谢增加。研究显示广泛肠切除后残余肠道可逐渐改善对脂肪、内因子和碳水化合物(特别是葡萄糖)的吸收(图 8-4)。

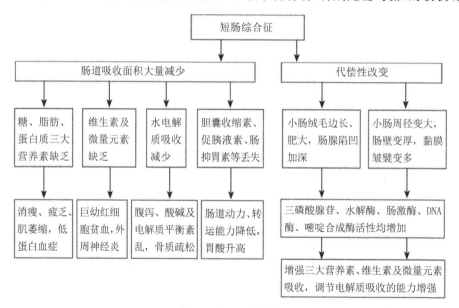

图 8-4　短肠综合征

三、临床表现

主要表现为早期的腹泻和后期的严重营养障碍。短肠综合征的症状一般可分为失代偿期、代偿期、代偿后期 3 个阶段。失代偿期(急性期)为第 1 阶段,是指发生短肠状况后早期,残留的肠道仅能少量吸收三大营养素和水、电解质,患者可出现不同程度的腹泻,与保留肠管的长度相关,多数患者并不十分严重,少数患者每天腹泻量可高达 2 L,重者可达 5～10 L,因此出现脱水、血容量不足、电解质紊乱及酸碱平衡失调。因胃泌素增多,胃酸分泌亢进,不仅使腹泻加重,消化功能进一步恶化,还可出现吻合口溃疡,甚至导致上消化道出血。数天后腹泻次数逐渐减少,生命体征逐渐稳定,胃肠动力恢复。这一阶段多需 2 个月。代偿期(适应期)为第 2 阶段,经治疗后机体内稳态得以稳定,腹泻次数减少,小肠功能亦开始代偿,吸收功能有所增强,肠液丧失逐渐减少,肠黏膜出现增生。代偿期时间长短随残留小肠长度,有无回盲部和肠代偿能力而定,最长可达 2 年,一般在 6 个月左右。代偿后期(维持期)为第 3 阶段,肠功能经代偿后具有一定的消化吸收能力,此时营养支持的方式与量已定型,需要长期维持,并预防并发症。

短肠综合征患者若无合理的营养支持治疗,会逐渐出现营养不良,包括体重减轻、疲乏、肌萎缩、低蛋白血症、皮肤角化过度、肌肉痉挛、凝血功能差及骨痛等。由于胆盐吸收障碍,胆汁中胆盐浓度下降,加上肠激素分泌减少,使胆囊收缩变弱,易发生胆囊结石。钙、镁缺乏可使神经、肌肉兴奋性增强,发生手足搐搦,长期缺钙还可引起骨质疏松。由于草酸盐在肠道吸收增加,尿中草酸盐过多而易形成泌尿系统结石。长期营养不良可最终导致多器官功能衰竭。

四、治疗

根据病因及不同病程阶段采取相应治疗措施。因手术误行吻合造成的短肠状态需急诊再次手术改正吻合。肠切除术后短肠综合征急性期以肠外营养支持,维持水电解质和酸碱平衡为主,适应期以肠外营养与逐步增加肠内营养相结合,维持期使患者逐步过渡到肠内营养为主。

因短肠综合征早期治疗需大量补液,后期需长期肠外营养支持,应选择中心静脉补液。可采用隧道式锁骨下静脉穿刺置管、皮下埋藏植入注射盒的中心静脉置管或经外周静脉穿刺中心静脉置管(PICC)。据部分学者经验,隧道式锁骨下静脉穿刺置管的并发症发生率(尤其是感染率),明显小于另外两种置管,护理亦较方便,一般可保持 2~3 年不需换管。

(一)急性期治疗

应仔细记录 24 小时出入量,监测生命体征,定时复查血电解质、清蛋白、血糖、动脉血气分析,监测体重。术后 24~48 小时补充的液体应以生理盐水、葡萄糖溶液为主,亦可给予一定量氨基酸及水溶性维生素。原则上氮源的供给应从小量开始,逐步增加氨基酸输入量,使负氮平衡状态逐步得到纠正。每天补充 6~8 L 液体,电解质补充量随监测结果酌情调整。此期因肠道不能适应吸收面积骤然减少,患者可出现严重腹泻,大量体液丧失,高胃酸分泌,营养状况迅速恶化,易出现水电解质紊乱、感染和血糖波动。此阶段应以肠外营养支持为主,进食甚至饮水均可加重腹泻。由于多数短肠综合征患者需接受长期肠外营养支持,不合理肠外营养配方或反复中心静脉导管感染可在短时间内诱发肝功能损害,使肠外营养无法实施。因此在制订肠外营养配方时应避免过度使用高糖,因过量葡萄糖会转化为脂肪沉积在肝脏,长期会损害肝功能;选择具有护肝作用的氨基酸;脂肪乳剂使用量不宜过大,一般不超过总热量的 40%,并采用中、长链脂肪乳;还应补充电解质、复合脂溶性维生素及水溶性维生素、微量元素等;所需热量和蛋白质要根据患者的实际情况进行个体化计算,热量主要由葡萄糖及脂肪提供。

由于长期肠外营养不仅费用昂贵,易出现并发症,而且不利于残留肠道的代偿。因此如有可能即使在急性期也应尽早过渡到肠内营养和口服进食。研究表明,肠内营养实施得越早,越能促进肠功能代偿。但短肠综合征患者能否从肠外营养过渡到肠内营养主要取决于残留肠管的长度和代偿程度,过早进食只会加重腹泻、脱水和电解质紊乱,因此从肠外营养过渡到肠内营养时应十分谨慎。开始肠内营养时先以单纯的盐溶液或糖溶液尝试,逐步增量,随肠代偿的过程,逐步过渡到高蛋白、低脂、适量碳水化合物的少渣饮食,少食多餐,也可选用专用于短肠综合征患者的短肽型肠内营养制剂。

(二)肠康复治疗

急性期后期应进行肠康复治疗,即联合应用生长激素(重组人生长激素)、谷氨酰胺与膳食纤维。生长激素能促进肠黏膜细胞增殖,谷氨酰胺是肠黏膜细胞等生长迅速细胞的主要能量物质,而膳食纤维经肠内细菌酵解后,能产生乙酸、丙酸和丁酸等短链脂肪酸,丁酸不仅可提供能量,还能促进肠黏膜细胞生长。使用方法为重组人生长激素皮下注射[0.05 mg/(kg·d)],谷氨酰胺静脉滴注[0.6 g/(kg·d)],口服含膳食纤维素丰富的食物或营养液,持续 3 周或更长。

(三)防治感染

当患者持续发热,应及时行各项检查以排查感染原因并早期治疗。针对肠源性感染的可能性,无细菌培养和药敏试验结果时,经验性用药应选择覆盖厌氧菌和需氧菌的抗生素。

(四)控制腹泻

禁食及肠外营养可抑制胃肠道蠕动和分泌,延缓胃肠道排空,从而减轻腹泻。可酌情应用肠动力抑制药,如口服洛哌丁胺、阿片酊等。腹泻严重难以控制者,应用生长抑素或奥曲肽可明显抑制胃肠道分泌,减轻腹泻。生长抑素首次剂量 300 μg 静脉注射,以后每小时 300 μg 静脉滴注;或奥曲肽首次剂量 50 μg 静脉注射,以后每小时 25 μg 静脉滴注,连用 3~5 天,腹泻次数明显减少后停用。

(五)抑制胃酸过多

术后胃酸分泌过多可应用质子泵抑制剂,目前抑酸效果最强的种类为埃索美拉唑,40 mg 静脉注射,每天 2 次。

(六)手术治疗

一些探索用手术方法治疗短肠综合征的方法,如肠管倒置术等,并未形成治疗常规,效果仍待定论。

小肠移植目前已成为治疗短肠综合征的理想方式。随着外科技术和免疫抑制方案的进步,经过 20 余年发展,目前小肠移植在美国已被纳入联邦医疗保险范畴,在一些先进的移植中心,1 年和 5 年生存率可高达 91% 和 75%。我国南京军区南京总医院于 1994 年成功完成国内首例成人单独小肠移植,目前已有南京、西安、广州等多家移植中心共完成数十例单独或与其他脏器联合小肠移植,但与世界水平相比,小肠移植在中国仍是极富挑战的领域。

五、预防

外科医师应认识到短肠综合征的严重性,在手术中尽量避免过多切除小肠,对于小肠缺血病变范围广的患者,不应草率决定大面积切除,而应经扩血管措施后观察小肠活力,或暂行肠外置术观察,尽量抢救和保留肠管。

(赵 炯)

第三节 肠 瘘

肠瘘是指肠管之间、肠管与其他脏器或者体外出现病理性通道,造成肠内容物流出肠腔,引起感染、体液丢失、营养不良和器官功能障碍等一系列病理生理改变。肠瘘可分为内瘘和外瘘两类。肠内容物不流出腹壁称为内瘘,如小肠间内瘘、小肠结肠瘘、小肠胆囊瘘、小肠膀胱瘘等。肠管与体外相通则称肠外瘘。根据瘘口所在部位、经瘘口流出的肠液量、肠道瘘口的数目、肠道是否存在连续性及引起肠瘘的病变性质等有关,可将肠瘘分为高位瘘与低位瘘、高流量瘘与低流量瘘、单个瘘与多发瘘、端瘘与侧瘘、良性瘘与恶性瘘等。

一、病因

肠瘘的常见原因有手术、创伤、腹腔感染、恶性肿瘤、放射线损伤、化疗及肠道炎症与感染性疾病。肠外瘘主要发生在腹部手术后,是一种严重的术后并发症,主要病因是术后腹腔感染,各种原因导致的吻合口漏。小肠炎症、结核、消化道憩室炎、恶性肿瘤及外伤伤道感染、腹腔脓肿也可直接穿破肠壁引起肠瘘。有些为炎性肠病本身的并发症,如 Crohn 病引起的内瘘或外瘘。根据临床统计,以继发于腹腔脓肿、感染和手术后肠瘘最为多见,肠内瘘常见于恶性肿瘤。放疗和化疗也可导致肠瘘,比较少见。

二、临床表现

肠瘘的临床表现比较复杂,其病情轻重受多种因素影响,包括肠瘘的类型、原因、患者身体状况及肠瘘发生的不同阶段等。肠间内瘘可无明显症状和生理紊乱。肠外瘘早期一般表现为局限性或弥漫性腹膜炎症状,患者可出现发热、腹胀、腹痛、局部腹壁压痛反跳痛等,在手术后患者与原有疾病的症状、体征难以区别,临床医师对患者诉腹胀、没有排气排便缺乏重视而将此归结为术后肠蠕动差、肠粘连等,往往错过早期诊断时机。在瘘管形成、肠液溢出体外以后,则主要表现为感染、营养不良、水电解质和酸碱平衡紊乱及多器官功能障碍等。

(一)瘘口形成和肠内容物漏出

肠外瘘的特征性表现是在腹壁出现一个或多个瘘口,有肠液、胆汁、气体、粪便或食物流出。唇状瘘可在创面观察到外翻的肠黏膜,甚至破裂的肠管。瘘口周围的皮肤红肿、糜烂。十二指肠瘘和高位空肠瘘流出量大,可达 4 000~5 000 mL/d,含有大量胆汁和胰液,经口进食的食物很快以原形从瘘口排出。低位小肠瘘流出量仍较多,肠液较稠,主要为部分消化的食糜。结肠瘘一般流出量少,呈半成形的粪便,瘘口周围皮肤腐蚀较轻。肠间内瘘可表现为不同程度的腹泻,应用止泻剂无效。肠道与输尿管、膀胱或者子宫发生的瘘,则出现肠内容物随尿液或从阴道排出,或者尿液随大便排出。

(二)感染

感染是肠瘘发生和发展的重要因素,也是主要临床表现。腹腔感染,特别是腹腔脓肿可引起肠瘘。肠瘘初期肠液漏出会引起不同程度的腹腔感染、腹腔脓肿,污染蔓延可出现弥漫性腹膜炎、脓毒血症等。

(三)营养不良

由于肠内容物特别是消化液的漏出,造成消化吸收障碍,加上感染、进食减少及原发病影响,肠瘘患者大多出现不同程度的营养不良,表现为低蛋白血症、水肿、消瘦等。水、电解质和酸碱平衡紊乱依肠瘘的位置、类型和流量而不同,表现为程度不等的内稳态失衡,常见低钾、低钠血症和代谢性酸中毒。

(四)多器官功能障碍

肠瘘后期可出现多器官功能障碍,较易出现胃肠道出血、肝脏损害。此外,肠瘘患者还可能存在一些与瘘发生相关的疾病,如消化道肿瘤、肠粘连、炎性肠病、重症胰腺炎及多发性创伤等,出现相应的临床表现。

(五)各种肠瘘的特点

十二指肠瘘发生后常表现为突然出现的持续性腹痛,以右上腹最明显,局部腹肌紧张、压痛、反跳痛,可伴有高热、脉速,白细胞升高。一般发生于胃切除术后十二指肠残端破裂、盲襻梗阻和内镜检查损伤等。症状的严重程度与漏出液的多少有关。瘘孔较小,漏出物仅是少量黏液和十二指肠液,症状较轻;若瘘口较大则有大量肠内容物漏出,形成外瘘则伤口附近皮肤很快发生糜烂,大量消化液流失很快导致水、电解质紊乱,甚至导致死亡。空-回肠内瘘常有腹泻,外瘘则有明显的肠液外溢,瘘口皮肤红肿、糜烂、疼痛,并常有腹腔感染。当肠腔与其他脏器,如泌尿道等相通时,常出现相应器官的感染。肠瘘远端常有部分或完全性梗阻。持久的感染、肠液丢失和营养摄入困难可造成营养不良,体重迅速下降。

三、病理生理

(一)病理生理分期

肠瘘的病理生理发展一般经历4个阶段,相继出现以下病理改变。

1.腹膜炎期

主要发生于创伤或手术后1周以内。由于肠内容物经肠壁缺损处漏入腹腔而引起腹膜炎。其严重程度依瘘口的位置、大小、漏出液的性质和量不同而异。高位、高流量的空肠瘘,漏出液中含有大量胆汁、胰液,具有强烈消化腐蚀作用,且流量大,常常形成急性弥漫性腹膜炎。瘘口小、流量少的肠瘘则可形成局限性腹膜炎。

2.局限性脓肿期

多发生于肠瘘发病后7~10天。由于急性肠瘘引起腹腔感染,腹腔内纤维素渗出,大网膜包裹,周围器官粘连等,使渗漏液局限、包裹形成脓肿。

3.瘘管形成期

上述脓肿在没有及时引流情况下,可发生破溃,使脓腔通向体表或周围器官,从肠壁瘘口至腹壁或其他器官瘘口处,形成固定的异常通路,脓液与肠液经过此通道流出。

4.瘘管闭合期

随着全身情况的改善和有效治疗,瘘管内容物引流通畅,周围组织炎症反应消退及纤维组织增生,瘘管将最后被肉芽组织充填并形成纤维瘢痕愈合。

(二)病理生理改变

肠瘘有一系列特有的病理生理改变,主要包括水电解质和酸碱平衡紊乱、营养不良、消化酶腐蚀作用、感染及器官功能障碍等。因瘘口位置、大小、流量及原有疾病不同,对机体造成的影响也不同。瘘口小,位置低、流量少的肠瘘引起全身病理生理改变小,而高位、高流量的瘘则引起明显的全身症状,甚至出现多器官功能衰竭,导致死亡。

1.水电解质和酸碱平衡紊乱

肠瘘按其流出量的多少,分为高流量瘘与低流量瘘。消化液丢失量的多少取决于肠瘘的部位,十二指肠、空肠瘘丢失肠液量大,也称高位肠瘘,而结肠及回肠瘘肠液损失少,也称低位肠瘘。大量肠液流失引起脱水、电解质和酸碱紊乱,甚至危及患者生命。因肠液丢失,肠液中营养物质和消化酶丢失,消化吸收功能发生障碍,加上感染等因素,导致和加重营养不良,其后果与短肠综合征相同。

2.消化液腐蚀作用

肠液腐蚀皮肤可发生糜烂、溃疡甚至坏死,消化液积聚在腹腔或瘘管内,可能腐蚀其他脏器,也可能腐蚀血管造成大出血和伤口难以愈合。

3.感染

肠瘘发生后,由于引流不畅而造成腹腔内脓肿形成。肠腔内细菌污染周围组织发生感染,又因消化酶腐蚀作用使感染难以局限。如肠瘘与胆道、膀胱相通则引起相应器官的感染,甚至发生败血症。

水电解质和酸碱平衡紊乱、营养不良、感染,是肠瘘的三大基本病理生理改变,尤其是营养不良和感染,在肠瘘中往往比较突出,而且互为因果,形成恶性循环,可引起脓毒血症和多器官功能障碍综合征,最后导致死亡。

四、诊断

根据临床表现、病史和有关检查,肠瘘的诊断多无困难,但为实施正确治疗,对肠瘘的诊断需明确以下重要问题:①肠瘘的位置与数目,即明确是高位瘘还是低位瘘,是单个瘘还是多发瘘。②瘘管的走行情况,包括瘘管的形状、长度、有无脓腔存在、是否与其他脏器相通。③肠道的通畅情况,是端瘘还是侧瘘,瘘的远端有无梗阻。④肠瘘的原因,是良性瘘还是恶性瘘。⑤有无腹腔脓肿和其他并发症,瘘管的引流情况等。⑥患者的营养状态和重要器官功能情况,是否存在水电解质和酸碱平衡紊乱。

为明确上述情况,需进行实验室检查和影像学检查,特别是瘘管检查。瘘管检查可通过口服染料或炭粉,观察排出情况,或口服或直接向瘘管内注入碘造影剂行瘘管造影。口服经稀释的炭粉或亚甲蓝后,定时观察瘘口,记录炭粉或亚甲蓝排出的量和时间。如有炭粉或染料经创口排出则肠瘘诊断明确,根据排出时间可粗略估计瘘的部位,根据排出量可初步估计瘘口大小。瘘管造影有助于明确瘘的部位、大小、瘘管长短、走行及脓腔范围,还可了解与肠瘘相关的部分肠袢情况。其他辅助检查包括以下几种。

(一)腹部 X 线片

通过腹部立、卧位 X 线片了解有无肠梗阻,是否存在腹腔占位性病变。

(二)B 超

可以检查腹腔脓肿,胸腹水,腹腔占位病变等,还可行 B 超引导下经皮穿刺脓肿引流。

(三)消化道造影

消化道造影包括口服造影剂行全消化道造影和经腹壁瘘口造影,是诊断肠瘘的有效手段。常可明确是否存在肠瘘、肠瘘的部位与数量、瘘口大小、瘘口与皮肤距离、是否伴有脓腔及瘘口引流情况等,同时还可明确瘘口远、近端肠管是否通畅。如果是唇状瘘,在明确瘘口近端肠管情况后,还可经瘘口向远端肠管注入造影剂进行检查。造影时应动态观察胃肠蠕动和造影剂分布情况,注意造影剂漏出的部位、量与速度、有无分支叉道和脓腔等。

对肠瘘患者进行消化道造影检查一般不宜使用钡剂,因为钡剂不能吸收或溶解,会造成钡剂存留在腹腔和瘘管内,形成异物,影响肠瘘自愈,且钡剂漏入腹腔或胸腔后引起的炎性反应也较剧烈。一般对早期肠外瘘患者多使用 76% 泛影葡胺,60～100 mL 口服或经胃管注入,多能清楚显示肠瘘情况。肠腔内和漏入腹腔的泛影葡胺均可很快吸收。

(四)CT

CT是临床诊断肠瘘及其并发的腹盆腔脓肿的理想方法。特别是通过口服造影剂CT扫描，或CT瘘管造影，不仅可以明确肠道通畅情况和瘘管情况，还可协助进行术前评价，帮助确定手术时机。如炎症粘连明显的肠管CT表现为肠管粘连成团，肠壁增厚和肠腔积液。此时手术不但不能完全分离粘连，还可能造成肠管更多的继发损伤，产生更多的瘘，使手术彻底失败。

(五)其他检查

如对小肠胆道瘘、小肠膀胱瘘等进行胆管、泌尿道造影检查。

五、治疗

(一)治疗原则

肠瘘的治疗目的是设法闭合瘘管，恢复肠道连续性，纠正肠液外溢所致的各种病理生理改变。20世纪70年代以前，治疗肠瘘的首选方法是紧急手术修补肠瘘，当时公认的原则是"越是高位的瘘，越要尽早手术"。但由于对肠瘘的病理生理学了解不够，将肠瘘等同于十二指肠溃疡穿孔、外伤性肠穿孔等，希望能一次修补成功，而事实上由于腹腔内感染严重，肠襻组织不健康且愈合不良，早期手术失败率高达80%。20世纪70年代初期，随着全肠外营养（TPN）的发展，肠瘘患者的营养障碍问题可得到解决，加上新型广谱抗生素的应用，对肠瘘感染可有效控制，肠瘘的治疗策略出现了根本性转变，以采用各种非手术治疗促进肠瘘自行愈合为主，而确定性手术是最后的选择。

TPN不仅可以改善患者营养不良，而且可减少肠液分泌量50%～70%，有利于肠瘘愈合。20世纪80年代后期，生长抑素应用于肠瘘的治疗，使肠液分泌再减少50%～70%，可使24小时空腹肠液流出量由约2 000 mL减少至200 mL左右。20世纪90年代以后，重组人生长激素应用于临床，可促进蛋白质合成与组织修复，使肠瘘非手术治疗的治愈率进一步提高。目前肠瘘的基本治疗原则是根据肠瘘的不同类型和病理生理情况，采取营养支持、抗感染、减少肠液分泌、封堵瘘管、维持内环境稳定、促进瘘管愈合及选择性手术等综合措施。一些研究正在探索在有效的营养支持和抗感染前提下，通过生长抑素和生长激素联合应用，对肠外瘘实施早期确定性手术以缩短疗程。

(二)治疗措施

1.纠正水电解质和酸碱平衡紊乱

水电解质和酸碱平衡紊乱是高流量肠瘘的严重并发症，也是肠瘘早期死亡的主要原因。其病因包括消化液的大量丢失，严重腹腔感染所致的高分解代谢（胰岛素拮抗，糖利用障碍，高血糖），难以纠正的酸中毒，以及不恰当的营养支持和补液等。因此肠瘘所致的水电解质和酸碱平衡紊乱比较复杂，且贯穿整个病程。随瘘流量的改变，感染控制程度的不同，紊乱的程度也会发生改变。在肠瘘的治疗过程中，必须自始至终注意纠正水电解质和酸碱平衡紊乱，基本措施是保证足量补充，控制肠液漏出，实时监测调整。对肠瘘患者应注意监测24小时出入量、血电解质、血气分析、血细胞比容、血浆渗透压、尿量、尿比重、尿电解质等，特别要注意有无低钾血症、低钠血症和代谢性酸中毒。肠瘘治疗过程中既可出现高钾，也可出现低钾，而患者可无明显症状。由于细胞内外钾离子交换缓慢，并需消耗一定能量，因此血清钾并不能完全反映总体钾的量及变化。随着感染的控制，机体由分解代谢转向合成代谢，对钾离子的需求也会增加。在临床上补钾时应多进行监测，不宜在短期内将所缺失的钾全部补充。补钾一般用10%氯化钾加入液体中，应严格掌握量和浓度限制(浓度不超过 40 mmol/L,即氯化钾 30 mL/L,速度不超过 40 mmol/h,每天氯化钾总量不超过 80 mL,尿量应超过 40 mL/h),补充途径可经外周静脉、中心静脉或口服,因肠瘘患者多需长期营养支持,一般采用中心静脉给予,并应进行心电监测,监测心律失常。

2.营养支持

肠瘘患者营养支持的目的是改善营养状况和适当的胃肠功能休息。有效的营养支持不仅促进合成代谢,而且增强机体免疫力,使感染易于控制,提高肠瘘的治愈率。营养支持基本方法包括肠外营养(PN)和肠内营养(EN)两种,但所用的营养成分组成和具体途径可以有多种。

(1)PN 用于肠瘘患者具有以下优点:营养素全部从静脉输入,胃肠液的分泌量明显减少,经瘘口溢出的肠液量也随之减少;调整补充水、电解质比较方便;部分肠瘘经过 PN,溢出的肠液减少,感染控制,营养改善而可以自愈;围术期应用 PN 提高了手术成功率。肠瘘患者进行 PN 一般时间较长,其不足之处在于,PN 导管败血症发生率较高;容易产生淤胆、PN 性肝病等代谢并发症;长期 PN 还可引起肠黏膜萎缩,肠屏障功能受损和细菌易位;PN 费用较昂贵。故应酌情尽量缩短 PN 时间,添加特殊营养素、药物等以减少并发症,条件允许时尽快过渡到 EN。肠瘘患者 PN 的基本要求包括针对每个患者具体计算热量和需氮量,一般轻度至中度应激者给予的非蛋白质热量分别为 104.6~125.5 kJ/(kg·d) 及 125.5~146.4 kJ/(kg·d),氮量分别为 0.16~0.20 g/(kg·d) 及 0.2~0.3 g/(kg·d);应同时应用葡萄糖液和脂肪乳剂作为能量供给,糖:脂比例为(1~2):1;根据患者氮平衡状态、营养状况和治疗目的选用适当的氨基酸制剂,并且按不同品牌的溶液含氮量,计算决定输注量,一般选用含氨基酸种类较多的制剂,应激较重者可选用含支链氨基酸(BCAA)较多的制剂;补充适当的电解质、维生素和微量元素,不仅要注意钾、钠、氯水平,还要注意补充钙、镁和磷,以及水溶性维生素、脂溶性维生素和微量元素。

(2)EN 是将一些只需化学性消化或不需消化就能吸收的营养液通过消化道置管或造口注入胃肠道内,更符合胃肠道正常生理,能够维持胃肠道和肝脏正常功能,避免肠黏膜萎缩,保护肠道屏障,防止细菌易位,并发症少,费用较低,技术要求低,故应尽量创造条件以实现 EN。肠瘘患者实施 EN 要注意时机,对于肠瘘急性期,并发严重的感染和水电解质酸碱平衡紊乱,或者存在肠梗阻,肠内容物漏出比较严重者,不能采取 EN。对单纯的管状瘘,可在堵瘘后用鼻胃管实施 EN。在瘘发生后,如行腹腔引流术,可尽量同时做肠造口备 EN 用。对于肠瘘造成短肠综合征或者肠道功能不良,宜选用易于吸收的氨基酸或短肽要素膳。当肠道功能基本正常,宜选用含蛋白水解物或全蛋白的制剂。应用 EN 应采取循序渐进原则,输入量逐渐增加,速度由慢至快,使肠道有充分的适应,实施 EN 时应注意保温,输入的肠内营养液应在 40 ℃左右,以减少腹胀、腹泻的发生。

另外,生长抑素可进一步减少胃肠液的分泌,有利于腹腔感染的控制,纠正水和电解质紊乱,促进管状瘘愈合。生长激素具有促进合成代谢、促进伤口和瘘口愈合的作用。谷氨酰胺是合成氨基酸、蛋白质、核酸及其他生物大分子的前体,是肠黏膜细胞、免疫细胞等生长迅速细胞的主要能源物质,在应激状态下相当于必需氨基酸,经静脉或肠道补充谷氨酰胺可促进蛋白质合成,促进肠黏膜细胞增殖,保护肠屏障功能。精氨酸具有营养和免疫调节双重作用,经肠外或肠内补充可促进蛋白质合成,增强机体免疫功能。ω-3 多不饱和脂肪酸可改变细胞膜结构,影响细胞流动性、信号传递和受体功能,具有免疫调节作用。

3.控制感染

肠瘘患者的感染主要是肠液外溢至腹腔形成的腹腔感染,以及静脉导管和肠道细菌易位导致的感染,通常由多种病原菌引起,可反复发生,加上患者常常同时存在营养障碍,免疫功能低下等问题,感染控制比较困难。腹腔内感染是肠瘘最主要、最初的感染灶,容易形成脓肿,而且易被腹腔粘连形成许多分隔,不易定位与引流。治疗腹腔内感染的最主要措施是有效引流、适当应用抗感染药物和全身支持治疗。

引流是控制肠瘘腹腔感染的主要方法,也是管状瘘治疗的基本方法。在肠瘘形成初期,若腹腔已经安置引流管且通畅,可利用此引流管继续引流。如果无腹腔引流管或引流不畅,存在广泛多处腹腔感染、脓肿,可考虑剖腹探查,大量冲洗腹腔后放置有效引流。若感染或脓肿局限,B超或CT引导下穿刺引流可避免剖腹探查。肠瘘腹腔引流应使用单腔负压管、双套管及三腔管。单腔负压管容易发生堵塞,适于短期抽吸引流。双套管的优点是能预防组织堵塞引流管,但由于肠瘘患者的腹腔引流液中含有多量纤维素和组织碎屑,仍可引起管腔堵塞。三腔引流管是在双套管旁附加注水管,可以持续滴入灌洗液,可达到持续冲洗效果,推荐使用。用临时性关腹技术处理严重的腹腔感染和多发脓肿近年来越来越多地用于临床,即暂时用聚丙烯网片等材料遮盖敞开的腹腔,以减少再次剖腹的次数,腹腔内液体可透过网孔得到引流,引流物和肠造口可从网片上戳孔引出,待病情恢复后再行腹壁修复。该技术在肠外瘘的应用指征是腹腔感染严重且广泛;腹腔内有多发或多腔脓肿;腹壁感染严重,不能缝合关闭。应用生物网片更可以促进组织在网片上爬行生长,有利于远期的腹壁修复。因肠瘘患者通常治疗时间较长,而长期使用广谱抗生素将导致菌群失调或二重感染,故不可随意使用,应严格掌握适应证,并在病情允许时及时停药。肠瘘患者应用抗生素的主要适应证包括肠瘘早期存在严重的腹腔或全身感染;PN静脉导管感染;肠瘘患者全身情况较差,存在肠道细菌易位危险;肠瘘围术期。肠瘘患者在慢性期和恢复期,以及在腹腔感染局限,经过引流冲洗和营养支持瘘管开始愈合缩小等情况下,一般不需要抗生素治疗。

4.瘘口瘘管的处理

关闭瘘口是肠瘘治愈的目标,基本方法是吸引和封堵。吸引的目的是引流肠液、脓液和坏死组织,减少对瘘管和瘘口的进一步侵蚀,使瘘口瘘管缩小以便于封堵或者自愈。常用方法是从瘘口向近端肠腔插入一根直径0.5 cm的硅胶双套管,如置管困难,可采取介入技术,将双套管尖端尽量摆放在肠瘘内口附近,低引力持续吸引,用凡士林纱布把瘘口与腹壁隔开。也可应用三腔管引流,间断吸引冲洗。准确收集记录吸引量作为补液参考。

封堵适于管状瘘或者高流量瘘,以尽快控制肠液漏出以改善营养状况。封堵前应进行瘘管造影,明确瘘管瘘口位置和解剖关系,最好在影像引导下完成。传统的方法是用纱布、油纱条填塞,还有盲管堵塞法、水压法堵塞等。也有报道经瘘口将避孕套放入肠腔,向套内注入适量的空气或水,使其在肠腔内外形成哑铃状而堵塞瘘口的方法。瘘口较大或唇状瘘,可用硅胶片内堵。目前应用更多的是医用粘胶,包括各种生物胶。进行肠瘘封堵时必须先明确瘘口远端肠管无明显狭窄和梗阻,避免对多发瘘进行封堵,以免引起部分瘘管引流不畅。封堵肠瘘时应尽量首先堵住内口,对外口进行引流冲洗,局部应用抗生素和促进瘘管愈合的药物,使肠瘘自行愈合。瘘口周围皮肤可以涂抹氧化锌、氢氧化铝或其他抗生素软膏予以保护。

5.其他治疗

肠瘘的治疗还应注意对其他器官功能的维护和病变的治疗,由于肠瘘属胃肠科疑难病危重病,尤其是早期未能发现,导致腹腔严重感染和多发性脓肿形成的患者,可能存在不同程度的心、肺、肝、肾等器官功能障碍,在治疗过程中应注意监测和维护。

六、预后

肠瘘是多种疾病和损伤引起的一种复杂并发症,在原发病基础上又出现新的病理生理学改变,其治疗一直是临床难题。肠瘘的死亡率在 20 世纪 60 年代高达 40%～65%,20 世纪 70 年代以来,由于治疗策略的改进,营养支持的进步,重视患者整体情况和有效抗感染等,肠瘘的死亡率已明显下降,一般在 5.3%～21.3%。

决定肠瘘预后的主要因素是发生部位、类型和原因,腹腔感染的严重程度及治疗策略等,肠瘘的三大死亡原因是水电解质和酸碱平衡紊乱,营养不良和感染。肠瘘治疗失败的原因有感染未能得到有效控制,所引发的多器官功能障碍综合征是治疗失败的主要因素,占死亡患者的90%;特殊病因引起的肠外瘘,如 Crohn 病、放射性损伤、恶性肿瘤等,缺乏有效治疗措施;并发其他重要脏器病变,如肿瘤、肝病和心血管病变。

(赵 炯)

第四节 肠 套 叠

一段肠管套入其相连的肠管腔内称为肠套叠,多见于幼儿,成年人肠套叠在我国较为少见。大多数小儿肠套叠属急性原发性,肠管并无器质性病变,而成人肠套叠多由肠壁器质性病变引发,多为慢性反复发作,常见原因有憩室、息肉或肿瘤等,临床表现多不典型,且缺少特异性诊断技术,故术前较难确诊。跟随微创外科的发展,腹腔镜探查和手术的应用日益广泛,在明确肠套叠诊断的同时,还可进行治疗性手术,或为开腹手术设计切口,减小创伤,具有明显的微创优势。

一、成人肠套叠

(一)病因

成人肠套叠临床较少见,多为继发性。其中 90% 的病因是良性肿瘤、恶性肿瘤、炎性损伤或Meckel 憩室。小肠发生肠套叠多于结肠,这可能与小肠较长,活动度较大,蠕动较频繁,蠕动方式改变机会较大有关。原因不明的肠套叠可能与饮食习惯改变、精神刺激、肠蠕动增强、药物或肠系膜过长有关。腹部外伤和手术后亦可发生不明原因的肠套叠。

肠套叠按套叠类型分为回肠-结肠型、回肠盲肠-结肠型、小肠-小肠型、结肠-结肠型(图 8-5)。套叠肠管可分为头部、鞘部、套入部和颈部(图 8-6)。

(二)病理生理

肠管套入相邻肠管腔将导致肠腔狭窄,可引起机械性梗阻。尤其当套入部肠段系膜亦套入时,将出现肠管血运障碍,使肠黏膜发生溃疡和坏死,如没得到及时处理,肠壁会因缺血而坏死,最终肠管破裂。由于急性腹膜炎,水电解质严重丢失,感染和毒素吸收,将导致败血症和多器官功能障碍综合征。

(三)辅助检查

1.超声检查

超声显示为中央套入部多层肠壁,造成多层次界面的高回声区,两侧为只有一层肠壁构成的低回声或不均质回声环,可表现为"假肾征"或"靶环征",套入部进入套鞘处呈舌状表现,远端呈低或不均质回声肿块。超声检查的缺点是在肠梗阻情况下,肠腔内气体较多,无法获得满意图像。

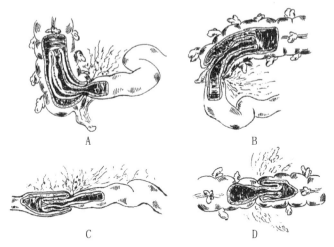

图 8-5　肠套叠类型

A.回肠-结肠型;B.回肠盲肠-结肠型;C.小肠-小肠型;D.结肠-结肠型

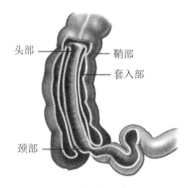

图 8-6　套叠肠管分部

2.X 线检查

(1)单纯立位腹部平片:可见不全性或完全性肠梗阻表现。

(2)钡灌肠检查:在有结肠套入的成人肠套叠中典型表现为杯口征,对单纯小肠套叠无确诊价值,且必须行肠道准备,在急性完全性肠梗阻时无法行此检查,现已逐渐被 B 超所取代。

3.CT 检查

对成人肠套叠诊断有较高应用价值。肠套叠部位与 CT 扫描线垂直时,表现为圆形或类似环形,称为"靶征",是肠套叠最常见的特征性 CT 表现之一。套叠部位与 CT 扫描线平行时,则肿块呈椭圆形或圆柱形,附以线状的血管影,描述为"腊肠样"肿块。肠系膜血管及脂肪卷入套入部,也是较特异性的 CT 征象之一。

(四)诊断

1.临床表现

腹痛、腹部包块、呕吐、血便为肠套叠常见四大症状。成人肠套叠临床表现不典型,早期诊断困难,在急诊情况下更容易误诊。出现下列情况者应高度怀疑:①病程较长,亚急性起病,腹痛反复发作,症状可自行缓解或经保守治疗后好转,呈不完全性肠梗阻。②腹痛伴腹部包块,包块大小可随腹痛变化,位置不固定,常游走,可消失,消失后腹痛也随之消失。③有腹部包块的急腹症和腹痛伴血便者。④不明原因肠梗阻。

2.辅助检查

影像学检查特别是 B 超可作为首选。CT 检查在成人肠套叠的诊断上有重要价值。

3.腹腔镜探查

术前诊断困难时,剖腹探查或腹腔镜探查是最主要的确诊手段,按微创原则,患者条件允许时首选腹腔镜探查。

(五)治疗

成人肠套叠大多数原发病为肿瘤,通常应手术治疗。

1.不应手法复位的肠套叠

(1)术前或术中探查明确为恶性肿瘤引起肠套叠,应行包括肿瘤及区域淋巴结在内的根治性切除术,试图将肠管复位很可能造成恶性肿瘤细胞播散或血行转移,且在复位过程中,缺血肠段易发生穿孔,而在水肿肠壁处切除吻合易致术后吻合口并发症。

(2)结肠套叠原发于恶性肿瘤的占 50%～67%,因此结肠套叠不应手法复位,而应行规范肠切除并清扫淋巴结。

(3)套叠肠段有缺血坏死情况可直接手术切除。

(4)老年患者的肠套叠恶性肿瘤和缺血坏死发生率高,不应复位,可直接行肠段切除术。

2.可以手法复位的肠套叠

(1)肠管易复位且血供良好,可先行手法复位,再根据探查情况决定是否行肠切除手术。对于回肠-结肠型套叠,如肠管复位后未发现其他病变,以切除阑尾为宜,盲肠过长者应做盲肠固定术。

(2)小肠套叠多由良性病变引起,术中可考虑先将肠管手法复位,再行手术治疗。

(六)手术步骤

(1)探查:根据术前影像学评估,一般能明确套叠肠段位置。如梗阻不明显、有足够腹腔空间,可行腹腔镜探查。如腹胀明显、肿物巨大或有其他腹腔镜手术禁忌证时应行剖腹探查。

(2)手法复位:小肠-小肠型套叠较易复位,方法是通过缓慢轻柔挤压、牵拉两端小肠将套叠肠段拖出。回肠-结肠型套叠更容易出现回肠肠壁水肿、缺血、坏死,在复位时容易将肠壁撕裂或损伤,故建议在手法复位回肠-结肠型套叠时应格外小心。

(3)恶性肿瘤引起的肠套叠以不同部位的肿瘤根治原则行肿瘤根治术。

(4)小肠良性疾病引起的套叠在肠管复位后,酌情行单纯病变切除或套叠肠段切除。

(七)术后处理

术后根据不同肠段的手术和术式决定禁饮食时间,预防性应用抗生素。未恢复饮食前应予肠外营养支持。鼓励患者尽早下床活动,促进胃肠道功能恢复。肛门排气后可酌情拔除胃管及腹腔引流管,循序渐进恢复经口进食。

二、小儿肠套叠

小儿肠套叠是指各种原因引起的部分肠管及其附近的肠系膜套入邻近肠腔内,导致肠梗阻,是一种婴幼儿常见急腹症。肠套叠发病率为1.5‰～4.0‰,不同民族和地区发病率有差异,我国远较欧美国家多见,男孩发病多于女孩,为(1.5～3):1。肠套叠偶尔可见于成人或新生儿,而主要见于1岁以内的婴儿,占60%以上,尤以4～10个月婴儿最多见,是发病高峰。2岁以后发病逐年减少,5岁以后发病罕见。

(一)病因

肠套叠分为原发性和继发性两种。

1.原发性肠套叠

90%的肠套叠属于原发性,套入肠段及周围组织无显著器质性病变。病因至今尚不清楚,可能与下列因素有关。

(1)饮食改变:由于婴儿肠道不能立即适应所改变食物的刺激,发生肠道功能紊乱而引起肠套叠。

(2)回盲部解剖因素:婴儿期回盲部游动性大,小肠系膜相对较长,回肠盲肠发育速度不同,成人回肠盲肠直径比为1:2.5,而新生儿为1:1.43,可能导致蠕动功能失调。婴儿回盲瓣过度肥厚且呈唇样凸入盲肠,加上该区淋巴组织丰富,受炎症或食物刺激后易引起充血、水肿、肥厚,肠蠕动易将回盲瓣向前推移,并牵拉肠管形成套叠。

(3)病毒感染:系列研究报道急性肠套叠与肠道内腺病毒、轮状病毒感染有关。病毒感染可能引起肠系膜淋巴结肿大和回肠末端集合淋巴结增殖肥厚,从而诱发肠套叠。

(4)肠痉挛及自主神经功能失调:各种原因的刺激,如食物、炎症、腹泻、细菌和寄生虫毒素等,使肠道发生痉挛、蠕动功能节律紊乱或逆蠕动而引起肠套叠。也有人提出由于婴幼儿交感神经发育迟缓,因自主神经系统功能失调而引起肠套叠。

(5)遗传因素:近年来有报道称,部分肠套叠患者有家族发病史。这种家族发病率高的原因尚不清楚,可能与遗传、体质、解剖学特点及对肠套叠诱因的易感性增高等有关。

2.继发性肠套叠

由肠道器质性病变引起,以Meckel憩室占首位,其次为息肉及肠重复畸形,此外还包括肿瘤、异物、结核、阑尾残端内翻、盲肠袋内翻及紫癜血肿等。患儿发病年龄越大,存在继发性肠套叠的可能性越大。

(二)病理生理

肠套叠在纵形切面上由三层肠壁组成称为单套:外层为肠套叠鞘部或外筒,套入部为内筒和中筒。肠套叠套入最远处为头部或顶端,肠管从外面卷入处为颈部。外筒与中筒以黏膜面相接触,中筒与内筒以浆膜面相接触。绝大多数肠套叠患者是单套。少数患者小肠肠套叠再套入远端结肠肠管内,称为复套,断面上有5层肠壁。肠套叠多为顺行性套叠,与肠蠕动方向一致,逆行套叠极少见。肠套叠一旦形成很少自动复位,套入部进入鞘部,并受到肠蠕动的推动向远端逐渐深入,同时其肠系膜也被牵入鞘内,颈部紧束使之不能自动退出。由于鞘部肠管持续痉挛紧缩而压迫套入部,致使套入部肠管发生循环障碍,初期静脉回流受阻,组织淤血水肿,套入部肠壁静脉怒张破裂出血,黏膜细胞分泌大量黏液,黏液进入肠腔后与血液、粪质混合呈果酱样胶冻状排出。肠壁水肿不断加重,静脉回流障碍加剧,致使动脉受压,供血不足,最终发生肠壁坏死。肠坏死根据发生的病理机制分为动脉性和静脉性坏死。动脉性坏死多发生于鞘部,因鞘部肠管长时间持续性痉挛,肠壁动脉痉挛,血供阻断,部分肠壁出现散在的斑点状坏死,又称缺血性坏死(白色坏死)。静脉性坏死多发生于套入部,是由于系膜血管受压,静脉回流受阻,造成淤血,最终肠管坏死(黑色坏死)。

(三)类型

根据套入部最近端和鞘部最远端肠段部位将肠套叠分为以下类型。

1.小肠型

小肠型包括空肠套入空肠型、回肠套入回肠型和空肠套入回肠型。

2.回盲型

以回盲瓣为起套点。

3.回结型

以回肠末端为起套点,阑尾不套入鞘内,此型最多,占70%～80%。

4.结肠型

结肠套入结肠。

5.复杂型或复套型

常见为回结型,占肠套叠的10%～15%。

6.多发型

在肠管不同区域内有分开的2个、3个或更多肠套叠。

(四)临床表现

小儿肠套叠分为婴儿肠套叠(2岁以内者)和儿童肠套叠,临床以前者多见。

1.婴儿肠套叠

多为原发性肠套叠,临床特点如下。

(1)腹痛:为最早症状,常常突然发作,婴儿表现为哭闹不安,伴有拒食出汗、面色苍白、手足乱动等异常痛苦表现。腹痛为阵发性,每次持续数分钟。每次发作后,患儿全身松弛、安静,甚至可以入睡,但间歇十余分钟后又重复发作,如此反复。这种腹痛与肠蠕动间期相一致,是由于肠蠕动将套入肠段向前推进,牵拉肠系膜,肠套叠鞘部产生强烈痉挛而引起的剧烈疼痛,当蠕动波过后,患儿即转为安静。肠套叠晚期合并肠坏死和腹膜炎后,患儿表现萎靡不振,反应低下。部分患儿体质较弱,或并发肠炎、痢疾等疾病时,哭闹不明显,而表现为烦躁不安。

(2)呕吐:呕吐是婴儿肠套叠早期症状之一,在阵发性哭闹开始不久,即出现呕吐,呕吐物初为奶汁及乳块或其他食物,以后转为胆汁样物,1～2天转为带臭味的肠内容物,提示病情严重。

(3)血便:多在发病后6～12小时排血便,便血早者可在发病后3～4小时出现,为稀薄黏液或胶冻样果酱色血便,数小时后可重复排出。便血是由于肠套叠时套叠肠管的系膜嵌入在肠壁间,发生血液循环障碍而引起黏膜渗血,与肠黏液混合形成暗红色胶冻样液体。有些来诊较早患儿,虽无血便排出,但通过肛门指诊可见手套染血,对诊断肠套叠极有价值。

(4)腹部包块:在患儿安静时进行触诊,多数可在右上腹肝下触及腊肠样、稍活动、伴有轻压痛的肿块,肿块可沿结肠走行移动,右下腹一般有空虚感,严重者可在肛门指诊时,触到直肠内子宫颈样肿物,即为套叠头部。

(5)全身状况:依就诊早晚而异,早期除面色苍白、烦躁不安外,营养状况良好。晚期患儿可有脱水、电解质紊乱、精神萎靡、嗜睡、反应迟钝。发生肠坏死时,有腹膜炎表现,可出现全身中毒症状、脉搏细速、高热昏迷、休克、衰竭,甚至死亡。

2.儿童肠套叠

儿童肠套叠与婴儿肠套叠相比较,症状不典型。起病较为缓慢,多表现为不完全性肠梗阻,肠坏死发生时间相对较晚。患儿也有阵发性腹痛,但发作间歇期较婴儿长,呕吐、血便较少见。据统计儿童肠套叠发生便血者只有约 40％,而且便血往往在套叠后几天才出现,或者仅在肛门指诊时指套上有少许血迹。儿童较合作时,腹部查体多能触及腊肠形包块,很少有严重脱水及休克表现。

(五)诊断

1.临床表现

阵发性腹痛或哭闹不安、呕吐、便血和腹部包块。

2.腹部查体

可触到腊肠样包块,右下腹有空虚感,肛门指诊可见指套血染。

3.腹部超声

为首选检查方法,可通过肠套叠特征性影像协助确诊。超声图像在肠套叠横切面上显示为"同心圆"或"靶环"征,纵切面表现为"套筒"征或"假肾"征。

4.腹部 X 线片或透视

可观察肠气分布、肠梗阻及腹腔渗液情况。

(六)鉴别诊断

小儿肠套叠临床症状和体征不典型时,易与下列疾病混淆:①细菌性痢疾;②消化不良及婴儿肠炎;③腹型过敏性紫癜;④Meckel 憩室出血;⑤蛔虫性肠梗阻;⑥直肠脱垂;⑦其他:结肠息肉脱落出血,肠内外肿瘤等引起的出血或肠梗阻。

(七)治疗

1.非手术疗法

(1)适应证:适用于病程不超过 48 小时,全身情况良好,生命体征平稳,无明显脱水及电解质紊乱,无明显腹胀和腹膜炎表现者。

(2)禁忌证:①病程超过 48 小时,全身情况不良,如有高热、脱水、精神萎靡、休克等症状。②高度腹胀,透视下可见肠腔内多个液平面。③已有腹膜刺激征或疑有肠坏死者。④多次复发性肠套叠而疑似有器质性病变。⑤小肠型肠套叠。

(3)空气灌肠:在空气灌肠前先做腹部正侧位全面透视检查,观察肠内充气及分布情况,注意膈下有无游离气体。采用自动控制压力的结肠注气机,向肛门内插入有气囊的注气管,注气后见气体阴影由直肠顺结肠上行达降结肠及横结肠,遇到套叠头端则阴影受阻,出现柱状、杯口状、螺旋状影像。继续注气时可见空气影向前推进,套头部逐渐向回盲部退缩,直至完全消失,此时可见大量气体进入右下腹小肠,然后迅速扩展到腹中部和左腹部,同时可闻及气过水声。透视下回盲部肿块影消失和小肠内进入大量气体,说明肠套叠已复位。

(4)B 超下生理盐水加压灌肠:腹部 B 超可在观察到肠套叠影像后,于超声实时监视下行水压灌肠复位,随着水压缓慢增加,B 超下可见套入部与鞘部之间无回声区加宽,纵切面上套叠头部由"靶环"样声像逐渐转变成典型的"宫颈"征,套叠肠管缓慢后退,当退至回盲瓣时,套头部表现为"半岛"征,此时肠管引退较困难,需缓慢加大水压,随水压增大,"半岛"逐渐变小,最后通过回盲瓣而突然消失。此时可见回盲瓣呈"蟹爪样"运动,同时注水阻力消失,证明肠套叠已复位。

(5)钡剂灌肠:流筒悬挂高出检查台 100 cm,将钡剂徐徐灌入直肠内,在荧光屏上追随钡剂进展,在见到肠套叠阴影后增加水柱压力,直至套叠影完全消失。

(6)复位成功的判定及观察:①拔出气囊肛管后患儿排出大量带有臭味的黏液血便和黄色粪

水。②患儿很快入睡,无阵发性哭闹及呕吐。③腹部平软,已触不到原有包块。④口服活性炭0.5～1.0 g,如经6～8小时由肛门排出黑色炭末,证明复位成功。

2.手术疗法

(1)手术适应证:①非手术疗法有禁忌证者。②应用非手术疗法复位失败或穿孔者。③小肠套叠。④继发性肠套叠。

(2)肠套叠手术复位。①术前准备:首先应纠正脱水和电解质紊乱,禁食水、胃肠减压、抗感染;必要时采用退热、吸氧、备血等措施。体温降至38.5 ℃以下可以手术,否则易引起术后高热抽搐,导致死亡。麻醉多采用气管插管全身麻醉。②切口选择:依据套叠肿块部位,选择右上腹横切口、麦氏切口或右侧经腹直肌切口。较小婴儿多采用上腹部横切口,若经过灌肠得知肠套叠已达回盲部,也可采用麦氏切口。③手法整复:开腹后,术者以右手顺结肠走向探查套叠肿块,常可在右上腹、横结肠肝曲或中部触到。由于肠系膜固定较松,小肿块多可提出切口。如肿块较大宜将手伸入腹腔,在套叠部远端用右手示、中指先将肿块逆行推挤,当肿块退至升结肠或盲肠时即可将其托出切口。套叠肿块显露后,检查有无肠坏死。如无肠坏死,则于明视下用两手拇指及示指缓慢交替挤压直至完全复位。复位过程中切忌牵拉套入的近端肠段,以免造成套入肠壁撕裂。如复位困难时,可用温盐水纱布热敷后,再做复位。复位后要仔细检查肠管有无坏死,肠壁有无破裂,肠管本身有无器质性病变等,如无上述征象,将肠管纳入腹腔后逐层关腹。如为回盲型肠套叠复位后,阑尾挤压严重,应将阑尾切除。

(3)肠切除术:对不能复位及肠坏死者,手法整复时肠破裂者,肠管有器质性病变者,疑似有继发性坏死者,在病情允许时可做肠切除一期吻合术。如病情严重,患儿不能耐受肠切除术,可暂行肠造瘘或肠外置术,病情好转后再关闭肠瘘。

(4)腹腔镜下肠套叠复位术:腹腔镜手术探查和治疗肠套叠因其显著的优点而得到肯定。①腹腔镜手术创伤小、恢复快、并发症少;②某些空气灌肠提示复位失败或复位不确切者,麻醉后肠套叠可自行复位,腹腔镜手术探查可以发现上述情况而避免开腹手术的创伤;③对腹腔内脏器探查全面,可及时发现因器质性病变导致的继发性肠套叠;④术中可与空气灌肠相结合,提高复位率,由于腹腔内 CO_2 气腹压力和空气灌肠压力叠加作用于肠套叠头部,同时配合器械在腹腔内的牵拉作用,用较低的空气灌肠压力即能顺利将套叠肠管复位,安全性明显提高。

(杨瀚君)

第九章 结、直肠及肛管疾病

第一节 直肠肛管损伤

一、病因及发病学

直肠、肛管是为消化道的终末部分,紧贴盆腔的骶骨凹,有坚实的骨盆保护,所以临床上单独的直肠肛管损伤比较少见。在战争的时候占腹部外伤的 5.5%～12.9%,平时为 0.5%～5.5%。在普通的穿刺性损伤、医源性损伤和异物损伤中,伤情单一,并发症和病死率较低。但是,在现代战争、恐怖爆炸、交通工业事故、自然灾害中所发生的损伤,合并伤很多,伤情复杂,且容易被忽略或漏诊,临床处理困难,由此导致的并发症和病死率较高。

正如在前面所描述的损伤原因一样,按照致伤物可分为穿刺伤、火器伤和钝性暴力伤,按照物理能量释放强度可分为高能量暴力伤、低能量暴力伤,按照发生地点可分为重大事故伤、治安事故伤和医源性伤。弄清楚致伤物、致伤的能量特性、受伤地点等,对于判断伤情、决定诊治处理策略具有重要的意义。常常按照致伤因子的物理特性分为如下三类。

(1)穿透伤:①各种锐器的刺伤和火器伤,可以看到会阴或下腹部有外伤的入口,伤口小,伤道深。②肛门插入伤,从高处坠落、跌坐时,地上的木棍、酒瓶、铁条等棒状物直接从肛门插入直肠内,多伴有肛门括约肌的损伤。③直肠异物伤:多见于有精神障碍、被违法伤害和性游戏的人。

(2)钝性暴力伤:高速、高能量外界钝性暴力所导致的挤压、冲击、牵拉性损伤,如爆炸、自然灾害、重物挤压、工业交通事故等。这类损伤伤情严重而复杂,多伴有骨盆骨折、盆腔内多脏器损伤。骨盆骨折的碎片可戳穿直肠;腹部钝性暴力的冲击可将结肠内的气体瞬间挤压入直肠内,导致直肠爆裂,大便污染重;骑跨性损伤,可导致会阴撕裂并延及肛管直肠。

(3)医源性伤:多见于结、直肠镜检查、直肠内局部肿物切除或活检手术等,盆腔会阴手术、妇科手术及膀胱镜手术等均可导致直肠肛门损伤。

95%的直肠肛门损伤属于穿透性损伤,其中在西方国家 70% 为枪弹伤,在我国多为事故性伤和刀刺伤,约 4% 的为钝性暴力伤,1% 为其他原因导致的。但是,近年来,医源性和性游戏导致的直肠损伤逐渐增多。

二、病理

如上所述,从致伤因子的物理特性上导致的损伤主要包括穿透性损伤和钝性损伤,引起的组织损伤类型包括刺伤、挫伤、挫裂伤等。不同原因所导致的直肠肛管及周围组织损伤类型不一样，但一个致伤因素可能会合并多种不同的组织损伤类型。直肠肛管部位的损伤具有以下特点：直肠内容物细菌多，直肠周围间隙疏松组织的血液循环差，损伤后极容易感染；钝性暴力损伤或复杂性穿透伤等，常伴有骨盆骨折、泌尿生殖系统损伤和大出血等，紧急处理上极为复杂；复杂性损伤的后期并发症很多，如畸形、内外瘘、大小便失禁和肛门、尿道狭窄等，严重影响生活质量。

病理变化随损伤原因、程度、性质、累及的范围和器官、时间等各不相同。简单的刺伤、医源性损伤、直肠异物伤等的损伤轻微，范围局限。复杂的刺伤、火器伤、肛门插入伤等，可以导致盆腔内的膀胱、尿道、阴道等穿透性损伤，甚至盆腔内的大血管、骶前静脉丛等破损。钝性暴力导致的直肠肛门区域的损伤性质复杂，穿刺伤、挫伤和挫裂伤等多种组织损伤并存，往往伴有骨折、多器官伤和大血管破裂等，甚至出现组织的毁损，发生大出血、休克，盆腔内巨大血肿，粪便和尿液严重污染等。腹膜返折以上的直肠损伤，粪便、血液、尿液等可以进入腹腔，导致腹膜炎。腹膜返折以下的直肠损伤可以导致直肠周围间隙感染、脓肿，很容易导致蜂窝织炎、坏死性筋膜炎、脓毒血症等。会阴肛管损伤可以导致肛门括约肌损伤，出现肛门失禁。直肠外瘘、直肠膀胱瘘或直肠阴道（尿道）瘘是直肠损伤后的常见并发症。

三、诊断

对于直肠肛管损伤患者，特别是有盆腔受到钝性暴力损伤的重危患者，在初期诊断评估的时候，同样需要按照"高级创伤生命支持（advanced trauma life support，ATLS）"所推荐的流程进行紧急抢救和详细的分析评估，"四边"原则（边复苏、边调查、边评估、边处置）贯穿整个外伤患者的紧急救治全程，选择各种创伤评分系统对整体或局部的损伤严重程度进行量化评定。腹膜返折以下的开放性损伤，诊断不难。但是闭合性的损伤或伴有骨盆内其他脏器的损伤，往往容易被其他脏器的损伤症状所掩盖，容易忽略而延误诊治。

（一）病史及临床表现

在询问收集病史的时候，要尽可能了解清楚致伤的原因、地点，有利于分析受伤的程度、范围和严重程度。腹膜返折以上的直肠损伤有腹膜炎的表现，而局限在腹膜返折以下的直肠、肛门部位的损伤一般表现为肛门区域所谓疼痛、伤口内流血或流出粪便。有大出血的时候，并可能伴有休克，有合并伤的时候可有相应脏器损伤的表现。

（二）伤情检查

伤情检查包括下腹部和会阴骶尾区域的视诊、检查伤口和伤道、直肠指检等。伤道的入口、出口、方向、大小和行径等可以帮助判断有无直肠伤和损伤程度，还有助于了解膀胱、尿道、阴道等有无损伤。直肠指检是最有价值的检查方法，可以发现直肠损伤的部位、伤口大小、周围间隙的积血积液情况，可以初步了解有无合并骶尾骨骨折、膀胱和前列腺的损伤及其程度。

（三）肛门直肠镜检查

在患者情况允许的情况下，可以用直肠镜或乙状结肠镜等直视下检查，可以看清损伤的部位、范围及严重程度。

（四）影像检查

腹部立位平片可以查看腹腔内游离气体。超声探查腹腔内和盆腔陷凹内的积液。骨盆的X线平片可以判断骨盆骨折的情况、存留的金属异物等。平扫加增强的CT检查可以发现骨折部位、盆腔间隙和软组织内的气体影、血肿或积液等。MRI检查对诊断肠壁、膀胱、前列腺、尿道等的破损等具有重要意义。

（五）其他

局限在腹膜返折以上的直肠损伤，可以选择腹腔穿刺、腹腔灌洗，甚至腹腔镜和剖腹探查。

（六）伤情评估

直肠肛管损伤，尤其是合并有其他脏器损伤的重症患者，同样需要进行整体的和局部的伤情评估。选择各种评估工具进行量化评分，包括 PHI、CRAMS、AIS-90、TRISS、ASCOT、APACHEⅡ等。针对直肠的损伤，常用的评估系统有：器官损伤记分（organ injury scaling，OIS）。每一个损伤的器官都有相应的评估标准，如果合并骨盆骨折的也有相应的评价工具。

四、治疗

（一）直肠肛管损伤手术治疗概论

相对于结肠损伤来说，直肠损伤比较少见，所以这方面的研究资料比较少，仅有的十余篇研究文献，也多为回顾性分析，样本量少，证据水平低。治疗原则、治疗方法的理念更新没有结肠损伤的变化大。过去对于直肠损伤手术总结出了"4D"原则：粪便转流（diversion），引流（drainage），直接修补（direct repair），直肠冲洗（distal washout）。现在有学者对早期的造口转流提出了质疑，主张非造口的直接修补。但是因为研究少，大多报道的还属于个人经验，没有被广泛接受。会阴造瘘挂线加一期缝合修补术治疗创口位置不高，创缘较整齐，创道失活组织不多，就诊及时，局部炎症反应轻的直肠阴道穿透伤是一种比较理想的手术方法，该术式作为非造口直接修补术的改良，弥补了前者无局部引流的弊端，可以规避修补失败的风险，本节稍后将专门介绍这一改良术式。一般认为，伤情简单的穿透伤可以做非造口的修补缝合，位于腹膜返折以上的直肠损伤可以按照结肠损伤的处理原则和方法，但是腹膜外的复杂性直肠损伤，因为发生感染后所导致的并发症严重、病死率高，所以还是应该遵循原来的"4D"手术原则，尤其是强调早期造口的重要性。在4D 的手术方法中，针对每一个患者的具体情况进行选择运用，如很多直肠的损伤，做粪便转流以后，并不需要缝合修补直肠的破口，旷置损伤部位待其自行愈合。对于重症直肠肛管损伤患者，运用损伤控制技术的理念，可以减低并发症和病死率。患者病情危重、休克，紧急情况下控制大出血和粪便污染，患者稳定后才进行二次彻底性手术。

（二）手术处理原则

腹膜返折以上的直肠损伤，原则上同结肠损伤的处理原则。腹膜返折以下的直肠肛门损伤，手术原则：①积极进行早期彻底手术，而对于复杂重症患者，遵循损伤控制外科的理念，选择损伤控制性的分次手术。②清除失活或失能的组织，干净彻底的冲洗污染，充分引流。③手术方式的选择要考虑到所有的高危因素，存在高危因素的患者要积极施行粪便转流手术（造口），而直肠修复、引流和冲洗可以根据患者情况、医师经验选择。

（三）手术方法

累及腹膜返折以上的直肠损伤，采用结肠损伤的手术和处理方式。这里仅介绍在腹膜返折以下损伤（没有腹膜炎和感染）的手术选择。

1.损伤的处理

（1）对毁损性的直肠会阴损伤，这种患者的病情往往比较危重，多伴有骨盆骨折、盆腔内大出血和多个器官的损伤，所以要选择损伤控制手术，紧急情况下止血、并控制大便的继续污染，经复苏抢救后，延迟 12～48 小时再次进行二次手术，毁损组织要予以清除或切除，可选择 Hartmann

手术方式。

(2)对比较严重的直肠穿透性损伤,存在高危因素和盆腔内多个器官损伤(如膀胱、尿道、阴道等),要考虑粪便转流(造口),减少术后并发症,损伤局部可以修补或旷置。

(3)对较轻的直肠穿透性损伤,如医源性损伤,可以经肛门进行修补。

(4)单纯性的肛管括约肌的断裂或撕裂,可以一期将断端缝合、置引流,一般效果满意。

(5)如果括约肌损伤严重、挫裂,将局部清创以后,行乙状结肠造口,为二期修补创造条件。

2.粪便转流

直肠和会阴的损伤,多选择乙状结肠造瘘,并且是严重损伤的成败关键措施。也有人选择横结肠和回肠造口。粪便转流的指征有:严重的直肠毁损伤;严重的会阴肛门括约肌损伤;存在高危因素(休克、输血量大、重度污染、受伤时间已较长、有合并疾病、高龄等)的直肠肛门部损伤;骨盆有骨折、盆腔内大血肿、膀胱及阴道等损伤并与直肠相交通等。

3.骶前引流

当有直肠及周围组织器官严重损伤、骨盆骨折、粪便污染重,除了要彻底清洗、祛除坏死组织,良好的引流也很重要,可以预防盆腔脓肿、感染坏死性筋膜炎、脓毒血症等严重并发症。可以从两侧的坐骨直肠窝戳开,置入 2~3 根引流管到骶前间隙内,紧邻直肠破损修补的地方。

4.冲洗

术中的直肠冲洗和术后的骶前间隙的冲洗,可以减少感染的机会。直肠冲洗的方法:从乙状结肠造口的远端置入一根冲洗管,扩肛后用肛门镜撑开肛门,在术中将直肠内的粪便彻底冲洗干净。在安置骶前引流管的时候,可以置入负压双套管,术后持续用生理盐水冲洗污染的间隙。

(曹　军)

第二节　结 肠 憩 室

一、概述

结肠憩室病是一种获得性、多发性结肠黏膜经环肌突出的小疝。其发病与西方饮食习惯相关,是结肠内压力增高的结果,乙状结肠是最高发的部位。正常情况下并无症状,仅在出现并发症后才有症状。

二、临床表现

(一)急性憩室炎

腹痛主要位于左下腹,呈钝痛或绞痛伴腹胀、排便习惯改变,往往是便秘但也有腹泻者,并可有恶心。

约有 20% 已知有憩室病的患者有一次以上憩室炎发作史。

体检时局部有压痛,甚至反跳痛,当憩室炎发生穿孔时可产生局限性腹膜炎或弥漫性腹膜炎的体征,直肠指检盆腔有触痛。

(二)憩室出血

突发性大量出血,主要为褐红色粪便,但70%会自行停止。

体检时往往无阳性发现。

三、诊断要点

(1)CT扫描可确定病变在肠腔外的范围,特别在诊断伴局部脓肿、结肠膀胱瘘等并发症时有帮助,还可通过CT引导对局限性积脓进行穿刺引流。

(2)B超扫描可提供与CT扫描相同的结果,同时也可经B超引导进行脓肿引流,然而在急性憩室炎伴局部肠段充气扩张时,超声图像可能不清晰。

(3)炎症完全消退后气钡双重对比造影,可清晰显示多发性结肠憩室的存在。

(4)在炎症完全消退后进行纤维结肠镜检可见多数憩室开口。

(5)在急性出血期,可通过肠系膜血管造影(肠系膜下动脉造影)显示出血部位的憩室。

四、治疗方案及原则

(一)非手术治疗

(1)及时进高纤维和粗麦麸饮食(20~30 g/d)可预防并发症的发生,其作用为增加粪便总量,减少传递时间和降低结肠内压力。

(2)轻度憩室炎时可给广谱抗生素,包括甲硝唑和头孢类,约需7天。开始2~3天流食,之后给予淡的软食,直至症状消失。

(3)重度憩室炎时需住院治疗,禁食、补液、胃肠减压、广谱抗生素等,症状应在48小时内(开始治疗后)减轻、消退,然后在3周后可行纤维结肠镜或气钡双重对比造影检查。约有1/5的病例在初次住院时需手术治疗。

(二)手术治疗

1.手术适应证

(1)虽然给予高纤维和粗麦麸饮食,炎性症状(疼痛)持续不消失。

(2)反复发作的急性憩室炎。

(3)持续有触痛性肿块。

(4)结肠病变无法与癌肿区分:选择性手术主要适宜于年龄较轻(<55岁)、免疫抑制(例如肾移植者)、X线显示有造影剂外渗或乙状结肠狭窄的病例。

(5)重度憩室炎经保守治疗3~5天不见效。

(6)伴弥漫性腹膜炎。

2.手术处理

(1)选择性手术最好在最近一次憩室炎发作消退后8周施行,只需切除有炎性反应的憩室,通常包括整个乙状结肠和直肠、乙结肠。近端应切除所有炎症浸润的结肠系膜,远端则应切至肌层增厚以下,故近端相当于降结肠,远端则在直肠上段,然后行一期吻合。

(2)局限的结肠周围或盆腔脓肿可在CT或B超引导下引脓,留置引流管需保持通畅,定期用生理盐水冲洗,直至脓腔完全瘪陷才停止引流,必要时可通过窦道造影确定有无残腔,然后在完全愈合后至少6周行切除手术。

(3)对穿孔伴腹膜炎的病例,可行Hartmann式结肠切除。4~6个月后二期恢复肠道连续性。对局部污染轻微、炎症水肿、气胀均不太明显的高选择性病例,亦可在手术台上对近端结肠进行彻底灌洗后一期吻合,对结肠灌洗清洁程度不够满意的病例可加做近端横结肠造口,2~3个月后经肛门注入造影剂证实吻合口愈合良好、通畅后,可予关闭造口。

(4)对发生结肠膀胱瘘的病例,可行病变结肠切除和瘘口(膀胱)修补术。

(5)对出血的病例在明确出血来源上常有一定难度,除非证实出血确实来自憩室,但必须考虑往往同时存在结肠癌或结肠息肉,因此手术前必须通过全面检查再决定手术方式。

(曹 军)

第三节 结直肠息肉

一、概述

肠息肉(polyp)是指一类从黏膜表面突出到肠腔内的隆起状病变。肠息肉是一类疾病的总称。1981年,全国大肠癌病理专业会议参考了国外对大肠息肉的分类,结合我国病理学家的实践经验,按照病理性质的不同分为:①腺瘤性息肉:包括管状、绒毛状及管状绒毛状腺瘤。②炎性息肉:黏膜炎性增生、血吸虫卵性及良性淋巴样息肉。③错构瘤性息肉:幼年性息肉及色素沉着息肉综合征(Peutz-Jeghers 综合征,P-J 综合征)。④其他:化生性息肉及黏膜肥大赘生物。不同性质的息肉,其预后和处理亦不相同。息肉在形态上可分为有蒂、无蒂、广基、扁平状等。在数目上又有单发与多发两类(图 9-1)。息肉病是指息肉数目在 100 枚以上(仅 P-J 综合征除外),反之,则称散发性息肉。本节仅限于讨论单发的各种息肉。

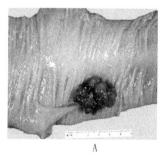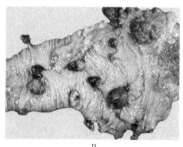

A   B

图 9-1 单发与多发肠息肉

A.结肠单发息肉;B.结肠多发息肉

二、病因

结直肠息肉的病因及发病机制目前仍不清楚。研究证明,影响腺瘤性息肉与结直肠癌发病的危险因素基本一致。目前初步证实:腺瘤的发生是多个基因改变的复杂过程,而环境因素改变致基因表达异常或突变基因在环境因素作用下表达形成腺瘤;而增生性息肉或炎性息肉则与感染和损伤相关。有研究已经证实,息肉与 CD 44 基因 mRNA 的表达明显相关。散发性结直肠肿瘤中,结直肠息肉和癌组织 APC 基因突变率无显著差异,而在正常结直肠黏膜、炎性息肉和增生性息肉中均无突变。

三、发病

结直肠息肉的发生率各国不同,总的肠镜检出率为10％左右。其发病率随年龄的增长而增加,30岁以上结直肠息肉开始增多,60～80岁的发病率最高,尤以腺瘤增加显著,女性略低于男性。以腺瘤性息肉为多见,约占70％,其次是增生性息肉和炎性息肉,错构瘤性息肉主要见于幼年性息肉和P-J综合征(Peutz-Jeghers息肉)。我国肠息肉发病率较低,成人多为腺瘤性息肉,好发于乙状结肠、直肠,占全结直肠息肉的70％～80％。大小一般为0.5～2.0 cm。

四、组织学分类

(一)腺瘤性息肉

腺瘤是息肉中最常见的一种组织学类型。腺瘤在病理切片中除可见管状腺体结构外,还常伴乳头状成分,亦即绒毛状成分,根据组织学中两种不同结构成分所占比例决定腺瘤的性质。Appel提出管状腺瘤中绒毛状成分应＜5％,当绒毛状成分达5％～50％时属混合性腺瘤,＞50％者则属绒毛状腺瘤。Shinya则认为管状腺瘤中绒毛状成分应＜25％,在25％～75％者属混合性腺瘤,＞75％者属绒毛状腺瘤。鉴于标准不同,各家报道腺瘤中各种腺瘤的比例可有较大差异,且无可比性。为此,1981年我国第一次大肠癌病理会议上建议统一标准为:绒毛状成分＜20％者属管状腺瘤,＞80％者为绒毛状腺瘤,介于20％～80％者则属混合腺瘤。

1.管状腺瘤

管状腺瘤是最常见的组织学类型,占腺瘤的60％～80％,发病率随年龄增加而增加,在小于20岁的年轻人中极少存在。多为带蒂型(占85％),亚蒂、无蒂少见。常多发,小于0.5 cm的小腺瘤多由正常的黏膜覆盖,多数管状腺瘤为1.0～2.0 cm大小,少数大于3 cm,腺瘤的恶变与其大小直接相关。常有蒂、呈球状或梨状,表面光滑,可有浅沟或分叶现象,色泽发红或正常,质地软。活检组织学检查管状腺瘤由密集的增生的腺体构成,腺体大小、形态不一致,常见有分枝和发芽(图9-2)。多数管状腺瘤仅表现为轻度不典型增生。然而,可以有高达20％的表现为重度非典型增生、原位癌或浸润性癌,仅5％管状腺瘤是恶性的。

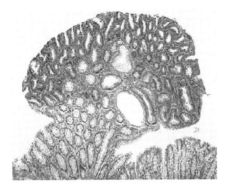

图9-2 管状腺瘤

2.绒毛状腺瘤

较少见,又称乳头状腺瘤,这是一种癌变倾向极大的腺瘤,一般癌变率为40％,故被认为是一种癌前病变,其发病率仅为管状腺瘤的1/10,好发于直肠和乙状结肠,临床所见绝大多数为广基型,呈绒毛状或粗颗粒状隆起,伴有宽广的基底,有时可侵占肠周径的大部分,其表面可覆盖一层黏液,质地较管状腺瘤为软(图 9-3)。在少数病例中绒毛状腺瘤可以有蒂,活动度极大。体积大,一般直径大于 3.0 cm,可达 10～20 cm。活组织检查见绒毛结构占据腺瘤的 80％以上。

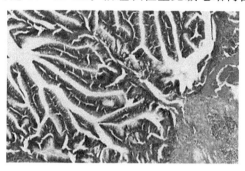

图 9-3　绒毛状腺瘤

3.绒毛状管状腺瘤

这类息肉兼有管状腺瘤和绒毛状腺瘤两种组织学特点(图 9-4)。即有分支状的腺体,同时也有像手指一样突起的长长的腺体。绒毛状管状腺瘤是 10～20 mm 息肉中最常见的一种。其恶变率介于管状腺瘤与绒毛状腺瘤之间。

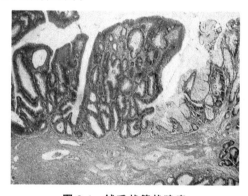

图 9-4　绒毛状管状腺瘤

(二)炎性息肉

炎性息肉是由对炎症反应的再生上皮组成。可以继发于任何一种炎症反应,但是最常见的原因是溃疡性结肠炎。炎性息肉也可以继发于感染性疾病,如阿米巴性结肠炎、慢性血吸虫病或细菌性痢疾。炎性息肉没有恶变倾向,但是,对溃疡性结肠炎患者,可以有某些部位的异型性改变或恶性变同时存在。

1.假息肉病

主要发生于慢性溃疡性结肠炎或克罗恩病,由于慢性炎症刺激,形成多发性肉芽肿。在其形成的早期,如炎症能获控制,肉芽肿有可能随之消失。但如慢性炎症不能得到有效的控制,而呈持久的慢性刺激,肉芽肿就有恶变的可能。癌变率与病程长短往往呈正相关。病程超过 30 年时癌变率高达 13％～15％。慢性溃疡性结肠炎具有极高的癌变率,是公认的癌前病变之一。因此,对这些假息肉病应慎重处理。

2.炎性息肉

指单发的非特异性炎症所引起的息肉,组织结构与上述相同,但不会癌变。往往炎症消退后,息肉可自行消逝。

3.血吸虫性息肉

在慢性血吸虫病时,大肠黏膜下常有血吸虫卵沉着,其周围伴纤维组织增生,或形成虫卵结节。当虫卵多时,固有膜内亦可有虫卵沉着,并破坏腺管和引起增生。一般血吸虫卵结节体积不大,呈小球状或条索状,并常呈簇状分布,外观中央呈橘黄色,周围呈灰白色。在长期慢性、反复感染的病例,这类息肉可进一步发展成炎性肉芽肿,具有很大癌变倾向,也是一种癌前病变。

4.良性淋巴样息肉

直肠具有丰富的淋巴组织,在肠道炎症时,直肠黏膜下的淋巴滤泡即可增生并形成息肉而突入肠腔。因此,所谓息肉实质上是增生的、高度活跃的淋巴样组织。细胞分化成熟,其上覆盖有正常的直肠黏膜上皮,是一种良性病变,应与恶性淋巴瘤区分。因为本病不会恶变,无须做肠断切除。

(三)错构瘤性息肉

幼年性息肉是一种错构瘤,属大肠黏膜上皮的错构瘤,又称先天性息肉,主要发生于儿童,以10岁以下多见,尤以5岁左右为最多。息肉好发于直肠和乙状结肠,多数发生在距肛缘5 cm以内的直肠内。

息肉多呈圆球形或椭圆形,鲜红、粉红或暗红色,表面光滑,如激发感染可呈现粗糙颗粒状或分叶状。其大小平均1 cm左右,多数有蒂。组织学上息肉蒂为正常结直肠黏膜,当形成息肉时,结直肠黏膜上皮即转为慢性肉芽组织,由大量结缔组织、血管组织、单核细胞和嗜酸性粒细胞浸润,其中还有许多黏液腺增生和含有黏液囊肿组成。因此,组织学上这不是肿瘤,也不属肿瘤性质,而是正常组织的异常组合,故称为错构瘤。

关于错构瘤形成的机制尚不清楚。有人认为其发生与黏膜慢性炎症、腺管阻塞、黏液滞留相关,故又有滞留性息肉之名。肠道错构瘤有恶变可能。为进行组织学检查和去除症状,应当切除。多数可以经内镜切除,需特别小心将其富含血管的蒂处理好。在直肠下端或从肛门脱垂出的病变可以经肛门切除。切除后复发非常少见。

(四)增生性息肉

增生性息肉是在结肠和直肠内发现的最常见的非肿瘤性息肉,常常是多发的,多无蒂,直径多小于5 mm;大于10 mm的增生性息肉非常罕见。在无症状患者的结肠镜检查中,可以发现增生性息肉约占10%。这些病变一般可以保持大小不变和无症状。然而,由于它们从外表与肿瘤性息肉不能区分,因此常常将其切除并活检。

组织学方面,增生性息肉表现为黏膜隐窝拉长的正常乳头状的表现。没有细胞异型表现。隐窝基底可见有丝分裂,表现为正常的成熟过程。其发生机制尚不清楚,可能与正常细胞在成熟过程中未脱落有关,演变成了一大的增生区。对这些病变不需要特殊的治疗。仅仅有增生性息肉存在也不需要进行结肠镜随访。

五、临床表现

大多数息肉并无任何自觉症状,而在纤维结肠镜检查或X线钡剂灌肠造影时无意中发现。大肠息肉约半数无临床症状,仅当发生并发症时才被发现,其表现为:①肠道刺激症状,腹泻或排便次数增多,继发感染者可出现黏液脓血便。②便血可因部位及出血量而表现不一,高位者粪便中混有血,直肠下段者粪便表面附有血,出血量多者为鲜血或血凝块。③肠梗阻及肠套叠,以盲肠息肉多见。④位于直肠内较大的有蒂息肉可随排便脱出肛门外,甚至需反复手法帮助回纳。偶尔,蒂细长的息肉可发生蒂部扭转,坏死而自行脱落。

炎性息肉主要表现为原发疾病如溃疡性结肠炎、肠结核、克罗恩病及血吸虫病等的症状,炎性息肉乃原发疾病的表现之一。

六、诊断

发生在直肠中下段的息肉,直肠指检可以触及,发生在乙状结肠镜能达到的范围内者,也易确诊,但国内已较少开展这种简便、经济的乙状结肠镜检查方法,这可能与当前社会的医患关系紧张、恐漏诊引起纠纷有关。位于乙状结肠以上的息肉需做钡剂灌肠气钡双重对比造影,或纤维结肠镜检查确认。结直肠息肉明确诊断并无困难,重要的是应认识结直肠腺瘤呈多发性者及与癌肿并存者并不少见,临床检查时切勿因在某一段结肠或直肠内发现病变后,忽视全面的结肠检查。

结直肠腺瘤性息肉被认为是结直肠癌的癌前病变,但并非所有腺瘤都会癌变。一般认为腺瘤的大小对癌变的可能性具有很大影响。<1.0 cm 的腺瘤未见有发生浸润性癌者,>1.0 cm 者癌变机会增大,1~2 cm 腺瘤的癌变率在 10% 左右,>2 cm 腺瘤的癌变率可高达 50%。息肉数目越多,越密布,癌变率越高。有文献认为,多发性息肉患者体内可能存在基因突变,因此,即使息肉切除仍易癌变。统计表明,息肉数目少于 3 枚,癌变率为 12%~29%;等于或超过 3 枚,癌变率增至 66.7%。腺瘤中绒毛状成分的多少对确定癌变的可能性则是另一个重要因素。绒毛状腺瘤的癌变率明显高于管状腺瘤,绒毛状管状腺瘤(混合腺瘤)的恶变率则居于两者之间。另一个因素是腺瘤的形态,广基腺瘤的癌变率比有蒂腺瘤高,而且广基腺瘤发展为浸润型癌的机会也比有蒂腺瘤为高,因为有蒂腺瘤癌变罕有侵入其蒂部者。

七、治疗

肠镜下息肉电切术安全、有效、简单,已经基本取代了传统的开腹手术。其中高频电息肉切除术是最成熟也是最普及的肠镜治疗方法,还可以选择行内镜下黏膜切除术或内镜下黏膜剥离术。腺瘤肠镜下治疗的关键是保证治疗的彻底性。对于广基或巨大息肉,有条件的单位可以双镜联合(内镜与腹腔镜)行息肉切除,以保证切除彻底性并减少并发症。术后应行全瘤病理检查并特别注意观察标本边缘有无癌组织浸润。对腺瘤癌变的处理应根据癌变浸润深度和腺瘤部位来决定,凡符合下列情况者应追加外科根治性切除术:①腺瘤基底部发生癌变已浸润至黏膜下层者。②癌细胞分化程度包括低分化与未分化癌。③癌细胞已浸润淋巴管、血管、神经周围或血管内发现癌栓。④切缘有癌组织。

如息肉位于腹膜反折下直肠内时(距肛缘 6~8 cm 内,直肠指检可触及范围内),可经肛门直视下予以局部切除。对位于黏膜内的局灶性癌或原位癌,局部切除已经足够。黏膜下癌则在局部切除后可加做术后辅助性放疗,对已经浸润至肌层的病例,则应追加根治性经腹直肠切除术。对位于腹膜反折以上直肠或结肠内的广基腺瘤癌变,因为不涉及切除肛门和永久性结肠造口的问题,多以经腹病变肠段切除为首选。现在有条件的医院对距肛缘 16 cm 以内的适合局部切除的肿瘤可采用经肛内镜显微手术(TEM)。

八、随访

由于腺瘤性息肉具有复发和恶变的潜能,息肉切除术后必须进行结肠镜随访。腺瘤性息肉术后的复发往往与腺瘤的数目、大小、病理类型及不典型增生程度相关。息肉数目大于3个、直径≥10 mm、绒毛状结构、重度不典型增生是息肉复发和癌变的高危因素。对已经进行了结肠镜下腺瘤切除的患者进行随访要遵循个体化的原则。息肉进行内镜下切除后,在3~6个月内要进行结肠镜随访检查,以确保切除干净。所有残留的息肉应当切除,同时再随访3~6个月。在经过2~3次随访后,仍没有切除干净的患者,多数应行手术切除。在完全切除后,多数患者应在1~3年后重复结肠镜检查。随访中没有发现异常的患者可以自此每5年检查一次。

(曹 军)

第四节 先天性巨结肠

先天性巨结肠症是婴儿常见的消化道畸形。病因是结肠远端及直肠缺乏神经节细胞,导致远端肠管呈痉挛性狭窄状态,近端结肠则继发性扩张与肥厚。本病特点是受累肠段远端肌间神经细胞缺如,使肠管产生痉挛性收缩,变窄,丧失蠕动能力。近端肠段扩张,继发性代偿扩张肥厚。

一、诊断

(一)临床表现

1.便秘

出生后不排胎粪或很少量胎粪,进行性加重伴呕吐,呕吐物伴奶或胆汁,次数不多,经用开塞露后排便,不久症状复发呈顽固性便秘,甚至达1周以上不排便,不排气,经直肠指诊后排出大量粪便和气体,新生儿时期气体排出呈爆炸样,腹胀明显好转。

2.腹胀

腹部膨隆和便秘一样为进行性加重,并呈蛙形,腹壁皮肤张紧发亮,皮下静脉网状显露,脐孔外翻,可见肠蠕动波伴肠鸣音亢进,左下腹可摸到粪石肿块的肠襻,直肠指诊呈空虚感或排出大量粪便和气体后腹胀消失,并可摸到痉挛环,严重时使膈肌上升,压迫呼吸则出现端坐呼吸或夜不能平卧。

3.全身情况

因便秘长期处在低位不完全性肠梗阻状况,随着便秘加重,病情转化为完全性肠梗阻,使全身情况转为营养差、贫血、纳差、消瘦、抵抗力低下、发育延迟,经常发生上呼吸道和肠道感染。

4.并发小肠结肠炎

便秘突然转为腹泻,每天次数在6次以上,排出大量恶臭样气体和稀薄腐败水样便,不含黏液和脓液,伴腹胀、呕吐、拒食、高热、呼吸急促、全身青紫、严重脱水、电解质紊乱和中毒症状,或伴穿孔引起腹膜炎,全身情况急剧恶化。

(二)病理

先天性巨结肠基本的病理改变是受累肠管的远端肠壁肌间神经丛和黏膜下神经节丛神经细胞先天性缺如,副交感神经纤维则较正常显著增生。这一组织解剖上的病理改变,致使受累肠段发生生理学方面的功能异常即正常蠕动消失,代之以痉挛性收缩。这种处于经常收缩状态的肠管非器质性肠狭窄和功能性肠梗阻,从上段肠腔来的肠内容物不能通过。而近端结肠肠壁如常,神经节细胞在肌间神经丛的存在一如正常,副交感神经亦无变化,肠管运动在早期非但不消失反而有增强。然而剧烈的蠕动并不能将粪便推进到远端痉挛的肠腔内。于是粪便淤滞潴留,大量粪便长久淤滞的结果致使其代偿性扩张肥厚,形成巨结肠。无神经节的长度,最多见是从肛管齿状线起至直肠及乙状结肠的远端部分,可延伸至降结肠或横结肠,或广泛累及全结肠和回肠末端,全结肠无神经节细胞较少见。无神经节细胞的痉挛段,外观较僵硬,无蠕动。其近侧为较短的移行段,有少量的神经节细胞。移行至正常神经肠段是逐渐的,再向近端为扩张段,有正常的神经节细胞,肠管增粗,肠壁肥厚,扩张与肥厚的程度按梗阻的程度而定,与年龄有关。基本的病理改变,在痉挛肠段最为明显,肠壁三个神经丛内神经节细胞完全缺如,但肠壁肌层间有较粗的胆碱酯酶阳性神经干,在肌环中亦有较正常为多的胆碱酯酶染色强阳性神经纤维存在,在肠管痉挛段远端最明显。

(三)实验室及其他检查

1.X 线检查

X 线检查是诊断本病的重要手段之一,腹部 X 线片可见结肠充气扩张,年长儿童可看到扩张的横结肠贯于腹部。钡剂灌肠也很有价值,查明痉挛性狭窄肠段的范围、移行到扩张肠管的部位、蠕动和张力的变化。腹部 X 线片可发现在腹外围呈连续空柱状透亮区,小肠也有胀气,但无大的液平面可与小肠梗阻鉴别。直肠壶腹无气体也是重要区别点。

2.直肠活体组织检查

从理论上讲,直肠活检对本病诊断最可靠。但由于新生儿肛门狭小,而切取组织要距肛门缘 4 cm 以上,且深度也要达直肠全肌层,因此操作难度大。再加上肛管的直肠神经节细胞稀少,在内括约肌部分神经节细胞缺如,切取组织位置偏低,很容易误诊。此外,新生儿尤其是早产儿,神经节细胞特别细小,其核显露不佳,所以必须是对此有丰富经验的病理科医师才能诊断。

3.直肠指诊

对诊断颇有帮助。除了排除直肠、肛门无先天性闭锁和狭窄等器质性病变外。首先指感直肠壶腹有空虚感,无大量胎粪滞积,并且手指拔出后,随即就有大量的胎粪及许多臭气排出,这种暴发式排泄后,同时腹胀即有好转。

4.组织化学检查法

此法不需要麻醉操作,可在门诊暖箱内进行。最适用于新生儿观察病变肠段(功能狭窄)胆碱能神经纤维的变化。由于正常肠壁黏膜下的肌层附近,可有极少很细的胆碱能神经纤维,而黏膜层内外则罕见这种神经纤维。先天性巨结肠症的黏膜下层乙酰胆碱酯酶增多,可见增生的乙酰胆碱酯酶强阳性染色的副交感神经纤维。诊断为先天性巨结肠症。

5.直肠内压测定法

由于先天性巨结肠患儿缺乏对直肠扩张所引起肛门括约肌松弛,也缺乏肛门直肠反射,因此当气囊充气时,刺激直肠壁后肛管如果压力不下降,即可疑为先天性巨结肠。由于哭吵和腹肌紧张,时常发生假象,因此,必要时可重复测压。

(四)鉴别诊断

1.特发性巨结肠

多见于儿童,出生后排便正常,多在2岁后突发顽固性便秘,为内括约肌功能失调,饮食正常,有腹痛但腹胀不明显,直肠巨大,可见有正常神经节细胞,内括约肌反射存在,而排便意识几乎高于正常的一倍,直肠内未摸到狭窄环,可摸到巨大粪块,以中西医结合综合性保守治疗为主,可扩张内括约肌,应用精神及心理治疗,必要时可进行内括约肌切除术。

2.继发性巨结肠

由先天性肛门直肠畸形手术后遗有肛门狭窄而引起排便不畅,继发巨结肠,有神经节细胞存在,有手术病史,诊断不困难。

3.神经系统疾病引起的便秘

如有先天性愚型、大脑发育不全、小脑畸形和腰骶部脊髓病变等常出现排便障碍,便秘或失禁,有典型的症状和体征,诊断不困难,必要时可做腰骶部正侧位摄片和直肠测压检查。

4.内分泌系统疾病引起便秘

如甲状腺功能不全或亢进均可引起便秘,但尚有全身症状如食欲缺乏、乏力、生长和发育不良或食欲亢进、心率快、消瘦等,经内分泌检查可明确诊断。

5.先天性回肠闭锁

经用盐水灌肠后没有胎粪排出,仅见少量次绿色分泌物排出。直立位腹部X线片在肠闭锁和巨结肠均可见肠腔扩大和液平面,但在回肠闭锁中无结肠扩张,整个盆腔空白无气。钡剂灌肠X线显示结肠细小,呈袋状阴影(小结肠或胎儿型结肠),但这常不易与全结肠无神经节细胞症的征象相区别。

二、治疗

(一)非手术治疗

对3个月内小婴儿、超短型或手术前准备,可采用此法。

1.滑润通便剂

口服蜂蜜、麻油、液状石蜡、果导等润滑剂或开塞露塞肛,每天或隔天1次。

2.扩肛

可用手指或器械通过狭窄段进行扩肛,每次30分钟,每天1次。

3.温盐水回流灌肠

协助排便和排气,减轻患者腹胀和呕吐,以保证正常吃奶,维持患儿逐渐长大,再根据症状轻重考虑手术。如果每天灌肠也不能停止呕吐,不能保证吃奶,则应选择手术。肛管应超过堵塞狭窄段,灌注温盐水回流,反复灌肠,使大便冲洗后排出。

4.中西医结合治疗

针刺耳穴肾、交感、皮质下、直肠下段等穴位。每天1次,每次0.5小时。穴位封闭:肾俞穴注射人会注射液,大肠俞穴注射新斯的明,或两者交替,每天1次。

(二)手术方法

1.结肠道口

适于对保守疗法观察一段时间无效,而且症状逐渐加重的婴儿。也有人认为结肠造瘘对婴儿巨结肠疗效不佳。此外,造瘘术也不易被家属所接受。

2.根治术

要求手术创伤小,安全性大。减少或不破坏盆腔神经丛,术后不影响排便及生殖能力。适用于6个月以上的婴儿及低位节段性痉挛巨结肠。常用的手术方法:①拖出型直肠、乙状结肠切除术。广泛分离盆腔及远端结肠,切除扩张的结肠,直肠从肛管内翻出,结肠再由翻转的直肠内套出,在会阴进行结肠与肛管的斜形吻合。此术操作范围较大,易损伤支配膀胱和直肠的神经。在腹腔内切除结肠,可能发生盆腔感染,吻合口泄漏较多,适合于较大儿童。②结肠切除、直肠后结肠拖出术(Duhamel法)。沿直肠膀胱凹陷的腹膜反折处切开直肠两侧腹膜,直肠前壁不切开,在耻骨连合上缘2 cm处切断直肠,并在直肠后正中,钝性分离骶前筋膜与直肠固有筋膜鞘,直至会阴部皮下,扩肛后在肛门后方沿皮肤和黏膜交界处切开肛门之后半部,将准备好的结肠,由肛门后切口拖出,结肠的后壁缘与齿状线切口的下缘缝合,直肠前壁与结肠前壁用一全齿血管钳,放入肛管及直肠内3～4 cm夹死,1周后肠壁坏死脱落而使两管相通,新直肠腔形成。

3.直肠后回肠拖出,回肠结肠侧侧吻合术

适用于全结肠型。切除脾区以上的结肠,将降结肠以下结肠与小肠进行长距离的侧侧吻合术,拖下的回肠与直肠肛管间可按Duhamel法处理。保留的结肠仍有吸收水分的功能,术后腹泻与营养不良得以改善。

(曹　军)

第五节　溃疡性结肠炎

一、溃疡性结肠炎的临床

(一)病理

溃疡性结肠炎是一种局限于结肠黏膜及黏膜下层的炎症过程。病变多位于乙状结肠和直肠,也可延伸到降结肠,甚至整个结肠。炎症常累及黏膜上皮细胞包括隐窝细胞。急性期和早期浸润的炎细胞主要是中性粒细胞和嗜酸性粒细胞,慢性期和极期,则浆细胞、淋巴细胞充斥于黏膜固有层。炎细胞侵入形成隐窝脓肿,许多细小脓肿融合、扩大,就形成溃疡。这些溃疡可延结肠纵轴发展,逐渐融合成大片溃疡。由于病变很少深达肌层,所以合并结肠穿孔、瘘管形成或结肠周围脓肿者少见。少数重型或暴发型患者病变侵及肌层并伴发血管炎和肠壁神经丛损害,使肠生变薄、肠腔扩张、肠运动失调而形成中毒性巨结肠。炎症反复发作可使大量新生肉芽组织增生,形成炎性息肉;也可使肌层挛缩、变厚,造成结肠变形、缩短、结肠袋消失及肠腔狭窄,少数病例可有结肠癌变。

(二)临床表现

溃疡性结肠炎的好发年龄为20～40岁,临床症状差异很大,轻者仅有少量出血、重者可有显著的全身和消化道症状甚至危及生命。常见症状有腹痛、腹泻、便血等,严重病例可有发热及体重减轻。出血原因可以是溃疡、增生和血管充血所致的炎症及黏膜假息肉。腹泻多继发于黏膜损害,常伴有水、电解质吸收障碍、血清蛋白渗出。直肠炎时可使直肠的激惹性增加。腹痛常为腹泻的先兆。偶可有肠外表现,甚至掩盖了肠道本身的症状。约10%患者可有坏疽性脓皮病、结节性红斑、虹膜炎、口腔阿弗他溃疡和多关节炎。

(三)实验室检查

患者并无特异性检查的异常。贫血较常见,且为失血量的一种反映,但慢性患者的贫血可由慢性疾病所致。急性期、活动期或重症病例可有白细胞增多。和低钾血症、低蛋白血症一样,血沉亦为疾病严重程度的一种反映。首发病例须做寄生虫学检查及粪便培养,以除外特殊原因所致的腹泻,如阿米巴病、志贺菌痢疾和螺旋菌感染。

(四)内窥镜检查

溃疡性结肠炎直肠-乙状结肠镜检查适用于病变局限在直肠与乙状结肠下段者,病变向上扩展时做纤维结肠镜检查有重要价值,可赖以确定病变范围。镜检可见黏膜弥漫性充血、水肿,正常所见的黏膜下树枝状血管变成模糊不清或消失,黏膜表面呈颗粒状,脆性增加,轻触易出血。常有糜烂或浅小溃疡,附着黏液或脓性分泌物;重型患者溃疡较大,呈多发性散在分布,可大片融合,边缘不规则。后期可见炎性息肉,黏膜较苍白,有萎缩斑片,肠壁僵直而缺乏膨胀性,亦可见癌瘤。

(五)X 线检查

溃疡性结肠炎应用气钡双重对比灌肠检查,有利于观察黏膜形态。本病急性期因黏膜水肿而皱襞粗大紊乱;有溃疡及分泌物覆盖时,肠壁边缘可呈毛刺状或锯齿状。后期纤维组织增生,结肠袋形消失、肠壁变硬、肠管缩短、肠腔变窄,可呈铅管状。有炎性息肉时,可见圆或卵圆形充盈缺损。重型或暴发型患者一般不宜做钡灌肠检查,以免加重病情或诱发中毒性巨结肠。钡餐检查有利于了解整个胃肠道的情况,特别是小肠有无受累。

(六)诊断和鉴别诊断

溃疡性结肠炎的主要诊断依据包括慢性腹泻、脓血或黏液便、腹痛、不同程度的全身症状、反复发作趋势而无病原菌发现。内镜或 X 线检查有炎症病变存在,且有溃疡形成等。因本病缺乏特征性病理改变,故需排除有关疾病(包括慢性痢疾、克罗恩病、结肠癌、血吸虫病、肠激惹综合征、肠结核、缺血性肠炎、放射性肠炎、结肠息肉病、结肠憩室炎等)方能确诊。

二、溃疡性结肠炎的内科治疗原则

溃疡性结肠炎的内科治疗目标是终止急性发作、预防复发和纠正营养及水电失衡。在着手治疗前必须考虑四种因素。

(一)病变的部位

除了偶然的例外,溃疡性结肠炎只累及结肠。在结肠范围内,病变可累及局部或全部结肠(全结肠炎)。病变的范围与预后相关,并是决定疗效的一个重要因素。

(二)疾病的活动性

急、慢性溃疡性结肠炎有着不同的临床表现,其治疗效果也各有不同。治疗方案也必须与病情严重程度相适应。

(三)病程的长短

病程长短也是影响疗效的一项重要因素。

(四)全身状况

患者一般状况较差时,其疗效亦稍逊。某些病例常有心理因素存在,可能成为疾病慢性化的因素之一。

此外,在策划治疗方案时还有一些其他因素应当考虑,如起病年龄超过50岁时,多呈轻型经过并可伴发另外系统的疾病。患者既往发作的严重性也与患者可能出现的治疗反应有关。

如果已经确诊,医师须进一步确定治疗目标及与之相关的生命质量。由于存在着少数患者不能彻底治愈的可能性,医师与患者还应就"治疗失败"问题达成共识。不切实际的奢望可构成制约疗效的重要因素,并可损害医患之间的友善关系,妨碍治疗计划的实施。

三、溃疡性结肠炎的治疗方式

(一)营养

患者的营养状况与疗效息息相关,良好的营养状况可以增进疗效。但实际上许多患者的体重低于正常标准10%～20%,还有不少患者呈现出特殊性营养缺乏的症状。过去对避免粗糙食物代之以易消化、高蛋白饮食强调颇多,目前至少仍适用于急性期患者。对已发展成慢性营养不良者(低于标准体重20%以上),更应采取营养治疗。

(二)对症治疗

对症治疗既可改善患者的一般状况和营养,又可减轻症状。临床上常可遇到这样的情况,患者为减轻症状而过度或过久地用药,一旦药物成瘾又对健康构成新的危害。再者麻醉药品可影响肠道运动甚至诱发中毒性巨结肠。非麻醉性镇痛药可酌情使用,但也应随时警惕毒副反应,少数溃疡性结肠炎患者服用阿司匹林后促发了消化性溃疡。

抗胆碱能药物也有促发中毒性巨结肠之虞,而且对缓解腹部痉挛不一定有效。一般来讲,对溃疡性结肠炎患者最好不用这些药物,除非对非活动期或轻、中型患者做短时间的应用。

对症治疗的关键是抗腹泻制剂,尤其是地芬诺酯和氯苯哌酰胺(易蒙停)。虽然两者均属"局限药品",且后者很少毒副反应。但抗腹泻制剂的成瘾性仍不容忽视。有些患者为急于控制腹泻常自行超量服药。从某种程度上讲,这类药物的效力要基于不间断地服用。因此,对于控制腹泻所需的剂量及用药指征都应有一个严格的标准,以保无虞。

在支持治疗中多种维生素和铁剂常被应用,患者亦常诉服用上述药品后症状有所改善,但是维生素、矿物盐和其他补品(除已出现缺乏症外)仍属经验用药,几乎没有证据支持"大剂量维生素"疗法。

急性期或危重患者可能需要输液、输血或静脉滴注抗生素。但对溃疡性结肠炎患者来讲,抗生素并不常用,而且也无证据表明溃疡性结肠炎患者须长期使用抗生素。抗生素应用的主要指征是:存在或疑有腹腔内感染或腹膜炎,后者可见于中毒性巨结肠病例。当有败血症和营养不良存在时,由中毒性巨结肠而致死的病例增加。在这种情况下,适当地使用抗生素可能会挽救生命。McHenry指出:大多数腹腔内感染是由需氧和厌氧菌混合性败血症所致,因此所选用的抗生素应能兼顾这两类细菌。一般公认氨基糖苷类抗生素对需氧的革兰阴性杆菌有效,而氯霉素、林可霉素、头孢噻吩、甲硝唑或羧苄西林等则可针对厌氧菌群。业经证实庆大霉素与林可霉素联用对腹腔内感染的有效率为68%～93%,可谓安全有效。庆大霉素与甲硝唑联用或托布霉素与甲硝唑联用也有良好的效果。Harding等通过前瞻随机对照性研究发现林可霉素,氯霉素分别与庆大霉素联用治疗腹腔内感染同样有效。

静脉高营养或全胃肠道外营养(TPN)在以下情况时十分有价值:①严重营养不良者或需切除结肠者的一种术前辅助治疗;②已做过结肠切除术者的术后治疗。一般来讲,TPN应连续进行2～3周,长期应用的价值不大。目前认为:TPN作为一种主要治疗手段时很少有效,而作为一种辅助治疗则具有一定价值。

(三)机能锻炼

溃疡性结肠炎患者,每天坚持一定的体力或脑力活动十分重要。因为慢性疲劳、不适、抑郁、忧虑等症状可能都很突出,而坚持机体的功能活动则可减轻这些症状。值得指出的是:当患者一般状况欠佳时,医师和患者家属均有鼓励患者休息的倾向,但实际上那些坚持功能锻炼的患者却更常获得症状改善,甚至治疗效果会更好。

(四)住院治疗

下列原因适于住院治疗。

(1)轻型病例经1个月治疗未见显著改善者。住院可实现两个目标:摆脱加重病情的环境、给医师提供进行更有效的强化治疗的条件。

(2)伴厌食、恶心、呕吐、发热和腹泻难控制的严重病例(急性暴发型)。这类患者立即住院不仅可及时提供必要的治疗措施,还可预防并及时识别并发症(如中毒性巨结肠)。

(3)发生了全身或局部并发症:如严重出血及贫血、严重的低清蛋白血症或疑有癌变等。外科治疗的指征不仅针对结肠的并发症(中毒性巨结肠、行将发生的穿孔),也包括多种内科治疗无效的顽固性病例,这些病例均须住院治疗。

(4)为了排除来自家庭或工作环境中的心理负担。

(五)心理治疗

保持医患之间长期友谊十分重要,但偶尔也需要心理科或精神科医师的会诊。安定药或抗抑郁药的应用只限于那些有显著忧虑或抑郁症的患者,它能帮助年轻患者克服他们自己过于简单的想法,并使其病情好转。

(六)局部治疗

对远端溃疡性结肠炎,尤其是直肠炎和直肠-乙状结肠炎,氢化可的松灌肠(100 mg 氢化可的松加于 60 mL 生理盐水之中)已证实无论对缓解症状或减轻炎症反应均十分有效。每天用药连续三周之内不致引起肾上腺的抑制。虽然尚无一项有关类固醇局部治疗与安慰剂或口服类固醇治疗的对照性研究,但在临床上常用氢化可的松灌肠以治疗溃疡性直肠炎或直肠-乙状结肠炎,取得一定疗效。氢化可的松灌肠还可对全结肠炎型溃疡性结肠炎伴显著里急后重和直肠出血的患者有一定的辅助治疗价值。

柳磺吡啶及其各种衍生物局部灌肠已引起医家注目。已经证实,5-氨基水杨酸(5-ASA)灌肠或制成栓剂可有效地治疗远端结肠炎或直肠炎,与皮质激素不同,这一疗法虽长期应用亦不会发生肾上腺抑制。

某些患者对 5-ASA 的反应迅速,症状可于 1~2 天内消失。大多数患者病情在 1~3 周内逐渐改善,也有经 1~3 个月治疗后好转者,足见敏感性和有效率在人群中有很大差异。一般来说,取得乙状结肠镜下的改善常需较长时间,而取得组织学的改善则需更长时间。

用 5-ASA 灌肠所达到的缓解大部分在停药几个月之内复发,尽管柳磺吡啶(SASP)还在维持用药。Allen 认为这种高复发率应归结为接受治疗者多是顽固病例或经安慰剂对照试验证实为耐药的病例。因为在许多使用 5-ASA 局部灌肠治疗的研究中,大多数患者都有对各种疗法失效的历史。

由于 5-ASA 局部灌肠治疗的费用昂贵,"疗程以多长为宜?是否须坚持到组织学上的炎症消失?"成了人们关注的问题。许多经验表明:如只达到临床症状缓解就停止灌肠,短期内即可复发;如能达到乙状结肠镜下或组织学上的缓解,则疗效较为持久。

停用灌肠后有些病例又有急性发作,此时可再行灌肠治疗 BiddLe 等用 1 mg 5-ASA 维持保留灌肠使得 12 例患者 9 例 1 年没有复发。而 13 例随机对照病例中有 11 例在平均 16 周内复发。隔天或每3~4 晚维持灌肠一次的疗法正在评估之中,虽也有成功的报道,但最理想的维持疗法尚未确立。

虽然持续维持治疗或隔天灌肠治疗已显著降低了恶化的可能性,但这一结论并非完全正确。有时某些未知因素可以破坏已取得的成果。据 Allen 的经验:病变范围超过 45 cm,尤其是在同一时期病变范围>60 cm 的病例即使在灌肠治疗中也有病情恶化的可能。如果肠壁的全层已受累及、伴有肥厚、狭窄或瘘管存在时,仅作用于黏膜层的局部疗法难以奏效。

(七)难治性直肠-乙状结肠炎的处理

约 15%的远端溃疡性结肠炎患者有复发倾向且对多种疗法不起反应。患者可有直肠出血,却常无腹泻或其他症状。难治的焦点有二:①频发性直肠出血和里急后重;②持续性直肠出血。这些症状如已持续多年,其扩散的危险性很低;据 Richard 报道,多数患者的病情扩散发生在起病的两年之内。

对难治性病例,澄清下列情况特别重要:①确认无其他感染(如螺旋菌、难辨性梭状芽孢杆菌)的存在;②如有可能,通过结肠镜检查确定肠管内炎症损害的范围及其上界。

几乎所有的难治性病例均已接受过某种形式的治疗,但仍可重新使用这些药物,尤其是联合用药。因此,定期氢化可的松灌肠 3 周、类固醇栓剂局部治疗与 SASP 口服治疗就构成了针对这种情况的最常应用的方法。此外,有的患者夸大病情,此时应鼓励他恢复信心。

四、特异性药物治疗

(一)柳磺吡啶(SASP)

SASP 是治疗溃疡性结肠炎时最常使用的药物。许多临床试验已证实了它的应用价值,但其确切的作用机制还不十分清楚。

1.体内过程

SASP 是 5-ASA 和磺胺吡啶(SP)以偶氮键相互结合的产物。摄入量大部分自小肠吸收,约 10%经肾脏排泄,其余部分经胆汁无变化地返回肠道。在靠近结肠部位,SASP 被细菌分解为 5-ASA 和磺胺吡啶,以原型存留于粪便中者极少。偶氮键可在结肠菌丛的作用下分离,释放出的磺胺吡啶大部分被吸收并由尿中排泄,而约占半数的 5-ASA 滞留于结肠并经粪便排泄。若将抗生素与 SASP 同服,就会因结肠菌丛的变化而影响到菌丛对 SASP 的分解。IBD 的腹泻加速了肠道排空过程也会影响到对细菌 SASP 的分解。

2.作用机制

多年来有关 SASP 作用机制的研究颇多,仁智各见,尚无一个系统完整的理论。据已发表的资料,SASP 的作用机理可归纳为以下几方面:①SASP 可做为其活性代谢产物——5-ASA 的运输工具,使后者以口服难于达到的浓度运抵结肠,从而在结肠局部发挥抗感染作用。②SASP 及其代谢产物的局部和全身免疫作用。体外试验证实 SASP 和 SP 均可抑制有丝分裂所致的淋巴细胞毒;溃疡性结肠炎患者服用 SASP 后,可使异常的免疫功能恢复正常,这一免疫学变化并与临床症状的改善相符;进一步研究证实:SASP 和 SP 可抑制自然性 T 细胞介导细胞毒,而5-ASA 则可抑制免疫球蛋白的分泌。③SASP 及5-ASA 对IBD 的治疗作用主要是它影响了花生四烯酸代谢和一个或几个环节。研究表明:有两种花生四烯酸的代谢产物可能是肠道炎症的重要调节者,这两种代谢产物是环氧化酶产物(主体是前列腺素)和脂氧化酶产物(主体是白细胞三烯)。在活动性溃疡性结肠炎患者的直肠黏膜、门静脉血和粪便中前列腺素含量的增加已得到证实。体外试验也证实了 SASP 与 5-ASA 能抑制前列腺素的合成与释放,并抑制前列腺素合成酶的活性。④有些学者注意到一些非甾体抗炎药如吲哚美辛、氟吡咯酚均比 SASP 和 5-ASA 有更强的前列腺素合成抑制作用,服用此类药物后虽血清和直肠黏膜中前列腺素水平下降,但临床情况并未随之改善。这表明前列腺素并非肠道炎症的主要调节者,也表明 SASP 和 5-ASA 的治疗作用并非源于前列腺素含量的下降。进一步研究发现:5-ASA 的确可促进前列环素的合成、SASP 也的确可抑制前列腺素-F_2 的破坏,于是又有人提出一种对立的理论,即前列腺素对结肠黏膜行使着一种细胞保护作用。⑤新近的几项研究又指出了 SASP 和 5-ASA 的另一作用——反应性氧气清除剂作用可对 IBD 的疗效有重要的影响。

3.临床应用

(1)初始治疗:轻症病例第一周内 SASP 按每天 4 g 的剂量服用,第二、第三周按每天 2 g 剂量服用,三周后 80% 患者症状改善,25% 患者完全缓解(依临床和乙状结肠镜的标准)。重症病例多联用其他药物,原则上并不单用 SASP 治疗。

(2)维持治疗:1965 年 Misiewicc 等对 34 例溃疡性结肠炎患者进行了前瞻、随机、对照性观察,追踪 12 个月后发现:每天服 SASP 2 g 维持治疗者的复发率是 28%,而对照组复发率竟达 72%。其他几项研究表明:约 86% 处于临床静止期患者每天服用 2 g SASP 后仍然没有症状,而不足 20% 的对照组患者则复发。这些研究充分证明了维持治疗的必要性。在一项 172 例的随机试验中,复发率与维持量的大小有关,每天服 1 g、2 g、4 g SASP 患者的复发率分别是 33%、14% 和 9%(随诊时间 12 个月)。无论在初始治疗或维持治疗阶段,剂量越大疗效越高,但不良反应也越多。权衡起来,每天 2 g SASP 当属耐受性最佳的维持剂量,也是复发率较低的维持剂量。如遇严重复发,此剂量可酌增至每天 3～4 g。

维持治疗所需的时间还存有争议。多数学者认为:在主要症状缓解后,持续至少一年以上的维持治疗是适宜的。

(3)药物间的相互作用:因为 SASP 的代谢取决于正常肠道菌群,如同时服用抗生素就会延缓此药的代谢。对人类的观察表明:由壅塞症、盲襻综合征或憩室病所致的菌群失衡可导致药物更快的代谢和吸收。

如将硫酸亚铁与 SASP 同时服用可导致血中 SASP 含量的下降。这是由于 SASP 与铁离子螯合,从而干扰了铁的吸收。

此外,SASP 还可加强抗凝剂、口服降糖药和保太松类的作用。SASP 而非 SP 或 5-ASA 还可竞争性地抑制叶酸轭合酶来抑制叶酸的吸收。考来烯胺与 SASP 联用会妨碍后者在肠道的吸收。同时服用SASP 及地高辛,可使后者的生物利用度减少 25%。

(4)SASP 的主要毒副作用:文献报道在治疗 IBD 过程中,SASP 不良反应的发生率为 20%～45%。

(二)肾上腺皮质激素

肾上腺皮质激素(简称激素)是治疗急性期、重型或暴发型溃疡性结肠炎的首选药物,而泼尼松则是最常应用的激素类型。其作用机理是激素有助于控制炎症、抑制自身免疫过程、减轻中毒症状。具体剂量、用药途径和疗程依病变部位、范围及严重程度而定。

1.直肠炎

如炎症只局限于直肠且硬式乙状结肠镜可以界定其上限时,可局部应用激素治疗,亦常与口服SASP联用。栓剂或泡腾剂最为理想。但有的病例无效,其中有些严重病例须静脉点滴激素或做外科手术。

2.轻型发作

轻型发作是指每天腹泻少于四次,伴有或不伴有血便,无全身症状而炎症范围超出直肠以外的病例。此类患者同时口服激素及激素保留灌肠。疗程至少需 3~4 周,如病情缓解,再用 3~4 周后可将强的松减量。如在疗程中或减量期中病情恶化,应按中度发作处理甚至住院静脉输液治疗。

3.中型发作

中型发作的表现介于轻、重型发作之间。每天腹泻超过四次,但一般状况好,无全身症状。这类患者也需在口服泼尼松龙(40 mg/d)的同时给予激素灌肠治疗。第二周口服激素剂量减至 30 mg/d,第三周减至 20 mg/d 维持 1 个月。此疗法可令大多数患者达到缓解,口服激素剂量可以减少到 0。如患者未获缓解,则应住院、按重型发作治疗。

4.重型发作

此型发作的表现为伴有全身症状的严重发作(伴发热、心动过速、贫血、低蛋白血症或血沉增快等)。重型患者均须住院治疗,可予输液的同时加用激素(氢化可的松 400 mg 或泼尼松龙 64 mg/d),并加用局部灌肠治疗(氢化可的松 100 mg 加于 100 mL 生理盐水中保留灌肠,1 天 2 次)。静脉输液期间除饮水外,禁用其他食物,但营养不良者需给静脉高营养。

尽管静脉滴注氢化可的松对严重发作是有效的,但仍有 1/4 的患者需做紧急结肠切除术。

与安慰剂相比,无论可的松(50 mg/d×一年)或泼尼松龙(15 mg/d× 6 个月)均未显示其维持缓解的作用,因此,肾上腺皮质激素无须用做维持治疗。

(三)免疫抑制药

由于多数溃疡性结肠炎病例可用 SASP 和/或肾上腺皮质激素治愈,外科手术对溃疡性结肠炎的疗效也很好,所以临床医师并不经常使用免疫抑制药来治疗溃疡性结肠炎。但若遇到下列情况则可考虑使用免疫抑制药:①疾病转为慢性且经激素和 SASP 治疗无效者;②出现激素的毒副作用如高血压、骨质疏松、糖尿病和精神病时;③激素剂量>15 mg/d,用药超过 6 个月而仍未获缓解者;④直肠-乙状结肠炎患者对常规口服和局部治疗[SASP、5-ASA 和/或激素]无效者。

免疫抑制药如 6-MP、硫唑嘌呤、甲氨蝶呤可使 70%的溃疡性结肠炎获得缓解,一旦达到缓解,这类药物须维持治疗 2~3 年。

(四)其他药物

鉴于复发性溃疡性结肠炎患者常有主细胞数量的增加,有人提出主细胞稳定剂——色甘酸钠可有治疗作用,但还未被公认。

五、溃疡性结肠炎的外科治疗

切除病变的结肠或直肠可治愈大多数的溃疡性结肠炎。为此患者须经受一定的手术风险。十余年前几乎没有术式选择的余地,多主张行"短路"手术,认为这种手术操作简单,对患者打击小,效果同样可靠。但经长期随诊观察发现这类"短路"手术不仅会引起"盲襻综合征",而且多数在术后复发。今天,已有多种术式开展成功,临床上可根据病变性质、范围、病情及患者全身情况加以选择。

(一)手术指征

肠穿孔或濒临穿孔;大量或反复严重出血;肠狭窄并发肠梗阻;癌变或多发性息肉;急性结肠扩张内科治疗 3～5 天无效;结肠周围脓肿或瘘管形成;活检显示有增生不良;长期内科治疗无效,影响儿童发育。

(二)术前准备

全面的斟酌在过去的数十年中,外科治疗溃疡性结肠炎的方式比较恒定,患者多需接受并非情愿的回肠造口术。至今,直肠结肠切除术与末端回肠造口术仍是溃疡性结肠炎外科治疗中最常应用的方法。

医师在与患者谈论手术问题时,首先要取得患者的信任。向患者详细介绍回肠造口术的相关资料,以求最大限度地增强患者对这一造口术的心理承受能力。一般来讲,术前病情越紧急、病体越虚弱者,其心理承受力越强。如有可能,向患者提供图解资料并安排患者与性别相同、年龄相近、康复较好的回肠造口病友会面。

尽管做了这些努力,仍有些患者不愿或拒绝外科手术。此时有两种选择:①节制性回肠造口术;②盆腔内贮藏的回肠-肛门吻合术。明智的做法是在外科会诊前将这两种选择余地告知患者。患者可能对手术提些问题以及可能出现哪些并发症等。医师所做的答复可能因人而异,Victo 的意见是应当告诉患者,术后伤口愈合不良、阳痿及某些回肠造口术的并发症可能出现。

全身的准备有贫血时可输全血或红细胞来纠正。电解质紊乱也需纠正。结肠炎急性发作时可发生严重的低钾血症。低清蛋白血症则反映了慢性营养不良状态或继发于急性暴发型结肠炎所致的大量蛋白的渗出。术前输注清蛋白可恢复正常水平,也可考虑给予全胃肠道外高营养(TPN)。TPN 适用于严重营养不良有可能帮助患者渡过急性发作的险关并于术前改善患者的一般情况,凝血障碍可用维生素 K 纠正。

如果患者已用皮质类固醇半年以上,术前或术后仍需使用。

抗生素可注射和口服同时应用。术前日,于下午 1 点、2 点和晚上 10 点钟各服红霉素及新霉素 1 g。对需氧或厌氧的革兰阴性杆菌敏感的抗生素,应于术前即刻静脉滴注并维持到24 小时之后,如发生手术污染,抗生素应延长到 5 天以上。实践证实,联用妥布霉素与克林霉素或甲硝唑特别有效。

判断结肠炎的活动性可用导泻法。在某些病例中,小剂量(100 mL)枸橼酸镁或 10% 甘露醇常能较好耐受。

术前安排 2～3 天的要素或半要素饮食也有一定的价值。

造口处的标记对将做回肠造口术者应于术前做好腹壁造口处的标志。定位是否得当关系到患者能否长期恢复工作,因此可视为决定手术是否成功的关键。Frank 主张切口位置选定于左正中线旁为宜,此切口便于放置结肠造口袋。如切口过低或太靠外侧,会给回肠造口的照顾和功能带来严重问题。造口处应位于腹部脂肪皱襞的顶峰,并避开疤痕和皮肤的皱褶。

(三)手术方法

如果选择应根据患者年龄、病程、病变范围及患者意愿予以综合考虑。具体可供选择的术式如下。

1.回肠造口术

不做结肠切除或结肠-直肠切除术的单纯回肠造口术目前已很少施行,因病变结肠仍在,大出血、穿孔、癌变和内瘘等并发症仍可发生。但在下列特殊情况下仍可采用：①患者营养不良而不可能实施全身或胃肠道高营养者，通过单纯回肠造口术可使结肠得到休整，为二期手术做准备；②作为中毒性巨结肠治疗程序中的一个步骤；③结肠炎性质未定，有逆转可能性者。但所有这些理由都存有争议。

2.全直肠-结肠切除术及回肠造口术

这是目前治疗溃疡性结肠炎患者的标准术式之一。术后可消除所有的结肠症状、复发的威胁和癌变的危险并恢复健康，手术可选择最佳时机进行。紧急手术却有较高的病死率，尤其是在那些极少见过这种严重病例的医院，病死率达 7%～15%。当患者情况允许时，可先行一期手术。对急腹症患者、极度虚弱患者或已做了次全结肠切除及回肠造口术的患者，可于数月后再做二期的直肠切除术。某些有经验的外科医师认为，即使在急症情况下，也能安全完成全直肠-结肠切除术；保留直肠所招致的不良影响更甚于疾病自身（存在着癌变的危险）。

虽尚无外科手术方法能有效地逆转肝胆或脊柱关节的并发症，但大多数病例，经直肠-结肠切除术后溃疡性结肠炎的肠外表现可以缓解。

全结肠切除术后回肠造口术的要点是切除病变肠管，远端闭合，取回肠末端于腹壁造瘘，形成永久性人工肛门。造口肠段的长度也很关键，应拉出皮肤表面 13.2 cm，这样当肠段顶端本身反折时在皮肤表面还留有 6.6 cm。这样反折可防止浆膜发炎，并保证回肠"乳头"有较多的组织突出腹壁，从而使回肠内容物排入回肠造口袋时不致污染皮肤。回肠造口袋用来收集肠内容物。

此简易装置不仅可防止术后皮肤发炎，还便于患者适应新的生活。

3.Kock 氏内囊袋手术

切除病变结肠，游离出一段带系膜的末端回肠，长约 45 cm，将近侧 30 cm 长肠管折叠，并在系膜对侧行浆肌层侧侧缝合。距缝合线 0.5 cm 纵行切开肠壁，然后行全层缝合，使成一单腔肠袋，再将远端15 cm 长肠管向近端套叠，成一人工活瓣，使长约 5 cm，于其周围缝合固定瓣口，将内囊袋固定于壁层腹膜上，其末端行腹壁造瘘。

这种术式的并发症主要与活瓣的机械结构有关。套叠而成的活瓣沿着肠系膜方向有滑动或脱出的倾向。由此可造成插管困难、失禁和梗阻。

并非所有内科治疗无效的溃疡性结肠炎均可接受这一手术。凡有精神病倾向者均不宜行此手术。次全结肠切除术伴回-肛肠内囊袋吻合术者也不宜做此手术，因为内囊袋周围的粘连会给继后的直肠切除术造成很大的困难。

4.直肠黏膜剥脱、回-肛肠吻合术

切除全部结肠及上 2/3 的直肠，保留 5～8 cm 的一段直肠。在直肠黏膜与肌层之间，从上向下或自齿线向上将黏膜剥去，留下肌性管道，将游离的回肠（注意保留良好血运）在没有张力情况下自扩张的肛门拉出，与直肠肛管交界处的直肠黏膜残缘进行吻合。吻合旁放置引流管自会阴部戳创引出，然后进行腹壁回肠造瘘。术后 2～4 天拔去会阴部引流，术后 10 天行肛门扩张，并开始做肛门括约肌练习，每周一次，3～6 个月后，回-肛肠吻合完全愈合，再关闭腹壁回肠造瘘口。

之所以将直肠黏膜剥脱，意在消除暴发型炎症和癌变的危险，这两种情况均可发生于回-肛肠吻合术后。而且，与保存肛管手术相比较，此术式可相应减轻某些持续存在的未完全消除的肠外表现。

此种术式的并发症有盆腔脓肿、出血、瘘管及括约肌障碍。

5.直肠黏膜剥脱、回-肛肠内囊袋式吻合术

Parks 等认为如将回肠、直肠缝合成内囊袋形,会有比回-结肠切除兼回-肛吻合术更理想的功能改善。具体方法是:全结肠切除、直肠黏膜剥脱后,游离回肠,将其末端折叠成 S 型,再将系膜对侧的三排折叠肠襻剪开,行侧侧吻合,形成 S 形内囊袋,长约 6 cm,容量大约 100 mL,游离端与肛管吻合。术后4~6 周内囊袋扩张,平均容量约 245 mL。

(四)术后护理

任何重要的肠管手术之后都有相似的护理常规。在肠功能恢复之前应予静脉输液并记录 24 小时液体出入量。肠蠕动恢复前应行胃肠减压术。回肠功能的恢复一般须 2~4 天,但仍须随时密切观察肠功能的状况。当有稀薄而淡蓝色流出物伴白色物质出现时,常提示着回肠或高位小肠梗阻。胃肠减压术应继续维持。术后抗生素治疗应维持 24 小时,如有术后感染,应延长应用抗生素 5~7 天。回-肛吻合术后的早期阶段可有腹泻,一般无须服药,但若腹泻持续 2~3 天,则应想到反跳的因素,由此还可引起肠梗阻。

如术中包括直肠切除,则须保留尿管一周,提前拔管会引起尿潴留。拔除尿管的同时应做尿液细菌培养。对连续用类固醇激素的患者要安排一个减量方案,减药剂量和速度须参照术前用药情况。

做过 Kock 氏内囊袋手术者需特别护理。囊袋中须留置一导管,以利于术后 48 小时内每隔 2 小时用少量盐水冲洗囊腔。导管周围的固定缝线于术后第三天剪除,另附一护板将导管随体位固定,使患者更觉舒适。出院前教会患者如何做囊袋内插管,如何佩戴腿袋,以保证患者在行走中能得到满意的连续引流。

腹部造口处应安放一种 Karaya 橡胶垫并与一种清洁塑料袋相联结。安息香酊因可刺激皮肤而不宜使用。塑料造口袋应用简便、效果佳良。术后第 6~7 天开始学习造口的护理,经过 3~4 天学习,熟练掌握了造口护理的专门技术后始可出院回家。出院前最好能把造口医师的电话号码告诉患者,以便及时咨询。

六、溃疡性结肠炎的预后

溃疡性结肠炎的长期预后取决于下列四种因素。

(一)病变部位

病灶较局限者预后较病灶广泛者为好。

(二)疾病活动性

本病活动程度各有不同(急性、重型、暴发型、慢性复发型、慢性持续型等),预后各异。即使非活动期,其潜在的癌变危险亦不容忽视。

(三)病程

罹病时间长短除与临床类型有关外,还与患者营养状况、疗效、不良反应有关。此外病程长短也是决定应否手术的重要参考因素。

(四)疾病对患者的总体影响

这些影响包括患者参与社会、经济活动的能力、心理状态、家族史、患者对溃疡性结肠炎的适应能力以及生命质量等。

直肠炎或直肠-乙状结肠炎患者中 90% 以上的预后良好。这些患者病情稳定、很少或全无症状、无须连续治疗。另外的 10% 病例炎症扩散、波及全部结肠,其预后与全结肠型患者相似。

如将直肠炎与直肠-乙状结肠炎两组病例的预后相比较,就会发现前者的预后较后者略好。追踪观察还表明:即使大多数患者的预后良好,确定其中个例的预后仍有困难。

(曹　军)

第六节　结 肠 扭 转

结肠扭转是以结肠系膜为轴的部分肠襻扭转及以肠管本身纵轴为中心扭曲。其发病在世界各地很不一致,以非洲、亚洲、中东、东欧、北欧和南美等地多见,西欧和北美少见,Halabi 等报道,在美国结肠扭转约占所有肠梗阻的 1.9%;在巴基斯坦占 30%;巴西占 25%;印度占 20%。国内报道其发生率为 3.6%~13.17%,以山东、河北等地多见。本病可发生于任何年龄,乙状结肠扭转多见于平均年龄大于 70 岁的老年人,男性居多,男与女之比,据统计,在 1:1~9:1,平均发病年龄 40~69 岁,而盲肠扭转多见于年轻女性。乙状结肠是最常见的发生部位,约占90%,其次是盲肠,偶见横结肠和脾曲。该病发展迅速,有较高的病死率 9%~12%,术后并发症多,应早期诊断,早期治疗。

一、病因

结肠扭转常由于肠系膜根部较窄,且所属肠段冗长,活动度大,如乙状结肠。冗长的肠段随着年龄的增长而延长。此外,Kerry 和 Ransom 归纳了 4 个诱发因素:①肠内容物和气体使肠襻高度膨胀,如长期慢性便秘等。②肠活动的增强和腹内器官位置的变化,如妊娠和分娩。③有过腹腔手术病史而使腹腔内粘连。④先天性异常如肠旋转不良或后天因素造成远端肠管梗阻。盲肠正常固定在后腹壁,正常盲肠可以旋转 270°,不会发生扭转,但有 10%~22% 的人群在胚胎发育期间盲肠与升结肠未完全融合于后腹膜,形成游动盲肠,因活动范围大,其中有 25% 的人会发生盲肠扭转。此外,东欧与非洲扭转多与高纤维饮食有关,西欧与北美多与慢性便秘、滥用泻药与灌肠有关。

二、病理

乙状结肠扭转多为逆时针方向,但也有顺时针方向扭转,扭转程度可由 180°~720°。旋转少于180°时,不影响肠腔的通畅,尚不算扭转,有自行恢复可能,特别是女性,盆腔宽大,更易恢复,当超过此限,即可出现肠梗阻。肠扭转造成的主要病理改变是肠梗阻和肠管血运的改变。乙状结肠扭转后,肠襻的入口及出口均被闭塞,因此属闭襻性梗阻,肠腔内积气、积液、压力增高,也会影响肠壁血运。除扭转的肠襻外,扭转对其近侧结肠也造成梗阻。乙状结肠扭转后发生肠管血运障碍来自两个方面:一是系膜扭转造成系膜血管扭转不畅,另一方面是肠襻的膨胀,压力高而影响肠壁血循环,先影响毛细血管,然后是静脉,最后是动脉,引起肠腔内和腹腔内出血,肠壁血管发生栓塞、坏死和穿孔。大致可分为以下 3 个阶段。①肠淤血水肿期:淤血水肿致肠壁增厚,常发生在黏膜和黏膜下层。②肠缺血期:在肠壁血运受阻时,肠壁缺血缺氧致张力减低或消失而扩张,除肠腔内大量渗液外,常伴有腹腔游离液体。③肠坏死期:肠缺血时间过长,导致组织缺氧、变性、黏膜面糜烂坏死。但由于肠腔内大量积气,高压气体常能循糜烂面溢出,溢出的气体可仅存留在黏膜下层或浆膜下层,此少量气体呈线状围绕肠壁排列,形成肠壁间积气。

盲肠扭转常以系膜为轴呈顺时针方向扭转,也偶见逆时针方向扭转。盲肠扭转是由于盲肠没有固定而具有高度活动性,这种高度活动性更有利于肠管迅速而又过紧地扭转,血管突然闭塞,扭转后盲肠迅速膨胀,压力增高,引起浆膜破裂、血运障碍,出现高比例的肠坏死。肠扭转不包括盲肠折叠,后者又称盲肠并合。是游离盲肠向前向上翻折,虽可发生梗阻,但不影响系膜血管,也不发生盲肠坏死。

三、临床表现

乙状结肠扭转的表现多样化,可呈急性发作,也可呈亚急性或慢性发作。早期肠坏死出现腹膜炎、休克等严重表现,亚急性、慢性发作发病缓慢,多有发作史,腹痛轻,偶为痉挛性,但腹胀严重,以上腹明显,常偏于一侧。腹部体征除明显腹胀外,可有左下腹轻压痛及肠鸣音亢进,有时可扪及腹部包块且有弹性。指诊直肠空虚。

盲肠扭转的临床症状、体征与小肠扭转基本相同,而且病情进展更为迅速,发病急,腹中部或右下腹疼痛,为绞痛性质,阵发性加重。并可有恶心、呕吐,开始尚可排出气体和粪便。查体见腹部膨隆,广泛触痛,肠鸣音亢进并有高调,叩诊鼓音。在腹中部或上部可摸到胀大的盲肠,如发生肠系膜血液循环障碍,短时间内可发生肠壁坏死,腹膜刺激征明显。

四、诊断

结肠扭转的诊断并不困难,腹痛、腹胀、便秘或顽固性便秘为 扭转三联征。盲肠扭转或急性结肠扭转常出现恶心、呕吐。查体有腹胀,腹部压痛、腹部包块、肠鸣音亢进、体温升高、休克、腹膜炎体征。再结合病史、诱发易患因素,腹痛、腹块的部位,一般可做出结肠扭转的诊断。Stewardson 选择"持续腹痛""发热""心动过速""腹膜炎体征""白细胞计数增高"5 个经典表现作观察,发现约 90% 的肠绞窄患者同时具有 2 种或 2 种以上的表现。

腹部 X 线片对诊断帮助很大,应作为怀疑结肠扭转的常规检查,乙状结肠扭转的典型 X 线表现是显著充气的孤立肠襻,自盆腔至上腹或膈下,肠曲横径可达 10~20 cm,立位片可见两个巨大且相互靠拢的液平面。其他各段小肠和结肠也有胀气与液平,钡灌肠见钡剂止于直肠上端,呈典型的鸟嘴样或螺旋形狭窄。盲肠扭转时腹部 X 线片显示单个卵圆形胀大肠襻,有长气液平面,如位于上腹可误诊为急性胃扩张,但胃肠减压无好转,可以此鉴别。后期在盲肠扭转上方常可见小肠梗阻的 X 线征象。并可在盲肠右侧见到有气体轮廓的回盲瓣。钡剂灌肠充盈整个左侧结肠和横结肠,可与乙状结肠扭转鉴别。当怀疑有坏疽时,严禁做钡灌肠,因为有坏死段肠管穿孔的危险。横结肠扭转扩张,肠曲于中上腹呈椭圆形扩张,中间也可见双线条状肠壁影,降结肠萎陷。

CT 也是急腹症常规的检查,也是目前诊断结肠扭转最有意义的诊断方式,Delabrousse 等认为,随着螺旋 CT 不断应用于急腹症的检查,使肠梗阻的诊断准确性明显提高,在明确结肠扭转的病因、梗阻位置及病情的严重程度方面具有极其重要的作用。结肠扭转 CT 表现主要有以下特征:①"漩涡征"。"漩涡征"为肠曲紧紧围着某一中轴盘绕聚集,大片水肿系膜与增粗血管同时旋转,漩涡中心尚见高密度系膜出血灶,CT 上呈"漩涡"状影像。若 CT 片示漩涡征出现在右下腹,多提示盲肠扭转。②"鸟喙征"。扭转开始后未被卷入"涡团"的近端肠管充气、充液或内容物而扩张,其紧邻漩涡缘的肠管呈鸟嘴样变尖,称之为"鸟喙征",盲肠扭转时,其鸟嘴尖端指向左上腹。③肠壁强化减弱、"靶环征"和腹水。④闭襻型肠梗阻常见肠管呈 C 字形或"咖啡豆征"排列。现在增强 CT 及 CT 的三维重建也逐步推广于临床,使得结肠扭转的诊断更准确,更直观。

对于肠梗阻的诊断,虽然超声的敏感性及特异性低于腹部 CT 检查,但因其实施动态、诊断快速,也是常规检查方法之一。急性肠梗阻的超声表现:①一般表现为近端肠管扩张(93.7%),明显的内容物反流,远端肠管多空虚。②并发症表现为当肠管发生坏死、穿孔时,穿孔近端肠壁明显增厚,腹水增多,并可探及游离气体。且超声对判断肠系膜血管有无血流以及有无栓塞都有较高的准确率。

低压盐水灌肠即是治疗手段之一,也是一种重要诊断方法,如不能灌入 300～500 mL 盐水,则提示梗阻在乙状结肠。此外,随着内镜技术的发展,乙状结肠镜和纤维结肠镜也日益成为结肠扭转常规的诊断及治疗方法。

五、治疗

结肠扭转的治疗,除禁食、胃肠减压、输液等肠梗阻的常规治疗措施外,根据病情进展程度的不同、有无并发症等情况而采取非手术治疗或手术治疗。

(一)非手术治疗

非手术治疗一般用于乙状结肠扭转,且为发病初期,而盲肠扭转和晚期病例怀疑有肠坏死时禁用这种疗法。具体方法如下。

1.高压盐水灌肠和钡剂灌肠

温盐水或肥皂水均可,灌肠时逐渐加压,如有气体和粪便排出腹胀消失,腹痛减压,表示扭转复回,成功率分别可达 66.7%～78.6%。

2.乙状结肠镜或纤维结肠镜插管减压

由于镜管细,镜身软,光源强,视野清晰,不易损伤肠壁,可清晰地观察黏膜水肿程度,且患者耐受性好,故多采用纤维结肠镜复位。内镜循腔经直肠进入乙状结肠,如发现黏膜出血、溃疡或由上方流出脓血,提示肠壁已部分坏死,不宜继续插管,如检查无异常,将软导管通过结肠镜,缓慢经梗阻处远端,进入扭转肠襻,若顺利可排出大量气体和粪便,扭转自行复回,症状好转,插管全程要细致轻柔,不可用力过猛,注意此软管不要立即拔出,要保留 2～3 天。以免扭转短期内复发,还可通过观察导管引出物有无血性物质,以判断扭转肠襻有无坏死。内镜检查作为一种微创治疗,能够有效缓解梗阻症状,避免急诊手术,使外科医师获得充分时间全面评估和判断患者病情,选择最佳的个体化治疗方案,以达到更好的疗效。

尽管非手术疗法复位成功率高达 77%,病死率和并发症率均较手术治疗为低,但由于发生扭转的根本原因依然存在,复发率高达 46%～90%。因此,国内外学者近年均主张,若患者无手术禁忌证,在非手术疗法复位后,短期内应行根治性的手术治疗。

(二)手术治疗

如果非手术疗法失败,或出现弥散性腹膜炎并怀疑有肠坏死、穿孔时,均应及时手术,术中根据有无肠管坏死、腹腔污染情况及患者自身状况,再决定做姑息性手术,还是根治性手术。主要手方术式包括固定术、造口术和切除吻合术等。

1.固定术

由于单纯乙状结肠扭转复位术后复发率可达 28%,单纯盲肠复位术有 7% 的复发率,故术中逆扭转方向复位后,若肠管血运良好,肠壁色泽正常,有蠕动,多加以固定术。手术方法有乙状结肠腹壁固定术,乙状结肠系膜固定术、乙状结肠横结肠固定术、乙状结肠腹膜外被覆术。盲肠扭转多采用后腹膜盲肠固定术。

2.结肠造口术

结肠造口术一般用于手术时发现肠壁明显水肿、肠腔过度扩张、腹腔污染严重、肠壁已坏死、穿孔或全身情况较差的病例。可将坏死肠管切除吻合后在其近侧造口;也可行 Hartmann 手术即坏死肠管切除,近端造口,远端缝闭放回腹腔内旷置;或者做双腔结肠造口术,坏死肠管可切除或暂不切除而外置。以上手术都需要行二期手术。

3.切除吻合术

切除吻合术一般用于肠管有坏死或血运不好,腹腔污染较轻。或者乙状结肠特别冗长,估计行固定术效果不佳,则可将乙状结肠切除行根治性治疗。由于两断端管腔内径差别较大,在切除肠管后,多行一期端侧吻合。在非手术治疗有效后,为防复发也可择期行肠道准备后,可行肠切除吻合术。

扭转性结肠梗阻是急性闭襻性肠梗阻,易发生坏死穿孔,应以急诊手术为主。对于右侧大肠梗阻的术式选择意见较为一致,可行梗阻病变的一期切除吻合术。对左侧大肠梗阻的术式选择则有分歧。传统的治疗方法是分期手术,即先行病灶切除和肠造口,然后再择期关闭造口的二次手术方案。这种方法虽能减少腹腔感染和肠漏发生的机会,但却需要二次手术创伤,使术后恢复期延长、整体治疗费用增加。近年来,随着抗生素发展、手术进步,以及对结肠梗阻病理生理认识的提高,越来越主张行一期切除吻合术。为提高一期切除吻合术的成功率,要求术中肠道排空、灌洗,但延长了手术时间,术后肠功能恢复慢,术后并发症发生率高达 40%～60%,因此,当出现急性大肠梗阻时,如果用非手术的方法缓解肠梗阻并改善一般状况,就可以变"急诊手术"为"限期手术",从而最大限度降低手术风险,显然是治疗急性大肠梗阻的最理想方案。

六、评述

扭转性肠梗阻有较高的发病率,其发病急,病情进展快,病死率高。通过询问病史、详细体格检查和辅助 X 线、CT 检查可明确诊断。此病保守治疗大部分可以复位,病情得到缓解,但复发率较高。对于保守治疗无效的患者,应及早进行手术治疗。手术方法有两种:①术中复位后行结肠及系膜进行固定,但术后疗效并不确切。②术中结肠灌洗及一期结肠切除肠吻合术,此手术方式可以达到根治目的,但可能出现一定的术后并发症如吻合口漏、腹腔感染等。当扭转的肠管出现坏疽、穿孔,并发腹膜炎或高龄患者有严重伴随疾病或肠管缺血、水肿明显,而且远近端肠管口径相差悬殊时,应行扭转肠管切除,同时行临时性近端肠管造口术,待病情稳定,度过危险期后,在充分进行术前准备后可择期进行二期手术。

(曹　军)

第七节　直肠内脱垂

直肠内脱垂(internal rectal prolapse,IRP)是出口梗阻型便秘的最常见临床类型,31%～40%的排便异常患者排便造影检查可发现直肠内脱垂。直肠内脱垂指直肠黏膜层或全层套叠入远端直肠腔或肛管内而未脱出肛门的一种疾病。直肠内脱垂又称不完全直肠脱垂、隐性直肠脱垂。由于直肠黏膜松弛脱垂,特别是全层脱垂,可导致直肠容量适应性下降、排便困难、大便失禁和直肠孤立性溃疡等。最早在 1903 年由 Tuttle 提出,由于多发生于直肠远端,也称为远端直肠内套叠。虽然国内外文献对该疾病有不同的名称,但所表达的意思相同。

一、病因与发病机制

(一)直肠内脱垂与直肠外脱垂的关系

直肠脱垂可分为直肠外脱垂和直肠内脱垂。顾名思义,脱垂的直肠如果超出了肛缘即直肠外脱垂,简称为直肠脱垂。影像学及临床观察结果等均表明直肠内脱垂和直肠外脱垂的变化相似;手术中所见盆腔组织器官变化基本相似;因此,多数学者认为两者是同一疾病的不同阶段,直肠外脱垂是直肠内脱垂进一步发展的结果。

但对此表示异议的研究者认为,排便造影检查发现 20%以上的健康志愿者也存在不同程度的直肠内脱垂表现,却很少发展成为直肠外脱垂。

(二)直肠内脱垂的病因和可能机制

试图用一个公认的理论来解释直肠内脱垂的发生机制是困难的,因为目前关于直肠内脱垂的分类缺乏国际标准,不同系列的研究缺乏可比性。中医认为直肠脱垂多因小儿元气不实、老人脏器衰退、妇女生育过多、肾虚失摄、中气下陷等导致大肠虚脱所致。从解剖学的角度看,小儿骶尾弯曲度较正常浅,直肠呈垂直状,当腹内压增高时直肠失去骶骨的支持,易于脱垂。某些成年人直肠前陷窝处腹膜较正常低,当腹内压增高时,肠襻直接压在直肠前壁将其向下推,易导致直肠脱垂。老年人肌肉松弛、女性生育过多和分娩时会阴撕裂、幼儿发育不全均可致肛提肌及盆底筋膜发育不全、萎缩,不能支持直肠于正常位置。综合目前的研究,引起直肠脱垂的可能机制有如下几方面。

1.滑动性疝学说

早在 1912 年,Moschcowitz 认为直肠脱垂的解剖基础是盆底的缺陷。冗长的乙状结肠堆积压迫在盆底的缺损处的深囊内,使得直肠乙状结肠交界处形成锐角。患者长期过度用力排便,导致直肠盆腔陷窝腹膜的滑动性疝,在腹腔内脏的压迫下,盆腔陷窝的腹膜皱襞逐渐下垂,将覆盖于腹膜部分之直肠前壁压于直肠壶腹内,最后经肛门脱出。根据这一理论,可以通过修补 Douglas 陷窝达到纠正盆底的滑动性疝从而达到治疗目的。然而,术后较高的复发率证明这一理论并不是直肠内脱垂的主要因素。

2.肠套叠学说

最早由 Hunter 提出,认为全层直肠内脱垂实际上是套叠的顶端。这一理论后来被 Broden 和 Snellman 通过 X 线造影所证实。正常时直肠上端固定于骶骨岬附近,由于慢性咳嗽、便秘等引起腹内压增加,使此固定点受伤,就易在乙状结肠直肠交界处发生肠套叠,在腹内压增加等因素的持续作用下,套入直肠内的肠管逐渐增加,由于肠套叠及套叠复位的交替进行,致直肠侧韧带、肛提肌受伤,肠套叠逐渐加重,最后经肛门脱出。肛管直肠测压的研究支持这一理论,但临床患者的排便造影研究并不支持。

3.盆底松弛学说

一些研究者认为直肠缺乏周围的固定组织,如侧韧带松弛、系膜较游离,以及盆底、肛管周围肌肉的松弛是主要原因。正常状况下压迫于直肠前壁的小肠会迫使直肠向远端移位从而形成脱垂。

4.妊娠和分娩的因素

一些学者认为妊娠期胎体对盆腔压迫、血流不畅、直肠黏膜慢性瘀血减弱了肠管黏膜的张力,使之松弛下垂。直肠内脱垂80%以上发生于经产妇,也是对这一理论的支持。脱垂多从前壁黏膜开始,因直肠前壁承受了来自直肠子宫陷窝的压力,此处腹膜反折与肛门的距离女性为8～9 cm。局部组织软弱松弛失去支持固定作用,使黏膜与肌层分离,是发生此病的解剖学基础。前壁黏膜脱垂进一步发展,将牵拉直肠上段侧壁和后壁黏膜,使之相继下垂,形成全环黏膜内脱垂。病情继续发展,久之则形成直肠全层内脱垂。分娩造成损伤也可导致直肠内脱垂,相关因素有大体重婴儿、第二产程的延长、产钳的应用、尤其多胎,产后缺乏恢复性锻炼,易导致子宫移位。分娩损伤在大多数初产妇可很快恢复,但多次分娩者因反复损伤,则不易恢复。

5.慢性便秘的作用

便秘是引起直肠黏膜内脱垂的重要因素,且互为因果。便秘患者粪便干结,排出困难。干结的粪便对直肠产生持续的扩张作用,直肠黏膜因松弛而延长,随之用力排便时直肠黏膜下垂。下垂堆积的直肠黏膜阻塞于直肠上方,导致排便不尽感,引起患者更加用力排便,于是形成恶性循环。

二、临床表现

(一)性别与年龄

直肠内脱垂多见于女性,国内外文献报道的女性发病率占70%以上。成人发病率高峰在50岁左右。

(二)临床表现

由于直肠黏膜松弛脱垂造成直肠或肛管的部分阻塞现象,直肠内脱垂的症状以排便梗阻感、肛门坠胀、排便次数增多、排便不尽感为最突出,其他常见症状有黏液血便、腹痛、腹泻以及相应的排尿障碍症状等。少数患者可能出现腰骶部的疼痛和里急后重。严重时可能出现部分性大便失禁等。部分性大便失禁往往与括约肌松弛、阴部神经牵拉损伤有关。但这些症状似乎并无特征性。Dvorkin等对排便造影检查的896例患者进行分组:单纯直肠内脱垂、单纯直肠前突和两者兼有。对这三组患者的症状进行统计学分析发现:肛门坠胀、肛门直肠疼痛的特异性最高

在8%～27%的患者中,直肠内脱垂只是盆底功能障碍综合征的其中之一,患者往往可能同时伴有不同程度的子宫、膀胱脱垂以及盆底松弛。盆腔手术史、产伤、腹内压增高、年龄增加和慢性便秘都可以成为这一类盆底松弛性疾病的诱因。有研究发现这类盆底脱垂的患者存在盆底肌肉的去神经支配改变。类似的现象也表现在马凡综合征患者,因为盆底支持组织的松弛,发生盆底器官脱垂和尿失禁。有报道手术治疗的直肠内脱垂患者伴有较高比率的尿失禁(58%)和生殖器官脱垂(24%)。

三、直肠内脱垂的分类

1997年,张胜本等依据排便造影对直肠内脱垂的分类进行了详细的描述。直肠内脱垂分为套入部和鞘部。按照套入部累及的直肠壁的层次,分为直肠黏膜脱垂和直肠全层脱垂;按照累及的范围,分为直肠前壁脱垂和全环脱垂;按照鞘部的不同,分为直肠内直肠脱垂和肛管内直肠脱垂,肛管内脱垂一般为全层脱垂。

通过排便造影和临床观察,发现直肠内脱垂多发生在直肠下段,也可发生在直肠的上段和中段,直肠全层内脱垂多发生在直肠的下段。

四、诊断

根据典型的症状、体征,结合排便造影等辅助检查结果,直肠内脱垂的诊断并不难。但在直肠内脱垂的诊断过程中,必须值得注意的问题是临床或影像学诊断的直肠内脱垂是否能够解释患者的临床症状,是否是引发出口梗阻型便秘系列症状的主要因素。特别是伴随有其他类型的出口梗阻型便秘时,区分主次就显得非常重要,与治疗方法的选择和预后密切相关。

(一)临床症状

典型的临床症状是便意频繁、肛门坠胀、排便不尽感,有时伴有排便费力、费时。多数无血便,除非伴有孤立性直肠溃疡。但包括直肠肿瘤在内的许多疾病都可能出现上述表现,因此直肠内脱垂的诊断必须排除直肠肿瘤、炎症等其他常见器质性疾病。

(二)肛门直肠指诊和肛门镜检查

指诊时可触及直肠壶腹部黏膜折叠堆积、柔软光滑、上下移动,内脱垂的部分与肠壁之间可有环行沟。也有学者报道直肠指诊只能发现括约肌松弛和直肠黏膜堆积,部分患者可触及宫颈状物或直肠外的后倒子宫。典型的病例在直肠指诊时让患者做排便动作,可触及套叠环。肛门镜检查一般采用膝胸位,内脱垂的黏膜往往已经还纳到上方,因此肛门镜的主要价值在于了解直肠黏膜是否存在炎症或孤立性溃疡以及痔疮。

(三)结肠镜及钡灌肠

检查的主要目的是排除大肠肿瘤、炎症等其他器质性疾病。但肠镜退镜至直肠中下段时,适当抽出肠腔内气体后,可以很容易地看到内脱垂的黏膜环呈套叠状,提示存在直肠内脱垂。肠镜下判断孤立性直肠溃疡必须非常慎重,应反复多次活检排除肿瘤后才能确定,而且应该定期随访,切不可将早期直肠癌性溃疡当作直肠内脱垂所引起的孤立性溃疡。

(四)排粪造影

排粪造影是诊断直肠内脱垂的主要手段,而且可以明确内脱垂的类型是直肠黏膜脱垂还是全层脱垂;明确内脱垂的部位是高位、中位还是低位;并可显示黏膜脱垂的深度。排粪造影的典型表现是直肠壁向远侧肠腔脱垂,肠腔变细,近侧直肠进入远端的直肠和肛管,而鞘部呈杯口状。并常伴有盆底下降、直肠前突和耻骨直肠肌痉挛等。根据严重的临床症状和典型的排便造影而无器质性疾病,其诊断不难。直肠内脱垂的排便造影有以下几种影像学改变。

(1)直肠前壁脱垂:肛管上方直肠前壁出现折叠,使该部呈窝陷状,而直肠肛管结合部后缘光滑延续。

(2)直肠全环内脱垂:排便过程中肛缘上方6~8 cm直肠前后壁出现折叠,并逐渐向肛管下降,最后直肠下段变平而形成杯口状的鞘部,上方直肠缩窄形成锥状的套入部。

(3)肛管内直肠脱垂:直肠套入的头部进入肛管而又未脱出肛缘。

(五)盆腔多重造影

传统的排粪造影检查不能区别直肠黏膜脱垂和直肠全层内脱垂,也不能明确是否存在盆底疝等疾病。为此,张胜本等设计了盆腔造影结合排粪造影的二重造影检查方法,即先腹腔穿刺注入含碘的造影剂,待其引流入直肠陷窝后再按常规方法行排粪造影检查。如果直肠陷窝位置正常,说明病变未累及肌层,为直肠内黏膜脱垂。如果盆底腹膜反折最低处(正常为直肠生殖陷窝低点)下降并进入套叠鞘部,则说明病变已累及腹膜层,为全层脱垂,从而可靠地区分直肠黏膜脱垂或直肠全层内脱垂。

(六)肌电图检查

肌电图是通过记录神经肌肉的生物电活动,从电生理角度来判断神经肌肉的功能变化,对判断括约肌、肛提肌的神经电活动情况有重要参考价值。

五、治疗

直肠内脱垂的治疗包括手术治疗和非手术治疗。研究表明,直肠内脱垂的发生、发展与长期用力排便导致盆底形态学的改变有关。因此,除手术治疗外,非手术治疗也相当重要,很多患者经过非手术治疗可以改善临床症状。

(一)非手术治疗

1.建立良好的排便习惯

让患者了解直肠内脱垂发生、发展的原因,认识到过度用力排便会加重直肠内脱垂和盆底肌肉神经的损伤。因此,在排便困难时,应避免过度用力,避免排便时间过久。

2.提肛锻炼

直肠内脱垂多伴有盆底肌肉松弛,盆底下降,甚至阴部神经的牵拉损伤。坚持定期提肛锻炼,可增强盆底肌肉及肛门括约肌的力量,从而减轻症状。特别是在胸膝位下进行提肛锻炼效果更好。

3.调节饮食

提倡多食富含纤维素的水果、蔬菜等,多饮水,每天 2 000 mL 以上;必要时每晚可口服芝麻香油20～30 mL,使粪便软化易于排出。

4.药物治疗

针对直肠内脱垂并无特效药物,但从中医的角度来讲,直肠内脱垂属于中气下陷,宜补中益气、升举固脱,可采用补中益气汤或提肛散加减等。临床上应根据患者的症状个体化选用药。

(二)手术治疗

迄今为止文献报道的针对直肠脱垂的手术方法接近百种,手术的目的是控制脱垂、防止大便失禁、改善便秘或排便障碍。手术往往通过切除冗长的肠管和/或将直肠固定在骶骨岬而达到目的。按照常规的路径,直肠内脱垂的手术方式可分为经腹和经肛门手术两大类。但是,目前评价何种手术方法治疗直肠内脱垂效果较好是困难的,因为缺乏大宗的临床对照研究结果。临床上应根据患者的临床表现,结合术者的经验个体化选择手术方案。

1.直肠黏膜下和直肠周围硬化剂注射疗法

(1)手术适应证:直肠黏膜脱垂和直肠内脱垂,不合并或合并小的直肠前突、轻度的会阴下降。

(2)手术方法:患者取胸膝位,该体位利于操作,使脱垂的黏膜和套叠的直肠复位,以便于将其固定于正常的解剖位置。黏膜下注射经肛门镜,直肠周围注射采用直肠指诊引导。肛周严格消毒后,经肛旁 3 cm 进针,进针 6 cm 至肠壁外后注射。硬化剂采用 5% 鱼肝油酸钠,用量 8～10 mL。一般 2 周注射一次,4 次为 1 个疗程。

(3)手术机制:是通过药物的致炎作用和异物的刺激,使直肠黏膜与肌层之间、直肠与周围组织之间产生纤维化而粘连固定直肠黏膜和直肠,以防止直肠黏膜或直肠的脱垂。

(4)手术疗效:有医院报道了 85 例直肠内脱垂行注射疗法的结果,大多数患者临床症状明显改善。国外 Tsiaoussis 等(1998 年)报道了 162 例直肠前壁黏膜脱垂行硬化剂注射治疗的结果,有效率为 51%。硬化剂注射疗法治疗后不满意的原因是会阴下降和合并直肠前突。

(5)并发症:如果肛周皮肤消毒不严格,可发生肛周脓肿。

2.直肠黏膜套扎法

(1)手术适应证:直肠中段或直肠下段黏膜内脱垂。

(2)手术方法:患者采用折刀位或左侧卧位。局部浸润麻醉。充分扩肛,使肛管容纳 4 个手指以上。在齿状线上方进行套扎,先用组织钳钳夹齿状线上方 1 cm 左右的直肠松弛的黏膜,用已套上胶圈的两把止血钳的其中一把夹住被组织钳钳夹的黏膜根部,然后用另一把止血钳将胶圈套至黏膜的根部,为防止胶圈的滑脱,可在套扎前在黏膜的根部剪一小口。使胶圈套在切口处。

3.直肠黏膜间断缝扎加高位注射术

(1)手术适应证:直肠远端黏膜脱垂和全环黏膜脱垂,以及直肠全层内脱垂。

(2)手术体位:取左侧卧位。

(3)钳夹折叠缝合直肠远端松弛的黏膜:先以组织钳夹持齿状线上方 3 cm 处的直肠前壁黏膜,提拉组织钳,随后以大弯血管钳夹持松弛多余的直肠前壁黏膜底部,稍向外拉,以 2-0 铬制肠线在其上方缝合两针,两针的距离约 0.5 cm,使局部的黏膜固定于肌层。以 7 号丝线在大弯血管钳下方贯穿黏膜,然后边松血管钳边结扎。将第一次缝合的组织稍向外拉,再用组织钳在其上方 3 cm 处夹持松弛下垂的黏膜,再以大弯血管钳在其底部夹持,要夹住全部的黏膜,但不能夹住肌层。继以 2-0 可吸收缝线在上方结扎 2 针,再如第一次的方法用丝线结扎黏膜。

(4)硬化剂注射:距肛门缘约 8 cm,在其相同的高度的左右两侧以 5 号针头向黏膜下层注入 1∶1 消痔灵液 5～8 mL,要求药液均匀浸润,然后,再将消痔灵原液注射于被结扎的黏膜部分,2 分钟后,以血管钳将被结扎的两处黏膜组织挤压成坏死的薄片。至此,对直肠前壁黏膜内脱垂的手术完毕。如果属于直肠全周黏膜脱垂,则在直肠后壁黏膜内再进行一次缝扎。

(5)直肠周围注射法:药物以低浓度大剂量为宜,用左手示指在直肠做引导,将穿刺针达左右骨盆直肠间隙,边退针边注药,呈扇形分布。然后穿刺针沿直肠后壁进针 4 cm 左右,达直肠后间隙,注入药物。每个部位注入药物总量 10～15 mL。

(6)手术原理:手术的要点在于消除直肠黏膜的松弛过剩,恢复肠壁解剖结构。本手术方法中的间断缝扎,能使下垂多余的黏膜因结扎而坏死脱落,消除其病理改变。另外肠线的贯穿缝合,能使被保留的黏膜与肌层粘连,有效地巩固远期疗效;同时也有效地防止了当坏死组织脱落时容易引起的大出血。间断缝扎可以直达直肠子宫(膀胱)陷窝的底部,加固了局部的支持结构。经临床观察,凡直肠黏膜脱垂多起于直肠的中、下瓣,尤以下瓣为多,下瓣的位置正好距离肛缘 8 cm左右。在其两侧壁注射硬化剂,能使两侧的黏膜与肌层粘连,局部纤维化,与间断缝扎产生协同作用,加强固定,增强疗效。

(7)手术疗效:本手术具有方法简单、容易掌握、创伤小、疗效佳、设计符合解剖生理学要求等优点。有报道 32 例,经 3 个月至 1 年的随访,疗效优者 16 例(50%),良者 8 例(25%),中等者 5 例(15.6%),差者 3 例(9.4%),总有效率 90.6%。

4.改良 Delorme′s 手术

Delorme′s 手术是 1900 年第一次报道用于治疗直肠外脱垂的一种手术方法。

(1)手术适应证:直肠远端黏膜脱垂、直肠远端和中位内脱垂。特别适应于长型内脱垂(4～6 cm)。

(2)手术方法:①术前准备同结肠手术,最好采取行结肠镜检查的肠道准备方法。②两叶肛门镜(带有冷光源)牵开肛门,在齿线上1.5 cm处四周黏膜下注射1∶20万U去甲肾上腺素生理盐水,总量约50～80 mL,使松弛的黏膜隆起。③环行切开直肠黏膜:用电刀在齿线上1～1.5 cm处环形切开黏膜层。④游离直肠黏膜管:组织钳夹住远端黏膜边缘,一边向下牵拉一边用组织剪在黏膜下层做锐性分离,显露直肠壁的肌层。环形分离一周,一直分离到指诊发现直肠黏膜过度松弛的情况消失,无脱垂存在,整个直肠黏膜呈平滑状态时为止。一般游离下的黏膜长度为5～15 cm。黏膜管游离的长度主要依据术前排便造影所显示的直肠内脱垂的总深度而定。注意切勿分离过长,避免黏膜吻合时张力过大。⑤直肠环肌的垂直折叠缝合:Delorme′s手术要求将分离后的黏膜下肌层做横向折叠缝合,一般用4号丝线缝合4～6针。如果将黏膜下肌层做垂直折叠缝合一方面加强盆底的功能,另一方面可以减少肌层出血,同时关闭无效腔。⑥吻合直肠黏膜:切断黏膜行黏膜端吻合前须再用硫柳汞消毒创面,用0号铬制肠线做吻合,首先上、下、左、右各缝合4针,再在每两针间断缝合,针距为0.3 cm左右。⑦吻合完毕后:用油纱条包裹肛管,置入肛管内,可起到压迫止血的作用。⑧术后处理:术后3～5天进普食后常规应用缓泻剂以防止大便干燥。患者正常排便后即可停用缓泻剂。

(3)手术注意事项:①Delorme′s手术强调剥离黏膜为5～15 cm,有时手术操作困难,黏膜容易被撕破。对重度脱垂者剥离15 cm,一般剥离到黏膜松弛消失为止,如果过多黏膜剥离可导致吻合处张力过大,发生缺血坏死,近端黏膜缩回等严重并发症。②Delorme′s手术强调折叠直肠肌层,在剥离黏膜长度<15 cm时,可以不做肌层折叠缝合。这样可简化手术步骤,术中行黏膜吻合前彻底止血,加上术后粘连,同样起到肌层折叠的作用。肌层折叠还有导致折叠处狭窄的可能。③若合并直肠前突,在吻合直肠黏膜前,用4号丝线间断缝合两侧的肛提肌,加强直肠阴道隔。④本手术严重的并发症为局部感染,因而术前肠道准备尤为重要,术中严格无菌操作,彻底止血,防止吻合口张力过大。

(曹　军)

第八节　直肠外脱垂

一、病因和发病学

直肠外脱垂是指肛管、直肠,甚至乙状结肠下段向外翻出脱垂于肛门之外。直肠全层脱出,因括约肌收缩,直肠壁静脉回流受阻,不及时回纳,可发生坏死、出血,甚至破裂。

(一)发病率

各种年龄均有发病,小儿1～3岁高发,与性别无关,多为直肠黏膜脱垂,5岁内常常自愈。男性20～40岁高发,女性50～70岁多见,多次妊娠妇女及重体力劳动者多发,临床并不常见。

(二)病因

直肠脱垂与多种病因有关。

1.解剖因素

年老衰弱,幼儿发育不全者,盆底组织软弱,不能支持直肠于正常位置;小儿骶骨弯曲度小、过直;手术外伤损伤肛管直肠周围肌肉或神经。

2.腹压增高

发病多与长期腹泻、习惯性便秘,排尿困难,多次分娩等因素相关,腹内压增高,促使直肠向外推出。

3.其他

内痔或直肠息肉经常脱出,向下牵拉直肠黏膜,造成直肠黏膜脱垂。

目前多数学者赞同直肠脱垂的肠套叠学说。该学说认为正常时直肠上端固定于骶骨岬附近,由于慢性咳嗽、便秘、腹泻、重体力劳动等引起腹内压增高,使此固定点作用减弱,就易在直肠、乙状结肠交界处发生肠套叠,在腹内压增强因素的持续作用下,套入直肠内的肠管逐渐增加,由于肠套叠及套叠复位的交替进行,致使直肠侧韧带、肛提肌受损,肠套叠逐渐加重,直肠组织松弛,最后经肛门脱出。

二、病理学

脱垂的黏膜常形成环状,色紫红,有光泽,表面有散在出血点。脱出时期长,黏膜增厚,呈紫色,可伴糜烂。如脱出较长,由于括约肌收缩,静脉回流受阻,黏膜红肿及糜烂。如在脱出后长时间未能回复,肛门括约肌受刺激收缩持续加强,肠壁可因血循不良发生坏死、出血及破裂等。

三、临床表现

排便时直肠由肛门脱出,便后自行回缩到肛门内,以后逐渐发展到必须用手托回,伴有排便不尽和下坠感。严重时不仅大便时脱出,在咳嗽、喷嚏、走路等腹压增高的情况下,均可脱出。随着脱垂加重,病史延长,引起不同程度的肛门失禁。常有大量黏液污染衣裤,引起肛周瘙痒。当脱出的直肠被嵌顿时,局部水肿呈暗紫色,甚至出现坏死。

检查时令患者蹲位用力,使直肠脱出。不完全性脱垂仅黏膜脱出,可见圆形、红色、表面光滑的肿物,黏膜皱襞呈“放射状”。指诊只是两层折叠黏膜。完全性脱垂为全层肠壁翻出,黏膜呈同心环状皱襞,肿物有层层折叠,如倒“宝塔状”。

四、诊断和鉴别诊断

根据病史,让患者下蹲位模拟排便,多可做出诊断。内脱垂常需排便造影协助诊断。黏膜脱垂和全层脱垂的鉴别方法有扣诊法和双合指诊法。扣诊法是用手掌压住脱垂直肠的顶端,稍加压做复位动作,嘱患者咳嗽,有冲击感者为直肠全层脱垂,否则为黏膜脱垂。双合指诊法是用示指插入脱垂直肠腔,拇指在肠腔外作对指,摸到坚韧弹性肠壁者为全层脱垂,否则为黏膜脱垂,同时注意检查脱垂直肠前壁有无疝组织。与环形内痔鉴别较容易,除病史不同外,环形内痔脱垂呈梅花状,痔块之间出现凹陷的正常黏膜,括约肌收缩有力,而直肠脱垂则脱出物呈宝塔样或球形,括约肌松弛无力。此外,肛门手术后黏膜外翻易与之混淆,但该病一般有痔、肛瘘等手术史,脱出黏膜为片状或环状,可有明显的充血、水肿和分泌物增多,用手不能回纳,色鲜红。

五、外科治疗

(一)注射疗法

直肠黏膜下注射硬化剂,治疗部分脱垂患者,按前后左右四点注射至直肠黏膜下,每点注药1～2 mL。注射到直肠周围可治疗完全性脱垂,造成无菌炎症,使直肠固定。常用药物有5％甘油溶液等。

(二)手术疗法

1.脱垂黏膜切除

对部分性黏膜脱垂患者,将脱出黏膜做切除缝合。

2.肛门环缩术

麻醉下在肛门前后各切一小口,用血管钳在皮下绕肛门潜行分离,使二切口相通,置入金属线(或涤纶带)结成环状,使肛门容一指通过,以制止直肠脱垂。

3.直肠悬吊固定术

以重度的直肠完全性脱垂患者,经腹手术,游离直肠,用两条阔筋膜(腹直肌前鞘、纺绸、尼龙布等)将直肠悬吊固定在骶骨胛筋膜上,抬高盆底,切除过长的乙状结肠。常用术式包括以下几种。

(1)Ripstein 手术:经腹切开直肠两侧腹膜,将直肠后壁游离到尾骨尖,提高直肠。用宽5 cm Teflon 网悬带围绕上部直肠,并固定于骶骨隆凸下的骶前筋膜和骨膜,将悬带边缘缝于直肠前壁及其侧壁,不修补盆底。最后缝合直肠两侧腹膜切口及腹壁各层。该手术要点是提高盆腔陷凹,手术简单,不需切除肠管,复发率及病死率均较低。但仍有一定的并发症,如粪性梗阻、骶前出血、狭窄、粘连性小肠梗阻、感染和悬带滑脱等并发症。

(2)Ivalon 海绵植入术:此术由 Well 医师首创,故又称 Well 手术,也称直肠后方悬吊固定术。方法:经腹游离直肠至肛门直肠环的后壁,有时切断直肠侧韧带上半,用不吸收缝线将半圆形 Ivalon 海绵薄片缝合在骶骨凹内,将直肠向上拉,并放于 Ivalon 薄片前面,或仅与游离的直肠缝合包绕,不与骶骨缝合,避免骶前出血。将 Ivalon 海绵与直肠侧壁缝合,直肠前壁保持开放2～3 cm宽间隙,避免肠腔狭窄。最后以盆腔腹膜遮盖海绵片和直肠。本法优点在于直肠与骶骨的固定,直肠变硬,防止肠套叠形成,病死率及复发率均较低。若有感染,海绵片成为异物,将形成瘘管。本术式最主要的并发症是由植入海绵薄片引起的盆腔化脓。

(3)直肠骶岬悬吊术:早期 Orr 医师用大腿阔筋膜两条将直肠固定在骶岬上。肠壁折叠的凹陷必须是向下,缝针不得上,每条宽约2 cm,长约10 cm。直肠适当游离后,将阔筋膜带的一端缝于抬高后的直肠前外侧壁,另一端缝合固定骶岬上,达到悬吊目的。近年来主张用尼龙或丝绸带或由腹直肌前鞘取下两条筋膜代替阔筋膜,效果良好。

(4)直肠前壁折叠术:1953 年沈克非根据成人完全性直肠脱垂的发病机制,提出直肠前壁折叠术。方法:经腹游离提高直肠。将乙状结肠下段向上提起,在直肠上端和乙状结肠下端前壁自上而下或自下而上做数层横形折叠缝合,每层用丝线间断缝合5～6针。每折叠一层可缩短直肠前壁2～3 cm,每两层折叠相隔2 cm,肠壁折叠长度一透过肠腔,只能穿过浆肌层。由于折叠直肠前壁,使直肠缩短、变硬,并与骶部固定(有时将直肠侧壁缝合固定于骶前筋膜),既解决了直肠本身病变,也加固了乙、直肠交界处的固定点,符合治疗肠套叠的观点。有一定的复发率(约10％),主要并发症包括排尿时下腹痛、残余尿、腹腔脓肿、伤口感染。

（5）Nigro 手术：Nigro 认为，由于耻骨直肠肌失去收缩作用，不能将直肠拉向前方，则盆底缺损处加大，"肛直角"消失，直肠呈垂直位，以致直肠脱出，因此他主张重建直肠吊带。Nigro 用 Teflon 带与下端直肠之后方及侧位固定，并将直肠拉向前方，最后将 Teflon 带缝合于耻骨上，建立"肛直角"。手术后直肠指诊可触及此吊带，但此吊带无收缩作用。此手术优于骶骨固定的地方是：盆腔固定较好，由于间接支持了膀胱，尚可改善膀胱功能。此手术难度较大，主要并发症为出血及感染，需较有经验的医师进行。

4.脱垂肠管切除术

（1）Altemeir 手术：经会阴部切除直肠乙状结肠。Altemeir 主张经会阴部一期切除脱垂肠管。此手术特别适用于老年人不宜经腹手术者，脱垂时间长，不能复位或肠管发生坏死者。优点是：从会阴部进入，可看清解剖变异，便于修补；麻醉不需过深；同时修补滑动性疝，并切除冗长的肠管；不需移植人造织品，减少感染机会；病死率及复发率低。但本法仍有一定的并发症，如会阴部及盆腔脓肿，直肠狭窄等。

（2）Goldberg 手术（经腹切除乙状结肠、固定术）：由于经会阴部将脱垂肠管切除有一定的并发症，Goldberg 主张经腹部游离直肠后，提高直肠，将直肠侧壁与骶骨骨膜固定，同时切除冗长的乙状结肠，效果良好。并发症主要包括肠梗阻、吻合口瘘、伤口裂开、骶前出血、急性胰腺炎等。

（曹　军）

第九节　结　肠　癌

大肠癌为我国常见的恶性肿瘤之一，据全球肿瘤流行病统计数据资料显示，我国结直肠癌发病253 427 例，位于肺癌、胃癌、肝癌和乳腺癌之后，居第 5 位；死亡 139 416 例，位于肺癌、肝癌、胃癌和食管癌之后，居第 5 位。从世界肿瘤流行病学调查中可以看出，澳大利亚、新西兰、欧洲和北美的结直肠癌发病率最高，而西非、中非和中南亚发病率最低。我国结直肠癌以 50～70 岁年龄段的发病率为最高，50 岁以下及 80 岁以上发病率较低，中位发病年龄在 45～50 岁，男性发病率明显高于女性。近年来的统计资料表明，在胃癌、食管癌发病率下降的同时，大肠癌发病率却在不断增高，其中尤以结肠癌增加更为明显。近年来我国结肠癌的总发病率已超过直肠癌，改变了长期以来大肠癌中以直肠癌为主的格局。目前我国结直肠癌的好发部位依次为直肠、乙状结肠、升结肠、降结肠和横结肠。

一、病因

对于结肠癌的病因目前尚未完全明确。近年来多采用队列及配对调查方法对饮食、生活习惯及体格素质等因素与结肠癌的发病关系进行分析，同时也注意了环境影响、遗传、结肠腺瘤、慢性炎症等癌前状态及免疫功能缺陷因素的影响。

（一）饮食及环境因素

其在北美、西欧和澳大利亚发病率相对高，在非洲和亚洲相对低。根据这个发现提出了Burkitts 假说：不同人群中的饮食差异，特定的纤维素和脂肪摄入导致了世界各地不同区域的结直肠癌的发病率的差异。

脂肪和红色肉类:饮食中肉类及脂肪含量高时,刺激肠道大量分泌胆汁,导致肠道中胆汁酸和胆固醇的含量增加,而高浓度的胆汁酸具有促癌作用。其促癌机制为:①促进肠黏膜细胞、癌细胞增生;②致 DNA 损伤及干扰 DNA 代谢;③抑制肠黏膜固有层淋巴细胞增生,减弱免疫功能等。同时,在胆汁酸增高的情况下摄入高蛋白,会被肠道细菌降解产生致癌性的氨基酸产物。无论在试验性结肠癌或临床结直肠癌病例中,粪便中胆汁酸和胆固醇代谢产物的含量均明显高于对照组或正常人。进食高脂饮食国家的人群的结直肠癌的发病率要高于进食低脂饮食的国家的人群。而同时目前多项研究指出红色肉类的摄入与结、直肠癌存在相关。红色肉类富含铁元素,一种促氧化剂。食物中的铁会增加肠道内的自由基产物,而这些自由基会导致肠黏膜的慢性损伤或增加致癌物。在人类,红色肉类的摄入以剂量响应模式刺激 N-亚硝基化合物的产物。因为许多 N-亚硝基化合物的产物是公认的致癌物,所以这是红色肉类与结直肠癌相关的潜在机制。经过明火烹调或加热完毕的肉类会产生杂环胺和多环芳烃等产物,这些产物在动物试验中是存在致癌性的。已有多篇 Meta 分析指出红色肉类的摄入与结、直肠癌的发生存在关系。

膳食纤维:饮食中另外一个重要的因素是纤维素的含量。饮食中膳食纤维的含量也是结直肠癌发病的重要因素,高膳食纤维可降低结直肠癌发病机制的可能原因是其可吸收水分,增加粪便体积,稀释粪便中致癌物浓度,纤维可以加快肠道传输,便于其排出。但是目前关于膳食纤维对预防结肠癌的发生仍存在很多争论,两项美国的大宗队列研究发现,并没有证据证实膳食纤维能减少结肠癌的发生。而有的学者指出全谷物纤维可能对结直肠癌有预防作用,此外,纤维摄入本身可能没有预防作用,但可能与许多其他健康的生活方式以及其他健康饮食的成分有关(比如大量蔬菜,低脂肪和低肉类)。与观察试验相比,随机研究缺少试验结果显示这可能是其中的原因。然而干预试验可能因试验周期太短而无法显示其效果。

肠道菌群:随着微生态学的发展,肠道菌群与结直肠癌的发病关系得到了越来越多的重视。健康人体肠道内的细菌种类有成百上千种,这些寄生在人体肠道中的微生物在维持健康方面有重要作用,如营养、能量代谢、免疫功能等。研究表明,结肠癌患者的肠道菌群出现失调状态,粪便中的检查表现为厌氧菌与需氧菌的比值明显下降。另外,与健康人的肠道标本相比,具核梭杆菌在结直肠癌患者肠道中的比值很高。肠道菌群失调致结直肠癌发生的可能机制为:肠道菌群通过慢性炎症刺激促进结肠癌发病;肠道菌群通过酶与代谢产物致癌。同时,该学者还提出,益生菌能改善肠道菌群结构,影响肠道代谢,降低诱发结肠癌的风险。

病例对照研究表明,叶酸和维生素 D 均可降低大肠癌发病的相对危险度。长期叶酸缺乏可导致胃肠道细胞核变形,甚至发生癌前病变。国内有学者通过试验发现,叶酸缺乏可能与结直肠癌的发生有关,其可能的机制是叶酸可导致肠黏膜上皮细胞的 DNA 甲基化状态发生改变。另外,葱、蒜类食品对机体的保护作用越来越受到人们的关注,试验证实大蒜油能减少甲基胆蒽引发的大肠黏膜损伤,临床流行病研究也证实喜于进食蒜类食品者的大肠癌发病率相对较低。与此相反,进食腌制食品可以造成大肠癌发生的相对危险度增高,从高至低增高危险度的分别是直肠癌、左半结肠癌、右半结肠癌。有学者认为腌制食品的致癌作用是由于食品腌制中产生的亚硝酸类化合物有关,而高盐摄入只是一种伴随状态。油煎和烘烤食品也可以增加大肠癌的发生风险,蛋白质在高温下所产生的甲基芳香胺可能是导致大肠癌的重要物质。

(二)个体因素

由流行病学研究得到的大肠癌易患因素中,可以归因于个体因素的原因十分复杂,可能需涉及个人体态、生活嗜好、体力活动、既往手术等多个方面。

肥胖似乎会增加男性和绝经期女性的结肠癌风险。在肥胖人群中,结直肠癌风险增加了两倍,其中一项机制是许多肥胖患者存在胰岛素抵抗。胰岛素抵抗会导致外周高血糖并增加胰岛素生长因子肽活性增加。高 IGH-1 水平与细胞增生有关,并增加结肠肿瘤的风险。

文献的综述显示吸烟与结直肠腺瘤的关系存在正相关,吸烟者腺瘤的风险是非吸烟者的 2～3 倍,而流行病学研究显示烟草与结直肠癌风险存在联系,吸烟者所吸入的烟雾中富含肼类烃合物和苯并芘,这二者均可引起大肠癌的发生,特别是在动物试验中已可复制相关模型。

另外,对照分析结果表明,体力活动较大者罹患大肠癌的可能性较小。研究认为中等强度的职业体力活动有助于防止结肠癌的发生,体力活动影响结直肠癌发生风险的生物机制并不清楚,增加体育锻炼会导致胰岛素敏感性和 IGF 水平的改变,而且胰岛素和 IGF 潜在参与到结直肠的致癌过程中。其他可能的机制包括体力活动对前列腺素合成的影响,对抗肿瘤免疫防御的影响和减少活动相关的身体中的脂肪。这些机制通常可能是多因素的。

目前国内外很多学者在研究胆囊切除术与结肠癌的关系,但目前仍存在争论。胆囊切除术后,在粪便中可以检测到的胆酸盐的数量在增加,其可能在结肠致癌过程中起作用,但也可能与发生胆石症相关的饮食和生活方式因素与结肠癌风险的关系极易混淆。前期的胆囊切除术并不是腺瘤形成的危险因素。其与结肠癌的联系也是不确定的,但可能与近端结肠癌更相关。

随着心脑血管患者增多,服用阿司匹林与结肠癌之间的关系也逐渐被人们所关注。研究证据显示使用阿司匹林或其他非甾体抗炎药对所有分期的结直肠致癌过程(异常隐窝灶,腺瘤,癌症和结直肠癌的死亡)都有保护作用。非甾体抗炎药的抗肿瘤机制并不完全清楚,但可以确定的是花生四烯酸依赖和花生四烯酸非依赖途径均有所涉及。因为化疗预防药物需要在普通人群广泛应用以最终减少肿瘤的风险,应用阿司匹林或非甾体抗炎药的化学预防风险可能会超过其益处。正常服用阿司匹林或非甾体抗炎药的患者可能会发生严重的胃肠道并发症。此外,COX-2抑制剂存在潜在的心脏毒性,因此将其用于化学预防是不受支持的。有很多学者评估了用非甾体抗炎药或 COX-2 抑制剂预防结肠癌的成本效益,发现这些成分的化学预防作用无法有效地节省成本。

原发性免疫功能缺陷的患者恶性肿瘤发病率约为普通人群的 1 000 倍。脏器移植患者因长期使用免疫抑制剂,恶性肿瘤发病率也较高。将癌细胞植入健康人体一般较难生长和发展,如机体免疫功能低下或长期使用免疫抑制剂(如硫唑嘌呤、泼尼松,或在脏器移植后施行脾切除术、胸腺切除术,或投入抗淋巴血清等以增加免疫抑制治疗效果)使体内的免疫监视功能受到破坏,则恶性肿瘤发生机会大为增加。根据美国移植处的资料,脏器移植后恶性肿瘤的发病率为 5%～6%,大于同龄普通人群的 100 倍,术后生存时间越长,恶性肿瘤发生率越高,每年递增 5%,9 年后可达 44%。

(三)癌前病变

结肠瘤腺与结肠癌之间关系较为密切,欧美大肠癌高发地区大肠腺瘤的发病率也较高。日本宫城县 50 岁以上的尸检标本中,有 26.8% 可见到大肠腺瘤,而大肠癌高发区的夏威夷,50 岁以上的日本移民尸检中,63.3% 可发现大肠腺瘤。与大肠癌有关的两种腺瘤是绒毛状腺瘤及管状腺瘤。Rhoad 观察到有腺瘤的每平方厘米大肠黏膜上发生癌的机会要比正常黏膜高 100 倍。典型的绒毛状腺瘤基底广,表面呈绒毛状、有显著恶变倾向,40%～50% 浸润癌蕴育于其中。管状腺瘤与结肠癌的发病年龄、性别及好发部位相同。从病理组织学上也观察到管状腺瘤有不同程度的非典型性增生,随着管状腺瘤的增大,细胞非典型性增生及浸润性癌的发生率也迅速增高。腺瘤直径<1 cm时,非典型细胞占细胞总数的3%,若直径超过2 cm,非典型细胞占28%。Ando用分子生物学方法研究大肠癌发生与腺瘤的关系:正常黏膜及伴轻度非典型增生的腺瘤无 $C\text{-}K\text{-}ras2$ 基因密码子12突变;伴中度非典型性增生的腺瘤突变占8.1%;伴重度非典型增生的腺瘤突变占83.3%;原发性大肠癌突变占26%;转移癌突变占23.1%,伴重度非典型性增生的腺瘤的 $C\text{-}K\text{-}ras2$ 基因12密码子突变率明显高于原发癌及转移癌,提示大肠癌可能并非由重度非典型增生的腺瘤发展而来。尽管如此,一般认为腺瘤恶变与其病理类型、不典型增生程度、位置、数目及大小有关。

大肠的慢性炎症也是导致大肠癌的重要因素,其主要包括炎症肠病、血吸虫性结肠炎。长期罹患炎性肠病的患者其结直肠癌风险更高,UC存在巨大的癌症风险;对于长期患病,病变广泛的患者来说,全结肠切除术是最有效的预防结直肠癌风险的方式。其他一些手段包括内镜监测异常的病变或使用一些化学预防药物。内镜检查通常适用于全结肠炎病史超过10年并且不希望切除全结肠的患者。有证据显示UC患者给予化学预防结直肠癌是可能的。5-ASA产物可能会减低UC患者发生恶变的比率。其他的一些药物包括叶酸、钙,以及合并原发性硬化性胆管炎患者给予熊去氧胆酸。CD与结直肠癌的进展存在联系的观点是有争议的。一些研究显示,结直肠癌进展的风险在罹患广泛CD的患者中是增加的。其增加的风险似乎与UC相似。然而,最近的一些基于人群的研究却显示其作用要更弱。在血吸虫病流行区,血吸虫感染与大肠癌有明显相关性。据浙江嘉兴市第一医院报道,在314例大肠癌患者中,有96.1%合并血吸虫病,在3 678例晚期血吸虫患者中,发现大肠血吸虫性肉芽肿241例,占6.6%,其中继发性大肠腺癌者占62.7%。苏州医学院报告的60例血吸虫性大肠炎手术切除标本上,53%有Ⅰ～Ⅱ级间变,7%发生原位癌。多数发生于乙状结肠及直肠,即虫卵沉积最多的部位,从病理组织学上尚可观察到从黏膜增生到癌变的渐进过程。

(四)遗传因素

Duke在1913年就注意到结肠癌有家族性集聚现象,据估计20%～30%的大肠癌患者中家族遗传因素起着重要的作用。与遗传有关的病变,在一项最近的包括59项研究的Meta分析中,一个一级亲属罹患结肠癌的患者发生结直肠癌的RR值为2.24,超过两个一级亲属罹患结直肠癌的患者其RR值为3.97。有学者曾对2例先后发生了3次及6次癌的患者进行了细胞遗传学检查发现其染色体结构畸变率达36.5%($P<0.01$)、二倍体数较正常人少($P<0.05$),姐妹染色单体互换率高于正常人($P<0.01$),并伴有免疫功能低下,说明对高危患者应用细胞遗传学方法进行分析,是研究大肠癌病因学的一种有效手段。

二、发病机制

癌的发生是细胞生长、更新的生理过程的病理扩展,正常的结肠黏膜上皮细胞5～6天更新1次,新生的细胞在到达黏膜表面时已停止了DNA的合成及细胞增殖活动。

大多数大肠癌通常发生在良性腺瘤性肿瘤基础之上。按照Morson的观点需经历正常上皮黏膜、异常增生、腺瘤、恶变,直至发生腺癌这样一个漫长的过程,进程长者可达10年以上。其发展过程中涉及多种基因的突变和甲基化的发生,癌的发生是原癌基因激活和抑癌基因失活的综合性累积效应。Ras基因(包括 $Ha\text{-}ras$、$KI\text{-}ras$、$N\text{-}ras$ 等)的点突变是伴随恶性病变的重要生物学变化,但与肿瘤的临床生物学行为无明显关系。APC基因位于5号染色体(5q)的长臂上,被认为是结直肠癌致癌过程的管家基因,APC基因的变异会导致癌症的发生。APC基因的变异发生在50％散发的腺瘤和75％散发的结直肠癌病例中。p53基因为肿瘤抑癌基因,其缺失或点突变能使该基因失活,对人类恶性肿瘤的发生可能起决定性作用,Shirasawa(1991)用体外基因扩增技术(polymeras chain reaction,PCR)及变性梯度凝胶电泳方法发现p53基因在腺瘤型息肉、家族性结肠及结肠癌标本的斑点杂交中均有突变。故p53基因突变是大肠癌发生、发展中最常见的基因变化之一。大肠癌是研究肿瘤多步发展的一个很好的模型,腺瘤型息肉是癌的前驱形式,癌家族综合征的特点是结肠上有许多息肉,可利用它做连续分析。第5号染色体长臂2区1带(521)上有2个基因:APC、MCC,以及另外一种抑癌基因DCC的突变或缺失也与腺瘤向腺癌转变密切相关。

由腺瘤转变为腺癌可能是大肠癌发生的重要途径,但并不能囊括所有大肠癌发病机制。从正常肠黏膜不经腺瘤阶段,直接恶变生成腺癌也是一不容忽视的发病机制。使用微卫星标志物可以证明存在于HNPCC患者的FCC基因决定着大肠癌的易感性,与DNA频繁发生复制误差有关。

三、病理

结肠癌的发病部位以乙状结肠癌为最高,以下依次为右半结肠、横结肠、降结肠。多为单发,但在结肠不同部位同时发生、在不同时期先后发生或合并其他脏器癌瘤者亦非鲜见。

(一)形态学分类

根据1982年全国大肠癌病理研究协会组讨论决定,将大肠癌分为早期癌及中晚期癌两大类,结合其大体形态再分为若干不同类型。

1.早期结肠癌分类

(1)息肉隆起型(Ⅰ型):多为黏膜内癌(M癌),又可分为有蒂型(Ip)及广基型(Is)。

(2)扁平隆起型(Ⅱa型):多为黏膜下癌(SMV癌),形似盘状。

(3)扁平隆起溃疡型(Ⅲ型):也有称为Ⅱb+Ⅱc型,呈小盘状隆起,中央凹陷为一浅表溃疡,亦属于黏膜下层癌。

2.进展期结肠癌分类

(1)隆起型:瘤体较大,呈球状、半球状、菜花样或盘状突起,向肠腔内生长,表面易发生溃疡、出血及继发感染,多见于右半结肠。较少累及周围肠壁,肠腔狭窄较少见。临床常见贫血、毒素吸收后的中毒症状及恶病质等。一般生长缓慢,浸润性小,局部淋巴转移也较晚,预后较好。

(2)浸润型:肿瘤沿肠壁周径浸润生长,常见于左半结肠,因含结缔组织较多质较硬,故又称为硬癌。多伴纤维组织反应,引起肠腔狭窄。一般生长较快,易导致急性肠梗阻,淋巴转移较早,恶性度高,预后较差。

(3)溃疡型:50％以上的结肠癌属于溃疡型,可以在肿块型基础上瘤体表面坏死脱落形成溃疡、也可以从开始即表现为溃疡型病变。周围浸润较广,早期侵犯肌层,易发生穿孔、出血等并发症。此型根据溃疡的外形和生长情况又可以分为两类,一类是局限溃疡型,由不规则的溃疡形成,貌似火山口状,边缘隆起外翻,基底为坏死组织,肿瘤向肠壁深层浸润性生长,恶性程度较高,另一类是浸润溃疡型,肿瘤向肠壁深层浸润性发展,与周围组织分界不清,中央坏死,为底大的深在溃疡,边缘黏膜略呈斜坡状抬高,形状与局限性溃疡明显不同。

(二)组织学分类

根据2010年WHO对结肠肿瘤的组织学分类,结肠癌可分为:①腺癌;②黏液腺癌;③印戒细胞癌;④鳞癌;⑤腺鳞癌;⑥髓样癌;⑦未分化癌;⑧其他;⑨不能确定类型的癌。

(三)恶性程度

根据 Broders 分级,将结肠癌分为 4 级,其中:Ⅰ级指 2/3 以上癌细胞分化良好,属高分化,恶性程度低;Ⅱ级指 1/2～2/3 癌细胞分化良好,属中分化,恶性程度较高;Ⅲ级指癌细胞分化良好者不足 1/4,属低分化,恶性程度高;Ⅳ级指未分化癌。细胞学本身的分化程度虽然是肿瘤恶性程度重要标志,但并不完全,组织结构的异型程度、肿瘤组织浸润能力和血管生成能力都在不同的程度上影响着肿瘤的恶性程度。

(四)播散途径

结直肠癌有多种播散、转移方式,主要包括直接浸润、淋巴转移、血行转移及种植转移等 4 种途径播散。

1.直接浸润

肿瘤可向 3 个方向上发生局部浸润与扩散:①沿肠管纵向扩散,速度较慢,一般局限于 5 cm 范围内,很少超过 8 cm;②沿肠管水平方向环形浸润,一般浸润肠管周径 1/4 需 6 个月,浸润 1/2 周径需 1 年,浸润一周约需 2 年;③肠壁深层浸润,从黏膜向黏膜下、肌层和浆膜层浸润,最后穿透肠壁,侵入邻近组织器官,肠壁深层浸润深度是目前常用结肠癌分期的基础,如 Duke 或 TNM 分期。

2.淋巴转移

淋巴转移是扩散和转移的主要方式,结肠的淋巴引流一般通过 4 组淋巴结,即结肠上淋巴结、结肠旁淋巴结、中间淋巴结及中央淋巴结。结肠壁存在淋巴管,因此淋巴管浸润与肿瘤肠壁浸润深度有相关性。T_1 肿瘤淋巴管浸润率为 9%,T_2 上升至 25%,T_3 则达到 45%。大多数分期系统都包含了对 T 分期和淋巴结转移的评价,并且预后与总分期有相关性。结肠淋巴回流与静脉相伴行,最终汇入门静脉流入肝脏。因此结肠癌常出现肝转移。

3.血行转移

结肠癌通常较少侵入动脉,但侵入静脉却十分常见。结肠的静脉回流分别经上、下静脉汇入门静脉。癌细胞继续经门静脉进入体循环,进而播散至全身,如肺、骨、脑等脏器转移。但在极少数病例中也发现了首先出现肺或骨转移的现象。

4.种植播散

浆膜阳性的肿瘤有可能会出现腹膜种植,肿瘤细胞通过盆腔腹膜种植到各种器官组织。最常出现种植的有卵巢、网膜、浆膜或腹膜表面,可形成 12 mm 大小的白色硬质结节,外观酷似粟粒性结核,广泛的腹膜种植常伴有血性腹水。

此外,还有极少数肿瘤通过浸润神经周围间隙或神经鞘,沿着结肠的神经播散。多项试验证实出现神经侵犯的患者预后变差。

四、分期

最初的直结肠癌分期是由 Cuthbert Dukes 在 1930 年提出的,后经过不断地修订,该系统将直结肠癌分为 A、B、C、D 4 个阶段。

(1)Dukes 分期。

A 期:癌细胞局限于肠壁内。

B 期:癌细胞浸出肠壁,其中 B_1 期肿瘤浸润部分肌层,B_2 期肿瘤渗透全层,均无淋巴结转移。

C 期：在 A、B 的基础上淋巴结有转移，其中癌灶邻近淋巴结转移属 C_1 期，肠系膜淋巴结或肠系膜血管根部淋巴结转移属 C_2 期。

D 期：远处有癌细胞转移。

而目前 TNM 分期是首选的结直肠癌分期标准；TNM 分期系统是 1950 年由国际抗癌联盟（UICC）首先提出，1978 年美国癌症分期和疗效总结联合委员会（AJCC）建议在人肠癌分期中使用的。其中 3 个字母分别代表 3 个系统的首字母，即 T 为肿瘤浸润深度，N 为淋巴结受累，M 为远处转移。基于 T、N、M 的组合，能够对给定肿瘤以相应的 Ⅰ 至 Ⅳ 分期。以下为 2009 年 AJCC 第 7 版 TNM 分期。

原发肿瘤（T）如下。

T_x：原发肿瘤无法评价。

T_0：无原发肿瘤证据。

T_{is}：原位癌：局限于上皮内或侵犯黏膜固有层。

T_1：肿瘤侵犯黏膜下层。

T_2：肿瘤侵犯固有肌层。

T_3：肿瘤穿透固有肌层到达浆膜下层，或侵犯无腹膜覆盖的结直肠旁组织。

T_{4a}：肿瘤穿透腹膜脏层。

T_{4b}：肿瘤直接侵犯或粘连于其他器官或结构。

区域淋巴结（N）如下。

N_x：区域淋巴结无法评价。

N_0：无区域淋巴结转移。

N_1：有 1～3 枚区域淋巴结转移。

N_{1a}：有 1 枚区域淋巴结转移。

N_{1b}：有 2～3 枚区域淋巴结转移。

N_{1c}：浆膜下、肠系膜、无腹膜覆盖结肠或直肠周围组织内有肿瘤种植，无区域淋巴结转移。

N_2：有 4 枚以上区域淋巴结转移。

N_{2a}：4～6 枚区域淋巴结转移。

N_{2b}：7 枚及更多区域淋巴结转移。

远处转移（M）如下。

M_0：无远处转移。

M_1：有远处转移。

M_{1a}：远处转移局限于单个器官或部位（如肝脏、肺、卵巢和非区域淋巴结）。

M_{1b}：远处转移分布于 1 个以上的器官或部位或腹膜转移。

（2）T_{is} 包括肿瘤细胞局限于腺体基底膜（上皮内）或黏膜固有层（黏膜内），未穿过黏膜肌层到达黏膜下层。

（3）T_4 的直接侵犯包括穿透浆膜侵犯其他肠段，并得到镜下诊断的证实（如盲肠癌侵犯乙状结肠）。或者位于腹膜后或腹膜下肠管的肿瘤，穿破肠壁固有基层后直接侵犯其他脏器或结构，例如降结肠后壁的肿瘤侵犯左肾或侧腹壁，或者中下段直肠癌侵犯前列腺、精囊腺、宫颈或阴道。

（4）肿瘤肉眼上与其他器官或结构粘连则分期为 cT_{4b}。但是，若显微镜下该粘连处未见肿瘤存在则分期为 pT_3。V 和 L 亚分期用于表明是否存在血管和淋巴管浸润，而 PN 则用以表示神经浸润（可以是部位特异性的）。

五、临床表现

结肠癌多见于中老年人，30～69 岁占绝大多数，男性多于女性。早期症状不明显，中晚期患者常见的症状有腹痛、消化道刺激症状、腹部肿块、排便习惯及粪便性状改变、贫血及慢性毒素吸收所致的全身症状，以及肠梗阻、肠穿孔等。

（一）腹痛及消化道刺激症状

多数患者有不同程度的腹痛及腹部不适，腹痛的类型、定位以及疼痛强度多有不同，如结肠肝曲癌可表现为右上腹阵发性绞痛，类似慢性胆囊炎。一般认为，右半结肠癌疼痛常反射至脐上部；左半结肠癌疼痛常反射至脐下部。当出现肿瘤较大出现梗阻时，此时腹痛多为绞痛，并与进食相关，常在餐后出现，多为脐周或中腹部，而当癌瘤穿透肠壁引起局部炎性粘连，或在慢性穿孔之后形成局部脓肿时，疼痛部位即为癌肿所在部位。

（二）排便习惯及粪便性状改变

其为癌肿坏死形成溃疡及继发感染的结果。首先表现为排便次数增加或减少，有时腹泻与便秘交替出现，排便前可有腹部绞痛，便后缓解，有时出现便中带血，血的颜色则与肿瘤的位置相关。特征性的改变还包括粪便变细，形状不规则，稀便。这一变化主要取决于肿瘤位置，右半结肠肿瘤因管腔大、粪便含水量多故出现症状较晚；但左半结肠因管腔狭小、粪便成形故出现时间较早。

（三）腹部肿块

一般形状不规则、质地较硬、表面呈结节状。横结肠和乙状结肠癌早期有一定的活动度及轻压痛。升、降结肠癌如已穿透肠壁与周围脏器粘连，慢性穿孔形成脓肿或穿破邻近脏器形成内瘘时，肿块多固定不动，边缘不清楚，压痛明显。但要注意的是，有时梗阻近侧的积粪也可表现为腹部肿块。

（四）贫血及慢性毒素吸收症状

癌肿表面坏死形成溃疡可有持续性少量渗血、血与粪便混合不易引起患者注意，从而导致出现贫血。同时也因毒素吸收及营养不良出现贫血、消瘦、乏力及体重减轻。晚期患者有水肿、肝大、腹水、低蛋白血症、恶病质等现象。如癌肿穿透胃、膀胱形成内瘘也可出现相应的症状。

（五）肠梗阻和肠穿孔

肠梗阻和肠穿孔多为肿瘤中晚期症状，因肠腔内肿块填塞、肠管本身狭窄或肠腔外粘连、压迫所致。多表现为进展缓慢的不完全性肠梗阻。梗阻的早期患者可有慢性腹痛伴腹胀、便秘，但仍能进食，进食后症状较重。经泻药、洗肠、中药等治疗后症状多能缓解。经过较长时间的反复发作之后梗阻渐趋于完全性。当结肠癌发生完全性梗阻时，因回盲瓣阻挡结肠内容物逆流至回肠而形成闭襻性肠梗阻。从盲肠至梗阻部位的结肠可以极度膨胀，肠腔内压不断增高，迅速发展为绞窄性肠梗阻，甚至肠坏死穿孔，引起继发性腹膜炎。位于盲肠、横结肠、乙状结肠的癌肿在肠蠕动剧烈时可导致肠套叠。

六、诊断

(一)疾病史和家族史

(1)结直肠癌发病可能与以下疾病相关：UC、结直肠息肉病、结直肠腺瘤、CD、血吸虫病等，应详细询问患者相关病史。

(2)遗传性结直肠癌发病率约占总体结直肠癌发病率的 6%，应详细询问患者相关家族病史：遗传性非息肉病性结直肠癌、家族性腺瘤性息肉病、黑斑息肉综合征、幼年性息肉病等。

(二)体格检查

腹部体征与病程进展关系密切。早期患者无阳性体征；病程较长者腹部可触及肿块，也可有消瘦、贫血、肠梗阻的体征。对于怀疑结肠癌的患者也应常规行肛门指诊，可明确是否合并有距肛门 8 cm 以内的病变，同时可明确有无盆腔种植转移。

(三)实验室检查

血常规检查可了解有无贫血。粪常规检查应注意有无红细胞、脓细胞。结肠癌大便潜血试验多为阳性，大便潜血试验简便易行可作为大规模普查的方法，如消化道癌肿行根治术后，大便潜血试验呈持续阳性反应，应高度怀疑癌肿复发或在消化道其他部位又发生新的癌肿。血清肿瘤标志物测定，结肠癌患者在诊断、治疗前、评价疗效、随访时必须检测癌胚抗原(CEA)和糖链抗原 19-9(CA19-9)；有肝转移患者建议检测 AFP；疑有卵巢转移患者建议检测 CA125。目前 CEA、CA19-9 在对术后复发监测和预后判定方面的作用得到较好的认可。

(四)内镜检查

乙状结肠镜及纤维结肠镜是诊断结肠癌的重要方法。乙状结肠镜镜身长 30 cm，75%～80% 的直肠、乙状结肠癌均能通过乙状结肠镜检查发现，而纤维结肠镜检查可观察整个结肠，对诊断钡灌肠不易发现的较小病变甚为重要，可明确肿物大小、距肛缘位置、形态、局部浸润范围。同时结肠镜可以进行病理活检进行确诊。但要注意的是结肠肠管在检查时可能出现皱缩，因此，内镜所见肿物远侧至肛缘的距离可能存在误差，建议结合 CT、MRI 或钡剂灌肠检查明确病灶部位。

(五)影像学检查

1.结肠钡剂灌肠检查

特别是气钡双重造影检查是诊断结直肠癌的重要手段，可了解全结肠情况。钡灌肠的 X 线表现与癌肿大体形态有关：肿块型表现为肠壁充盈缺损、黏膜破坏或不规则；溃疡型较小可见龛影，较大时该处黏膜完整性遭到破坏；浸润性累及部分肠壁一侧缩小、僵硬，如病变浸润肠管全周则呈环形狭窄。但疑有肠梗阻的患者应当谨慎选择。

2.超声检查

超声检查可分为经腹壁超声检查和内镜超声检查(EUS)。经腹部超声检查可了解患者有无肿瘤复发转移，具有方便快捷的优越性。EUS 可以清晰显示肠壁黏膜、黏膜肌层、黏膜下层、固有肌层和浆膜层，有助于对肿瘤浸润深度的判定，其正确率可达到 80% 左右。

3.CT 与 MRI 检查

CT 检查可以帮助临床医师了解肿瘤的位置、对周围组织、器官有无侵犯，是否合并远处转移，进行术前分期。MRI 检查可以弥补 CT 检查的不足，能更易于了解肿瘤对周围脂肪组织的浸润程度。近年来，CT 或 MRI 检查进行的消化道重建成像，被称为"放射内镜"，可以清晰显示肿物的主体状态和向深层的浸润情况。

4.PET/CT 检查

不推荐常规使用,但对于病情复杂、常规检查无法明确诊断的患者可作为有效辅助检查。术前检查提示为Ⅲ期以上肿瘤,为了解有无远处转移,推荐使用。

5.排泄性尿路造影检查

不推荐术前常规检查,仅适用于肿瘤较大可能侵犯泌尿系统的患者。

6.病理组织学检查

病理学活组织检查仍为明确占位性病变性质的"金标准",组织病理学检查能对恶性细胞的分化程度、组织结构进行进一步的确认,有助于治疗方案的确定。病理活检诊断为浸润性癌的患者进行规范性结直肠癌治疗。而确定为复发或转移性结直肠癌时,推荐检测肿瘤组织 *Ras* 基因及其他相关基因状态以指导是否可采取靶向药物治疗。

7.开腹或腹腔镜探查术

当出现下述情况时,则建议行开腹或腹腔镜探查术:①经过各种诊断手段尚不能明确诊断且高度怀疑结直肠肿瘤;②出现肠梗阻,进行保守治疗无效;③可疑出现肠穿孔;④保守治疗无效的下消化道大出血。

七、筛查

目前有明确证据证明,筛查及切除结直肠腺瘤可预防结直肠腺癌,并且监测早期的肿瘤可减低此病的病死率。腺瘤和早期肿瘤通常没有症状。而当肿瘤生长足够大并引起症状时将导致不良预后。因此,对无症状人群的筛查更加重要。而在国外和国内的多地已开展了相关工作。

美国癌症协会建议对平均风险的人群从 50 岁(黑人应在 45 岁开始)开始进行筛查。筛查建议包括以下几点:①每年 1 次高灵敏度的粪便潜血试验或粪便免疫试验;②每 5 年 1 次乙状结肠镜检查;③每 5 年 1 次气钡双重造影检查;④每 5 年 1 次 CT 检查;⑤每 10 年 1 次结肠镜检查;⑥粪便 DNA 测试(没有指定的时间间隔)。

八、治疗

以手术切除癌肿为主的综合治疗法仍是当前治疗结肠癌的主要而有效的方法,化疗、放疗治疗、生物治疗的效果有待于进一步评价,近年来推崇了术前化疗、术前放疗等新辅助治疗增加了对晚期大肠癌根治切除机会,但对早期和进展期大肠癌是否值得贻误手术时机去完成术前治疗亟待商榷。

(一)治疗原则

就结肠癌的临床治疗水平而言,结肠癌治疗方案各地区或不同等级医院仍难能统一,但以下治疗原则已为多数学者认同,并证实可有效减少患者痛苦,提高生存率。

(1)对于 T_1 期的结肠癌建议局部切除。而直径＞2.5 cm 的绒毛状腺瘤癌变率高,推荐行结肠切除联合区域淋巴结清扫。

(2)肿瘤局限于肠壁,且无明显淋巴结转移时,进行标准的结肠癌根治性手术就可达到根治目的。而当癌肿侵破肠壁浆膜或已伴有区域淋巴结转移时,在施行根治性手术的基础上还要在术中及术后使用辅助治疗,以除去难以避免的微转移灶或脱落的癌细胞。

(3)对晚期结肠癌,如果患者一般情况允许,也需要采取积极的治疗态度。对局部癌肿比较固定,手术切除比较困难,但无远处转移者,应采用新辅助化疗等方法使局部肿瘤降期,争取完成比较彻底的根治手术,对已有远处转移但原发灶尚能切除的患者,应争取尽量切除原发肿瘤,对癌肿局部情况较好,但伴有单发性远处转移灶者,可力争行转移灶的一期或二期切除;伴有多发性转移灶者,应进行综合治疗。

(4)对于确实无法根治性切除的肿瘤,应争取切除主要瘤体进行姑息性手术;对于无法切除的患者为解除或预防梗阻进行短路手术或造瘘手术等减症性手术。

(二)手术治疗

1.手术适应证和禁忌证

(1)适应证:①全身状态和各脏器功能可以耐受手术;②肿瘤局限于肠壁或侵犯周围脏器,但可以整块切除,区域淋巴结能完整清扫;③已有远处转移(如肝转移、卵巢转移、肺转移等),但可以全部切除,酌情同期或分期切除转移灶;④广泛侵袭或远处转移,伴有梗阻、大出血、穿孔等症状应选择姑息性手术。

(2)禁忌证:①全身状态和各脏器功能不能耐受手术和麻醉;②广泛侵袭和远处转移,无法完整切除,无梗阻、穿孔、大出血等严重并发症。

2.术前准备及术后处理

(1)术前准备:一般性准备,应了解有无出血倾向及药物过敏史,检查及纠正贫血、低蛋白血症以保证吻合口愈合;检查并纠正水、电解质及酸碱失衡;全面了解心、肝、肾等重要脏器功能;对合并高血压、心脏病、糖尿病、甲状腺功能亢进等患者必须使并发症迅速控制后再进行手术治疗。

肠道准备一直以来被认为是患者术前准备必不可少的一部分。机械清肠和口服抗生素能够降低结肠内厌氧菌和需氧菌的浓度,保证术后吻合口一期愈合,并降低伤口感染的发生率。但近年对这种观点存在很多争论甚至是全盘否定。多篇近期前瞻性随机试验质疑,与适时静脉应用恰当的抗生素相比,肠道准备无额外的获益。Bucher 等所做的一项 Meta 分析对比了 565 例进行机械肠道准备的患者和 579 例未行肠道准备的患者,除一项研究外其他所有研究均证实机械肠道准备组有更高的吻合口漏发生率。但在国内外尚未完全一致认同时,仍应重视术前肠道准备。对于无梗阻的患者术前不必禁食,可于术前 2 天起进食流质,同时给予静脉补液,维持水电解质平衡。术前一天口服泻药,如聚乙二醇电解质散等。对伴有不全性梗阻或慢性梗阻的患者不宜使用泻药。

(2)术后处理。①胃肠减压:胃肠减压应持续进行,直到术后 2~3 天,患者无腹胀,肠鸣音已恢复,已有肛门排气为止。在应用胃肠减压期间,每天应经静脉补充必要水、葡萄糖、电解质、维生素,保持水、电解质平衡,补充血容量,注意各重要脏器功能状态。②饮食:肛门排气后可开始进流质,如无腹胀再改为半流质,一般在两周后可进少渣普通饮食。③抗生素应用:已有许多临床试验证明,术前预防性使用全身抗生素后,术后没有必要再继续应用抗生素。如确实术中发生肠内容物沾染,可在术后极短时间内再应用抗菌药物 1~2 次,但切忌过长时间应用。在选择抗生素时,应根据细菌流行学情况,抗生谱应覆盖革兰阴性杆菌和厌氧菌。④引流管的处理:腹部引流一般留置 48~72 小时,如渗液量少,非血性、无感染迹象,即可予以拔除。⑤结肠造口的处理:对单腔造瘘应注意造口处肠黏膜的血运情况,有无出血、缺血、坏死、回缩及周围感染等情况现象。造口周围皮肤用氧化锌软膏保护。术后以低渣饮食为主,防止腹泻,训练患者养成定时排便习惯。

3.手术方式

结肠癌的手术方式和切除范围应根据癌肿的部位、病变浸润和转移的范围以及有无肠梗阻等情况而定。就手术方式和手术效果而言,结肠癌手术分为局部切除、根治性手术和包括减荷手术、减症手术在内的姑息性手术。

(1)局部切除:对于 $T_1N_0M_0$ 结肠癌,建议局部切除。术前检查属 T_1 或局部切除术后病理提示 T_1,如果切除完整且具有预后良好的组织学特征(如分化程度良好,无脉管浸润),则无论是广基还是带蒂,均不推荐再行根治性手术。如果是带蒂,但具有预后不良的组织学特征,或者未完整切除,或标本破碎、切缘无法评价,则推荐行结肠切除术加区域淋巴结清扫。

(2)根治性手术:应将原发性病灶与所属引流淋巴结整块切除。为了减少及防止肿瘤复发,应遵循以下原则:①切缘应保证足够的无瘤侵犯的安全范围,切除肿瘤两侧包括足够的正常肠段。如果肿瘤侵犯周围组织或器官,需要一并切除,同时要保证切缘足够以清除所属区域的淋巴结。切除肿瘤两侧5~10 cm正常肠管已足够,但为了清除可能转移的肠壁上、结肠旁淋巴结,以及清除系膜根部区域淋巴结,结扎主干血管,故实际切除肠段的范围应根据结扎血管后的肠管血运而定。②完全清除区域淋巴结。③避免挤压肿瘤。④防止肠腔内播散。

根治性右半结肠切除术:适用于盲肠、升结肠、结肠肝曲癌。切除范围包括回肠末端10~15 cm、盲肠、升结肠、横结肠肝曲和部分横结肠,连同有关的肠系膜及其中的淋巴结。在肠系膜根部切断回盲肠动脉、右结肠动脉、结肠中动脉右支或主干,暴露肠系膜上静脉外科干以清扫肠系膜根部淋巴结,然后做回肠与横结肠对端吻合术。根据具体切除肠段情况和离断血管情况,根治性右半结肠切除术也有一些变形。如针对盲肠癌可不切断结肠中血管,并保留肝曲,此术式有学者称为右侧结肠切除术。而在肝曲癌时往往要离断结肠中血管主干,于近脾曲切断肠管,被称为扩大右半结肠切除术。

根治性横结肠切除术:适用于横结肠癌。切除范围包括肝曲、脾曲的整个横结肠,连同系膜及其中淋巴结、胃结肠韧带及其淋巴结一并切除。在根部切断结肠中动脉,然后做升结肠与降结肠对端吻合术。

根治性左半结肠切除术:适用于结肠脾曲、降结肠。切除范围包括横结肠左半、降结肠、部分乙状结肠,自根部切断左结肠动脉、乙状结肠动脉。在乙状结肠全部切除时,也可从根部切断肠系膜下支脉,然后做横结肠与直肠对端吻合术。和结肠肝曲癌手术类似,在处理脾曲癌时可离断结肠中血管左支,近肝曲离断肠管,实行扩大左半结肠切除术。

根治性乙状结肠切除术:适用于乙状结肠癌。切除范围包括降结肠远端、乙状结肠和乙状结肠直肠曲,自根部离断肠系膜下动、静脉,以更方便清扫肠系膜下血管根部淋巴结。做降结肠直肠吻合,如降结肠张力较大,可游离脾曲以保证吻合口处于无张力状态,防止发生吻合口漏。

在实际操作中,如肠襻切除不充分,肠系膜保留过多,或未从血管干根部切除等,都会影响手术的疗效。另一方面,当淋巴管被癌细胞栓塞后,随着淋巴流向的改变可出现逆向性转移或累及邻近肠襻的结肠旁淋巴结,因此必须按照根治性手术的要求去操作才能达到根治目的。在升、降结肠切除时,必须在 Toldt 筋膜深面游离结肠系膜才能保证根治性手术的彻底性,但要十分注意后腹壁血管和输尿管,以防发生损伤,标本的整块切除、Turnbull 等提出的无触瘤手术、顺行结肠切除、术中局部化疗等手段无疑提高了根治性手术的质量,确保了根治的彻底性。凡结肠癌与周围脏器有炎性粘连、癌性浸润、穿破到其他脏器或肝脏有局限性转移时,只要有可能切除均应与原发病灶一起切除。近年来,结肠癌的同时性或异时性肝转移采用肝切除手术积累了许多经验,成绩斐然,患者术后生存时间与 Dukes C 期的预期生存时间相仿,从而改变了长期以来对结肠癌肝转移治疗上的消极态度和预后上的悲观观点。

腹腔镜技术在结直肠手术中应用已超过 15 年。2004 年多中心前瞻性随机试验 COST 结果的发表开始,它才广泛应用于结直肠癌的治疗。许多研究证实了腹腔镜技术的短期获益,比如肠道功能的快速恢复、住院时间的缩短,以及麻醉用药的减少。同时 2007 和 2009 年,英国 CLASICC 和欧洲 COLOR 试验均报道结肠癌腹腔镜和开腹结肠切除的各分期生存率和复发率相当。CLASICC 试验包括生存质量评分,而且再次证明腹腔镜与开腹结肠切除术二者无差异。两项试验均证实存在与腹腔镜结肠切除相关的明显的学习曲线。因此在经验充足的情况下,腹腔镜结肠切除术应用于右侧或左侧的结肠癌是安全的,而且提供了与开腹结肠切除术相似的预后。目前尚无关于横结肠癌腹腔镜切除的数据。最新的机器人手术在结直肠癌手术中也逐渐应用,但需要更多的数据。

(3)姑息性手术:如结肠癌已浸润到盆壁、已有腹膜广泛种植、弥漫性肝或肺转移等,均属晚期已无根治的可能。其中 95% 以上的患者在 3 年内死亡。姑息性手术只能减轻症状、延长生存时间。姑息性手术包括局部切除、短路手术以及近端结肠造瘘等,应根据患者的不同情况加以选用。

(4)紧急性手术:结肠癌所致的完全性肠梗阻或肠穿孔等,应在适当准备(补充血容量、纠正脱水、纠正酸中毒及电解质紊乱、胃肠减压)后紧急手术治疗。

梗阻性结肠癌的手术处理:急性结肠梗阻导致梗阻近端肠管膨胀,其内大量排泄物堆积。与之相关的近端肠管菌群过度繁殖及可能存在的血运破坏,是典型的需要切除和近端造瘘的主要因素。有条件的医院可首先使用内镜下放置自扩张金属支架处理急性结肠梗阻的患者,能作为择期手术的桥梁,使可手术癌症患者的急诊手术转变为择期手术。试验显示支架作为手术的桥梁,有助于减少吻合口漏的发生率、减少伤口感染率,缩短住院时间。

对于无法进行放置肠道支架或放置失败的患者应在胃肠减压,补充容量、纠正水电解质紊乱和酸碱平衡失调后,宜早期进行手术。盲肠癌如引起梗阻时,临床上常表现为低位小肠梗阻的征象。虽然发生坏死穿孔的危险性似乎较小,但梗阻趋向完全性,无自行缓解的可能,故亦以早期手术为宜。在手术处理上可遵循下列原则:①右侧结肠癌并发急性梗阻时应尽量争取做右半结肠切除一期吻合术。②对右侧结肠癌局部确已无法切除时,可选作末端回肠与横结肠侧侧吻合术-内转流术(短路手术)。③盲肠造口术由于减压效果不佳,目前已基本被废弃。④左侧结肠癌引起的急性梗阻在条件许可时应尽量一期切除肿瘤。切除手术有 3 种选择,一是结肠次全切除,回肠乙状结肠或回肠直肠吻合术;二是左半结肠切除,一期吻合、近端结肠失功性造口术,二期造口关闭;三是左半结肠切除,近远端结肠造口或近端造口,远端关闭,二期吻合。⑤对肿瘤已无法切除的左侧结肠癌可选作短路手术或横结肠造口术。

结肠癌穿孔的处理:结肠癌并发穿孔大多发生在急性梗阻后,少数亦可发生在癌肿穿透肠壁溃破。不论其发生的机制属哪一种都是极其严重的临床情况,急性梗阻时发生的穿孔大多发生在盲肠,由于肠腔内压力过高导致局部肠壁缺血、坏死而穿孔,此时将有大量粪性肠内容物进入腹腔,产生弥漫性炎性粪性腹膜炎,并迅速出现中毒性休克。因此感染和中毒将成为威胁患者生命的两大因素。至于癌肿溃破性穿孔则除粪汁污染腹腔外,尚有大量癌细胞的腹腔播散、种植。因此即使闯过感染和中毒关,预后仍然不佳。在处理上首先强调一旦明确诊断即应急诊手术,同时加强全身支持和抗生素治疗。手术原则为不论哪一类穿孔,都应争取一期切除癌肿,右侧结肠癌引起穿孔者可一期吻合,左侧结肠癌并发穿孔者切除后,宜近侧造口。对癌肿溃破而不做切除的病例,结肠造口宜尽量选在肿瘤近端,并清除造口远端肠腔内粪便,以免术后粪便随肠蠕动不断进入腹腔。

4.转移灶的处理原则

(1)肝转移:完整切除必须考虑肿瘤范围和解剖部位。切除后,剩余肝脏必须能够维持足够功能。不推荐达不到 R_0 切除的减瘤手术。无肝外不可切除病灶。新辅助治疗后不可切除的病灶要重新评估其切除的可能性。当所有已知的病灶均可做消融处理时可考虑应用消融技术。全身化疗无效或化疗期间肝转移进展,可酌情选择肝动脉灌注化疗及栓塞化疗,但不推荐常规应用。当确定原发灶能够得到根治性切除时,某些患者可考虑多次切除转移灶。

(2)肺转移:原发灶必须能根治性切除(R_0);有肺外可切除病灶并不妨碍肺转移瘤的切除;完整切除必须考虑肿瘤范围和解剖部位,肺切除后必须能维持足够肺功能;某些部分患者可考虑分次切除;无论肺转移瘤能否切除,均应考虑化疗;不可手术切除的病灶,可以消融处理(如能完全消融病灶);必要时,手术联合消融处理;肺外可切除转移病灶,可同期或分期处理;肺外有不可切除病灶不建议行肺转移病灶;推荐多学科讨论后的综合治疗。

5.影响吻合口愈合的因素

为使根治性手术获得成功,除加强术前准备、术后处理、控制感染外,吻合口的安全性尚依赖于保持肠管良好的血运、正确的操作技术及吻合口无张力。结肠由垂直进入肠壁的终末血管所供应,右侧结肠因有回结肠动脉、右结肠动脉及结肠中动脉的右支相互连接成网,故血运较好。左结肠动脉与结肠中动脉左支因联络线太长,与乙状结肠动脉、痔上动脉间侧支吻合更少,在行根治性手术时因结扎血管干及清除动脉旁淋巴结进一步破坏了肠壁的血液供应。由于左半结肠血运较差,在采用离断肠系膜下血管的乙状结肠根治术及直肠癌根治术时,尤应妥善保护降结肠的边缘血管弓,必要时可使用动脉类试验性暂时阻断肠系膜下动脉 30 分钟,如降结肠近端无缺血表现,再行血管断离。手术时对颜色苍白发暗、终末血管无搏动的肠管应予以切除,肠管的对系膜缘亦多切除些。操作应轻柔,吻合口缝线的疏密应适度,不宜缝扎过紧。

6.手术过程中癌细胞扩散途径及预防

在手术操作过程中,癌细胞可经肠壁、肠腔、静脉、淋巴扩散,也可脱落种植于腹膜及吻合口,因此需要采取必要的预防措施,以提高手术效果。

(1)操作宜轻柔,避免挤压触摸癌肿。先用布带结扎癌肿两端肠管,如技术上可能,在解剖及分离受累肠段之前,先结扎其根血管,吻合前用抗癌液冲洗肠腔。

(2)肠管切缘应距癌肿 10 cm,以保证断端无癌细胞残留,避免局部复发及肠壁内扩散。

(3)从探查开始即给予抗癌药静脉滴注,可用氟尿嘧啶 10 mg/kg 体重,以减少经血行扩散。

(4)术中所用之针线用抗癌药液浸泡,减少创面种植,局部以抗癌药或低渗液(无菌水)冲洗以破坏脱落的癌细胞,关闭腹腔前应更换器械手套。

术中严格遵守癌外科原则可显著提高结肠癌根治术的 5 年生存率。

7.术后并发症及其预防和处理

(1)切口裂开及感染:常见于营养不良、贫血及低蛋白血症患者。切口有积血也是导致切口裂开和感染的常见原因,多发生于术后 5~14 天。切口一旦裂开多有粉红色液体渗出或肠管膨出,此时应消除患者的恐惧心理、以无菌纱布垫覆盖伤口防止肠管进一步大量膨出,立即将患者送手术室在适当麻醉下对腹壁皮肤及外露肠管进行消毒,将肠管送回腹腔以张力缝线全层缝合腹壁。如切口部分裂开可将肠管送回后在腹壁无张力的情况下使两侧对合以宽胶布固定。无论缝合或固定切勿将肠管或网膜夹于两侧切缘内。术后应补充全血或清蛋白,用抗生素有效地控制腹腔感染。

切口感染多与切口被肠内容物污染、脂肪或肌肉集束结扎或电刀应用造成坏死有关。术中妥善保护切口、操作细致轻柔、术前规范预防应用抗生素是防止感染发生的关键,一旦发生切口感染,应尽早拆除缝线,敞开伤口充分引流,使用碘伏纱条覆盖被感染的创面有助于伤口的愈合。

(2)非吻合口性肠梗阻:可发生于肠切除、肠造口术时对肠系膜关闭不全,小肠进入孔隙形成的内疝。乙状结肠切除过多时膀胱后出现较大的空腔,如小肠坠入与周围粘连则可形成梗阻。因此,术中注意缝合肠系膜空隙以防小肠脱出。一旦确诊应立即手术探查并矫正。

(3)吻合口漏:为结肠癌手术的严重并发症。多见于结肠癌合并肠梗阻术前肠道准备不充分;患者有贫血或低蛋白血症;吻合口血运不良,吻合口张力过大或缝合不够严密等。常发生于术后4~9天。如吻合口漏发生在腹腔内,表现为弥漫性腹膜炎,全身中毒症状十分明显,应立即引流,同时作吻合口近侧结肠造口。如漏发生在盆腔,则出现明显的直肠刺激症状,引流处有粪便排出,但腹痛、发热等症状可不明显。时间较长的可形成盆腔脓肿甚至直肠阴道瘘。处理时应加强局部引流,控制感染,根据破口大小决定是否需要作横结肠造口术。

(4)吻合口绞窄:在结肠癌手术中并不多见,多源于吻合口术后水肿、机体低蛋白性营养不良,一般需2~3周多能在水肿消退后自行缓解。吻合手术操作对吻合口绞窄的产生也具有一定的作用。使用断端对合型吻合可有效防止肠壁断端内翻过多,加之水肿造成吻合口绞窄。

(5)结肠造口并发症:由于术中损伤了结肠边缘动脉,腹壁切口太小或拉出肠管及系膜太短,张力太大,均可发生结肠造口坏死。如坏死范围较大,应再次手术切除坏死肠管重新做结肠造口。如腹壁切口太小,或该处感染后瘢痕挛缩可引起造口绞窄。如绞窄处能通过小指可定期扩张造口,如不能通过小指则需要新造。

(6)假膜性肠炎:多发生于术后2~5天。临床表现为剧烈腹泻排出大量暗绿色浑浊的稀薄液体,有时含坏死的黏膜组织。因肠液及电解质大量丢失,患者很快进入脱水、酸中毒、休克。治疗时首先补充血容量;维持水、电解质平衡,纠正酸中毒;停止原来使用的抗生素改用对难辨梭状芽孢杆菌、金黄色葡萄球菌有效的抗生素,如万古霉素和甲硝唑等;严重时可插肛管注入正常人粪便混悬液以恢复肠道内的菌群比例。

8.手术病死率

近年来因对结肠癌的认识不断提高,术前准备比较充分,手术操作的改进及加强术后管理,手术病死率已大为下降。在肿瘤专科医院病死率为1.7%~1.8%。在综合性医院因患者病情较复杂(如有合并症的紧急手术较多,合并心脑血管疾病、高血压、糖尿病等),患者对手术的耐受能力低下,手术病死率可高达6%~7%。

(三)化疗

作为结肠癌综合性治疗的一部分,化疗亦常被采用,能提高根治术后患者的生存率。化疗应根据患者肿瘤原发部位、病理学分期、分子指标及术后恢复状况来决定。推荐术后8周内开始。

辅助化疗的原则如下。

1.Ⅰ期($T_{1-2}N_0M_0$)或者有化疗禁忌的患者

不推荐辅助化疗。

2.Ⅱ期结直肠癌的辅助化疗

Ⅱ期结直肠癌患者,应当确认有无以下高危因素:组织学分化差(Ⅲ或Ⅳ级)、T_4、血管淋巴管浸润、术前肠梗阻或肠穿孔、标本检出淋巴结不足(<12枚)。

(1)Ⅱ期结直肠癌,无高危因素者,建议随访观察,或者单药氟尿嘧啶类药物化疗。

(2)Ⅱ期结直肠癌,有高危因素者,建议辅助化疗。化疗方案推荐选用氟尿嘧啶/LV、卡培他滨、氟尿嘧啶/LV/奥沙利铂或CapeOx方案。

(3)建议有条件者检测组织标本MMR或微卫星不稳定性(microsatellite instability,MSI),如为错配修复缺陷(dMMR)或微卫星不稳定性(MSI-H),不推荐氟尿嘧啶类药物的单药辅助化疗。

3.Ⅲ期结直肠癌的辅助化疗

Ⅲ期结肠癌患者,推荐辅助化疗。化疗方案推荐选用氟尿嘧啶/LV、卡培他滨、FOLFOX或FLOX(奥沙利铂+氟尿嘧啶+醛氢叶酸)或CapeOx方案。

(1)氟尿嘧啶:是结直肠癌中应用最广,疗效较为可靠的国际公认药物,但单剂治疗的反应率仅为10%~20%,有效时间持续<1年,对生存率并无影响。大量资料显示肿瘤细胞如果暴露在大剂量高浓度氟尿嘧啶中或长时间持续暴露在氟尿嘧啶中,氟尿嘧啶的抗癌活性会明显提高,这些资料支持延长肿瘤细胞暴露于氟尿嘧啶中的给药方法是合理的,但持续静脉滴注的方法仅在欧洲被广泛接受,而美国则由于静脉推注较之更为方便和花费较低而未被接受,此外,持续静脉滴注还有需留置中央静脉导管,从而产生相关的并发症等缺点。目前国内采用经外周静脉留置导管便携式化疗泵的方法,避免了住院、卧床静脉滴注和留置中心静脉导管及由此引起的并发症。

亚叶酸钙(leucovorin,LV)具有使氟尿嘧啶增效作用,其作为生物化学调节剂的作用愈来愈为人们所重视,通过对一项包括9个临床试验、1 400例患者的综合分析,表明氟尿嘧啶/LV联合治疗的反应率为23%,明显较单用氟尿嘧啶(反应率11%)高,但二者的中位生存期并无差异。当用于辅助治疗时,氟尿嘧啶/LV联合治疗可明显提高术后5年生存率。故氟尿嘧啶/LV联合治疗被国际第一个公认作为结直肠癌术后辅助化疗的标准方案和进展期结直肠癌的一线化疗方案。

具体应用时有许多方案,最广泛的为美国Mayo Clinic方案和欧洲的DeGramont方案。①Mayo Clinic方案:LV 20 mg/(m^2·d)静脉推注,氟尿嘧啶425 mg/(m^2·d)静脉推注,每天1次,每4周连用5天为1个疗程。可以将5天药量溶解于5%葡萄糖溶液或生理盐水中至240 mL,然后灌注在250 mL化疗泵中,以2 mL/h的速度自动滴注。②De-Gramont方案:LV 200 mg/(m^2·d)静脉滴注2小时,氟尿嘧啶400 mg/(m^2·d)静脉推注,然后氟尿嘧啶600 mg/(m^2·d)静脉滴注24小时,每2周连续给药2天,作为1个周期,2个周期为1个疗程。也可以灌注于250 mL化疗泵中,以5 mL/h的速度自动滴注,但应调整药物剂量,LV应按20 mg/(m^2·d)给予,因为如果按200 mg/(m^2·d)会引起严重的口腔溃疡,氟尿嘧啶的总剂量也应由原方案中的1 000 mg/(m^2·d)改为750 mg/(m^2·d),避免发生严重的毒副作用。

(2)卡培他滨商品名为希罗达,是新一代的氟尿嘧啶前体(氟尿嘧啶氨基甲酸酯),口服后可以迅速吸收,在肝脏内被代谢成5′脱氧-5-氟胞苷(5′-DFCR)和5′脱氧-5-氟尿苷(5′-DFUR)两种没有细胞毒性的中间代谢产物,它们进入肿瘤细胞后,通过胸腺嘧啶磷酸化酶(TP)的作用,迅速转化成氟尿嘧啶,而正常细胞缺乏TP酶,不会产生氟尿嘧啶,因此具有选择性产生和发挥作用的特点。此外,卡培他滨还具有模拟持续滴注的作用,疗效高、耐受性好,使用方便,其单药疗效可以与氟尿嘧啶媲美。卡培他滨的给药方案:①卡培他滨 2 000 mg,每天 2 次,服用 14 天停 7 天为 1 个疗程;②卡培他滨 1 250 mg/($m^2 \cdot$ d),分 2 次口服,相当于 1 000 mg,每天 2 次,连服 4 周,为 1 个疗程。目前美国 FDA 已经批准卡培他滨作为 III 期结肠癌术后辅助化疗的标准方案之一。

(3)第 3 个被国际批准的是 MOSAIC 的 FOLFOX 方案,即奥沙利铂+氟尿嘧啶/LV,采用 De-Gramont 的两周方案。两周为 1 个周期,两周期为 1 个疗程,术后应用 6 个疗程。鉴于卡培他滨已被证明不但疗效不比氟尿嘧啶/LV 差,更具毒副作用轻、使用方便等优点,故也可用 XELOX 方案。

化疗注意事项:治疗期间加强营养,配合用升血小板及白细胞的药物,加用激素,如泼尼松以动员处于静止状态的癌细胞(G_0 期细胞)进入细胞增殖周期,增强抗癌药的杀伤能力。配合免疫治疗(免疫球蛋白、左旋咪唑等)刺激免疫可提高患者的抵抗力及耐受力。用药期间定期检查血常规、肝功能,如消化道反应明显应暂停给药。

(四)靶向性药物

在过去的几年中,对于转移性结肠癌患者的治疗可以采用针对特定的肿瘤蛋白的单克隆抗体。这些抗体也能用于辅助治疗。已有多处中心进行了表皮生长因子受体抗体(西妥昔单抗)和血管内皮生长因子抗体(贝伐珠单抗)的研究,并取得一定了阳性结果。尤其是对于晚期结直肠肿瘤患者,靶向治疗正发挥着重要的作用。多项 II、III 期临床试验结果表明,针对 EGFR 通路的抗 EGFR 单克隆抗体和针对 VEGF 通路的贝伐单抗为代表的两类靶向药物应用于晚期结直肠癌患者,可以延长 PFS 及 OS。应用前应监测相关基因表达及突变情况,如 KRAs、EGFR、BRAF 等。

(五)放疗

当前,辅助放疗在结肠癌治疗中的确切作用仍不确定。目前尚无数据支持把辅助放疗确定为一个公认的结肠癌治疗辅助疗法。放疗仅限于以下情况:局部肿瘤外侵固定无法手术;术中局部肿瘤外侵明显,手术无法切净;晚期结肠癌骨转移或其他部位转移时的姑息止痛治疗;术中发现肿瘤无法切除或切净时,可考虑术中局部照射配合术后放疗;除晚期结肠癌姑息止痛治疗外,结肠癌的放疗应基于氟尿嘧啶之上的同步放化疗。结肠癌辅助放疗的潜在风险,特别是辐射损伤周围器官(如小肠)的风险很大。对存在局部复发高风险的结肠癌患者,根治术后可采用个性化的治疗方案。

(六)生物治疗

所谓生物治疗包括免疫治疗和基因治疗两部分。基因治疗是指用正常或野生型基因矫正或置换致病基因的一种治疗手段,达到基因置换、修正或修饰、失活的目的。基因治疗是目前肿瘤治疗的最为理想方式,但将其应用于临床尚待许多问题的解决。

免疫治疗是以细胞免疫或体液免疫的方法消灭癌细胞,监护癌肿复发,从理论上讲也是治疗癌症的理想方法。它没有手术切除所带来的破坏性及功能障碍,也不像化疗、放疗对正常细胞的普遍杀伤力,因而是一种相对无损伤性治疗。但实践中免疫疗法的效果是有限的,因机体的抗癌能力只能消灭少量的癌细胞[$(1\sim10)\times10^5$/mm^3],如临床发现直径 1 cm 的癌肿,其癌细胞数大约为 10×10^7(10 亿),早已超过机体免疫所能控制的范围。因此免疫治疗只能配合手术切除、放疗、化疗以消灭残余的癌细胞。目前多以非特异性免疫佐剂刺激免疫系统,增强患者对自身癌肿的免疫反应。常用的卡介苗(BCG)、棒状杆菌属、卡介苗的甲醇提取残渣(MER)、levamisole、多核苷酸。也可用被动免疫获得抗血清、免疫活性细胞及单克隆抗体等,如 LAK 细胞、白细胞介素、干扰素,甚至血管生成抑制因子等。

(七)中医中药

目的在于扶正祛邪,配合手术、化疗以增强机体抵抗力。半枝莲、白花蛇舌草、山蘑菇也有抗癌作用。

九、预后

重视结肠癌的高发因素、提高早期结肠癌诊断率,改善进展期结肠癌的发现时间,拓宽晚期结肠癌的治疗手段,是延长结肠癌患者生存时间的关键,随着诊断水平的提高、治疗手段的拓宽,结肠癌患者生存时间多年徘徊的局面即将改变。结肠癌的预后较食管癌、胃癌等为佳。其生长较缓慢,恶性程度较低,转移发生较晚,且肠管游离度大切除率高。不经治疗的结肠癌,自症状出现后平均生存期为 9.5 个月(4 周到 6 年)。在影响预后的诸多因素中,以癌细胞分化程度及扩散范围最为重要。分化程度较好的腺癌比黏液癌预后好;低分化癌因病程进展快、淋巴结转移率高,预后最差。有学者统计:Ⅰ期癌根治切除术后 5 年生存率 92.5%,10 年生存率 53.6%;Ⅱ期癌 5 年生存率 61.7%,10 年生存率 31.7%;Ⅲ期癌 5 年生存率 33.3%,10 年生存率 29.2%。影响预后的其他因素,如患者年龄、癌肿部位、单发或多发、治疗方式及患者的免疫功能等。

十、预防

(一)改变饮食习惯

减少食物中肉类及脂肪含量,食物不宜过于精细,要多吃蔬菜、水果及含粗纤维、维生素 A、维生素 C 的食物。同时保持规则排便习惯,忌烟及减少环境污染也有助于大肠癌的预防。

(二)早期处理结肠腺瘤

Gilbertsen 对 45 岁以上无症状的人群,每年做 5 次乙状结肠镜检查并切除所发现的腺瘤,25 年中共检查 18 158 人,结果低位大肠癌的发病率比预期的减少了 85%。Lee 报道美国结肠镜发病率上升,但直肠癌的发病率在近 25 年中下降了 26%,这与广泛开展乙状结肠镜检查及积极治疗有关疾病密切相关。

(三)加强对结肠癌高发人群的定期检查

对结肠癌高发人群定期检查有助于降低结肠癌的发病率和病死率。2%～7.8%的大肠癌患者同时或异时性大肠多发源癌,常见于消化道的其他部位及泌尿生殖系统,可同时发生,也可以先后发生。近年来随着手术病死率的下降及术后生存期延长异时性多发源大肠癌的发生率亦随之增加。结肠癌术后在剩余结肠上发生癌的机会较正常人群增加 3 倍。Pok 报告一组 2 157 例大肠癌患者,其中生存期超过 5 年的约 1/3 继发结肠或结肠以外的恶性肿瘤,发生次数有的达 4～5 次(1 例患者在先后施行手术的两位外科医师都已故去而他还健在)。因此不能忽视大肠癌患者的术后定期随访工作。

(四)积极治疗血吸虫病

在血吸虫病流行地区约 10.8%的大肠癌合并血吸虫病,因此积极防治血吸虫病是预防大肠癌的有效措施。

(曹 军)

第十节 直 肠 癌

一、病因

直肠癌是指直肠齿线以上至乙状结肠起始部之间的癌肿。病因与直肠腺瘤、息肉病、慢性炎症性病变有关,与饮食结构的关系主要是致癌物质如非饱和多环烃类物质的增多,以及少纤维、高脂肪食物有关。少数与家族性遗传因素有关,如家族性直肠息肉病。近 20 年我国结直肠癌的发病率由低趋高,结直肠癌占全部癌症的约 9.4%。直肠癌占大肠癌约 70%。2005 年我国的发病数和死亡数已经超过美国。结直肠癌男多于女,但女性增加速度较快,男女比例由 1.5∶1 增加至 1.26∶1,且发病年龄提前,并随年龄增加而增长。有资料表明合并血吸虫病者多见。在我国直肠癌约 2/3 发生在腹膜反折以下。

二、病理

乙状结肠在相当于 S_3 水平处与直肠相续接。直肠一般长 15 cm,其行程并非直线,在矢状面有一向后的直肠骶曲线,过尾骨后又形成向前会阴曲。在额状面上形成 3 个侧曲,上下两个凸向右面,中间一个凸向左面。由于上述特点,直肠癌手术游离直肠后从病灶到直肠的距离可略有延长,使原来认为不能保留肛门的病例或许能做保留肛门的手术。直肠于盆膈以下长 2～3 cm 的缩窄部分称为肛管,肛管上缘为齿状线,其上的大肠黏膜由自主神经支配,无痛觉;齿状线以下的肛管由脊神经支配有痛觉。直肠肠壁分为黏膜层、黏膜肌层、黏膜下层、肠壁肌层及浆膜层(腹膜反折下直肠无浆膜层)。黏膜下层有丰富的淋巴管和血管网。齿状线上的淋巴管主要向上引流,经直肠上淋巴结、直肠旁淋巴结以后注入肠系膜下动根部淋巴结。淋巴管分短、中、长 3 类,其中大部分为短的,它们直接引流至直肠旁淋巴结。而中、长两类淋巴管则可直接引流至位于肠系膜下动脉分出的左结肠动脉或乙状结肠动脉处的淋巴结。所以临床上可见有些患者无直肠旁及直肠上动脉旁淋巴结转移,但已有肠系膜下动脉旁淋巴结转移。在淋巴结转移的患者中约有12%的病例可发生这种“跳跃性转移”,所以直肠癌手术应考虑高位结扎和切断肠系膜下动脉,以清除其邻近之淋巴结。

腹膜反折下的直肠淋巴引流除上述引流途径外,还存在向两侧至侧韧带内的直肠下动静脉旁淋巴结,然后进入髂内淋巴结的途径,以及向下穿过肛提肌至坐骨直肠窝内的肛门动静脉旁的淋巴结再进髂内淋巴结的途径。

(一)病理分型

1.大体分型

(1)肿块型(菜花型、软癌):肿瘤向肠腔内生长、瘤体较大,呈半球状或球状隆起,易溃烂出血并继发感染、坏死。该型多数分化比较高,浸润性小,生长缓慢,治疗效果好。

(2)浸润型(缩窄型、硬癌):肿瘤环绕肠壁各层弥漫浸润,使局部肠壁增厚,但表面无明显溃疡和隆起,常累及肠管全周,伴纤维组织增生,质地较硬,肠管周径缩小,形成环状狭窄和梗阻。该型分化程度较低,恶性程度高,出现转移早。

（3）溃疡型：多见，占直肠癌一半以上。肿瘤向肠壁深层生长并向肠壁外浸润，早期可出现溃疡，边缘隆起，底部深陷，呈"火山口"样改变，易发生出血、感染，并易穿透肠壁。细胞分化程度低，转移早。

2.组织分型

（1）腺癌：结直肠癌细胞主要是柱状细胞、黏液分泌细胞和未分化细胞。主要是管状腺癌和乳头状癌，占 75%～85%，其次为黏液腺癌占 10%～20%。还有印戒细胞癌以及未分化癌，后两者恶性程度高预后差。

（2）腺鳞癌：亦称腺棘细胞癌，肿瘤由腺癌细胞和鳞癌细胞构成。其分化程度多为中度至低度。腺鳞癌主要见于直肠下段和肛管，临床少见。

直肠癌可以在一个肿瘤中出现两种或两种以上的组织类型，且分化程度并非完全一致，这是结直肠癌的组织学特点。

（二）临床分期

临床病理分期的目的在于了解肿瘤发展过程，指导拟订治疗方案以及估计预后。国际一般沿用改良的 Dukes 分期以及 TNM 分期法。

1.我国对 Dukes 补充分期

癌仅限于肠壁内为 Dukes A 期。穿透肠壁侵入浆膜和/或浆膜外，但无淋巴结转移者为 B 期。有淋巴结转移为 C 期，其中淋巴结转移仅限于癌肿附近如直肠壁及直肠旁淋巴结者为 C_1 期；转移至系膜淋巴结和系膜根部淋巴结者为 C_2 期。已有远处转移或腹腔转移或广泛侵及邻近脏器无法手术切除者为 D 期。

2.TNM 分期

T 代表原发肿瘤，T_x 为无法估计原发肿瘤；无原发肿瘤证据为 T_0；原位癌为 T_{is}；肿瘤侵及黏膜下层为 T_1；侵及固有肌层为 T_2；穿透肌层至浆膜下为 T_3；穿透脏腹膜或侵及其他脏器或组织为 T_4。N 为区域淋巴结，Nx 无法估计淋巴结；无淋巴结转移为 N_0；转移至区域淋巴结 1～3 个为 N_1；4 个及 4 个以上淋巴结为 N_2。M 为远处转移，无法估计为 M_x；无远处转移为 M_0；凡有远处转移为 M_1。

（三）直肠癌的扩散与转移

1.直接浸润

癌肿首先直接向肠管周围及向肠壁深层浸润生长，向肠壁纵轴浸润发生较晚，癌肿浸润肠壁 1 周需1～2年。直接浸润可穿透浆膜层侵入邻近脏器如子宫、膀胱等，下段直肠癌由于缺乏浆膜层的屏障，易向四周浸润，侵入前列腺、精囊腺、阴道、输尿管等。

2.淋巴转移

此为主要转移途径。上段直肠癌向上沿直肠上动脉、肠系膜下动脉及腹主动脉周围淋巴结转移。发生逆行转移的现象非常少见。如淋巴液正常流向的淋巴结发生转移且流出受阻时，可逆性向下转移。下段直肠癌（以腹膜反折为界）向上方和侧方发生转移为主。大量的现代研究表明，肿瘤下缘 2 cm 淋巴结阳性者非常少见。齿状线周围的癌肿可向上、侧、下方转移。向下方转移可表现为腹股沟淋巴结肿大。淋巴转移途径是决定直肠癌手术方式的依据。

3.血行转移

癌肿侵入静脉后沿门静脉转移至肝脏；也可由髂静脉至腔静脉然后转移至肺、骨、脑等。直肠癌手术时有 10%～15% 已有肝转移，直肠癌梗阻时和手术中挤压易造成血行转移。

4.种植转移

十分少见,上段直肠癌时偶有种植发生。

三、临床表现

直肠癌早期无明显症状,癌肿破溃形成溃疡或感染时才出现症状。一般为症状出现的频率依次为便血(80%～90%)、便频(60%～70%)、便细(40%)、黏液便(35%)、肛门疼痛(20%)、里急后重(20%)、便秘(10%)。

(一)肿瘤出血引起的症状

1.便血

肿瘤表面与正常黏膜不同,与粪便摩擦后容易出血。尤其是直肠内大便干硬,故为常见症状。

2.贫血

长期失血超过机体代偿从而出现。

(二)肿瘤阻塞引起的症状

肿瘤部位因肠蠕动加强,可发生腹痛,侵及肠壁或生长到相当体积时可发隐痛。肠管狭窄时可出现肠鸣、腹痛、腹胀、便秘、排便困难。大便变形、变细。

(三)肿瘤继发炎症引起的症状

肿瘤本身可分泌黏液,当继发炎症后,不仅使粪便中黏液增加,还可出现排便次数增多腹痛,病灶越低症状约明显。

(四)其他原发灶引起的症状

当肿瘤位于直肠时常无痛觉,当肿瘤侵及肛管或原发灶起于肛管时可出现肛门疼痛,排便时加剧,有时误认为肛裂。

(五)肿瘤转移引起的症状

1.肿瘤局部浸润引发症状

直肠癌盆腔有较广泛浸润时,可引起腰骶部酸痛、坠胀感;肿瘤浸润或压迫坐骨神经、闭孔神经根,可引起坐骨神经痛及闭孔神经痛;侵及阴道或膀胱可出现阴道流血或血尿;累及两侧输尿管时可引起尿闭、尿毒症。

2.肿瘤血行播散引起的症状

距肛门 6 cm 以下的直肠癌其血行播散的机会比上段直肠癌高 7 倍。相应的出现肺、骨、脑等器官的症状。

3.种植引起的症状

肿瘤穿透浆膜层进入游离腹腔,种植于腹膜面、膀胱直肠窝或子宫直肠窝等部位,直肠指检可触及该区有种植结节。当有腹膜广泛种植时,可出现腹水及肠梗阻。

4.淋巴转移症状

左锁骨上淋巴结转移为晚期表现,也可有腹股沟区淋巴结肿大。

(六)某些特殊表现

1.肿瘤穿孔

可出现直肠膀胱瘘、直肠阴道瘘、尿路感染症状或阴道粪便流出等。

2.晚期肿瘤

体重下降、肿瘤热等。肿瘤坏死、感染、毒素吸收引起的发热一般在 38 ℃左右。腹水淋巴结压迫髂静脉可引起下肢、阴囊、阴唇水肿。压迫尿道可引起尿潴留。

四、诊断

直肠癌的诊断根据病史、体检、影像学、内镜检查和病理学诊断准确率可达 95% 以上。临床上不同程度的误诊或延误诊断,常常是患者或医师对大便习惯或性状的改变不够重视,或警惕性不高造成的。通常对上述患者进行肛门指检或电子结肠镜检查,发现有直肠新生物的结合活检病理检查即可明确诊断。

(一)直肠肛门指检

简单易行,是直肠癌检查最基本和最重要的检查方法。一般可发现据肛门 7~8 cm 的直肠内肿物,若嘱患者屏气增加腹压则可达更高的部位。检查前先用示指按摩肛门后壁,使肛门括约肌松弛,在嘱患者张嘴哈气的同时将示指缓慢推进。检查时了解肛门是否有狭窄,如有肿块应注意其位置、大小、硬度、基底活动度、黏膜是否光滑、有无溃疡、有无压痛、是否固定于骶骨、盆骨。如病灶位于前壁,男性必须查明与前列腺的关系,女性应查明是否累及阴道后壁。直肠完全固定的患者由于会阴部受侵袭,其各部位检查时都有狭窄的感觉。了解肿瘤下缘距肛门的距离有助于手术方式的选择。对于肥胖或者触诊不佳的患者可采用膝直位(站立屈膝)。

(二)实验室检查

1.大便隐血试验

简便易行,可作为直肠癌普查初筛方法。

2.血红蛋白检查

肿瘤出血可引起贫血。凡原因不明的贫血应建议做钡剂灌肠或电子结肠镜检查。

3.肿瘤标志物检查

目前公认最有意义的是癌胚抗原 CEA,主要用于预测直肠癌的预后和监测复发。

(三)内镜检查

凡有便血或大便习惯性状改变、经直肠指检无异常发现者,应常规行电子结肠镜检查。内镜检查可直接观察病灶情况并能取活体组织做病理学诊断。取活检时要考虑不同部位的肿瘤细胞分化存在差异,所以要多点性活检。如果活检阴性,应重复活检,对有争议的病例,更需了解病变的大体形态。

(四)影像学检查

1.钡剂灌肠检查

钡剂灌肠检查是结肠癌的重要检查方法,对直肠癌的诊断意义不大,用以排除结、直肠癌多发癌和息肉病。

2.腔内 B 超检查

用腔内探头可检查癌肿浸润肠壁的深度及有无侵犯邻近脏器,可在术前对直肠癌的局部浸润程度进行评估。

3.腹部超声检查

由于结、直肠癌手术时有 10%~15% 同时存在肝转移,腹部 B 超应列为常规。

4.CT 及磁共振(MRI)检查

可以了解直肠癌盆腔内扩散情况,有无侵犯膀胱、子宫及盆壁,是术前常用的检查方法。腹部的CT 或 MRI 检查可扫描有无肝转移癌。对肿瘤的分期以及手术方案的设计均有帮助。

5.正电子发射计算机断层显像(PET)

PET 是一种能够检查功能性改变的仪器。它的显像技术分别采用了高科技的医用回旋加速器、热室和 PET 扫描仪等,是将极其微量的正电子核素示踪剂注射到人体内,然后采用特殊的体外测量装置探测这些正电子核素在体内的分布情况,通过计算机断层显像方法显示人的大脑、心脏及人体其他主要器官的结构和代谢功能状况。其原理是将人体代谢所必需的物质,如葡萄糖、蛋白质、核酸、脂肪酸等标记上短寿命的放射性核素(如^{18}F)制成显像剂(如氟代脱氧葡萄糖,简称 FDG)注入人体后进行扫描成像。因为人体不同组织的代谢状态不同,所以这些被核素标记了的物质在人体各种组织中的分布也不同,如在高代谢的恶性肿瘤组织中分布较多,这些特点能通过图像反映出来,从而可对病变进行诊断和分析。PET 是目前唯一可在活体上显示生物分子代谢、受体及神经递质活动的新型影像技术,是一种代谢功能显像,能在分子水平上反映了人体的生理或病理变化。现已广泛用于多种疾病的诊断与鉴别诊断、病情判断、疗效评价、脏器功能研究和新药开发等方面。其特点是灵敏度高、特异性高、全身显像、安全可靠,对微小癌灶有较高的检出率。但由于其费用昂贵目前尚不能在临床上普及。

(五)其他检查

低位直肠癌伴有腹股沟淋巴结肿大时应行淋巴结活检。肿瘤位于直肠前壁的女性患者应做阴道检查及双合诊检查。男性患者有泌尿系统症状时应行膀胱镜检查。

五、鉴别诊断

直肠癌过去易被误诊为痔疮、菌痢、阿米巴痢疾、血吸虫病和慢性直肠炎,主要原因是患者和医师忽视病史及直肠指检。对于经久不愈的肛瘘需注意恶变的可能性,钳取活体组织病理检查有助诊断。对慢性经久不愈的肠腔溃疡、证实为血吸虫肉芽肿者、女性子宫内膜异位症异位于直肠者均需警惕,密切观察,必要时活检病理明确诊断。

(一)类癌

可见于胃底至肛门整个消化道。起于近肠腺腺管底部之嗜银细胞。癌细胞大小、形态、染色较均匀一致,典型的类癌细胞呈多边形,胞质中等,核圆,染色不深,常见巢团状、缎带状、腺泡状和水纹状 4 种结构。类癌侵入黏膜下层时,一般认为不致转移,可以局部切除治疗,担当侵入肠壁肌层时,则可发生转移。肿瘤<2 cm 常无转移,超过 2 cm 可有转移。

类癌综合征:由于 5-羟色胺水平异常而表现为皮肤潮红、腹泻、哮喘、发绀、呼吸困难、指间关节疼痛、精神失常及心内膜纤维病变。临床上出现类癌综合征十分罕见。直肠癌和直肠类癌可通过病理诊断鉴别。

(二)腺瘤

直肠黏膜上任何可见的突起,不论其大小、形状及组织学类型,均称为息肉,与直肠癌发病有关的仅为新生物性息肉,即腺瘤。直肠腺瘤为一重要的癌前病变。对于早期的直肠癌需要与之鉴别。主要是内镜下的鉴别。

1.管状腺瘤

以直肠和乙状结肠内最为多见。腺瘤大多有蒂,呈球状或椭圆形,表面光滑,色泽较红,

0.2～2.5 cm 大小,绝大多数在 1 cm 以内,有的似米粒或绿豆大小,在内镜下可活检整个咬除或圈套器电烧切除。其癌变率为 10%～15%。

2.绒毛状腺瘤

表面有一层绒毛和乳头状突起,伴有黏液附着。外形似草莓或菜花状,有的呈分叶状结构,基底通常较宽,有的可有蒂,大小为 0.6～0.9 cm,组织松软塌附在肠壁,较脆,触之易出血,癌变率约 50%。

3.混合性腺瘤

即管状-绒毛腺瘤,具有管状和绒毛状腺瘤的两种特征。可有蒂或无蒂,一般体积较大,50%超过1.5 cm。癌变率为 30%～40%。

4.多发性腺瘤

腺瘤呈多发散在各个肠段,2 个以上 100 个以下,绝大多数是在 50 个以下,大小为 0.2～1.5 cm。有时腺瘤密布一处,伴有溃疡、坏死,常提示有癌变,癌变率为 25%～100%。

5.家族性多发性腺瘤病

又称遗传性息肉病,是一种遗传基因失常引起的疾病,有明显的家族史。腺瘤在 100 个以上,呈弥漫性分布,左半结肠为多,其次为盲肠,大小从 0.2～2 cm,大多有蒂似葡萄样悬挂在肠壁,多可达上千或上万个无法计数,如腺瘤呈巢状分布在一处极易发生癌变,癌变率 25%～100%。家族性多发性腺瘤病术前应做电子结肠镜检查全结肠和末端回肠,若末端回肠内有腺瘤,全结直肠切除就失去根治的意义。

六、治疗

直肠癌的治疗方法目前公认的为外科手术、化疗、放疗、生物学治疗,采取外科综合疗法直肠癌的5 年生存率已大为提高。

(一)手术治疗

手术切除仍然是直肠癌的主要治疗方法。凡是能切除的直肠癌如无手术禁忌证都应尽早实施直肠癌根治术,切除的范围包括癌肿、足够的两端肠段、已侵犯的邻近器官的全部或部分、四周可能被浸润的组织及全直肠系膜和淋巴结。如不能进行根治性切除时,也应该进行姑息性切除,使症状得到缓解。如伴发能切除的肝转移癌应该同时切除。外科治疗的目标已经从最初单纯追求手术彻底性转向根治和生活质量兼顾两大目标。通过对直肠癌病理解剖的研究,手术操作技术的改进和器械的发展,直肠癌可行保肛手术的比例明显提高,一度被认为是直肠癌的"金标准手术"——腹会阴切除术已被直肠系膜全切除(TME)所取代。近年的临床实践表明,TME 的操作原则为低位直肠癌手术治疗带来了 4 个结果:降低了局部复发率;提高了保肛手术成功率;保全了术后排尿生殖功能;提高了术后 5 年生存率。

Heald 等在 1982 年提出全直肠系膜切除术(total mesorectal excision,TME)或称直肠周围系膜全切除术。TME 正得到越来越广泛的认可和应用,并已成为直肠癌手术的"金标准"。

TME 技术的关键是在直视下沿脏层筋膜和壁层筋膜之间的无血管间隙进行锐性分离,分别距主动脉和脾静脉 1 cm 处结扎肠系膜下动静脉。清扫附近淋巴结,然后在直视下用剪刀沿盆腔壁、脏层筋膜之间进行解剖,将左右腹下丛内侧的盆脏筋膜、肿瘤及直肠周围系膜完全切除,下端至肛提肌平面。切除时沿直肠系膜外表面锐性分离,分离侧方时,在直肠系膜和盆腔自主神经丛(pelvic autonomic nerve plexus,PANP)之间进行锐性分离,使光滑的盆脏筋膜完好无损,就能避免损伤盆壁筋膜,也保护了 PANP。分离"直肠侧韧带"时要尽可能远离肿瘤,避免损伤 PANP,否则可能导致副交感神经的损伤。分离后方时,沿骶前筋膜进行,其中只有细小血管,电凝处理即可。在 S₃ 平面之下,可遇到直肠骶骨筋膜,它由盆筋膜壁层和脏层在后中线融合而成,将其剪断,使既前间隙充分暴露,然后锐性解剖至尾骨尖。分离前方时,在直肠膀胱/子宫陷窝前 1 cm 处将盆腔腹膜切开,腹膜切口应包括全部腹膜反折。在膀胱后方正中,可辨认出分离层次。沿 Denonvilliers 筋膜前面锐性解剖至触及前列腺尖端或至直肠阴道隔的底部,将筋膜和其后方的脂肪组织与标本一并切除。该步骤因此处间隙狭窄颇为困难,须使用深部骨盆拉钩、牵引和对抗牵引。一般在肛提肌上方的肿瘤很少侵犯该肌,因此多可紧贴该肌筋膜分离至肛门;将直肠周围组织松解后,肿瘤远端常可延长出 4～5 cm 的正常肠壁。目前认为直肠癌远端系膜切除 5 cm 肠管是安全的,对低分化癌灶,若远端切除少于 2 cm 或术中有怀疑的患者应将远端吻合圈行术中冷冻切片检查,以保证远端无癌细胞。吻合器技术的进步使得低位吻合变得更加容易,直肠残端在肛提肌以上保留 2～4 cm(吻合口一般距肛门缘 5～8 cm)即能安全吻合,如果做腹会阴切除,应待盆腔解剖至肛提肌的肛缝时再开始会阴组手术。TME 切除了包裹在盆脏筋膜内的全部直肠系膜,其目的在于整块地切除直肠原发癌肿及所有的区域性播散。若在正确的平面中进行操作,除直肠侧血管外无其他血管,直肠侧血管剪断后可用纱布压迫,一般无须结扎(图 9-5、图 9-6)。

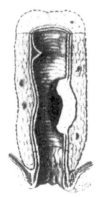 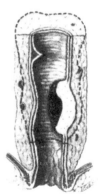

图 9-5　TME　　　　　　　　　　　　　　　　图 9-6　传统手术

临床上将直肠癌分为低位直肠癌(距齿状线 5 cm 以内),中位直肠癌(距齿状线 5～10 cm);高位直肠癌(距齿状线 10 cm 以上)。手术方式的选择根据癌肿所在部位、大小、活动度、细胞分化程度以及术前的排便控制能力等综合因素判断。

1.局部切除术

适用于早期瘤体＜2.5 cm、局限于黏膜或黏膜下层、分化程度高的直肠癌。手术方式主要有:①经肛局部切除术;②借助专门的直肠腔内手术器械电视下完成切除。

2.腹会阴联合直肠癌根治切除术(Miles 手术)

适用低位直肠癌无法保留肛门者:①癌肿下缘距肛缘 5 cm 以内;②恶性程度高;③肛管、肛周的恶性肿瘤。切除范围包括乙状结肠远端、全部直肠、肠系膜下动脉及其区域淋巴结、全直肠系膜、肛提肌、坐骨直肠窝内脂肪、肛管及肛门周围 3～5 cm 的皮肤、皮下组织及全部肛门括约肌,于左下腹永久性乙状结肠单腔造口。

3.经腹直肠癌切除、结肠直肠骶前吻合术(Dixon 手术)

经腹直肠癌切除、结肠直肠骶前吻合术(Dixon 手术)是目前最多的直肠癌根治术式,适用于中高位直肠癌。遵循 TME 原则。由于吻合口位于齿状线附近,在术后一段时间内大便次数增多,排便控制较差。

4.腹腔镜直肠癌切除术(腹腔镜 Miles 或 Dixon 手术)

为近年来逐渐成熟的术式。利用腹腔镜专门的器械如电刀、超声刀、智能电刀、结扎锁、切割闭合器、吻合器等进行,据有创伤小,解剖精密清晰,术后恢复快等优点。使得患者总体保肛可能性扩大,改善了术后生存质量。遵循 TME 原则。需要掌握适应证。

5.经腹直肠癌切除、近端造口、远端封闭手术(Hartmann 手术)

适用全身一般情况很差,不能耐受 miles 手术或急性梗阻不宜行 Dixon 手术的直肠癌患者。

6.其他

晚期直肠癌当患者发生排便困难或肠梗阻时,可行乙状结肠双腔造口。

(二)化疗

化疗作为根治性手术的辅助治疗可以提高 5 年生存率,对于不能手术切除癌肿的患者亦能有效。给药途径有动脉灌注、门静脉给药、术后腹腔灌注给药及温热灌注化疗等。通常采用联合化疗,静脉给药亦即全身化疗。主要的方案有 FOLFOX4 或 mFOLFOX6(奥沙利铂＋亚叶酸钙＋氟尿嘧啶);FOLFIRI(伊立替康＋亚叶酸钙＋氟尿嘧啶);CapeOX(奥沙利铂＋卡培他滨)等。为提高疗效可根据病情采用"三明治"方案即手术前辅助放化疗＋手术＋手术后放化疗。

(三)放疗

放疗作为手术切除的辅助疗法有提高疗效的作用。对于无法手术的患者也可单独或联合化疗使用。术前的放疗可以令癌症降期,提高手术切除率,减低术后的复发率。术后放疗仅适用于晚期或手术未达到根治或术后复发的患者。

(1)放疗野应该包括肿瘤或者瘤床及 2～5 cm 的安全边缘、骶前淋巴结、髂内淋巴结。T_4 肿瘤侵犯前方结构时需照射髂外淋巴结,肿瘤侵犯远端肛管时需照射腹股沟淋巴结。

(2)应用多野照射技术(一般 3～4 个照射野)。应采取改变体位或者其他方法尽量减少照射野内的小肠。

(3)腹会阴联合切除术后患者照射野应包括会阴切口。

(4)当存在正常组织放疗相关毒性的高危因素时,应该考虑采用调强治疗(IMRT)或者断层治疗。同时也需要注意覆盖足够的瘤床。

(5)治疗剂量。盆腔剂量 40～50 Gy,用 25～28 次。对于可切除的肿瘤,照射 45 Gy 之后应考虑瘤床和两端 2 cm 范围予加剂量。术前追加剂量为 5.4 Gy/3 次,术后放疗为 4.3～9 Gy/(3～5)次。小肠剂量应限制在 45 Gy 以内。肿瘤切除后,尤其是 T_4 或者复发性肿瘤,若切缘距肿瘤太近或切缘阳性,可考虑术中放疗(IORT)作为追加剂量。如果没有 IORT 的条件,应尽快在术后、辅助化疗前,考虑予局部追加外照射 10～20 Gy。对于不可切除的肿瘤,放疗剂量应超过 54 Gy。

(6)放疗期间应同期使用以氟尿嘧啶为基础的化疗。可以每天 1 次持续灌注,也可以静脉推注。

(四)生物学治疗

直肠癌的生物治疗目前主要为分子靶向治疗。分子靶向治疗是现在肿瘤治疗领域的突破性和革命性的发展,代表了肿瘤生物治疗目前的最新的发展方向。

靶向治疗分为三个层次,器官靶向、细胞靶向和分子靶向。分子靶向是靶向治疗中特异性的最高层次,它是针对肿瘤细胞里面的某一个蛋白质的分子,一个核苷酸的片段,或者一个基因产物进行治疗。肿瘤分子靶向治疗是指在肿瘤分子细胞生物学的基础上,利用肿瘤组织或细胞所具有的特异性(或相对特异的)结构分子作为靶点,使用某些能与这些靶分子特异结合的抗体、配体等达到直接治疗或导向治疗目的的一类疗法。

分子靶向治疗是以病变细胞为靶点的治疗,相对于手术、放化疗三大传统治疗手段更具有"治本"功效。分子靶向治疗具有较好的分子选择性,能高效并选择性地杀伤肿瘤细胞,减少对正常组织的损伤,而这正是传统化疗药物治疗难以实现的临床目标。

分子靶向治疗在临床治疗中地位的确立源于 20 世纪 80 年代以来的重大进展,主要是对机体免疫系统和肿瘤细胞生物学与分子生物学的深入了解;DNA 重组技术的进展;杂交瘤技术的广泛应用;体外大容量细胞培养技术;计算机控制的生产工艺和纯化等。特别是 2000 年人类基因组计划的突破,成为分子水平上理解机体器官以及分析与操纵分子 DNA 的又一座新里程碑,与之相发展并衍生一系列现代生物技术前沿:基因组学技术、蛋白质组学技术、生物信息学技术和生物芯片技术。除此之外,计算机虚拟筛选、组合化学、高通量筛选都加速了分子靶向治疗新药研究进程。1997 年 11 月美国 FDA 批准 Rituximab 用于治疗某些 NHL,真正揭开了肿瘤分子靶向治疗的序幕。自 1997 年来,美国 FDA 批准已用于临床的肿瘤分子靶向制剂已有十余种,并取得了极好的社会与经济效益。

针对直肠癌的分子靶向治疗药物目前有爱必妥、贝伐单抗、西妥昔单抗。目前分子靶向治疗药物必须与化疗药物一起使用方能起效。

(曹　军)

第十一节　痔

痔是最常见的肛肠疾病。肛垫的支持结构、静脉丛及动静脉吻合支发生病理性改变或移位称为内痔;齿状线以下静脉丛的病理性扩张或血栓形成称为外痔;内痔通过静脉丛吻合支与相应部位的外痔相互融合称为混合痔。痔确切的发病率很难统计,很多患者已经有了临床症状但并不去就诊,任何年龄都可生痔,随年龄增长,发病率逐渐增高,痔的症状也逐渐加重。据不完全统计,痔手术占肛肠外科手术的 50% 以上,是肛门手术中最基本的手术。

一、病因

痔的致病原因还未完全清楚,静脉回流障碍、肛垫脱垂、饮食结构和行为因素等均是导致痔症状恶化的因素。

(一)静脉回流障碍

在正常应力情况和排便时痔充血,接着就会恢复正常,但如果患者内痔部分承受应力时间延长,如慢性便秘、妊娠、慢性咳嗽、盆腔肿物、盆底功能障碍或腹水状态等,由于腹内压增高,内痔静脉回流受阻,内痔就会持续淤血。也会呈现和慢性便秘相同的状况。门静脉高压症与痔的发生无直接关系。

(二)肛垫脱垂

1975 年 Thomson 指出痔由肛垫形成,包含血管、结缔组织、Trietz 肌和弹性纤维构成。Trietz 肌起于联合纵肌,对痔起到支撑作用,将痔固定于内括约肌。这些支持组织一旦变弱,痔就会变得越来越有移动性并可以出现脱垂,痔脱垂后,静脉回流受阻,痔体积增大,痔支持组织就会进一步弱化,形成恶性循环。

(三)饮食结构和行为因素

饮食结构和行为方式也是产生痔症状的因素。低纤维饮食使得大便干硬、便秘,从而使痔组织承受过多应力,使痔组织脱垂。干硬大便还能损伤局部组织,引起出血。如厕习惯和排便方式被广泛认为可以影响痔症状的进展,长时间坐便使得痔组织承受更长时间的应力。

便秘可以加重痔的临床症状,而腹泻和肠运动增快也会引起相同的结果。区别于其他因素,高龄是一个独立的影响因素,组织学证据表明 Trietz 肌随着年龄的增长,支持作用逐渐下降。

(四)湿热学说

中医学论痔是湿热所致,大肠湿热应随粪便排出,如排出不畅,蓄积日久,肛门和直肠受其毒害,则生成痔。

二、分类

按痔所在解剖部位分为 3 类。

(一)内痔

内痔发生在齿线上方,被覆直肠黏膜,常位于直肠下端左侧、右前、右后位置。根据痔的脱垂程度将痔分为 4 度:Ⅰ度——内痔位于肛管内,不脱垂;Ⅱ度——大便时内痔脱出肛门外,可自行还纳;Ⅲ度——内痔脱出,需用手协助还纳;Ⅳ度——内痔脱出无法还纳。

(二)外痔

外痔发生在齿线下方,被覆肛管皮肤。外痔分为血栓性外痔、结缔组织性外痔、静脉曲张性外痔和炎性外痔。

(三)混合痔

混合痔发生在齿线附近,有内痔和外痔两种特性。当混合痔逐步发展,痔块脱出在肛周呈梅花状时,称为"环形痔"。

三、临床表现

内痔可能表现为便血、脱出、疼痛、瘙痒和肛周不洁等。

(一)便血

特征性的内痔便血为大便时鲜红色血便,患者往往描述为卫生纸染血、便盆内滴血或者喷血。内痔出血一般发生在排便结束时,由于大便损伤了增大的痔组织从而导致出血。该症状必须和血与大便混合的混合血便相鉴别,后者往往预示着结直肠恶性肿瘤。

(二)痔脱出

内痔内脱垂可引起便后充盈感、便急、或排便不尽感。如果内痔完全脱垂,患者会感到肛门外肿块,常常引起肛周潮湿或污染。当黏膜脱垂时,黏液、血、大便可以污染肛周。脱出的内痔可自动还纳或需用手协助还纳。

（三）疼痛

单纯性内痔无疼痛,可有肛门部坠胀感。如有嵌顿、感染和血栓形成则有疼痛。

（四）瘙痒

痔脱出时分泌物增多,刺激肛门周围皮肤,引起瘙痒。

外痔可以表现为肛周多余组织、包块、便血或者便后清洁困难,另外外痔可以引起肛周炎症,症状往往没有内痔那么严重,部分患者表现为轻微的肛门急性疼痛,这种疼痛往往在腹泻或便秘以后出现,有时也可以没有明显的诱因。

四、诊断和鉴别诊断

痔的诊断主要依靠病史和肛门直肠检查。

（一）病史

详细询问病史,包括排便习惯、便秘、腹泻、便急、便频及便血情况等。比如混合血便和排便习惯改变,往往预示着恶性病变,慢性腹泻引起肛门疼痛往往提示 CD,肛周包块流脓往往提示脓肿或肛瘘,不伴有便血或脱垂的慢性肛门瘙痒往往提示皮肤炎症,大便后肛门疼痛往往提示肛裂等,如有间断性出血或肿块脱出,应想到内痔。

（二）肛门直肠检查

肛门直肠检查时视诊可以分辨外痔、皮赘、内痔脱出、直肠脱垂、皮肤损伤、肛裂、肛瘘、脓肿、肛管癌、皮疹或皮炎。对硬结、压痛区、包块或外痔血栓应仔细触诊。如为痔,可见突出肿块,其下部被覆皮肤,上部被覆黏膜,上方黏膜可见灰白色鳞状上皮,部分严重患者可见局部溃烂。指诊发现肛门松弛,部分患者可触及软块或纵行褶皱。

直肠镜或肛门镜检查发现在齿线上方可见曲张静脉突起或圆形痔块,红紫色,黏膜光滑,有时可见出血点或溃烂。

五、治疗

痔的治疗就是针对痔临床症状的治疗,由于痔组织是正常解剖结构的一部分,没有必要全部去除。痔的治疗措施分为三大类:①保守治疗,包括饮食疗法和行为治疗;②门诊治疗;③手术治疗。治疗时应遵循以下 3 个原则:无症状的痔无需治疗;有症状的痔无需根治;以非手术治疗为主。

（一）保守治疗

在痔的初期,增加纤维进食、增加饮水、改变不良排便习惯即可改善症状,不需特殊治疗。坐浴治疗缺乏客观证据支持,然而,许多患者感到坐浴可以缓解痔的症状,考虑到坐浴成本低、风险小,还是应该继续向患者推荐坐浴疗法。

（二）注射疗法

注射疗法是一种内痔固定技术,这种门诊治疗技术是应用化学药剂来形成局部纤维化并将痔固定于内括约肌,同时,硬化剂破坏内痔血管,使得痔缩小。临床有多种硬化剂,常见硬化剂包括 5%苯酚植物油、5%奎宁尿素水溶液、4%明矾水溶液等。治疗时在齿状线近端 1～2 cm 处的内痔基底部或接近基底部注入 2～3 mL 硬化剂。硬化剂应注入黏膜下层,尽量避免注入黏膜层或肌层,后者会引起局部黏膜脱落,从而导致溃疡形成或引起剧烈疼痛。注射疗法的并发症通常是由于将硬化剂注射到了错误的解剖间隙,从而引起严重的炎性反应,形成脓肿,引起尿潴留,甚至阳痿。

(三)红外线凝固疗法

红外线凝固疗法适用于Ⅰ度、Ⅱ度内痔,红外线凝固疗法采用红外辐射产生热量,使蛋白凝固,局部纤维化、瘢痕形成,从而将内痔固定。该疗法复发率高,且相比套扎疗法昂贵,目前临床应用不多。

(四)胶圈套扎疗法

胶圈套扎疗法适用于Ⅰ度、Ⅱ度及Ⅲ度内痔,是一种最常用的内痔门诊治疗方法。由于其疗效好,安全性高,成本低,临床上被广泛采用。胶圈套扎术的治疗原理是通过将一个橡胶圈置入内痔根部,使痔缺血坏死,诱发炎症反应,局部纤维化,从而将内痔固定。胶圈套扎器种类很多,主要有牵拉套扎器和吸引套扎器两类。一次套扎多个痔核是安全的,没有证据表明会明显增加术后并发症。但一次性套扎多个痔核术后相对较痛,出于这个原因,一些外科医师会选择先套扎一个痔核,间隔一段时间后,再套扎更多的痔核。

(五)手术治疗

1.痔切除术

对于非手术治疗无效、症状进行性加重、不适合非手术治疗或外痔严重需要手术切除的患者及合并其他肛门直肠疾病的患者,如肛裂、肛瘘或脓肿,此时应行痔切除术。另外,无法忍受门诊治疗或抗凝治疗的患者需要确切止血时也适合手术治疗。外科手术治疗方法主要有痔切除术和吻合器痔上黏膜环切术(PPH 术),对于血栓性外痔,采用血栓剥离术。

痔切除术的安全性和有效性经受了数十年的考验,相对于其他治疗方法,仍是手术的标准。痔切除术的方法很多,根据切除痔核后肛管直肠黏膜及皮肤是否缝合分为开放式和闭合式痔切除术两大类。由于闭合式痔切除术存在伤口愈合不良需要再次敞开的风险,目前国内主要采用开放式痔切除术,具体方法:取截石位、折刀位或侧卧位,骶管麻醉或局麻后扩肛至 4~6 指,充分显露痔块,钳夹提起痔块,取痔块基底部两侧皮肤 V 形切口切开,将痔核与括约肌剥离,根部钳夹后贯穿缝扎,离断痔核。齿状线以上黏膜用可吸收线缝合,齿状线以下皮肤创面用凡士林纱布填塞,丁字带加压包扎。

2.PPH 术

PPH 术主要适用于Ⅲ~Ⅳ度内痔、多发混合痔、环状痔及部分合并大出血的Ⅱ度内痔。另外,对于直肠黏膜脱垂、直肠内套叠及Ⅰ~Ⅱ度直肠前突的患者,也适用于该术式。其方法是通过吻合器环形切除齿状线上 2 cm 以上的直肠黏膜 2~3 cm,从而将下移的肛垫上移并固定。目前该术式已在国内外广泛应用,临床疗效良好。对于不需要完全环形切除直肠黏膜的患者,可采用经该术式改进的选择性痔上黏膜切除术(TST 术)。

3.血栓性外痔剥离术

该术式特异性针对血栓性外痔,于局麻下梭形切开痔表面皮肤,通过挤压或剥除的方式将血栓清除,伤口可一期缝合,但大多数外科医师选择伤口内填塞凡士林纱布后加压包扎。

4.其他治疗方法

如内痔插钉术、内痔扩肛术、环状切除术(Whitehead 术)及冷冻疗法等由于疗效及安全性等原因,在临床上已逐步被淘汰。

(六)手术后并发症的预防与处理

痔切除术后常见并发症包括尿潴留、出血、粪便嵌塞、肛门狭窄、肛门失禁及感染等。

1.尿潴留

由于麻醉、术后疼痛、肛管内填塞纱布、前列腺肥大等因素,术后尿潴留发生率较高。手术后限制液体,尽早取出肛管内纱布,会阴部热敷,鼓励患者站立排尿等方式可减少尿潴留,也可皮下注射新斯的明,必要时导尿。

2.出血

术后严重迟发性出血不到5%,但出血仍是常见的痔切除术后并发症。原发性出血是指手术后48小时内出血,这可能更多和技术因素相关。而迟发性出血主要考虑与感染有关。针对大量出血,需在麻醉下找到出血点,结扎或缝合止血。如弥漫性出血,可采用压迫止血,同时补液及抗感染治疗。

3.粪便嵌塞

因肛门部疼痛不敢排粪,导致直肠内蓄积粪块。手术后半流质粗纤维饮食,口服液状石蜡,可防止便秘。一旦出现粪便嵌塞时可采用液状石蜡保留灌肠,然后用盐水灌肠,必要时手辅助排便。

4.肛门狭窄

肛门狭窄多因过多切除肛门部皮肤或结扎过多黏膜引起。术后10天左右开始扩肛,每周1~2次,直至大便恢复正常。

5.肛门失禁

肛门失禁多因括约肌损伤过多、大面积损伤黏膜致排便反射器破坏、肛门及周围组织损伤过重至瘢痕形成,肛门闭合功能不全等引起。术中尽量减少组织损伤,避免大范围瘢痕形成,注意保留足够的黏膜皮肤,保留排便感受器,预防术后肛门失禁。对于完全性肛门失禁可行手术治疗,但疗效欠佳。

(曹　军)

第十二节　肛周脓肿

一、肛周脓肿的概述

(一)概念

肛门直肠周围脓肿是肛窦、腺体细菌感染而引发的肛管直肠周围间隙化脓性炎症,简称肛周脓肿。本病是肛肠外科的一种常见病,多发病。任何年龄均可发病,但多见于20~40岁的青壮年,婴幼儿也时有发生,男性比女性发病率高,春秋季多发。其临床特点为:多发病急骤、疼痛剧烈伴寒战高热,溃破后大多形成肛瘘。

中医学把肛肠直肠周围脓肿归于肛门"痈疽"范畴。本病最早的论述见于《灵枢·痈疽》云:"发于尻,名曰锐疽,其状赤、坚、大,急治之,不治三十日死矣。"指出"锐疽"发生在骶尾骨部,形状挟锐,颜色红赤,质地坚硬,与肛痈表现相符。后世根据肛痈发生的不同部位,又分出不同名称,如肛门痈、悬痈、坐马痈、跨马痈、鹳口痈、盘口痈等。中医辨证属阳证。

本病的发展过程较为迅速,如延误治疗可使病情加重,并使病情复杂化。因此,应早期进行

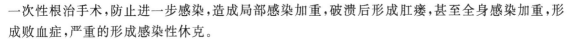

一次性根治手术,防止进一步感染,造成局部感染加重,破溃后形成肛瘘,甚至全身感染加重,形成败血症,严重的形成感染性休克。

(二)病因病机

中医学认为肛周脓肿的发病原因有以下几点。

1.火毒郁结

感受火热邪毒,随血下行,蕴结于肛门,经络阻隔,淤血凝滞,热盛肉腐而成脓。《灵枢·痈疽》云:"寒气客于经脉之中则血泣,血泣则不通,不通则卫气归之,不得复反,故痈肿寒气化为热,热盛则肉腐,肉腐则为脓。"

2.湿热壅滞

饮食醇酒厚味,损伤脾胃,酿生湿热,湿热蕴结肛门。《外科正宗》云:"夫脏毒者,醇酒厚味,勤劳辛苦,蕴结流注肛门成肿块。"

3.阴虚毒恋

素体阴虚,肺、脾、肾亏损,湿热瘀毒乘虚下注魄门而成肛痈。《疡科心得集·辨悬痈论》云:"患此者俱是极虚之人,由三阴亏损湿热积聚而发。"

西医学认为肛门直肠周围有许多结缔组织容易因感染而形成化脓性急性炎症,这种化脓性炎症即肛周脓肿。99%的肛门直肠周围脓肿的发生与肛门腺体感染化脓有关,感染多顺肛腺管沿肛腺及其分支直接蔓延或经淋巴向外周扩散而致。另外,许多疾病如肛裂、直肠炎、直肠狭窄、克隆氏病、内外痔、肛门直肠损伤等,都能引起脓肿。此外,还有营养不良、贫血、糖尿病、结核、痢疾等使身体处于免疫机能低下状态,抵抗力低下也是致病诱因。肛管直肠周围脓肿的发病过程是感染物质首先进入肛窦产生肛窦炎症反应,肛窦炎继续沿肛窦炎-肛腺管-肛管直肠周围炎-肌间脓肿(又称中央间隙脓肿,肛管直肠周围多间隙脓肿的途径进行播散、扩大,最终形成各种脓肿。

(三)分类

肛门直肠脓肿根据位置可以分为4种类型:肛周的脓肿、坐骨直肠间的脓肿、括约肌间的脓肿、肛提肌上的脓肿。

因此,肛门直肠周围有7个易发生脓肿的结缔组织间隙,间隙内充满含有丰富小血管和小淋巴管的疏松结缔组织和脂肪,这7个间隙分别是深部的左、右直肠盆骨间隙,均位于肛提肌上方;浅部的左、右坐骨肛门间隙和皮下间隙,均位于肛提肌下方;以及位于直肠黏膜与肌层之间的黏膜小间隙。黏膜下间隙脓肿形成时脓液可向上、向下或环绕直肠蔓延;其他各间隙之间也有结缔组织通道,当一个间隙形成的脓肿处理不及时,可因脓液增多、压力增大,扩散到其他的间隙,因此脓肿诊断一经确立,应按急症进行手术。

二、肛周脓肿的临床表现

(一)病史

患者多喜食醇酒厚味,既往有或无肛门部肿块突起,用药或自然消退史。

(二)症状

1.肛周脓肿

肛周脓肿常发生于肛管皮下或肛周皮下间隙内。局部呈剧烈持续性跳痛,但全身症状常较轻微。肛门旁皮肤可见一网形或卵形隆起,红肿,触痛明显。若已化脓,可有波动感。有时肛门检查能发现脓肿从肛隐窝排除或位于慢性肛裂上。

2.坐骨直肠间隙脓肿

本病常发生于坐骨直肠间隙内,是肛门直肠周围肿胀中最常见的一种类型。初起时,肛门部坠胀不适合,患者局部疼痛较轻,继而出现发热、寒战、脉速、倦怠、食欲缺乏等全身症状;局部症状也很快加重,肛门部灼痛或跳痛,行走或排便时加剧,有时可有排尿困难。局部观察,患者肛旁皮肤隆起,高于对侧,触之发硬,压痛明显。直肠指诊时,发现肛门括约肌紧张,患者肛管饱满,压痛明显,坐骨直肠间隙穿刺时,有脓液吸出,当脓液穿入皮下组织时,有波动感。

3.括约肌间脓肿

本病常发生在直肠黏膜下层括约肌间隙内,有人也叫黏膜下脓肿,但脓肿不在黏膜下,有的全身症状较显著,发热、倦怠、食欲缺乏等症状明显。直肠下部有坠胀感及疼痛,行走及排便时加重,并有排便困难。

4.肛提肌上脓肿

肛提肌上脓肿位于骨盆直肠间隙内,主要症状:急骤,发热、寒战明显,腰骶部酸痛,便意频繁。因部位较深,局部外观无明显变化,严重时会阴部红肿。

5.肛门后深部脓肿

肛门后深部脓肿位于直肠后间隙内,全身症状显著,有周身不适,发热、头疼、倦怠、食欲缺乏等症状。腰骶部酸痛,排便时肛门部有明显坠痛。因部位较深,外观肛门局部无变化,肛门与尾骨之间,可有深压痛。

三、肛周脓肿的诊断与鉴别诊断

(一)诊断要点

肛门直肠周围脓肿在诊断上应明确两点:一是脓肿与括约肌的关系,二是有无内口及内口至脓腔的通道。

本病的临床特征:一是肛门直肠处疼痛、坠胀,局部红肿热痛,或破溃流脓,或有脓自肛门流出;二是有与肛门局部症状相应的全身症状,如全身不适,恶寒、发热或寒热交作,食欲欠佳,大便秘结,小便短赤等,但一般单纯、低位脓肿局部症状较重。因此,根据其临床特征,做出正确的诊断并不困难,但是需要注意的是,深部脓肿局部外观常无明显变化,这时直肠指诊是重要的检查手段。此外,一切辅助检查,常可提供有力的佐证,如血常规检查,可见白细胞计数及中性粒细胞比例明显增高;肛门直肠内超生检查,可发现肛门直肠周围组织内有局限的液性暗区,而且这种技术还可决定近2/3患者脓肿与括约肌间的关系,对于多数脓肿找内口有帮助。

(二)鉴别诊断

本病在诊断过程中应注意与以下疾病相鉴别。

1.肛门周围皮肤感染

肛门周围毛囊炎和疖肿等皮肤感染范围局限,顶端有脓栓,容易识别。肛周皮下脓肿局部疼痛虽然明最,但与肛门直肠无关,与肛窦无病理联系,一般无坠胀感,对排便影响不大。臀部疖肿病灶多限于皮下,且一般距肛门较远,破溃后不形成肛瘘。肛旁皮脂腺囊肿感染也可见于肛旁红肿热痛,但追问病史一般在感染前局部即有肿物,呈圆形,表面光滑,肿块中央有堵塞的粗大毛孔形成的小黑点,本病肛内无原发内口,故肛内无压痛点,溃后也不形成肛瘘。

2.骶前囊肿和囊性畸胎瘤感染

成人骶前囊肿和隐匿性骶前囊肿感染也常误诊为肛管后脓肿。详细询问病史一般能发现某些骶前肿物的迹象。较小的畸胎瘤症状与直肠后脓肿早期相似,但指诊盲肠后肿块光滑、分叶,无明显压痛,有囊性感;X线检查时将盲肠推向前方或一侧可见骶骨与直肠之间的组织增厚和肿瘤,内有不定型的散布不均的钙化阴影和尾骨移位。

3.肛周结核性脓肿

少数骶髂关节结核、耻骨坐骨支结核可以出现在肛周,一旦发生混合感染就容易与肛周脓肿混淆。结核性脓肿属"寒性脓肿",初现时没有明确的炎症,病程长,病史清楚,有全身症状、骨质变化,炎症与肛门直肠无病理联系。

4.肛门会阴部急性坏死性筋膜炎

本病为肛门或会阴部、阴囊部由于细菌感染而使肛门部周围组织大面积坏死,有形成瘘管者;本病病变范围广,发病急,常蔓延至皮下组织及筋膜,向前侵及阴囊部,但肛门内无内口。

5.化脓性汗腺脓肿

本病多在肛门与臀部皮下,脓肿较浅而病变范围广,病变区皮肤变硬,急性炎症与慢性瘘管并存,脓液黏稠,呈白粉粥样,有臭味。肛管直肠内无内口。

6.克罗恩病

克罗恩病发生肛周脓肿占肛周脓肿的 20％ 左右,肛门常有不典型的肛裂与瘘道。局部肿胀、发红,多自溃,但无明显疼痛及全身症状。

四、肛周脓肿的治疗

(一)治疗原则

肛周脓肿的治疗在于早期切开引流,这是控制感染的关键。近年来又主张一次性切开术,但应掌握手术适应证。手术时应注意切口的部位、方向和长度等,并保持引流通畅。

(二)非手术治疗

1.辨证论治

(1)火毒蕴结证。

证候:肛门周围突然肿痛,持续加剧,伴有恶寒、发热、便秘、溲黄。肛周红肿,触痛明显,质硬,表面灼热,舌红苔薄黄,脉数。多见于脓肿早期。

治法:清热解毒,消肿止痛。

方药:仙方活命饮加减。

(2)热毒炽盛证。

证候:肛门肿痛剧烈,可持续数天,痛如鸡啄,夜寐不安,伴有恶寒发热,口干便秘,小便困难,肛周红肿,按之有波动感或穿刺抽脓,舌红苔黄,脉弦紧。多见于脓肿中期。

治法:清热解毒,透脓托毒。

方药:透脓散加减。

(3)阴虚邪恋证。

证候:肛门肿痛、灼热,表皮色红,溃后难敛,伴有午后潮热,心烦口干,夜间盗汗,舌红少苔,脉细数。多见于脓肿晚期。

治法:养阴清热,祛湿解毒。

方药:青蒿鳖甲汤合三妙丸加减。

(4)正虚邪伏证。

证候:素体虚弱,疮形平塌,皮色紫暗不鲜,按之不热,触之痛轻,脓成缓慢,或溃后久不收口,脓水清稀;纳食不香,腹胀便溏,舌质淡,苔薄白或白厚,脉沉细。

治法:益气补血,托毒敛疮。

方药:托里消毒散加减。

(5)湿痰凝结证。

证候:结块散漫绵软无头,不红不肿,肛门酸胀不适;日久暗红,微热成脓,溃后脓水稀薄如败絮淋漓不尽,疮面灰白潜行不敛;伴有潮热盗汗,形体消瘦,痰中带血;舌红苔少或厚白,脉细数或滑数。

治法:燥湿化痰消肿。

方药:二陈汤合百合固金汤加减。

2.中成药治疗

常用的有犀黄丸、一清胶囊等。

3.西药治疗

根据不同的致病菌株选用敏感的抗生素进行抗感染治疗,可选用磺胺类、青霉素、链霉素、四环素、庆大霉素、卡那霉素等治疗,并适当补充维生素 C 等增强抵抗力。如果结核性脓肿还应配合抗结核药治疗。

4.其他治疗方法

(1)熏洗法:该法选苦参汤,煎水 1 500～2 000 mL,先熏后洗。

(2)外敷法:本病初期,可用金黄散或黄连膏外敷患处,每天一次。属虚证者,以冲和膏外敷。溃脓后期,用提脓丹或九一丹外敷,化腐提脓,祛腐生肌,敛创收口。

(3)微波疗法:该法局部用圆形辐射器,间隔 10 cm;输出功率为浅层用 40～60 W,深层用 70～90 W,每天一次,每次 10 分钟。适用于早期脓肿切开排脓后的创面。

(三)手术治疗

本病脓成则应尽早切开引流,引流要通畅,不留无效腔。对发生在肛提肌以下的低位脓肿如已找到可靠的内口,应争取一次性手术处理,以防形成肛瘘。对发生在肛提肌以上的脓肿,如尚未找到可靠的内口,宜先切开排脓,待形成肛瘘后再行二次手术。

1.手术方法

(1)低位脓肿单纯切开引流术。

适应证:肛周皮下间隙脓肿,肛管浅间隙脓肿,坐骨直肠间隙脓肿,低位马蹄形脓肿。

禁忌证:血液病者,凝血障碍者。

术前准备:①器械,手术刀或手术剪 1 把,中弯钳 2～4 把,10 mL 注射器上 7 号针头 1 具;②药物与材料,1%普鲁卡因或利多卡因 10～20 mL,灭菌干棉球,无菌纱布块,胶布适量,引流油纱条 1 条。

麻醉:骶管麻醉或腰部麻醉或长效局麻。

体位:取截石位或侧卧位。

手术步骤:①肛周常规消毒,麻醉生效后,于肛缘 1.5 cm 以外脓肿波动处做放射状切口,即见脓液流出。修剪皮瓣使成梭形;②以示指伸入脓腔,分离纤维隔,使引流通畅。清除脓腔内坏死组织,用过氧化氢溶液及生理盐水反复冲洗脓腔后,填引流纱条包扎。

术后处理:合理应用适宜抗生素,配合清热解毒、活血化瘀的中药坐浴。术后前几天,用祛腐生肌的纱条换药,以脱去坏死组织,当肉芽组织生新之际,改用生肌散纱条换药,促进肉芽组织的生长。

术中注意:放射状切口只切至皮下层,勿深入肌层,以免切断括约肌。

(2)Ⅰ期切扩引流术。

适应证:同低位脓肿单纯切开引流术。

禁忌证:直肠周围间隙脓肿未成者;伴有痢疾者;或腹泻患者;伴有恶性肿瘤者;伴有严重肺结核、高血压、糖尿病、心脑血管疾病、肝脏疾病、肾脏疾病或血液病的患者;临产期孕妇。

术前准备:同低位脓肿切开引流术,加球头软探针及槽探针。

麻醉方法与手术体位:同低位脓肿切开引流术。

手术步骤:①麻醉满意后,常规消毒铺巾。放射状切开皮瓣,方法同切开引流术;②以球头探针自切口伸入,在示指于肛内引导下,查得内口位置并引出肛外;③沿探针切开内、外口间皮肤及皮下组织。清除坏死腐烂组织,修剪皮瓣使引流通畅,结扎出血点,填引流纱条包扎。

术后处理:同低位脓肿切开引流术

术中注意:探查内口时要认真仔细,不可求速或盲目制造假口,以免复发。

(3)直肠黏膜下间隙脓肿切开引流术。

适应证:患者诉肛内剧痛,指诊触及齿线上直肠黏膜明显隆起,并有波动感者。

禁忌证:同低位脓肿Ⅰ期切扩引流术。

术前准备:同上,免备麻药,加备生理盐水适量。

麻醉方法与手术体位:不需麻醉。侧卧位。

手术步骤:①将肛镜轻轻纳入肛内,在黏膜突起处以针管穿刺抽吸见脓者,即脓肿部位;②固定好肛门镜,拔出针头,改用手术刀纵向切开黏膜,放出脓液。用针管吸生理盐水冲洗脓腔。填痔疮栓及引流油纱条,退出肛镜,纱布敷盖肛门,包扎。

术后处理:同低位脓肿切开引流术。

术中注意:①穿刺吸脓时针尖勿刺入过深;②切开黏膜引流时勿切得过深;③手术刀纵向切开脓肿黏膜要充分,不要遗留袋状窝致引流不畅。

(4)肛周脓肿切开挂线术。

适应证:坐骨直肠窝脓肿,肌间脓肿,骨盆直肠间隙脓肿及脓腔通过肛管直肠环者。

禁忌证:同低位脓肿Ⅰ期切扩引流术。

术前准备:①器械。软质圆头探针1支,肛镜1个,注射器2副,手术刀1把,弯止血钳2把,4号、7号、10号丝线数根,橡皮筋1根。②药物与材料。络合碘棉球、酒精棉球、无菌纱布、胶布、九华膏、1%利多卡因或普鲁卡因,必要时亚甲蓝1支。③术前清洁灌肠。苯巴比妥0.1g于术前30分钟肌内注射。

麻醉:骶管阻滞麻醉或连续硬膜外麻醉。

体位:侧卧位或截石位。

手术步骤:①络合碘肛周常规消毒3遍,铺无菌孔巾,待麻醉生效肛门松弛后消毒肛内。②在脓肿最高处做一放射状切口,止血钳分开脓腔放出脓液。③一手示指伸入肛内引导,一手持探针从切口处轻轻探入,自内口穿出。切忌操作粗暴造成假内口。④将探针头引出内口后折弯,拉出肛外。在探针尾部系一丝线,丝线下端拴一橡皮筋,然后将探针自肛内完全拉出,使橡皮筋经瘘管从内口引出,另一端留在外口外面。⑤将内、外口之间表面皮肤及皮下组织切开,拉紧橡皮筋。⑥紧贴挂线组织,用止血钳夹住橡皮筋,拉紧,于止血钳下方用粗丝线将拉紧的橡皮筋结扎两次,剪除多余部分。注意橡皮筋末端要留 1～2 cm 以防滑脱。⑦充分扩创外面切口,以利引流。⑧九华膏纱条压迫创口,无菌纱布敷盖,酒精棉球皮肤脱碘后宽胶布固定。

术后处理:随橡皮筋松紧,适度紧线。余同低位脓肿切开引流术。

术中注意:①正确寻找内口是手术成败的关键。挂线前可先注射亚甲蓝染色,减少盲目乱探,造成人工假道形成的危险。②术后创口的处理与疗效密切相关。创口需底小口大,引流通畅,防止假性愈合。③对于高位脓肿,术中不仅要切开内、外口之间的皮肤,还须切开高位脓肿的低位部分,对高位部分挂线。④挂线力度不宜太紧,以 10 天左右脱落为宜。

2.疗效判断

(1)痊愈:治疗后症状、体征消失,伤口完全愈合。

(2)显效:症状、体征消失,伤口基本愈合。

(3)有效:症状、体征改善,伤口愈合欠佳。

(4)无效:症状、体征无改变,伤口不愈。

3.预防与调护

(1)忌食辛辣、油炙煎炒、肥腻、酒等刺激性食物,防止便秘和腹泻。

(2)注意肛门清洁卫生,锻炼身体,增强抗病能力。

(3)积极预防和治疗痢疾、肠炎、肛裂、肛窦炎、肛腺炎、肛乳头炎、直肠炎、内痔、外痔等肛门直肠疾病,防止感染形成脓肿。

(4)肛门会阴部损伤应及时处理。

(5)如肛门部位有坠胀、灼热刺痛、分泌物等症状,应早期治疗。

(6)患病后应注意卧床休息,减少活动,积极配合治疗。

4.总结

对于肛周脓肿治疗采取一次性根治的方法,可以避免二次手术的痛苦,只是需要医师更加细致及丰富经验。术前及术中超声技术的应用使定位准确减少盲目探查及遗漏潜在脓腔。对于脓腔范围大、位置深的部分患者我科采用脓肿切开引流术,待炎症局限或形成瘘管后再行手术治疗,这样可以最大程度较少肛周组织的损伤。

肛周脓肿为肛肠科急症,是肛腺受细菌感染后在肛门周围软组织引起的化脓性疾病。这一理论已经被世人广泛认同。这些脓肿通常发生在肛门直肠周围的各个间隙,尤其多间隙肛周脓肿,一直是外科领域难治性疾病之一,也是目前研究的热点之一,病情急且复杂,成脓后往往需要手术方能根治,如果失治或误治往往形成复杂性肛瘘。手术仍是首选的治疗方法,并提倡一次性根治,以免形成肛瘘。现代医学认为这种非特异性肛周脓肿和肛瘘是一个疾病发展的两个阶段。据统计,肛周脓肿自溃或切开引流后遗肛瘘发生率为97%,单纯切开引流术后肛瘘形成或脓肿再发需再次手术者占 42%～65%。对于全身状况欠佳、不能耐受一期切开或切开挂线术的患者,可以考虑先行单纯切开引流术后长期带瘘生存;对于感染内口不明确者,宜先行单纯切开引流术,待 3～6 个月后择期行肛瘘手术亦不失为明智之举。因肛周脓肿绝大多数为肛腺感染蔓延所致的瘘管性脓肿,故手术的原则是充分引流,正确处理内口,即彻底清除原发感染的肛窦、肛腺及瘘管是手术的关键。同时手术应权衡括约肌切断的程度、术后治愈和功能损伤程度。如何减少创伤、减轻术后疼痛,促进功能恢复,将现代外科学微创理念与传统中医学治疗方法有机结合,将是未来研究发展的方向。

（高玉洁）

第十三节 肛 周 湿 疹

一、概述

肛周湿疹是专指发生于肛门周围皮肤的一种变态反应性皮肤病,是湿疹的一种类型。病变多局限于肛门口及其周围皮肤,但也有累及臀部、会阴及阴囊等处,临床上具有多形性皮损、明显渗出倾向、反复发作、病程不定、经久不愈及易复发等特点。湿疹是根据皮损的临床特点和形态学特征来命名的疾病,它包含了一群疾病。许多有湿疹样表现的疾病,一旦查明原因,即按独立的疾病进行处理,例如接触性皮炎。

二、病因病理

本病病因较为复杂,多由于外因与内因相互作用所致,其他影响因素亦较多,常常难以追寻和去除。

（一）内因

1.体质与遗传

患者具有过敏体质是本病的主要因素,个体素质及健康状况可以导致其对生活和工作环境中的许多物质过敏,有些患者改变环境,经过锻炼,体质增强后,再接受以往刺激因子,可不再发生湿疹,说明湿疹的发生与体质有密切关系。本病与遗传也有一定关系,遗传性过敏体质者对致病因子有较高的敏感性。

2.精神因素与自主神经功能紊乱

精神紧张、失眠、焦虑压抑、过度劳累等,常可诱发湿疹,或使症状加重。

3.消化系统功能障碍

胃肠功能紊乱可造成黏膜的分泌物吸收功能失常,使异性蛋白或变应原进入体内而发生湿疹。

4.内分泌紊乱

女性内分泌紊乱,月经不调,糖尿病等也易并发湿疹。

（二）外因

外因包括各种物理和化学因素,例如创伤、摩擦、人造纤维、局部环境的湿热或干燥、尘螨、食物中的鱼虾蟹等。在肛肠专科疾病中,痔、直肠脱垂、肛瘘、肛管上皮缺损、肛门失禁等疾病的分泌物刺激肛门周围皮肤也可引起湿疹。

（三）发病机制

肛周湿疹的发病机制复杂,多认为是在内因和外因的作用下引起的一种迟发型变态反应,有些往往无明确的变应原,说明患者反应性的改变,常涉及多方面的因素,有些还不清楚,有待进一步研究。

(四)病理

病变部位多局限于肛门周围皮肤,少数可累及会阴部。根据湿疹发病的不同阶段,可见红斑、丘疹、水疱、脓疱、渗出、糜烂、结痂、脱屑等多形性皮损,常呈对称性分布。

三、临床表现

按发病过程和表现可分为急性湿疹、亚急性湿疹和慢性湿疹。各型湿疹的主要特点有显著瘙痒、不同程度的红斑、水疱、苔藓样变、脱屑。

(一)急性湿疹

急性湿疹起病迅速,初起在红斑的基础上出现小丘疹、丘疱疹、小水疱并可融合成片,在皮损的周边出现散在的丘疹、水疱,边界不清,在肛门周围呈对称性分布。病程一般为 1~2 周,愈后容易复发。

(二)亚急性湿疹

亚急性湿疹皮损以小丘疹、鳞屑、结痂为主,糜烂、渗出明显减轻。

(三)慢性湿疹

慢性湿疹可由急性、亚急性湿疹反复发作迁延而来,也可以一开始即为慢性。表现为皮肤粗糙、浸润肥厚、苔藓样变、抓痕、色素沉着,皮损边缘较清楚。

(四)肛周症状

1.肛门瘙痒

肛门瘙痒是肛门湿疹的最主要表现,呈阵发性奇痒,严重者可影响睡眠。

2.肛门潮湿、溢液

水疱和脓疱破裂后,浆液或脓液流出,可引起肛门潮湿不适,甚者导致肛门皮肤磨损或糜烂。

3.肛门疼痛

若肛周皮肤继发感染发炎,可产生肛门疼痛和排便时疼痛。

四、诊断

根据病史,皮疹呈对称性分布,呈红斑、丘疹、丘疱疹、水疱等多形损害,易于渗出,瘙痒剧烈,易复发及慢性期皮肤肥厚、苔藓样变等特征易于诊断。

五、鉴别诊断

肛周湿疹主要与肛周接触性皮炎进行鉴别。肛周接触性皮炎的病因以外因为主,病因明确,而肛周湿疹以内因为主,病因不明;接触性皮炎的疹型多较单一,边界清楚,而湿疹皮疹多形性边界欠清,常对称分布;接触性皮炎的病程具有自限性,而湿疹病程较长,反复发作,容易转为慢性。

六、治疗

肛周湿疹的治疗大多以对症治疗为主,主要有如下几个方面。

(一)一般治疗

1.寻找病因

尽可能对患者的工作环境、饮食习惯、嗜好及思想情绪等方面进入深入的了解,寻找潜在的病因,并对全身情况进行全面检查,了解有无慢性病灶、内脏器官疾病及肛门直肠疾病。

2.避免刺激

避免各种可能致病的外界刺激,如过度的搔抓、洗拭,潮湿,积汗,皮毛制品,刺激性的食物等。

(二)外用疗法

(1)急性期红斑、糜烂、渗出以 1∶20 醋酸铝液湿敷,每天 2～3 次,如渗液过多可持续湿敷。

(2)亚急性期可选用油剂、霜剂、糊剂,如氧化锌糖皮质激素霜。

(3)慢性湿疹选用软膏剂、糊剂或加焦油制剂,小范围慢性湿疹可应用糖皮质激素软膏。

(三)内服治疗

(1)抗过敏:常选用组胺类药物以止痒,必要时可两种药物配合或交替使用,或配服镇静药。因湿疹多在夜间瘙痒剧烈,服药时间可在晚餐后或睡前;急性或亚急性泛发性湿疹时,可予 5% 溴化钙、10% 葡萄糖酸钙或 10% 硫代硫酸钠溶液静脉注射,每天一次,每次 10 mL,10 次为 1 个疗程。

(2)抗生素的应用:当合并广泛感染者则应配合应用有效的抗生素治疗。

(3)慎用激素:糖皮质激素虽对消炎、止痒及减少渗出的作用较快,此药口服和注射一般不宜使用,停用后很快复发,长期应用易引起较多不良反应。老年患者滥用糖皮质激素后,易发展成继发性红皮病。

(4)此外,B 族维生素、维生素 C 及调节神经功能的药物亦有帮助。

(四)注射治疗

有人配制蓝罗液(由亚甲蓝、甲磺酸罗哌卡因、2% 利多卡因注射液、生理盐水、地塞米松注射液配合成混合液)在肛周湿疹皮损内呈扇形皮下注射,疗效可靠。

七、预防

(1)参加体育锻炼,增强体质,避免过度疲劳和精神过度紧张。

(2)避免刺激性食物,如鱼、虾、咖啡等,不抽烟、饮酒。

(3)肛门最佳清洁剂是水,冷水冲洗后再用烘干器干燥,对肛门湿疹的预防和治疗颇有益处。勿用热水或肥皂水清洗,不乱用止痒药物。

(4)治愈后应避免各种外界不良刺激,以免复发。

(高玉洁)

第十四节 肛 裂

肛裂是齿状线下肛管皮肤层裂伤后形成的纵形缺血性溃疡,呈梭形或椭圆形,常引起剧烈疼痛,反复发作,难以自愈。肛裂绝大多数是在肛管后正中线上。

肛裂分急性和慢性两种。急性肛裂病史短,裂口创面新鲜,色红,基底浅平,无瘢痕形成。慢性肛裂病史长,裂口色苍白,基底深,底部肉芽组织增生、裂口上端常见肥大肛乳头,下端皮肤水肿增生形成"前哨痔"。此三者被称为肛裂"三联症"。慢性肛裂用非手术治疗很难痊愈。

一、病因

肛裂的发生可能与肛管的特殊解剖有关,肛管外括约肌在肛门后方形成肛尾韧带,该韧带的血供及伸缩性差。肛管向后、向下形成肛管直肠角,排便时肛管后侧所承受压力较大,在后正中位处易受损伤。慢性便秘患者,因大便干硬,排便时用力过猛,容易损伤肛管皮肤。如此反复损伤会使局部裂伤深及皮肤全层,形成一慢性溃疡。此外,齿状线附近的慢性感染,如肛窦炎等向下发展形成皮下脓肿,脓肿破溃后即形成慢性溃疡。

近来研究发现,肛裂的形成与内括约肌痉挛有关。内括约肌痉挛导致肛管压力增高,引起肛管在后壁本身血供差的基础上缺血症状加重。

二、症状与诊断

肛裂常见于中、青年人,常见症状为疼痛、便秘和便血,疼痛是肛裂的主要症状。排便时肛管扩张、干硬的粪块直接刺激肛裂溃疡创面的神经末梢及排便后肛管括约肌的长时间痉挛,导致了患者排便时和排便后肛门的剧烈疼痛,患者因肛门疼痛而不愿大便,久而久之引起便秘并使便秘加重,便秘后更为干硬的粪块通过肛管,使肛裂进一步加重,如此形成恶性循环。出血也是肛裂的常见症状,色鲜红,但出血量不多,仅见于粪便表面或在便纸上发现,很少发生大出血。

根据上述典型症状,结合体检发现肛管后正中位上的肛裂溃疡创面或肛裂"三联症",即可明确诊断。若侧方有肛裂或患多处裂口,应考虑克罗恩病、溃疡性结肠炎、结核病、白血病、AIDS或梅毒的可能。如溃疡创面经适当的治疗后难以愈合,则有必要行活检以排除恶性肿瘤。

三、治疗

对肛裂的治疗原则是软化、通畅大便,制止疼痛,解除括约肌痉挛,促进溃疡创面愈合。具体需根据急、慢性肛裂来选择不同的治疗方案。浅表的急性肛裂可采用非手术治疗,多能治愈;慢性肛裂者多需手术治疗。

(一)非手术治疗

1.坐浴、照射

急性肛裂患者可通过软化大便,保持大便通畅,局部用浓度为1∶5 000高锰酸钾温水坐浴,或局部红外线、微波照射进行治疗。肛裂创面可用20%的硝酸银烧灼以利于肉芽组织生长。疼痛甚者,局部涂以镇痛油膏。

2.药物治疗

期望通过药物缓解内括约肌痉挛,改善局部血供,达到肛裂溃疡愈合的目的。由此诞生了几类有"化学性内括约肌切开术"作用的药物。

(1)一氧化氮供体:其代表药物为硝酸甘油膏(GTN),局部应用可降低肛管压力,使肛管的血管扩张。主要不良反应是头痛。耐受性和依从性差是影响疗效的重要因素。

(2)钙通道阻滞剂:通过限制细胞的钙离子内流降低心肌和平滑肌的收缩力,从而降低肛门内括约肌张力。常用的有硝苯地平和地尔硫䓬。硝苯地平局部应用与肛门内括约肌侧切术相比,治愈率分别为93%和100%。但口服钙通道阻滞剂治愈率低,且会出现较多的不良反应。

(3)肉毒杆菌毒素(BT):其注射治疗肛裂的主要机制是阻断神经和肛门内括约肌的联系,缓解内括约肌痉挛,降低肛管压力。1990年始用于肛裂的治疗。有研究将其与硝酸甘油膏、地尔硫草软膏进行治疗比较,三者的治愈率相近,应用肉毒杆菌毒素的复发较多。主要不良反应是暂时性的肛门失禁。

慢性肛裂的药物治疗大部分学者认为应首选 GTN,GTN 治疗失败时采用 BT 注射疗法。

(二)手术治疗

1.肛管扩张术

该手术适用于急、慢性肛裂不伴有肛乳头肥大或"前哨痔"者。局麻下进行,要求扩肛逐步伸入 4～6 指,以解除括约肌痉挛。优点是操作简便,不需特殊器械,疗效快,术后只需每天坐浴即可。但此法可并发出血、肛周脓肿、痔脱垂及短时间大便失禁,并且复发率较高。

2.肛裂切除术

切除肛裂及周围瘢痕组织,使之形成一新鲜创面而自愈。全部切除"前哨痔"、肛裂和肛乳头肥大,并切断部分内括约肌。目前此法仍常采用,优点是病变全部切除,引流畅,便于创面从基底愈合;缺点是创面大,伤口愈合缓慢。

3.内括约肌切断术

基于慢性肛裂患者内括约肌张力过高的学说,内括约肌发生痉挛及收缩是造成肛裂疼痛的主要原因,故可用括约肌切断术治疗肛裂。自 1959 年 Eisenhammer 提出侧位内括约肌切断术以来,该手术已成为慢性肛裂的首选手术方法。但术者必须有熟练技术,掌握内括约肌切断的程度,否则可能造成肛门失禁的不良反应。方法有下列两种。

(1)侧位开放式内括约肌切断术:在肛管一侧距肛缘 1.0～1.5 cm 做约 1 cm 的横切口,确定括约肌间沟后用弯血管钳由切口伸到括约肌间沟,显露内括约肌后,直视下用电刀切断内括约肌,并切取一小段肌肉送活检,两断端严密止血。可一并切除肥大肛乳头和"前哨痔"。此法优点为直视下手术,切断肌肉完全,止血彻底,并能进行活组织检查。

(2)侧位皮下内括约肌切断术:摸到括约肌间沟,用小尖刀刺入内、外括约肌之间,由外向内将内括约肌切断。此法优点是避免开放性伤口,痛苦少,伤口小,愈合快;缺点是肌肉切断不够完全,有时易并发出血。

上述各术式有各自的特点,二者在治愈率和失禁率方面无明显差异。术者应根据患者病情及自身情况酌情选用。

（高玉洁）

第十五节 肛 瘘

肛瘘是肛管或直肠与肛周皮肤相通的肉芽肿性管道,经久不愈或间歇性反复发作是其特点。早在公元前 5 世纪 Hippocrates 著文及 1376 年 John 和 1612 年 Lowe 等著文讨论关于肛瘘的诊治方法以来,肛瘘的发病率不见下降,复杂性肛瘘的处理依然困难,肛瘘手术导致的肛门失禁等并发症仍有发生,故仍需重视。

一、病因及病理

除外先天性、肿瘤及外伤等,直肠肛管感染是肛瘘的主要病因。感染有特异性感染,如结核、克罗恩病、放线菌病及性病等;非特异性感染则多由肛腺隐窝炎症所致。

解剖学显示有两类肛腺起自直肠窦下部,一类是黏膜下层的单纯腺体结构,另一类是穿入肌层的腺体分支管,也称肌内肛腺,其数目在6~8个,该肛腺主要导管多向外下方穿入内括约肌,Lockhart Mummery认为这些腺体提供的肠道细菌是引起直肠周围脓肿的途径。肛管感染是沿内、外括约肌行走的肛管纵肌向直肠肛管周围组织蔓延的。肛腺的数目、深度和形态变异很大,半数的肛管可见肛腺管,其中33%穿入内括约肌,10%的导管壁有黏液生成细胞,导管的开口位于肛管的后方,这也就是肛瘘多发于后位的原因。位于肌层内的肛腺和具有黏液分泌功能者一旦发生感染尤易形成肛瘘。Seow-Choen分析肛瘘管道肉芽组织的细菌学调查,发现大肠埃希菌、肠球菌和脆弱类杆菌是主要的需氧菌和厌氧菌。Goliger认为肛腺隐窝感染学说并不能完全阐明肛瘘的发病过程,因为肛瘘肉芽组织中细菌量不多,毒力也不大。

总之,肛腺与肛瘘之间的关系至今仍未完全明确,但从肛管、直肠周围脓肿的两种不同类型来看,一类是肛腺与肛瘘有关的原发性急性肛腺肌间瘘管性脓肿,另一类是肛腺与肛瘘无关的急性非肛腺瘘管性脓肿。前一类肛管直肠周围脓肿经破溃或切开引流后,脓腔缩小,形成迂曲的管道,外口缩小,成为肛瘘。肛瘘有内口、外口、瘘管及支管。内口是引起肛瘘的感染入口,多在肛窦内或附近,肛管后部中线两侧多见。有人称肛隐窝炎为肛瘘的伴发症或前驱病。肛隐窝炎好发于肛管后正中,这是因为该部位有较多且明显的隐窝,形似漏斗,易受粪便的刺激,肠腔内病原体可渗透到隐窝底部肛腺开口处,导致腺管水肿、阻塞而使炎症扩散。

肛瘘的主要瘘管是原发内、外口之间的瘘管,管道有弯有直,可浅可深,大多数瘘管行走在内、外括约肌之间,有的经过外括约肌进入坐骨肛门窝内,少数有分支。如主要瘘管引流不畅,可引发周围脓肿,破溃后形成小瘘管。外口是肛管直肠脓肿破溃或切开引流部位,在肛周皮肤上,大多靠近肛门。由于细菌不断通过内口进入瘘管,瘘管迂曲引流不充分,管壁由肉芽和纤维组织构成,故难以自行愈合。一般单纯性肛瘘只有一个内口和一个外口,这种类型最为多见,若外口暂时封闭,引流不畅,可继发脓肿,脓肿可向其他部位破溃形成另一外口。如此反复发作,可使病变范围扩大形成多个外口,这种肛瘘称为复杂性肛瘘。

肛瘘的发病及其发展:内口是感染的入口,已被公认,瘘管久治不愈是由于不断有感染来自内口,因此手术时正确寻找内口、切开或切除内口同时保护肛门括约肌功能是治愈肛瘘的关键。

二、分类

肛瘘的分类方法很多,常用的有:Goodsall分类法、Milligan分类法、Goligher分类法、Steltzner分类法和Parks分类法等。目前临床上最常用的是Parks分类法,该分类法对指导手术很有帮助。

Parks分类法共分成括约肌间瘘(再分成单纯性、高位盲管、高位直肠瘘口和无会阴瘘口等几种)、经括约肌瘘(在高位或低位穿入外括约肌,又分成非复杂性和高位盲管两种)、括约肌上瘘和括约肌外瘘4种。

(一)括约肌间瘘

括约肌间瘘多为低位肛瘘,最常见,占70%左右,为肛管周围脓肿的结果。瘘管穿过内括约肌间在内、外括约肌间下行,开口于肛缘皮肤。

(二)经括约肌瘘

经括约肌瘘可分高、低位的肛瘘,占25%左右,多为坐骨肛门窝脓肿的结果。瘘管穿过内括约肌和外括约肌深、浅部之间,外口有一个或数个,并有分支相互沟通,外口距肛缘较近。

(三)括约肌上瘘

括约肌上瘘为高位肛瘘,较少见。瘘管向上穿过肛提肌,然后向下经坐骨肛门窝穿出皮肤。因瘘管常累及肛管直肠环,故手术需分期进行。

(四)括约肌外瘘

括约肌外瘘最少见,为骨盆直肠脓肿合并坐骨直肠脓肿的后果。瘘管穿过肛提肌而直接与直肠相通。这类肛瘘常见于克罗恩病或由外伤所致。

三、临床表现和诊断

肛瘘常有肛周脓肿自行破溃或切开引流的病史,此后伤口经久不愈,成为肛瘘的外口。主要症状为溢脓,脓液多少与瘘管长短及病程长短有关,有时瘘口暂时封闭,脓液积聚,可出现局部肿痛伴发热,以后封闭的瘘口破溃,又排出脓液。如此反复发作可形成多个瘘管互相沟通。少数患者可由外口排出粪便和气体。肛门皮肤因脓液刺激常感瘙痒、变色和增厚,甚或并发慢性湿疹。

外口常在肛周皮肤表面,凹陷或隆起,挤压有脓液流出,浅部的瘘管可在皮下摸到硬的条索,由外口通向肛门。高位肛瘘位置较深,不易摸到瘘管,且外口常有多个。如肛门左、右侧均有外口,应考虑为"马蹄形"肛瘘,这是一种特殊类型的肛瘘,瘘管围绕括约肌,由一侧坐骨肛门窝通向对侧,或呈半环形,如蹄铁状,在齿状线附近有一个内口,外口数目较多,位于肛门左右两侧。

诊断时需明确瘘管的走向,尽可能找到瘘管内口,方法有以下几种。

(一)直肠指诊

直肠指诊可初步了解内口位置、有无分支及其类型,指诊时可摸到内口似硬结,有压痛,按压后见脓液排出。

(二)肛镜检查

仔细检查齿状线上下,注意肛窦有无充血、凹陷或排脓,对可疑存在的内口可用探针探查以明确诊断。

(三)探针检查

可用探针探查瘘管的行径、方向和深浅。探针应细而软,从外口插入后沿管道轻轻探入,不可用力,以免探针穿破瘘管壁引起感染或假道。

(四)注入亚甲蓝染料

把5%亚甲蓝溶液自瘘管外口注入瘘道内,观察事先放入肛管直肠内白纱布上的染色部位以判断内口位置。对于复杂肛瘘患者有一定帮助。

(五)瘘管造影术

向瘘管内注入30%~40%的碘甘油或复方泛影葡胺,X线摄片可显示瘘管的部位、走向及分布。目前由于准确率不高,存在假阳性可能,故临床应用较少。

(六)Goodsall规律

在肛门中间画一横线,若肛瘘外口在横线前方,瘘管常呈直型,呈放射状分布;若外口在横线后方,瘘管常呈弯型,内口多在肛管后正中肛隐窝处。

(七)经肛门腔内超声检查

对确定肛瘘分类及内口位置有一定作用,但准确率较MRI略低。另外,腔内超声可用于判断肛门括约肌完整性和寻找较小的括约肌间脓肿。

(八) MRI 检查

MRI 检查可能是目前诊断肛瘘最为理想的手段之一,可在术前明确肛瘘类型,排除复发性肛瘘可能存在的其他原因。对复杂性肛瘘、马蹄形肛瘘和手术处理困难的病例,MRI 检查有其优势且准确率高,临床正确使用 MRI 检查尚可提高手术成功率,并有效监测复杂性肛瘘的治疗效果。

四、治疗

肛瘘形成后不能自愈,需采用手术治疗。对有些复杂性或复发的肛瘘,如明确合并有结核、克罗恩病、放线菌病及性病时,需积极治疗合并的疾病,否则仅用手术不易治愈。手术方法是将瘘管切开,必要时将瘘管周围瘢痕组织同时切除,敞开创面以利于愈合。同时必须确定内口,并完全切除之,以防复发。根据瘘管深浅、曲直度及其与肛管括约肌的关系选用肛瘘切开、切除术或挂线疗法等治疗。非手术治疗包括热水坐浴,应用抗菌药物及局部理疗,但只适用于脓肿初期及术前准备时。

(一) 肛瘘切开术

该手术适用于低位肛瘘。手术时充分敞开瘘管,利用肉芽生长使创口愈合。手术中先要确定内口位置,用探针检查或由外口注入亚甲蓝,也可在探针引导下边切开瘘道边逐步探查直至找到内口为止。弄清瘘管与肛管直肠环的关系,如探针在环下方进入,可全部切开瘘道而不引起肛门失禁。如探针在环上方进入直肠(如括约肌上瘘或括约肌外瘘),则不可将瘘管全部切开,应用挂线疗法或分期手术。第一期将环下瘘管切开,环上瘘管用挂线扎紧;第二期等大部分外部伤口愈合后,肛管直肠环已粘连固定,此时再沿挂线处切开肛管直肠环。术中应切除边缘组织及瘘管壁上的腐烂肉芽,使伤口呈底小口大的 V 字形,以便创口由深向浅愈合。

(二) 肛瘘切除术

肛瘘切除术适用于瘘管壁较硬的低位肛瘘。术中先确定内口,明确瘘管与肛管直肠环的关系,用组织钳夹住外口的皮肤,从外向内将瘘管壁及周围瘢痕组织一同切除;创面完全敞开或部分缝合,止血后填入碘仿纱条或凡士林纱布。

(三) 高位肛瘘经括约肌切开挂线术

高位复杂性肛瘘由于病变部位深,瘘管走形复杂,肛周的解剖结构已被疾病或手术破坏,手术难度大,术后复发率高,易出现肛门失禁,为肛肠外科公认的难治性疾病之一。采用低位切开、高位经括约肌间隙入路盲端挂线术治疗高位复杂性肛瘘取得了较好的疗效,在省内外享有盛誉。

手术操作技巧:腰麻成功后,取俯卧位。常规术区消毒、铺巾,用碘伏棉球消毒肛管直肠 3 次。食指进入肛内探查肛瘘的内口、瘘管的走向,以寻找内口(原发感染灶)。在隐窝钩引导下探查肛瘘内口,高位复杂性肛瘘内口多位于肛门后位齿线处,其瘘管走向多是弯曲的,自肛瘘外口注入亚甲蓝氯化钠注射液,观察肛瘘内口是否有亚甲蓝氯化钠注射液溢出,找到内口后在隐窝钩引导下呈放射状切开至肛缘外 4 cm,探针自溃口探入探查,探查至肛瘘最高端盲端,了解瘘道的走行后,用刮匙刮除管道的腐败组织,瘘道内插入弯血管钳达肛瘘的最高端。另一手伸入肛内,手指可及血管钳尖部的冲撞感,用血管钳人为插穿直肠壁,另一手将 10 号丝线缠绕食指尖插入肛门内,撑开弯血管钳的顶部,夹持肛内手指缠绕的丝线,将丝线引出到切口处。丝线另一端系橡皮筋,引出丝线、橡皮筋,内口和盲端多位于肛门同一方位,于后位内口放射状切口底部括约肌间隙钝性分离至肛瘘盲端,将橡皮筋经皮桥下自此括约肌间隙引出,牵拉橡皮筋两端结扎挂线,将溃口扩大,呈放射状切开,相邻切口之间系丝线辅助引流。

高位复杂性肛瘘的瘘管往往涉及外括约肌深部及耻骨直肠肌,瘘管的顶端多和肛管直肠环在同一平面,另有少数瘘管穿过肛提肌,顶端位于骨盆直肠间隙平面。患者一般病程较长,往往有多次手术史,肛周解剖关系不清,术后易复发,易出现肛门失禁,是目前肛瘘手术中难度最大的一种。传统的挂线疗法虽不会导致完全性肛门失禁,但对肛门精细控便、控气功能有一定的损害,部分患者术后反映控气、控便能力下降。学者本人结合自己多年的临床实践,形成了独特的治疗方法,认为肛门功能正常主要依靠内括约肌,外括约肌浅部、深部,耻骨直肠肌来维持。高位复杂性肛瘘的病灶往往涉及上面这些肌肉组织,因此手术时应尽可能避免医源性的二次损伤,经括约肌间隙入路分离、低位切开高位挂线,这些方法是目前较好的保护肌肉组织的技术,肛肠科医师应摒弃瘘管全程挂线、彻底剔除瘘管组织这些观念,将肛门功能保护做为治疗的主要目标之一,和根治疾病放在同等重要的位置看待。

(四)瘘管切除一期缝合术

瘘管切除一期缝合术适用于单纯性或复杂性低位肛瘘。术前需作肠道准备,术后控制排便5～7天,手术前、后使用抗菌药物。手术要点:①瘘管全部切除,留下新鲜创面;②皮肤及皮下脂肪不宜切除过多,便于伤口缝合;③伤口要缝合对齐,不留无效腔;④术中严格无菌操作,防止污染。

(五)视频辅助治疗肛瘘

视频辅助治疗肛瘘(VAAFT)是 Meinero 等在 2006 年提出的一种既可用于诊断,又可用于治疗复杂或高位肛瘘的新的微创手术方式,通过肛瘘镜直观地找到内口,在视频下准确处理内口,然后由内向外清除瘘管。通过对 136 例经 VAAFT 治疗的肛瘘患者随访,术中内口发现率达 82.6%,术后一年治愈率达 87.1%,未发现并发症。目前国内对该技术应用还较少,远期疗效还需进一步观察。但 VAAFT 对于肛瘘外科治疗器械的改进有一定的价值,有望为肛瘘的微创治疗开辟一条新的途径。

(高玉洁)

第十六节　肛窦炎与肛乳头炎

一、病因病理

中医认为本病的形成,多因饮食不节,过食肥甘厚味和辛辣等刺激性食品,所致湿热下注,浊气内生;或湿热与气血相互搏结,经络阻塞而发病。或由脾虚中气不足,或肺、肾阴虚,湿热乘虚下注,郁久酝酿而成。

现代医学认为由于肛门局部的解剖关系,肛窦开口向上,平时肛腺分泌黏液,润滑肛管部、以助排便,对肛门有保护作用。如患肠炎、痢疾、腹泻或干硬粪便损伤肛瓣致肛窦内存积粪便和分泌物堵塞,细菌感染(图 9-7)。因发炎的肛窦常发生于肛管后方的一侧,炎性变化在肛管表层下扩散,使局部发生水肿、发硬而增厚。至于肛窦附近的肛乳头,同样也有炎症变化,乳头增大,但大小不定,形状也不一,有的只简单增长,有的乳头顶端较锐,有的相当肥大,有的其直径可达7 cm 以上,长 2~3 cm。

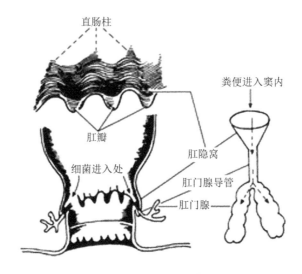

图 9-7　肛隐窝发炎感染过程

二、分期

肛窦炎和肛乳头炎可分为急性期和慢性期。急性期即急性发炎阶段,肛内刺激,肛管灼热,肛门发胀,下坠,排便时疼痛加重,肛窦分泌物增多,渗出少量脓性或脓血性黏液,肛瓣、肛乳头红肿,触痛加重。慢性期肛窦炎和肛乳头炎无明显症状,排便后有肛门短暂时间的微痛或不适,病史多较久。

肛窦炎和肛乳头炎中医学分为实证和虚证。实证者,肛窦周围及肛瓣肿胀,灼热,触痛敏感,肛窦溢出分泌物稠厚而黏,味臭,肛乳头潮红、充血、胀痛,大便秘结,小便短赤,舌红苔黄,脉弦滑数。虚证者,肛窦色淡红或白,窦内溢出分泌物稀薄,周身倦怠,疲乏无力,面色苍白,肛乳头肥大,色淡红或乳白,大便稀软,小便清长,舌淡,苔薄白,脉细或濡数。

三、临床表现

(一)肛窦炎

急性期患者主诉肛门部刺激,肛管灼热,肛门发胀,下坠感,排便时因局部刺激疼痛加重,常向臀部及下肢后侧放射,并有少许黏液或血性分泌物,可伴有肛瓣及肛乳头红肿,触痛明显。慢性期肛窦炎无明显症状,仅有排便时肛门短暂的轻痛或不适。

(二)肛乳头炎

自觉肛门内有异物感,初期仅有米粒或黄豆大小,单发或多发,随着乳头增生肥大,排便时乳头可脱出肛门外,并引起疼痛,肿大乳头被刺激或破溃后,可使肛腺分泌增加,引起肛门部潮湿和发痒。病久可致肛乳头纤维增生,肥大,有学者临床所见最大肛乳头瘤约 5 cm×5 cm。个别乳头瘤出现分叶状,巨大肛乳头瘤长期在肛外,可引起缺血坏死,但要注意和直肠黑色素瘤的鉴别,黑色素瘤外观呈黑紫色,质坚韧,脆弱易出血,表面光滑有点状溃疡,恶性程度较高,应引起重视。

四、诊断和鉴别诊断

肛窦炎结合体征并在指诊和肛门镜检查下诊断不难。患者排便时肛门疼痛数分钟,以肛门灼痛感为主,以后有短暂的阵发性刺痛。有时见少许黏液从肛内溢出。肛门指诊:肛门部紧缩,在齿线附近可摸到稍硬的隆起和凹陷,有压疼,或摸到发硬的肥大乳头。用肛门镜检查,可发现病变的肛隐窝充血或色泽发白,黏膜触之容易出血。肛窦与肛瓣红肿、充血、水肿,轻按肛窦即有脓血水流出。如用铜探针探查发炎的肛隐窝,探针可顺利探入其内,感觉疼痛,肥大乳头常为褐色,表面质硬,不光滑,头大有蒂。

肛乳头炎和肛窦炎需与以下疾病鉴别。

(一)肛乳头炎与直肠息肉和肛管黑色素瘤的鉴别

直肠息肉生在齿线上的直肠黏膜,多见于儿童,蒂小而长,覆盖黏膜,质软,不痛,易出血;肛管黑色素瘤多呈灰褐色,表面分叶状,光滑有蒂,质坚韧,多见于成年人;乳头炎则增生在齿线附近,呈锥形,表面为上皮,色淡或呈乳白色,质硬,不易出血。

(二)与肛瘘内口的鉴别

肛瘘的内口基本在齿线部位,内口处有明显的凹陷,未感染发作时,一般没有脓性分泌物,也没有肛门下坠的感觉,仔细检查时,自肛窦内口有所条状物通向肛门外。

五、治疗

(一)非手术治疗

临床中,肛窦炎与肛乳头炎运用中药口服及灌肠即可获得很好效果,如为急性发作期,需配合补液抗感染治疗才能更好地配合。

1.内服药

根据祖国医学理论,我们在临床多以湿热下注、大肠热毒或气滞血瘀或虚火上炎或兼有气虚进行辨证治疗。湿热表现为肛窦鲜红,乳头水肿,以五味消毒饮和黄连解毒化裁;气滞血瘀表现为肛窦暗红,胀痛明显,肛乳头肥大色暗,刺痛,以复元活血汤化裁;虚火型表现为肛窦暗红或肛乳头暗红,伴大便干燥,给予增液汤加减治疗;如兼有气虚表现者,可配合补中益气中药如补中益气汤化裁治疗。

2.外用药

用安氏熏洗剂坐浴熏洗,肛门内可用痔疮宁栓,炎症明显者用红霉素栓,也可用氨基甙类药物灌肠,如庆大霉素 8 万 U,每天 2 支灌肠。或用中药灌肠。湿热下注者灌肠方:大黄、黄柏、地丁、黄连;气滞血瘀前方加元胡、威灵仙,水煎 50 mL,早晚两次保留灌肠,效果显著。

(二)手术疗法

在药物治疗无效,局部炎症不减轻,而逐渐发展,或已成脓或伴有隐性瘘管者,可考虑手术治疗。

1.肛窦切开术

患者取侧卧位,病侧在下,局部常规消毒,局部麻醉。扩肛,消毒肛内。在充分麻醉下,用肛门镜寻找到病灶后,用有钩切开刀,从肛窦探至肛门缘切开。注意操作时不可暴力,修剪创缘,有出血者可从两侧结扎,或用棒状探针弯成钩状探针至病灶再行切开也可。如其他处肛窦充血,可酌情给予切开,以防遗漏,创面用油条压迫止血固定。术后每天坐浴,局部换药(图 9-8)。

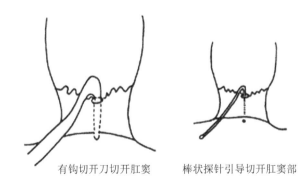

有钩切开刀切开肛窦　　棒状探针引导切开肛窦部

图 9-8　肛窦切开术

2.肛乳头切除术

患者取截石位或侧卧位,局部消毒,麻醉下,扩肛,暴露病灶,用止血钳将肛乳头基底部夹住,贯穿结扎后切除,然后用油条压入创面内,术后每天坐浴,局部换药(图 9-9)。

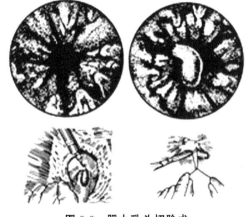

图 9-9　肥大乳头切除术

（高玉洁）

第十七节　肛门失禁

一、概述

肛门失禁俗称大便失禁,是指因各种原因导致的肛门自主控制出现障碍,不能随意控制大便和排气,为多种复杂因素参与而引起的一种临床症状。据相关文献报道,肛门失禁在正常人群中发生率为0.5％～1.5％,在老年人中发生率可高达 30％。女性多于男性,发生率之比约为 8∶1。

一般来说,对于发育尚未健全者,偶有对稀便和排气失控、肛门有黏液溢出或肛肠病术后短期内肛门不洁,临床上不视为大便失禁。中医称本病为"肛门失禁"或"大便滑脱"等。

(一)病因病理

中医学认为,本病多为久痢泄泻,体虚脱肛,中气下陷;或年老体虚,或病后亏损,脾肾亏损而致大便控制无权。

西医学认为,完整的肛门排便控制机制包括三个因素,即大便的储存机能、直肠反射弧的完整、灵敏的括约机能。这三个因素中,任何一个发生障碍,都能引起不同程度的肛门失禁。

1.病因

(1)肛管直肠环损伤:肛管直肠环损伤是较常见的原因,肛门直肠手术切断肛管直肠环;肛门直肠大面积深度烧伤等均可以导致肛管直肠环瘢痕化而失去肛门括约肌功能;分娩时Ⅲ度会阴撕裂,也可导致肛管直肠环损伤。肛管直肠环损伤时肛门失去括约功能,发生肛门失禁。

(2)括约肌功能性障碍:长期的重度脱肛或内痔脱出,可引起肛门括约肌疲劳致松弛;或局部瘢痕,导致括约肌功能障碍而使肛门闭合不严。

(3)肛管组织损伤:多因肛瘘手术过程中切除肛管皮肤或周围组织过多,形成较深的瘢痕沟而导致肛门失禁。

(4)手术瘢痕收缩:手术瘢痕收缩使肛管和直肠的生理性角度被破坏,直肠壶腹失去正常的暂时储存粪便的功能,导致肛门失禁。

(5)神经性疾病:中枢神经障碍、脊髓神经或会阴部神经的损伤,致使支配肛门的神经失去正常功能,肛门括约肌不能任意收缩、舒张而引起肛门失禁。

(6)肛管直肠先天性疾病:先天性无括约肌、肛管直肠环发育不全及脊柱裂等疾病,也可出现肛门失禁。

2.病理

(1)肛管括约肌结构和功能异常:如肛管直肠括约肌先天发育不良或矫治手术不当;肛周手术时括约肌损伤过多造成耻骨直肠肌和肛门内、外括约肌张力下降或肛直角消失而失禁。

(2)肛管直肠感觉下降:正常排便时,粪便进入直肠,直肠受调节抑制排便,盆膈的横纹肌及肛门外括约肌强烈地收缩,使粪便返回入直肠近端。如果粪便进入直肠而排便感受器无法感知,则大脑皮质无法反馈和调控盆底肌群的活动。

(3)肛管直肠容量和顺应性下降:各种损伤造成肛管直肠内瘢痕增生,可以引起肛门直肠紧迫性失禁。

(4)神经通路不健全:到压力而扩张,肛管内括约肌随之舒张,从而产生便意。如果排便条件不允许,大脑皮质可。

排便控制的神经调节是一个复杂的过程,如中枢神经系统、外周神经、传入感受器等结构和/或功能的异常,都可能造成控便能力的下降。

(二)临床分型

1.按程度分类

(1)不完全性肛门失禁:稀大便及气体不能控制,但干大便可以控制。

(2)完全性肛门失禁:干大便、稀便和气体均不能控制。

2.按性质分类

(1)感觉性失禁。①真性失禁:为中枢神经系统病变(如脊髓瘤),粪便通过直肠时无感觉或无足够的随意收缩。②部分失禁:气体或稀便通过肛门时无感觉或无足够的收缩,或两者同时存在,多见于内痔环切术后或括约肌的部分损伤。③溢出失禁:由于直肠过度扩张,内、外括约肌松弛或疲劳无力收缩。如老年人术后直肠粪嵌顿仅有稀便和黏液溢出。

（2）运动性失禁。①应力性失禁：在腹内压突然增高时（如咳嗽、喷嚏）迫使液体便或气体泻出，是肛门随意性括约肌群减弱之故。在感到有便意时可坚持 40～60 秒。②紧迫性失禁：随意性括约肌群损伤而内括约肌完整，此类患者有便意须立即排便。③完全性失禁：随意性和非随意性括约肌全部损伤，不论有无便意，患者均不能控制排便。

二、临床表现

(一)病史
发病缓慢，以中老年患者居多，多伴有肛门直肠部疾病，或有肛门直肠手术史。

(二)症状
患者不能随意控制排便和排气；完全失禁时，粪便自然流出，污染内裤，睡眠时粪便排出污染被褥，肛门、会阴部潮湿；不完全失禁时，粪便干时无失禁，但控制稀便困难，尤其对腹泻不能控制。

(三)体征
1.局部视诊

内衣有粪便污染，肛周可有溃疡、湿疹、皮肤瘢痕或黏膜脱出、肛门收缩无力。

2.直肠指诊

肛门括约肌收缩力、肛门直肠环的张力减退。

(四)实验室检查
肛门失禁可以通过一些特殊检查明确诊断。

1.肛管直肠测压

包括肛门内括约肌控制的静息压，肛门括约肌随意收缩时最大压力，舒张时刺激的知觉阈。患者静息压、收缩压降低，内括约肌反射松弛消失，直肠顺应性下降。

2.内镜检查

观察直肠黏膜的颜色，有无溃疡、出血、肿瘤、狭窄和窦道等情况。

3.肌电图检查

可反映盆底肌肉和括约肌的生理活动，通过量化运动单位来评价外括约肌情况，是了解神经、肌肉损伤部位和程度的客观依据。

4.排粪造影检查

该检查是对排粪造影学方面的动态记录。通过肛直角的改变可判断耻骨直肠肌的状态和损伤程度。

5.生理盐水灌肠试验

将细导管插入直肠，注入生理盐水 1 500 mL，记录露出两和最大保留量，了解排便自控能力。大便失禁时保留量下降或为零。

6.超声检查

肛管直肠超声检查可以直接发现内外括约肌的损伤与否。

7.阴部神经末梢运动潜能的测试

主要是观察阴部运动神经原的反应速度来判断有无阴部神经损伤。如阴部神经损伤，可发现潜伏期延长。但由于阴部神经两侧交叉分布于外括约肌，即使是潜伏期正常也不能排除损伤病变。

三、诊断与鉴别诊断

(一)诊断

1.症状

患者不能随意控制排出粪便和气体,会阴部经常潮湿,污染内裤。

2.查体

肛门视诊可见皮肤瘢痕、肛门畸形、皮肤缺损、肛门部粪便污染、肛周皮疹、糜烂、溃疡、用力时见直肠黏膜和内痔脱出。肛门指诊可判断失禁的状态,收缩能力,松弛程度,有无内脱、外翻等。

(二)鉴别诊断

鉴别诊断见表 9-1。

表 9-1　肛门失禁的鉴别诊断

项目	克罗恩病	结直肠癌术后	直肠脱垂	肛门直肠损伤	脊髓截瘫后
肛门失禁	偶尔	偶尔	可伴有	严重时有	常见
腹泻	中度	中度	偶尔	偶尔	偶尔
腹痛	中度	中度	偶尔	偶尔	不常见
里急后重	不常见	偶尔	偶尔	不常见	不常见
粪便性质	伴有黏液血便或水样便	少数伴黏液血便	伴有黏液便	伴有血便	可伴有水样便或便秘
发热	低热	少见	少见	低热	少见
肛门会阴部病变	偶见潮湿、湿疹样改变	偶尔见潮湿、湿疹样改变	潮湿、湿疹样改变	充血、红肿	皮肤皱襞干涸样改变
肠黏膜特点	鹅卵石样	局部皱襞	放射状皱襞	充血、红肿	黏膜粗糙
病变过程	慢性表现	慢性表现	反复发作	持久不愈	持久不愈

(三)并发症

肛门失禁患者最常见的并发症是会阴部、骶尾部、肛周皮肤炎症,部分患者还可出现逆行性尿路感染或阴道炎及皮肤红肿、溃烂。这是因为粪便对皮肤黏膜产生刺激,使会阴部皮肤经常处于潮湿和代谢产物侵袭的状态,加上皮肤间的摩擦,形成皮肤红肿、溃烂。

四、治疗

(一)非手术治疗

1.内治

(1)辨证论治。

气虚下陷证:①证候,不能控制排便排气,轻重程度不一;伴肛门坠胀,神疲乏力,食欲缺乏;舌淡,苔薄白,脉细。②治法,补气提升,收敛固摄。③方药,补中益气汤加减。

脾肾亏虚证:①证候,排便排气控制难;纳呆,头昏耳鸣,腰膝酸软;舌淡,苔薄白,脉细无力。②治法,健脾温肾,补气升提。③方药,金匮肾气汤合补中益气汤加减。

（2）中成药治疗：常用的有补中益气丸、金匮肾气丸等。

（3）西医治疗：肛管直肠有炎症可服用抗生素。出现腹泻或便秘，口服止泻剂或润肠药对症治疗。如肛周皮肤有炎症应经常保持肛周清洁，外用药涂擦。

2.外治

适用于各种类型的大便失禁导致的肛门疼痛不适、潮湿等。

（1）熏洗法：该治疗具有活血止痛、收敛消肿等作用，常用的方剂有五倍子汤、苦参汤、止痛如神汤等。以药物加水煮沸，先熏后洗。

（2）敷药法：该法有消肿止痛、收敛祛腐生肌作用，常用药有消痔膏、九华膏等。

（3）塞药法：该法是将药物制成各种栓剂塞入肛内，依靠体温将其融化，直接敷于肛门直肠皮肤黏膜，起到清热消肿、止痛止血作用。常用药有痔疮栓、太宁栓等。

3.非药物治疗

（1）饮食调节：多吃含纤维素高的及富有营养的食物，避免刺激性食物。

（2）排便训练：为了建立规律性排便习惯，可以根据患者以前的排便时间，在同一时间使用栓剂或开塞露，建立反射性排便，配合腹部按摩，持续3~4周。

（3）肛门括约肌锻炼：嘱患者收缩肛门（提肛），每天提肛500次左右，每次坚持数秒钟，这样可增强肛门括约肌的功能。

（4）刺激肛门括约肌收缩：适用于神经性肛门失禁者，将刺激电极置于外括约肌内，用电刺激肛门括约肌及肛提肌，使之产生有规律的收缩。

（5）针灸治疗：主穴：提肛、长强；配穴：肾俞、命门、百会、足三里、三阴交、关元；艾灸：取上述穴位，点燃艾条，艾火距皮肤约3 cm，灸10~20分钟，以灸至皮肤温热红晕，而又不致烧伤皮肤为度。

（6）按摩治疗：按摩足三里、关元、长强等穴位。

（二）手术治疗

对于症状明显，严重影响学习、工作、生活者，经长期饱受治疗无效者，可采用手术治疗。手术治疗应严格掌握适应证。

1.修补术

（1）经肛旁肛门括约肌修补术。

适应证：外伤或手术等所致肛门括约肌损伤，无功能部分未超过1/3者。

禁忌证：严重的心、肝、肾疾病及糖尿病、高血压患者；凝血功能障碍与瘢痕体质。

术前准备：①损伤或手术切断病例，应待创面愈合、感染控制后，方行手术修补括约肌，多在3~6个月后；②术前1天进流质饮食；③术前晚及术晨清洁灌肠，排净灌肠液后擦净肛周皮肤，备皮；④术前3天起，口服卡那霉素和甲硝唑等。

麻醉：椎管内阻滞麻醉或腰部麻醉。

体位：截石位或侧卧位。

手术步骤：①以肛门括约肌附近的瘢痕组织为中心，做弧形切口。为避免术后切口感染，切口应稍远离肛门。②向肛门侧翻起皮瓣及瘢痕组织，显露肛门括约肌断端，分离松解其与周围组织粘连。③用丝线做两括约肌断端褥式或"8"字缝合。若缺损过大，可分期手术，此时应尽量拉近两括约肌断端，并固定于周围软组织上，3个月后视失禁情况决定是否再次手术。④缝合皮肤切口。必要时留置皮下橡皮引流片。

术后处理:①术后预防性应用抗生素,防止感染;②若置引流条应于 36～48 小时内拔除;③术后流质饮食 3～5 天;④术后 5 天开始口服液体石蜡,保持大便通畅;⑤术后肛门部保持清洁干燥;⑥如有感染形成脓肿,应及时拆线或切开引流;⑦2 周内不做指诊检查,4 周内不做肛门镜检查;⑧恢复后应坚持提肛运动,以增强肛门部肌肉的功能。

术中注意:①肛门直肠手术时如损伤括约肌,应立即修补,如有感染应在 3～6 个月内修补。肛门直肠外伤后多有不同程度感染或肌肉坏死,应行乙状结肠去功能造口、肛门局部清创引流,除局部条件良好可做 1 期修补术外,多数应待伤口愈合,即 3～6 个月后行 2 期修补。②游离括约肌断端时,应切除断端之间的瘢痕组织,可以保留少许瘢痕组织有利于缝合修补。③若内括约肌有损伤,应与外括约肌分离后先做修补,有助于恢复肛门正常功能。④缝合皮肤时,可开放伤口下部,以利引流。

(2)臀大肌修补肛提肌术。

适应证:肛提肌损伤或肛提肌发育不良者。

禁忌证:①严重的心、肝、肾疾病及糖尿病、高血压患者;②凝血功能障碍与瘢痕体质。

术前准备:同经肛旁肛门括约肌修补术。

麻醉:椎管内阻滞麻醉。

体位:折刀位,臀部垫高。

手术步骤:①麻醉满意后,常规消毒铺巾。于尾骨尖下作凹面向肛门的弧形切口,切开皮肤、皮下,术者以左手示指置肛管直肠内作引导,分离显露直肠后壁及括约肌。②继续向两侧分离,分别游离暴露左、右侧臀大肌的内侧部,每侧取血运良好、宽 5 cm、厚 2 cm 的臀大肌肌瓣。③将切取好的左右两侧臀大肌肌瓣盖于直肠后方,拉拢两肌瓣,以直肠内手指感觉肌瓣向前推压直肠至适度,在直肠后方缝合。肌瓣的下缘固定于外括约肌环形纤维上。于肌瓣表面置橡皮引流片,缝合切口。

术后处理:①术后取俯卧位,36～48 小时后拔除橡皮片;②其他同经肛旁肛门括约肌修补术。

术中注意:①为避免术后切口感染,应严格无菌操作。肛管指诊后应更换已污染的手套,并重新消毒肛门。②缝合两侧臀大肌肌瓣应使直肠前移,以肛管直肠结合部最显著,使肛直肠角变锐为宜,故要求切取臀大肌肌瓣时宽度要合适,以免缝合后过松,必要时缝合前可修去多余部分。

(3)Parks 肛管后方盆底修补术。

适应证:适用于原发性失禁、扩张术后引起的失禁和肛管直肠脱垂,固定术后仍有失禁者。

禁忌证:同经肛旁肛门括约肌修补术。

术前准备:同经肛旁肛门括约肌修补术。

麻醉:同经肛旁肛门括约肌修补术。

体位:膀胱截石位。

手术步骤:①麻醉满意后,常规消毒铺巾。在距离肛门 2～3 cm 处做肛门后方弧形切口。②向前翻转皮片,在内外括约肌之间向上分离。③将内括约肌和肛管拉向前方,向上继续分离到耻骨直肠肌上方,显露直肠后方脂肪、髂骨尾骨肌、耻骨尾骨肌。④间断缝合两侧耻骨直肠肌,使其作用弓缩短,肛直角前移;⑤同法折叠缝合松弛的外括约肌。缝合皮肤切口。

术后处理:同经肛旁肛门括约肌修补术。

术中注意:①术中应识别和暴露肛门内、外括约肌间沟,沿此间沟分离可避免出血;②充分分离耻骨直肠肌及肛提肌,暴露直肠后壁及两侧约 2/3 周肠壁,以利缩缝,分离时避免直肠穿孔;③两侧肛提肌、耻骨直肠肌用不可吸收缝线间断缝合,缝合张力不宜过大,以免造成肌肉坏死。

2.肛门括约肌折叠术

(1)肛门前方外括约肌折叠术。

适应证:因肛管直肠脱垂、会阴异常下降等造成肛门括约肌松弛而无缺损的肛门失禁者。

禁忌证:同经肛旁肛门括约肌修补术,妇科急慢性阴道炎。

术前准备:同经肛旁肛门括约肌修补术。

麻醉:同经肛旁肛门括约肌修补术。

体位:膀胱截石位。

手术步骤:①麻醉满意后,常规消毒铺巾,在肛门前方距肛缘 1～2 cm 处做一半圆形切口。②切开皮肤及皮下组织,游离皮片并将其向后翻转覆盖肛门。向深处分离,显露两侧外括约肌向会阴体方向,在两侧内、外括约肌之间可见一三角形间隙。③用丝线间断折叠缝合内、外括约肌,闭合原三角形间隙,缩紧肛管;④间断缝合皮下组织和皮肤,外用无菌纱布压迫,丁字带固定。

术后处理:同经肛旁肛门括约肌修补术。

术中注意:①缝合两侧外括约肌时,应达到外括约肌深部,可分层折叠;②应避免过多缝合肌纤维,只缝合肌膜,以免肌肉坏死;③可行肛管内指诊调节折叠程度,达到有效折叠而无肛管狭窄,但应严格无菌原则。

(2)经阴道外括约肌折叠术。

适应证:肛门括约肌松弛的女性患者。

禁忌证、术前准备、麻醉、体位:同肛门前方外括约肌折叠术。

手术步骤:①经阴道后缘黏膜与皮肤交界处做一长 4～5 cm 横切口,将阴道后壁向上剥离,显露外括约肌前部。将外括约肌向前方牵起,判断其松弛程度。②折叠缝合松弛的外括约肌,并于其上方缝合两侧肛提肌脚。③缝合阴道后壁。

术后处理:①便后予 1∶10 的洁尔阴液坐浴;②术后第 2 天起口服缓泻剂,使排便通畅。

术中注意:①做切口前,可于阴道黏膜下注射肾上腺素生理盐水,既有利于分离,又减少渗血。②折叠时应只缝肌膜,少缝肌纤维。折叠后肛管应只能通过示指末节。③缝合直肠-阴道膈时进针不宜过深,以防穿透直肠黏膜。

3.肛门括约肌成形术

(1)肛门前侧括约肌成形术。

适应证:分娩或外伤所致的陈旧性会阴Ⅳ度撕裂,致肛门失禁的女性患者。

禁忌证:①严重的心、肝、肾疾病及糖尿病、高血压患者。②凝血功能障碍与瘢痕体质。

术前准备:应行阴道分泌物检查,有滴虫、真菌感染者应先治疗;避开经期;其余同经肛旁肛门括约肌修补术。

麻醉:椎管内阻滞麻醉。

体位:膀胱截石位。

手术步骤:①用两把 allis 钳夹住会阴缺损部位两侧,另在阴道后壁中线缺损的上缘上方 2～3 cm 处也置 allis。将缺损两侧 allis 钳对合,判断预定修复的高度。②拉紧缺损两侧 allis 钳,使成横行,便于区分直肠与阴道间的间隙,用手术刀或电刀分离,尽量靠近阴道壁分离,以免损伤直肠。③充分分离直肠侧方及上方。常可遇到两侧凹陷处,相当于撕裂、回缩的肛门外括约肌断端,游离断端并留少许瘢痕组织。④用allis钳将括约肌两断端拉近,分离其覆盖组织,用2～3行可吸收线"U"形缝合。示指插入肛门,确定括约肌两端是否已有效地缝在一起,括约肌缝线打结后肛管应明显缩紧。⑤缝合会阴浅、深筋膜,加强会阴体。阴道后联合成形,尽可能修复前庭、阴唇外观。采用"Z"形皮瓣转移法缝合会阴部皮肤,延长阴道口与肛管间的距离。

术后处理:①术后预防性应用抗生素,防止感染;②术后给予流质饮食1周;③术后第9天,开始做肛门括约肌锻炼。

术中注意:手术一般选择在伤后3～6个月无炎症时进行。如伤后长期得不到修复,则肛门括约肌回缩、萎缩加重,对修复肛门括约肌带来困难。成年女性如有阴道炎,应请妇科会诊,先治疗阴道炎,如阴道炎不治愈,术后易发生感染而致手术失败。

(2)股薄肌移植括约肌成形术。

适应证:适用于神经性肛门失禁,其他方法处理失败或有禁忌证者;肛管直肠发育不全、先天性无括约肌、肛门完全性失禁者;早期直肠癌患者行腹会阴联合切除,术后无局部复发及远处转移,需原位肛门重建者。括约肌损伤无法修补或多次修补失败者。

禁忌证:严重的心、肝、肾疾病及糖尿病、高血压患者;凝血功能障碍与瘢痕体质;股薄肌及其支配神经受损或有病变者,如硬皮病等;会阴部脓肿或克罗恩病者;装有心脏起搏器者;6岁以下的小儿。

术前准备:①应向患者讲清手术的性质及失败的可能性,让患者有足够的思想准备。②肛门切除需重建原位肛门者,造口位置也应在术前选定好,并做好标记。③其余同经肛旁肛门括约肌修补术。

麻醉:椎管内阻滞麻醉。

体位:膀胱截石位。

手术步骤:①麻醉满意后,常规消毒铺巾。在股上部内侧股薄肌浅面与肌肉平行开一5～8 cm切口;膝关节内侧上方与肌肉下1/3平行开一3～4 cm切口;胫骨结节下方开一3～4 cm斜切口。②由股上部内侧切口切开皮肤和皮下组织,在内收长肌内侧显露股薄肌,切开股薄肌肌膜,以指和止血钳将肌肉游离。由肌肉深面穿过一条布带,牵起肌肉向上方游离,应注意避免损伤由后方进入肌肉的神经血管束。再向下尽量游离到肌腱部分。③由膝关节内侧上方切口以指向深处分离,在缝匠肌后方摸到股薄肌的圆形肌腱,以纱布带牵出网腱,向上以血管钳分离到股薄肌上部,向下分离可见肌腱绕过股骨内踝后方,沿前弯向胫骨内踝。分离时应切断肌腱与关节相连的纤维组织,使肌腱游离。④牵开胫骨结节下方切口,由膝关节上方切口牵拉肌腱可见在缝匠肌肌腱下方股薄肌鱼尾状扁腱止于胫骨,将肌腱由骨膜切断。⑤将肌腱断端牵出膝上部切口,并向上将肌腱和肌肉完全游离。由股上部切口牵出股薄肌,以纱布在肌肉的深面向上分离,直到看见血管神经束为止,并避免损伤。以盐水纱布包裹,放入股上部切口内以备移植,缝合下部两个切口。⑥在肛门前方和后方,距肛门缘1.5～2.0 cm各开一纵或横切口,切开皮肤和皮下组织,并由切口向外分离。保留肛门前和后正中缝,因正中缝对移植后的股薄肌有稳定或滑车作用。⑦由肛门前方切口与股上部切口之间做一能通过二指的隧道,使肌肉在隧道松弛活动。以长血管钳由肛门前方切口,在对侧肛管外侧向后到肛门后方切口做一隧道。再由肛门后方切口到肛门前方切口在同侧做一隧道。在对侧耻骨结节开一2～3 cm切口,并与肛门前方切口做一隧道。⑧在股薄肌肌腱末端穿入牵引线,将股薄肌牵入隧道,将牵引线经过肛门前方切口,再经过对侧隧道,由肛门后方切口穿出。⑨牵拉肌腱牵引线将股薄肌肌腱由肛门后方切口牵出,再牵拉肌腱,使股薄肌牵入隧道。⑩股薄肌腱由肛门后方穿过同侧隧道到肛门前方,将肌腱经过股薄肌深面由前方切口牵出。⑪将肌腱经过肛门前方切口并通过耻骨结节隧道由耻骨结节切口牵出。⑫改为平卧位,让两下肢伸直,再将取肌肉的大腿内收,牵紧肌腱,确定肛管的紧度,一般伸入指尖即可,但越紧越好。对男患者需将精索推向上方,将肌腱固定于耻骨结节骨膜,一般固定2～4针。股薄肌移植后固定于解剖部位,最后缝合各部伤口。⑬身体矮小肥胖患者的股薄肌肌腱较短,可将其固定于坐骨结节上。对着坐骨结节开一切口,显露坐骨结节和肛提肌。由该切口与肛门前方切口做一隧道,将肌腱通过隧道牵出,并将肌腱末端分为两半,一半固定于坐骨结节,一半与肛提肌固定。

术后处理:①流质饮食数天,逐渐改为普通饮食。卧床2～3天。②给全身抗生素7天。③控制排便4～7天,然后每天早餐后盐水灌肠,训练定时排粪。④会阴部每天无菌换药。⑤股薄肌活动训练:有排粪感觉时内收两侧大腿,手压腹下部,躯干弯向前方,增强排粪反射。外展小腿可使肛门紧缩,内收大腿和弯曲躯干可使肛门松弛。⑥第二步手术是植入波动发生器,使股薄肌保持连续压力,增加功能。第一次手术后6周,患者取截石位,在股上部股薄肌移植突出处切开皮肤,显露肌肉。在血管神经进口的远侧将发生器的阳极植入肌肉并固定。距血管神经进口的远侧2～3 cm将阴极同法植入。再将两极导线经皮下隧道由下腹切口穿出。植入后第2天开始电刺激训练,使肌肉逐渐能持续收缩。

术中注意:术中游离股薄肌时,切勿损伤股薄肌近端的主要神经血管束,是保证股薄肌成活及手术成功的重要环节。在分离股薄肌中上1/3时,应该注意勿损伤神经和血管。注意用磁控开关开启波动发生器刺激股薄肌,防止该肌肉萎缩失去控制大便的作用。

(3)臀大肌移植括约肌成形术。

适应证:①肛门失禁不能行肛门括约肌修补术或修补后失败者。②因手术、外伤或疾病致肛门括约肌破坏或松弛造成失禁者。③直肠癌行 Miles 术后会阴部造口者。

禁忌证:严重的心、肝、肾疾病及糖尿病、高血压患者。凝血功能障碍与瘢痕体质。

术前准备:①应向患者讲清手术的性质及失败的可能性,让患者有足够的思想准备;②肛门切除需重建原位肛门者,造口位置也应在术前选定好,并做好标记;③其余同经肛旁肛门括约肌修补术。

麻醉:椎管内阻滞麻醉。

体位:倒置位。

手术步骤:①取倒置位,在臀部两侧由中线的外侧到坐骨结节各开一斜切口。②切开一侧皮肤和皮下组织,显露臀大肌下缘。分离肌肉下部、肌腱和变厚的筋膜到骶尾止点,并由骶尾附着处切断。再由外侧分离肌肉,分离出宽3～4 cm 的肌片,向外翻转肌片到伤口外,注意保护臀下神经和血管,避免损伤。③沿肌纤维将肌片下部切开,分成相等的两部分。④同法分离和切开对侧肌片,并对着两侧坐骨直肠窝距肛门缘2～3 cm 各开一弯切口。⑤围绕肛管在肛门前方和后方做皮下隧道,并由臀部切口和肛门外弯切口之间做成隧道。⑥将左右两侧下部肌肉断端通过隧道牵向会阴,并将两断端重叠缝合。上部肌肉断端牵向后方,围绕肌管重叠缝合。这样使两侧臀大肌片围绕肛管代替括约肌。⑦缝合各部伤口,放置皮片或引流管。

术后处理:①术后预防性应用抗生素,防止感染;②若置引流条应于36～48 小时内拔除;③术后流质饮食3～5 天;④术后5天开始口服液体石蜡,保持大便通畅;⑤术后肛门部保持清洁干燥;⑥如有感染形成脓肿,应及时拆线或切开引流;⑦2 周内不做指诊检查,4 周内不做肛门镜检查。恢复后应坚持提肛运动,以增强肛门部肌肉的功能;⑧手术后数周应避免坐位,3～4周不攀登楼梯,3周后可进行生物反馈训练肛门括约肌。

术中注意:①本手术主要并发症是创口感染及臀大肌坏死,是该手术失败的主要原因。为避免术后切口感染,应严格无菌操作。肛管指诊后应更换已污染的手套,并重新消毒肛门。②分离臀大肌肌片时尽可能保护好肌腱和神经束及血管。③缝合皮肤时,可开放伤口下部,以利引流。

4.可控式水囊人工肛门植入术

(1)适应证:①先天畸形、高位肛门直肠闭锁。②各种神经源性肛门失禁。③各种重症肛门失禁;肛门括约肌缺如超过半周的创伤性肛门失禁、产伤性肛门失禁、医源性肛门失禁。④直肠癌 Miles 术后会阴原位造口。⑤各种肛门括约肌修补术、肛门成形术失败、需行永久性结肠造口者。

(2)禁忌证。①潜在感染:肛门周围组织感染未控制、肛周皮肤破溃者。②解剖异常:直肠-阴道瘘、直肠-阴道膈薄弱、严重会阴下降者。③肛周有广泛性瘢痕者;肛管直肠狭窄;严重直肠炎者。④恶性肿瘤未根治者;近期盆腔放疗者。⑤小儿和婴幼儿患者;对医用硅胶材料过敏者。⑥能通过括约肌修补术或肛门成形术治愈的各种肛门失禁者。

(3)术前准备:①让患者及家属了解手术的性质、人工肛门括约肌的构造和使用方法。括约带环绕肛管周围,控制泵放置在阴囊或大阴唇皮下,调压囊放置在膀胱前间隙。整个装置充满液体。正常情况下,调压囊将液体压入括约带,使肛门闭合。排便时,反复按压控制泵数次,液体自括约带回流到调压囊内,肛门开放。排便结束后数分钟,液体自调压囊自动压入括约带,肛门重新闭合。②肠道准备同肛门括约肌修补术。③预防性应用抗生素。④慢性腹泻患者应行结肠造口转流粪便。

(4)麻醉:全麻。

(5)体位:膀胱截石位。

(6)手术步骤如下。

人工肛门括约肌的配件的准备:人工肛门括约肌为可植入性弹性硅胶假体,主要由3个配件组成包括括约带、控制泵、调压囊。将配件均浸入专用填充液中。用无损伤针头将括约带填满后再抽空,排出空气。将控制泵连接导管的两端均浸入填充液,反复轻轻挤压控制泵使空气完全排出。用 40 mL 左右的填充液使调压囊充满,并排出空气。

植入括约带:①肛门周围皮下隧道的分离。距肛缘 2～3 cm,在肛门前方做一个弧形切口或在肛门两侧做垂直切口,切口长 3～5 cm。围绕肛门钝性做皮下隧道。②选用合适的括约带。括约带宽度有2.0 cm、2.9 cm、3.4 cm 三种型号,长度有 9～14 cm 六种型号。选择标准:宽度等于分离的肛管长度,长度等于肛管周围皮下隧道的周长。用专用的括约带量尺测量,同时行直肠指诊协助判断。③放置括约带。利用量尺作引导,将括约带围绕肛管周围,并扣好括约带,将括约带两端边缘用专用无损伤针线间断缝合数针。

植入调压囊:①选用合适的调压囊,根据括约带大小和患者排便情况进行选择。括约带大及经常排稀液便患者,应选用压力较大的调压囊。②放置调压囊。耻骨上横切口,长 3～5 cm,分开腹直肌,钝性分离,将调压囊放入耻骨后、膀胱前方的陷窝内,注水55 mL充盈调压囊。③验证系统。调压囊与括约带通过导管相连,60 秒后括约带充盈增压,术者可通过直肠指诊或肛管测压方法检查肛管压力,从而判断能否理想地控制排便。如果肛管过紧或过松则需更换合适的括约带或调压囊。检验结束后,夹闭导管括约带保持充盈,抽出调压囊内的液体,再注入 40 mL 填充液后,夹闭导管。

植入控制泵:通过耻骨上切口向阴囊或大阴唇钝性分离,形成一个间隙。将控制泵放入间隙内,注意使控制钮向前,使用时容易操作。应用专用接头将各个导管连接,按压控制泵上的关闭钮,使括约带松弛,人工肛门括约肌系统暂时不起作用。

缝合切口仔细止血,按层次用可吸收缝线仔细缝合切口。一般不放置引流。

(7)术后处理:①术后 24 小时内控制泵周围冷敷和压迫,避免血肿。②术后静脉应用抗生素。③未行结肠造口患者禁食 3 天。④会阴部伤口每天换药。⑤出院后会阴部应用尿垫,保持干燥,肛门周围避免压迫。⑥3～6 周后进行随访和肛管直肠功能检查。⑦6～8 周开始教患者如何使用人工肛门括约肌。⑧结肠造口患者术后 3 个月左右行造口关闭术,造口期间应暂时关闭人工肛门括约肌。⑨如果人工肛门括约肌系统内液体减少,可自皮下用无损伤针穿刺加液。

(8)术中注意:肛门前方的弧形切口可有效减少切口张力。选择括约带的型号相当重要,手术中要经常进行直肠指诊检查肛管压力,要求括约带排空时肛管可以完全张开,括约带充盈时肛管可以完全闭合。括约带最佳位置为肛管、直肠交界处,不宜过浅。整个系统均用专用填充液注满,必须排空气泡。避免用普通血管钳夹压人工肛门括约肌假体的任何配件。

(三)疗效判断

1.治愈

能随意控制气体、液体、成形粪便排出。

2.好转

可控制成形粪便排出,不能控制气体、液体,肛门括约肌功能不全。

3.未愈

肛门控制功能无改善。

(四)预防与调护

(1)手术时应注意肛门括约肌的解剖位置,正确掌握切断内、外括约肌的原则。

(2)肛门直肠先天性畸形在做修复或成形术时,必须重视原有肛门括约肌的利用,特别是肛管直肠环的重建,是术后恢复控便功能的关键。

(3)对高位肛瘘需要切开肛门括约肌时,应注意保护肛管直肠环的完整,不能将括约肌斜行切断。

(4)对两处以上的多发性高位肛瘘行挂线治疗时,不应两处同时切开,也不宜两处同时紧线。

(5)及时正确地处理肛门直肠损伤所造成的肛门功能损害。

(高玉洁)

第十八节　肛门直肠狭窄

一、概述

肛门直肠狭窄是指由于先天性肛门直肠缺陷或者因外伤、医源性损伤、局部炎症刺激及新生物等原因引起的一种以肛门直肠管径变小为主要病理特点,以排便功能障碍(甚至不能排便)为主要临床表现的一种疾病。婴幼儿患者多为先天性缺陷,成年患者多因医源性损伤或继发于其他病症。中医属便秘、锁肛痔的范畴。

二、病因病理

(一)西医学认识

1.先天性因素

对于肛门直肠狭窄,大多数学者认为是在胚胎发育过程中,外胚层由外向内、向上形成原始肛道的融合阶段出现了障碍。这种障碍一旦出现将直接导致肛门直肠形成不完全或不充分,从而引起肛门直肠狭窄甚至闭锁。

2.外伤因素

肛门直肠外伤,可直接导致肛门、肛管皮肤及肌肉的损害。创伤在愈合恢复过程中,由于肛门平时多呈持续收缩状态,致使局部创伤愈合面积缩小,愈合后形成的窄小、僵硬而缺乏弹性的瘢痕反过来又会制约肛门的随意开放程度,从而引起狭窄。

3.医源性创伤

肛门直肠不正确的手术方式、注射疗法、肛门直肠部放疗、枯痔散的使用等均可能引起肛门、直肠的损伤,引起狭窄。

4.新生物因素

肛门、直肠新生物(包括肿瘤、疣体等)可占据部分或全部肛门直肠腔径,形成阻挡及狭窄。

5.炎症

溃疡性结肠炎、克罗恩病、肛瘘、肛门直肠结核、放射性肠炎也可引起肛门直肠狭窄。

(二)中医学认识

由于气机郁滞,肠道淤血内阻,以致腹部胀满疼痛,肠鸣不爽,腑气不通,大便细而不畅。正如《外科大成》所云:"锁肛痔,肛门内外如竹节锁紧,形如海蜇,里急后重,便粪细而带扁,时流臭水……"。

(三)病理改变

肛门直肠管径变小、呈环形、镰状、管状狭窄,部分患者伴肛裂、直肠炎或结直肠溃疡。肛周瘢痕组织肿硬,弹性降低。

三、临床表现

(一)症状

1.排粪不畅

本病患者不能随意通畅排出大便,排便时间延长,须临厕努挣方能少量排出。需长期服用泻药、灌肠、注射开塞露等帮助排便,否则不能解出大便。

2.腹部不适

腹部不适以腹痛、腹胀为主,尤以左下腹明显。

3.便血

肛门有裂口者便血色鲜红,量多少不等,便前、便后均可发生。溃疡及肠炎患者可有黏液样血便。

4.疼痛

肛门、腹部疼痛,尤以排便前后明显,疼痛时间从数分钟至数十分钟不等。

5.假性失禁

由于肛门弹性差,部分大便、肠液因肠内压的增高而被挤出肛门。

(二)体征

1.肛门狭窄

肛门仅存一小孔,或仅容一指通过甚至不能进入。

2.直肠狭窄

直肠内可有镰状狭窄带或环形狭窄带,直肠腔因此而明显缩窄。

3.结肠直肠炎

直肠或结肠可发生炎性水肿,溃疡形成。

4.裂口

肛管部呈放射状存在一至数条裂口,可深达肌层。

5.腹部体征

腹部胀满压疼,左下腹常扪及肠型积粪。

6.粪石

直肠内存留大量粪便,甚至形成粪石。

7.瘢痕

肛周瘢痕形成,皮肤肌肉弹性减退。

(三)实验室检查

本病患者的血、尿常规一般无明显变化。

四、诊断与鉴别诊断

(一)诊断依据

(1)排便不畅或变细。

(2)有肛门直肠外伤、医疗史。

(3)足以引起排便障碍的肛门、直肠狭小。

(二)鉴别诊断

1.功能性出口梗阻

由于直肠黏膜内套叠、耻骨直肠肌痉挛、直肠前突等引起的排便不畅,肛门直肠无器质性狭窄。

2.肛门闭锁

肛门直肠不相通,肛门不能解出大便。局部检查未见肛口形成。

(三)分类

肛门直肠狭窄根据形态、病因、轻重的不同而存在不同的分类法。

1.形态分类

(1)管状狭窄:狭窄部宽度在 2 cm 以上者。

(2)环状狭窄:狭窄部宽度在 2 cm 及以下者。

(3)镰状狭窄:狭窄部仅占据肛门直肠部分周径者。

2.病因分类

(1)先天性狭窄:婴幼儿出生后即出现肛门直肠狭小,排便障碍者。

(2)后天性狭窄:由于后天因素(外伤、医疗、炎性、新生物等)而引起的肛门直肠狭窄。

五、治疗

(一)保守治疗

1.辨证施治

(1)湿热下注型:排便不畅,大便黏滞,便中带血或伴有黏液,腹胀,肛门灼痛,神倦乏力,口干苦,溲黄赤,舌质红,苔黄腻,脉滑数。治宜清热利湿。用芍药汤加减。

(2)气滞血瘀型:腹胀甚,排便不畅,肛门肿痛较甚,小便黄,舌红有瘀斑,苔薄黄,脉弦。治宜宽肠理气,祛瘀软坚。用翻肛散加丹参、乳香、没药等。

(3)阴虚肠燥型:大便干结难解,口干苦喜饮,小便黄少,舌质红乏津,苔薄黄,脉细数。治宜养阴增液,润肠通便。用增液汤合麻仁丸加减。

(4)气阴两虚型:大便干燥,排便乏力,面白无华,少语懒言,心悸气促,舌质淡,苔薄白,脉细无力。治宜益气养阴,润肠通便。用补中益气丸合润肠丸加减。

2.扩肛疗法

对病症较轻的患者,可采用肛镜或手指进行扩肛治疗。扩肛时以患者可以耐受为度,并随着扩肛的进行逐渐增大扩肛工具的管径、延长每次扩肛持续时间。经过扩肛治疗后,患者能较顺利排出大便为佳,并注意经常复查。

3.坐浴

坐浴采用中药苦参汤,适量加入丹参、牡丹皮、川芎等活血化瘀药物,除了能清热除湿外,可以活血化瘀,促进血循环,帮助软化局部瘢痕组织。

(二)手术疗法

对较严重的肛门直肠狭窄,必须采取手术治疗。

1.纵切横缝术

纵切横缝术适合于各种狭窄。

在腰俞穴麻醉下,取膀胱截石位,局部消毒、铺巾后于狭窄部做纵向切口(最好选在肛门后侧或直肠后壁),切口的长度超过狭窄部的宽度,切口深度的掌握应以切断狭窄部瘢痕组织达到松软而富于弹性的组织为佳。然后间断全层横形缝合切口,使狭窄部管径得到放大。放大的程度应以在麻醉状态下轻松放入两指为度。缝合时张力过度时,应加强切缘周围瘢痕组织的游离,以防伤口因张力过度而撕裂,影响疗效。术毕,肛内置凡士林纱条压迫,外敷纱布,胶布固定。术后进食流质饮食3天,控制排便3天,适当应用抗生素,每次便后用1:5 000高锰酸钾水坐浴,用复方紫草油纱条伤口换药至痊愈。

2.切开术

切开术适用于肛管部环形狭窄。

在腰俞穴麻醉下,取膀胱截石位,局部消毒、铺巾后,沿后正中肛管做放射状切口,切断环形狭窄带,术中会立刻体会到肛门得到松解,并不断调整切口深度、长度,达到手术目的。术中应注意切口一定要呈直线,切口适当加长,利于粪渣、分泌物的排出,促进伤口尽快愈合。术毕,肛内置凡士林纱条,外敷纱布,胶布固定。术后处理同上。

3.挂线术

挂线术多用于婴幼儿患者或较轻的肛门、直肠狭窄。

在腰俞穴麻醉下,取膀胱截石位,局部消毒、铺巾后,用止血钳在狭窄部下缘穿入,经狭窄部基底由上缘穿出,套入橡皮筋。肛管部狭窄需切开肛管皮肤。收紧橡皮筋,根部结扎固定。挂线术可使狭窄部肌肉由组织因缺血而逐渐坏死断开,而不致肌肉回缩产生失禁。术毕,肛内置凡士林纱条,外敷纱布,胶布固定。术后处理同上。

4.V-Y肛门成形术

V-Y肛门成形术适用于肛门直肠管状狭窄者。

在腰俞穴麻醉下,取膀胱截石位,局部消毒,铺巾后,在肛门外周做多个或连续的"V"形切口,向肛门游离皮瓣,使切口与肛门间皮肤向肛门移行,减轻皮肤张力,"Y"形缝合切口,使肛管皮肤得到补偿而扩大。术毕,肛内置凡士林纱条,外敷纱条,胶布固定。术后处理同上。

5.Y-V肛门形成术

Y-V肛门形成术适用于肛门直肠管状狭窄者。

在腰俞穴麻醉下,取膀胱截石位,局部消毒,铺巾后,于肛门前后侧做"Y"形切口,游离切口中呈箭头状皮瓣,然后向肛内拉入皮瓣并缝合固定于切口顶端,使肛管管径扩大。术毕,肛内置凡士林纱条,外敷纱布,胶布固定。术后处理同上。

术后除了积极抗感染外,挂线术后注意观察橡皮筋是否松动,如产生松动应及时紧线。肛门成形术后,应注意观察皮瓣的血运情况及有无感染。拆线后可辅以中药坐浴、扩肛等治疗巩固提高疗效。

(三)综合治疗方案

在肛门直肠狭窄的治疗上除了手术外,还应积极配合中药内服或外用,增强疗效。

(高玉洁)

第十九节 肛 管 癌

肛管癌指起源于肛管或主要位于肛管的肿瘤。最常见的类型是与 HPV 相关的鳞状细胞癌和腺癌。肛管癌是少见的肿瘤,通常发生在中年,在下消化道肿瘤中占 4%,占肛门直肠癌的3.9%。女性病例稍多于男性。在肛管癌中,75%～80% 的患者是鳞状细胞癌。约 15% 为腺癌。资料表明,1998 年美国有 3 300 例新发的肛管癌患者,包括 1 400 例男性和 1 900例女性。据估计每年将有约 500 人死于本病。肛管癌的发生率大约是 1/100 000。英国每年约有新发病例500 例,美国大约为 3 500 例。近 50 年来,肛管鳞状细胞癌的发病率显著上升。人类免疫缺陷病毒(HIV)阳性的患者中,肛管癌的发生率高于阴性患者的 2 倍,大多数肛管鳞状细胞癌可检测到HPV-DNA,在有肛门性交的男性患者中,肛管癌的发生率高达35/100 000。

一、病因病理

(一)感染

肛管癌的发病因素并不清楚,其中人类乳头瘤病毒(HPV)的感染是肛管癌最重要的发病因素。在 HPV 的众多亚型中，HPV216 与肛管癌的关系最为密切。在肛管的鳞癌中 HPV216 的阳性率有文献报道可以达到 56%，应用分子技术，相当多的肛管癌可以检测到 HPV 的 DNA。

(二)免疫功能低下

患者的免疫功能与肛管癌有明显的相关性，艾滋病(AIDS)患者的肛管癌发病率明显增加。患者危险度的增加一般认为可能是因为患者免疫功能低下，在这种情况下增加了 HPV 的易感性；同样，在进行肾移植的患者罹患肛管癌的危险明显增加，是普通人群的 100 倍。此外放疗是肛管癌的危险因素，可能是因为机体的免疫系统受到抑制的缘故。

(三)肛门周围的慢性疾病、局部刺激和损伤

这类人群中肛管癌的危险度较普通人群明显增加。有研究显示，41%的患者在出现肛管癌之前存在肛瘘和其他良性病变，但是这些疾病与肛管癌的直接关系还存在争论。

肛管癌的肿瘤的中心位于齿状线的 2 cm 以内。按组织学分，发生于黏膜上皮，无论是腺上皮，移行上皮还是鳞状上皮，均称为肛管癌；发生于皮肤或远端黏膜皮肤交界处的，称为肛缘癌。

WHO 肛管癌的病理分类分为鳞状细胞癌、腺癌、黏液腺癌、小细胞癌和未分化癌。病理类型有地域的变化，在北美和欧洲，鳞癌占 80%，在日本仅 20%的肛管癌是鳞癌。在 WHO 分类中，除了 80%的鳞癌外，剩下的 20%上皮肿瘤主要为结直肠黏膜型的腺癌，以及少见的，来自肛管腺体或肛窦的黏液腺癌、小细胞癌和未分化癌。

肛管上皮性癌的播散方式主要是直接浸润和淋巴转移。血行转移较少见。早期即可有括约肌和肛周组织的直接侵犯。约有 50%的病例肿瘤侵犯到直肠和/或肛周区域。进展期的肿瘤可浸润骶骨或骨盆壁。女性常浸润至阴道，然而，男性的前列腺浸润则不常见。进展期肿瘤的局部转移较盆腔外转移更常见，仅 10%的患者在诊断时发现已有远处转移，发生远处转移的常见部位是肝脏和肺。

齿状线以上肿瘤的淋巴主要引流到直肠周围、髂外、闭孔和髂内。Boman 的报道显示，在经腹会阴切除术中，发现 30%的肛管癌有盆腔淋巴结转移，16%有腹股沟淋巴结转移。位于远端肛管的肿瘤引流至腹股沟-股骨区域、髂外和髂总淋巴结。15%～20%的患者在就诊时已有腹股沟淋巴结转移，通常是单侧腹股沟转移，而 10%～20%是在以后的检查时发现的。约 30%淋巴结转移浅表，60%可为深部。

约有 5%患者在初次就诊时已有盆腔外转移，转移的途径多通过门静脉系统或体静脉系统，常见的转移部位为肝脏和肺。

二、解剖学基础

肛周是指肛门周围半径 6 cm 以内的区域，其特征是被覆具有毛囊和汗腺的鳞状上皮。从肿瘤学的角度分析，肛管疾病与肛周疾病存在很大的差别。肛管的定义有外科肛管和病理学肛管之分。外科肛管的上界是以内括约肌为标志，包括远侧的直肠并一直延伸到肛缘；其平均长度男性约为 4.14 cm，女性约为4.1 cm。外科肛管从上部的直肠黏膜、中部肛管移行区黏膜、到下部非角化鳞状上皮。病理学的肛管是指从肛管上皮移行区开始至肛缘的范围。国内学者对于肛管的定义多数是以病理学肛管为标准。因为在外科肛管的范围中包括了直肠远端的腺癌，其治疗应该按照直肠癌的规范进行，这里肛管按照病理学肛管的范围定义。肛管以齿状线为界可以分为肛管移行区和肛梳，齿状线上方的肛管移行区有肛柱，肛柱近齿状线处有肛乳头和肛窦。肛管移行区包括齿状线区，由范围不同的移行上皮和鳞状上皮覆盖，在此区域内可以见到内分泌细胞和

黑色素细胞。肛梳由非角化的鳞状上皮所覆盖(图 9-10)。

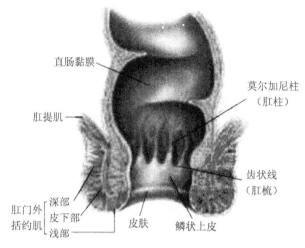

图 9-10　肛管解剖

三、临床表现

(一)肛门部刺激症状

早期肛管癌可无症状,至溃疡形成后可出现局部疼痛,疼痛常是肛管癌的主要特征,疼痛呈持续性,便后加重。另外常有肛门不适、异物感、瘙痒等。累及肛门括约肌时可出现便意频频、里急后重、排便困难、大便失禁,同时有粪条变细、变窄,粪中有黏液及脓血等,开始有少量便血,随着病情发展而逐渐加重。

(二)肛门部肿块表现

初起时肛管部出现小的硬结,逐渐长大后表面溃烂,形成溃疡,其边缘隆起,并向外翻转,呈紫红色,有颗粒结节,底部不平整,呈灰白色,质地较硬,有触痛。也有的呈息肉状或蕈状。

(三)晚期消耗衰竭及转移症状

晚期患者有消瘦、贫血、乏力等恶病质表现。腹股沟淋巴结肿大。若转移至肝脏、肺及侵犯前列腺、膀胱、阴道后壁、宫颈等周围组织器官时,可出现相应症状。

(四)辅助检查及分期

影像学检查对于肿瘤的分期有很大的帮助,进行这些检查的目的在于了解肿瘤对于周围组织的侵犯情况、是否存在区域淋巴结的转移、是否存在远处的转移。包括胸部的 X 线检查、腹部的超声或者 CT 检查、盆腔的 CT 检查,有条件的单位可以进行肛管直肠内的腔内超声检查,对于判断病变的侵犯深度有帮助。盆腔的 CT 检查对于判断肛管癌的侵犯深度和区域淋巴结的情况有很大帮助。

目前肛管癌的分期最为公认的是 AJCC/UICC 的 TNM 分期系统(表 9-2)。与肠道系统的其他的 T 的分期不同,肛管癌分期中 T 采用的是肿瘤的大小而非肿瘤的侵犯深度。

四、诊断和鉴别诊断

(一)诊断

(1)对有肛门刺激症状,肿块结节等或原有肛门部疾病者,局部出现硬结或溃疡时应考虑到有本病的可能性而进行进一步检查。

表 9-2　AJCC/UICC 的 TNM 分期及临床分期

T	原发肿瘤
Tx	原发肿瘤无法评价
T_0	没有原发肿瘤
Tis	原位癌
T_1	肿瘤最大直径不超过 2 cm
T_2	肿瘤最大直径超过 2 cm，但短于 5 cm
T_3	肿瘤的最大直径超过 5 cm
T_4	肿瘤侵犯邻近器官(阴道、尿道、膀胱)，不论肿瘤的大小；肿瘤侵犯括约肌不属于 T_4
N	淋巴结转移
Nx	区域淋巴结无法评价
N_0	区域淋巴结无转移
N_1	直肠周围淋巴结存在转移
N_2	存在单侧的髂内淋巴结转移和/或腹股沟淋巴结转移
N_3	直肠周围淋巴结存在转移和腹股沟淋巴结转移和/或双侧髂内淋巴结转移和/或双侧腹股沟淋巴结转移
M	远处转移
Mx	远处转移无法评价
M_0	无远处转移
M_1	存在远处转移
临床分期	
0 期	$TisN_0M_0$
Ⅰ 期	$T_1N_0M_0$
Ⅱ 期	$T_2N_0M_0$；$T_3N_0M_0$
Ⅲ_A 期	$T_4N_0M_0$；T 任何 N_1M_0
Ⅲ_B 期	$T_4N_1M_0$；T 任何 $N_{2,3}M_0$
Ⅳ 期	T 任何 N 任何 M_1

（2）肛门部视诊、肛门指检、肛门镜检查可见肛管部有硬结或癌性溃疡，晚期肛门括约功能松弛，肛门指检可明确癌肿的性质、扩展范围及固定程度等。

（3）本病的最后确诊有赖于肿块的活组织检查，阳性者即可确定诊断。

（4）腹股沟淋巴结触诊检查，若发现淋巴结肿大而坚韧者，应进行淋巴结活检，明确其性质。

(二)鉴别诊断

本病应注意与下列疾病鉴别。

1.直肠癌

直肠癌可以侵犯到肛管,甚至可以到达齿线处。诊断要靠病理检查。但直肠腺癌的预后较鳞状细胞癌为佳。

2.肛瘘

感染性肛瘘的表现有时类似肛管癌,肛瘘多在肛管后、前正中处,并与齿线处相连,肛管黏膜完整,探针检查有助于鉴别。

3.恶性黑色素瘤

该肿瘤在肛管处少见。典型的黑色素瘤外观似血栓性痔,但触诊为硬性结节,偶有压痛。若表面有色素及溃疡,则诊断不难,但半数黑色素瘤无色素,易误诊,活检可明确诊断。

五、治疗

(一)中医治疗

1.早期

肛管癌早期正盛邪实,局部出现肿块,舌脉大多如常,饮食起居正常。治则以清热解毒消肿,理气活血散瘀。方用乌龙散或消瘤散,局部敷二味拔毒散。

2.中期

正虚邪实,癌肿不断扩大,形体日渐消瘦,倦怠无力,饮食日减,大便或溏或结,小便短赤,舌淡,脉细无力。治则以扶正为主,兼以祛邪。全身用消瘤散合归脾汤加减。局部用二味拔毒散加皮癌散,未破溃者用凡士林调敷,已溃破者,药面干撒,每天1次。

3.晚期

正气衰败,癌肿坚硬如石。身体消瘦、面黄食少,精神衰弱,呈恶病质状态。治则以扶正为主,方用人参养荣汤加白头翁、大麦芽等。局部可用二味拔毒散加艾粉散。

(二)西医治疗

治疗原则:对于鳞癌和未分化癌,目前的治疗方式是以放疗和化疗为主的综合治疗;手术治疗适用于疾病的组织病理活检确诊或者在综合治疗效果不佳的情况下的补救措施;单纯放疗在有明显的化疗禁忌证的情况下采用;一般不将化疗单独做为肛管癌的治疗方法。

1.手术治疗

手术治疗是治疗肛管癌的主要方法。影响术式选择的因素主要有肿瘤大小、浸润深度、淋巴结转移及患者全身情况等。

(1)局部切除术:原发瘤不大于2 cm的肛管癌行局部肿瘤切除,多可获治愈性效果。但目前,临床诊断时肛管癌原发瘤<2 cm者仅占少数。尽管局部肿瘤切除是患者最易接受的术式,但做为肛管癌治疗的唯一手段(不加术后放疗等)时应严格掌握其指征。对原发瘤>2 cm者,效果不理想。

(2)腹会阴联合切除:20世纪70年代以前,肛管癌的最主要的治疗方式是广泛的腹会阴联合切除术。对大多数肛管癌来说,腹会阴联合切除是标准而有效的治疗手段。其手术切除范围与直肠癌腹会阴联合切除相似。但肛管癌的淋巴转移途径有上方向、侧方向和下方向三个方向,其上方向的淋巴转移率较直肠癌为低,且多发生于左结肠动脉分支以下。但其侧方向的淋巴转移明显,且还有相当数量的下方向的腹股沟淋巴结转移。这种淋巴转移方式决定了肛管癌根治术与直肠癌根治术不可能完全相同。肛管癌的腹会阴联合切除术对上方向的淋巴清扫只清除到左结肠动脉分支以下即可,而对侧、同方向的淋巴清扫则必须彻底。对于下方向淋巴清扫首先要充分切除肛周的皮肤,至少要切除肛门周围 3 cm 以上的皮肤。一般前方应切至阴囊基部与皮肤交界处,女性为阴道口同与肛门之间的中点,若癌肿位于肛管前壁,应将阴道后壁一并切除。后方应切至尾骨,两侧切至坐骨结节内侧,皮下组织及坐骨直肠窝 1 cm 内脂肪也应充分切除。

肛管下方向的腹股沟淋巴结转移,由于腹股沟淋巴清扫术后常发生淋巴瘘、下肢水肿、下肢感染、会阴部肿胀等明显影响生活质量的并发症,因此一般不主张常规做腹股沟淋巴结清扫。对无明显淋巴结转移者,原发瘤治疗后对腹股沟淋巴结随诊即可,一般术后 6 个月内应每月检查1 次,6 个月后至 2 年内应每2 个月复查 1 次。对临床已有腹股沟淋巴结转移可疑的病例,局限的腹股沟淋巴结清除加术后放疗并不比扩大的髂腹股沟淋巴结清除效果差,但可明显降低下肢水肿等并发症。

2.放疗

以往放疗仅作为那些不能手术的晚期或复发后病例的姑息性治疗。自从 Nigro 等提出对于肛管鳞癌进行术前放疗同时行化疗的综合治疗方法后,对肛管癌的治疗观念发生了根本性的变化,肛管癌的治疗从以手术为主转变为放化疗结合的综合治疗。其优势在于可以保留肛门,提高患者的生活质量,而疗效与手术治疗是相似的。越来越多的放疗结果显示了其对肛管癌的良好疗效及其保留肛门功能方面的作用。对于 T_1、T_2 及较小的 T_3 期肿瘤,放疗治愈率较高,对于较大的肿瘤,采用放疗加手术的联合治疗方法可使部分病例达到根治目的。

3.化疗

肛管癌对化疗有一定敏感性。常用的化疗药物有 5-FU、丝裂霉素、博来霉素等。5-FU 作为放疗的增敏剂可明显延长无瘤生存期及远期生存率。5-FU 与丝裂霉素联合应用可减少单药的剂量而提高局部控制率及远期生存率。

4.放化疗联合治疗

放疗与化疗结合的方案可以获得满意的无病生存和总体生存率,被认为是肛管癌的标准治疗方案。目前在欧美,综合治疗作为肛管癌的治疗措施已经得到公认。对 T_1、N_0 的患者,NCCN 指南要求采用放疗(RT 50～59 Gy)±丝裂霉素(MMC)或 5-FU。对 $T_{2～4}$、N_0 或任何T 淋巴结阳性的患者,主张采用丝裂霉素或 5-FU＋放疗(RT 50～59 Gy),并包括腹股沟淋巴结的照射。

目前在美国被广泛接受的综合治疗方案是患者接受持续的盆部放疗,总剂量达到 45 Gy(其中 30 Gy 为全盆照射,15 Gy 为真骨盆照射),并且同时进行两个周期(第 1 周和第 5 周)的持续的 5-FU 输注(1 000 mg/m²,第 1～4 天),和单次的丝裂霉素(10 mg/m²,第 1 天)给药;如果在治疗结束 6 周以后没有达到完全缓解,患者接受为期 1 周的补充治疗,具体包括 1 个周期的化疗[持续的 5-FU 输注,1 000 mg/m²,第 1～4 天;单次给予顺铂(CDDP)10 mg/m²,第 2 天,同时进行 9 Gy 的原发肿瘤的照射],在经过补充治疗后 6 周如果进行活检仍然存在残余病灶,则进行补救性手术。手术方式为腹会阴联合切除。

综合治疗可以同时进行或顺序进行。若顺序治疗,化疗先于放疗。有报道显示,顺序治疗的效果差于同时进行的效果,因此对于肛管癌的综合治疗多数是同时进行。需要强调的是,尽管同时进行综合治疗的患者施行补救性手术的机会较低,但是在这方面有随机性的前瞻性研究资料。

对于某些存在高危因素的患者(如 T_4 期肿瘤),首先进行诱导化疗,然后同时进行放疗和化疗可能效果更好,这方面需要更加深入的研究。

(三)中西医结合治疗

目前中西医结合治疗本病的方法多是用中药配合放疗和/或化疗,以减少放化疗的不良反应,增强机体免疫力。中药多以扶正培本为基本法则,在此基础上辨证论治。

(高玉洁)

第十章　普外科疾病的中医治疗

第一节　胃癌的中医治疗

一、定义

胃癌是指起源于胃黏膜上皮细胞的恶性肿瘤,其发病部位包括贲门、胃体、幽门,以进行性胃脘痛、食少、消瘦、便血为常见症状。

二、历史沿革

胃癌主要见于中医文献中"胃反""反胃""翻胃""噎膈""积聚""伏梁""胃脘痛"等。

胃反之病名首见于汉代《金匮要略·呕吐哕下利病脉证治》篇:"朝食暮吐,暮食朝吐,宿谷不化,名曰胃反。"明确指出本病的病机主要是脾胃损伤,不能腐熟水谷。治疗方面,有大半夏汤和茯苓泽泻汤,至今仍为临床所常用。

隋代巢元方《诸病源候论·胃反候》对《金匮要略》之说有所发挥,"荣卫俱虚,其血气不足,停水积饮,在胃脘则脏冷,脏冷则脾不磨,脾不磨则宿谷不化。其气逆而成胃反也"。强调了荣卫俱虚,血气不足在致病中的作用。

金元时期,朱丹溪《丹溪心法·反胃》提出"反胃大约有四:血虚、气虚、有热、有痰兼病"之说,治疗上主张根据气、血、痰、热偏重不同辨证选方,"血虚者四物为主,气虚者四君子为主,热以解毒为主,痰以二陈为主"。

明代张景岳对于反胃的病因、病机、治法等,均有较多的阐发,《景岳全书·反胃》有:"或以酷饮无度,伤于酒湿,或以纵食生冷,致损胃气而然。"又:"反胃一证,本属火虚,盖食入于胃,果胃暖脾强,则食无不化,何致复出……然无火之由,则犹有上中下三焦之辨,又当察也。若寒在上焦,则多为恶心或泛泛欲吐者,此胃脘之阳虚也。若寒在中焦,则食入不化,每食至中脘,或少顷或半日复出者,此胃中之阳虚也。若寒在下焦,则朝食暮吐,或暮食朝吐,仍以食入幽门,火不能传化,故久而复出,此命门之阳虚也。"治疗上提出:"虚在上焦,微寒呕恶者,惟姜汤为最佳,或橘皮汤也可。虚在中焦而食入反出者,宜五君子煎、理中汤……虚在下焦而朝食暮吐……则责在阴,非补命门以扶脾土之母,则火无以化,土无以生,亦犹釜底无薪,不能腐熟水谷,终无济也。宜六味回阳饮,或人参附子理阴煎,或右归饮之类主之。"其中,尤强调补命门之说。

明代李中梓根据临床实际,对反胃的病机提出了不同的意见。他在《医宗必读·反胃噎膈》

中曰:"反胃大都属寒,然不可拘也。脉大有力,当作热治,脉小无力,当作寒医。色之黄白而枯者为虚寒,色之红赤而泽者为实热,以脉合证,以色合脉,庶乎无误。"丰富了反胃的辨证内容。明代吴良《医方考》指出:"翻胃一证,古今难之。若胃脘未枯,皆为可治。借日枯之,则从容用药,犹可久延。若造次不察病理,非唯无益,而又害之矣。"并认为是积痰满胃所致,用三花神祐丸。

清代沈金鳌《杂病源流犀烛·噎塞反胃关格源流》做出了较为系统的总结:"反胃原于真火衰微,胃寒脾弱,不能纳谷,故早食晚吐,晚食早吐,日日如此,以饮食入胃,既抵胃之下脘,复返而出也。若脉数,为邪热不杀谷,乃火性上炎,多升少降也。"这些论述至今对临床仍有指导意义。

三、病因病机

情志不舒,饮食不节,胃失和降,脾胃升降失常,运化失司,痰凝气滞,热毒血瘀,交阻于胃,积聚成块,是胃癌的主要病因,而正气亏虚,脏腑功能失调是发病的内在原因。

(一)外感六淫

六淫外邪,从皮毛及脏腑,稽留不去,脏腑受损,阻滞气机,痰湿内生,瘀血留滞,脾胃升降失常,当升不升,当降不降,则成朝食暮吐,或暮食朝吐。《灵枢·五变》:"肠胃之间,寒温不次,邪气稍至,蓄积留止,大聚乃起。"

(二)内伤七情

忧思伤脾,脾伤则气结;恼怒伤肝,肝火横逆犯胃;脾胃升降失和,受纳运化水谷失常,而引起进食噎塞难下,或食入良久反吐。《素问·通评虚实论篇》:"隔塞闭绝,上下不通,则暴忧之病也。"

(三)饮食失调

饮食失当,或饥饱失调,或恣食肥甘厚腻,损伤脾胃,运化功能失常,饮食停留,终至尽吐而出。《景岳全书·反胃》:"以酷饮无度,伤于酒湿,或以纵食生冷,败其真阳……总之无非内伤之甚,致损胃气而然。"

(四)正气不足

素体虚弱,脾胃虚寒;或劳倦过度,久病脾胃受伤,均致中焦受纳运化无权,水谷留滞。《医宗必读·反胃噎膈》:"大抵气血亏虚,复因悲思忧恚,则脾胃受伤……脾胃虚伤,运行失职,不能腐熟五谷,变化精微,朝食暮吐,暮食朝吐,食虽入胃,复反而出,反胃所由成也。"

胃癌的病变在脾胃,与肝肾两脏密切相关。胃主受纳,脾主运化。若因六淫外侵,七情受困,或饮食所伤,或素体不足,均致脾胃运化失常。肝主疏泄,肝郁气滞,影响脾胃气机的升降。疾病日久,脾肾阳虚,无法腐熟水谷,均致饮食停留。而气滞血瘀,痰湿内阻,是本病的主要病机特点。

四、诊断

(一)发病特点

胃癌是发展中国家常见的恶性肿瘤之一,发病年龄以45~60岁为主,男女之比约为2∶1。胃癌起病隐匿,早期常无任何症状,或仅有胃脘胀痛、食欲缺乏等表现,症状与胃炎、溃疡病等类似,不易引起重视。遇有下列情况之一者均应警惕胃癌的可能性,应做进一步检查:①原因不明的食欲缺乏、上腹不适、消瘦,特别是中年以上患者。②原因不明的呕血、黑便或大便潜血阳性者。③原有长期慢性胃病史,近期症状有明显加重者。④中年人既往无胃病史,短期出现胃部症状者。⑤已确诊为胃溃疡、胃息肉、萎缩性胃炎的患者,应有计划地随访,伴有癌前病变者应定期复查。⑥多年前因胃良性疾病做胃大部切除,近期又出现消化道症状者。

(二)临床表现

胃癌多为缓慢起病,先有胃脘痛、吞酸、嘈杂、食欲缺乏、食后脘腹痞胀等;若迁延失治,逐渐出现脘腹痞胀加剧,进食后尤甚,饮食不下,停积于胃脘,终至上逆而呕,呕吐特点为朝食暮吐,暮食朝吐,呕吐完谷,或伴痰涎血缕,重者可呕血、黑便,或便溏腹泻,腹痛渐增,日久上腹扪及包块,日渐消瘦,面色萎黄,倦怠乏力。末期脘腹胀大,震摇腹部,闻漉漉水声。

(三)影像学诊断

胃镜检查可以直接观察到胃黏膜的情况,并可在直视下取活检,能提高早期胃癌的诊断率。X线钡餐可显示胃癌累及胃壁向内和向外生长的范围并可测量胃壁厚度。CT对于观察胃癌有否转移及与邻近的解剖关系很有利,用于确定临床分期以及制订治疗方案。

(四)细胞学检查

胃癌的病理类型多为腺癌,占90%以上。胃镜直视下活检或术中活检可明确诊断。

五、鉴别诊断

(一)呕吐

一般呕吐多是食已即吐,或不食亦吐,针对病因治疗后,较易缓解,预后良好;胃癌之呕吐主要以朝食暮吐,暮食朝吐,呕吐完谷,痰涎为特点。在西医学中,呕吐可发生于多种疾病,不局限于胃肠道疾病,范围较广,如急性胃肠炎、肝炎、胰腺炎、阑尾炎、某些急性传染病、颅脑疾病等。

(二)胃脘痛

胃癌具有积块明显,固定不移,并且结块大多由小渐大,由软渐硬,初觉胀痛,继则疼痛逐渐加剧,其痛有定处,常伴有饮食减少,倦怠乏力,面色萎黄,形体日渐消瘦,病程较长,多属血分,病情较重,治疗较难等特点。胃脘痛则无积块,发有休止,痛无定处,全身症状不明显,病程较短,多属气分,一般病情较轻,治疗相对较易。

六、辨证

(一)辨证要点

1.辨呕吐

若呕声高亢,呕吐量多,呕吐物酸腐臭秽,吐后痛减者,多为实呕;若呕声低弱,呕而无力,时作时止,吐量不多,酸臭不甚,伴精神萎靡,倦怠乏力,脉弱无力者,多为虚呕。呕吐物的性质常可反映病变性质及部位,若呕吐物酸腐难闻,多为食积内腐;黄水而苦,多为胆热犯胃,酸水绿水,多为肝气犯胃;痰浊涎沫,多为痰饮中阻;泛吐清水,多属胃中虚寒;黏沫量少,多属胃阴不足。

2.辨腹痛

若腹痛拘急,痛无间断,坚满急痛,遇冷痛剧,得热则减者,为寒痛;若腹痛急迫,痛处灼热,腹胀便秘,得凉痛减者,为热痛;腹痛胀满,时轻时重,痛处不定,攻撑作痛,得嗳气矢气则胀痛减轻者,为气滞痛;腹部刺痛,痛无休止,痛处固定,痛处拒按,入夜尤甚者,为血瘀痛;痛势急剧,痛时拒按,痛而有形,痛势不减,得食则甚者,为实痛;痛势绵绵,喜揉喜按,时缓时急,痛而无形,饥而痛增者,为虚痛。

(二)证候

1.肝胃不和

症状:胃脘胀满或疼痛,串及两胁,嗳气陈腐或呃逆,纳食少或呕吐反胃。舌质淡红,苔薄黄,脉弦。

病机分析:病变早期,郁怒伤肝,肝失疏泄,肝郁犯胃,胃失和降,故见胃脘胀满或疼痛,串及两胁,嗳气陈腐或呃逆,纳食少或呕吐反胃。舌质淡红,苔薄黄,脉弦为肝胃不和之候。

2.痰湿结聚

症状:脘腹满闷,食欲缺乏,腹部作胀,吞咽困难,泛吐黏痰,呕吐宿食,大便溏薄。舌苔白腻,脉弦滑。

病机分析:本证多因饮食不节,恣饮无度,或劳倦内伤,脾胃受损,中阳不振,脾失健运,水湿内停,湿聚为痰。痰湿结聚于胃脘,遏阻气机,故脘腹满闷,食欲缺乏,腹部作胀。胃失和降,痰湿随胃气上逆,故吞咽困难,泛吐黏痰,呕吐宿食。湿邪下注,故大便溏薄。舌苔白腻,脉弦滑为痰湿结聚之佐证。

3.气滞血瘀

症状:胃脘刺痛拒按,痛有定处,或可扪及肿块,腹满不欲食,呕吐宿食,或如赤豆汁,或见黑便如柏油状,舌质紫暗或有瘀点。舌苔薄白,脉细涩。

病机分析:气血瘀滞于胃脘,不通则痛,故胃脘部疼痛,其痛以刺痛、固定、拒按为特点,并可在痛处扪及包块。胃失和降,受纳失司,则腹满不欲食,呕吐宿食。若瘀血阻滞脉络,使血液不能循经运行,而溢出脉外,则可见呕吐物如赤豆汁,或见黑便如柏油状。舌质紫暗或有瘀点,苔薄白,脉细涩为气滞血瘀之征。

4.脾肾两虚

症状:胃脘隐痛,喜温喜按,朝食暮吐,暮食朝吐,宿谷不化,泛吐清水,面色萎黄,大便溏薄,神疲肢冷。舌质淡,舌边有齿印,苔薄白,脉沉缓或细弱。

病机分析:疾病日久,脾肾阳虚,阳虚阴盛,寒从内生,寒凝气滞,故胃脘隐痛,喜温喜按,神疲肢冷。胃失温煦,受纳、腐熟之功衰败,故朝食暮吐,暮食朝吐,宿谷不化,泛吐清水。舌质淡,舌边有齿印,苔薄白,脉沉缓或细弱为脾肾两虚的表现。

七、治疗

(一)治疗原则

1.疏肝理气

脾胃的升降受纳与肝木的疏泄密切相关,治疗时注意疏泄肝木,以调和脾胃。

2.健脾益气

胃之受纳,须脾气的强健,故治疗胃癌时,须注意健脾益气,并顾护胃气,忌用大剂的滋腻碍胃、苦寒败胃药物,"胃气一败,百药难治"。

(二)治法方药

1.肝胃不和

治法:疏肝和胃,降逆止痛。

方药:柴胡疏肝散合旋覆代赭汤加减。以柴胡疏肝解郁,旋覆花下气化痰、降逆止噫;白芍、郁金助柴胡疏肝解郁,代赭石协旋覆花重镇降逆;陈皮、枳壳、香附理气行滞;芍药、甘草养血柔肝,缓急止痛;半夏燥湿化痰,降逆和胃;生姜祛痰散结,降逆止呕;人参、大枣、甘草益气补中以疗胃虚,且可防金石伤胃,甘草又能调和诸药。

体质未虚者可选半枝莲、七叶一枝花、徐长卿等以解毒抗癌;胀痛甚可加延胡索;嗳腐胀满者加鸡内金、山楂、谷芽、麦芽;胃中嘈杂、口干、舌红少苔,可去香附、陈皮、半夏、枳壳,加砂仁、麦门冬、石斛、佛手。

2.痰湿结聚

治法:理气化痰,软坚散结。

方药:导痰汤加减。以半夏、天南星辛温性燥,善于燥湿化痰,且可降逆和胃;辅以陈皮、枳实理气燥湿,使气顺而痰消,加之茯苓健脾渗湿,使湿无所聚,痰无由生;以海藻、昆布、生牡蛎、浙贝母、黄药子消痰散结,木馒头利湿活血消肿,山楂、神曲消食和胃;甘草调和诸药而兼润肺和中。脘痞腹胀加厚朴;舌淡便溏、喜热饮者,属脾阳不振,可加干姜、草豆蔻、苍术。

3.气滞血瘀

治法:活血化瘀,理气止痛。

方药:膈下逐瘀汤加减。以桃仁、红花活血化瘀;以当归、赤芍助活血化瘀,且能养血,以三棱、莪术、五灵脂破血散瘀消积;香附、陈皮、延胡索、山楂理气活血止痛;甘草调和诸药。如中寒明显者可加附子、肉桂、高良姜温中散寒;通络止痛,可加肿节风、徐长卿抗癌消积;瘀久损伤血络较甚,而见大量吐血、黑便,则应去桃仁、三棱、莪术、赤芍等,加用仙鹤草、蒲黄、槐花、三七等;胃痛甚加三七粉冲服;呕吐甚加半夏、生姜;胃中灼热加蒲公英、栀子、白花蛇舌草。

4.脾肾两虚

治法:温中散寒,健脾暖胃。

方药:理中丸合六君子汤加减。以党参、白术温中补气健脾;辅以附子、生姜、吴茱萸、丁香温中散寒,半夏、陈皮理气和胃降逆止呕;以白蔻仁、藤梨根健脾祛湿;以生姜、甘草温中健脾,甘草调和诸药。

如脾肾阳虚,更见形寒肢冷者,可加肉桂、补骨脂、淫羊藿等;大便质软,数天一行,可加肉苁蓉;恶心、呕吐甚,加灶心土、代赭石。

(三)其他治法

1.古方

(1)大建中汤(《金匮要略》):蜀椒、干姜、人参。治胃癌证属中阳衰弱,阴寒内盛者。

(2)人参附子理阴煎(《景岳全书》):人参、附子、熟地、当归、炙甘草、干姜。治胃癌脾阴胃阳俱虚者。

(3)旋覆代赭汤(《伤寒论》):旋覆花(包煎)、代赭石、生姜、制半夏、炙甘草、大枣、党参。治胃癌痰浊内阻,胃失和降者。

(4)木香顺气丸(《古今医鉴》):木香、香附、槟榔、青皮、陈皮、厚朴、苍术、枳壳、砂仁、炙甘草。治胃癌肝郁气滞者。

(5)回生养胃丹(《东医宝鉴》):苍术、莲肉、天南星、半夏、粟米、人参、白术、茯苓、厚朴、蓬术、三棱、荜澄茄、缩砂仁、白豆蔻、麦芽、谷芽、丁香、木香、沉香、甘草等。治胃癌晚期以虚为主,虚实兼夹者。

2.中成药

(1)喜树碱注射液:为中草药珙桐科旱莲属植物喜树中提取的抗癌药,性味苦涩凉,具有杀虫、清热解毒散结功效,其根、果、树皮、树枝均可入药。主治胃癌、结肠癌、膀胱癌、慢性粒细胞性白血病、急性淋巴性白血病等。从 1966 年美国 Wall 分离出 HCPT 后,几十年来其抗肿瘤作用受到了国内外肿瘤药物学家的广泛重视,主要作用于 Topo-Ⅰ。国外已合成的有 Topotecen、9-AC、CPT-11 等,广泛用于多种恶性肿瘤的治疗研究中。其特点是无一般化疗药物的毒副作用,少数患者有轻度的骨髓抑制及消化道反应,个别患者有膀胱刺激征,停药后可自行缓解,或用中医药辨证治疗。推荐用量为 4～10 mg/m²,可单独或联合使用。

(2)小金丹(《外科全生集》):由白胶香、草乌、五灵脂、地龙、木鳖子、乳香、没药、当归、麝香、墨炭组成。主治痈疽肿毒、痰核流注、乳岩瘰疬、横痃恶疮、无名肿毒、阴疽初起。有报道,用加减小金丹治疗中晚期胃癌术后,有延长生存期,提高生存率的作用。适用于病属寒痰瘀阻者。

(3)犀黄丸(《外科全生集》):由犀黄、麝香、乳香、没药组成。主治乳岩、瘰疬、痰核、横痃、肺痈、肠痈。近有报道用于治疗胃癌、肝癌、肺癌等证属热毒内攻、瘀血内结者,有一定疗效。每天 2 次,每次 3 g,温开水或黄酒送服。

(4)平消胶囊:由郁金、枳壳、仙鹤草、五灵脂等中药组成的抗癌中药复方,具有活血化瘀、止痛散结、清热解毒、扶正祛邪功效,用于治疗肺癌、肝癌、食管癌、胃癌、宫颈癌、乳腺癌等多种恶性肿瘤。据多家报道,与化学药物联合使用,取得了较好的疗效。常用量,每天 3 次,每次 4～6 片。

3.针灸

(1)体针。

处方:中脘、足三里、内关、公孙、丰隆、太冲。

方义:胃之募穴中脘与下合穴足三里相配,能健脾和胃,理气化痰;内关、公孙是八脉交会穴相配,能宽胸理气,开郁止痛;太冲为肝经腧穴、原穴,疏肝降逆气;丰隆为胃之络穴,功擅祛湿化痰。诸穴合之,共起健脾和胃、理气化痰、散结止痛之功。

辨证配穴:肝胃不和加期门、章门疏肝调胃;痰湿结聚加灸脾俞、胃俞健脾化痰;气滞血瘀加期门、膈俞行气活血化瘀;脾肾两虚加灸脾俞、肾俞温补脾肾。

随症配穴:饮食难下,加天突穴或针或灸;吐血者,配地机、二白,平补平泻;顽固性呃逆者,补复溜、泻翳风。

刺灸法:毫针刺,平补平泻,或针刺得气后加电,留针 30 分钟。

(2)耳针:选脾、胃、肝、腹、耳中、神门、交感、皮质下、轮 4～6 反应点。每次取 5～6 穴,留针 20～30 分钟,每天 1 次,10 天为 1 个疗程。或王不留行籽贴压,每天压按 5～6 次,留贴 3 天,间隔 1 天,可缓解胃癌腹痛、顽固性呃逆等。

(3)穴位注射:用维生素 B₆、维生素 B₁ 各 2 mL,取膈俞做穴位注射,可治疗胃癌化疗后胃肠道反应及顽固性呃逆;或取双侧足三里,穴位注射山莨菪碱各 10 mg,可治疗顽固性呃逆。

(4)梅花针:叩打脊柱两侧,中度或较重刺激,可缓解胃癌疼痛。

(5)推拿:胃癌呕吐者,可捏拿背部胃俞穴处肌肉 15～20 次,或按揉足三里、内关穴各 1 分钟。胃癌疼痛者:①同时点按内关、足三里,先左侧后右侧。②双手拇指沿肋弓向两侧作分推法数次,取穴:中脘、梁门。③掌揉背腰部数次。取穴:至阳、脾俞、胃俞、三焦俞。④手掌揉搓小腿后侧承山穴一带数次,可祛寒暖胃,适用于寒证胃痛。

八、转归及预后

中医学认为,胃癌病初起多属实,为气滞、血瘀、痰湿、邪热,四者之间相互影响,日久则耗伤正气,由实转虚,或阳虚,或阴虚,或转为虚劳。胃癌预后一般较差,若胃不受纳,化源不足,则正气日衰,真阴枯竭或真火衰微,脏腑衰败,形体消瘦。若血热妄行,或久瘀伤络,或脾不统血会引起便血、吐血。若出血量大难止,胃痛剧烈,兼见大汗淋漓、四肢不温、脉微欲绝者,为气随血脱的危急证候,如不及时救治,可危及生命。若癌毒流窜,旁及他脏,病情难以控制,预后极差。

在我国,随着诊断水平的提高、手术方法的改进和综合治疗的应用,使胃癌的治疗水平有所提高,但大多数报道的 5 年生存率仍仅为 20％～30％,其影响因素与术前病程、分期情况、浸润深度、病理类型、淋巴结转移情况有关。其中,早期胃癌预后良好,其治愈率可达 90％以上。进展期胃癌则预后不良,与进展程度、病理分化、淋巴结转移情况有关。

九、预防与护理

积极治疗慢性胃脘部疾病,如胃脘痛、痞满、嘈杂、泛酸、呃逆等。原有胃病者,定期行消化道钡餐、胃镜复查。避免进食烟熏、盐渍、油炸、霉变食物,宜三餐定时,多食水果、蔬菜,平衡营养。改变不良嗜好,如戒烟、戒酒、熬夜等,定时进餐,饮食适量。

术后肠蠕动功能受损者,给予平胃散加减。体虚患者辨证选用健脾益气、滋阴养血、补益肾气的方药,如四君子汤、归脾汤、四物汤、六味地黄丸、金匮肾气丸等。同时指导饮食调养,辨证施食。化疗期间出现消化系统的毒副反应者,治疗上给予降逆止呕、芳香化湿之品,如旋覆代赭汤、温胆汤等。还可配合针刺、按摩足三里、内关等穴位。晚期以提高生存率和生存质量,促进患者康复为主要目标。根据康复评定结果,有机、综合地选用药物康复、针灸推拿康复、食疗康复、心理康复、传统体育康复、娱乐康复、自然沐浴康复等方法。

在护理方面,胃癌术后的患者应注意观察是否有出血、吻合口瘘、术后梗阻和感染,引流管是否通畅,鼓励早期活动,指导患者术后饮食。

（解广东）

第二节 大肠癌的中医治疗

一、概述

大肠癌包括结肠癌与直肠癌。病变位于肛门者,又称肛门癌。大肠癌是胃肠道常见的恶性肿瘤,仅次于胃癌、食管癌。癌肿部位最常发生于直肠和乙状结肠,约占 77.8％,其次为盲肠及升结肠,再次为降结肠、肝曲及脾曲。大肠癌生长较慢,转移较晚,且大多数发生在肛管、直肠及直肠乙状结肠交界处。中医学对结肠癌未有确切称谓,仅有近似于大肠癌的临床体征记载,如"肠积""积聚""肠覃""下痢""脏毒""锁肛痔"。大肠癌在不同地区,其发病率有明显区别。据世界肿瘤流行病学调查统计,大肠癌在北美、西欧、澳大利亚、新西兰等地的发病率最高,日本、智利、非洲等地则低。根据有限资料,非洲大肠癌的发病率似乎非常低,Burkitt 报道分布于非洲各地的21 家医院,最多的一家医院每年可遇到 4 例大肠癌。一般来说,经济发达的国家发病率较高。

在世界范围内我国属于低发区。近年来大肠癌同肺癌一样有上升趋势,我国亦不例外。该病在国内的发病率亦有地区差异,以上海、浙江、福建为高发区。男性大肠癌的发病率明显高于女性,约为 1.6:1。发病率年龄方面资料,据国内统计,以 40~50 岁为多,年龄组中位数为 45 岁左右,40 岁以下者占全部病例的 1/3 左右,30 岁以下者占 10%左右。高发国家大肠癌高发年龄为 60~70 岁,30 岁以下者占 6%左右。我国大肠癌好发年龄比国外提早 10~15 岁,30 岁以下者占 11%~13%,这是我国大肠癌的一个主要特点。

二、病理、分型

(一)病因病机

1.病因

大肠癌和其他恶性肿瘤一样,病因尚未明确,可能和下列因素有关。

(1)环境因素:经研究证明,在各种环境因素中,以饮食因素最重要,大肠癌的发病率与食物中的高脂肪消耗量有正相关系。另外,也可能与微量元素缺乏、生活习惯改变有关。

(2)遗传因素:国内外均有"大肠癌家族性"的报道,大肠癌患者血亲中死于本病者比一般人明显增高。有些大肠腺瘤,如多发性家族性腺瘤病,是一种常染色体显性遗传性疾病,家族中患病率可达 50%,如不治疗,10 岁以后均有患大肠癌的可能。最近有学者对肿瘤抑制基因与大肠癌发生关系进行研究发现:大肠癌的易感性与发病机制均与遗传因素有关。

(3)大肠腺瘤:根据各地的尸检材料研究发现,大肠腺瘤的发病情况与大肠癌颇为一致。有人统计,具有 1 个腺瘤的患者其大肠癌的发生率比无腺瘤者高 5 倍,多个腺瘤者又比单个腺瘤患者高出 1 倍。

(4)慢性大肠炎症:据报道,肠癌流行与血吸虫病的流行区域呈正相关系,一般认为,由于血吸虫而导致肠道的炎性改变,其中一部分会发生癌变。肠道的其他慢性炎症也有癌变的可能,如溃疡性结肠炎,有 3%~5%癌变。

中医认为大肠癌发病与肠胃虚寒、饮食不节、外邪内侵等有关。

2.病机

中医认为本病之产生多由于素体虚弱,脾肾不足之人,又因饮食不节或饮食不洁,或忧思抑郁,久泻久痢,或感受外邪等因素,致使湿热蕴结,下注侵淫肠道,引起局部气血运行不畅,湿毒瘀滞凝结而成肿瘤。如《景岳全书·积聚》云:"凡脾肾不足及虚弱失调之人,多有积聚之病,盖脾虚则中焦不运,肾虚则下焦不化,正气不行则邪滞得以居之。"《外科正宗·脏毒论》指出:"又有生平情性暴急,纵食膏粱或兼补术,蕴毒结于脏腑,炎热流注肛门,结而为肿。"这些均说明素体虚弱,脾肾不足是产生本病的病理基础,而情志暴急、饮食不节或饮食不洁、感受外邪则为发病之外因,二者相合,则易生本病。现将其病理发展分述如下。

(1)恣食膏粱厚味,或误食不洁之品,损伤脾胃,脾胃运化失司,湿热邪毒留滞肠道,日久积聚成块。

(2)久泻久痢,劳倦体虚,或复感外邪,致使脾胃受伤,升降失常,气机不畅,气滞血瘀,积结肠道,而成肠癌。

(3)忧思抑郁,肝气郁结,乘脾犯胃,致脾胃虚弱,运化失司,湿浊内生,留滞肠道,日久结而成瘤。

(4)年老体弱,脾肾不足,易受外邪,致邪毒下注浸淫肠道,气血运行受阻,日久邪毒瘀滞积结肠道,乃成肠癌。

总之,肠癌的产生是由于素体脾肾不足,或饮食不节,致脾肾虚弱之人,因热毒蕴结,火热湿毒下注肠道,日久积结而成。湿热、火毒、瘀滞属病之标;脾虚而致积,因积而益虚,久则积渐大而体更虚,治疗难以速效,终则神离气脱。人们此时已明确了解,大肠癌的病之本为脾虚、肾亏、正气不足,至于湿热、火毒、瘀滞均属病之标。但标本之间有互为因果的关系。经临床实践及理论探讨已明确认识到:体虚、正气不足之中"阳虚"最为重要,为虚中之虚。故此大肠癌病机之根本亦可引申为"阳虚"。阳虚则脾虚,肾功能下降,致正气不足。

(二)大肠癌的大体分型

1.早期大肠癌

癌肿限于大肠黏膜层及黏膜下层者称早期大肠癌,一般无淋巴结转移,但其中癌肿浸润至黏膜下层者,有5%~10%病例出现局部淋巴结转移。根据肉眼观察早期大肠癌分为3型。

(1)息肉隆起型:外观可见有局部隆起的黏膜,有蒂或亚蒂或呈现广基3种情况。此型多为黏膜内癌。

(2)扁平隆起型:黏膜略厚,近乎正常,表面不突起,或轻微隆起,似硬币样。

(3)扁平隆起伴溃疡:如小盘状,边缘隆起而中心凹陷。仅见于黏膜下层癌。

2.晚期大肠癌

是指癌组织侵犯在黏膜层以下,直至浆膜层者。肉眼观察分为3类。

(1)肿块型:主要向腔内生长,呈球状或半球状,表现有多数小溃疡,易出血。此型浸润性小,淋巴转移发生较迟,预后较好。

(2)溃疡型:初起为扁平状肿块,以后中央部坏死,形成大溃疡,边缘外翻呈蝶形,表面易出血、感染。

(3)浸润型:癌组织主要沿肠壁浸润生长,有明显纤维组织反应,引起肠管狭窄和肠梗阻,淋巴转移较早,预后较差。

(三)大肠癌的组织学分型

一般分为腺癌、黏液癌及未分化癌。

1.腺癌

癌细胞排列呈腺管状或腺泡状。根据其分化程度,按 Broder 法分为Ⅰ~Ⅳ级,即低度恶性(高分化)、中等恶性(中分化)、高度恶性(低分化)和未分化癌。本型较多见。

2.黏液癌

癌细胞分泌较多黏液,黏液可在细胞外间质中或集聚在细胞内将核挤向边缘,细胞内黏液多者预后差。

3.未分化癌

癌细胞较小,呈圆形或不规则形,呈不整齐的片状排列,浸润明显,易侵入小血管及淋巴管,预后差。

(四)扩散与转移

1.直接浸润

大肠癌的直接蔓延循肠壁内淋巴管纵轴的垂直方向发展,即沿着肠管周径及向深层浸润,平行肠管长轴方向的扩散较少,因此,很少超越肿瘤上、下缘2~3 cm 以外。有人观察236例结肠癌病理标本,肠壁由浸润超越肿瘤上、下4 cm 以外的仅0.5%。直接蔓延可以突破浆膜层而侵入邻近器官如肝、胆、膀胱、子宫、阴道等,或造成腹腔内种植性播散。

2.种植播散

常见的种植方式有以下 3 种情况。

(1)腹腔种植:癌细胞侵犯至浆膜外时,可以脱落至腹腔内其他器官表面,引起腹腔种植播散。腹腔种植转移是一个复杂的生物过程,好发部位有大网膜、肠系膜、膀胱直肠凹、子宫直肠凹等,以盆腔道格拉斯窝(直肠子宫陷凹)附近较为常见;可以在阴道触诊时触及硬结,也可以广泛种植于腹腔内,形成癌性腹膜炎。

(2)肠腔种植:大肠癌灶附近的肠腔内常有脱落的癌细胞附着,在黏膜完整时,癌细胞不会种植生长,但若肠黏膜有损伤,则可在破损处发生种植,这也可能是大肠癌常有多发病灶的原因之一。

(3)医源种植:多在手术过程中,种植于吻合口和腹壁切口。在手术时应采取防范措施,加以避免。

3.淋巴转移

近年来对于大肠黏膜的超微结构研究确认,大肠黏膜内无淋巴管存在。因此,大肠的黏膜内癌无淋巴结转移的可能,但如病变浸润到黏膜肌层以下,则有淋巴结转移的可能。有学者指出:淋巴结转移多在肠壁受侵后开始转移,手术时已有区域淋巴结转移者可达 30%～68%。其转移途径是一般先转移到沿边缘动脉与结肠平行的淋巴结,再沿供应病变肠段的肠系膜血管至血管蒂起始部的淋巴结,此种先沿肠管平行方向走行,再沿系膜血管走向中枢的淋巴结转移途径,是结肠癌的特征。少数情况下,亦可不依次序而呈跳跃式转移;尤其引流区的淋巴结有转移而阻塞后,也可发生逆行性转移入病灶的近侧或远侧淋巴结。有人统计在已有肠系膜淋巴结转移时,距结肠近侧或远侧 7 cm 处结肠属淋巴结尚有 10% 的转移率。但直肠癌则不然,其淋巴引流出直肠壁后,立即沿直肠上血管走行,发生逆转性转移的现象非常少见,有人观察 489 例直肠癌标本,仅 1.7% 有逆转移;直肠癌淋巴结转移发生率及转移程度,比结肠癌严重。

4.血行转移

多在侵犯小静脉后沿门静脉转移至肝内。大肠癌诊断时已有 10%～15% 的病例转移至肝内,尸检则有 2/3 转移至肝,也可先经 Baston 椎旁静脉丛而首先出现肺转移,其他脏器如骨、胸、肾、卵巢、皮肤均可发生转移。如形成梗阻或手术挤压时,易造成血行转移。距肛门缘 6 cm 以下的直肠癌血行转移率最高,可达 40%～50%;其次为上段直肠癌,约在 20% 以上。结肠癌的血行转移率不足 10%。

(五)大肠癌的多中心生长

大肠癌绝大部分为单个,少数病例同时或先后有 1 个以上的癌肿发生,其多发倾向仅次于皮肤和乳腺。癌数目可达 2～5 个之多,多中心癌的绝大多数(82%)为 2 个癌灶。多中心癌的诊断标准:①癌灶分散,有正常肠壁间隔,有人报道相距 6～10 cm 的有 35%,相距 2 cm 以内的有16%。②相距较近的癌必须是除外黏膜下播散转移及术后复发者。异时性多发癌,相距时间多在 2～6 年之间,但亦可有发生在20年以后的病例,必须与前次手术复发相区别。

三、临床表现

(一)早期大肠癌

早期多无症状。随着肿瘤的增大和病情的继续进展,才显露出症状。实际在临床上已出现症状的患者,其局部病变已往往明显严重,甚至到了晚期。

(二)晚期大肠癌

大肠癌一旦进入晚期,可出现较明显的症状,但有些症状并非特异,且与癌肿所在的部位有关。

1.右侧结肠癌

主要表现为消化不良,乏力,食欲缺乏,腹泻,便秘,或便秘、腹泻交替出现,腹胀,腹痛,腹部压痛,腹部包块,进行性贫血。包块位置随病变位置而异。盲肠癌包块位于右下腹,升结肠包块位于右侧腹部,结肠肝曲包块位于右上腹,横结肠包块位于脐部附近。此外可有发热、消瘦,并有穿孔及局限性脓肿等并发症,此时病变已进入最晚期。

2.左侧结肠癌

由于乙状结肠肠腔狭小,且与直肠形成锐角,因而易发生狭窄和进行性肠梗阻,多有顽固性便秘,也可间以排便次数增多。由于梗阻多在乙状结肠下段,所以呕吐较轻或缺如,而腹胀、腹痛、肠鸣及其肠型明显。癌肿破溃时,可使粪便外染有鲜血或黏液。梗阻近端肠管可因持久性膨胀、缺血、缺氧而形成溃疡,甚至引起穿孔,也可发生大量出血及腹腔脓肿。

3.直肠癌

主要表现为大便次数增多,粪便变细,带有血液或黏液,伴有里急后重。由于癌肿可侵犯骶丛神经,可出现剧痛。如果累及膀胱可出现尿频、尿痛、尿急、尿血等症状。癌肿侵犯膀胱,可形成膀胱直肠瘘管。直肠癌也可引起肠梗阻。

4.肛管癌

主要表现为便血及疼痛。疼痛于排便时加剧。当癌肿侵犯肛门括约肌时,可有大便失禁。肛管癌可转移至腹股沟淋巴结,故可于腹股沟触及肿大而坚硬的淋巴结。

四、临床检验与其他检查

(一)实验室检查

1.大便隐血试验

此方法简便易行,可作为大肠癌普查初筛的方法。一般可采用联苯胺法试验,有条件者可应用免疫学方法以提高正确率。

2.血清癌胚抗原(CEA)检查

CEA检查不具有特异性的诊断价值,具有一定的假阳性和假阴性,不适合作为普查或早期诊断,但对估计预后、监察疗效和复发方面具有一定帮助。

(二)直肠肛门指检

肛指检查简单易行,一般可发现距肛门 7~8 cm 之内的直肠内肿瘤,若嘱患者屏气增加腹压,则可达到更高的部位。肛指检查对于了解病变程度,选择手术方式具有重要意义。直肠指检目前仍是直肠癌手术前一般检查中最基本和最重要的检查方法。

(三)内镜检查

对原因不明的便血和大便潜血持续阳性而疑有结肠肿瘤者,或疑有结肠息肉或X线发现有息肉需要进一步鉴别良性或恶性者做镜检能帮助诊断,确定病变范围或取组织病检。

(四)结肠气钡X线双重对比造影

息肉型结肠癌可呈现向腔内隆起边缘不规则的充盈缺损阴影;浸润型肠癌呈现肠壁增厚,僵硬和局限性狭窄,狭窄表面有不规则破坏;溃疡型结肠癌可见边缘不规则充盈缺损的龛影,受累肠段呈局限性僵硬。

（五）CT 检查

能帮助了解肿瘤对肠管浸润的程度及有无局部淋巴结或远处转移。

（六）细胞学检查

大肠癌脱落细胞检查常用直肠冲洗法、肠镜直视下刷取、线网气囊擦取和肛门直肠病灶处指检涂片等方法。临床采用较多的是肠镜直接涂片检查，诊断符合率高。

五、诊断与鉴别诊断

（一）诊断

1.临床诊断

（1）凡近期出现原因不明的排便习惯改变，如腹泻，大便变扁，便秘，或腹泻与便秘交替出现，腹部不适，便血，均应疑有肠癌的可能，并及时行直肠指检或内镜检查。

（2）对有原因不明的缺铁性贫血、消瘦、乏力等患者，要考虑大肠癌慢性失血的可能，应作大便潜血检查证实，必要时行 X 线钡灌肠及纤维结肠镜检查。

（3）成人出现不明原因的肠梗阻、腹部肿块、腹痛等，也应疑及大肠癌的可能。

（4）对有慢性结肠炎、结肠腺瘤性息肉，特别是家族性结肠息肉病患者，应重点进行癌前普查。有息肉者尽快切除并明确诊断。

（5）凡对疑及本病者，均应借助内镜或指检等行病理涂片检查，以进一步明确诊断。

2.临床分期

1）对大肠癌传统上采用的是 Dukes 分期。1978 年我国第一次全国大肠癌科研协作会议上提出了我国大肠癌临床病理分期的试行方案，现已成为目前国内较为统一的分期方案。

Ⅰ期（Dukes'A）：I_0，病变限于黏膜层（原位癌）。I_1，病变侵及黏膜下层。I_2，病变侵及肠壁肌层。

Ⅱ期（Dukes'B）：病变侵及浆膜，或侵及周围组织和器官，但尚可一起作整块切除。

Ⅲ期（Dukes'C）：III_1，伴病灶附近淋巴结转移（指肠壁旁或边缘血管旁淋巴结转移）。III_2，伴供应血管和系膜切缘附近淋巴结转移。

Ⅳ期（Dukes'D）：IV_1，伴远处脏器转移（如肝、肺、骨、脑等处转移）。IV_2，伴远处淋巴结转移（如锁骨上淋巴结转移等），或供应血管根部淋巴结广泛转移无法全部切除者。IV_3，伴腹膜广泛播散，无法全部切除者。IV_4，病变已广泛浸润邻近器官无法全部切除者。

2）国际抗癌联盟提出了直肠癌的 TNM 分期，但因 Dukes 分期早已被广泛采用，故 TNM 分期仍难以推广。

（1）原发肿瘤（T）分期。

T_x：原发肿瘤无法估计。

T_0：临床未发现肿瘤。

T_{is}：原位癌。

T_1：肿瘤侵及黏膜下。

T_2：肿瘤侵及肌层。

T_3：肿瘤穿透肌层至浆膜下或至无腹膜的结肠周围或直肠周围组织。

T_4：肿瘤穿透脏器或直接侵犯其他器官或结构。

(2)区域淋巴结(N)分期。

N_x:区域淋巴结情况不详。

N_0:无区域淋巴结转移。

N_1:结肠或直肠周围有 1～3 个淋巴结转移。

N_2:结肠或直肠周围有 ≥4 个淋巴结转移。

N_3:任何直肠上血管旁淋巴结转移。

(3)远处转移(M)分期。

M_x:有无远处转移不详。

M_0:无远处转移。

M_1:有远处转移。

(二)鉴别诊断

(1)结肠癌的鉴别诊断主要是结肠炎性疾病,如肠结核、血吸虫病、肉芽肿、阿米巴肉芽肿、溃疡性结肠炎以及结肠息肉病等。临床上鉴别要点是病期的长短,粪便检查寄生虫,钡灌肠检查所见病变形态和范围等,最可靠的鉴别是通过结肠镜取活组织检查。阑尾周围脓肿可被误诊为盲肠癌(结肠癌),但本病血象中白细胞及中性粒细胞增高,无贫血、消瘦等恶病质,做钡灌肠检查可明确诊断。

(2)直肠癌往往被误诊为痔、细菌性痢疾、慢性结肠炎等。误诊率高达 60%～80%,其主要原因是没有进行必要的检查,特别是肛门指诊和直肠镜检查。

(3)结肠其他肿瘤如结肠直肠类癌,瘤体小时无症状,瘤体长大时可破溃,出现极似结肠腺癌的症状;原发于结肠的恶性淋巴瘤,病变形态呈多样性,与结肠癌常不易区别。均应做组织涂片活检来鉴别之。

六、治疗

(一)基本治疗方案

大肠癌的治疗以手术切除癌肿为首选,辅之以放疗、化学药物治疗及中医药治疗等;最近不少学者对早期大肠癌采用经内镜下切除治疗,也取得较好疗效。至于如何选择最佳方案,须依据不同的临床病理分期。经过大量的临床实践证明,中西医结合治疗方案:Dukes′A 期者,可予手术,并予中药,不需化疗;Dukes′B 期者,可予手术,术后予化疗并中药,直肠癌尚可予放疗;Dukes′C 期,结肠癌治疗可予手术,术后予化疗并中药,直肠癌则可予术前或术后放疗,并予化疗及中药;Dukes′D 期,以放疗、化疗、中药、免疫治疗为主,手术仅为姑息切除或对症处理。中西医在治疗肿瘤上各有所长,故治疗大肠癌必须做到发挥中医药各自优势,坚持长期治疗,宽舒患者的心理状态,做好心理治疗,增加饮食营养,提高自身免疫功能。这样,才能取得较好的疗效。

(二)中医治疗

1.辨证分型治疗

根据大肠癌的临床表现,中医治疗可参考肠中积聚、肠风、锁肛痔、脏毒及痢疾等病辨证施治。其病大多以本虚标实为特点,本虚多为脾虚胃弱或脾肾两虚,标实多属湿热、瘀毒为患。故治当标本兼顾。在大肠癌病理机制的内容中已阐述了脾虚、肾亏、正气不足,甚至说"阳虚"乃大肠癌病之根本,湿热、火毒、瘀滞乃病之标,所以治疗大肠癌方药应体现出温阳益肾、健脾理气之治本原则,至于清利湿热、清热泻火、清热解毒、活血化瘀之治法则随标证加减之。但目前中医临床上对大肠癌的治疗，不少人忽略了根本，舍本求末，舍本而注重治标。

中医讲标本兼顾，并非要舍"本"单要"标"。"急则治其标，缓则治其本"，大肠癌属慢性疾病，没有那么急的标，需要长期治疗。对于治疗大肠癌强调清热利湿、清热解毒、活血化瘀，一派清泄之象的"舍本治末"的治法及方法，有学者持不同意见，故对其方法药物不予摘示，请参考相关书籍。

中医传统理论已明确告诉我们，凡积病多体虚，由虚而致积，因积而益虚，二者互为因果关系，虚是根本。肿瘤的治疗大法，补益大法应贯彻治疗始终。中医是最讲究辨证的，辨证指的是通过表象看本质。辨证辨的是根本，很多同仁绝对知道这些基本问题（或理论），但投入实际应用（临床）时，"辨证"则成了"辨症"，名为辨病的本质，实则停留在表象，未深入进去，而用此指导临床，疗效可知。倡导清泄为治疗大法的观点，即属此类。在临床上必然受挫。如乳腺癌，一味用清下药物，反而肿块增大。正如明代薛己在《薛氏医案》中记录："服克伐剂，反大如覆碗，日出清脓，不敛而殁。"著名中西医结合学家于尔辛教授在肝癌病机的探讨中，已发现此类问题，他们认为肝癌的"病本"是脾虚，而不是"血瘀"或"热毒""癌毒"，健脾益气治疗肝癌，比活血化瘀、清热解毒治疗肝癌疗效要好，而且从生存率、生存期及生存质量比较，差别明显。现在在其他癌肿治疗方面亦在重蹈此类错误，希望同仁认真思索，以益于改进、发展。

在大肠癌治疗方面，此类错误较为明显，明知其病本为虚，但治疗上却大谈"清泄之法"。分析可能与以下几点有关。①因大肠癌散在于中医的"肠风""肠覃""脏毒""下瘀"之病中，按传统治疗影响较重。②大肠癌临床症状典型明显。如便血、脓血便、里急后重，甚至发热、舌苔黄腻，受表象影响，而急功近利，忘却根本。③受"癌肿"为热毒之邪，治疗宜清热解毒、清热泻火的思想误导。

在临床治疗中，应紧紧围绕病之根本病机而治疗。在这一思想指导下，陈义文主任医师主编《中西医结合肿瘤学》一书中大肠癌的分型治疗更受赞同。现摘录如下。

大肠癌临床以中晚期居多，常见类型可分为脾虚湿毒型、瘀毒内积型、癌毒泛滥型。

（1）脾虚湿毒型。①证候：面色萎黄，食欲缺乏，体重减轻，腹痛或肛门酸痛，大便呈脓血性黏液，便次频，便形细或扁，或里急后重，舌质淡，苔薄腻，脉滑数。②治法：健脾利湿，解毒抗癌。③方药：太子参15 g，苍术10 g，薏苡仁30 g，茯苓15 g，山药30 g，马齿苋30 g，败酱草30 g，仙鹤草30 g，地榆炭15 g，槐花炭15 g，茜草30 g。

上述主证，属脾气已虚，癌毒滞肠。多见于中、晚期有溃疡的肿块型和以溃疡为主的溃疡型癌。用太子参、苍术、薏苡仁、茯苓、山药益气健脾利湿，山药又有保护黏膜之功。马齿苋、败酱草、地榆炭、仙鹤草、茜草、槐花炭有凉血止血，解毒抗癌作用。诸药合之则益气健脾利湿，凉血止血解毒，以组成抗癌之功。

（2）瘀毒内积。①证候：面色晦暗，腹胀腹痛，痛有定处，或向下放射，腹部可触及包块，大便困难，逐渐产生肠梗阻或下痢紫黑脓血，大便变细或扁，舌质紫或有瘀点，苔薄黄，脉弦或涩。②治法：化瘀攻积，解毒止痛。③方药：当归10 g，赤芍10 g，桃仁10 g，红花3 g，三棱10 g，莪术10 g，川楝子10 g，延胡索10 g，乌药6 g，制军10 g，败酱草30 g，马齿苋30 g，茜草30 g，半枝莲30 g，白花蛇舌草30 g。

上述主证，多见于浸润型结肠癌。属湿邪壅肠，癌毒内积，故常见排便困难，或呈进行性梗阻，感染时大便呈脓血性黏液便，或紫黯色血便，腹部胀痛，用三棱、莪术、制军能通滞化积，归尾、赤芍、桃仁、红花活血化瘀，川楝子、延胡索、乌药理气止痛，败酱草、马齿苋、茜草、半枝莲、白花蛇舌草止血解毒。

（3）癌毒泛滥。①证候：精神委软，面色苍白，形体消瘦，或呈恶病质，四肢欠温，腹胀腹痛，或腹部可及多处肿物，或肛门下坠酸痛，下痢脓血，泻后稍安，舌质淡或光嫩，脉沉弱。②治法：补益气阴，抑癌解毒。③方药：人参或红参5 g，枫斛5 g，阿胶15 g（另烊化），生蛤壳100 g，生牡蛎100 g，生瓦楞100 g，白术10 g，山药30 g，薏苡仁30 g，鸡内金10 g，吴茱萸2 g，黄连3 g，炮姜10 g。

本证临床多见于肠癌晚期（D期），属气血津液俱亏，癌细胞广泛浸润，其形体特点为进行性消瘦或呈恶病质。此期治疗，应先着重减轻症状，提高生存功能，务求控制肿瘤的发展，延长生命。故宜用大补气血阴阳之大法，佐以软坚散结，健脾和中。用人参或红参、枫斛、阿胶益气阴，养精血为主药，其中阿胶富含胶质和多种氨基酸，配合参、枫斛能提高患者免疫功能，是扶正抑癌的主药；用蛤壳、生牡蛎、生瓦楞能补充生物钙，改善淋巴通透性，有散瘀消炎，减除水肿，缓解平滑肌痉挛而止痛之效；配用吴茱萸、黄连、炮姜，寒温并施，有利于改善气机升降失司；配白术、薏苡仁、鸡内金健脾利湿，可起到中和作用。

（4）对证用药。①脓血粘便，加马齿苋、地锦草、败酱草、仙鹤草、三七、地榆、槐花。②里急后重，加黄柏、黄连、秦皮、赤芍、木香。③肠壁水肿，加苍术、猪苓、茯苓、泽泻。④纳呆腹胀，加鸡内金、山药、焦三楂、神曲、谷麦芽。⑤疼痛酸胀，加川楝子、延胡索、乌药、白芍、甘草、炮姜。⑥肛门下坠，加黄芪、葛根、升麻、炙甘草。⑦舌红光嫩，加西洋参。⑧口腔糜烂，加苦参、蛇床子、玄参、白英、五倍子，水煎取汁漱口，加服少量珠黄散。

通过对大肠癌病机的探讨，上述分型的治疗法则均应加上"温阳益肾"，方药亦宜酌加"温阳益肾"的方药，才切中大肠癌之病机根本。

根据本病治疗原则，有学者亦拟定了一张大肠癌基本方：太子参（人参）10 g，白术10 g，苍术10 g，薏苡仁15 g，山药20 g，炮姜10 g，炮附子30 g（先煎），肉桂10 g，败酱草30 g，茜草30 g，马齿苋30 g，仙鹤草30 g。

临床上根据具体兼证，参考以上辨证加减治疗各型大肠癌，疗效比较理想。

2.辨病治疗

（1）基本方：藤梨根、白花蛇舌草、苦参、水杨梅根、生薏苡仁、凤尾草、野葡萄根、白茅根、槐角、草河车、丹参，水煎服。

临床加减法：便脓血者加地榆、槐花、侧柏炭、银花炭；里急后重者酌加广木香、枳壳、乌药；大便秘结实者酌加大黄、枳实、桃仁；体虚者加柏子仁、郁李仁、火麻仁、松子仁或麻仁丸（吞服）；便次增多者加栀子、白菊花、樗根皮；阳虚者加附子、肉桂、干姜；阴虚者加石斛、玉竹、玄参、天花粉、麦冬；气血不足者加太子参、黄芪、当归、地黄。

（2）外用保留灌肠方：黄柏60 g，黄芩60 g，紫草60 g，虎杖120 g，藤梨根250 g，苦参60 g，乌梅15 g。浓煎成500 mL，每次30～50 mL，睡前作保留灌肠。

（3）外用栓剂：硇砂3 g，鸦胆子9 g，乌梅15 g，冰片1.5 g。此为3个栓剂量，加辅剂制成栓，每天1～2次，每次1枚。

3.专方验方

（1）抗癌方：八角金盘、生山楂各12 g，石见穿、山慈菇、八月札、黄芪、鸡血藤各30 g，败酱草、党参、丹参各15 g，生大黄6 g，枳壳10 g。便血者加槐花炭、侧柏炭；里急后重者加木香、黄连、赤芍；大便不通者加瓜蒌仁、皂角刺。每天1剂，水煎服，30天为1个疗程。适宜于直肠及肛管癌者。可配合中药保留灌肠或栓剂外用,效果更佳。

(2)结肠消肿汤:八月札、红藤、苦参、丹参、凤尾草各15 g;白花蛇舌草、野葡萄藤、生薏苡仁、瓜蒌仁、白毛藤、贯众炭、半枝莲、菝葜各30 g,地鳖虫、乌梅肉各9 g,壁虎4.5 g(研末分3次吞服)。上药煎汁600 mL,每天取400 mL口服,200 mL保留灌汤。适用于各期大肠癌患者。

(3)青根饮:青蒿60 g,鲜野葡萄根60 g,地榆60 g,鲜白花蛇舌草30 g。以上各药洗净后沥干,置热水瓶内,倒入沸水浸过药面,浸泡12小时,滤出药液即得。口服,每天1剂,可随时饮服,15天为1个疗程。

4.其他外治疗法

(1)肠癌栓:儿茶5 g,乳香4.5 g,没药4.5 g,冰片1.5 g,蛇床子2.1 g,轻粉3 g,蟾酥0.6 g,硇砂6 g,硫黄6 g,三仙丹6 g,血竭4.5 g,白矾270 g。

取儿茶、乳香、没药、冰片、轻粉、硇砂、硫黄、三仙丹诸药共研细末,将白矾用开水溶化后浇入药末,后加蛇床子、蟾酥、血竭共研之末制成片状栓剂,外用,每天1枚,塞于直肠癌灶处,隔2~3天上药一次。

(2)用蛇床子、苦参各30 g,薄荷10 g,加水1 000 mL,煮沸后加入生大黄10 g,煎2分钟,将雄黄、芒硝各10 g放入盆中,将煮沸的汤药倒入盆内搅拌,乘热气上蒸之际蹲于盆上,熏蒸肛门处,待水变温后改为坐浴,每晚1次,适于肛管癌者。同时配合其他疗法,效更佳。

(3)马钱子研末,醋调外敷患处,治疗肛门癌有效。

(4)青黛15 g,蝉衣30 g,冰片3 g,研细末,撒棉纸上贴患处,适用于直肠、肛门癌脓水淋漓,且痛痒者。

(5)紫硇砂30~50 g,调入100 g的凡士林中成30%~50%的硇砂软膏,每次取适量外涂患处,治疗直肠癌有效。

5.针灸疗法

取穴丰会、内关、足三里、三阴交,并以20%~50%胎盘注射液14~16 mL,分别注入足三里、大椎穴。每天或隔天1次,连续治疗15天为1个疗程,休息3~5天,再行下1个疗程治疗。对肠癌及其它恶性肿瘤晚期疼痛者,有止痛作用。

大肠癌和其他恶性肿瘤一样,也是全身病变的局部表现,首选手术治疗,以放疗、化疗及中药等辅助治疗。手术、放疗均为局部治疗手段,化疗虽为全身治疗手段,因其毒副作用而限制其广泛、长期应用,故作为全身治疗的中医尤其显得重要。"癌肿"即使切除,仍有转移及复发可能,故应继续运用辅助治疗手段,中医药宜贯穿治疗的始终。未手术切除者则宜长期坚持,根治手术后宜坚持治疗2年以上,疗效才好。

6.近年来中医药治疗直肠癌经验

(1)通幽消坚汤合外治法治疗直肠癌。①通幽消坚汤:白花蛇舌草、槐花、槐角各35 g,龙葵、仙鹤草、地榆各30 g,当归、生黄芪、败酱草各10 g,穿山甲、昆布各15 g,三七、生大黄各5 g,黄药子30 g,每剂水煎取400 mL,早、中、晚分3次服。加减:便血不止加阿胶、茜草各10 g;大便不爽加莱菔子30 g、火麻仁15 g;肿块不消加皂角刺10 g;小腹坠胀加生黄芪30 g、木香6 g;脱肛不收加莲子30 g、刺猬皮10 g;小便涩滞加猪苓30 g、海金沙10 g;淋巴结转移加黄药子、石上柏各10 g。②保留灌肠方:槐花、鸦胆子各15 g,皂角刺、血竭各10 g,白花蛇舌草、生大黄、败酱草各40 g,水煎2次,共取汁200 mL,灌肠保留1~2小时,每7天一次。③掌心握药:全鲜大葱9根,大枣(去核)21枚,巴豆(去壳)21枚,黑砒霜10 g,将诸药混合,捣成药饼,分成3个,每次用一个握手心,男左手女右手,外用净白布缠扎固定,每握 6 小时休息 3 小时,日夜连续使用,隔天换用一药饼,每 7 天用毕,休息 1 周后如法再制再用。握药期间有发热、口干反应,若手掌起疱即停止使用。

(2)直肠癌证治经验。

方剂:"抗癌 9 号"。

药用:八角重盘 12 g,石见穿 30 g,败酱草 30 g,八月札 30 g,黄芪 30 g,党参 15 g,鸡血藤 30 g,丹参 15 g,大黄 6 g,枳壳 10 g。

辨证加减:便血加槐花炭、侧柏炭;里急后重加黄连、木香、赤芍;大便不通加瓜蒌仁、皂角刺等,水煎服,每天 1 剂,30 天为 1 个疗程。

配合外用方"抗癌栓 4 号"纳肛。药用:蟾酥 20 g,雄黄 20 g,白及粉 15 g,颠茄浸膏 5 g,甘油明胶 65 g,甘油 70 g。以上量制成栓剂 100 颗。

治法:取蟾蜍、雄黄、白及粉的细末加颠茄片研成糊状物,再将甘油胶溶水后上加热,待熔后,再将上述蟾酥等糊状物加入,不断搅拌均匀,倾入已涂过润滑剂的栓模内(鱼雷形),冷凝取出蜡纸包裹备用。

用法:嘱患者取俯卧位,将栓剂 1 颗轻轻塞入肛门内,深达 10 cm 左右,俯卧半小时,每天 2 次,30 天为 1 个疗程。

(3)肛管癌:直肠癌的中药熏洗及灌肠疗法。

本组病例为不能切除而实施单纯乙状结肠造瘘患者 12 例,其中直肠癌 9 例,肛管癌 3 例。①熏洗法。药用:蛇床子 30 g、苦参 30 g、薄荷 10 g,加水 1 000 mL,煮沸后加大黄 10 g,再煎 2 分钟后取汁;将雄黄 10 g、芒硝 10 g 放入盆中,将药液倒入盆内搅拌,乘热熏肛门处,待水变温则改坐浴肛门,每晚 1 次,3 个月为 1 个疗程。②灌肠法。药用:鸦胆子 15 粒、白及 15 g、苦参 30 g、白头翁 30 g、徐长卿 30 g、乳没各 30 g,加水 1 000 mL,煎至 300～500 mL,晾温后用空针插取,由远端造瘘口推入,隔天一次,3 个月为 1 个疗程。

结果:肛门疼痛减轻,分泌物减少,精神好转,饮食增加 10 例,因症状加重而中止灌肠者 2 例。

(4)单纯中医药治疗晚期直肠癌。①直肠癌方:白头翁 30 g,马齿苋 15 g,白花蛇舌草 15 g,山慈菇 15 g,黄柏、象贝母、当归、赤芍、广木香、炒枳壳各 10 g。大便脓血加贯众炭、侧柏炭、生地榆;腹部疼痛加白芍、元胡;大便秘结加火麻仁、瓜蒌仁;大便溏薄加诃子、赤石脂、石榴皮;腹部触及肿物加鳖甲、龟甲、穿山甲;淋巴结转移加夏枯草、海藻、昆布;气血衰败加党参、黄芪、黄精。水煎服,每天 1 剂,3 个月为 1 个疗程。②并外用保留灌肠方:槐花、鸦胆子各 15 g,败酱草、土茯苓、白花蛇舌草各 30 g,花蕊石 60 g,皂角刺、血竭各 10 g,浓煎后保留灌肠,每天 1 次。

(三)手术与中医药物的配合

中医强调人体的内外平衡及人体各脏器的平衡。大肠癌虽然生于人体的局部,但实际上是一种全身性疾病,它对人体各系统的影响可产生一系列全身症状,中医药在改善这些症状及治疗术后并发症方面具有一定的优势。

1.手术加中医药

术后患者的体力较差,特别是晚期患者。中医治疗术后的患者常以补益气血,健脾和胃为主,佐以解毒抗癌。常用方药:黄芪、女贞子、薏苡仁、党参、黄精、枸杞子、菟丝子、莲子肉、鸡内金、神曲、半枝莲、败酱草、白花蛇舌草。

术后患者虽切除了肿瘤甚至淋巴结,但形成肿瘤的内因未消除,而内因的消除有赖于中医药治疗,这也是中医药治本之所在,中医药最强的优势之所在。故此,应针对该病的基本病机的施以中医药治疗。有学者选用前述大肠癌基本方随证加减,疗效较好。

术后体质较弱时,宜大肠癌基本方酌加补气益血、健脾和胃之药。

2.术后并发症的中医药治疗

(1)直肠癌根治术后并发会阴部窦道的中医药治疗。①方药:七三丹(熟石膏 21 g,升丹 9 g,共研细末)、红油膏(凡士林 300 g,九一丹 30 g,东丹 4.5 g,先将凡士林烊化,然后将两丹调入,和匀成膏)、生肌散(制炉甘石 15 g,滴乳石、琥珀各 9 g,滑石 30 g,朱砂 3 g,冰片 0.3 g,研极细末外用)。②治疗方法:先用七三丹药线插入窦道中,再用红油膏纱布盖巾,每天换药一次,同时给予益气养血之品,如生黄芪、当归、党参各 12 g,白术、白芍、丹参各 9 g,每天 1 剂水煎服。经上治疗约 1 个半月脓液渐少,两个月后脓水将尽,在取出药线时,先流出少许脓液,接着有黄稠的液体流出,此时用棉花蘸之能拉成一条丝状,即停止使用药线。撒上生肌散并用小块棉垫剪成丁字带紧压固定,每天换药一次,直至窦道愈合。

(2)直肠癌根治术后排尿功能障碍的中医药治疗:直肠癌根治术时由于损害了支配盆腔脏器的自主神经,而出现排尿功能障碍,男性患者甚至出现性功能障碍。可选用活血化瘀、利水温阳之剂调理,并配合针灸治疗,有时以针灸治疗为主。有学者在临床应用中以针灸为主配合中医药治疗术后排尿障碍,收到很好的效果,值得推广。

(3)肠癌姑息性造瘘术后顽固性呃逆的中医药治疗:对于有些极晚期肠癌,手术无法切除,只是为了单纯解除梗阻,以利于排便通畅,而单纯行结肠造瘘术。因病期较晚,癌肿阻塞严重,热结腑实之证,相当严重。典型表现为舌质黄厚腻,有些患者表现顽固性呃逆,用止呕及解痉药物疗效不明显,中医常用的丁香柿蒂汤亦解决不了问题。有学者在临床上遇到一典型病例,患者,男,73 岁,因结肠癌造瘘术后出现顽固性呃逆 1 个月,严重影响饮食及术后调理,经用止呕及解痉药物治疗,疗效不明显,有时仅停止很短时间,后来甚至不起作用,服用丁香柿蒂汤亦不起作用。经仔细辨证分析发现其舌质红,苔黄厚腻,病程长,术前癌肿阻塞,热邪蕴结,致热结腑实之证明显,腑热不退,则呃逆不止。重新拟订清热攻下,佐以降逆止呕之方药,果然 1 剂药后,症状减半,3 剂呕止,全病房大夫、患者无不为之震惊,叹中医药之神奇、奥妙。能获此效,不过辨证正确而已,其后每遇此类情况,皆可药到病除。

(四)放疗与中医药的配合

放疗的患者常有发热、口苦、咽干、全身疲乏无力、纳呆、恶心呕吐、腹泻、腹痛、腰膝酸痛等症状,有的产生放射性肠炎致便溏泄泻日行数十次。治宜益气养血,润燥生津,健脾止泻。常用药物:益气养血的黄芪、党参、西洋参等;润燥生津的玄参、生地、麦冬、石斛、百合、天花粉等;健脾止泻的党参、茯苓、白术、砂仁、扁豆、陈皮、淮山药、莲子肉、肉豆蔻、芡实、诃子、罂粟壳、禹余粮等。

(五)化疗与中医药配合

化疗后常见的毒副反应:疲倦乏力,精神萎靡不振,失眠,汗出,纳少,恶心呕吐,甚至腹泻、腹痛、贫血等。治宜补益气血,健脾和胃,止痛止泻。

补益气血可选用黄芪、西洋参、沙参、党参、生地、熟地、黄精、鸡血藤、阿胶、紫河车、大枣、桂圆肉。

健脾和胃可选用党参、砂仁、白术、扁豆、陈皮、半夏、茯苓、鸡内金、神曲。

止痛止泻可选用川楝子、元胡、木香、砂仁、白芍、薏苡仁、罂粟壳、败酱草、乳香、没药等。

有学者在临床中应用 FAM 方案或 CF＋5-FU＋DDP 方案配合中医药治疗数例结肠癌及直

肠癌术后患者,均使化疗疗程按时完成,毒副作用明显减轻,在化疗间歇期,根据化疗情况在大肠癌基本方基础上加减用药,经治疗的患者较未用中医药治疗的患者生存时间和生存质量均有明显提高。

七、调养护理

(一)饮食调养

由于大肠癌的形成与发展和饮食有着至关重要的关系,因此饮食调养是大肠癌防治中不可忽视的一个重要方面,合理的饮食有助于疾病的康复。

(1)马齿苋、鸡蛋各 50 g,或猕猴桃适量。每天 50 g,制作成食品常年服用。对大肠癌者有辅助治疗功效。

(2)黄花菜 30 g,木耳 15 g,血余炭 6 g。将前两种水煎取汁 300 mL,冲服血余炭。亦可常服鲜无花果。对肠癌便下血水者有治疗作用。

(3)大肠癌并有明显贫血者,可用黑木耳 30 g,红枣 30 枚,做成食品为 1 天量,每天食之。

(4)对放疗或化疗后白细胞减少者,可用薏苡仁、芡实、菱角、莲子等煮粥佐餐,常食之。或多食香菇、平菇、口蘑、黑木耳、银耳等,能提升白细胞,增强机体免疫力。

(5)大蒜及葱类,有预防及治疗肠癌功用,宜多食之;肠癌腹泻者食之更宜。

(二)生活调养

(1)保持乐观情绪,避免抑郁或急躁易怒。

(2)对直肠癌术后造瘘患者,要解除为难情绪,如控制好,一般均能像正常人一样生活。

(3)直肠癌术后排尿障碍者,应注意锻炼膀胱功能。

八、预防

预防是减少大肠癌发病率的有效措施。

(1)避免长期进食高脂食物,多进富含纤维的食物,保持大便通畅。

(2)多食用新鲜蔬菜、水果、大蒜、茶叶等天然抑癌食品,适当补充维生素 A、维生素 B_{12}、维生素 C、维生素 D、维生素 E 和叶酸。

(3)积极防治癌前病变,对有肠息肉,尤其是肠息肉家族遗传性患者,须及早予以切除;大力防治血吸虫病及血吸虫肉芽肿。

(4)对有癌瘤遗传易感性和癌瘤家族史的人群应定期行癌前普查;近期有进行性消瘦及大便习惯改变者,也应及早行有关检查,以期尽早发现。

(5)对早期肠癌手术后或放疗后患者,应定期复查,有条件者应长期坚持给予扶正抗癌中药巩固治疗,预防复发。

(解广东)

第三节 肠痈的中医治疗

肠痈为外科常见的急腹症,临床以持续伴有阵发性加剧的右下腹痛、肌紧张、反跳痛为特征。

可发于任何年龄,多见于青壮年。西医学称为急慢性阑尾炎。慢性阑尾炎大多数由急性阑尾炎转变而来。阑尾腔梗阻和细菌感染是本病的主要发病原因。

本病多由饮食不节,暴饮暴食,或过食油腻、生冷、不洁之物,损伤肠胃,湿热内蕴于肠间;或因饮食后急剧奔走,导致气滞血瘀,肠络受损;或因寒温不适,跌仆损伤,精神因素等致气滞、血瘀、湿阻、热壅,瘀滞、积热不散,血腐肉败而成痈肿。

一、辨证

肠痈以转移性右下腹痛为主要症状。典型的腹痛发作始于上腹,逐渐移向脐部,6～8 小时后移向右下腹并局限在右下腹。伴食欲缺乏、呕吐、恶心、便秘或腹泻、乏力。体温随着症状加重而升高,右下腹麦氏点压痛及反跳痛。

结肠充气试验、腰大肌试验、闭孔内肌试验、肛门直肠指检均有助于诊断。实验室检查可见白细胞计数和中性粒细胞比例增高。

慢性者症状不典型,既往常有急性发作病史,经常有右下腹疼痛、不适感,剧烈活动或饮食不节可诱发。

(一)气滞血瘀

腹痛开始在上腹部或脐周,逐渐转移至右下腹,疼痛程度也逐渐加剧,部位固定且拒按。伴轻度发热恶寒、恶心呕吐。苔白腻,脉弦紧。

(二)湿热瘀阻

右下腹疼痛固定不移,呈跳痛或刺痛性质,可触及包块,有明显压痛和反跳痛,发热口干,脘腹胀满,便秘溲赤,舌红、苔黄腻,脉弦滑数。

(三)热盛酿脓

疼痛剧烈,部位固定,压痛及反跳痛明显,可触及包块,壮热,恶心,呕吐,便秘或腹泻,小便短赤,舌红绛而干,脉洪数。

二、论治

(一)针灸

治则:清热导滞,通腑散结。只针不灸,泻法。

处方:阑尾穴、上巨虚、天枢、曲池、阿是穴。

方义:本病病位在大肠腑,据《黄帝内经》"合治内腑"的原则,以足阳明经腧穴为主。取大肠之下合穴上巨虚及治疗肠痈之经验穴阑尾,合用以理气散结,疏导阳明之腑气;曲池为手阳明大肠经之合穴,可清泄肠腑邪热;天枢为大肠之募穴,配阿是穴作用可直达病所,导滞散结。

加减:气滞血瘀加合谷、中脘行气活血,通腑止痛;瘀滞化热加大肠俞、合谷清热化瘀,行气导滞;热盛酿脓加大肠俞、支沟清热解毒,导滞散结;壮热加大椎清热泻火;恶心呕吐加内关、足三里宽胸利膈、降逆止呕。

操作:各腧穴均常规针刺,泻法,留针 60～120 分钟,每天治疗 2 次。

(二)穴位贴敷

取芒硝 30 g,生大黄粉 10 g,冰片 5 g,独头大蒜 1 枚。混匀,共捣烂成膏状,贴敷于阿是穴。每天数次。

(三)耳针疗法

取阑尾、大肠、交感、神门。毫针强刺激,每天 1～2 次。

(四)激光照射

取阑尾穴、阿是穴。用氦-氖激光治疗仪每穴照射 5～10 分钟,每天 2 次。

三、按语

(1)针灸对急性阑尾炎未化脓者疗效较好。如已化脓、穿孔,须转外科手术治疗。

(2)慢性阑尾炎局部可配合艾条温和灸或隔姜灸。

(3)治疗期间应以清淡流质饮食为主。

四、现代研究

阑尾炎属中医学的"肠痈"范畴,急性阑尾炎的发病多与阑尾部分肠腔梗阻、阑尾血管反射性痉挛、阑尾血液循环障碍、继发细菌感染有关。针灸治疗本病,可有效地缓解阑尾的痉挛,促使阑尾运动增强,有利于阑尾腔内容物的排出,改善局部的梗阻,改善阑尾供血状况,增强阑尾血液循环,促进局部新陈代谢,有利于炎症及炎性代谢产物的清除,达到抗菌消炎功效。针灸能够增强人体免疫力及提高机体自身防卫能力,增强白细胞的吞噬作用,也是针灸治疗本病的重要机制之一。

(解广东)

第四节 痔的中医治疗

痔疮是指直肠末端黏膜下与肛门处血脉瘀结,形成小肉突起,伴有出血、疼痛、脱出的症状。生于齿线以上者为内痔,生于齿线以下者为外痔,内外兼有者为混合痔。

一、病因病机

痔疮是由于肛门裂伤、内痔反复脱垂或产育努责,导致邪毒外侵,湿热下注,使局部气血运行不畅,筋脉阻滞,日久结为皮赘。本症以脏腑辨证为主,主要与脾、大肠有密切关系,风、火、湿、热邪均为重要的致病因素。因督脉通过肛门,膀胱经别入肛门,所以本病与督脉、膀胱经有一定联系。基本病机为筋脉横解,瘀结不散。实证包括火风燥结,湿热蕴结,气血瘀结,虚证包括气虚下陷。

二、临床表现

(一)风火燥结

多由感受风火燥热之邪,结于直肠肛门部而成。故生痔后出血较多,血色鲜红,常见滴血或射血,易于肿胀热痛,大便燥结。

(二)湿热蕴结

多由饮食不节,过食厚味,醇酒辛辣,致湿热内生,蕴结大肠,血脉失调,瘀结为痔。痔发之后,肛门坠胀或灼热,脱出,流血,血量较多,大便排出不畅,常有后坠感,腹胀纳呆,身重困倦,舌苔黄腻,脉滑数。

(三)气血瘀结

多由久坐久站,负重远行,或妇女妊娠后子宫压迫直肠肛门,或肝气郁结,致直肠肛门部气血瘀结,突起而成痔。常见于久坐久站之人,肛门直肠部内外痔混合,肿块较大,触痛明显,或有血栓形成,疼痛剧烈,伴腹满胀痛,舌质紫黯等。

(四)气虚下陷

多由出血日久,伤及气血,或久泻久痢,损及脾胃,或房劳过度,耗其肾气,以及年老体弱,中气不足,不能固摄,致肛门生痔。劳累或便后痔即脱出,需用手托送方可还纳,流血时作时止,血色浅淡,日久则气亏血弱,面色无华,气短懒言,四肢无力,舌淡脉虚。

三、针灸治疗

(一)常用处方

主穴:二白、承山、长强、会阳、百会。

配穴:风火燥结者加曲池、血海、太溪;湿热蕴结者加阴陵泉、中极;气血瘀结者加太冲、血海、三阴交;便秘者加支沟、天枢、上巨虚;气虚下陷、肛门坠胀者加气海、白环俞、足三里。

操作:诸穴针刺虚补实泻。气虚下陷、肛门坠胀者气海、足三里可采用灸法治疗。

(二)其他疗法

1.灸法

痔疮发作疼痛:腰俞灸 15~20 壮。

2.火针

在常规消毒后,插入肛门镜,找准施术部位,将火针烧红快速刺入施术的部位。一般先在痔核上方(结石位)3 点、7 点、11 点 3 个母痔上方的直肠上动脉区各刺 1 针,意在阻断痔内血的来路,然后根据痔核大小,在周围及痔核上刺数针,深度为有抵抗感为宜,即黏膜基底层为止。一般每周 1 次,火针针眼 1 周后愈合,愈合前一直起作用,2 次为 1 个疗程。

(解广东)

第五节　疝气的中医治疗

疝气是指体腔内容物向外突出,睾丸或阴囊肿胀疼痛的病症。其发病多与任脉、足厥阴肝经有关。古代医家对本病论述颇多,名类较繁,如寒疝、湿热疝、狐疝等。本病包括西医学的腹外疝、肠套叠、肠嵌顿、精索扭转、睾丸肿大、鞘膜积液等。

本病多由坐卧湿地,涉水冒雨,寒湿之气循任脉和足厥阴经凝滞于睾丸、阴囊,气血瘀阻而肿大,遂成寒疝;寒湿之气蕴积化热,或肝脾两经湿热下注,以致睾丸肿痛,或鞘膜积液,或阴囊红肿热痛,而致湿热疝;强力负重,劳伤过多,损伤筋脉,中气下陷,以致小肠脱入阴囊,时上时下,而成狐疝。

一、辨证

以少腹肿胀疼痛、痛引睾丸或睾丸、阴囊肿胀疼痛为主症。常因久立、劳累、咳嗽、愤怒等诱发或加重。

(一)寒疝

少腹、睾丸及阴囊牵掣绞痛或肿胀冷痛,形寒肢冷,面色苍白,舌淡、苔白,脉弦紧或沉伏。

(二)湿热

疝睾丸或阴囊肿大、疼痛、灼热、拒按。伴恶寒发热、肢体困重、便秘、溲赤。舌黄腻,脉濡数。

(三)狐疝

少腹与阴囊部牵连坠胀疼痛,痛引睾丸,阴囊时大时小,立时睾丸下坠、阴囊肿大,卧则睾丸入腹、阴囊肿胀自消,重症以手上托方能回复。伴食欲缺乏、气短、神疲乏力。舌淡、苔白。脉沉细。

二、论治

(一)针灸

治则:寒疝温经通络,散寒止痛,针灸并用,泻法;湿热疝清热化湿,消肿散结,只针不灸,泻法;狐疝补气升陷,活络止痛,针灸并用,补法。

处方:太冲、大敦、关元、归来、三阴交。

方义:疝气为病与肝经、任脉密切相关,以足厥阴经腧穴为主。任脉过阴器,足厥阴经脉入毛中,绕阴器,抵少腹,足阳明经筋结于阴器,故取任脉关元、足厥阴经井穴大敦、原穴太冲、足阳明经归来,以及脾、肝、肾三经交会穴三阴交疏肝理气,消肿散结,疏调任脉,行气止痛。

加减:寒疝加灸神阙、气海温经散寒;湿热疝去关元,加中极、阴陵泉清热化湿;狐疝加下巨虚、三角灸升陷止痛;恶寒发热加合谷、外关清热散寒;食少食欲缺乏,疲乏无力加足三里、大包健胃益气。

操作:诸穴均常规针刺;大敦可点刺出血。

(二)耳针疗法

取外生殖器、神门、交感、小肠、肾、肝。每次选2～3穴,毫针中等强度刺激。

(三)穴位注射

取太冲、归来等穴,用复方氯丙嗪或维生素 B_{12} 注射液,每穴注入药液 0.5 mL。

三、按语

(1)针灸治疗本病有一定疗效。但狐疝如小肠坠入阴囊发生嵌顿,以及睾丸积水而久不能回纳的病例,应采用手术治疗。

(2)治疗期间应避免劳累,调摄营养。

四、现代研究

疝气是因腹部脏器经腹壁薄弱处或缺损处向外突出于腹腔外所致。针灸治疗本病的作用机制,现代研究较少,一般认为,可能与针灸能够有效地调节肠蠕动功能,促使肠腔内容物的排泄,减轻了腹腔内的压力有关。针灸通过神经-体液调节等作用,改善患处局部的血液循环,促进新陈代谢及加强肌肉营养,使腹壁薄弱处的肌肉得以加强,也是重要方面。针灸对于可以引起腹腔内压力增高病症的治疗(如便秘、咳嗽等),也是缓解本病症的一个重要因素。 **(解广东)**

第十一章 普外科疾病的护理

第一节 急性乳腺炎的护理

一、疾病概述

(一)概念

急性乳腺炎是乳腺的急性化脓性感染。多发生于产后3～4周的哺乳期妇女,以初产妇最常见。主要致病菌为金黄色葡萄球菌,少数为链球菌。

(二)相关病理生理

急性乳腺炎开始时局部出现炎性肿块,数天后可形成单房或多房性的脓肿。表浅脓肿可向外破溃或破入乳管自乳头流出;深部脓肿不仅可向外破溃,也可向深部穿至乳房与胸肌间的疏松结缔组织中,形成乳房后脓肿。感染严重者,还可并发脓毒血症。

(三)病因与诱因

1.乳汁淤积

乳汁是细菌繁殖的理想培养基,引起乳汁淤积的主要原因:①乳头发育不良(过小或凹陷)妨碍哺乳;②乳汁过多或婴儿吸乳过少导致乳汁不能完全排空;③乳管不通(脱落上皮或衣服纤维堵塞),影响乳汁排出。

2.细菌入侵

当乳头破损时,细菌沿淋巴管入侵是感染的主要途径。细菌也可直接侵入乳管,上行至腺小叶而致感染。细菌主要来自婴儿口腔、母亲乳头或外周皮肤。多数发生于初产妇,因其缺乏哺乳经验;也可发生于断奶时,6个月以后的婴儿已经长牙,易致乳头损伤。

(四)临床表现

1.局部表现

初期患侧乳房红、肿、胀、痛,可有压痛性肿块,随病情发展症状进行性加重,数天后可形成单房或多房性的脓肿。脓肿表浅时局部皮肤可有波动感和疼痛,脓肿向深部发展可穿至乳房与胸肌间的疏松结缔组织中,形成乳房后脓肿和腋窝脓肿,并出现患侧腋窝淋巴结肿大、压痛。局部表现可有个体差异,应用抗生素治疗的患者,局部症状可被掩盖。

2.全身表现

感染严重者,可并发败血症,出现寒战、高热、脉快、食欲减退、全身不适、白细胞计数上升等症状。

(五)辅助检查

1.实验室检查

白细胞计数及中性粒细胞比例增多。

2.B超检查

确定有无脓肿及脓肿的大小和位置。

3.诊断性穿刺

在乳房肿块波动最明显处或压痛最明显的区域穿刺,抽出脓液可确诊脓肿已经形成。脓液应做细菌培养和药敏试验。

(六)治疗原则

主要原则为控制感染,排空乳汁。脓肿形成以前以抗菌药治疗为主,脓肿形成后,需及时切开引流。

1.非手术治疗

(1)一般处理:①患乳停止哺乳,定时排空乳汁,消除乳汁淤积。②局部外敷,用25％硫酸镁湿敷,或采用中药蒲公英外敷,也可用物理疗法促进炎症吸收。

(2)全身抗菌治疗:原则为早期、足量应用抗生素。针对革兰阳性球菌有效的药物,如青霉素、头孢菌素等。由于抗生素可被分泌至乳汁,故避免使用对婴儿有不良影响的抗菌药,如四环素、氨基苷类、磺胺类和甲硝唑。如治疗后病情无明显改善,则应重复穿刺以了解有无脓肿形成,或根据脓液的细菌培养和药敏试验结果选用抗生素。

(3)中止乳汁分泌:患者治疗期间一般不停止哺乳,因停止哺乳不仅影响婴儿的喂养,且提供了乳汁淤积的机会。但患侧乳房应停止哺乳,并以吸乳器或手法按摩排出乳汁,局部热敷。若感染严重或脓肿引流后并发乳瘘(切口常出现乳汁)需回乳,常用方法:①口服溴隐亭1.25 mg,每天2次,服用7～14天;或口服已烯雌酚1～2 mg,每天3次,2～3天。②肌内注射苯甲酸雌二醇,每次2 mg,每天1次,至乳汁分泌停止。③中药炒麦芽,每天60 mg,分2次煎服或芒硝外敷。

2.手术治疗

脓肿形成后切开引流。于压痛、波动最明显处先穿刺抽吸取得脓液后,于该处切开放置引流,脓液做细菌培养及药物敏感试验。脓肿切开引流时注意:①切口一般呈放射状,避免损伤乳管引起乳瘘;乳晕部脓肿沿乳晕边缘做弧形切口;乳房深部较大脓肿或乳房后脓肿,沿乳房下缘做弧形切口,经乳房后间隙引流。②分离多房脓肿的房间隔以利引流。③为保证引流通畅,引流条应放在脓腔最低部位,必要时另加切口作对口引流。

二、护理评估

(一)一般评估

1.生命体征

评估是否有体温升高,脉搏加快。急性乳腺炎患者通常有发热,可有低热或高热;发热时呼吸、脉搏加快。

2.患者主诉

询问患者是否为初产妇,有无乳腺炎、乳房肿块、乳头异常溢液等病史;询问有无乳头内陷;

评估有无不良哺乳习惯,如婴儿含乳睡觉、乳头未每天清洁等;询问有无乳房胀痛,浑身发热、无力、寒战等症状。

3.相关记录

体温、脉搏、皮肤异常等记录结果。

(二)身体评估

1.视诊

乳房皮肤有无红、肿、破溃、流脓等异常情况;乳房皮肤红肿的开始时间、位置、范围、进展情况。

2.触诊

评估乳房乳汁淤积的位置、范围、程度及进展情况;乳房有无肿块,乳房皮下有无波动感,脓肿是否形成,脓肿形成的位置、大小。

(三)心理-社会评估

评估患者心理状况,是否担心婴儿喂养与发育、乳房功能及形态改变。

(四)辅助检查阳性结果评估

患者血常规检查示血白细胞计数及中性粒细胞比例升高提示有炎症的存在;根据 B 超检查的结果判断脓肿的大小及位置,诊断性穿刺后方可确诊脓肿形成;根据脓液的药物敏感试验选择抗生素。

(五)治疗效果的评估

1.非手术治疗评估要点

应用抗生素是否有效果,乳腺炎症是否得到控制,患者体温是否恢复正常;回乳措施是否起效,乳汁淤积情况有无改善,患者乳房肿胀疼痛有无减轻或加重;患者是否了解哺乳卫生和预防乳腺炎的知识,情绪是否稳定。

2.手术治疗评估要点

手术切开排脓是否彻底;伤口愈合情况是否良好。

三、主要护理诊断

(一)疼痛

疼痛与乳汁淤积、乳房急性炎症使乳房压力显著增加有关。

(二)体温过高

体温过高与乳腺急性化脓性感染有关。

(三)知识缺乏

与不了解乳房保健和正确哺乳知识有关。

(四)潜在并发症

乳瘘。

四、主要护理措施

(一)对症处理

定时测患者体温、脉搏、呼吸、血压,监测白细胞计数及分类变化,必要时做血培养及药物敏感试验。密切观察患者伤口敷料引流、渗液情况。

（1）高热者，给予冰袋、乙醇擦浴等物理降温措施，必要时遵医嘱应用解热镇痛药；脓肿切开引流后，保持引流通畅，定时更换切口敷料。

（2）缓解疼痛：①患乳暂停哺乳，定时用吸乳器吸空乳汁。若乳房肿胀过大，不能使用吸乳器，应每天坚持用手揉挤乳房以排空乳汁，防止乳汁淤积。②用乳罩托起肿大的乳房以减轻疼痛。③疼痛严重时遵医嘱给予止痛药。

（3）炎症已经发生：①消除乳汁淤积用吸乳器吸出乳汁或用手顺乳管方向加压按摩，使乳管通畅。②局部热敷，每次 20～30 分钟，促进血液循环，利于炎症消散。

（二）饮食与运动

给予高蛋白、高维生素、低脂肪食物，保证足量水分摄入。注意休息，适当运动，劳逸结合。

（三）用药护理

遵医嘱早期使用抗菌药，根据药物敏感试验选择合适的抗菌药，注意评估患者有无药物不良反应。

（四）心理护理

观察了解患者心理状况，给予必要的疾病有关的知识宣教，抚慰其紧张急躁情绪。

（五）健康教育

1.保持乳头和乳晕清洁

每次哺乳前后清洁乳头，保持局部干燥清洁。

2.纠正乳头内陷

妊娠期每天挤捏、提拉乳头。

3.养成良好的哺乳习惯

定时哺乳，每次哺乳时让婴儿吸净乳汁，如有淤积及时用吸乳器或手法按摩排出乳汁；培养婴儿不含乳头睡眠的习惯；注意婴儿口腔卫生，及时治疗婴儿口腔炎症。

4.及时处理乳头破损

乳晕破损或皲裂时暂停哺乳，用吸乳器吸出乳汁哺乳婴儿；局部用温水清洁后涂以抗菌药软膏，待愈合后再行哺乳；症状严重时及时诊治。

五、护理效果评估

（1）患者的乳汁淤积情况有无改善，是否学会正确排出淤积乳汁的方法，是否坚持每天挤出已经淤积的乳汁，回乳措施是否产生效果，乳房胀痛有无逐渐减轻。

（2）患者乳房皮肤的红肿情况有无好转，乳房皮肤有无溃烂，乳房肿块有无消失或增大。

（3）患者应用抗生素后体温有无恢复正常，炎症有无消退，炎症有无进一步发展为脓肿。

（4）患者脓肿有无及时切开引流，伤口愈合情况是否良好。

（5）患者是否了解哺乳卫生和预防乳腺炎的知识，焦虑情绪是否改善。

（杨春景）

第二节 乳腺癌的护理

一、疾病概述

(一)概念

乳腺癌是女性最常见的恶性肿瘤之一,占我国女性恶性肿瘤发病率的第一位。我国虽然是乳腺癌低发地区,但近年来年发病率呈 3% 的趋势上升,且发病年龄逐渐年轻化,严重危害我国女性的身心健康。由于早期诊断和医疗方式的改进,乳腺癌的病死率有所下降。

(二)相关病理生理

1.病理分型

乳腺癌的病理分型。

(1)非浸润性癌:又称原位癌,指癌细胞局限在导管壁基底膜内的肿瘤,包括导管内癌、小叶原位癌及不伴发浸润性癌的乳头湿疹样乳腺癌。

(2)早期浸润性癌:指癌组织突破导管壁基底膜,开始向间质浸润的阶段,包括早期浸润性导管癌、早期浸润性小叶癌。此型仍属早期,预后较好。

(3)浸润性特殊癌:指癌组织向间质内广泛浸润,包括乳头状癌、髓样癌(伴有大量淋巴细胞浸润)、小管癌(高分化癌)、腺样囊性癌、黏液腺癌、鳞状细胞癌等。此型一般分化高,预后尚好。

(4)浸润性非特殊癌:包括浸润性小叶癌、浸润性导管癌、硬癌、髓样癌(无大量淋巴细胞浸润者)、单纯癌、腺癌等。此型一般分化程度低,预后较上述类型差,是乳腺癌最常见的类型。

(5)其他罕见癌:如炎性乳腺癌和乳头湿疹样癌。

2.转移途径

(1)直接浸润:直接浸润皮肤、胸筋膜、胸肌等周围组织。癌细胞沿导管或筋膜间隙蔓延,继而侵及 Cooper 韧带和皮肤。

(2)淋巴转移。主要途径:①沿胸大肌外侧缘淋巴管侵入同侧腋窝淋巴结,进一步则侵入锁骨下淋巴结、锁骨上淋巴结,进入血液循环向远处转移。②向内则侵入胸骨旁淋巴结,继而达到锁骨上淋巴结,进入血液循环。癌细胞淋巴转移以第 1 种途径为主,但也可通过逆行途径转移到对侧腋窝或腹股沟淋巴结。

(3)血运转移:乳腺癌是一种全身性疾病,早期乳腺癌亦可发生血运转移,最常见远处转移部位依次为肺、骨、肝。

(三)病因与诱因

乳腺癌的病因至今尚不明确,但研究发现其发病与许多因素有关,主要危险因素包括以下几点。

1.年龄

乳腺癌是激素依赖型肿瘤,主要与体内雌酮和雌二醇的水平直接相关,随着年龄的增加乳腺癌的发病率逐渐上升。

2.月经史及婚育史

月经初潮早于12岁,月经周期短,绝经晚于50岁,未婚、未哺乳及初产年龄35岁以上发病率高。

3.遗传因素

一级亲属中有乳腺癌患病史者,其发病危险性是普通人群的2~3倍。若一级亲属在绝经前患双侧乳腺癌,其相对危险度便高达9倍。

4.地区因素

欧美国家多,亚洲国家少。北美、北欧地区乳腺癌的发病率是亚、非、拉美地区的4倍,而低发地区居民移居至高发地区后,第二、三代移民的乳腺癌发病率逐渐上升,提示地区环境因素及早期生活经历与乳腺癌的发病有一定的关系。

5.不良的饮食习惯

首先,营养过剩、肥胖、长期高能量高脂饮食可加强和延长雌激素对乳腺上皮细胞的刺激,从而增加发病机会;其次,服用含有激素的美容保健品,也可增加患病危险度;还有,每天饮酒3次以上的妇女患乳腺癌的危险度增加50%~70%。

6.乳腺疾病史

某些乳腺良性疾病,如乳腺炎、乳腺导管扩张、乳腺囊肿及乳腺纤维腺瘤等与乳腺癌的发病有一定的关系。

7.药物因素

停经后长时间(≥5年)采用激素替代疗法的女性患乳腺癌危险度增高。

8.社会-心理因素

社会-心理应激(如夫妻关系不和、离异、丧偶、重大事故)造成的长期精神压力大、精神创伤、长期抑郁均增加患病风险。

9.其他因素

未成年时经过胸部放疗的人群成年后乳腺癌发病风险增加,暴露于放射线的年龄越小则危险性越大;从事美容业、药物制造等职业的妇女乳腺癌的危险性升高。

(四)临床表现

1.肿块

绝大多数就诊的患者表现为无意中发现的无痛、单发的小肿块,多位于乳房外上象限,质硬、不光滑,与周围组织边界不易分清,不易推动。当癌肿侵入胸膜和胸肌时,固定于胸壁不易推动。

2.皮肤改变

乳腺癌可引起乳房皮肤的多种改变,常见的有"酒窝征""橘皮征""卫星结节""铠甲胸"。当癌肿侵入Cooper韧带后可使韧带收缩而失去弹性,导致皮肤凹陷,形成"酒窝征";癌细胞阻塞淋巴管可引起局部淋巴回流障碍,出现真皮水肿,呈现"橘皮征";晚期癌细胞浸润皮肤,皮肤表面出现多个坚硬小结,形成"卫星结节";乳腺癌晚期,癌细胞侵入背部、对侧胸壁,可限制呼吸,称"铠甲胸";晚期癌肿侵犯皮肤时,可出现菜花样有恶臭味的皮肤溃疡;快速生长的肿瘤压迫乳房表皮使皮肤变薄,可产生乳房浅表静脉曲张。

3.乳头改变

癌肿侵入乳管使之收缩将乳头牵向患侧,使乳头出现扁平、回缩、内陷。乳腺癌患者乳头的溢液可呈血性、浆液性或水样,以血性溢液多见,但并非出现乳头血性溢液就一定是乳腺癌。

4.区域淋巴结肿大

乳腺癌淋巴结转移最初多见于腋窝。患侧肿大淋巴结肿大最初为散在、少数、质硬、无痛、可活动的肿块,逐渐数量增多、粘连成团,甚至与皮肤粘连而固定,不易推动。大量癌细胞堵塞腋窝淋巴管可导致上肢淋巴水肿;胸骨旁淋巴结肿大,位置深,手术时才易被发现。晚期锁骨上淋巴结增大、变硬。少数出现对侧腋窝淋巴结转移。有少数乳腺癌患者仅表现为腋窝淋巴结肿大而摸不到乳腺肿块,称为隐匿性乳腺癌。

5.乳房疼痛

约 1/3 的乳腺癌患者伴有乳房疼痛,除癌肿直接侵犯神经外其他原因不明了,而且疼痛的强度与分期及病理类型等无明显相关性。

6.全身改变

血运转移至肺、骨、肝时,出现相应症状。如肺转移可出现胸痛、气急,骨转移可出现局部疼痛,肝转移可出现肝大、黄疸。

7.特殊乳腺癌表现

(1)炎性乳腺癌:少见,多发生于妊娠和哺乳期的年轻女性,发展迅速,转移快,预后极差。表现为乳房增大,局部皮肤红、肿、热、痛,似急性炎症,开始时比较局限,迅速扩展到乳房大部分皮肤,皮肤发红、水肿、增厚、粗糙、表面温度升高。触诊时整个乳腺肿大、发硬,无明显局限性肿块。

(2)乳头湿疹样乳腺癌(Paget 病):少见,恶性程度低,发展慢。发生在乳头区大乳管内,随病情进展发展到乳头。表现为乳头刺痒、灼痛,湿疹样改变,慢慢出现乳头、乳晕脱屑、糜烂、瘙痒,进而形成溃疡,有时覆盖黄褐色鳞屑样痂皮,病变继续发展则乳头内陷、破损。淋巴转移晚,常被误诊为湿疹而延误治疗。

(五)辅助检查

(1)钼靶 X 线:早期诊断乳腺癌的影像学诊断方法。适宜于 35 岁以上女性,每年 1 次。

(2)B 超检查:主要用于鉴别肿块的性质是囊性或实性。

(3)MRI 检查:近年来兴起,敏感性高,但是费用昂贵及特异性较低。浸润癌表现为形状不规则的星芒状、蟹足样阴影,与周围组织间分界不清,边缘有毛刺。

(4)全身放射性核素扫描(ECT)适用于骨转移可能性较大的乳腺癌患者。

(5)三大常规(血常规、尿常规、血生化)、肝肾功能、凝血功能、心电图等检查是判断患者能否耐受术后及后续治疗的重要参考指标。

(6)乳腺肿瘤标志物的检测:有利于综合评价病情变化。

(7)乳腺病灶活组织检查术:确诊的重要依据,在完成超声、钼靶和磁共振成像检查后进行。最常见的方法是 B 超定位下空芯穿刺,具有简便、快捷、准确的优点。穿刺前行普鲁卡因皮试,皮试阴性者才能接受穿刺术。

(六)治疗原则

以手术为主,辅以化学药物、放射、内分泌、生物治疗等综合治疗。

1.手术治疗

手术治疗是最根本的治疗方法。适应证为 0、Ⅰ、Ⅱ期及部分Ⅲ期患者。已有远处转移、全身情况差、主要脏器有严重疾病不能耐受手术者属于手术禁忌。早年以局部切除及全乳房切除术治疗乳腺癌,但是治疗结果并不理想,随着手术方式不断演化,直至 Fisher 首次提出乳腺癌是 1 个全身性疾病,手术范围的扩大并不能降低死亡率,主张缩小手术范围,并加强术后综合辅助治疗。目前我国国内以改良根治术为主,国外推广保乳术,取得了良好效果,保乳术将成为未来我国乳腺癌手术发展的趋势。

(1)乳腺癌根治术:手术范围包括整个乳房、胸大肌、胸小肌、腋窝及锁骨下淋巴结。该术式可清除腋下组(胸小肌外侧)、腋中组(胸小肌深面)及腋上组(胸小肌内侧)3组淋巴结,手术创伤较大,现在已很少应用。

(2)乳腺癌扩大根治术:即在清除腋下、腋中、腋上3组淋巴结的基础上,同时切除胸廓内动、静脉及其周围的淋巴结(即胸骨旁淋巴结)。

(3)乳腺癌改良根治术:有两种术式。一种是保留胸大肌,切除胸小肌;一种是保留胸大、小肌。前者淋巴结清楚范围与根治术相仿,后者不能清除腋上组淋巴结。大量临床观察研究发现Ⅰ、Ⅱ期乳腺癌患者应用根治术与改良根治术的生存率无明显差异,且后者保留了胸肌,更易被患者接受,目前已成为常用术式。

(4)全乳房切除术:切除整个乳腺,包括腋尾部及胸大肌筋膜。该术式适宜于原位癌、微小癌及年迈体弱不易做改良根治者。

(5)保留乳房的乳腺癌切除术:手术包括完整切除肿块及腋淋巴结清扫。肿块切除时要求肿块周围包裹适量正常乳腺组织,确保切除标本的边缘无肿瘤细胞浸润。术后辅以放疗、化疗,全球范围内的大量临床随机对照试验证明,保乳术联合术后辅助治疗,与传统根治术或改良根治术相比,在总生存率上无统计学差异,现已被欧美国家广泛接受。

(6)前哨淋巴活检术:前哨淋巴是原发肿瘤发生淋巴结转移所必经的第1个淋巴结,通过前哨淋巴结活检,可以预测腋淋巴结是否转移的准确性已达95%~98%。目前多采用注射染料和放射性核素作为前哨淋巴结活检的两种示踪剂,若活检为阴性,则可避免不必要的腋淋巴结清扫,进一步减少手术带来的并发症和上肢功能障碍。

(7)乳腺癌术后的乳房重建:又称乳房再造术,指利用自身组织移植或乳房假体来重建因患乳房疾病行乳房切除术后的胸壁畸形和乳房缺损。乳房重建术根据重建的时间可分为一期重建和二期重建。一期重建是指在实施乳腺癌根治术的同时进行乳房重建;二期重建是指患者乳腺癌切除术后1~2年,已完成术后放疗且无复发迹象者进行的乳房重建术。

关于手术方式的选择目前尚有分歧,但没有任何一种式适用于所有情况的乳腺癌,手术方式选择还应根据病理分型、疾病分期、手术医师的习惯及辅助治疗的条件而定。总之,改良乳腺癌根治术是目前的应用较为广泛的术式,有胸骨旁淋巴结转移时行扩大根治术;晚期乳腺癌行乳腺癌姑息性切除。

2.化学药物治疗

(1)辅助化疗:乳腺癌是实体肿瘤中应用化疗最有效的肿瘤之一。化疗是必要的全身性辅助治疗方式,可降低术后复发率,提高生存率,一般在术后早期应用,采用联合化疗方式,治疗期以6个月左右为宜。常用方案有CMF方案(环磷酰胺、甲氨蝶呤、氟尿嘧啶)和CEF方案(环磷酰胺、表柔比星、氟尿嘧啶)。根据病情术后尽早用药,化疗前患者应无明显骨髓抑制,白细胞计数 $>4\times10^9/L$,血红蛋白含量 >80 g/L,血小板计数 $>50\times10^9/L$。化疗期间定期检查肝、肾功能,每次化疗前查白细胞计数,若白细胞计数 $<3\times10^9/L$,应延长用药间隔时间。表柔比星的心脏毒性和骨髓抑制作用较多柔比星低,因而其应用更为广泛。尽管如此,仍应定期心电图检查。其他效果好的有紫杉醇、多西紫杉醇、长春瑞滨和卡培他滨等。

(2)新辅助化疗:多用于由于肿物过大或已经转移导致不能手术的Ⅲ期患者,通过化疗使肿物缩小。化疗方案同辅助化疗,疗程根据个人疗效而定。

3.内分泌疗法

乳腺是雌激素靶器官,癌肿细胞中雌激素受体(ER)含量高者,称激素依赖性肿瘤,对内分泌治疗有效;ER 含量低者,称激素非依赖型肿瘤,对内分泌治疗效果差。因此,针对乳腺癌患者还应测定雌激素受体和孕激素受体,以选择辅助治疗方案及判断预后。

(1)他莫昔芬:又名三苯氧胺,是内分泌治疗常用药物,可降低乳腺癌术后复发及转移,同时可减少对侧乳腺癌的发生率;适用于雌激素受体(ER)阳性的绝经妇女。他莫昔芬的用量为每天 20 mg,服用 5 年。该药的主要不良反应有潮热、恶心、呕吐、静脉栓塞形成、眼部不良反应、阴道干燥或分泌物增多。他莫昔芬的第二代药物是托瑞米芬。

(2)芳香化酶抑制剂(AI、如来曲唑等):新近发展的药物,能抑制肾上腺分泌的雄激素转变为雌激素过程中的芳香化环节,从而降低雌二醇,达到治疗乳腺癌的目的。适用于绝经后的患者,效果优于他莫昔芬,一般建议单独使用此类药物或他莫昔芬序贯芳香化酶抑制剂辅助治疗。目前临床上 AI 已代替他莫昔芬成为绝经后乳腺癌患者的一线治疗药物。

(3)卵巢去势治疗:包括药物、手术或放射去势,目前临床少用。

4.放疗

可在术前、术后采用,是乳腺癌局部治疗的手段之一。术前杀灭癌肿周围癌细胞,术后减少扩散及复发,提高 5 年生存率。一般在术后 2～3 周,在锁骨上、胸骨旁以及腋窝等区域进行照射。此外,骨转移灶及局部复发灶照射,可缓解症状。在保乳术后,放疗是重要组成部分;单纯乳房切除术后根据患者具体情况而定;根治术后一般不做常规放疗,但对于高危复发患者,放疗可降低局部复发率。

5.生物治疗

(1)曲妥珠单抗:近年来临床上推广应用的注射液,系通过转基因技术,对 *CerB*-2 过度表达的乳腺癌患者有一定效果。对于 *HER*2 基因扩增或过度表达的乳腺癌患者,曲妥珠单抗联合化疗的疗效明显优于单用化疗。

(2)拉帕替尼:是一种口服的小分子表皮生长因子酪氨酸激酶抑制剂,与曲妥珠单抗无交叉耐药,与其不同的是能够透过血-脑屏障,对乳腺癌脑转移有一定的治疗作用。

(3)贝伐单抗:是一种针对血管内皮生长因子的重组人源化单克隆抗体,联合其他化疗药物是晚期转移性乳腺癌的标准治疗方案之一。

二、护理评估

(一)一般评估

1.生命体征(T、P、R、BP)

乳腺癌患者乳房皮肤破溃有发炎感染者可有体温升高,癌肿深入浸润侵及肺部时可有呼吸加快。术后由于麻醉剂的作用或卧床太久没有活动,评估患者是否有短暂性的血压降低。术后 3 天内患者可出现手术吸收热,一般不超过 38.5 ℃,高热时可有脉搏、呼吸加快。

2.患者主诉

(1)现病史:是否触及肿块,肿块发生时间、增长速度,随月经周期肿块大小有无变化,有无乳头溢液及乳头溢液的性质、治疗情况;有无疼痛,疼痛的位置、程度、性质、持续时间;有无高血压、糖尿病等其他系统的疾病。

（2）过去史：了解患者的月经及婚育情况：初潮年龄、初产年龄、绝经年龄、月经周期、怀孕及生育次数，是否哺乳；绝经后是否应用激素替代疗法，是否患子宫及甲状腺功能性疾病。

（3）家族史：家族中是否有恶性肿瘤尤其是乳腺癌的患者。

（4）心理-社会史：了解患者有无遇到社会心理应激（如夫妻关系不和、离异、丧偶、重大事故），是否长期心理压抑。

（5）日常生活习惯：有无高脂、高糖、高热量饮食习惯，有无长期饮酒，有无长期使用激素类美容化妆品或药物。

（6）有无过敏史。

3.相关记录

术后记录每天引流液的量、色、性质。心电监护患者的血压、脉搏、呼吸、血氧饱和度。

（二）身体评估

1.术前一般情况

有无高血压、糖尿病、脑血管史等其他系统疾病，近期有无服用阿司匹林等药物，入院后睡眠情况。

2.术前专科情况

（1）检查方法。①视诊：面对镜子，两手叉腰，观察乳房的外形，然后将双臂高举过头，仔细观察两侧乳房的大小、形状、高低是否对称，如有差异，需询问是先天发育异常还是近期发生的或渐进性发生的；乳房皮肤有无红肿、皮疹、皮肤褶皱、橘皮样改变、浅表静脉扩张等异常；观察乳头是否在同一水平上，是否有抬高、回缩、凹陷，有无异常分泌物自乳头溢出，乳晕颜色是否有改变。②触诊乳房：仰卧，先查健侧，再查患侧。检查侧的手臂高举过头，在检查侧肩下垫一小枕头，使乳房变平。然后将对侧手四指并拢，用指端掌面检查乳房各部位是否有肿块或其他变化。依次从乳房外上、外下、内下、内上象限及中央区做全面检查。上至锁骨，下到肋弓边缘，内侧到胸骨旁，外侧到腋中线。然后用同样方法检查对侧乳房，最后用拇指和示指轻轻挤捏乳头，观察有无乳头溢液。注意腋窝有无肿块，对较小或深部的病灶，可再用指尖进行触诊。③触诊腋窝淋巴结：患者取坐位，检查右侧腋下时，以右手托住患者右臂，使胸大肌松弛，用左手自胸壁外侧向腋顶部、胸肌外侧及肩胛下逐步触诊，如触及肿大淋巴结，注意其部位、大小、形状、数量、硬度、表面是否光滑、有无压痛、边界是否清楚以及活动度，与周围组织间及淋巴结间有无粘连。检查左侧腋下时，方法同前。检查锁骨上淋巴结时可站在患者背后，乳腺癌锁骨上淋巴结转移多发生于胸锁乳突肌锁骨头外侧缘处，检查时可沿锁骨上和胸锁乳突肌外缘向左右和上下触诊，如触及肿大淋巴结，记录其特点。

（2）检查的内容。①肿块的大小、部位、形状、数量、质地、表面光滑度、有无压痛、与周围组织是否粘连、边界是否清楚及活动度。②乳房外形有无改变，双侧是否对称，乳头有无抬高、内陷，皮肤有无橘皮样改变，有无破溃，血性分泌物是否恶臭。③是否有乳头溢液，分泌物性质、量、气味等。④是否有腋窝淋巴结肿大，淋巴结肿大早期为散在、质硬、无痛，可以推动结节，后期则互相粘连融合，甚至与皮肤或深部组织粘连。

3.术后身体评估

（1）术后评估患者生命体征、意识状态、精神状态，有无烦躁、面色苍白、皮肤湿冷、呼吸急促、脉快等异常表现。评估患者的早期下床活动能力，有无直立性低血压，四肢活动能力如何。评估患者疼痛的部位、性质、评分、持续时间、伴随症状。评估患者拔除尿管后有无尿潴留。

（2）评估患肢水肿的程度。根据水肿的范围和程度可分为 3 度。①Ⅰ度：上臂体积增加 <10％，一般不明显，肉眼不易观察出，多发生在上臂近段内后区域；②Ⅱ度：上臂体积增加为 10％～80％，肿胀明显，但一般不影响上肢活动；③Ⅲ度：上臂体积增加>80％，肿胀明显，累及范围广，可影响整个上肢，并有严重的上肢活动障碍。可对比健侧与患侧上肢是否相同，测量不同点的臂围，手指按压。

（三）心理-社会评估

入院后当患者被确诊为乳腺癌时，常表现为怀疑、不接受现实、焦虑，甚至恐惧。充分了解患者对疾病认识情况，是否接受手术。了解患者对疾病预后、拟采取手术方案及手术后康复知识的了解程度。了解患者家属的心理状态、家庭对手术的经济承受能力。术后评估患者对自身形象的接受度，是否有抑郁表现，能否良好适应自身的变化。

（四）辅助检查阳性结果评估

1.乳腺钼靶检查

临床上主要采用 BI-RADS 分期，现有较为权威的钼靶检查报告分期标准如下。

BI-RADS 0 级：需要结合其他检查。

BI-RADS 1 级：阴性。

BI-RADS 2 级：良性。

BI-RADS 3 级：良性可能，需短期随访。

BI-RADS 4 级：可疑恶性，建议活检。

BI-RADS 4A：低度可疑。

BI-RADS 4B：中度可疑。

BI-RADS 4C：高度可疑但不确定。

BI-RADS 5 级：高度恶性。

BI-RADS 6 级：已经病理证实恶性。

2.三大常规

（1）血常规：白细胞和中性粒细胞是判断有无感染的基本指标；血红蛋白指数是贫血的诊断依据；血小板是判断凝血功能的重要因素。

（2）尿常规：判断有无泌尿系统感染。

（3）生化检查：检查肝肾功能是否正常。

（五）治疗效果的评估

1.非手术治疗评估要点

（1）评估接受新辅助化疗患者的乳房肿块有无缩小或变大。

（2）化疗患者的评估要点：有无肝肾功能不正常；有无出血性膀胱炎；有无贫血或白细胞计数过低；心电图检查有无异常；有无大量呕吐导致电解质紊乱，是否需要补液；有无化疗药变态反应的发生，如胸闷、呼吸急促。

（3）放疗患者的评估要点：患者有无贫血或白细胞计数过低；放疗区域皮肤有无发红、皮疹。

2.手术治疗评估要点

评估患者手术后患肢水肿的程度、切口愈合情况、有无患侧上肢活动障碍、有无自我形象紊乱。

三、主要护理诊断(问题)

(一)焦虑恐惧

焦虑恐惧与不适应住院环境,担心预后、手术影响女性形象及今后家庭、工作有关。

(二)有组织完整性受损的危险

危险与留置引流管、患侧上肢淋巴引流不畅有关。

(三)知识缺乏

缺乏术前准备、术后注意事项、术后康复锻炼的知识。

(四)睡眠障碍

睡眠障碍与不适应环境改变及担心手术有关。

(五)皮肤完整性受损

皮肤完整性受损与手术有关。

(六)身体活动障碍

身体活动障碍与手术影响患者活动有关。

(七)自我形象紊乱

自我形象紊乱与乳房或邻近组织切除及瘢痕形成有关。

(八)潜在并发症

皮下积液、皮瓣坏死、上肢水肿。

四、主要护理措施

(一)正确对待手术引起的自我形象改变

1.做好患者的心理护理

向患者和家属耐心解释手术的必要性和重要性,鼓励患者表达自己的想法与感受,介绍相同经历的已重塑自我形象的病友与之交流。告知患者今后行乳房重建的可能,鼓励其战胜疾病的信心。

2.取得其配偶的理解和支持

对已婚患者,同时对其配偶进行心理辅导,鼓励夫妻双方坦诚交流,使配偶理解关心其术后身体状况,接受身体形象的改变。

(二)术前护理

1.心理护理

护理人员关注患者的心理状态,从入院起即做好宣教工作,减轻环境不适应带来的焦虑,随之给予各项检查及治疗的宣教及解释。认识乳腺癌患者确诊后的心理历程,针对性的给予心理疏导。允许并鼓励患者参与到自身基本治疗方式的选择,以符合患者的社会地位、经济情况、文化水平、家庭关系及个人隐私方面的需求,使患者达到心理平衡。可让术后恢复患者现身讲解,解除顾虑,使患者得到全方位的心理支持,树立战胜疾病的信心,提高应对技巧和生活质量。

2.完善术前准备

(1)做好术前检查的有关宣教,满足患者了解疾病相关知识的需求。

(2)术前做好皮肤准备,剃去腋毛,以便于术中淋巴结清扫。对手术范围大、需要植皮的患者,除常规备皮外,同时做好供皮区(如腹部或同侧大腿)的皮肤准备。

（3）乳房皮肤破溃者,术前每天换药至创面好转。

（4）乳头凹陷者,应提起乳头,以松节油擦干净,再以75％乙醇擦洗。

（5）术前教会患者腹式呼吸、咳痰、变换体位及床上大小便的具体方法,手术晨留置尿管。

（6）从术前8～12小时开始禁食、禁水,以防因麻醉或手术过程中的呕吐而引起窒息或吸入性肺炎。

（7）手术晨全面检查术前准备情况,测量生命体征,若发现患者有体温、血压升高或女性患者月经来潮时,及时通知医师,必要时延期手术。

（8）乳腺肿瘤如继发感染、破溃或出血。应给予抗感染和消炎止血治疗,在局部炎症水肿消退、皮肤状况好转后再手术。

（9）对于哺乳期患者应采用药物断奶回乳,以免术后发生乳瘘。

（三）术后护理

1.体位及饮食的护理

全麻或硬膜外麻醉后术后6小时内去枕平卧位,禁食禁水,头偏一侧,注意防止直立性低血压、呕吐及误吸。6小时后,若患者生命体征平稳,可取半卧位或平卧位,保持患肢自然内收。术后6小时后,先试饮少量水,无不适后,可进流质饮食,少量多餐,次日可进高热量、高蛋白的饮食。

2.病情观察

术后连续6小时,每1小时测 T、P、BP、R,并观察患者精神状态,心电监护患者需记录每小时血氧饱和度。注意观察呼吸,有胸闷、呼吸困难时,注意是否伴发气胸,必要时进行胸部 X 线检查。其他导致呼吸困难的因素有胸带过紧、体位。观察患者精神状态,有无烦躁、面色苍白、皮肤湿冷、呼吸急促、脉快等异常表现和由于出血而导致的休克和窒息。观察敷料是否固定完好及渗血情况。

3.疼痛护理

倾听患者疼痛的感受、部位、发生时间,判断疼痛的强度、阵发性还是持续性,有心血管疾病和心脏疾病的患者注意其伤口疼痛与心绞痛区分。严密观察患者的疼痛情况,判断产生的原因是心理作用、伤口导致、体位压迫还是其他疾病伴发。指导患者疼痛时避免下床活动,学会分散注意力,给予患者疾病相关的知识宣教,告知避免患肢长时间下垂,肩关节制动。按医嘱指导患者正确用药,观察药物疗效和不良反应。

4.加强伤口护理

（1）注意伤口敷料情况,用胸带加压包扎,使皮瓣与胸壁贴合紧密,注意松紧度以容纳一手指、能维持正常血运、不影响患者呼吸为宜。

（2）观察患侧上肢远端血运循环情况,若手指发麻、皮肤发绀、皮温下降、脉搏摸不清,提示腋窝部血管受压,应及时调整绷带松紧度。

（3）绷带加压包扎一般维持7～10天,包扎期间告知患者不能自行松紧绷带,瘙痒时不能将手指伸入敷料下抓挠。若绷带松脱,及时重新加压包扎。观察切口敷料渗血、渗液情况,并记录。

5.做好引流管的护理

（1）做好宣教:引流管贴明标识,告知患者及家属引流管放置的目的是及时引流皮瓣下的渗血、渗液和积气,使皮瓣紧贴创面,促进皮瓣愈合。翻身及下床活动时防止引流管扭曲、折叠和受压。告知患者不要急于想要拔掉引流管,引流管放置时间一般在 2 周左右,连续 3 天每天引流量

<10 mL,创面与皮肤紧贴,手指按压伤口周围皮肤无空虚感,即可考虑拔管。

(2)维持有效负压:注意负压引流管连接固定,负压维持在 26.6～53.2 kPa(200～400 mmHg),保持有效负压及引流管通畅。护士在更换引流瓶时发现局部积液、皮瓣不能紧贴胸壁且有波动感,报告医师及时处理。

(3)加强观察:注意引流液的量、色、性质并记录。术后 1～2 天,每天引流血性液 50～200 mL,以后逐渐颜色变淡、减少。若术后短时间内引流出大量鲜红色液体(>100 mL/h)或 24 小时引流量>500 mL,则为活动性出血,需及时通知医师,并遵医嘱处理。随时观察引流管是否通畅、固定,防止患者下床时引流管扭曲打折,保证有效引流。观察患者术后拔除尿管后能否顺利排尿,术后 6 小时仍未排尿者需判断有无尿潴留。观察患者术后能否顺利排便,术后 3～5 天患者仍未排便,观察有无腹胀。

6.指导患者做上肢功能锻炼

(1)告知功能锻炼的目的:术后进行适时、适当地功能锻炼有利于术后上肢静脉回流,预防上肢水肿。同时又减少瘢痕挛缩的发生,促进患侧上肢功能恢复及自理能力的重建,增强患者恢复的信心,提高生活质量。

(2)功能锻炼的时机与方法:乳腺癌术后过早、过大范围进行患侧上肢和胸部活动,会影响切口愈合,并且会明显增加创面渗血量,容易出现皮瓣坏死和积液。但如果活动过晚、活动范围不够,又会影响上肢的运动功能,容易造成肌力下降和活动范围受限。妥善掌握活动的时机和限度,目前普遍推荐,术后早期肩部适当制动,外展、前伸和后伸动作范围都不应超过 40°,内旋和外旋动作不受限制。待伤口逐渐愈合,逐步增加活动的量和范围。术后手、腕部、前臂、肘部活动不受限制。依据患者所处的不同术后康复阶段,指导其相应的功能锻炼:术后 24 小时患肢内收、制动,只做手关节、腕关节、肘关节的屈曲、伸展运动,避免患肢外展、上举。术后 24 小时鼓励患者早期下床活动,渐进式床上坐起、床边坐位、床边站立各 30 秒,无头晕不适后,可在床旁适当活动。引流管拔除后开始肩部活动,循序渐进地增加强度与频率来锻炼肩关节的前摆、后伸,逐步尝试用患肢刷牙、梳头、洗脸等。同时每天开始进行手指爬墙运动。待伤口愈合拆线后,患肢逐渐外展联系,鼓励患者结合之前的锻炼内容学习康复操,全方位活动锻炼患肢关节。

(3)注意事项:①正确进行功能锻炼,遵循循序渐进的原则,逐步活动手、腕、肘、肩部关节。②不可动作过大,也不可惧怕疼痛不敢运动,以不感到疼痛为宜。③早期下床活动时,不可用患肢撑床,防止家属用力扶患肢,以免造成腋窝皮瓣滑动影响愈合。④若出现腋下积液,应延迟肩关节活动时间,减少活动量,待伤口愈合,积液消失,再开始锻炼计划。

7.患肢水肿的护理

(1)原因:患侧上肢肿胀主要与患侧淋巴结切除后上肢淋巴回流不畅、上肢静脉回流不畅有关,此外局部积液或感染等也会导致患肢肿胀。淋巴回流不畅引起的水肿通常发生在 1～2 个月甚至数月后,静脉回流不畅则在术后短时间内出现。

(2)避免患肢肿胀的措施:①术后用一软枕垫高患肢,使之高于心脏 10～15 cm,直至伤口愈合拆线。②严禁在患侧测血压、静脉输液、注射、抽血、提重物等,以免回流障碍引起水肿。③术后 24 小时开始进行适当的功能锻炼。④向心性局部按摩:让患者抬高患肢,按摩者用双手扣成环形自腕部向肩部用一定压力推移,每次 15 分钟以上,一天 3 次。⑤局部感染者,及时应用抗生素治疗。

(四)健康教育

(1)术后近期避免患肢提取重物,继续进行功能锻炼。

(2)术后5年内尽量避免妊娠,因为妊娠可加重患者及其家属的精神压力和经济上的双重负担。避孕不宜使用激素类避孕药,以免刺激癌细胞生长;可使用避孕套、上环等方法或请教妇科医师。

(3)放疗及化疗的自我护理:放疗期间注意保护皮肤,出现放射性皮炎时及时就诊。化疗期间应定期检查肝、肾功能,每次化疗前1天或当天查白细胞计数,化疗后5～7天复查白细胞计数,若白细胞数$<3\times10^9$/L,需及时就诊。放化疗期间应少去公共场所,以减少感染机会;加强营养,多食高蛋白、高维生素、低脂肪的食物,以增强机体抵抗力,饮食要均衡,不宜过多忌口。

(4)提供患者改善形象的方法:介绍假体的作用和应用;可通过佩戴合适的假发、义乳改善自我形象;根治术后3个月可行乳房再造术,但有肿瘤转移或乳腺炎者禁忌;避免衣着过度紧身。

(5)饮食指导:①术后一般不必忌口,但对某些含有雌激素成分的食品或保健品,如蜂乳、阿胶等应少食。②限制脂肪含量高,特别是动物性脂肪含量高的食物,尽量选择脱脂牛奶,避免油炸或其他脂肪含量高的食物。③选择富含各种蔬菜、水果和豆类的植物性膳食,并多食用粗加工的谷类。④建议不饮酒,尤其禁饮烈性酒类。⑤控制肉摄入量,特别是红肉,最好选择鱼、禽肉取代红肉(牛、羊、猪肉)。⑥限制腌制食物和食盐摄入量。⑦避免食用被真菌毒素污染而在室温长期储藏的食物。⑧少喝咖啡,因其含有较高的咖啡因,可促使乳腺增生。⑨注意均衡饮食,适当的体力活动,避免体重过重。

(6)告知患者乳房自检的正确方法和时间。乳房自检应经常进行,20岁以上女性每月自检一次,一般在月经干净后5～7天。此时雌激素对乳腺的影响最小,乳腺处于相对静止状态,容易发现病变。对于已绝经妇女,检查时间可固定于每月的某一天。40岁以上的妇女、乳腺癌术后的患者每年行钼靶X线摄片检查,以便早期发现乳腺癌或乳腺癌复发征象。

(7)正确面对术后性生活:性生活是人类最基本的生理和心理需求。特别是年轻的乳腺癌患者术后,由于手术瘢痕、脱发等对于性及生殖方面会产生一系列问题,甚至认为自己不再是1个完整的女性,对性表达失去信心,同时配偶因担心性生活会影响对方的康复,甚至担心可能因此病情恶化,也对性避而不谈。事实上,单纯从乳房的手术或者放疗的角度而言,并不会降低女性的性欲,也不会影响性生活时的身心反应。同时,正常的性生活也对预防疾病的复发有很大益处。

(8)患侧肢体的护理:教会患者患侧肢体功能锻炼的方法,强调锻炼的必要性及重要性,术后1年如上肢功能障碍不能恢复,以后就很难再恢复正常。锻炼要循序渐进,不能急于求成,贵在坚持。

五、肿瘤化疗患者的生理病理特点

(一)肿瘤化疗患者免疫系统功能特点

细胞毒药物以两种方式诱导免疫系统。一种是直接诱导特异的细胞免疫反应,导致肿瘤细胞死亡;另一种是诱导短暂的淋巴细胞削减,然后刺激免疫效应分子产生,解除受抑制的免疫反应。一些细胞毒药物直接或间接杀死免疫效应细胞,导致免疫系统功能低下或免疫无能。增加患者病毒和细菌感染的可能性。化疗药物可通过3种方式——本身性质(如烷化剂和糖皮质激素)、作用模式(如肿瘤细胞的死亡出现在细胞应激之前)、剂量或给药方式对免疫系统进行损害。

(二)肿瘤化疗患者器官功能特点

抗肿瘤药物不仅杀伤肿瘤细胞,而且会影响正常细胞,特别是对靶器官,如造血系统、肝、肾功能有很大的影响,可产生骨髓抑制、肝肾功能损害等毒性反应或不良反应。化疗患者造血系统、肝、肾功能的改变,决定着能否化疗或是否需要调整化疗药物的剂量,因此化疗前需要常规测定血常规、肝、肾功能等。化疗中监测各项指标的动态变化,确保化疗过程的安全性。

(三)肿瘤化疗患者营养状态特点

化疗过程和患者的营养状况是相互联系的。首先,化疗过程中的毒性,尤其是消化道反应中极为常见的恶心、呕吐、消化道黏膜炎症、破损、腹泻、便秘等症状,会严重削弱患者的食欲或影响进食过程。在肿瘤引起的代谢异常的基础上进一步加重营养不足。

其次,营养不足会降低患者对化疗的耐受程度,影响中性粒细胞的水平,致使患者无法完成化疗计划,化疗提前终止,从而影响患者的抗肿瘤治疗的效果。因此,要重视化疗给肿瘤患者带来的营养风险,积极评估,及早应对,维持患者的营养水平,为化疗提供良好的代谢环境。

六、肿瘤静脉化疗患者的护理特点

(一)肿瘤化疗患者静脉选择原则

理想的静脉注射应该是选择一条粗直的浅表静脉或者选择深静脉置管[如经外周深静脉置管(PICC)或静脉输液港]。避免瘀青、炎症的部位;避免在循环不良的肢体上注射,如乳腺癌切除术后的患肢,有淋巴水肿、血栓性静脉炎、创伤的肢体,以及有不可移动骨折的肢体等。上腔静脉阻塞的患者应从下肢静脉给药,当注射强刺激化疗药物时,外周静脉输液避免使用肘窝部位。

(二)肿瘤化疗患者穿刺工具的选择特点

(1)直接单次注射可使用留置针(视患者使用的化疗药性质来决定),留置针宜选用 24 号,因为导管越细,对静脉的伤害就越小,而且有较多的血流经过导管旁,还可以减少具有刺激性的药物在血管壁的停留时间,使化学性静脉炎发生率降低。

(2)连续多天静脉滴注且多疗程注射时最好应用 PICC 或静脉输液港,能更好地保护静脉,防止外渗。

(三)化疗期间肿瘤患者的健康教育

(1)输液前向患者讲解细胞毒药物渗出的临床表现,如果出现局部隆起、疼痛或输液不通畅,及时呼叫护士,尽量减少化疗药物的渗出量。一旦发生药物渗出,应及时报告护士处理,切勿自行热敷。

(2)向患者详细介绍 PICC 的优越性,连续静脉输注细胞毒药物时尽量说服患者采取 PICC 输液,并向患者说明 PICC 的用途,简单介绍操作流程。

(3)输注需慢滴的药物如伊立替康、紫杉醇等,应向患者说明输液速度的重要性,不可自行调节输液速度。

(4)鼓励患者进食,宜清淡易消化饮食,少量多餐。

(5)化疗期间注意口腔卫生,保持清洁和湿润,每天饭前后用生理盐水漱口,睡前和晨起用软毛牙刷清洁口腔,动作轻柔,避免损伤口腔黏膜和牙龈。

(6)化疗前和化疗期间嘱患者多饮水,使尿量维持在每天 2 000～3 000 mL,以减轻肾脏毒性。教会患者观察尿液的性状,准确记录出入量,如出现任何不适及时报告。

七、乳腺癌的辅助化疗的护理

(一)健康教育与心理护理

要获得较好的治疗效果,大部分乳腺癌患者要经过较长时间的化疗和连续治疗与护理,每个治疗阶段的反应都各有不同,要建立全程分期教育模式。从患者入院、化疗前、化疗中、化疗后和出院前 5 个阶段分别采用不同的方法给予指导,帮助患者顺利度过各阶段。

1.入院阶段

主要让化疗患者尽快熟悉医院环境,讲解有关疾病知识和医疗进展,介绍治疗成功的病例,以减轻其焦虑、悲观绝望的心理,唤起对化疗的信心,建立良好的遵医行为。

2.化疗前阶段

教育应重点向患者介绍治疗方案、给药途径、药物的作用和效果,可能出现的不良反应及对策,消除患者对化疗的紧张恐惧心理,建立治疗信心。化疗中应让患者掌握配合的方法、注意事项,明确配合治疗的意义,提高配合治疗的能力,减轻化疗不良反应和并发症。

3.化疗中、化疗后阶段

面对化疗期的严重反应,会出现心理障碍、悲观失望、焦虑、忧郁,失去生存的勇气,做出许多失常的举动,通过沟通思想、心理疏导方式,给予更多的鼓励与帮助,为患者提供如何应对和减轻化疗反应减少不适等信息和知识,并积极处理化疗反应。

4.出院阶段

给予全面的指导,如养成自觉的遵医行为、坚持化疗以及如何处理和应对化疗反应、定期复查、保持愉快的心情、合适的体力劳动及锻炼、合理的饮食、良好的生活习惯等。

(二)输液护理

乳腺癌的化疗是 1 个比较漫长的过程,每位患者在化疗期间要接受数十次甚至上百次的穿刺痛苦,由于乳腺癌术中患侧血管、淋巴管被结扎导致患侧不能输液,下肢静脉由于静脉瓣较多,化疗时更易发生静脉炎,通常只能在健侧上肢输液或化疗。同时,由于化疗药对血管的毒性作用很大,在浅静脉化疗时容易发生静脉炎、输液外渗时导致局部的炎症、坏死,发生后处理很困难,疗程长,有的甚至需要外科植皮,给患者造成很大的痛苦和额外的经济负担。因此,乳腺癌患者化疗时对血管的要求就很高,在血管的选择方面应注意尽量对患者产生最小的不良作用和痛苦,选用粗大直的血管,有条件的现在一般主张使用深静脉。使用中心静脉置管并发症多且风险大,而经外周深静脉置管(PICC)因其操作简便、痛苦小、留置时间长、并发症相对少等优点在临床广泛使用。

在使用外周浅静脉时,要注意化疗前根据药物的性质选择适当的注射部位,血管穿刺尽量由远端向近端,选择强度好、粗、直的静脉,避免同一部位同一条静脉反复穿刺。拔针时用无菌棉签轻轻压住,抬高穿刺侧肢体,以避免血液反流,防止针眼局部淤血影响下次穿刺。同时,还要严格执行无菌技术操作规程,熟练掌握静脉穿刺技术。

PICC 置管的护理主要包括相关健康教育,如向患者和家属宣传介绍 PICC 的有关知识,讲解管道的优越性、置管方法、置管前后注意事项。还包括正确地进行管道护理:无菌管理、保持通畅、正确封管等。

为避免静脉炎的发生,护理人员需掌握化疗药物的性质和输液浓度,化疗前、后和输入不同化疗药物时,要用生理盐水 50～100 mL 冲洗静脉,以减少药物在血管内的停留,降低静脉炎的发生率。

(三)并发症的护理

1.胃肠道反应的护理

胃肠道黏膜上皮细胞增殖旺盛,对化学药物极为敏感,恶心、呕吐是化疗药物引起的最常见的毒性反应,可能使患者拒绝有效的化疗。所以需做好充分的准备工作,创造良好的治疗环境,消除房间异味。指导患者合理饮食,不在餐饮后或空腹时化疗,一般在饭后 2~3 小时应用化疗药物最佳;化疗期间不宜食过饱或过油腻的食物。化疗前应用止吐药物预防和减轻胃肠道反应。化疗中巡视病房,多与患者交谈,分散其注意力。加强营养,注意均衡饮食,尤其是优质蛋白质、牛奶的摄入,忌辛辣和刺激性食物。可少量多餐,多饮水,可减轻药物对消化道黏膜的刺激,并有利于毒物排出。多食水果、蔬菜,摄入足够纤维素,养成排便习惯,必要时给胃肠动力药或缓泻剂、灌肠。

2.骨髓抑制的护理

大多数化疗药物可致骨髓抑制,其特征为白细胞总数和中性粒细胞减少,继而血小板减少,严重者全血减少。因此患者需定时进行血象检查,当 Hb≤60 g/L、WBC≤$2.0×10^9$/L、中性粒细胞≤$1.0×10^9$/L,PLT≤$50×10^9$/L 时应停止化疗,给予保护性隔离,并采取预防并发症的措施。为避免感染,可设立单人病室,减少探视,严格执行各种无菌技术操作规程,防止交叉感染。观察有无出血、感染,如牙龈、皮肤斑,静脉穿刺时慎用止血带,严防利器损伤患者皮肤。

3.变态反应的护理

植物类抗肿瘤药物,如紫杉醇可引起变态反应,在滴注过程中安置心电监护,详细记录,观察有无呼吸困难、胸闷等情况,一旦发生严重过敏应立即停药抢救。预防性用药是预防过敏的最有效措施,使用紫杉醇前 12 小时口服地塞米松 3 mg,或地塞米松 5 mg 静脉滴注,也可用苯海拉明 20 mg 肌内注射。

4.心脏毒性反应的护理

蒽环类及紫杉醇类化疗药物的心脏毒性反应表现为心率(律)改变、无症状的短时间心动过缓、低血压,故化疗开始即予心电、血压、血氧饱和度持续监测,每 15 分钟观察并记录 1 次。

5.口腔护理

化疗往往引起口腔黏膜损坏,破坏口腔组织和免疫机制,主要表现为口腔干燥、牙龈炎、口腔溃疡等。因此,做好患者的口腔护理,如嘱其多饮水,常用淡盐水漱口,一旦出现口腔溃疡,要用软毛牙刷刷牙,可采用茶多酚漱口液、呋喃西林液、过氧化氢溶液含漱冲洗,并结合用抗口炎甘油,疗效较好。

6.静脉炎的护理

化疗药物刺激性大,使用周围静脉输液时容易发生静脉炎,如药液渗出或局部疼痛时立即停止用药。对局部肿胀明显、皮肤发红者,在 24 小时内用 0.2% 利多卡因加地塞米松加生理盐水做环形封闭,或用高渗溶液与维生素 B_{12} 注射液混合后外敷局部,可降低化疗药物毒性,且具有止痛及对细胞修复的作用。如果药物外渗较少,药物刺激性较弱,可用 50% 硫酸镁冷湿敷(禁用热敷),使局部血管收缩,减轻药物扩散。受损部位还可涂多磺酸黏多糖乳膏(喜疗妥软膏),促进肿胀消失和局部组织修复,减少炎症反应。

7.泌尿系统不良反应的护理

化疗药物所致泌尿系统损伤,表现为高尿酸血症、出血性膀胱炎及肾功能损害。应鼓励患者多饮水,保证每天入量≥4 000 mL,尿量≥3 000 mL,必要时给予利尿剂,并根据患者尿液 pH 的变化,增加碱性药物用量。对应用环磷酰胺的患者,应重点观察有无膀胱刺激征、排尿困难及血尿。

8.皮肤毒性的护理

化疗前告之患者可能出现皮炎、脱发、色素沉着等,发生皮炎的患者不可用手抓挠患处,可用温水轻轻擦洗,局部用醋酸氟轻松软膏涂擦。

9.脱发的护理

化疗前告知患者可能出现脱发,但化疗间歇期头发会重新生长。帮助患者准备假发或用头巾、帽子遮挡,改善患者自我形象,增加其自信。睡眠时戴发网或帽子,防止头发掉在床上,并注意在晨晚间护理时,扫净床上的脱发,减少对患者的不良心理刺激。另外,有报道表明,给药前10 分钟用冰帽,10 分钟后头发温度降至 23～24 ℃,持续至停药后 30 分钟止,有一定的预防作用。一旦发生脱发,注意头部防晒,避免用刺激性洗发液。

八、乳腺癌的局部辅助放疗的护理

(一)一般护理

1.心理护理

除常规心理护理以外,重点针对放疗进行教育,运用恰当的医学知识,向患者及其家属介绍放疗的目的、放射线的种类、放疗可能带来的问题,放疗中的注意事项,尤其应强调放疗的价值,帮助患者获取积极的认识和一定的放疗知识,以愉快的心情接受放疗。

2.生活护理

放疗期间,嘱患者穿宽松、便于穿脱的衣服,内衣以棉衣为宜。

3.饮食护理

保持足够和营养平衡的饮食,少食多餐。

4.定期检查血常规

每周进行血常规检查 1 次。当外周白细胞计数＜$4.0×10^9$/L 时,应及时通知医师,同时预防性应用升高白细胞药物。

(二)并发症的护理

1.急性放射性皮炎

大剂量照射或照射易损部位可能会发生一定程度的皮肤反应,包括早期的局部红斑、干性脱屑、瘙痒、局部渗出、湿性脱屑、暂时或永久性腋毛脱失等放疗反应。后期反应可为早期反应的延续,如色素沉着、色斑、皮肤薄、花斑、毛细血管扩张、皮肤纤维化、淋巴回流障碍等。

早期的皮肤反应即放射性皮炎可进行治疗,晚期反应多为不可逆改变。一旦出现放射性皮炎,皮肤修复功能会明显下降,因此照射区皮肤护理格外重要。放疗前应洗澡,照射区切口痊愈后方可放疗。照射区皮肤保持清洁干燥,禁贴胶布,禁涂红汞、碘酊及化妆品等,清洗时勿用肥皂,标志线如有褪色及时补描。禁用刺激性软膏、乳膏、洗剂或粉剂等。避免照射区皮肤在阳光下暴晒和各种机械性刺激、冷热刺激。局部皮肤瘙痒时可轻拍或用薄荷止痒水,如有结痂,可待其自然脱落,不宜剥脱,防止破溃形成。

2.大面积皮损感染

出现湿性脱屑应停止放疗,对症处理,合并感染时需行抗感染治疗,保持创面清洁干燥,以利于愈合。

3.全身反应护理

在放疗中易引起乏力、头晕、失眠或嗜睡，以及食欲缺乏、恶心、呕吐等消化道反应。多与患者的身体状况、放疗前的治疗情况、个体差异、心理因素等有关。对患者进行饮食调解，合理休息后，多能耐受放疗。白细胞数降低至接近正常值时，一般不必中止治疗，可预防性应用升高白细胞药物以帮助患者增加耐受性。

4.急性放射性食管炎

行内乳区或锁骨上区放疗可出现不同程度的食管炎，表现为吞咽疼痛或不适，多数为一过性放射反应。应做好生活护理，尤其是饮食护理，给予稀软、温冷、清淡食物，多食新鲜蔬菜、水果，忌食辛辣刺激性食物。有报道对于症状较重的患者，餐前 15 分钟含服 2% 利多卡因 20 mL＋地塞米松 5 mg＋庆大霉素 32 万 U＋生理盐水 100 mL，每次 10 mL，3 次/天，一般 5～7 天会消失，期间保证充足睡眠，适当锻炼。进食困难者给予半流质或流质饮食，必要时可暂停放疗。

5.放射性肺炎或纵隔纤维化

保乳患者行切线放疗或全胸壁放疗可造成不同程度的肺部损伤，根治性乳房切除术后行内乳区及锁骨上区照射时，可造成肺尖及纵隔的损伤。早期表现为放射性肺炎，晚期为肺或纵隔纤维化。虽然在现代放射技术和设备的条件下放射性肺炎的发生率较低，但放射性肺纤维化多为不可逆损伤。因此，要正确评估患者的状况而准确地计划放射剂量，并在放疗过程中密切观察呼吸状况，发现症状及时处理。可减少放射剂量，症状明显者可对症处理，应用激素及抗生素治疗，必要时可暂停放疗。

6.上肢水肿

腋窝清扫术后可不同程度地出现上肢水肿、上臂内侧的疼痛麻木等。放疗可加重上述表现，照射期间适当的上肢功能锻炼可有效预防水肿的发生或加重。

7.肋骨骨折或肋骨炎

放疗所致的肋骨骨折及肋骨炎的发生率为 3%～7%，多无症状，一般无须处理。

8.乳房纤维化

保乳患者行全乳照射剂量＞60 Gy 时，多有不同程度的乳房纤维化，且无有效的补救措施，重在预防，现采用三维适形调强放疗技术多可避免其发生。

九、护理效果评估

（1）患者情绪稳定，有充足的睡眠时间，积极配合医疗护理工作。

（2）患者手术前满足营养需要，增强机体免疫力、耐受力。

（3）患者充分做好术前准备，使术后并发症的危险降到最低限度。

（4）患者未出现感染、窒息等并发症，或能够及时发现并发症，并积极地预防与处理。手术创面愈合良好、患侧上肢肿胀减轻或消失。

（5）患者能自主应对自我形象的变化。

（6）患者能表现出良好的生活适应能力，建立自理意识。

（7）患者能注意保护患侧手臂，并正确进行功能锻炼。

（8）患者能复述术后恢复期的注意事项，并能正确进行乳房自我检查。

（杨春景）

第三节　胃十二指肠损伤的护理

一、概述

由于有肋弓保护且活动度较大,柔韧性较好,壁厚,钝挫伤时胃很少受累,只有胃膨胀时偶有发生胃损伤。上腹或下胸部的穿透伤则常导致胃损伤,多伴有肝、脾、横膈及胰等损伤。胃镜检查及吞入锐利异物或吞入酸、碱等腐蚀性毒物也可引起穿孔,但很少见。十二指肠损伤是由上中腹部受到间接暴力或锐器的直接刺伤而引起的,缺乏典型的腹膜炎症状和体征,术前诊断困难,漏诊率高,多伴有腹部脏器合并伤,病死率高,术后并发症多,肠瘘发生率高。

二、护理评估

(一)健康史

详细询问患者、现场目击者或陪同人员,以了解受伤的时间地点、环境,受伤的原因,外力的特点、大小和作用方向,坠跌高度;了解受伤前后饮食及排便情况,受伤时的体位,有无防御,伤后意识状态、症状、急救措施、运送方式,既往疾病及手术史。

(二)临床表现

(1)胃损伤若未波及胃壁全层,可无明显症状。若全层破裂,由于胃酸有很强的化学刺激性,可立即出现剧痛及腹膜刺激征。当破裂口接近贲门或食管时,可因空气进入纵隔而呈胸壁下气肿。较大的穿透性胃损伤时,可自腹壁流出食物残渣、胆汁和气体。

(2)十二指肠破裂后,因有胃液、胆汁及胰液进入腹腔,早期即可发生急性弥漫性腹膜炎,有剧烈的刀割样持续性腹痛伴恶心、呕吐,腹部检查可见有板状腹、腹膜刺激征症状。

(三)辅助检查

(1)疑有胃损伤者,应置胃管,若自胃内吸出血性液或血性物者可确诊。

(2)腹腔穿刺术和腹腔灌洗术:腹腔穿刺抽出不凝血液、胆汁,灌洗吸出 10 mL 以上肉眼可辨的血性液体,即为阳性结果。

(3)X 线检查:腹部 X 线片可显示腹膜后组织积气、肾脏轮廓清晰、腰大肌阴影模糊不清等有助于腹膜后十二指肠损伤的诊断。

(4)CT 检查:可显示少量的腹膜后积气和渗至肠外的造影剂。

(四)治疗原则

抗休克和及时、正确的手术处理是治疗的两大关键。

(五)心理、社会因素

胃十二指肠外伤性损伤多数在意外情况下发生,患者出现突发外伤后易出现紧张、痛苦、悲哀、恐惧等心理变化,担心手术成功及疾病预后。

三、护理问题

(一)疼痛

疼痛与胃肠破裂、腹腔内积液、腹膜刺激征有关。

(二)组织灌注量不足

组织灌注量不足与大量失血、失液,严重创伤,有效循环血量减少有关。

(三)焦虑或恐惧

焦虑或恐惧与经历意外及担心预后有关。

(四)潜在并发症

出血、感染、肠瘘、低血容量性休克。

四、护理目标

(1)患者疼痛减轻。

(2)患者血容量得以维持,各器官血供正常、功能完整。

(3)患者焦虑或恐惧减轻或消失。

(4)护士密切观察病情变化,如发现异常,及时报告医师,并配合处理。

五、护理措施

(一)一般护理

1.预防低血容量性休克

吸氧、保暖、建立静脉通道,遵医嘱输入温热生理盐水或乳酸盐林格液,抽血查全血细胞计数、血型和交叉配血。

2.密切观察病情变化

每15～30分钟应评估患者情况。评估内容包括意识状态、生命体征、肠鸣音、尿量、氧饱和度、有无呕吐、肌紧张和反跳痛等。观察胃管内引流物颜色、性质及量,若引流出血性液体,提示有胃十二指肠破裂的可能。

3.术前准备

胃十二指肠破裂大多需要手术处理,故患者入院后,在抢救休克的同时,尽快完成术前准备工作,如备皮、备血、插胃管及留置尿管、做好抗生素皮试等,一旦需要,可立即实施手术。

(二)心理护理

评估患者对损伤的情绪反应,鼓励他们说出自己内心的感受,帮助建立积极有效的应对措施。向患者介绍有关病情、损伤程度、手术方式及疾病预后,鼓励患者,告诉患者良好的心态、积极的配合有利于疾病早日康复。

(三)术后护理

1.体位

患者意识清楚、病情平稳,给予半坐卧位,有利于引流及呼吸。

2.禁食、胃肠减压

观察胃管内引流液颜色、性质及量,若引流出血性液体,提示有胃十二指肠再出血的可能。十二指肠创口缝合后,胃肠减压管置于十二指肠腔内,使胃液、肠液、胰液得到充分引流,一定要妥善固定,避免脱出。一旦脱出,要在医师的指导下重新置管。

3.严密监测生命体征

术后 15～30 分钟监测生命体征直至患者病情平稳。注意肾功能的改变,胃十二指肠损伤后,特别有出血性休克时,肾脏会受到一定的损害,尤其是严重腹部外伤伴有重度休克者,有发生急性肾功能障碍的危险,所以,术后应密切注意尿量,争取保持每小时尿量在 50 mL 以上。

4.补液和营养支持

根据医嘱,合理补充水、电解质和维生素,必要时输新鲜血、血浆,维持水、电解质、酸碱平衡。给予肠内、外营养支持,促进合成代谢,提高机体防御能力。继续应用有效抗生素,控制腹腔内感染。

5.术后并发症的观察和护理

(1)出血:如胃管内 24 小时内引流出新鲜血液＞200 mL,提示吻合口出血,要立即配合医师给予胃管内注入凝血酶粉、冰盐水洗胃等止血措施。

(2)肠瘘:患者术后持续低热或高热不退,腹腔引流管中引流出黄绿色或褐色渣样物,有恶臭或引流出大量气体,提示肠瘘发生,要配合医师进行腹腔双套管冲洗,并做好相应护理。

(四)健康教育

(1)讲解术后饮食注意事项,当患者胃肠功能恢复,一般 3～5 天后开始恢复饮食,由流质逐步恢复至半流质、普食,进食高蛋白、高能量、易消化饮食,增强抵抗力,促进愈合。

(2)行全胃切除或胃大部分切除术的患者,因胃肠吸收功能下降,要及时补充微量元素和维生素等营养素,预防贫血、腹泻等并发症。

(3)避免工作过于劳累,注意劳逸结合。讲明饮酒、抽烟对胃十二指肠疾病的危害性。

(4)避免长期大量服用非甾体抗炎药,如布洛芬等,以免引起胃肠道黏膜损伤。

(魏秀艳)

第四节　小肠破裂的护理

一、概述

小肠是消化管中最长的一段肌性管道,也是消化与吸收营养物质的重要场所。人类小肠全长 3～9 m,平均 5～7 m,个体差异很大。其分为十二指肠、空肠和回肠三部分,十二指肠属上消化道,空肠及其以下肠段属下消化道。

各种外力的作用所致的小肠穿孔称为小肠破裂。小肠破裂在战时和平时均较常见,多见于交通事故、工矿事故、生活事故如坠落、挤压、刀伤和火器伤。小肠可因穿透性与闭合性损伤造成肠管破裂或肠系膜撕裂。小肠占满整个腹部,又无骨骼保护,因此易于受到损伤。由于小肠壁厚,血运丰富,故无论是穿孔修补或肠段切除吻合术,其成功率均较高,发生肠瘘的机会少。

二、护理评估

(一)健康史

了解患者腹部损伤的时间、地点及致伤源、伤情、就诊前的急救措施、受伤至就诊之间的病情变化,如果患者神志不清,应询问目击人员。

(二)临床表现

小肠破裂后在早期即产生明显的腹膜炎的体征,这是因为肠管破裂肠内容物溢出至腹腔所致。症状以腹痛为主,程度轻重不同,可伴有恶心及呕吐,腹部检查肠鸣音消失,腹膜刺激征明显。

小肠损伤初期一般均有轻重不等的休克症状,休克的深度除与损伤程度有关外,主要取决于内出血的多少,表现为面色苍白、烦躁不安、脉搏细速、血压下降、皮肤发冷等。若为多发性小肠损伤或肠系膜撕裂大出血,可迅速发生休克并进行性恶化。

(三)辅助检查

1.实验室检查

白细胞计数升高说明腹腔炎症;血红蛋白含量取决于内出血的程度,内出血少时变化不大。

2.X线检查

X线透视或摄片,检查有无气腹与肠麻痹的征象,因为一般情况下小肠内气体很少,且损伤后伤口很快被封闭,不但膈下游离气体少见,且使一部分患者早期症状隐匿。因此,阳性气腹有诊断价值,但阴性结果也不能排除小肠破裂。

3.腹部 B 超检查

腹部 B 超检查对小肠及肠系膜血肿、腹水均有重要的诊断价值。

4.CT 或磁共振检查

CT 或磁共振检查对小肠损伤有一定诊断价值,而且可对其他脏器进行检查,有时可能发现一些未曾预料的损伤,有助于减少漏诊。

5.腹腔穿刺

有混浊的液体或胆汁色的液体,说明肠破裂,穿刺液中白细胞、淀粉酶含量均升高。

(四)治疗原则

小肠破裂一旦确诊,应立即进行手术治疗。手术方式以简单修补为主。肠管损伤严重时,则应做部分小肠切除吻合术。

(五)心理、社会因素

小肠损伤大多在意外情况下突然发生,加之伤口、出血及内脏脱出的视觉刺激和对预后的担忧,患者多表现为紧张、焦虑、恐惧。应了解其患病后的心理反应,对本病的认知程度和心理承受能力,家属及亲友对其支持情况、经济承受能力等。

三、护理问题

(一)有体液不足的危险

体液不足与创伤致腹腔内出血、体液过量丢失、渗出及呕吐有关。

(二)焦虑、恐惧

焦虑、恐惧与意外创伤的刺激、疼痛、出血、内脏脱出的视觉刺激及担心疾病的预后等有关。

(三)体温过高

体温过高与腹腔内感染毒素吸收和伤口感染等因素有关。

(四)疼痛

疼痛与小肠破裂或手术有关。

(五)潜在并发症

腹腔感染、肠瘘、失血性休克。

(六)营养失调,低于机体需要量

与消化道的吸收面积减少有关。

四、护理目标

(1)患者体液平衡得到维持,生命体征稳定。

(2)患者情绪稳定,焦虑或恐惧减轻,主动配合医护工作。

(3)患者体温维持正常。

(4)患者主诉疼痛有所缓解。

(5)护士密切观察病情变化,如发现异常,及时报告医师,并配合处理。

(6)患者体重不下降。

五、护理措施

(一)一般护理

1.伤口处理

对开放性腹部损伤者,妥善处理伤口,及时止血和包扎固定。若有肠管脱出,可用消毒或清洁器皿覆盖保护后再包扎,以免肠管受压、缺血而坏死。

2.病情观察

密切观察生命体征的变化,每15分钟测定脉搏、呼吸、血压1次。重视患者的主诉,若主诉心慌、脉快、出冷汗等,及时报告医师。不注射止痛药(诊断明确者除外),以免掩盖伤情。不随意搬动伤者,以免加重病情。

3.腹部检查

每30分钟检查1次腹部体征,注意腹膜刺激征的程度和范围变化。

4.禁食和灌肠

禁食和灌肠可避免肠内容物进一步溢出,造成腹腔感染或加重病情。

5.补充液体和营养

注意纠正水、电解质及酸碱平衡失调,保证输液通畅,对伴有休克或重症腹膜炎的患者可进行中心静脉补液,这不仅可以保证及时大量的液体输入,而且有利于中心静脉压的监测,根据患者具体情况,适量补给全血、血浆或人血清蛋白,尽可能补给足够的热量和蛋白质、氨基酸及维生素等。

(二)心理护理

关心患者,加强交流,讲解相关病情、治疗方式及预后,使患者了解自己的病情,消除患者的焦虑和恐惧,保持良好的心理状态,并与其一起制订合适的应对机制,鼓励患者,增加治疗的信心。

(三)术后护理

1.妥善安置患者

麻醉清醒后取半卧位,有利于腹腔炎症的局限,改善呼吸状态。了解手术的过程,查看手术的部位,对引流管、输液管、胃管及氧气管等进行妥善固定,做好护理记录。

2.监测病情

观察患者血压、脉搏、呼吸、体温的变化。注意腹部体征的变化。适当应用止痛药,减轻患者的不适。若切口疼痛明显,应检查切口,排除感染。

3.引流管的护理

腹腔引流管保持通畅,准确记录引流液的性状及量。腹腔引流液应为少量血性液,若为绿色或褐色渣样物,应警惕腹腔内感染或肠瘘的发生。

4.饮食

继续禁食、胃肠减压,待肠功能逐渐恢复、肛门排气后,方可拔除胃肠减压管。拔除胃管当日可进清流质饮食,第 2 天进流质饮食,第 3 天进半流质饮食,逐渐过渡到普通饮食。

5.营养支持

维持水、电解质和酸碱平衡,增加营养。维生素主要是在小肠被吸收,小肠部分切除后,要及时补充维生素 C、维生素 D、维生素 K 和复合维生素 B 等维生素和微量元素钙、镁等,可经静脉注射、肌内注射或口服进行补充,预防贫血,促进伤口愈合。

(四)健康教育

(1)注意饮食卫生,避免暴饮暴食,进易消化食物,少食刺激性食物,避免腹部受凉和饭后剧烈活动,保持排便通畅。

(2)注意适当休息,加强锻炼,增加营养,特别是回肠切除的患者要长期定时补充维生素 B_{12} 等营养素。

(3)定期门诊随访。若有腹痛、腹胀、停止排便及伤口红、肿、热、痛等不适,应及时就诊。

(4)加强社会宣传,增进劳动保护、安全生产、安全行车、遵守交通规则等知识,避免损伤等意外的发生。

(5)普及各种急救知识,在发生意外损伤时,能进行简单的自救或急救。

(6)无论腹部损伤的轻重,都应经专业医务人员检查,以免贻误诊治。

(魏秀艳)

第五节　急性阑尾炎的护理

急性阑尾炎是腹部外科最常见的疾病之一,是外科急腹症中最常见的疾病,其发病率约为1:1 000。各年龄段(不满 1 岁至 90 岁,甚至 90 岁以上)的人及妊娠期妇女均可发病,但以青年最为多见。阑尾切除术也是外科最常施行的一种手术。急性阑尾炎临床表现变化较多,需要与许多腹腔内外疾病相鉴别。早期明确诊断,及时治疗,可使患者在短期内恢复健康。若延误诊治,则可能出现严重后果。因此对本病的处理须予以重视。

一、病因

阑尾管腔较细且系膜短,常使阑尾扭曲,内容物排出不畅,阑尾管腔内本来就有许多微生物,远侧又是盲端,很容易发生感染。一般认为急性阑尾炎是由下列几种因素综合而发生的。

(一)梗阻

梗阻为急性阑尾炎发病最常见的基本因素,常见的梗阻原因:①粪石和粪块等。②寄生虫,如蛔虫堵塞。③阑尾系膜过短,造成阑尾扭曲,引起部分梗阻。④阑尾壁的改变,以往发生过急性阑尾炎后,肠壁可以纤维化,使阑尾腔变小,亦可减弱阑尾的蠕动功能。

(二)细菌感染

阑尾炎的发生也可能是细菌直接感染的结果。细菌可通过直接侵入、经由血运或邻接感染等方式侵入阑尾壁,从而形成阑尾的感染和炎症。

(三)其他

与急性阑尾炎发病有关的因素还有饮食习惯、遗传因素和胃肠道功能障碍等。阑尾先天性畸形,如阑尾过长、过度扭曲、管腔细小、血供不佳等都是易于发生急性炎症的条件。胃肠道功能障碍(如腹泻、便秘等)引起内脏神经反射,导致阑尾肌肉和血管痉挛,当超过正常强度时,可致阑尾管腔狭窄、血供障碍、黏膜受损,细菌入侵而致急性炎症。

二、病理

根据急性阑尾炎的临床过程和病理解剖学变化,可将其分为四种病理类型,这些不同类型可以是急性阑尾炎在其病变发展过程中不同阶段的表现,也可能是不同的病因和发病原理所产生的直接结果。

(一)急性单纯性阑尾炎

阑尾轻度肿胀,浆膜表面充血。阑尾壁各层组织间均有炎性细胞浸润,以黏膜和黏膜下层为最著;黏膜上可能出现小的溃疡和出血点,阑尾腔内可能有少量渗出液,临床症状和全身反应也较轻,如能及时处理,其感染可以消退、炎症完全吸收,阑尾也可恢复正常。

(二)急性化脓性阑尾炎

阑尾明显肿胀,壁内有大量炎性细胞浸润,可形成大量大小不一的微小脓肿;浆膜高度充血并有较多脓性渗出物,作为肌体炎症防御、局限化的一种表现,常有大网膜下移、包绕部分或全部阑尾。此类阑尾炎的阑尾已有不同程度的组织破坏,即使经保守治疗恢复,阑尾壁仍可留有瘢痕挛缩,致阑尾腔狭窄,因此,日后炎症可反复发作。

(三)坏疽性及穿孔性阑尾炎

坏疽性及穿孔性阑尾炎是一种重型的阑尾炎。根据阑尾血运阻断的部位,坏死范围可仅限于阑尾的一部分或累及整个阑尾。阑尾管壁坏死或部分坏死,呈暗紫色或黑色。阑尾腔内积脓,且压力升高,阑尾壁血液循环障碍。穿孔部位多存阑尾根部和尖端。穿孔如未被包裹,感染继续扩散,则可引起急性弥漫性腹膜炎。

(四)阑尾周围脓肿

急性阑尾炎化脓坏疽或穿孔,如果此过程进展较慢,大网膜可移至右下腹部,将阑尾包裹并形成粘连,形成炎性肿块或阑尾周围脓肿。

阑尾穿孔并发弥漫性腹膜炎最为严重,常见于坏疽穿孔性阑尾炎,婴幼儿大网膜过短、妊娠期的子宫妨碍大网膜下移,故易于在阑尾穿孔后出现弥漫性腹膜炎。由于阑尾炎症严重,进展迅速,局部大网膜或肠襻粘连尚不足以局限之,故一旦穿孔,感染很快蔓及全腹腔。患者有全身性感染、中毒和脱水等现象,有全腹性的腹壁强直和触痛,并有肠麻痹的腹胀、呕吐等症状。若不经适当治疗,病死率很高;即使经过积极治疗后全身性感染获得控制,也常因发生盆腔脓肿、膈下脓肿或多发性腹腔脓肿等并发症而需多次手术引流,甚至遗下腹腔窦道、肠瘘、粘连性肠梗阻等并发症而使病情复杂、病期迁延。

三、临床表现

急性阑尾炎不论其病因如何,亦不论其病理变化为单纯性、化脓性或坏疽性,在阑尾未穿孔、坏死或并有局部脓肿以前,临床表现大致相似。多数急性阑尾炎都有较典型的症状和体征。

(一)症状

一般表现在 3 个方面。

1.腹痛不适

腹痛不适是急性阑尾炎最常见的症状,约有 98% 急性阑尾炎患者以此为首发症状。典型的急性阑尾炎腹痛开始时多在上腹部或脐周围,有时为阵发性,并常有轻度恶心或呕吐;一般持续 6～36 小时(通常约 12 小时)。当阑尾炎症涉及壁腹膜时,腹痛变为持续性并转移至右下腹部,疼痛加剧,不少患者伴有呕吐、发热等全身症状。此种转移性右下腹痛是急性阑尾炎的典型症状,70% 以上的患者具有此症状。该症状在临床诊断上有重要意义。但也应该指出不少患者其腹痛可能开始时即在右下腹,不一定有转移性腹痛,这可能与阑尾炎病理过程不同有关。没有明显管腔梗阻而直接发生的阑尾感染,腹痛可能一开始就是右下腹炎性持续性疼痛。异位阑尾炎在临床上虽同样也可有初期梗阻性、后期炎症性腹痛,但其最后腹痛所在部位因阑尾部位不同而异。

腹痛的轻重程度与阑尾炎的严重性之间并无直接关系。虽然腹痛的突然减轻一般显示阑尾腔的梗阻已解除或炎症在消退,但有时因阑尾腔内压过大或组织缺血坏死,神经末梢失去感受和传导能力,腹痛也可减轻;有时阑尾穿孔以后,由于腔内压随之减低,自觉的腹痛也可突然消失。故腹痛减轻,必须伴有体征消失,方可视为是病情好转的证据。

2.胃肠道症状

恶心、呕吐、便秘、腹泻等胃肠道症状是急性阑尾炎患者所常有的。呕吐是急性阑尾炎常见的症状,当阑尾管腔梗阻及炎症程度较重时更为突出。呕吐与发病前有无进食有关。阑尾炎发生于空腹时,往往仅有恶心;饱食后发生者多有呕吐;偶然于病程晚期亦见有恶心、呕吐者,则多由腹膜炎所致。食欲缺乏,不思饮食,则更为患者常见的现象。

当阑尾感染扩散至全腹时,恶心、呕吐可加重。其他胃肠道症状如食欲缺乏、便秘、腹泻等也偶可出现,腹泻多由于阑尾炎症扩散至盆腔内形成脓肿,刺激直肠而引起肠功能亢进,此时患者常有排便不畅、便次增多、里急后重及便中带黏液等症状。

3.全身反应

急性阑尾炎患者的全身症状一般并不显著。当阑尾化脓坏疽并有扩散性腹腔内感染时,可以出现明显的全身症状,如寒战、高热、反应迟钝或烦躁不安;当弥漫性腹膜炎严重时,可同时出现血容量不足与脓毒症表现,甚至有心、肺、肝、肾等生命器官功能障碍。

(二)体征

急性阑尾炎的体征在诊断上较自觉症状更具重要性。它的表现决定于阑尾的部位、位置的深浅和炎症的程度,常见的体征有下列几类。

1.患者体位

不少患者来诊时常见弯腰行走,且往往以双手按在右下腹部。在床上平卧时其右髋关节常呈屈曲位。

2.压痛和反跳痛

最主要和典型的是右下腹压痛,是诊断阑尾炎的重要依据,典型的压痛较局限,位于麦氏点(阑尾点)或其附近。无并发症的阑尾炎其压痛点比较局限,有时可以用一个手指在腹壁找到最明显压痛点;待出现腹膜炎时,压痛范围可变大,甚至全腹压痛,但压痛最剧点仍在阑尾部位。压痛点具有重大诊断价值,即使患者自觉腹痛尚在上腹部或脐周围,体检时往往已能发现在右下腹有明显的压痛点,常借此可获得早期诊断。

年老体弱、反应差的患者炎症有时即使很重,但压痛可能比较轻微,或必须深压才痛。压痛表明阑尾炎症的存在和其所在的部位,较转移性腹痛更具诊断意义。

反跳痛具有重要的诊断意义,体检时将压在局部的手突然松开,患者感到剧烈疼痛,更重于压痛。这是腹膜受到刺激的反应,可以更肯定局部炎症的存在。阑尾部位压痛与反跳痛的同时存在对诊断阑尾炎比单个存在更有价值。

3.右下腹肌紧张和强直

肌紧张是腹壁对炎症刺激的反应性痉挛,强直则是一种持续性不由自主地保护性腹肌收缩,都见于阑尾炎症已超出浆膜并侵及周围脏器或组织时。检查腹肌有无紧张和强直要求动作轻柔,患者情绪平静,以避免引起腹肌过度反应或痉挛,导致不正确结论。

4.疼痛试验

有些急性阑尾炎患者以下几种疼痛试验可能呈阳性,其主要原理是处于深部但有炎症的阑尾黏附于腰大肌或闭孔肌,在行以下各种试验时,局部受到明显刺激而出现疼痛。①结肠充气试验(Rovsing 征):深压患者左下腹部降结肠处,患者感到阑尾部位疼痛。②腰大肌试验:患者左侧卧,右腿伸直并过度后伸时阑尾部位出现疼痛。③闭孔内肌试验:患者屈右髋右膝并内旋时感到阑尾部位疼痛。④直肠内触痛:直肠指检时按压右前壁患者有疼痛感。

(三)化验

急性阑尾炎患者的血常规、尿常规检查有一定重要性。90%的患者常有白细胞计数增多,是临床诊断的重要依据,一般为$(10\sim15)\times10^9/L$。随着炎症加重,白细胞可以增加,甚至可为$20\times10^9/L$以上。但年老体弱或免疫功能受抑制的患者,白细胞数不一定增多,甚至反而下降。白细胞数增多常伴有核左移。急性阑尾炎患者的尿液检查一般无特殊改变,但对排除类似阑尾炎症状的泌尿系统疾病,如输尿管结石,常规检查尿液仍有必要。

四、诊断

多数急性阑尾炎的诊断以转移性右下腹痛或右下腹痛、阑尾部位压痛和白细胞升高三者为决定性依据。典型的急性阑尾炎(约占80%)均有上述症状、体征,易于据此作出诊断。对于临床表现不典型的患者,尚需考虑借助其他一些诊断手段,以进一步肯定。

五、鉴别诊断

典型的急性阑尾炎一般诊断并不困难,但在另一部分病例,由于临床表现并不典型,诊断相当困难,有时甚至诊断错误,以致采用错误的治疗方法或延误治疗,产生严重并发症,甚至死亡。要与急性阑尾炎相鉴别的疾病很多,常见的为以下 3 类。

(一)内科疾病

临床上,不少内科疾病具有急腹症的临床表现,常被误诊为急性阑尾炎而施行不必要的手术探查,将无病变的阑尾切除,甚至危及患者生命,故诊断时必须慎重。常见的需要与急性阑尾炎鉴别的内科疾病有以下几种。

1.急性胃肠炎

一般急性胃肠炎患者发病前常有饮食不慎或食物不洁史。症状虽亦以腹痛、呕吐、腹泻三者为主,但通常以呕吐或腹泻较为突出,有时在腹痛之前即已有吐泻。急性阑尾炎患者即使有吐泻,一般也不严重,且多发生在腹痛以后。

急性胃肠炎的腹痛有时虽很剧烈,但其范围较广,部位较不固定,更无转移至右下腹的特点。

2.急性肠系膜淋巴结炎

本病多见于儿童,往往发生于上呼吸道感染之后。患者过去大多有同样腹痛史,且常在上呼吸道感染后发作。起病初期于腹痛开始前后往往即有高热,此与一般急性阑尾炎不同;腹痛初起时即位于右下腹,而无急性阑尾炎之典型腹痛转移史。其腹部触痛的范围亦较急性阑尾炎为广,部位亦较阑尾的位置高,并较靠近内侧。腹壁强直不甚明显,反跳痛亦不显著。Rovsing 征和肛门指检都是阴性。

3.Meckel 憩室炎

Meckel 憩室炎往往无转移性腹痛,局部压痛点也在阑尾点之内侧,多见于儿童,由于 1/3 的 Meckel 憩室中有胃黏膜存在,患者可有黑便史。Meckel 憩室炎穿孔时成为外科疾病。临床上如诊断为急性阑尾炎而手术中发现阑尾正常者,应即检查末段回肠至少 100 cm,以视有无 Meckel 憩室炎,免致遗漏而造成严重后果。

4.局限性回肠炎

典型局限性回肠炎不难与急性阑尾炎相区别。但不典型急性发作时,右下腹痛、压痛及白细胞升高与急性阑尾炎相似,必须通过细致临床观察,发现局限性回肠炎所致的部分肠梗阻的症状与体征(如阵发绞痛和可触及条状肿胀肠襻),方能鉴别。

5.心胸疾病

如右侧胸膜炎、右下肺炎和心包炎等均可有反射性右侧腹痛,甚至右侧腹肌反射性紧张等,但这些疾病以呼吸、循环系统功能改变为主,一般没有典型急性阑尾炎的转移性右下腹痛和压痛。

6.其他

如过敏性紫癜、铅中毒等,均可有腹痛,但腹软无压痛。详细的病史、体检和辅助检查可予以鉴别。

(二)外科疾病

1.胃十二指肠溃疡急性穿孔

本病为常见急腹症,发病突然,临床表现可与急性阑尾炎相似。溃疡病穿孔患者多数有慢性溃疡史,穿孔大多发生在溃疡病的急性发作期。溃疡穿孔所引起的腹痛,虽亦起于上腹部并可累及右下腹,但一般均迅速累及全腹,不像急性阑尾炎有局限于右下腹的趋势。腹痛发作极为突然,程度也颇剧烈,常可引致患者休克。体检时右下腹虽也有明显压痛,但上腹部溃疡穿孔部位一般仍为压痛最显著地方;腹肌的强直现象也特别显著,常呈"板样"强直。腹内因有游离气体存在,肝浊音界多有缩小或消失现象;X线透视如能确定膈下有积气,有助于诊断。

2.急性胆囊炎

总体上急性胆囊炎的症状与体征均以右上腹为主,常可扪及肿大和有压痛的胆囊,Murphy

征阳性,辅以 B 超不难鉴别。

3.右侧输尿管结石

本病有时表现与阑尾炎相似。但输尿管结石以腰部酸痛或绞痛为主,可有向会阴部放射痛,右肾区叩击痛(+),肉眼或镜检尿液有大量红细胞,B 超检查和肾、输尿管、膀胱 X 线片(KUB)可确诊。

(三)妇科疾病

1.右侧异位妊娠破裂

这是育龄妇女最易与急性阑尾炎相混淆的疾病,尤其是未婚怀孕女性,诊断时更要细致。异位妊娠患者常有月经过期或近期不规则史,在腹痛发生前,可有阴道不规则的出血史。其腹痛的发作极为突然,开始即在下腹部,并常伴有会阴部垂痛感觉。全身无炎症反应,但有不同程度的出血性休克症状。妇科检查常能发现阴道内有血液,子宫颈柔软而有明显触痛,一侧附件有肿大且具压痛;如阴道后穹隆或腹腔穿刺抽出新鲜不凝固血液,同时妊娠试验阳性可以确诊。

2.右侧卵巢囊肿扭转

本病可突然出现右下腹痛,囊肿绞窄坏死可刺激腹膜而致局部压痛,与急性阑尾炎相似。但急性扭转时疼痛剧烈而突然,坏死囊肿引起的局部压痛位置偏低,有时可扪到肿大的囊肿,都与阑尾炎不同,妇科双合诊或 B 超检查等可明确诊断。

3.其他

如急性盆腔炎、右侧附件炎、右侧卵巢滤泡或黄体破裂等,可通过病史、月经史、妇科检查、B 超检查、后穹隆或腹腔穿刺等作出正确诊断。

六、治疗

手术切除是治疗急性阑尾炎的主要方法,但阑尾炎症的病理变化比较复杂,非手术治疗仍有其价值。

(一)非手术治疗

1.适应证

(1)患者一般情况差或因客观条件不允许,如合并严重心、肺功能障碍时,也可先行非手术治疗,但应密切观察病情变化。

(2)急性单纯性阑尾炎早期,药物治疗多有效,其炎症可吸收消退,阑尾能恢复正常,也可不再复发。

(3)当急性阑尾炎已被延误诊断超过 48 小时,病变局限,已形成炎性肿块,也应采用非手术治疗,待炎症消退,肿块吸收后,再考虑择期切除阑尾。当炎性肿块转成脓肿时,应先行脓肿切开引流,以后再进行择期阑尾切除术。

(4)急性阑尾炎诊断尚未明确,临床观察期间可采用非手术治疗。

2.方法

非手术治疗的内容和方法有卧床、禁食、静脉补充水、电解质和热量,同时应用有效抗生素及对症处理(如镇静、止痛、止吐等)。

(二)手术治疗

绝大多数急性阑尾炎诊断明确后均应采用手术治疗,以去除病灶、促进患者迅速恢复。但是急性阑尾炎的病理变化和患者条件常有不同,因此也要根据具体情况,对不同时期、不同阶段的患者采用不同的手术方式分别处理。

七、急救护理

(一)护理目标

(1)患者焦虑情绪明显好转配合治疗及护理。

(2)患者主诉疼痛明显缓解或消失。

(3)术后未发生相关并发症或并发症发生后能得到及时治疗与处理。

(二)护理措施

1.非手术治疗

(1)体位:取半卧位休息,以减轻疼痛。

(2)饮食:轻者可进流质,重症应禁食以减少肠蠕动,利于炎症局限。

(3)加强病情观察:定时测量生命体征,密切观察患者的腹部症状和体征,尤其注意腹痛的变化;观察期间禁用镇静止痛剂,如吗啡等,以免掩盖病情。

(4)避免增加肠内压力:禁服泻药及灌肠,以免肠蠕动加快,增高肠内压力,导致阑尾穿孔或炎症扩散。

(5)使用有效的抗生素控制感染。

(6)心理护理:耐心做好患者及家属的解释工作,减轻其焦虑和紧张情绪;向患者和家属介绍疾病相关知识,使之积极配合治疗和护理。

2.术后护理

(1)体位:患者全麻术后清醒或硬膜外麻醉平卧 6 小时后,血压平稳,采用半卧位,以减少腹壁张力,减轻切口疼痛,有利于呼吸和引流。

(2)饮食护理:患者术后禁食,禁食期间给予静脉补液。待肛门排气,肠蠕动恢复后,进流质饮食,逐渐向半流质和普食过渡。

(3)合理使用抗生素:术后遵医嘱及时正确使用抗生素,控制感染,防止并发症发生。

(4)早期活动:鼓励患者术后在床上活动,待麻醉反应消失后可起床活动,以促进肠蠕动恢复,防止肠粘连,增进血液循环,促进伤口愈合。

(5)切口的护理:①及时更换污染敷料,保持切口清洁、干燥。②密切观察切口愈合情况,及时发现出血及感染征象。

(6)引流管的护理:①妥善固定引流管和引流袋,防止引流管折叠、受压或牵拉而脱出,并减少牵拉引起的疼痛。②保持引流通畅,经常从近端至远端挤压引流管,防止血块或脓液堵塞。若发现引流液突然减少,应检查引流管有无脱落和堵塞。③观察并记录引流液的颜色、性状及量,准确记录 24 小时的引流量。当引流液量逐渐减少、颜色逐渐变淡至浆液性,患者体温及血常规正常,可考虑拔管。④每周更换引流袋2~3次。更换引流袋和敷料时,严格执行无菌操作,防止污染和避免引起逆行感染。

(7)术后并发症的观察及护理。①切口感染:阑尾切除术后最常见的并发症,多见于化脓性或穿孔性阑尾炎。切口感染可通过术中有效保护切口、彻底止血、消灭无效腔等措施得到预防。一般临床表现为术后 2~3 天体温升高,切口处出现红、肿、痛。治疗原则为先试穿刺抽脓液,一经确诊立即充分敞开引流。排出脓液,放置引流,定期换药,短期内可愈合。②粘连性肠梗阻:与局部炎性渗出、手术损伤和术后长期卧床等因素有关。早期手术、术后早期下床活动可以有效预防该并发症,完全性肠梗阻者应手术治疗。③腹腔内出血:常发生在术后 24~48 小时内,多因阑尾系膜结扎线松脱或止血不彻底而引起。临床表现为腹痛、腹胀和失血性休克等。一旦发生出血,应立即输血、补液,紧急手术止血。④腹腔感染或脓肿:多发生于化脓性或坏疽性阑尾炎术后,尤其阑尾穿孔伴腹膜炎的患者。患者表现为体温升高,腹痛、腹胀、腹部压痛及全身中毒症状。按腹膜炎治疗和护理原则处理。⑤阑尾残株炎:阑尾残端保留过长超过 1 cm 时,术后残株易复发炎症,仍表现为阑尾炎的症状。X 线钡剂检查可明确诊断。症状较重者,应手术切除阑尾残株。⑥粪瘘:很少见。残端结扎线脱落、盲肠原有结核或肿瘤等病变、手术时误伤盲肠等因素均是发生粪瘘的原因。临床表现类似阑尾周围脓肿,经非手术治疗后,粪瘘多可自行闭合。少数需手术治疗。

(三)健康教育

(1)术前向患者解释禁食的目的和意义,指导患者采取正确的卧位。

(2)指导患者术后早期下床活动,促进肠蠕动恢复,避免肠粘连。

(3)术后鼓励患者进食营养丰富的食物,以利于伤口愈合。

(4)出院指导:若出现腹痛、腹胀等症状,应及时就诊。

（魏秀艳）

第六节　急性腹膜炎的护理

一、概念

急性腹膜炎是指由细菌,包括需氧菌和厌氧菌或两者混合所引起的腹膜腔急性感染。急性化脓性腹膜炎累及整个腹腔称为急性弥漫性腹膜炎,腹膜腔炎症仅局限于病灶局部称为局限性腹膜炎。根据腹腔内有无病变又分为原发性腹膜炎和继发性腹膜炎。腹腔内无原发病灶,而是血源性引起的,称为原发性腹膜炎,占 2%。继发于腹腔内空腔脏器穿孔、损伤破裂、炎症扩散和手术污染等所引起的腹膜炎,称之为继发性腹膜炎,是急性腹膜炎中最常见的一种占 98%。

二、临床表现

(一)腹痛

腹痛是最主要的症状,一般都很剧烈,不能忍受,且呈持续性,当患者深呼吸、咳嗽、转动体位时加重,故患者多不愿意改变体位。疼痛先以原发病灶处最明显,随炎症扩散可波及全腹。

(二)恶心、呕吐

恶心、呕吐为早期出现胃肠道症状。腹膜受到刺激,引起反射性恶心、呕吐,呕吐物为胃内容物。当出现麻痹性肠梗阻时,可吐出黄绿色胆汁,甚至粪质样内容物。

(三)全身症状

随着炎症发展,患者出现高热、大汗、口干、脉速、呼吸浅快等全身中毒症状,后期出现眼窝凹陷、四肢发冷、呼吸急促、脉搏细弱、血压下降、严重缺水、代谢性酸中毒及感染性休克的表现。但年老体衰或病情晚期者体温不一定升高,如脉搏加快,体温反而下降,提示病情恶化。

(四)腹部体征

腹胀明显,腹式呼吸减弱或消失。腹部有压痛、反跳痛、肌紧张,是腹膜炎的重要体征,称为腹膜刺激征。腹肌呈"木板样"多为胃十二指肠穿孔的临床表现,而老年人、幼儿或极度虚弱的患者腹肌紧张可不明显,易被忽视。胃十二指肠穿孔时,腹腔可有游离气体,叩诊肝浊音界缩小或消失。腹腔内有较多积液时,移动性浊音呈阳性。

三、辅助检查

(一)血液检查

白细胞总数及中性粒细胞升高,可出现中毒性颗粒。病情危重或机体反应低下时,白细胞计数可不增高。

(二)腹部 X 线检查

立位平片,可见膈下游离气体;卧位片,在腹膜炎有肠麻痹时可见肠襻普遍胀气,肠间隙增宽及腹膜外脂肪线模糊以至消失。

(三)直肠指检

有无直肠前壁触痛、饱满,可判断有无盆腔感染或盆腔脓肿形成。

(四)B 超检查

B 超检查可帮助判断腹腔病变部位。

(五)腹腔穿刺

可根据抽出液性状、气味、混浊度做细菌培养、涂片,以及淀粉酶测定来帮助诊断及确定病变部位和性质。

四、护理措施

急性腹膜炎的治疗分为非手术和手术两种方法。非手术疗法主要适用于原发性腹膜炎;急性腹膜炎原因不明,病情不重,全身情况较好;炎症已有局限化趋势,症状有所好转。手术疗法主要适用于腹腔内病变严重;腹膜炎重或腹膜炎原因不明,无局限趋势;患者一般情况差,腹水多,肠麻痹重或中毒症状明显,甚至出现休克者;经短期(一般不超过 8 小时)非手术治疗症状及体征不缓解反而加重者。其治疗原则是处理原发病灶,消除引起腹膜炎的病因,清理或引流腹腔,促使腹腔脓性渗出液尽早局限、吸收。

(一)术前护理

(1)病情观察:定时监测体温、脉搏、呼吸、血压,准确记录 24 小时液体出入量。观察腹部体征变化,对休克患者应监测中心静脉压及血气分析数值。

(2)禁食:尤其是胃肠道穿孔者,可减少胃肠道内容物继续溢入腹腔。

(3)胃肠减压:可减轻胃肠道内积气、积液,减少胃肠内容物继续溢入腹腔,有利或减轻腹膜的疼痛刺激,减少毒素吸收,降低肠壁张力,改善肠壁血液供给,利于炎症局限,并促进胃肠道蠕动恢复。

(4)保持水、电解质平衡:腹膜炎时,腹腔内有大量液体渗出,加之呕吐,患者不仅丧失水、电解质,也丧失了大量的血浆,应根据患者的临床表现和血生化测定、中心静脉压等监测,输入适量的晶体液和胶体液,纠正水、电解质和酸碱失衡,保持尿量每小时 30 mL 以上。

(5)抗感染:继发性腹膜炎常为混合感染,因此需针对性地、大剂量联合应用抗生素。

（6）对诊断不明确者,应严禁使用止痛剂,以免掩盖病情,贻误诊断和治疗。

（7）积极做好手术准备,做好患者及家属的工作,解除思想顾虑,积极配合治疗。

(二)术后护理

（1）定时监测体温、脉搏、呼吸、血压及尿量的变化。

（2）患者血压平稳后,应取半卧位,以利于腹腔引流,减轻腹胀,改善呼吸。

（3）补液与营养:由于术前大量体液丧失,患者术后又需禁食,故要注意水、电解质平衡,酸碱平衡和营养的补充。

（4）继续胃肠减压:腹膜炎患者虽经手术治疗,但腹膜的炎症尚未清除,肠蠕动尚未恢复,故应禁食,同时采用有效的胃肠减压,直至肠蠕动恢复,肛门排气后,方可拔除胃管,开始进食。

（5）引流的护理:妥善固定引流管,避免受压、扭曲,保持通畅,观察并记录引流量、颜色、气味等。如需用负压吸引者应注意负压大小,如用双套管引流者,常需用生素盐水冲洗,冲洗时应注意无菌操作,记录冲洗量、引流量及性状。冲洗时注意保持床铺的干燥。

（6）应用抗生素以减轻和防治腹腔残余感染。

（7）为了减少患者的不适,酌情使用止痛剂。

（8）鼓励患者早期活动,防止肠粘连。

（9）观察有无腹腔残余脓肿,如患者体温持续不退或下降后又有升高,白细胞计数升高,全身有中毒症状,及腹部局部体征的变化,大便次数增多等提示有残余脓肿,应及时报告医师处理。

(三)健康教育

（1）术后肠功能恢复后的饮食要根据不同疾病具体计划,先吃流质饮食,再过渡到半流饮食。应指导和鼓励患者吃易消化、高蛋白、高热量、高维生素的食物。

（2）向患者解释术后半卧位的意义。在病情允许的情况下,应鼓励患者尽早下床活动。

（3）出院后如突然出现腹痛加重,应及时到医院就诊。

（魏秀艳）

第七节 深静脉血栓形成的护理

一、疾病概述

(一)概念

深静脉血栓形成(DVT)是指血液在深静脉内不正常地凝结、阻塞管腔,导致静脉回流障碍。全身主干静脉均可发病,以下肢静脉多见,又以左下肢最为多见,男性略多于女性;人种与生活饮食习惯的不同,欧美国家发病率高于我国,但我国人口基数较大,每年新发患者数仍较多。若未予及时治疗,将造成程度不一的慢性深静脉功能不全,影响生活和工作,甚至致残。近年来,深静脉血栓形成(DVT)的发病率有增加的趋势,血栓形成后遗症严重影响患者的工作能力,甚至致残。

(二)相关病理生理

血栓形成后可向主干静脉近端和远端滋长蔓延;随后,可在纤溶酶的作用下溶解消散,或血栓与静脉壁粘连并逐渐机化;最终形成边缘毛糙、管径粗细不一的再通静脉。同时因静脉瓣膜的破坏,造成继发性深静脉瓣膜功能不全。

(三)病因

静脉壁损伤、血流缓慢和血液高凝状态是导致深静脉血栓形成的三大因素,但在上述3种因素中,任何一个单一因素往往都不足以致病,常常是两个以上因素综合作用的结果,其中血液高凝状态是最重要的因素。

1.静脉损伤

可因内膜下层及胶原裸露而启动内源性凝血系统,形成血栓。

2.血流缓慢

主要见于长期卧床、手术以及肢体制动的患者。

3.血液高凝状态

主要见于妊娠、产后、术后、创伤、肿瘤、长期服用避孕药等情况,可由于血小板数增高、凝血因子含量增加、抗凝血因子活性降低而造成血管内异常凝结形成血栓。

4.恶性肿瘤及其他病史

据报道,在DVT患者中19%～30%并存恶性肿瘤,在普外科手术中,高达29%的恶性肿瘤患者并发DVT。恶性肿瘤患者发生DVT的机制是多源性的,因90%的肿瘤患者凝血机制异常,可能是肿瘤释放的物质直接或间接地激活了凝血酶原系统致凝血机制异常。既往有静脉血栓形成史者,DVT发病率为无既往史的5倍。

5.其他

女性、高龄、吸烟、糖尿病、肥胖、小腿水肿、尿毒症、下肢静脉曲张、心功能不全、凝血机制异常等均易发生DVT。

(四)临床表现

因血栓形成的部位不同,临床表现各异。主要表现为血栓静脉远端回流障碍的症状。患肢疼痛、肿胀、浅静脉曲张、皮肤颜色的改变、水疱,并可有全身症状如发热、休克等。

1.上肢深静脉血栓形成

(1)腋静脉血栓:主要表现为前臂和手部肿胀、疼痛,手指活动受限。

(2)腋-锁骨下静脉血栓:整个上肢肿胀,伴有上臂、肩部、锁骨上和患侧前胸壁等部位的浅静脉扩张。上肢下垂时,症状加重。

2.上、下腔静脉血栓形成

(1)上腔静脉血栓:在上肢静脉回流障碍的临床表现基础上,还有面颈部和眼睑肿胀、球结膜充血水肿;颈部、胸壁和肩部浅静脉扩张;常伴有头痛、头胀及其他精神系统和原发疾病的症状。常见于纵隔器官或肺的恶性肿瘤。

(2)下腔静脉血栓:表现为双下肢深静脉回流障碍和躯干的浅静脉扩张。主要是由于下肢深静脉血栓向上蔓延所致。

3.下肢深静脉血栓形成

最常见,根据血栓发生的部位、病程及临床分型不同而有不同的临床表现。

(1)中央型:血栓发生于髂-股静脉,左侧多于右侧。表现为起病急骤,患侧髂窝、股三角区有疼痛和压痛,浅静脉扩张,下肢肿胀明显,皮温及体温均升高。

(2)周围型:包括股静脉及小腿深静脉血栓形成。前者主要表现为大腿肿痛而下肢肿胀不严重;后者的特点为突然出现小腿剧痛,患足不能着地和踏平,行走时症状加重,小腿肿胀且有深压痛,距小腿关节过度背屈试验时小腿剧痛(Homans 征阳性)。

(3)混合型:为全下肢深静脉血栓形成。主要表现为全下肢明显肿胀、剧痛、苍白(股白肿)和压痛,常有体温升高和脉率加速;任何形式的活动都可使疼痛加重。若进一步发展,肢体极度肿胀而压迫下肢动脉并出现动脉痉挛,从而导致下肢血供障碍,足背和胫后动脉搏动消失,进而足背和小腿出现水疱,皮肤温度明显降低并呈青紫色(股青肿);若处理不及时,可发生静脉性坏疽。

(五)辅助检查

1.一般检查

(1)血液 D-二聚体浓度测定:在临床上有一定的实用价值,可有 D-二聚体升高,表明有血栓形成而激发的继发性纤溶反应,可提示机体内有血栓形成。

(2)血常规:急性期常有白细胞总数和中性粒细胞轻度增加。

(3)血液黏稠度、血液凝固性、血液流变学和微循环检查。

2.专科检查

(1)超声多普勒检查:通过测定静脉最大流出率可判断下肢主干静脉是否有阻塞,可准确判断静脉内是否有血栓及血栓累及的范围,但对小静脉的血栓敏感性不高。

(2)静脉造影:可直接显示下肢静脉的形态、有无血栓存在、血栓的形态、位置、范围和侧支循环。

(3)放射性核素检查:新鲜血栓对^{125}碘凝血因子Ⅰ的摄取量远远大于等量血液的摄取量,基于此,若摄取量超过正常 5 倍,即提示早期血栓形成。

(4)CT 静脉造影和肺动脉造影:可明确下肢深静脉、下腔静脉及肺动脉的情况,是诊断下肢深静脉血栓的重要方法,怀疑肺动脉栓塞时首选此方法。

(六)主要治疗原则

主要治疗原则包括非手术治疗和手术取栓两类。急性期以血栓消融为主,中晚期则以减轻下肢静脉淤血和改善生活质量为主。

1.非手术治疗

非手术治疗包括一般处理、溶栓、抗凝和祛聚疗法。

(1)一般处理:卧床休息,抬高患肢,适当利用利尿剂,以减轻肢体肿胀。

(2)祛聚药物:如阿司匹林、右旋糖酐、双嘧达莫、丹参等,能扩充血容量、降低血黏度、防治血小板聚集。

(3)溶栓治疗:链激酶、尿激酶、组织型纤溶酶原激活剂等,能激活血浆中的纤溶酶原成为纤溶酶,使血栓中的纤维蛋白裂解,达到溶解血栓的目的。

(4)抗凝治疗:普通肝素或低分子肝素,降低机体血凝功能,预防血栓形成、防止血栓繁衍。

2.手术疗法

常用于下肢深静脉,尤其髂-股静脉血栓形成不超过 48 小时者。对已出现股青肿征象,即使病情较长者,亦应行手术取栓以挽救肢体。采用 Fogarty 导管取栓,术后辅以抗凝、祛聚疗法,防止再发。

(七)药物治疗

(1)常用药物有尿激酶、重组链激酶、重组组织纤溶酶原激活物等药物,溶于液体中经静脉滴注,共7~10 天。①尿激酶:为外源性纤溶酶原激活物。主要用于肺栓塞及其他血栓栓塞性疾病,是目前国内应用最广泛的溶栓药。不良反应较轻,无不良反应。②重组链激酶:能有效特异的溶解血栓或血块,能治疗以血栓形成为主要病例变化的疾病。③重组组织纤溶酶原激活物:又名艾通立、爱通立(actilyse),是用于急性心肌梗死的溶栓治疗;血流不稳定的急性大面积肺栓塞的溶栓疗法的药物。

(2)通过肝素和香豆素类抗凝剂预防血栓的繁衍和再生,促进血栓的消融。大多先用肝素,继以香豆素类药物,一般用华法林,维持约 3～6 个月。

二、护理评估

保守治疗患者的护理评估。

(一)一般评估

一般评估包括血栓形成的诱因、局部和全身症状以及既往病史和生活史。

1.一般情况

患者的年龄、性别、婚姻和职业。

2.血栓形成的诱因

患者近期有无外伤、手术、妊娠分娩、感染史。

3.既往史

有无长期卧床、输液史、服用避孕药及肢体固定等,有无肿瘤或出血性疾病。

(二)身体评估

1.局部

(1)腘动脉搏动和足背动脉搏动是否正常。评估动脉搏动时应注意患侧与健侧对称部位的对比,若出现动脉搏动减弱或消失,提示动脉供血不足。

(2)下肢皮肤颜色是淡红、紫色,还是红色。

(3)Homans 征:当足背伸按压腓肠肌时出现疼痛为阳性,以"＋"表示;无疼痛为阴性,以"－"表示。

(4)疼痛评估:使用疼痛强度评估工具,如视觉模拟法、五指法等。

(5)肿胀程度评估。①Ⅰ度肿胀:皮纹变浅;②Ⅱ度肿胀:皮纹消失;③Ⅲ度肿胀:出现水疱。

(6)皮肤温度:评估动脉搏动和皮肤温度时应注意患侧与健侧对称部位的对比,若出现动脉搏动减弱或消失,皮肤温度降低,提示动脉供血不足。

(7)主观感觉麻痹:有或无。

(8)测量小腿周径:小腿周径是指小腿最粗部位的周长。

(9)局部伤口情况:局部伤口有无红、肿、压痛等感染征象。

2.全身

(1)评估患者是否伴有头痛、头胀等其他症状。

(2)溶栓及抗凝治疗期间有无出血倾向:如皮下出血点、鼻、牙龈出血,穿刺点和伤口渗血,血尿和黑便等。

(三)心理-社会支持状况评估

(1)突发的下肢剧烈胀痛和肿胀有无引起患者的焦虑与恐惧。

(2)患者及家属对预防本病发生的有关知识的了解程度。

(四)辅助检查阳性结果评估

1.心电图

心率(律)是否有改变;心电图 ST 段是否有洋地黄作用样改变;反应左、右心室肥厚的电压是否有改变。

2.电解质

心力衰竭可引起电解质紊乱常发生于心力衰竭治疗过程中,尤其多见于多次或长期应用利尿剂后,其中低血钾和失盐性低钠综合征最为多见,所以需要结合出入量与生化检查结果综合做动态的分析。

(五)常用药效果的评估

1.抗凝药物的评估要点

(1)每周定时监测凝血功能,如凝血酶原时间、部分激活凝血酶时间及国际标准化比值(INR)等。一般将 INR 控制在 2~3。

(2)观察抗凝状况。①肝素:静脉注射 10 分钟后即产生抗凝作用,但作用时间短,一般维持 3~6 小时。维持凝血时间超过正常值(试管法,4~12 分钟)约 2 倍为宜。若测得凝血时间为 20~25 分钟,应请示医师调整用药剂量。②香豆素类药物:一般在用药后 20~48 小时才开始起效。半衰期长,有药物积累作用,停药后 4~10 天药物作用才完全消失。用药期间应每天测定凝血酶原时间,测定结果应控制在正常值的20%~30%。

(3)观察出血倾向:应用抗凝药物最严重的并发症是出血。因此,在抗凝治疗时要严密观察有无全身性出血倾向和切口渗血情况。每次用药后在专用记录单上记录时间、药名、剂量、给药途径和凝血时间、凝血酶原时间的检查化验结果。如果出血是由于抗凝剂过量所致,应暂停或减量使用药物,必要时给予鱼精蛋白拮抗、静脉注射维生素 K_1、输新鲜血。

2.溶栓药物的评估要点

常用药物为纤溶酶,主要作用是水解血栓内的纤维蛋白而达到溶栓目的,维持 10~14 天。

3.祛聚药物的评估要点

药物包括右旋糖酐-40、双嘧达莫(潘生丁)和丹参等。能扩充血容量,稀释血液,降低黏稠度,又能防止血小板凝聚,常作为辅助疗法。

(六)易感因素的评估要点

Hull 等将患者的 DVT 易感因素分为低、中、高 3 种。

1.低危组患者

年龄<40 岁,全麻下腹部或胸部手术时间在 30 分钟之内。这些患者发生 DVT 的机会<10%,其近心侧的 DVT 机会<1%,致命性肺动脉栓塞的机会<0.01%。

2.中危组患者

年龄>40 岁,在全麻下手术>30 分钟,还有以下几种因素,包括恶性肿瘤、肥胖、静脉曲张、瘫痪、长期卧床或心力衰竭。在没有预防措施的中危组患者中患小腿 DVT 的机会为 10%~40%,下肢近心侧患 DVT 的机会为 2%~10%,致命性肺动脉栓塞的机会为 0.1%~0.7%。

3.高危组患者

有 DVT 或肺动脉栓塞病史,有严重外伤史,因恶性肿瘤需行腹部或盆腔的广泛手术,下肢(特别是髋关节)大手术的患者都属高危组。如果没有预防措施,这些患者患小腿 DVT 的机会为 40%~80%,下肢近心侧 DVT 的机会为 10%~20%,致命性肺动脉栓塞的机会为 1%~5%。

(七)手术治疗患者的护理评估

(1)术前评估:同非手术治疗患者。

(2)术后评估:一般评估同非手术治疗患者。身体评估:①评估患者是否伴有头痛、头胀等其他症状。②溶栓及抗凝治疗期间有无出血倾向:如皮下出血点、鼻、牙龈出血,穿刺点和伤口渗血,血尿和黑便等。③手术情况:包括麻醉方式、手术方式和术中情况。

三、护理诊断(问题)

(一)疼痛

与深静脉回流障碍或手术创伤有关。

(二)知识缺乏

缺乏预防本病发生的知识。

(三)潜在并发症

出血、血栓再形成。

四、主要护理措施

(一)缓解疼痛

1.加强皮肤护理

皮肤温度反映末梢循环情况,静脉栓塞的组织缺血、缺氧,皮肤温度逐渐由暖变冷,以肢端为重,并出现青紫斑花。此时应采取保暖措施,防止肢体过凉引起血管痉挛,从而加重疼痛,可采用室温保暖,使温度保持 20～22 ℃,受累肢体用 50% 硫酸镁液湿热敷,温度 38～40 ℃,以缓解血管痉挛,有利于侧支循环建立,起到减轻疼痛与促进炎性反应吸收的效果。

2.密切观察病情

(1)治疗 DVT 的关键是早期诊断、早期治疗。DVT 早期症状隐匿,症状和体征不明显,只有对高危人群仔细观察,才能发现病情变化。较易被忽视,一旦确诊,多伴有严重并发症。因此,护士要经常深入病房,密切观察患者下肢的颜色,按压局部,感觉其紧张度及温度,对高危人群认真观察,对比双下肢肤色、温度、肿胀程度及感觉,必要时测量双下肢同一平面的周径,发现异常,及时报告医师,才能提高对 DVT 的早期诊断率。

(2)对已经出现了 DVT 的患者,应严密观察全身情况,监测生命体征,注意神志、呼吸,如出现胸闷、胸痛、咳嗽、心悸、呼吸困难、高热、烦躁不安、进行性血压下降,要高度怀疑重要脏器栓塞。观察患肢皮肤色泽、温度、肿胀变化 1 次/小时,每 2 小时测量大腿中下 1/3 处及小腿肿胀处肢体周径,并与健侧比较,观察栓塞进展程度,做好记录。

3.体位护理

对已出现 DVT 症状的患者,血栓形成后 1～2 周内应卧床,抬高患肢 20°～30°,膝关节屈曲15°,以促进血液回流。注意患肢保暖,室温保持在 25 ℃左右。患肢可穿弹力袜或用弹力绷带包扎,不能过紧,不得按摩或做剧烈运动,以免造成栓子脱落,严密观察患肢体温、脉搏及皮温变化,每天测量并记录患肢不同平面的周径,并与以前记录和健侧周径相比较,以判断疗效。

4.早期活动

抬高下肢,早期活动,促进静脉血液回流。鼓励患者深呼吸及咳嗽。对多种 DVT 高危因素或高凝状态的患者,最有效的预防方法是增加活动量,鼓励患者早期下床活动。床上活动时避免用力或动作过大,禁止患肢按摩,避免用力排便,以防血栓脱落致肺栓塞。待肢体肿胀基本消退(与健侧相应部位肢体周径<0.5 cm,患肢柔软)后,方可重新开始轻微活动。由于患肢血液循环差,受压后易引起压疮,应加强基础护理,可用厚约10 cm的软枕垫于患肢下。术后24小时就应开始做下肢抬高训练,不能下床者,应鼓励并督促患者在床上主动屈伸下肢做跖屈和背屈运动,内、外翻运动,足踝的环转运动。不能活动者,由护士或家属被动按摩下肢腿部比目鱼肌和腓肠肌。

5.心理护理

下肢静脉栓塞突发的下肢剧烈疼痛和肿胀易使患者产生恐惧和焦虑心理,患者会担心手术已失败,出现烦躁、失望,对治疗、手术产生疑问,心理压力重,护士要做好解释、安抚工作,应给予心理支持和安慰,帮助患者和家属了解疾病治疗的进展,分析致病的原因、治疗方法以及可能出现的并发症,消除其顾虑,取得其配合并接受治疗。

6.有效止痛

疼痛剧烈或术后切口疼痛的患者,可遵医嘱给予有效止痛措施,如口服镇痛药物、间断肌内注射哌替啶或术后应用镇痛泵等。

7.非药物性措施

分散患者注意力,如听音乐、默念数字等。

(二)加强相关知识的宣教

1.做好健康教育

对有高血压、高血脂、高龄、吸烟、糖尿病、肥胖、小腿水肿、尿毒症、下肢静脉曲张、心功能不全、凝血机制异常等需手术的高危者加强评估,做好高危人群宣教。高危人群如果没有预防措施,患小腿DVT的机会为40%～80%,下肢近侧DVT的机会为10%～20%,致命性PE的机会为1%～5%。护理人员应对DVT加以重视,加强评估,做好高危人群的宣教。

(1)术前护士对患者及其家属加强卫生宣教,讲解手术后发生DVT的病因、危险因素及后果,提高患者的警惕性,配合护士做好自我防护。

(2)讲解DVT常见的症状,告知患者,如有不适,及时告诉医师、护士。

(3)劝其戒烟,避免高胆固醇饮食,给予低脂富含纤维素饮食,多饮水,保持大便通畅。

(4)讲解术后早期活动的重要性,指导患者正确的活动方法。

2.饮食护理

向患者及其家属讲解食物与疾病的关系,主要保证食物中充分的水分和营养。避免高胆固醇饮食,给予高蛋白、高纤维、高维生素、易消化饮食,保障营养的充分补充。避免大便干燥、秘结,如患者已发生大便秘结,可服用缓泻剂处理。避免用力排便致使腹压增加,影响下肢静脉回流。同时也可喝果汁和水,使血液黏稠度降低,增加血流速度,从而预防DVT的形成。

(三)并发症的预防和处理

1.预防出血

药物预防即用肝素、华法林等抗凝药物降低血液黏滞性,预防血栓形成。低分子量肝素(LMWH)由于其抗凝作用强,很少引起出血,不需监测凝血酶原时间等优点,在预防DVT上取得了较好的效果。常用方法:LMWH 0.4 mL腹壁皮下注射,1次/天,连续7天。在应用LMWH时,应注射在腹壁前外侧,左右交替。对DVT高危患者,口服阿司匹林也可预防DVT的发生。在应用肝素时应同时监测凝血酶原时间,有严重肝肾功能不全者不能用。LMWH应用时要注意观察有无不良反应。

(1)观察抗凝状况。①肝素:若测得凝血时间为20～25分钟,应请示医师调整用药剂量。②香豆素类药物:用药期间应每天测定凝血酶原时间,测定结果应控制在正常值的20%～30%。

(2)观察出血倾向:在抗凝治疗时要严密观察有无全身性出血倾向和切口渗血情况,做好记录。

(3)紧急处理出血:若因肝素、香豆素类药物用量过多引起凝血时间延长或出血,应及时报告医师并协助处理,包括暂停或减量使用药物,必要时给予鱼精蛋白拮抗或静脉注射维生素 K_1,必要时给予输新鲜血。

(4)机械预防:包括间歇或持续小腿气动压迫、分级压力袜(GCS)、使用弹力绷带等。气动压迫是对套在肢体末端的袖套充气和放气来促进血液流动和深静脉血回流至心脏。分级压力袜是通过外部压力作用于静脉管壁来增加血液流速和促进血液回流,它能提供不同程度的外部压力(踝部可达100%,小腿中部70%,大腿中部40%)。在普外科手术中,单独采用分级弹力袜,血栓的发生率为21%,如分级压力袜和小剂量肝素联合应用降为4%。许多学者认为,联合应用分级弹力袜和低分子量肝素(LMWH)的效果最佳。

2.预防血栓再形成

(1)卧床休息:急性期患者应绝对卧床休息10～14天,床上活动时避免动作幅度过大;禁止按摩患肢,以防血栓脱落和导致其他部位的栓塞。

(2)肺动脉栓塞:肺栓塞最常见的栓子来自下肢深静脉,约占95%。肺栓塞实际上是DVT的并发症,严重者可造成猝死,大多数肺栓塞临床表现轻微,产生明显症状和体征时,又缺乏特异性,易与其他导致心肺功能异常的疾病混淆。注意观察高危人群肺栓塞的三联征表现:血痰、咳嗽、出汗;血痰、胸痛、呼吸困难;呼吸困难、胸痛、恐惧等。若患者出现以上情况,提示可能发生肺动脉栓塞,应给予紧急支持性护理,立即嘱患者平卧,避免做深呼吸、咳嗽、剧烈翻动,同时立即鼻导管或面罩吸氧,急性呼吸窘迫患者可给予气管插管或机械通气。遵医嘱静脉输液以维持和升高血压。尽量安慰患者,减轻患者的恐惧。如无溶栓禁忌证,立即给予溶栓联合抗凝治疗。

(四)抗凝及溶栓治疗的护理

1.抗凝

抗凝治疗可防止血栓发展和复发,并可溶解已存在的血栓。常用的抗凝药物为普通肝素及华法林。治疗过程中常见不良反应是出血,注意有无出血倾向,特别注意观察胃肠道、颅内、鼻腔、牙龈、皮下有无异常出血,有无血尿等,可及时调整或减少抗凝及溶栓药量。加强凝血功能监测,用药过程中需定期复查APTT,使患者APTT延长至正常的1.5～2.5倍,这样既能有效抗凝,也使出血并发症的危险降至最低。

2.溶栓

常用的溶栓药物是尿激酶,溶栓护理包括以下内容。

(1)疗效观察:用药后每2小时观察患肢色泽、温度、感觉和脉搏强度。注意有无消肿起皱,每天定时用皮尺精确测量并与健侧肢体对照,对病情加剧者,应立即向医师汇报。

(2)并发症观察:最常见的并发症为出血。多为牙龈出血、出血、注射部位出血、泌尿或消化道出血及手术切口的血肿和出血。用药后需严密观察出血倾向,每周查凝血酶原时间2次。沙克芳等在溶栓时采用静脉留置套管针穿刺后接三通,肝素盐水封管的方法,避免了反复穿刺抽血给患者造成的痛苦及对血管的损害,值得借鉴。

（3）溶栓后不宜过早下床活动，患肢不能过冷过热，以免部分溶解的血栓脱落，造成肺栓塞。

（4）加强宣教：应注意增强患者的自我预防意识，如刷牙时动作轻柔、防止跌伤、避免抠鼻、注意在饮食中添加蔬菜、防止便秘引起痔出血。

（五）手术疗法的护理

下肢深静脉栓塞可用手术治疗，尤其是髂股静脉血栓形成不超过 48 小时者，术前做好常规准备外，还应全面了解年老体弱患者心、脑、肺、肝、肾等重要器官功能，了解出、凝血系统的功能状态。实践证明，静脉取栓术加溶栓抗凝支持治疗效果优于非手术治疗。术后患肢用弹力绷带包扎并抬高，注意观察患肢远端的动脉搏动、血运、皮肤温度及肿胀消退情况。

（六）就诊指标

突然出现下肢剧烈胀痛、浅静脉曲张伴有发热等，应警惕下肢深静脉血栓形成的可能，及时就诊。

五、护理效果评估

（1）患者自述疼痛（下肢或手术切口）得到缓解或疼痛。

（2）绝对卧床期间，生理需求得到满足。

（3）患者的并发症能得到预防、及时发现和处理。

（杨春景）

第八节　下肢静脉曲张的护理

一、疾病概述

（一）概念

下肢静脉曲张（LEVV）也称为下肢浅静脉瓣膜功能不全，是一种常见疾病，多见于从事持久体力劳动、站立工作的人员或怀孕妇女。青年时期即可发病，但一般以中、壮年发病率最高。我国 15 岁以上人群发病率约为 8.6%，45 岁以上人群发病率为 16.4%。国际上报道中一般人的发病率为 20%，女性较男性高。在工业化国家的发病率远高于发展中国家，据 Beaglehole 统计，其患病率在南威尔士为 53%，热带非洲则为 0.1%。而随着经济的发展，我国的发病率有上升的趋势。

静脉曲张对患者生活质量的影响类似于其他常见的慢性疾病如关节炎、糖尿病和心血管疾病，在法国和比利时，该病治疗的总成本占社会医疗总成本的 2.5%。TenBrook 在 2004 年报道中称，美国每年因此产生的医疗费用达数十亿。

下肢静脉曲张可分为单纯性和继发性两类，前者是指大隐静脉瓣膜关闭不全所致，而后者指继发于下肢深静脉瓣膜功能不全（DVI）或下肢深静脉血栓形成后综合征所致。

（二）相关的病理生理

下肢静脉曲张的主要血流动力学改变是主干静脉和皮肤毛细血管压力升高。主干静脉高压导致浅静脉扩张；皮肤毛细血管压力升高造成皮肤微循环障碍、毛细血管通透性增加，血液中的大分子物质渗入组织间隙并聚集、沉积在毛细血管周围,形成阻碍皮肤和皮下组织细胞摄取氧气和营养的屏障,导致皮肤色素沉着、纤维化、皮下脂肪硬化和皮肤萎缩,最后形成溃疡。

当大隐静脉瓣膜遭到破坏而关闭不全后,可影响远侧和交通瓣膜,甚至通过属支而影响小隐静脉。静脉瓣膜和静脉壁距离心脏愈远、强度愈差,承受的压力却愈高。因此,下肢静脉曲张后期的进展要比初期迅速,曲张的静脉在小腿部远比大腿部明显。

(三)病因与诱因

其病因较为复杂,常见的原因包括静脉壁薄弱或先天性瓣膜缺如、K-T综合征、基因遗传、浅静脉压力升高等,下腔静脉阻塞等是造成该病的主要原因。

静脉壁软弱、静脉瓣膜缺陷以及浅静脉内压力持续升高是引起浅静脉曲张的主要原因。静脉瓣膜功能不全是一种常见情况,约30%的下肢静脉曲张患者是由下肢静脉瓣膜功能不全引起。相关因素有以下几种。

1.先天因素

静脉瓣膜缺陷和静脉壁薄弱是全身支持组织薄弱的一种表现,与遗传因素有关。有些患者下肢静脉瓣膜稀少,有的甚至完全缺如,造成静脉血逆流。

2.后天因素

增加下肢血柱重力和循环血量超负荷是造成下肢静脉曲张的后天因素。任何增加血柱重力的因素,如长期站立、重体力劳动、妊娠、慢性咳嗽、习惯性便秘等,都可使静脉瓣膜承受过度的压力,逐渐松弛而关闭不全。循环血量经常超过负荷,造成压力升高,静脉扩张可导致瓣膜相对性关闭不全。

(四)临床表现

下肢浅静脉扩张迂曲,站立时患者酸胀不适和疼痛,行走或平卧位时消失。病程进展到后期,下肢皮肤因血液循环不畅而发生营养障碍,出现皮肤萎缩、脱屑、瘙痒、色素沉着、皮肤和皮下组织硬结,甚至湿疹和溃疡形成,尤其是足背、踝部、小腿下段,严重时或外伤后皮肤溃烂,经久不愈。

(五)辅助检查

1.特殊检查

(1)大隐静脉瓣膜功能试验:患者平卧,抬高下肢排空静脉,在大腿根部扎止血带阻断大隐静脉,然后让患者倒立,10秒内放开止血带,若出现自上而下的静脉充盈,提示瓣膜功能不全。若未放开止血带前,止血带下方的静脉在30秒内已充盈,则表明交通静脉瓣膜关闭不全。根据同样原理在腘窝部扎止血带,可检测小隐静脉瓣膜的功能。

(2)深静脉通畅试验:用止血带阻断大腿浅静脉主干,嘱患者连续用力踢腿或做下蹲活动10余次,随着小腿肌泵收缩迫使浅静脉向深静脉回流而排空。若在活动后浅静脉曲张更为明显、张力增高,甚至出现胀痛,提示深静脉不通畅。

(3)交通静脉瓣膜功能试验:患者仰卧,抬高下肢,在大腿根部扎上止血带,然后从足趾向上至腘窝第一根弹力绷带,再自止血带处向下,缠绕第二根弹力绷带,如果在第2根绷带之间的间隙出现静脉曲张,即意味着该处有功能不全的交通静脉。

2.影像学检查

(1)下肢静脉造影:下肢静脉造影被认为是诊断下肢静脉疾病的金标准,但是一种有创伤性的检查方法,可伴有穿刺部位血肿、远端血管栓塞、下肢缺血加重等并发症,对碘过敏试验阳性患者、孕妇、肾功能损害及行动不便者无法进行。目前无创检查技术已应用于临床,且在一定程度上有取代静脉造影的趋势。

(2)彩色多普勒超声血管成像(CDFI):此检查无创、安全、无禁忌证,而且成像直观、清晰、易于识别、结果准确,特别对于微小的和局部病变的动态观察,如瓣膜的活动、功能状态、血栓形成等更优于X线造影。

(3)磁共振血管造影(MRA):近年来MRA技术发展迅速,作为无创性检查方法已逐渐受到人们重视。MRA除无创外,尚可清晰显示动脉、静脉的走向及管径,其诊断的敏感性和特异性均较X线造影高。

(六)主要治疗原则

目前,对下肢静脉曲张的治疗方法包括保守疗法和外科干预。静脉手术的目的是缓解症状和预防并发症的发生。治疗静脉曲张是否成功取决于消除静脉的反流和功能不全。保守治疗适合于病变轻微、妊娠期及极度体弱的患者,主要是抬高患肢休息或穿着医用型弹力袜。对于单纯性静脉曲张,传统的外科治疗是大隐静脉高位结扎和剥脱术,这已经成为治疗该病的金标准。其他的方法还包括硬化剂注射疗法(CTS)、超声引导下泡沫硬化治疗法(UGFS)、射频消融(RFA)和激光治疗(EVLT)等。

二、护理评估

(一)术前评估

1.一般评估

(1)生命体征:术前评估患者的生命体征(T、R、P、BP)。

(2)患者主诉:询问患者是否存在长时间站立后小腿感觉沉重、酸胀、乏力和疼痛。

(3)相关记录:生命体征、皮肤情况。

(4)病史:如外科手术、内科疾病、药物服用等。

(5)诊断:如血管检查、实验室检查、放射性诊断。

(6)身体状况:活动性、下肢活动能力。

(7)营养状况:如肥胖。

(8)知识水平:有关下肢静脉曲张的形成及自我护理注意事项。

2.身体评估

(1)视诊:双下肢皮肤有无皮肤萎缩、紧绷、脱屑、瘙痒、色素沉着、皮肤溃疡,有无静脉明显隆起、蜿蜒成团。

(2)触诊:双下肢皮肤有无肿胀,皮肤有无硬实,皮温,检查足背动脉、胫后动脉的搏动情况。

3.心理-社会状况

患者的适应能力、经济状况、家庭支持、社交活动、个人卫生、运动量、酒癖、烟癖、药物癖等。

4.辅助检查阳性结果评估

隐静脉瓣膜功能试验阳性,出现自上而下的静脉逆向充盈,如在止血带未放开前,止血带下方的静脉在30秒内已充盈,则表明有交通静脉瓣膜关闭不全。

深静脉通畅试验阳性,活动后浅静脉曲张更为明显,张力增高,甚至有胀痛,则表明深静脉不畅。

5.根据 CEAP 分级对下肢静脉曲张肢体进行临床分级

(1)0 级,无可见或可触及的静脉疾病体征。

(2)1 级,有毛细血管扩张、网状静脉、踝部潮红。

(3)2 级,有静脉曲张。

(4)3 级,有水肿但没有静脉疾病引起的皮肤改变。

(5)4 级,有静脉疾病引起的皮肤改变,如色素沉着、静脉湿疹及皮肤硬化。

(6)5 级,有静脉疾病引起的皮肤改变和已愈合的溃疡。

(7)6 级,有静脉疾病引起的皮肤改变和正在发作的溃疡。

6.足踝指数评估(ABI)

测量患者休息时肱动脉压及足踝动脉压,足踝动脉压、肱动脉压,然后计算出指数。此方法被用作压力绷带或压力袜的一个指引,而并非诊断患者是否有原发性静脉或动脉血管病变。

(1)测量患者 ABI 用物:手提多普勒、传导性啫喱膏、血压计。

(2)测量 ABI 的操作步骤:向患者解释步骤;患者需平卧休息 10～20 分钟;置袖带于上臂,触摸肱动脉搏动;置传导性啫喱膏;开启多普勒超声,置探子 45°～60°,听取血流声音;加压于血压计直至声音消失;慢慢减压于血压计直至声音重现;记录此读数;重复此步骤于另一臂记录读数;采用较高的读数作为肱动脉压;置袖带于足踝之上;置探子于胫后动脉或足背动脉,重复以上步骤并记录读数;计算 ABI(足踝动脉压或肱动脉压)。

(3)ABI 值指引见表 11-1。

表 11-1　ABI 值指引

ABI	临床解释	压力疗法
≥1	正常	可以安全使用压力疗法
≥0.8	可能有轻微动脉血管问题	征询医师意见才可使用压力疗法
<0.8	有动脉血管病变	不建议使用压力疗法
<0.5	有严重动脉血管病变	不可使用压力疗法

注:若 ABI 低于 0.8,应转介血管外科做进一步检查及治疗;如 ABI 太高,>1.3,可能由于动脉血管硬化所致,要再做进一步检查,不可贸然做压力疗法。

(4)测量 ABI 注意点:若怀疑患者有深静脉血栓形成,不可做此检查,因为会增加患者疼痛及可能会使血栓脱离移位。患者一定要平卧以减少因流体静力压所致的误差,但有些患者因呼吸困难或关节炎而不能平卧,则应该记录下来,以便在下一次测量时做比较。血压计袖带尺寸一定要适中,若袖带太细,便不能令动脉血管完全压缩,从而导致 ABI 值增高。探子角度为 45°～60°,不可将探子用力向下压,否则血管会因受压而影响血液流动,以至于难以听取声音。足部冰冷会影响血液流动,可先用衣物覆盖保暖。ABI 的读数与患者本身血压有重要关系,若患者有高血压病史,ABI 的读数会低,相反,读数会高。

7.下肢静脉曲张弹力袜治疗效果评估

压力疗法的基本概念是足踝压力高于膝部压力,故此静脉血液便可由小腿推进至心脏。一般认为足踝压力要达到 5.3 kPa(40 mmHg)才可有效减低静脉高压。压力疗法有不同方式,包括弹力性绷带、非弹力性绷带、间歇性气体力学压力疗法及压力袜。

(1)弹力性绷带:弹力性绷带能伸展至大于 140% 的原有长度,当患者活动时,腓肠肌收缩,将血管压向外,当腓肠肌放松时,血管便会弹回至原位,弹力性绷带在任何时间均提供压力,故当患者休息时,压力依然存在,故活动压及休息压均高,尤其适合活动量少的患者。

(2)非弹力性绷带:非弹力性绷带也需要棉垫保护小腿及皮肤,但它的压力绷带只能伸展少许,故此形成坚实的管腔围在小腿外面,它的作用主要靠腓肠肌的收缩动作。非弹力性绷带的活动压很高,但休息压低,因此适用于活动量高的患者。

(3)间歇性气体力学压力疗法:此为一系统连接一个有拉链装置的长靴,患者将小腿及大腿放进长靴内,当泵开启时,便会有气流由足踝至大腿不停地移动,用以促进静脉血压回流及减少水肿。

(4)压力袜:压力袜同样可以帮助静脉血液回流至心脏,压力袜同样可以提供渐进式压力于小腿,英式标准的压力袜可以分为3级。①class Ⅰ:提供 1.9~2.3 kPa(14~17 mmHg),适合于轻微或早期静脉曲张患者,容易穿着但只提供轻微压力,不足以抵挡静脉压高血压。②class Ⅱ:提供 2.4~3.2 kPa(18~24 mmHg)压力,适合于中度或严重的静脉曲张,深静脉栓塞,可作为治疗及预防静脉性溃疡复发。③class Ⅲ:提供 3.3~4.7 kPa(25~35 mmHg)压力,适合于慢性严重性静脉高血压,严重的静脉曲张、淋巴液水肿,可治疗及预防静脉性溃疡复发。

压力袜的作用。①降低静脉血压高,促进血液回流至心脏。②减轻下肢水肿。③促进静脉溃疡愈合,防止复发。④在静脉曲张患者,可以延缓静脉溃疡形成。⑤防止深静脉血栓形成。⑥减轻由淋巴液引起的下肢水肿症状。

压力袜的禁忌证:①动脉性血管病变,因会阻碍动脉血流。②下肢严重水肿,过紧橡皮筋会导致溃疡形成。③心脏病患者,因大量液体会由下肢回流致心脏,增加心脏负荷,引起心室衰竭,故征询医师意见方可使用。④糖尿病或风湿性关节炎患者,因为可能会有小血管病变,压力会导致小血管闭塞,组织缺氧而死。

使用压力袜时评估患者:①患者要明白因他人本身下肢有静脉高血压,需要长期穿着压力袜来防止静脉溃疡,但压力袜并不能治疗其静脉高血压。②下肢若有严重水肿,应先用压力绷带,待水肿减退后才穿压力袜。③皮肤情况,若有皮炎、湿疹等,应先治疗。④下肢感觉迟钝,可能患者不知道是否过紧,应教会其观察足趾温度及颜色改变。⑤观察下肢及足部是否有畸形异常。⑥患者的手部活动能力,因穿弹力袜需要特别的技巧。

压力袜的评估:评估压力袜的压力度、质量、长度、尺寸和颜色。

压力袜的测量:所有患者均需要测量下肢尺寸以购买合适的压力袜,测量压力袜时间最好是早上或解除压力绷带后,因此时下肢水肿消退,故测量比较准确。测量内容包括足踝最窄周径、腓肠肌最大周径、足的长度(由大足趾最尖端部位至足跟)、小腿长度(由足跟至膝下)、若压力袜长及大腿,患者需要站立,测量由足跟至腹股沟长度,并且测量大腿最大的周径。

压力袜穿着及除去的注意事项:①压力袜的穿着及除去均需依照厂家指引以避免并发症的发生。②穿着时间因人而异,一般来说早上起来时穿着,之后才下床,直至晚上沐浴或睡眠时除去。③一般来说,压力袜需要 3~6 个月更换(依厂家指引),但若有破损,则应立即更换。④定期做 ABI 测量及由医护人员评估是否需要减低或加强压力度,患者不可自行改变压力度。

弹力袜的效果评价:使用医用弹力袜的患者其患肢的沉重感、酸胀感及疼痛感会消失。

健康教育:压力疗法是保守性治疗静脉性高血压的最佳疗法。应保护下肢,避免损伤,穿着适当鞋袜。指导患者腓肠肌收缩运动,以促进静脉回流。不活动时,需要抬高下肢,高于心脏水平。

(二)术后评估

(1)患者的血液循环,包括患肢远端皮肤的温度、色泽、动脉搏动、感觉等有无异常。

(2)伤口的敷料是否干洁,有无渗血、局部伤口有无红肿热痛等感染征象。能否早期离床活动及正常行走。

(3)尿管是否通畅,尿液的量、颜色、性质,有无导管相关性感染的症状。

三、护理诊断(问题)

(一)活动无耐力
与下肢静脉回流障碍有关。

(二)皮肤完整性受损
与皮肤营养障碍、慢性溃疡有关。

(三)疼痛
与术后使用弹力绷带、手术切口有关。

(四)潜在并发症
深静脉血栓形成、小腿曲张静脉破溃出血、下肢静脉溃疡。

四、主要护理措施

(一)促进下肢静脉回流,改善活动能力

1.术后

6 小时内去枕平卧位,患肢抬高 20°～30°,同时进行脚趾屈伸运动,方法:尽量用力使脚趾背屈、趾屈,每次 1～2 分钟,每天 3～4 次。次日晨嘱患者必须下床活动,除自行洗漱外,根据年龄和身体状况要求患者进行行走练习,每次 10～30 分钟,当日活动 2～3 次。在此期间避免静坐或静立不动,以促进静脉血液回流,预防下肢深静脉血栓。回床上休息时,继续用枕头将患肢抬高同时做足背伸屈运动,以促进静脉血回流。另外,注意保持弹力绷带适宜的松紧度,弹力绷带一般需维持两周才可以拆除。术后 6 小时内测生命体征每小时 1 次,动态监测创面敷料,观察肢体有无肿胀、疼痛,注意肢端感觉、温度和颜色的变化。

2.保持合适体位

采取良好坐姿,坐时双膝勿交叉过久,以免影响腘窝静脉回流;卧床休息时抬高患肢 30°～40°,以利静脉回流。

3.避免引起腹内压和静脉压增高的因素

保持大便通畅,避免长时间站立,肥胖者应有计划进行减轻体重。

(二)疼痛护理

1.因弹力绷带加压包扎过紧而导致的下肢缺血性疼痛

此时要检查足背动脉搏动情况,观察足趾皮肤的温度和颜色,如有异常及时通知医师给予处理。

2.腹股沟切口疼痛

观察切口处敷料有无渗血,肢体有无肿胀,并及时通知医师,遵医嘱给予止痛剂。

(三)术后并发症的护理

1.下肢深静脉血栓的形成

术后重视患者的主诉,如出现下肢肿胀、疼痛应警惕深静脉血栓的形成。术后鼓励患者早期

活动,用弹性绷带包扎整个肢体,有利于血液回流。有条件则可以给予低分子肝素钙5~7天,能有效地预防血栓的形成。

2.切口出血

术后严密观察切口敷料渗出情况及患肢包扎敷料情况,常规应用止血药1~2天。

3.切口感染

术后评估切口渗液情况,监测体温变化,如体温升高,切口疼痛,检查切口红肿应警惕切口感染的发生,保持会阴部清洁,防止切口感染。

五、护理效果评估

(1)患者的下肢的色素沉着减轻,肿胀减轻。

(2)患者的活动量逐渐增加,增加活动量无不适感。

(3)患者的疼痛得到及时缓解。

(4)未出现下肢深静脉血栓、切口出血、感染等并发症。

(杨春景)

参 考 文 献

[1] 韩飞.普外科常见病的诊疗[M].南昌:江西科学技术出版社,2019.

[2] 杜峰.新编临床实用普外科诊疗常规[M].长春:吉林科学技术出版社,2020.

[3] 张祁,吴科敏.普外科常见病临床诊疗方案与护理技术[M].北京:中国纺织出版社,2021.

[4] 任晓斌.实用普外科疾病诊疗学[M].北京:中国纺织出版社,2019.

[5] 张福涛.普外科常见疾病诊疗新进展[M].上海:上海科学普及出版社,2021.

[6] 张娟子.临床普外科常见病诊疗[M].北京:科学技术文献出版社,2020.

[7] 刘建刚.普外科疾病诊疗与手术学[M].长春:吉林科学技术出版社,2019.

[8] 牛刚.普外科疾病诊治与治疗策略[M].开封:河南大学出版社,2021.

[9] 倪强.外科疾病诊疗学[M].天津:天津科学技术出版社,2020.

[10] 石鑫.实用普外科诊疗精要[M].北京:科学技术文献出版社,2019.

[11] 王科学.实用普通外科临床诊治[M].北京:中国纺织出版社,2020.

[12] 董立红.实用外科临床诊治精要[M].长春:吉林科学技术出版社,2019.

[13] 陈永胜.外科疾病诊治技术与临床应用[M].北京:中国纺织出版社,2020.

[14] 穆童.临床普外科常见病诊疗[M].北京:科学技术文献出版社,2019.

[15] 刘秦鹏.现代临床外科疾病诊断与治疗[M].天津:天津科学技术出版社,2020.

[16] 时明涛.普外科常见病及周围血管诊治学[M].长春:吉林科学技术出版社,2019.

[17] 徐冬,肖建伟,李坤,等.实用临床外科疾病综合诊疗学[M].青岛:中国海洋大学出版社,2021.

[18] 沈象吉.临床普外科疾病诊疗常规[M].上海:上海交通大学出版社,2019.

[19] 林雁,邢文通,李孝光.常见外科疾病诊疗与手术学[M].汕头:汕头大学出版社,2021.

[20] 赵天君.普外科临床诊断与治疗[M].昆明:云南科技出版社,2019.

[21] 王利滨.普通外科疾病临床诊疗分析[M].北京:科学技术文献出版社,2021.

[22] 董秀霞.实用普外科临床诊疗精要[M].哈尔滨:黑龙江科学技术出版社,2019.

[23] 陈宁恒,周剑,牛文洋,等.临床普通外科疾病诊断与治疗[M].开封:河南大学出版社,2021.

[24] 李海鹏.现代外科疾病诊断及处理[M].北京:科学技术文献出版社,2018.

[25] 张溪.普外科常见病临床诊疗基础与进展[M].北京:科学技术文献出版社,2019.

[26] 刘小雷.实用外科疾病诊疗思维[M].北京:科学技术文献出版社,2020.

[27] 焦建国.临床外科疾病诊疗精粹[M].北京:科学技术文献出版社,2018.

［28］王志广.普通外科疾病临床诊疗新思维［M］.长春：吉林科学技术出版社,2019.

［29］周福生,徐存东,刘大成,等.普外科疾病临床实践［M］.哈尔滨：黑龙江科学技术出版
社,2022.

［30］彭清华,刘旺华.中医诊断现代研究［M］.长沙：湖南科学技术出版社,2020.

［31］苑文明,万勇.当代外科常见病诊疗实践［M］.南昌：江西科学技术出版社,2019.

［32］刘西禄,王忠立,赵法军,等.精编外科常见疾病诊疗思维［M］.北京/西安：世界图书出版公
司,2021.

［33］陈达灿,高兆旺,刘胜.中医外科学［M］.北京：中国中医药出版社,2020.

［34］吴至久.实用外科疾病诊疗思维［M］.北京：科学技术文献出版社,2019.

［35］田浩,孙艳南,昌春雷,等.普通外科疾病诊疗方法与手术要点［M］.北京：中国纺织出版
社,2022.

［36］杜嘉原,汪富涛.腹腔镜阑尾切除术治疗急性阑尾炎临床疗效及术后并发症研究［J］.陕西医
学杂志,2019,48(2):179-182,207.

［37］李常军.雷贝拉唑联合莫沙必利治疗胃食管反流的临床效果及对患者食管运动功能的影响
［J］.检验医学与临床,2019,16(8):1118-1120.

［38］杨连粤,白雪莉.肝硬化门静脉高压症食管、胃底静脉曲张破裂出血诊治专家共识(2019 版)
［J］.中国实用外科杂志,2019,39(12):1241-1247.

［39］黄锦荣,肖吓鹏,郑赟,等.200 例胆石症合并胆道感染患者的病原菌分布、耐药性及危险因
素分析［J］.中国病原生物学杂志,2020,15(3):332-334,338.

［40］武雪亮,王立坤,黄先涛,等.结直肠癌流行病学特征回顾性研究［J］.中国医药导报,2019,16
(20):60-63,75.